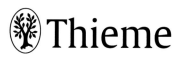

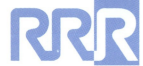

Referenz-Reihe Radiologie

Herausgegeben von Ulrich Mödder

Bildgebende Mammadiagnostik

Untersuchungstechnik, Befundmuster, Differenzialdiagnose und Interventionen

Sylvia H. Heywang-Köbrunner
Ingrid Schreer

unter Mitarbeit von Roland Bässler, Martina Dickhaut, Bernd Hoberg, Claudia Perlet und Petra Viehweg

2., vollständig überarbeitete und erweiterte Auflage

802 Abbildungen
 24 Tabellen

Georg Thieme Verlag
Stuttgart · New York

Bibliographische Information der Deutschen Bibliothek

Die Deutsche Bibliothek verzeichnet diese Publikation in der Deutschen National-Bibliographie; detailliertere bibliographische Daten sind im Internet über http://dnb.ddb.de abrufbar

1. deutsche Auflage 1996

1. englische Auflage 1997
2. englische Auflage 2001

Wichtiger Hinweis: Wie jede Wissenschaft ist die Medizin ständigen Entwicklungen unterworfen. Forschung und klinische Erfahrung erweitern unsere Erkenntnisse, insbesondere was Behandlung und medikamentöse Therapie anbelangt. Soweit in diesem Werk eine Dosierung oder eine Applikation erwähnt wird, darf der Leser zwar darauf vertrauen, dass Autoren, Herausgeber und Verlag große Sorgfalt darauf verwandt haben, dass diese Angabe **dem Wissensstand bei Fertigstellung des Werkes** entspricht. Für Angaben über Dosierungsanweisungen und Applikationsformen kann vom Verlag jedoch keine Gewähr übernommen werden. **Jeder Benutzer ist angehalten**, durch sorgfältige Prüfung der Beipackzettel der verwendeten Präparate und gegebenenfalls nach Konsultation eines Spezialisten festzustellen, ob die dort gegebene Empfehlung für Dosierungen oder die Beachtung von Kontraindikationen gegenüber der Angabe in diesem Buch abweicht. Eine solche Prüfung ist besonders wichtig bei selten verwendeten Präparaten oder solchen, die neu auf den Markt gebracht worden sind. **Jede Dosierung oder Applikation erfolgt auf eigene Gefahr des Benutzers.** Autoren und Verlag appellieren an jeden Benutzer, ihm etwa auffallende Ungenauigkeiten dem Verlag mitzuteilen.

© 2003 Georg Thieme Verlag
Rüdigerstraße 14
D-70469 Stuttgart
Telefon: +49/0711/8931-0
Unsere Homepage: http://www.thieme.de

Printed in Germany

Zeichnungen: Heike Hahn, Berlin
Umschlaggestaltung: Thieme Verlagsgruppe
Satz und Druck: Druckhaus Götz GmbH, Ludwigsburg
   System 3B2

ISBN 3-13-101182-3   1 2 3 4 5 6

Geschützte Warennamen (Warenzeichen) werden **nicht** besonders kenntlich gemacht. Aus dem Fehlen eines solchen Hinweises kann also nicht geschlossen werden, dass es sich um einen freien Warennamen handelt.

Das Werk, einschließlich aller seiner Teile, ist urheberrechtlich geschützt. Jede Verwertung außerhalb der engen Grenzen des Urheberrechtsgesetzes ist ohne Zustimmung des Verlages unzulässig und strafbar. Das gilt insbesondere für Vervielfältigungen, Übersetzungen, Mikroverfilmungen und die Einspeicherung und Verarbeitung in elektronischen Systemen.

Geleitwort

Die lebhafte, in vielen Medien geführte Diskussion über die Möglichkeiten und Grenzen der Mammographie hat auch der breiten Öffentlichkeit noch einmal ins Bewusstsein gerufen, dass die Mammographie in der Früherkennung des Karzinoms der weiblichen Brust im Zentrum der bildgebenden Verfahren steht. In diesem Zusammenhang wird von den Fachgesellschaften, den Kostenträgern und politischen Gremien immer wieder die hohe Bedeutung einer Qualitätssicherung bei der Einführung eines flächendeckenden Vorsorgeprogramms thematisiert. In der radiologischen Diagnostik bezieht sich die Qualitätssicherung auf mehrere Aspekte; sie betrifft die technisch-apparative Ausstattung und Konstanzprüfung, die korrekte Positionierung und Aufnahmetechnik, vor allem aber die Qualität der radiologisch-ärztlichen Auswertung mammographischer, sonographischer und magnetresonanztomographischer Befunde, die nur durch regelmäßige Fortbildung garantiert werden kann. Die aus akademischem und ärztlich-ethischem Verantwortungsbewusstsein abgeleitete Pflicht zur permanenten beruflichen Fortbildung ist jedoch auch auf eine breite Palette von Fortbildungsmöglichkeiten angewiesen. Dazu gehören Vorträge, Seminare und Veranstaltungen mit praktischen Übungen, Publikationen in Fachzeitschriften, aber auch fundierte Übersichts- und Nachschlagewerke.

Die enorme Verbreitung der 1. Auflage dieses Bandes belegt, dass eine große Zahl der sich mit Mammadiagnostik beschäftigenden Ärzte das Angebot einer umfassenden Darstellung angenommen hat und viele Kollegen bereit sind, sich mit dieser Thematik gründlich und intensiv auseinander zu setzen.

Die schon nach kurzer Zeit notwendige 2. Auflage ist noch einmal durchgehend überarbeitet worden. Es werden aktuelle Entwicklungen im Ultraschall, die Vor- und Nachteile von digitalen Mammographiesystemen, der Einsatz von Stanz- bzw. Vakuumbiopsien sowie wichtige Aspekte in der Untersuchungstechnik der Magnetresonanztomographie in der Mammadiagnostik ausführlich erörtert. Aber auch die neuesten Leitlinien zum Einsatz bildgebender Verfahren und die Diskussion über Vorsorgeprogramme zur Früherkennung des Mammakarzinoms werden gebührend berücksichtigt.

Mit großer Anerkennung gegenüber dem Thieme Verlag, aber auch einem gewissen Stolz können wir einem vielfach geäußerten Wunsch entsprechen und ein größeres Format für die Referenz-Reihe Radiologie (RRR) präsentieren, um den bildorientierten Radiologen mit einer adäquaten Ausstattung und großen Abbildungen, auf denen die pathologischen Befunde gut nachvollzogen werden können, zu gewinnen. Ich bin überzeugt, dass damit auch die 2. Auflage des hervorragend ausgestatteten Werkes eine breite Zustimmung finden wird und dieser Band ein integraler Bestandteil zahlreicher radiologischer Bibliotheken werden wird.

Düsseldorf, im Dezember 2002

Ulrich Mödder

Vorwort zur 2. Auflage

Das Mammakarzinom ist in Europa und der westlichen Welt die häufigste Todesursache der Frau zwischen 35 und 55 Jahren. Inzwischen ist jede 8. bis jede 9. Frau bedroht, während ihres Lebens an einem Mammakarzinom zu erkranken, einem Tumor, der bei bis zu 40% der Betroffenen weiterhin tödlich verläuft.

Durch Früherkennung kann eine suffiziente und qualitätsgesicherte bildgebende Diagnostik entscheidend zur Senkung der Sterblichkeit am Mammakarzinom beitragen. Minimalinvasive Verfahren erlauben eine schonendere Abklärung und verbesserte Therapieplanung.

Entscheidend sind jedoch hohe Qualität und ein umfassendes Qualitätsmanagement. Entsprechend der Bedeutung für Frauen und ihre Familien nimmt das Interesse an Früherkennung, Abklärung und Therapie des Mammakarzinoms stetig zu. Die Notwendigkeit eines optimierten Qualitätsmanagements ist zunehmend akzeptiert. So wurden wichtige Teile der EU-Guidelines in Empfehlungen der Fachgesellschaften und inzwischen auch in die DIN-Normen aufgenommen. Im Februar 2002 wurde eine S3-Leitlinie für Brustkrebsfrüherkennung verabschiedet, deren Inhalt ein umfassendes Qualitätsmanagement in der Früherkennung ist. Das Qualitätsmanagement betrifft nicht nur Qualitätsanforderung und Überwachung der Einzelmethoden in Technik und Durchführung; es betrifft vor allem auch die Befundung, die Zusammenführung der Information und die Wahl des effektivsten Weges für Diagnostik und Therapie.

Ermutigt durch das positive Echo auf die 1. Auflage dieses Buches, freuen sich die Autorinnen, nun die 2. aktualisierte deutsche Auflage vorzustellen. Hierbei wurden die bewährte Systematik sowie die Orientierung auf die klinische Anwendung beibehalten. Der Inhalt wurde dem neuesten Stand angepasst. Besondere Berücksichtigung fanden die an Bedeutung zunehmenden Anforderungen an Standardisierung, Qualität und Qualitätsmanagement. Neue Erkenntnisse und evidenzbasierte Literatur für Einzelmethoden wurden hinterlegt. Ein besonderer Schwerpunkt ist die Erarbeitung einer optimalen Abklärungsstrategie, wobei insbesondere die neuen Möglichkeiten der minimalinvasiven Methoden zu berücksichtigen waren. Wichtigstes Ziel ist die systematische Erarbeitung einer tragfähigen Gesamtdiagnose, basierend auf den essenziellen Informationen von Anamnese, Klinik und Bildgebung, eine zielorientierte, sichere und möglichst schonende weitere Abklärung inklusive präoperativem Staging, wo nötig, und schließlich die Erarbeitung einer individuell optimalen Therapieempfehlung, basierend auf internationalen Standards.

Dieses Buch wendet sich an Lernende und an klinisch tätige Kollegen, die auf diesem aktuellen, sich rasch entwickelnden Gebiet Verantwortung tragen oder tragen werden für eine weiter verbesserte Versorgung der Frauen.

Die neue Auflage wäre nicht zustande gekommen ohne die Unterstützung durch die Kollegen in unseren Instituten. Besonders genannt sei die jahrelange hervorragende Zusammenarbeit an der Universität Halle mit den Ärzten Herrn Dr. R. Beck, Frau Dr. P. Viehweg, Frau Dr. A. Heinig, Frau B. Amaya, Frau Dr. K. Rotter, mit den leitenden MTRAs, Frau Klemme und Frau Theuerkorn und ihren Kolleginnen sowie die stete Verlässlichkeit und große Flexibilität unserer unentbehrlichen Sekretärin, Frau A. Weiß. Für die hervorragende Zusammenarbeit an der Universität Kiel wird Frau Dr. M. Dickhaut, Frau Dr. A. Große, Frau Dr. D. Heyer und Herrn Dr. R. Wencke gedankt; gleichermaßen dem Team der MTRAs, Frau Brüggmann, Frau Moldenauer, Frau Finzenhagen und Frau Repenning sowie unserer Sekretärin, Frau von Allwörden.

Ein besonders herzlicher Dank gilt den Mitarbeitern, die uns bei der Erstellung dieser Auflage tatkräftig unterstützten: Frau Dr. M. Dickhaut, Frau Dr. C. Perlet und Frau Dr. P. Viehweg. Für den kompetenten Rat und die fachliche Unterstützung im technischen Teil danken wir ganz besonders Herrn B. Hoberg. Wir sind stolz und dankbar, Herrn Prof. Bässler erneut für seine zur Verfügung gestellte Expertise danken zu dürfen.

Des Weiteren danken wir den Klinikdirektoren der Radiologischen Diagnostik an den Universitäten Halle und Kiel, Prof. Dr. R. P. Spielmann und Prof. Dr. M. Heller und insbesondere unseren klinischen Kooperationspartnern der Universitätsfrauenkliniken der Universität Halle (Direktor: Prof. Dr. H. Kölbl mit den ehemaligen und jetzigen Oberärzten der Senologie: Herrn Dr. D. Lampe, Frau Dr. A. Lebrecht, Herrn Dr. T. Lantzsch) und der Universität Kiel (Herrn Prof. Dr. W. Jonath und Mitarbeitern) sowie den Instituten für Pathologie (Prof. F. W. Rath, PD

Vorwort zur 2. Auflage

Dr. J. Buchmann und Prof. Dr. H. J. Holzhausen) an der Universität Halle und an der Universität Kiel (Prof. Dr. G. Klöppel und Frau PD Dr. J. Lüttges). Einbezogen in unseren Dank seien auch die Kollegen aus Onkologie (Prof. Dr. H. J. Schmoll und Dr. A. Grothey) und Strahlentherapie (Prof. J. Dunst und Prof. Dr. Dr. B. Kimmig sowie Mitarbeiter) unserer interdisziplinären Teams für die stets hervorragende Zusammenarbeit.

Zum Schluss danken wir dem Herausgeber dieser Buchreihe, Herrn Prof. Mödder, für die Unterstützung. Ganz besonderer Dank geht an die Mitarbeiter des Thieme Verlages im Bereich Projektmanagement und Herstellung, Frau S. Huiss und Frau C. Güner, sowie allen voran Herrn Dr. T. Pilgrim für die hervorragende und kompetente Zusammenarbeit und Unterstützung.

So hoffen wir, dass dieses Buch einen Beitrag leisten kann für eine verbesserte Diagnostik im Sinne der qualitätsbewussten Ärzte, für unsere Patientinnen.

Halle/Kiel, Sylvia Heywang-Köbrunner
im Januar 2003 Ingrid Schreer

Anschriften

Herausgeber

Heywang-Köbrunner, Sylvia H., Prof. Dr. med.
   Martin-Luther-Universität
   Halle-Wittenberg
   Klinik für Diagnostische Radiologie
   Magdeburger Str. 16
   06097 Halle

Schreer, Ingrid, Prof. Dr. med.
   Mamma-Zentrum des UK Kiel
   Klinik für Geburtshilfe und Gynäkologie
   Michaelisstr. 16
   24105 Kiel

Reihenherausgeber

Mödder, Ulrich, Prof. Dr. med.
   Heinrich-Heine-Universität Düsseldorf
   Institut für Diagnostische Radiologie
   Moorenstr. 5
   40225 Düsseldorf

Mitarbeiter

Bässler, Roland, Prof. Dr. med.
   Martin-Luther-Universität
   Halle-Wittenberg
   Klinik für Diagnostische Radiologie
   Magdeburger Str. 16
   06097 Halle

Dickhaut, Martina, Dr. med.
   Mamma-Zentrum des UK Kiel
   Klinik für Geburtshilfe und Gynäkologie
   Michaelisstr. 16
   24105 Kiel

Viehweg, Petra, Dr.
   Klinik der TU Dresden
   Diagnostische Radiologie
   Fetscherstr. 74
   01307 Dresden

Perlet, Claudia, Dr.
   Klinikum Großhadern
   Institut für Radiologische Diagnostik
   Marchioninistr. 15
   81312 München

Abkürzungen

cc	kraniokaudal
CT	Computertomographie, -tomogramm
DCIS	duktales Carcinoma in situ
FDG	2-[^{18}F]Fluor-2-desoxy-p-glucose
FES	16α-[^{18}F]Fluor-17β-estradiol
FLASH-3D	Fast Low Angle Shot, 3-dimensional
FNA	Feinnadelaspirationszytologie
Gd-DTPA	Gadolinium-Diethylentriaminpentaessigsäure
i.v.	intravenös
LCIS	lobuläres Carcinoma in situ
Lp/mm	Linienpaare/mm
ml	mediolateral
MRT	Magnetresonanztomographie, -tomogramm
p.i.	post injectionem
PET	Positronenemmissionstomographie
sec	Sekunde(n)
SPECT	Spektroskopie
TSE	Turbo-Spin-Echo
USPIO	Ultra Small Particles of Iron Oxide
VB	Vakuumbiopsie

Inhaltsverzeichnis

I Methoden

1 Anamnese und Gespräch ... 3
Zusammenfassung ... 10

2 Klinischer Befund ... 13
Inspektion ... 14
Palpation ... 16
Zusammenfassung ... 18

3 Mammographie ... 19
Bedeutung, Treffsicherheit, Möglichkeiten und Grenzen ... 20
Mammographische Technik ... 23
Komponenten der mammographischen Aufnahmetechnik ... 23
Spezielle Anforderungen und deren Lösung ... 33
Strahlendosis ... 43
Mammographische Einstelltechnik und Kompression ... 46
Qualitätsfaktoren ... 67
Qualitätssicherung in der Mammographie ... 71
Prüfungen nach DIN ... 72
Europäische Richtlinien ... 75
Qualitätsanforderungen an das Mammogramm ... 80
Optimierung der Qualität in der täglichen Routine ... 83
Befundung und Befunddokumentation ... 84
Digitale Mammographie ... 90
Galaktographie ... 93
Pneumozystographie ... 100
Zusammenfassung ... 103

4 Sonographie ... 109
Bedeutung, Treffsicherheit, Möglichkeiten und Grenzen ... 110
Technische Voraussetzungen ... 111
Untersuchungstechnik ... 115
Sonographische Befundungskriterien ... 119
Zusammenfassung ... 124

5 Magnetresonanztomographie (MRT) ... 127
Treffsicherheit und Einsatzbereiche ... 128
Indikationen ... 129
Technische Voraussetzungen ... 131
Indikationsstellung und Terminierung ... 133
Befunddokumentation und Befundungskriterien ... 135
Zusammenfassung ... 149

6 Neuere bildgebende Verfahren ... 153

Mammaszintigraphie ... 154
Positronenemissiontomographie ... 155
Andere Verfahren ... 156
Anforderungen an neuere Verfahren ... 157
Zusammenfassung ... 158

7 Transkutane Biopsiemethoden ... 161

Bedeutung und Treffsicherheit ... 162
Feinnadel-Aspirationszytologie ... 162
Stanzbiopsie ... 163
Vakuumbiopsie ... 163

Biopsietechniken ... 164
Feinnadel-Aspirationszytologie ... 164
Stanzbiopsie ... 164
Vakuumbiopsie ... 164
Steuerung durch Bildgebung ... 164

Indikationen ... 165
Möglichkeiten und Grenzen ... 166

Kontraindikationen ... 167

Nebenwirkungen ... 168

Durchführung ... 168
Patientenaufklärung und -vorbereitung ... 168
Technische Voraussetzungen und Untersuchungsgang ... 169

Punktionssteuerung durch Bildgebung ... 173
Sonographische Steuerung ... 173
Mammographische Stereotaxie ... 176
MRT-gesteuerte Punktion ... 179
Handling des Biopsats ... 181

Interpretation des histologischen Befundes . 181
Zusammenfassung ... 183

8 Präoperative Markierung ... 187

Bedeutung ... 188
Indikation ... 188
Nebenwirkungen ... 188
Verfahren ... 189
Mammographisch gesteuerte Lokalisationsmethoden ... 189
Sonographisch gesteuerte Lokalisation ... 193
MRT-gesteuerte Lokalisation ... 193
Galaktographisch gesteuerte Lokalisation ... 194
Lokalisationsmaterial ... 194
Probleme und Problemlösungen ... 196
Zusammenfassung ... 196

II Erscheinungsbild

9 Normale Mamma ... 201

Allgemeine Histologie ... 202
Brust der jugendlichen Frau ... 203
Brust der geschlechtsreifen Frau ... 204
Involution ... 209
Normvarianten ... 210
Anisomastie ... 210
Makromastie ... 211
Polymastie (Mamma aberrata und Mamma accessoria) ... 211
Invertierte Mamille ... 213
Gravidität und Laktation ... 214
Mamma unter hormoneller Substitution ... 216
Zusammenfassung ... 219

10 Mastopathie ... 221

Pathogenese, Epidemiologie und Histopathologie ... 222

Klinischer Befund ... 224

Diagnostische Strategie und Ziele ... 225
Mammographie ... 226
Sonographie ... 231
Magnetresonanztomographie ... 233
Transkutane Biopsie ... 237
Zusammenfassung ... 237

11 Zysten ... 239

Histologie ... 240

Anamnese und klinischer Befund ... 240

Ziele der Diagnostik ... 241
Diagnostische Strategie ... 241
Sonographie ... 242
Zystenpunktion ... 245
Mammographie ... 247
Magnetresonanztomographie ... 247

Galaktozelen ... 249

Ölzysten ... 249
Zusammenfassung ... 251

12 Benigne Tumoren ... 253

Hamartom oder Adenofibrolipom ... 254

Fibroepitheliale Mischtumoren ... 255
Fibroadenom, Adenofibrom, juveniles oder Riesenfibroadenom ... 255
Papillom ... 268

Seltene gutartige Tumoren ... 274
Lipom ... 274
Leiomyom, Neurofibrom, Neurilemmom, gutartiger Spindelzelltumor, Chondrom, Osteom ... 275
Angiome ... 276
Granularzelltumor (Myoblastom) ... 276

Benigne Fibrosen ... 277
Diabetische Mastopathie oder Fibrose ... 277
Fokale Fibrose oder Fibrosis mammae ... 278

Intramammäre Lymphknoten ... 279
Zusammenfassung ... 279

13 Entzündliche Erkrankungen ... 283

Mastitis ... 284

Abszesse und Fisteln ... 290

Granulomatöse Veränderungen ... 293
Zusammenfassung ... 299

14 In-situ-Karzinome ... 301

Lobuläres Carcinoma in situ (LCIS) ... 302

Duktales Carcinoma in situ (DCIS) ... 304
Zusammenfassung ... 315

15 Invasives Karzinom ... 319

Diagnostische Strategie und Ziele ... 321

Histologie ... 326

Klinisches Erscheinungsbild ... 328

Apparative Diagnostik ... 330
Mammographie ... 330
Sonographie ... 350
Magnetresonanztomographie ... 358
Transkutane Biopsiemethoden ... 363
Zusammenfassung ... 365

16 Lymphknoten ... 369

Prognostische Bedeutung ... 370

Anatomie ... 370

Diagnostische Verfahren ... 370
Unauffällige Lymphknoten ... 371
Metastatische Lymphknoten ... 372

Sentinel-Lymphknoten-Technik ... 377
Perkutane Biopsie ... 379
Neuere Verfahren ... 379
Mammaria-interna-Lymphknoten ... 381
Zusammenfassung ... 381

17 Sonstige semimaligne und maligne Tumoren ... 383

Phylloider Tumor (Cystosarcoma phylloides) 384

Sarkome ... 387

Malignome der Brust hämatologischen Ursprungs ... 391

Metastasen ... 395

Weitere sehr seltene Tumoren ... 398

Zusammenfassung ... 399

18 Posttraumatische, postoperative und posttherapeutische Veränderungen ... 401

Posttraumatische und postoperative Veränderungen ... 402

Veränderungen nach brusterhaltender Operation ohne Radiatio ... 413

Veränderungen nach brusterhaltender Operation und Bestrahlung ... 413

Veränderungen nach Rekonstruktion ... 429

Veränderungen nach Augmentation ... 435

Veränderungen nach Reduktion ... 437

Zusammenfassung ... 439

19 Hautveränderungen ... 443

Noduläre Veränderungen von Haut und Subkutis ... 444

Hautverdickung ... 447

Zusammenfassung ... 451

20 Männliche Mamma ... 453

Gynäkomastie ... 454

Das Mammakarzinom des Mannes ... 456

Zusammenfassung ... 458

21 Screening ... 459

Ergebnisse internationaler Studien ... 460
Randomisierte Studien ... 460
Fallkontrollstudien ... 462
Weitere Screeningstudien ... 462
Kontroversen und Antworten ... 464

Nutzen/Risiko und Nutzen/Kosten ... 465
Nutzen/Risiko ... 465
Nutzen/Kosten ... 466

Empfehlungen aufgrund der Studien ... 467
Zusammenfassung ... 468

22 Weiterführende Diagnostik von Screeningbefunden und Problemlösung bei der symptomatischen Patientin ... 471

Pathognomonische Bilder ... 472

Befundkonstellationen ... 473
Glatt begrenzte Verschattung ... 473
Nicht glatt begrenzte Verschattung ... 479
Radiärer Strukturumbau ... 482
Asymmetrie ... 489
Mammographisch dichte Brust ... 495
Mikroverkalkungen ... 509
Sezernierende Mamma ... 528
Entzündliche Veränderungen ... 530

Die junge Patientin ... 531
Spezielle Überlegungen und Probleme ... 531
Veränderungen bei jungen Frauen und deren Histologie ... 531
Diagnostische Strategie ... 533

Anhang 1 ... 543
TNM-Klassifikation der Mammakarzinome ... 543

Anhang 2 ... 544
Anatomie der Lymphknotenstationen ... 544
Zusammenfassung ... 545

Sachverzeichnis ... 550

I Methoden

1 Anamnese und Gespräch

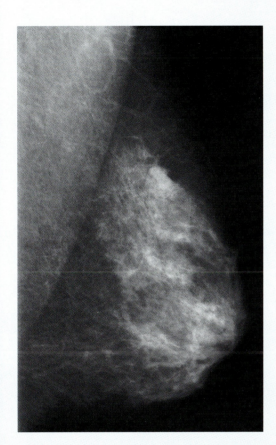

Terminvergabe ⋯▸ 4

Aufklärung ⋯▸ 4

Mammographie ⋯▸ 4

Sonographie ⋯▸ 5

Kontrastmittel-MRT ⋯▸ 5

Interventionen ⋯▸ 5

Erhebung anamnestischer Daten ⋯▸ 5

Risikofaktoren ⋯▸ 5

Anamnestische Daten mit Bedeutung für die Bildinterpretation ⋯▸ 9

Zusammenfassung ⋯▸ 10

1 Anamnese und Gespräch

Die bildgebende Diagnostik der Brust sollte immer durch ein kurzes Gespräch ergänzt werden.

Eine Aufklärung der Patientin über notwendige diagnostische Maßnahmen kann ihr Verständnis und ihre Kooperationsbereitschaft fördern. Zum anderen ist eine gezielte Anamnese für eine gute Bildinterpretation erforderlich. Die notwendigen Informationen können mündlich mithilfe eines Fragebogens, einer Checkliste oder eines Anamnesebogens erhoben werden.

Terminvergabe

> im Allgemeinen wird bei der Terminvergabe zur Mammographie der Menstruationszyklus nicht berücksichtigt.

Die Frage, ob die Mammographie in Abhängigkeit zum Menstruationszyklus terminiert werden soll, wird unterschiedlich gesehen. Obwohl Daten existieren (1, 2), die auf eine Zyklusabhängigkeit der Parenchymdichte und der Treffsicherheit der Mammographie hinweisen, wird im Allgemeinen der Menstruationszyklus bei der Terminvergabe nicht berücksichtigt.

An verschiedenen Instituten wird aber bereits heute die Mammographie routinemäßig – soweit möglich – am 7.–17. Zyklustag durchgeführt. Während dieses Zeitraumes ist die Brust besser komprimierbar und die Kompression deutlich weniger schmerzhaft. Sowohl durch die bessere Komprimierbarkeit des Drüsengewebes als auch durch den geringeren Wassergehalt ist die Drüsenkörpertransparenz erhöht. Es könnte sogar durch eine Terminierung in der ersten Zyklushälfte auch das theoretische Strahlenrisiko weiter reduziert werden. Denn im Gegensatz zur Lutealphase sind während der Follikelphase (erste Zyklushälfte) nur wenige Zellen im G-2-Stadium, in dem sie deutlich strahlensensibler sind (3).

Bei der Kontrastmittel-Magnetresonanztomographie (KM-MRT) ist eine KM-Anreicherung in benignem Gewebe am Zyklusende und während der Menstruation häufiger zu beobachten.

> Eine KM-MRT sollte möglichst zwischen dem 7. und 17. Zyklustag erfolgen.

Am wenigsten werden bei der KM-MRT unspezifische KM-Anreicherungen während dem 7.–17. Zyklustag gefunden. Deshalb sollte auch diese Untersuchung – falls möglich – zwischen dem 7. und 17. Zyklustag durchgeführt werden (4, 5).

Aufklärung

In einem Gespräch vor der Untersuchung ist auf spezielle Fragen der Patientin zur jeweiligen Untersuchung einzugehen.

Im Folgenden seien einige wichtige Informationen genannt, die von Bedeutung sein können.

Mammographie

Wichtig ist:
- Die Patientin sollte die Bedeutung und Notwendigkeit der Kompression verstehen (Sichtbarmachen kleinster Karzinome durch Wegdrücken des anderen Gewebes und Verringerung der Strahlendosis durch gute Kompression [s. Kapitel 3, S. 46]).
- Sie sollte keine Angst haben, dass durch Kompression ein Karzinom ausgelöst werden könnte.
- Eine evtl. bestehende Angst vor der Strahlenbelastung durch Mammographie sollte relativiert werden. Hier kann z.B. darauf hingewiesen werden, dass das Risiko, an einem durch eine Mammographie ausgelösten Karzinom zu sterben, ungefähr dem Bronchialkarzinom-Todesrisiko von 3 Zigaretten entspricht (s. Kapitel 3, S. 44).

Patientinnen, bei denen eine Früherkennungsmammographie durchgeführt wird, sollten verstehen, dass nicht alle Karzinome mit der Mammographie diagnostiziert werden können.

Deshalb sollten sie ausdrücklich zur Selbstuntersuchung ermutigt werden. Wird eine Veränderung beobachtet, sollte umgehend der Arzt informiert werden, selbst wenn die letzte Mammographie erst vor kurzem erfolgt war (6).

Patientinnen, die sich für eine Früherkennungsmammographie entscheiden, sollten auch darüber informiert sein, dass mit Früherkennungsmammographie nicht nur bösartige Befunde gefunden werden. Auch viele gutartige unklare Veränderungen werden entdeckt, die dann weiter abzuklären sind, bis ein Brustkrebs mit letzter Sicherheit auszuschließen ist.

> Vor der Mammographie einer asymptomatischen Patientin muss eine Schwangerschaft ausgeschlossen und dies dokumentiert werden.

Wie bei allen Röntgenuntersuchungen ist für die Mammographie einer asymptomatischen Patientin eine Schwangerschaft auszuschließen und dies zu dokumentieren.

Sonographie

Die Sonographie wird im Allgemeinen sehr gut akzeptiert. Es ist ausdrücklich darauf hinzuweisen, dass die Sonographie für den Karzinomausschluss die Mammographie nicht ersetzen kann.

Kontrastmittel-MRT

Die KM-MRT wird von den meisten Patientinnen als Methode ohne ionisierende Strahlung gut akzeptiert, es sei denn, die Patientin leidet an Klaustrophobie. Ähnlich wie die Sonographie wird die KM-MRT als Ergänzungsmethode für spezielle Indikationen eingesetzt. Vor Durchführung der KM-MRT sind Kontraindikationen gegen MRT zu erfragen (Herzschrittmacher, intrazerebrale Gefäßclips, Clips nach Operationen, die weniger als 2 Monate zurückliegen, Zytostatikapumpen, spezielle für MR ungeeignete Herzklappentypen [7]). Schließlich ist die Patientin über die notwendige Kontrastmittelgabe aufzuklären, wobei – abgesehen von einer äußerst seltenen Allergie gegen paramagnetische Kontrastmittel sowie von schwerer Leber- bzw. Niereninsuffizienz – keine Kontraindikationen bestehen. Die umfangreichsten Verträglichkeitsdaten (über 5 Millionen Untersuchungen) existieren für das paramagnetische Kontrastmittel Gd-DTPA (8, 9). Dieses Kontrastmittel ist exzellent verträglich, was auch durch unsere eigenen Erfahrungen bestätigt wird. Nebenwirkungen sind wesentlich seltener als bei Röntgenkontrastmitteln.

Auch bei Allergie gegen Röntgenkontrastmittel können paramagnetische MRT-Kontrastmittel appliziert werden, da keine Kreuzallergien bestehen (8).

Interventionen

Bei geplanten Punktionen (Zystenpunktion, Aspirationszytologie, Stanz- oder Vakuumbiopsie) ist die Patientin auf das sehr geringe Infektionsrisiko und vor allem auf die Möglichkeit einer Hämatombildung hinzuweisen. Gerinnungsstörungen sowie eine Medikation mit Cumarinen oder Acetylsalicylsäure (ASS) müssen ausgeschlossen werden. Wenn aufgrund der Punktionsrichtung (streng parallel zur Thoraxwand) eine Verletzung der Thoraxwand praktisch nicht möglich ist – und dies ist in der Regel der Fall – so kann auch auf die Erwähnung des sehr seltenen Pneumothorax bei Punktion verzichtet werden.

Falls eine Silikonprothese implantiert ist und eine Verletzung im Rahmen der Intervention nicht auszuschließen ist, muss die Patientin auch hierüber aufgeklärt werden.

Üblicherweise wird das Aufklärungsgespräch auf einem entsprechenden Vordruck, ergänzt durch handschriftliche Notizen, dokumentiert.

> Auch bei Allergie gegen Röntgenkontrastmittel können paramagnetische MRT-Kontrastmittel appliziert werden.

Erhebung anamnestischer Daten

Im Sinne der Zeitersparnis erheben wir die Anamnese zunächst mithilfe eines von der Patientin auszufüllenden Fragebogens, der anschließend vom Arzt mit der Patientin zusammen durchgegangen wird. Unser Fragebogen ist in Abb. 1.1 wiedergegeben. Unsere Fragen konzentrieren sich auf Daten, die einerseits für die Risikoeinschätzung und andererseits für die Bildinterpretation von Bedeutung sind.

Risikofaktoren

Mögliche Risikofaktoren sollten bei allen Patientinnen erfragt werden. Obwohl ein günstiger Einfluss der Anamneseerhebung auf die Diagnose bislang nicht statistisch belegbar war, ist doch klinisch unumstritten, dass anamnestische Daten wertvoll sein können. So kann das Vorhandensein von eindeutigen Risikofaktoren Anlass zur zusätzlichen Anwendung ergänzender Methoden sein, insbesondere bei den Patientinnen mit einer schwer beurteilbaren Mammographie. Als ergänzende Methode ist in erster Linie die Sonographie indiziert. Bei Patientinnen mit hoch-positiver Familienanamnese bietet die MRT eine zusätzliche Alternative, die jedoch aus Gründen der Qualitätskontrolle und Erfahrung im Rahmen der laufenden Studien nur für genetisch hochbelastete Patientinnen durchgeführt werden sollte. Die Kenntnis von Risikofaktoren ist auch erforderlich zur Festlegung des Screeningbeginns (s.

1 Anamnese und Gespräch

Abb. 1.1 a Fragebogen zur Erhebung anamnestischer Daten.

Fragebogen für die Patientin

Name: _____ Vorname: _____ Geburtsdatum: _____
Adresse: _____
Telefon (privat): _____ Telefon (dienstlich): _____ Krankenversicherung: _____

Überweisender Arzt: _____
(Name, Adresse): _____
Letzte Mammographie (Datum, Praxis): _____

Hatten Sie jemals Krebs? Nein ☐
☐ Rechte Brust, wann? _____
☐ Linke Brust, wann? _____
☐ Organ an anderer Stelle: _____ Datum: _____

Sind Sie möglicherweise schwanger? Ja ☐ Nein ☐
Stillen Sie zurzeit? Ja ☐ Nein ☐

Erster Tag der letzten Regelblutung? _____
Menopause (seit wann?) _____
Zustand nach Gebärmutterentfernung? Ja ☐ Nein ☐
Nehmen Sie Hormone (Antibabypille, hormonelle Ersatzbehandlung?) _____ Wenn ja, welche? _____ Seit wann? _____

Vorgeschichte
Alter bei der ersten Regelblutung? _____
Hatten Sie jemals eine Brustentzündung? (Alter, welche Brust?) _____
Wurden Sie jemals an der Brust operiert? (Welche Brust, wann, Ergebnis?) _____
Wurden Sie jemals strahlenbehandelt? _____
a) An der Brust (welche Brust, wann?) _____
b) Im Bereich des Oberkörpers (wann, warum?) _____
c) Häufige Röntgenuntersuchungen, Computertomographien, Thoraxdurchleuchtungen? _____
Hatten Sie jemals eine Unfallverletzung der Brust?
☐ Rechts ☐ Links Wann? _____

Familiäre Brustkrebsbelastung

Familienmitglied und Erkrankungsalter	Brustkrebs (Erkrankungsalter)	Eierstockkrebs (Erkrankungsalter)

Andere Krebserkrankungen in der Familie (wer, welche Krebsart?):

Haben Sie oder Ihr Arzt eine Auffälligkeit bemerkt? ☐ Nein
Welche? Rechte Brust Linke Brust Seit wann?
Schmerzen ☐ ☐ _____
Knoten ☐ ☐ _____
Brustvergrößerung ☐ ☐ _____
Hautveränderung ☐ ☐ _____
Rötung ☐ Einziehung ☐ ☐ ☐ _____
Veränderung der Brustwarze ☐ ☐ _____
Flüssigkeitsaustritt aus der Warze rechts/links: ☐ ☐ _____
   milchig ☐ wässrig ☐
   grünlich ☐ rötlich/braun ☐

Ich habe keine weiteren Fragen und bin mit der vorgeschlagenen Untersuchung einverstanden.

Datum: _____ Unterschrift: _____

Kapitel 22) und der geeigneten Screeningintervalle. Bei einer ausgeprägten familiären Mammakarzinombelastung ist unter Umständen auch eine genetische Beratung zu empfehlen.

Obwohl die Risikofaktoren Indikator für ein erhöhtes Mammakarzinomrisiko sein können, muss darauf hingewiesen werden, dass das Fehlen von Risikofaktoren ein Mammakarzinom nicht ausschließt. Tatsächlich treten 70% aller Karzinome bei Patientinnen ohne jegliche Risikofaktoren auf (11).

Die wichtigsten Risikofaktoren betreffen:
- *Eigenanamnese.* Hier ist ein früher nachgewiesenes invasives oder In-situ-Karzinom der Brust von Bedeutung, aber auch eine aus vorangegan-

▶ Das Fehlen von Risikofaktoren schließt ein Mammakarzinom nicht aus.

Technische Daten

Name der Patientin: ______________________ Datum: ______________________

Röntgengerät: ______________________ Film- /Folien-System ______________________

Standardaufnahmen:

	cc:					mlo					
	KV	mAs	kp*	A/F**	AEK	KV	mAs	kp	A/F	Winkel	AEK***
Links:											
Rechts:											

*Kompression **Anodenmaterial/Filter ***Automatische Belichtung: Ja oder Nein

Ergänzende Aufnahmen:

Brust/Ebene	Wiederholung? (J/N)	KV mAs kp A/F AEK	Spot-Kompression	Vergrößerung

Gründe für unzureichende Aufnahmen? ______________________

Probleme? (Schmerzen, Kooperation) ______________________

MTRA: ______________________ Arzt/Ärztin: ______________________

Abb. 1.1 b **Fragebogen zur Erhebung technischer Daten.**

genen Biopsien bekannte proliferierende Mastopathie, vor allem, wenn diese Atypien enthält (11 – 16). Ebenso die Eigen- und Familienanamnese eines Ovarial-, Endometrium- oder Kolonkarzinoms oder auch einer prädisponierenden Immundefizienz (11 – 16). Hierzu gehören die familiäre Ataxia teleangiectatica, das Li-Fraumeni-Syndrom, BRCA-1- oder BRCA-2-Alterationen, HRAS-1-Alterationen sowie weitere noch weniger erforschte Genalterationen. Die genannten Defekte prädisponieren für verschiedene Tumorerkrankungen, die häufig bereits vor dem 40. Lebensjahr auftreten, sind aber insgesamt sehr selten (13, 16 – 23).

- *Familienanamnese.* Hier ist eine Brustkrebsanamnese Verwandter 1. Grades, wie Mutter oder

1 Anamnese und Gespräch

> Patientinnen mit genetischer Belastung sollte eine genetische Beratung angeboten werden.

Schwester, die Zahl der betroffenen Familienmitglieder, deren Geschlecht (Mammakarzinom beim Mann!) sowie der Zeitpunkt des Auftretens (prä- oder postmenopausal) von Bedeutung. Ein Ovarialkarzinom in der Anamnese Verwandter 1. oder 2. Grades ist ebenso wie eine nachgewiesene Genalteration bei einem nahen Verwandten eine wichtige Information (11–13, 17, 18).

- Frühes Einsetzen der *Menarche* oder spätes Einsetzen der *Menopause* sowie die Zahl und Dauer der *Stillzeiten* gelten als geringfügigere Risikofaktoren. In Kombination mit anderen Risikofaktoren haben z. B. eine Erstschwangerschaft nach dem 30. Lebensjahr oder fehlende Stillzeiten einen ungünstigen prognostischen Einfluss (11, 12).
- *Ernährung.* Abgesehen von den in Tab. 1.1 aufgelisteten Risikofaktoren ist bekannt, dass eine vermehrte Aufnahme von mehrfach ungesättigten Fettsäuren und in geringerem Ausmaß auch die von gesättigten Fettsäuren das Mammakarzinomrisiko erhöhen soll (24), während andererseits vegetarische Kost und hoher Obstkonsum das Risiko vermindern sollen (25). Ein erhöhter Alkohol- und Zigarettenkonsum erhöht das individuelle Risiko (17).
- *Hormoneinnahme.* Die Einnahme oraler Kontrazeptiva erhöht das Risiko für ein Mammakarzinom um etwa 25%. Dies ist jedoch nach dem Absetzen reversibel (26, 27). Eine postmenopausale Hormonsubstitution scheint das Risiko ebenfalls in Abhängigkeit der Einnahmedauer zu erhöhen. Die Anwendung von Hormonpräparaten sollte daher unter Berücksichtigung der Knochendichte, der mammographischen Parenchymdichte sowie des Gestagen- und Östrogenspiegels sorgfältig abgewogen werden, insbesondere bei Adipositas, erhöhtem Alkoholkonsum, bekannten benignen Mammaveränderungen sowie anderen Risikofaktoren (28–30).

Anhand der oben aufgeführten Informationen über Eigen- und Familienanamnese kann in der Regel das Risiko bei der überwiegenden Mehrheit der Frauen gut abgeschätzt werden.

Genetische Beratung. Bei Patientinnen mit genetischer Belastung kann das Risiko fehleingeschätzt werden (17), wenn nur die genannten Risikofaktoren berücksichtigt würden. Während die Mehrzahl der Mammakarzinome sporadisch auftritt, sind nur 5–10% auf eine genetische Belastung zurückzuführen. Diesen Patientinnen sollte eine genetische Beratung angeboten werden. Die genetische Beratung kann einen Beitrag leisten zur Einschätzung des Risikos, an einem Mamma- oder Ovarialkarzinom zu erkranken (die meisten betroffenen Frauen überschätzen ihr tatsächliches Risiko). Sie ermöglicht auch eine psychologische Beratung und Unterstützung. Schließlich kann durch den sinnvollen und zeitgerechten Einsatz ergänzender Methoden eine verbesserte Frühdiagnostik angestrebt werden.

Nicht zuletzt werden die Patientinnen über die Möglichkeit von Präventivmaßnahmen oder prophylaktischen chirurgischen Eingriffen informiert. Auf Wunsch können auch evtl. betroffene weitere nahe Verwandte in diese Beratung einbezogen werden.

Einen Überblick über die Wichtung der einzelnen Risikofaktoren und Risikofaktorkombinationen gibt Tab. 1.1.

Tab. 1.1 ⇢ *Relatives Mammakarzinomrisiko bezogen auf einzelne oder mehrere Risikofaktoren (nach Maass 1994 und Stoll 1991 mit freundlichen Genehmigung)*

Risikoanstieg bis 2fach
• Menopause nach dem 50. Lebensjahr
• Menarche vor dem 12. Lebensjahr
• Nulliparität
• Adipositas bei postmenopausalen Frauen
• Epitheliale Hyperplasie
Risikoanstieg 2- bis 4fach
• Erste ausgetragene Schwangerschaft nach dem 30. Lebensjahr
• Mammakarzinom bei Mutter *oder* Schwester
• Kombination von Nulliparität und epithelialer Hyperplasie
• Vorausgegangenes Ovarial-, Endometrium- oder Kolonkarzinom
Risikoerhöhung mehr als 4fach
• Zustand nach behandeltem Mammakarzinom
• Mammakarzinom bei Mutter *und* Schwester
• Prämenopausales bilaterales Mammakarzinom bei Mutter *oder* Schwester
• Mastopathie mit Atypien (atypische Hyperplasie)
• Familienanamnese kombiniert mit verzögerter erster Schwangerschaft oder Nulliparität

Tab. 1.2 ⇢ *Kriterien für eine Überweisung zur genetischen Beratung (nach 18)*

I	**Frauen oder Männer mit einem männlichen oder weiblichen Angehörigen mit Gen-Alteration (BRCA)**

II	**Frauen oder Männer mit folgender Eigen- oder Familienanamnese**
	• Frauen unter 50 mit Mammakarzinom *und* Mammakarzinom bei mindestens einem Verwandten 1. oder 2. Grades[1] vor dem 50. Lebensjahr
	• Frauen mit Mammakarzinom jeglichen Alters *und*
	   – Mammakarzinom bei mehr als einem Verwandten 1. oder 2. Grades[1] vor dem 50. Lebensjahr *oder*
	   – Ovarialkarzinom bei mehr als einem Verwandten 1. oder 2. Grades[1]
	• Frauen mit Ovarialkarzinom *und*
	   – Mammakarzinom bei mindestens einem Verwandten 1. oder 2. Grades[1] *oder*
	   – Ovarialkarzinom bei mindestens einem Verwandten 1. oder 2. Grades[1]
	• Männer mit Mammakarzinom sowie Mamma- oder Ovarialkarzinom bei mindestens einem Verwandten 1. oder 2. Grades[1]

III	**Frauen mit der Eigenanamnese (ohne Familienanamnese) eines Mamma- oder Ovarialkarzinoms** • mit einem Mammakarzinom vor dem 30. Lebensjahr *oder* • mit einem Mammakarzinom vor dem 40. Lebensjahr und Herkunft aus einer jüdischen Ashkenazy-Familie *oder* • mit einem Ovarialkarzinom und Abstammung aus einer jüdischen Ashkenazy-Familie *oder* • mit einem Mammakarzinom *und* einem Ovarialkarzinom *oder* • mit einer Erkrankung an 2 oder mehr Mammakarzinomen[2]

IV	**Frauen oder Männer mit Familienanamnese (ohne Eigenanamnese) von Mamma- oder Ovarialkarzinomen, wobei**
	• Mammakarzinom bei
	   – mindestens einem Verwandten 1. Grades[1] *und* mindestens einem Verwandten 2. Grades[1], beide mit einem Erkrankungsalter von unter 50 Jahren
	   – mehr als 3 Verwandten 1. oder 2. Grades[1] mit mindestens einem Verwandten mit Erkrankung vor dem 50. Lebensjahr
	• Ovarialkarzinom bei mindestens einem Verwandten 1. oder 2. Grades[1]
	• Mammakarzinom bei mindestens einem Verwandten 1. oder 2. Grades[1]

[1] Als Verwandte 1. Grades gelten Eltern, Geschwister und Kinder.
Als Verwandte 2. Grades gelten Tanten, Onkel, Großeltern, Enkel, Nichten, Neffen oder Halbgeschwister.

[2] Multiple Mammakarzinome beziehen sich auf Karzinome in beiden Brüsten oder multiple Karzinome in einer Brust.

Tab. 1.2 gibt einen Überblick, in welchen Fällen eine genetische Belastung in Betracht gezogen werden muss und die Patientin an entsprechende Zentren verwiesen werden sollte.

Anamnestische Daten mit Bedeutung für die Bildinterpretation

Für die korrekte Bildinterpretation sind vor allem folgende Informationen wichtig:

- *Kurz zurückliegende Schwangerschaft oder Stillzeit.* Sie kann Ursache ausgeprägter Drüsengewebsproliferationen sein, die in Unkenntnis fehlinterpretiert werden könnte.
- *Einnahme weiblicher Geschlechtshormone.* Vor allem postmenopausal können bei Hormonsubstitution ausgeprägte Drüsengewebsproliferationen mit neu auftretenden oder zunehmenden Verschattungen oder Verdichtungen vorkommen, die ohne Kenntnis der Anamnese als suspekt bewertet werden können.
- *Einnahme von Schilddrüsenhormonen.* Eine Förderung mastopathischer Veränderungen unter Schilddrüsenhormongabe ist beschrieben.
- *Operation oder Bestrahlung.* Veränderungen nach Operation oder Bestrahlung können durch Verdichtungen, Retraktionen oder Mikroverkalkungen sowohl ein Karzinom vortäuschen wie auch verbergen (s. Kapitel 16). Wichtig ist hier besonders die sorgfältige Erfassung der Narbenlokalisation(en) in der Brust. Eine Retraktion außerhalb des Narbenbereiches hingegen ist malignomverdächtig. Auch die Zeitspanne seit dem Eingriff ist für die korrekte Bildinterpretation wichtig.

Folgende Symptome sind abzufragen, da sie auf ein Malignom hinweisen können:

- *Mamillenveränderung.* Erfasst werden sollte jegliche Form solcher Veränderungen, z. B. eine leichte, neu aufgetretene Deviation der Mamille oder Mamilleneinziehung. Während eine sichtbare leichte Deviation der Mamille oder Mamilleneinziehung auch angeboren oder postentzündlich entstanden sein kann, kann die Infor-

mation der Veränderung von ausschlaggebender Bedeutung sein.
- *Spontansekretion.* Hier sind Farbe, Auftreten im zeitlichen Verlauf (Zusammenhang mit einer Schwangerschaft, Zunahme, neues Auftreten) und – falls bekannt – das zytologische Ergebnis von Abstrichen von Interesse.

Bei allen klinischen Befunden (Retraktionen, Hautveränderungen, Tastbefunden) ist von Bedeutung:
- Zeitpunkt des Bemerkens,
- Veränderung seit dem erstmaligen Bemerken (falls schon länger bekannt),
- Ergebnisse früher durchgeführter Untersuchungen (z. B. Stanzbiopsie, Zytologie etc.).

Wenn *Voraufnahmen* existieren, ist der Name, falls möglich die Adresse des durchführenden Arztes zu erfragen. Ein Vergleich mit Voraufnahmen – wenn vorhanden – sollte immer angestrebt werden, da hierdurch die diagnostische Treffsicherheit erhöht wird.

Zusammenfassung

Vor jeder bildgebenden Diagnostik sollte die Frau informiert werden über die geplante Art und Durchführung der Untersuchung, die Möglichkeiten und Grenzen der Methode sowie evtl. Nebenwirkungen, z. B. im Zusammenhang mit perkutanen Interventionen. Bestmögliche Information und Einbeziehung macht die Frau zur kooperationsbereiten Partnerin. Die Erfassung von anamnestischen und Risikodaten ist Basis für individuelle Indikationsstellung, Wahl der Untersuchungsart und Kontrollempfehlung.

Literatur

1. Baines CJ, Vidmar M, McKeown-Eyssen G, Tibshirani R. Impact of menstrual phase on false negative mammograms in the Canadian National Breast Screening Study. Cancer. 1997;80(4):720–4
2. White E, Velentgas P, Mandelson MT et al. Variation in breast density by time in menstrual cycle among women aged 40–49 years. J Natl Cancer Inst. 1998; 90(12):906–10
3. Spratt JS. Re: Variation in mammographic breast density by time in menstrual cycle among women aged 40–49 years. J Natl Cancer Inst. 1999;91:90
4. Kuhl CK, Bieling HB, Gieseke J et al. Healthy pre-monopausal breast parenchyma in dynamic contrast-enhanced MR imaging of the breast: normal contrast medium enhancement and cyclical-phase dependency. Radiology. 1997;203:137–44
5. Müller-Schimpfle M, Ohmenhäuser K, Stoll P et al. Menstrual cycle and age: influence on parenchymal contrast medium enhancement in MR imaging of the breast. Radiology. 1997;203:145–9
6. Berlin L. Malpractice issues in radiology. AJR. 1999; 173:1161–7
7. Stark DD, Bradley WG jr. Magnetic Resonance Imaging. 3rd ed. St. Louis: Mosby; 1999
8. Niendorf HP, Alhassan A, Geens VR, Clauss W. Safety review of gadopentetate dimeglumine: extended clinical experience after more than 5 million applications. Invest Radiol. 1995;29:179–82
9. Niendorf HP. Gadolinium-DTPA: a well-tolerated and safe contrast medium. Insert Eur Radiol. 1994;4:1–2
10. Elmore JG, Wells CK, Howard DH, Feinstein AR. The impact of clinical history on mammographic interpretations. JAMA 1997;277:49–52
11. Maass H. Mammakarzinom: Epidemiologie. Gynäkologe. 1994;27:3
12. Stoll BA. Defining breast cancer prevention. In: Stoll BA, ed. Approaches to breast cancer prevention. London: Kluwer; 1991
13. Easton D, Peto J. The contribution of inherited predisposition to cancer incidence. Cancer Surv. 1990;9:395
14. Friedrichs K. Genetische Aspekte des Mammakarzinoms. Gynäkologe. 1994;27:7
15. Prechtel K, Gehm O, Geiger G, Prechtel P. Die Histologie der Mastopathie und die kumulative ipsilaterale Mammakarzinomsequenz. Pathologe. 1994;15:158
16. Dupont WD, Page DL. Risk factors for breast cancer in women with proliferative disease. N Engl J Med. 1985;312:146
17. Weitzel JF. Genetic cancer risk assessment. Cancer suppl. Dec 1, 1999; 86(11):2483–92
18. Kutner SE. Breast Cancer Genetics and Managed Care. Cancer suppl. Dec 1, 1999;86:2570–4
19. Swift ML, Sholman L, Perry M, Chase C. Malignant neoplasms in the families of patients with ataxia telangiectasia. Cancer Res. 1976;36:209
20. Malkin D, Li FP, Strong LC et al. Germline p 53 mutations in a familial syndrome of breast cancers, sarcomas and other neoplasms. Science. 1990;250:1233
21. Hall JM, Lee MK, Newmann B et al. Linkage of early-onset familial breast cancer to chromosome 17q21. Science. 1990;250:1990
22. Krontiris TG, Devlin B, Karp D et al. An association between the risk of cancer and mutations in the HRAS 1 minisatelite locus. N Engl J Med. 1993;329:517
23. Zuppan P, Hall JM, Lee MK et al. Possible linkage of the estrogen receptor gene to breast cancer in family with late onset disease. Am J Hum Genet. 1991;48:1065
24. Fay MP, Freedman LS. Meta-analyses of dietary fats and mammary neoplasms in rodent experiments. Breast Cancer Res Treat. 1997;46:215–23
25. Gandini S, Merzenich H, Robertson C, Boyle P. Meta-analysis on breast cancer risk and diet: the role of fruit and vegetable consumption and the intake of associated micronutrients. Eur J Cancer. 2000; 36:636–46
26. Pathak DR, Osuch JR, He J. Breast carcinoma etiology: current knowledge and new insights into the effects of reproductive and hormonal risk factors in black and white populations. Cancer. 2000;1/88[Suppl5]:1230–8
27. Seifert M, Galid A. Oral contraceptives and breast cancer a causal relationship? Gynäkol. Geburtshilfliche Rundsch. 1998;38(2):101–4
28. Beral V, Banks E, Reeves G, Appleby P. Use of HRT and the subsequent risk of cancer. J Epidemiol Biostat. 1999;4:191–210
29. Russo IH, Russo J. Role of hormones in mammary cancer initiation and progression. J Mammary Gland Biol Neoplasia. 1998;3(1):49–61
30. Chiechi LM, Secreto G. Factors of risk for breast cancer influencing post-menopausal long-term hormone replacement therapy. Tumori. 2000;86:12–16

2 Klinischer Befund

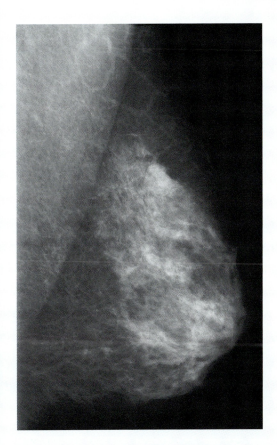

Inspektion ⇢ 14

Technik ⇢ 14

Befunde ⇢ 14

Palpation ⇢ 16

Technik ⇢ 16

Befunde ⇢ 16

Probleme ⇢ 17

Abklärung suspekter Befunde ⇢ 17

Zusammenfassung ⇢ 18

2 Klinischer Befund

Obwohl durch mammographisches Screening ein bedeutender Anteil von Mammakarzinomen früher erkennbar ist, als dies durch eine alleinige klinische Untersuchung möglich wäre, darf diese nicht vernachlässigt werden. Denn auch bei einer optimalen Qualität der Mammographie und deren Befundung sind 10–15% der tastbaren Mammakarzinome mammographisch nicht fassbar.

Dass in Deutschland der Großteil der Mammakarzinome entweder der Patientin selbst oder einem untersuchenden Arzt erst dann auffallen, wenn sie tastbar sind, liegt daran, dass bislang die Mammographie meist erst nach Auftreten eines klinischen Befundes zum Einsatz kam. Bislang gibt es weder ein Screeningprogramm noch eine qualitätsgesicherte Früherkennung, die den Einsatz der Mammographie bei einer ausreichenden Zahl asymptomatischer Frauen ermöglicht.

Definition. Die klinische Befunderhebung setzt sich zusammen aus der äußeren Betrachtung (Inspektion) und der Tastuntersuchung (Palpation).

Während *vor* der Bildgebung eine erste orientierende klinische Untersuchung durchgeführt werden sollte, um alle Problemareale zu erfassen und adäquat darzustellen, ist die Erhebung eines abschließenden klinischen Befundes *nach* Vorliegen der Bildgebung erforderlich, um speziell Asymmetrien sowie mammographisch dichte Areale klinisch nochmals zu überprüfen und zu korrelieren.

Bedeutung. Inspektion und Palpation sind die ersten Untersuchungsmethoden der Brust. Die dann folgende Bildgebung muss immer in Zusammenschau mit dem klinischen Befund interpretiert werden. Die Palpation ist von großer Bedeutung, weil etwa 10–15% der Karzinome mammographisch nicht erkennbar sind. Auch muss sichergestellt sein, dass alle kritischen Randbereiche der Mamma, die bei der Mammographie evtl. nicht abgebildet werden (sternumnahe Region, untere Umschlagfalte, lateraler Drüsenkörperrand, Prolongement axillaire), der klinischen Diagnostik nicht entgehen.

Inspektion

Technik

Bei erhobenem sowie herabhängendem, kräftig in die Hüfte gestütztem Arm oder bei im Sitzen gestreckten, kräftig neben dem Körper aufgestützten Armen werden die
- Größe der Brust,
- Kontur der Brust,
- Hautveränderungen und
- Brustwarzen

betrachtet und sämtliche Auffälligkeiten dokumentiert.

Befunde

Brustgröße. Die Größe der Mammae ist individuell außerordentlich variabel. Meistens sind kleine Mammae klinisch gut zu untersuchen, während eine Makromastie den Informationswert der Palpation einschränkt. Wichtig ist zu erfassen, ob Seitendifferenzen (Anisomastie) Ausdruck
- individueller Normvarianten,
- einer Operationsfolge oder
- einer Retraktion bei diffusem Tumorprozess (Brustverkleinerung kombiniert mit verdichtetem Tastbefund!)

sind.

Brustkontur. Die normale Brustkontur ist konvex. Eine Abflachung oder Einziehung der Kontur kann Folge eines operativen Eingriffs sein, aber auch ein Retraktionsphänomen bei dahinter liegendem Tumor.

Hautveränderungen. Veränderungen der Haut können diffus oder umschrieben sein. Beispiele sind:
- Rötung (Mastitis, inflammatorisches Mammakarzinom, akute Strahlenreaktion),
- Hautverdickung,
- Peau d'orange (= Hautverdickung mit Einziehung der Poren als Zeichen des Lymphödems),
- vermehrte Venenzeichnung (supra-/infraklavikuläre bzw. mediastale Raumforderung, Stauung),
- Hyperpigmentation oder Teleangiektasien (Bestrahlungsfolge).

Abb. 2.1 **Befundbogen.**

Ärztlicher Befund

Klinischer Befund:
Allgemein **weicher** Drüsenkörper: _____   Fester Drüsenkörper: _____
Feinknotige Parenchymstruktur: _____   **Grobknotige** Parenchymstruktur: _____

Zusätzliche Befunde:
(bitte nummerieren, wenn mehr als 1 Befund)

- Mobiler Knoten: ○
- Eingezogene Mamille: △
- **Retraktion** (Haut, Mamille): ☐
- Kutane **Warze** oder andere Hautabnormalität: ●
- Schmerzpunkt: *
- diffuser Schmerz: ⁖

- Fixierter **Knoten**: ⌀
- **Hautverdickung**: ▦
- **Narbe**: ┼┼┼┼┼

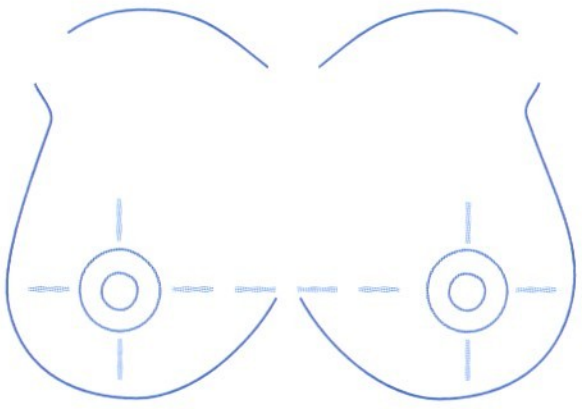

R   L

Befund-nummer:	Größe:	Wann zuerst bemerkt:	Größen-veränderung: ↑ ↓ =
1.	_____	_____	_____
2.	_____	_____	_____
3.	_____	_____	_____
4.	_____	_____	_____

Flüssigkeitsaustritt aus der Warze?   Nein ☐

	Aus wie viel Gängen?	Farbe?	Spontan?
Rechts ☐	_____	_____	_____
Links ☐	_____	_____	_____

Schmerzen?   Nein ☐

	Symmetrisch?	Umschrieben? (Wo?)	Schmerztyp	Zyklusabhängig?
Rechts ☐				
Links ☐				

Lymphknotenstatus: _____

Arzt/Ärztin: _____

An umschriebenen Hautveränderungen finden sich z. B.:
- Warzen,
- Naevi,
- Atherome,
- Fibroepitheliome,
- Komedonen,
- Narben,
- längliche Hautretraktion (Morbus Mondor).

Veränderungen der Mamille. Diese Veränderungen können sehr unterschiedliche Merkmale betreffen:
- Ursachen einer *Mamilleneinziehung* können sein:
  - angeborene Mamillenvariante (Hohlwarze),
  - erworben als Folge eines operativen Eingriffs,
  - Folge einer Brustentzündung oder eines malignen Tumors,
  - Ausdruck eines Retraktionsphänomens.

- Auch eine *Mamillendeviation* oder *fehlende Erektion* kann Hinweis einer beginnenden Retraktion sein.
- Asymmetrische *Depigmentationen* der Brustwarze können als Folge einer Strahlentherapie auftreten.
- Schorfige *Mamillenauflagerungen* können Hinweis einer pathologischen Sekretion sein.
- Eine *ekzematöse Veränderung* der Mamille kann auf den Morbus Paget hinweisen.

Dokumentation. Alle Abnormitäten von Brustgröße, Kontur, Haut- und Mamillenveränderungen sowie die hierfür klinisch oder anamnestisch eruierbaren Begründungen werden sorgfältig dokumentiert. Insbesondere müssen auch alle gutartigen Hauttumoren beschrieben werden, da sie bei der Mammographie einen Herdbefund vortäuschen können. Komedonen der Haut neigen zur Verkalkung, was bei der mammographischen Differenzialdiagnose berücksichtigt werden muss.

Auch alle Narben müssen exakt dokumentiert werden, da sie evtl. einen mammographisch sichtbaren Strukturumbau erklären (Abb. 2.1).

Palpation

Technik

Die Tastuntersuchung sollte einfühlsam und mit Rücksicht auf die individuelle Schmerzempfindlichkeit der Frau durchgeführt werden.
- Die Brüste werden einzeln und systematisch untersucht.
- Es sollte immer eine vergleichende Abtastung beider Mammae folgen.
- Die Palpation wird im Stehen und ergänzend im Liegen durchgeführt.
- Mit den Fingerkuppen beider Hände oder auch durch flaches Auflegen der Hand wird das Drüsengewebe gegen das unterliegende bzw. umgebende Gewebe verschoben und ertastet.
- Die individuelle Konsistenz des Drüsenkörpers wird geprüft. Gesucht wird nach umschriebenen Bereichen veränderter (festerer) Konsistenz.
- Außerdem beurteilt man die Beweglichkeit des Drüsenkörpers gegen die Haut und die Thoraxwand.
- Durch Verschieben der Finger gegeneinander und durch Umgreifen von Drüsengewebe wird untersucht, ob sich eine Plateaubildung als Zeichen einer desmoplastischen Reaktion oder Tumorinfiltration im darunter liegenden Gewebe provozieren lässt (Jackson-Phänomen).
- Abschließend wird die Abhebbarkeit der Mamille geprüft.

Lymphabflussgebiete. Die Untersuchung der Lymphabflussgebiete umfasst die Axilla einschließlich Prolongement axillaire, Infra-, Supraklavikularregion. Axilläre Lymphknoten werden ertastet, indem man die Patientin bei herabhängenden Armen untersucht. Die Fingerkuppen werden möglichst weit kranial in der Axilla unter mäßigem Druck gegen die laterale Thoraxwand gelegt und langsam entlang der lateralen Thoraxwand nach unten gezogen. Lymphknoten rutschen typischerweise unter den Fingerkuppen weg. Prolongement axillaire, Infra- und Supraklavikularregion werden mit derselben Technik wie das Drüsengewebe abgetastet.

Befunde

Mit der Tastuntersuchung erhält man Informationen über die
- Struktur des Drüsengewebes,
- evtl. Seitendifferenzen,
- Knoten und deren Konsistenz, ihre Beziehung zum umgebenden Gewebe, zur Haut (Jackson-Phänomen), zum M.pectoralis sowie über eine evtl. Schmerzhaftigkeit,
- Mamille und Retromamillarregion,
- Lymphabflussgebiete.

Struktur. Die Struktur des Drüsengewebes kann weich sein oder bei Mastopathie je nach Ausprägung derb, körnig, granulär, klein-, mittel-, grobknotig. Die Dokumentation dieses allgemeinen Tastbefundes ist für die spätere Befundinterpretation sehr wertvoll. Seitendifferenzen können ein erster Hinweis auf ein diffus wachsendes oder herdförmi-

> Seitendifferenzen des Tastbefundes können ein erster Hinweis auf ein diffus wachsendes oder herdförmiges Karzinom sein.

ges Karzinom sein. Sie können aber auch durch angeborene Asymmetrien verursacht sein.

Bei jedem umschriebenen Tastbefund werden folgende Kriterien geprüft:
- Konsistenz,
- Kontur,
- Verschieblichkeit und Beziehung zur Umgebung (Haut, M.pectoralis). Dies schließt die Prüfung des Jackson-Phänomens ein. Bei einem malignen Tumor kann sich durch eine desmoplastische Reaktion und/oder Tumorinfiltration ein Plateau bilden mit gleichzeitiger Peau d'orange. Dieses Zeichen kann erkennbar sein, noch bevor ein Tumor sicher zu tasten ist.

Konsistenz. Umschriebene Knoten können weich sein (Lipome, Fibroadenolipome, nicht prall gefüllte Zysten, medulläres und muzinöses Karzinom) oder von festerer Konsistenz (prall gefüllte oder auch chronisch entzündliche Zysten, Fibroadenome, Karzinom).

Regressiv veränderte Fibroadenome, Ölzysten und umschriebene Narbenbildungen können eine sehr derbe Konsistenz aufweisen, die sich nicht von der eines Karzinoms unterscheiden lässt.

Druckschmerz. Schmerzhaft sind mastopathische Knoten, prall gefüllte oder chronisch entzündliche Zysten und Hämatome. Dagegen treten bei malignen Tumoren seltener Druckschmerzen auf. Einige Frauen mit guter Körperwahrnehmung fühlen allerdings sehr lokalisiert im Areal des manchmal nicht tastbaren Tumors einen Schmerz („Ameisenlaufen") oder nur eine im Vergleich zu früher veränderte Empfindung, die möglicherweise auf eine durch den malignen Tumor gestörte Parenchymstruktur und Konsistenz zurückzuführen ist.

Abhebbarkeit der Mamille. Die Tastuntersuchung der Brustwarzen muss mit besonderem Fingerspitzengefühl durchgeführt werden, wenn die Abhebbarkeit geprüft werden soll. Sie kann durch einen retromamillären Tumor, eine subakute oder chronische Mastitis oder durch Vernarbung gestört sein.

Lymphknoten. Kleine (≤ 10 mm), glatte, gut verschiebliche, meist feste Lymphknoten finden sich als Normalbefund axillär, nie jedoch supra- oder infraklavikulär. Vergrößerte und/oder schlecht verschiebliche Lymphknoten sind bis zum Beweis des Gegenteils als pathologisch anzusehen.

Ektopes Drüsengewebe. Zu denken ist bei der Palpation der Achselhöhlen immer auch an ektopes Drüsengewebe, welches als relativ weicher, umschriebener Tastbefund auffällt. Nicht selten berichtet die Patientin über eine zyklusabhängige Größenveränderung oder Schmerzhaftigkeit.

Probleme

Durch die Tastuntersuchung können bei oberflächlicher Lage oder kleiner Brust bereits kleinste Karzinome entdeckt werden, während sich selbst Tumoren von mehr als 2 cm Durchmesser in der Tiefe einer großen oder knotigen Brust der Palpation entziehen können. Tatsächlich sind weniger als 50% der Tumoren zwischen 1–1,5 cm tastbar (1, 2).
- Besonders schwierig ist die Tastuntersuchung zur Erfassung von diffus wachsenden Karzinomen, z.B. dem lobulären Karzinom, wenn es kleinzellig-dispergierend wächst.
- Mehr als 90% der intraduktalen Karzinome sind nicht palpabel.
- Ausgeprägt knotige Mastopathieformen schränken die Aussagekraft der Palpation erheblich ein.

Abklärung suspekter Befunde

Jeder unklare und jeder karzinomverdächtige Palpationsbefund muss durch eine Mammographie oder weitere diagnostische Untersuchungsmethoden abgeklärt werden. Die in Kenntnis des mammographischen Bildes durchgeführte klinische Untersuchung erlaubt sehr viel sicherer die gezielte diagnostische Interpretation asymmetrischer und umschrieben dichterer Parenchymareale.

Zusammenfassung

Auch bei regelmäßigem Mammographiescreening kann auf die sorgfältige Erhebung des Tastbefunds nicht verzichtet werden. Gründe dafür sind:
- Die eingeschränkte Sensitivität der Mammographie in röntgendichtem mastopathischem Gewebe. Hier werden etwa 10–15 % der Malignome tatsächlich nur dadurch entdeckt, dass sie tastbar sind. Dies bedeutet auch, dass in mammographisch dichtem Gewebe ein Tastbefund unbedingt weiter abzuklären ist (Sonographie, Stanzbiopsie, Operation).
- Entdeckung von Malignomen, die am Drüsenkörperrand oder im axillären Ausläufer lokalisiert sind und damit der Mammographie entgehen könnten.

Jeder unklare oder suspekte Tastbefund muss weiter abgeklärt werden (Mammographie, Sonographie und/oder perkutane Biopsie), um zu gewährleisten, dass zum einen keine zusätzlichen nicht tastbaren Herde übersehen werden, zum anderen aber, um unnötige offene Biospien zu vermeiden. Dies ist bei einzelnen gutartigen Befunden wie bei typischen Lipomen, typisch verkalkten oder sonographisch eindeutigen und frei beweglichen Fibroadenomen, bei charakteristischen Hamartomen, Ölzysten, einfachen Zysten sowie typisch verfetteten Lymphknoten möglich.

Literatur

[1] Ciatto S, Roselli-del-Turco M, Cantarzi et al. Causes of breast cancer misdiagnosis at physical examination. Neoplasma. 1991;38:523–31

[2] Reintgen D, Berman C, Cox C et al. The anatomy of missed breast cancers. Surg Oncol. 1993;2:65–75

[3] Barton MB, Harris R, Fletcher SW. Does this patient have breast cancer? The screening clinical breast examination: should it be done? How? JAMA. 1999;282:1270–80

[4] Flegg KM, Rowling YJ. Clinical breast examination. A contentious issue in screening for breast cancer. Aust Fam Physician. 2000;29:343–6

[5] Shapiro S. Periodic screening for breast cancer: the HIP randomized controlled trial. Journal of the National Cancer Institute. Monographs. 1997;22:27–30

[6] Smart CR, Byrne C, Smith RA et al. Twenty-year follow-up of the breast cancers diagnosed during the Breast Cancer Detection Demonstration Project. CA Cancer J Clin. 1997;47:134–49

[7] Miller AB, To T, Baines CB et al. The Canadian National Breast Screening Study: update on breast cancer mortality. Journal of the National Cancer Institute. Monographs. 1997;22:37–41

[8] Alexander FE, Anderson TJ, Brown HK et al. 14 years follow-up from the Edinburgh randomised trial of breast-cancer screening. The Lancet. 1999;353:1903–8

3 Mammographie

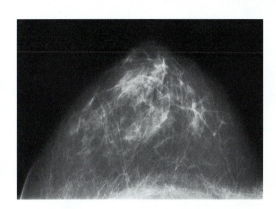

Bedeutung, Treffsicherheit, Möglichkeiten und Grenzen ⇢ 20

Indikationsbereiche ⇢ 20

Treffsicherheit ⇢ 20

Screening ⇢ 21

Problemlösung ⇢ 22

Mammographische Technik ⇢ 23

Komponenten der mammographischen Aufnahmetechnik ⇢ 23

Spezielle Anforderungen und deren Lösung ⇢ 33

Strahlendosis ⇢ 43

Mammographische Einstelltechnik und Kompression ⇢ 46

Qualitätsfaktoren ⇢ 67

Qualitätssicherung in der Mammographie ⇢ 71

Prüfungen nach DIN ⇢ 72

Europäische Richtlinien ⇢ 75

Qualitätsanforderungen an das Mammogramm ⇢ 80

Optimierung der Qualität in der täglichen Routine ⇢ 83

Befundung und Befunddokumentation ⇢ 84

Klinischer Befund ⇢ 84

Mammographischer Befund ⇢ 85

Befundung und Befunddokumentation im Rahmen des Screenings ⇢ 89

Befundbeispiele ⇢ 89

Digitale Mammographie ⇢ 90

Sekundäre Digitalisierung ⇢ 90

Direkte digitale Mammographie ⇢ 90

Vor- und Nachteile der digitalen Mammographie ⇢ 91

Galaktographie ⇢ 93

Pneumozystographie ⇢ 100

Zusammenfassung ⇢ 103

Bedeutung, Treffsicherheit, Möglichkeiten und Grenzen

Indikationsbereiche

Die Mammographie ist die bedeutendste bildgebende Methode in der Mammadiagnostik. Ihr Einsatzbereich umfasst:
- *Screening.* Die Mammographie ist bisher die einzige für Screening geeignete bildgebende Methode.
- *Problemlösung.* Abgesehen von wenigen Ausnahmen (z. B. sonographisch eindeutige Zyste bei der jungen Patientin, klinisch eindeutiger Abszess, sehr junge Patientin) ist die Mammographie auch für die Abklärung symptomatischer Patientinnen immer einzusetzen – ggf. in Kombination mit weiteren Methoden.

Die grundsätzliche Kenntnis der mammographischen Treffsicherheit ist eine wichtige Voraussetzung, um ihre Wertigkeit bei Screening und Problemlösung richtig einzuschätzen.

Treffsicherheit

Eine exakte Bezifferung von Sensitivität und Spezifität ist nicht möglich. Sie hängt – gute Bildqualität und entsprechende Erfahrung vorausgesetzt – ab von:
- *Patientenselektion.* Screening versus Problemlösung, Art des Screenings (Aufnahmenzahl, Erhebung klinischer Daten, Screeningintervall), Größenverteilung der Befunde im untersuchten Patientengut, Ausmaß der präoperativen Abklärung durch weitere Methoden.
- *Schwelle des Untersuchers.* Bei vergleichbarer Erfahrung führt eine niedrige Schwelle zu hoher Sensitivität auf Kosten der Spezifität, eine hohe Schwelle erhöht die Spezifität und den positiven Vorhersagewert auf Kosten der Sensitivität (1).

Die individuelle Schwelle entspricht somit einem Kompromiss, bei dem die Falschnegativ- und Falschpositivrate gegeneinander abzuwägen sind. Treffsicherheit, aber auch Kosten eines Screeningprogramms werden – eine hervorragende Ausbildung der Befunder vorausgesetzt – bestimmt durch die gewählte Schwelle der Indikationsstellung für eine weitere Abklärungsdiagnostik (hohe Schwelle bewirkt höhere Spezifität, aber auch geringere Sensitivität und vice versa) sowie durch die im Rahmen der weiteren Abklärung eingesetzten weiteren Methoden, deren Treffsicherheit, Verlässlichkeit und Kosten. Prinzipiell sind sowohl Kostenoptimierung wie auch Maximierung der medizinischen Effektivität (maximale Detektion, minimale Falschpositivrate, geringstmögliche Patientenbelastung) anzustreben. Sie laufen aber keineswegs immer konform.

Sensitivität

Realistischerweise hat die Mammographie eine Sensitivität nahe 90%, d. h. etwa 10–15% der Karzinome, die in irgendeiner Form symptomatisch sind, werden bei der Mammographie nicht erkannt. Bei mammographischem Screening in jährlichem Abstand (ohne Erhebung eines klinischen Befundes) werden etwa 20% aller Karzinome im Intervall als Tastbefund auffällig. Bei rein mammographischem Screening, das in 2-jährigen Abständen durchgeführt wird, sind es 35–40% der Karzinome, die als Tastbefund im Intervall tastbar werden. Von Bedeutung ist auch, dass ein Teil der im Intervall aufgefallenen Karzinome retrospektiv bei der letzten Mammographie sichtbar war. Oft handelt es sich aber lediglich um uncharakteristische Veränderungen, wie sie vielfach auch bei gutartigen Prozessen in ähnlicher Weise sichtbar sind. Retrospektive Erkennbarkeit ist nicht unbedingt mit prospektiver Detektierbarkeit gleichzusetzen. Die Mammographie bietet also keine 100%ige Sensitivität.

Sowohl Tumorgröße, Tumorart als auch das umgebende Parenchym haben einen Einfluss auf die

> Die Mammographie bietet keine 100%ige Sensitivität.

Mammadiagnostik. Diese Limitationen müssen bei der Bildinterpretation berücksichtigt werden.

Dennoch ist die Mammographie derzeit die einzige Methode, die eine reproduzierbare und zuverlässige Detektion einer prognostisch relevanten Anzahl an nicht palpablen Karzinomen bei gleichzeitig akzeptabler Zahl an falschpositiven Befunden und annehmbarem finanziellen Aufwand ermöglicht.

Insgesamt ist die Sensitivität der Mammographie in fettreichem Gewebe hervorragend. Sie nimmt aber mit zunehmender Röntgendichte (d.h. jüngerem Patientenalter oder zunehmender Mastopathie) deutlich ab, sodass in dichtem Gewebe der mammographische Malignomausschluss unsicher und damit in der Regel nicht zuverlässig ist (5, 6).

Sehr gut und nur wenig von der Röntgendichte des Umgebungsgewebes abhängig ist die Sensitivität der Mammographie für alle Karzinome, die Mikrokalk enthalten. Dies betrifft etwa 50% aller Karzinome. Hierzu gehören etwa 30–40% aller invasiven Karzinome sowie etwa 90% der heutzutage entdeckten In-situ-Karzinome. Da gerade letztere in der Regel nicht tastbar sind, aber eine hervorragende Prognose besitzen, kommt hier der Mammographie eine entscheidende Rolle in der Prävention zu.

Spezifität

Nur in wenigen Fällen ist die Mammographie spezifisch. Sie erlaubt:
- Einen Malignomausschluss mit hoher Sicherheit in der fettreichen Brust, vorausgesetzt, das fragliche Areal ist komplett erfasst.
- Einen verlässlichen Karzinomausschluss bei einzelnen charakteristischen Befunden wie z.B. bei einer typischen Ölzyste, einem typischen Hamartom, Lipom, bei einem typisch verkalkten Fibroadenom oder typischen Lymphknoten.
- Die recht zuverlässige Diagnose der Benignität eines gutartigen Tumors oder einer einfachen Zyste (≥98%), wenn eine typisch glatte Randbegrenzung vorliegt (Definition: S. 257).
- Eine relativ sichere, aber histologisch zu bestätigende Diagnose des Karzinoms, z.B. bei einigen typisch konfigurierten unregelmäßigen Verschattungen (Ausnahme Fettnekrose, radiäre Narbe) oder bei malignomtypischem Mikrokalk. In seltenen Fällen können ähnliche Mikroverkalkungen aber auch bei einer Papillomatose, Papillomen, Fibroadenomen, Plasmazellmastitis oder bei Fettnekrosen vorkommen.

Bei der Mehrzahl der klinisch oder mammographisch auffälligen Veränderungen hingegen ist die Mammographie unspezifisch und lässt nur Wahrscheinlichkeitsaussagen zu (7, 8).

Neben den bereits genannten Faktoren (Schwelle, Patientenpräselektion) hat auch die Befundgröße entscheidenden Einfluss auf die zu erwartende Spezifität der Mammographie. Tatsächlich zeigen sich die meisten nicht tastbaren und besonders die kleinen Karzinome als unspezifische Veränderungen (1, 9–13).

Werden nicht nur größere und offensichtliche Befunde gesucht, so ist davon auszugehen, dass nur jede 5.–10. mammographisch auffällige Veränderung einem Malignom entspricht (1, 7, 10–12).

Durch weitere Abklärung mittels Ergänzungsaufnahmen, Sonographie und transkutaner Biopsie kann diese Rate so verbessert werden, dass durchschnittlich jede 2.–3. Exzisionsbiopsie einer nicht tastbaren Veränderung einem Malignom entspricht. Diese Raten sind klinisch und kostenmäßig vertretbar.

Screening

Besonders durch die hohe Sensitivität im fettreichen Gewebe und durch den Nachweis kleinster, durch Mikrokalk erkennbarer Karzinome gelingt es, mammographisch kleine Karzinome in einem prognostisch günstigen Stadium zu erkennen.

Tatsächlich konnte durch mammographisches Screening eine Mortalitätsreduktion von 30–50% erreicht werden (s. Kapitel 21). Derartige Ergebnisse sind bisher weder durch klinische Diagnostik noch durch eine medikamentöse Therapie erreicht worden.

Mammographie ist die einzige bildgebende Methode, die sich für ein Screening eignet. Neben einer guten Sensitivität und akzeptablen Spezifität bietet sie folgende weitere wichtige Vorteile:
- Sie ist die kostengünstigste nicht invasive Untersuchungsmethode.
- Sie zeichnet sich durch hohe Reproduzierbarkeit und Dokumentierbarkeit aus.
- Sie verlangt eine nur relativ kurze Arztzeit (im Gegensatz zur Sonographie).

> Mammographie ist die einzige bildgebende Methode, die sich für ein Screening eignet.

- Sie ist die einzige Methode, die eine zuverlässige Detektion von Mikrokalzifikationen ermöglicht, die bei 30% aller invasiven Karzinome und dem Großteil der heutzutage entdeckten In-situ-Karzinome vorkommen.

Trotz der zahlreichen Vorteile ist aber wichtig, dass
- ein negatives Screeningergebnis ein Karzinom nicht ausschließt. Deshalb sind bei neu auftretenden oder bestehenden Problemen prinzipiell ergänzende Methoden einzusetzen;
- die besten Ergebnisse – auch beim Screening – erreicht werden, indem die Mammographie zusammen mit klinischen und anamnestischen Daten ausgewertet wird. Klinik und Anamnese dürfen nicht vernachlässigt werden, da etwa 10% aller Karzinome nur durch einen positiven Tastbefund auffällig werden.
- die Ergebnisse stark von der Bildqualität und Erfahrung des Befunders abhängen.

Problemlösung

> Ziel der Problemlösung ist es, mit möglichst hoher Sicherheit ein Karzinom zu diagnostizieren oder auszuschließen.

Problemlösung setzt dann ein, wenn aufgrund klinischer oder anamnestischer Daten bzw. aufgrund der Bildgebung (meist Mammographie) eine Veränderung auffällt. Ziel ist es, mit möglichst hoher Sicherheit ein Karzinom zu diagnostizieren oder auszuschließen. Einerseits sollen diagnostische Biopsien gutartiger Befunde weitestgehend vermieden werden. Dies gilt sowohl für die Vielzahl uncharakteristischer Tastbefunde wie in besonderem Maße für Screeningbefunde bei asymptomatischen Patientinnen.

Andererseits muss auf größtmögliche Sicherheit geachtet werden, wenn ein Malignom auszuschließen ist.

Für die Wertigkeit der Mammographie bei der Problemlösung sind folgende Punkte zu berücksichtigen:
- In der fettreichen Brust sowie in allen fettreichen Arealen einer Brust ist die Sensitivität der Mammographie exzellent, d.h. annähernd 100%. Dies bedeutet, dass dort bei unauffälliger Mammographie ein Malignom mit sehr hoher Sicherheit auszuschließen ist, auch wenn in diesem Areal ein unklarer Tastbefund besteht (15).

Dies gilt aber nur, wenn sichergestellt werden kann, dass der Tastbefund
  – auch mammographisch abgebildet ist (cave: Drüsenkörperrand!),
  – ganz in einem fettreichen Areal liegt.

- Besonders wichtig ist, dass die Sensitivität der Mammographie in drüsen- oder bindegewebsreichem Gewebe deutlich reduziert ist (5, 6). Dort können Karzinome ohne Mikrokalk übersehen werden.

Deshalb muss in Gewebe, das mammographisch nicht fettäquivalent ist, jeder suspekte Tastbefund vollständig abgeklärt werden.

- Nur wenige Veränderungen können mammographisch ein so pathognomonisches Bild haben, dass eine weitere Abklärung nicht mehr notwendig ist:
  – Lipome,
  – typische Hamartome,
  – charakteristisch verkalkte Fibroadenome,
  – Ölzysten und einige Galaktozelen,
  – intramammäre Lymphknoten.
- Zeigt eine mammographische Veränderung kein pathognomonisches Bild, so ist bei jedem mammographischen Verdacht und besonders bei klinischem Verdacht eine sorgfältige weitere Abklärung nötig.

> Präoperativ ist eine Mammographie zur Entdeckung bzw. dem sicheren Ausschluss unvermuteter Zweitherde im restlichen Drüsengewebe immer indiziert

Die Entdeckung unvermuteter Zweitherde im restlichen Drüsengewebe sowie ihr möglichst sicherer Ausschluss sind sehr wichtige Aufgaben der Mammographie. Aus diesem Grund ist sie präoperativ immer indiziert, auch wenn sie nur selten eine so sichere Klassifikation des Befundes selbst erlaubt, dass sich eine Operation erübrigt.

Mammographische Technik

Bei der Mammographie werden im Vergleich zu Röntgenuntersuchungen in anderen Körperregionen besonders hohe Anforderungen an Gerätetechnik, Bildqualität und Einstell- und Positionierungstechnik gestellt. Die mammographische Einstell- und Aufnahmetechnik gehört deshalb zu den diffizilsten Untersuchungen der konventionellen Röntgendiagnostik.

Zusammenfassend sind folgende Anforderungen zu definieren:
- Feinste Mikroverkalkungen und Fibrosestränge, also kleinste Strukturen bis zu 100 µm mit nur geringen Dichteunterschieden zur Umgebung müssen mit hoher Abbildungsschärfe, hohem Kontrast und geringem Rauschen abgebildet werden.
- Trotz möglichst hohem Kontrast müssen z. T. sehr unterschiedliche Dichtebereiche (z. B. fettreiche Areale bei geringer Brustdicke retromamillar oder hautnah sowie röntgendichte mastopathische Areale thoraxwandnah in Arealen mit großer Brustdicke) adäquat beurteilbar sein. Dies setzt einen großen Bildumfang des bilderzeugenden Systems voraus.
- Unter Berücksichtigung der Strahlensensibilität von Mammagewebe sollte für die Untersuchung eine möglichst geringe Strahlendosis angestrebt werden, die aber dennoch eine ausreichend gute Bildqualität erlauben muss.
- Die möglichst vollständige Erfassung des gesamten Drüsenkörpers ist sowohl für die Problemlösung wie für das Screening von überragender Bedeutung. Sie gelingt nur durch stetes Bemühen um optimale Standardpositionierung und durch Kenntnis und Anwendung von Ergänzungs- und Spezialaufnahmen.

Diese hohen Anforderungen betreffen einerseits die Geräte- und Filmwahl, andererseits muss das in der Mammographie tätige ärztliche und technische Personal die Technik so gut beherrschen, dass der für die Erkennung auch kleiner Malignome notwendige hohe Qualitätsstandard garantiert ist.

Es ist daher von entscheidender Bedeutung, dass ärztliches und technisches Personal sich besonders mit der mammographischen Technik befassen und die Qualität ständig kontrollieren. Dabei ist bekannt, dass eine Früherkennung des Mammakarzinoms tatsächlich nur bei optimaler Aufnahmetechnik gewährleistet ist (16). Ist dies nicht gegeben, werden besonders die diskreten Frühkarzinome mit exzellenter Prognose nicht ausreichend sicher erkannt. Dies hat besonders dadurch einen negativen Effekt, dass Patientin und Überweiser nach stattgefundener Mammographie in falscher Sicherheit erste klinische Zeichen eines Malignoms unterbewerten.

> Es ist von entscheidender Bedeutung, dass ärztliches und technisches Personal sich intensiv mit der mammographischen Technik befassen und die Qualität ständig kontrollieren.

Komponenten der mammographischen Aufnahmetechnik

Röntgenröhre

Für die Mammographie sind Spezialröhren erforderlich, die aufgrund der speziellen Eigenschaften ihres Anodenmaterials und durch den Einsatz besonderer Filter im Vergleich zu sonstigen Diagnostikröhren eine besonders *energiearme Strahlung* erzeugen. Diese ist notwendig, um den wichtigen hohen Gewebekontrast zu erreichen (Abb. 3.**1**).

Da die gesamte, für die Belichtung der Brust notwendige Strahlung in einem sehr kleinen Brennfleck entsteht und da (zur Vermeidung von Bewegungsunschärfe) gleichzeitig eine möglichst kurze Expositionszeit erforderlich ist, müssen Mammographieröhren entsprechend leistungsstark sein.

> Für die Mammographie sind Spezialröhren erforderlich, die im Vergleich zu anderen Diagnostikröhren eine besonders energiearme Strahlung erzeugen.

3 Mammographie

Abb. 3.1 **Übersicht über Komponenten der Mammographieaufnahmetechnik.**

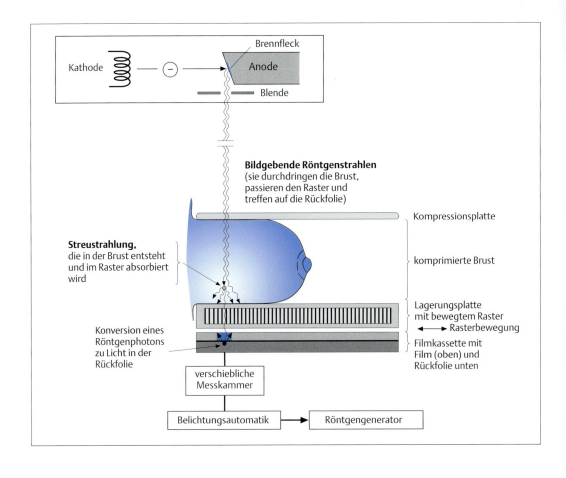

> Die Halbschattenbildung wird minimiert durch geringen Objekt-Film-Abstand, großen Fokus-Film-Abstand und kleinen Brennfleck.

Schärfe: Fokusgröße und geometrische Anordnung

Um die notwendige hohe Schärfe (visuelles Auflösungsvermögen) zu erreichen, müssen Mammographieröhren einen besonders kleinen Brennfleck haben. Heute wird ein *Brennflecknennwert von unter 0,4* gefordert. Ein Brennflecknennwert von 0,4 beinhaltet nach DIN 6823 Teil1 eine Kantenlänge in jeder Richtung zwischen 0,4 mm und 0,6 mm. Die Brennfleckbreite projiziert sich örtlich unterschiedlich je nach

- Abstand des Messorts von der Thoraxwand und
- Röhrenangulierung.

Neben der möglichst geringen Brennfleckgröße ist die geeignete geometrische Anordnung von Brennfleck, Objekt und Bildempfänger eine wichtige Voraussetzung, um die erforderliche hohe Zeichenschärfe zu erreichen. Ein möglichst *geringer Objekt-Film-Abstand* und ein *großer Fokus-Film-Abstand* minimieren in Verbindung mit dem *kleinen Brennfleck* die Halbschattenbildung (Abb. 3.**2**).

Strahlenspektrum: Penetration und Kontrast

Die in Röntgenröhren erzeugte Strahlung ist nicht monoenergetisch, sondern besteht immer aus einem Spektrum von Strahlenenergien. Dieses setzt sich aus der Röntgenbremsstrahlung und der vom Anodenmaterial bestimmten charakteristischen Strahlung zusammen.

Da das Spektrum der bildgebenden Strahlung einen großen Einfluss auf Kontrast und Strahlendosis hat, sind folgende physikalische Aspekte zu bedenken:

- Mit *energiearmer Strahlung* können geringe Dichteunterschiede im Weichteilgewebe der Brust mit *hohem Kontrast* dargestellt und somit erst erkennbar gemacht werden.
- Ist die Strahlung *energiereicher*, so nimmt der *Weichteilkontrast ab*.
- Das Strahlenspektrum muss aber auch *genügend energiereich* sein, um vor allem dicke, fibrose- und drüsengewebsreiche Brüste ausreichend zu *durchdringen*.

Mammographische Technik

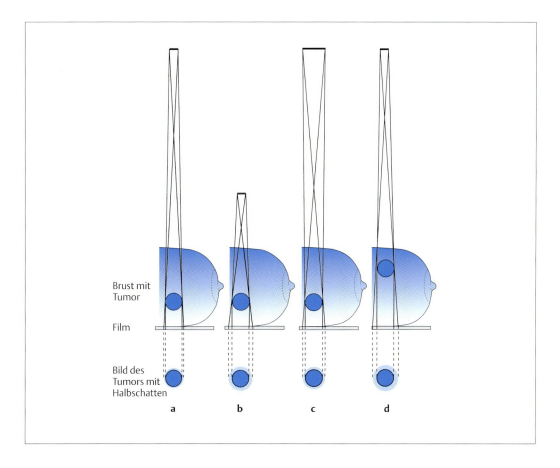

Abb. 3.2 **Halbschattenbildung.**
a   Die Halbschattenbildung und damit die Zeichnungsschärfe ist optimiert bei großem Anodenabstand, kleinem Brennfleck und kleinem Tumor-Film-Abstand.
b – d   Der Halbschatten wird größer bei kleinem Anodenabstand (**b**), großem Brennfleck (**c**) und großem Tumor-Film-Abstand (**d**).

- Ist die Strahlung zu energiearm, kann sie – auch bei hoher Intensität und Expositionszeit – die Brust nicht mehr durchdringen. Sie kann dann ggf. gar nicht zur Bildgebung beitragen und führt nur zu einer unnötigen Dosisbelastung sowie – wegen relativer Unterbelichtung des dichteren Gewebes – zu einer unzureichenden Bildqualität. Daher gilt, dass besonders dichte Brüste (mit viel Fibrose, Drüsengewebe oder Mastopathie) und besonders voluminöse Brüste eine höherenergetische Strahlung erfordern als dünne oder fettreiche Brüste.

Bei optimal gewählter Strahlenenergie wird die Strahlung im dichteren Gewebe (Fibrose, Drüsengewebe, Karzinomgewebe) stärker absorbiert als in transparenterem Gewebe (Fett, lockeres Bindegewebe). Diese Absorptionsunterschiede führen dann zum Strahlungsbild.

Da ein zu großer Anteil an hohen Energien den Kontrast vermindert, andererseits aber ein zu großer Anteil niedriger Energien eine hohe Strahlenexposition zur Folge hat, ist es sinnvoll, das Strahlenspektrum so gut wie möglich an Brustdicke und -dichte anzupassen.

Anoden/Filter-Kombination

Das von der Röntgenröhre abgegebene Strahlungsspektrum wird bestimmt durch
- die Anoden/Filter-Kombination der Röntgenröhre,
- die am Gerät eingestellte Röhrenspannung.

Das Strahlungsspektrum von Molybdänanoden enthält bei gleicher Röhrenspannung mehr niederenergetische Strahlung (darunter auch die für Molybdän charakteristische Strahlung bei 17,5 und 19,6 keV) als das von Wolfram- oder Rhodiumröhren. Um das Strahlenspektrum einer gegebenen Anode möglichst gut den speziellen Anforderungen anzupassen, bedient man sich der selektiven Filterung.

Die selektive Filterung
- unterdrückt (wie das Standardfilter Aluminium) die niederenergetischen Anteile des Spektrums, die – da sie in der Brust absorbiert werden – eine unnötige Strahlenbelastung bedeuten,
- reduziert die Energieanteile oberhalb der für das gewählte Filtermaterial charakteristischen sog. K-Absorptionskante und lässt also im Wesentlichen einen engen Spektralbereich direkt unterhalb der K-Kante* passieren.

Ein zu großer Anteil an hohen Energien vermindert den Kontrast, ein zu großer Anteil niedriger Energien bedeutet eine hohe Strahlenexposition.

*   Jeder Filter absorbiert den Teil der Strahlung besonders stark, dessen Energie oberhalb einer vom Filtermaterial abhängigen Grenzenergie liegt, die als K-Absorptionskante bezeichnet wird.

Abb. 3.3 a–f **Strahlungsspektren verschiedenenr Anoden/Filter-Kombinationen.**

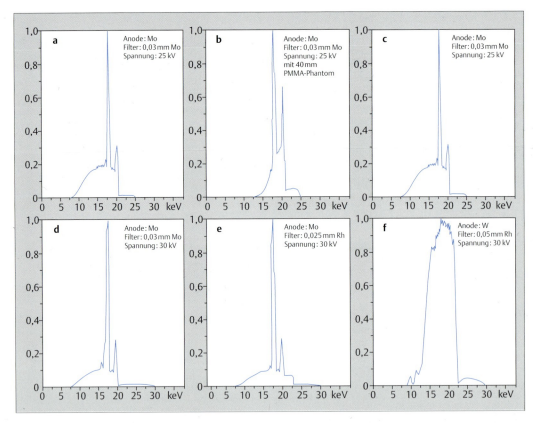

a–b Photonenspektrum einer Kombination von Molybdänanode mit 0,03 mm und Molybdänfilter bei 25 kV Röhrenspannung.

a Von der Röhre emittiertes Photonenspektrum.

b Am Bildempfänger gemessenes Photonenspektrum nach Durchdringen eines 4 cm dicken Brustphantoms. Das Spektrum der Strahlung im rechten und linken Bild ist jeweils auf die maximale, im jeweiligen Spektrum vorhandene Energie normiert. Aus dem Vergleich der linken (**a**) und rechten (**b**) Abbildung ist zu erkennen, dass die niedrigen Energien in der Brust absorbiert werden. Sie tragen daher nicht zur Bildgebung bei und erhöhen nur die Dosis. Bei zunehmender Brustdicke werden immer mehr niederenergetische Anteile des Spektrums im Drüsengewebe absorbiert. Um auch bei dickeren und dichteren Brüsten eine ausreichende Penetration zu erhalten und um eine unnötige Dosis (durch Absorption der niederenergetischen Strahlung) zu vermeiden, ist es sinnvoll, die mittlere Energie des Spektrums mit zunehmender Brustdicke und -dichte zu erhöhen.

c–f Eine Zunahme der höherenergetischen Anteile im Spektrum kann einerseits erreicht werden, indem die Spannung erhöht wird. Andererseits ist durch eine geänderte Filterung (Filtermaterial und/oder Filterstärke) oder sogar durch die Wahl eines anderen Anodenmaterials eine noch bessere Anpassung des Spektrums an die zu durchstrahlende Brustdichte und -dicke möglich (Erhöhung der hochenergetischen Anteile im Spektrum und verbesserte Wegnahme der besonders bei dichten Brüsten dosiserhöhenden niederenergetischen Anteile im Spektrum). Dies ist beispielhaft an den Spektren verschiedener Anoden/Filter-Kombinationen zu ersehen (**c–f**).

▶ Durch die Wahl des Anoden- und Filtermaterials sowie der Filterdicke kann der wirksame Spektralbereich festgelegt werden.

Durch die Wahl des Anoden- und Filtermaterials sowie der Filterdicke kann also der wirksame Spektralbereich festgelegt werden (17, 18; Abb. 3.3).

Handelsübliche Anoden/Filter-Kombinationen sind Molybdän/Molybdän, Molybdän/Rhodium, Rhodium/Rhodium oder Wolfram/Molybdän und Wolfram/Rhodium:

- Für die meisten Brüste ist die Strahlenqualität von Molybdänröhre/Molybdänfilter oder Wolfram/Molybdän sehr gut geeignet.
- Die Kombinationen Wolfram/Molybdän, Molybdän/Rhodium, Wolfram/Rhodium und Rhodium/Rhodium liefern ein entsprechend der genannten Reihenfolge zunehmend energiereicheres Strahlenspektrum und erlauben damit bei großen und mastopathischen Brüsten mit viel dichtem Drüsen- und Bindegewebe wegen der besseren Penetration eine bessere Aufnahmequalität und Reduktion unnötiger Strahlendosis.

Röhrenspannung

Mit einer höheren Röhrenspannung nimmt der energiereichere Anteil der Strahlung im entsprechenden Spektrum relativ zu, bei niedrigerer Röhrenspannung nimmt der relative Anteil der niederenergetischen Strahlung zu.

Da die optimale Röhrenspannung von einer Anoden/Filterkombination nicht auf eine andere übertragbar ist, kann die schwierige Wahl der für Brustdicke und -dichte geeignetsten Röhrenspannung – je nach Hersteller – durch die Belichtungsautomatik übernommen oder vorgeschlagen werden (s. Kapitel 3, S. 69).

Penetration: Heel-Effekt

Zum Ausgleich der unterschiedlichen Penetration im Brustwand- bzw. Mamillenbereich wird schließlich auch der Heel-Effekt der Röntgenröhre ausgenutzt. Dieser besagt, dass die Intensität des von der Anode emittierten Strahlenbündels nicht uniform ist (19).

Strahlen, die die Anode im stumpfen Winkel α_1 verlassen, werden, noch bevor sie aus dem Anodenmaterial austreten aufgrund des längeren Weges mehr geschwächt als Strahlen, die die Anode in spitzem Winkel α_2 verlassen (Abb. 3.**4**).

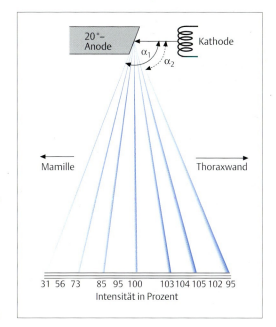

Abb. 3.4 **Heel-Effekt.**
Die im Fokus der Anode entstehende Strahlung ist anodenseitig schwächer als kathodenseitig. In der Abbildung ist die Intensität der Strahlung – bezogen auf die Intensität des Zentralstrahls (100 %) – angegeben. Die Intensität variiert je nach Austrittswinkel der Strahlung aus der Anode. Dieser Effekt wird in der Mammographie genutzt, indem die Anode der thoraxwandnäheren Kathode gegenübersteht. Hierdurch ist die Strahlungsintensität thoraxwandnah größer als mamillennah, wo die Brust ohnehin dünner ist.

Da die Brustdicke thoraxwandnah größer ist als mamillennah, ist es vorteilhaft, wenn das Intensitätsmaximum der Röhrenstrahlung thoraxwandnah liegt. Dies wird dadurch erreicht, dass die Anode der thoraxwandnäheren Kathode gegenübersteht. Zusätzlich kann die Intensitätsverteilung der Strahlung durch leichte Röhrenangulierung (-kippung) beeinflusst werden (was aber wiederum Einfluss auf die Form des Brennflecks hat).

> Die schwierige Wahl der geeignetsten Röhrenspannung kann durch die Belichtungsautomatik übernommen oder vorgeschlagen werden.

Streustrahlenreduktion

Bei jeder Röntgenaufnahme der Brust entsteht im Gewebe auch ein nicht unerheblicher Anteil an Streustrahlung. In dichterem und dickerem Drüsengewebe entsteht mehr Streustrahlung als in dünnerem und fettreichem transparenten Gewebe. Ein hoher Streustrahlenanteil führt zu einer deutlichen *Kontrastverschlechterung*.

Raster

Zur Reduktion der Streustrahlung, die ja nicht zur Bildgebung beiträgt, wird ein Streustrahlenraster zwischen Brust und Bildempfänger (Film/Folien-System) eingesetzt.

Der Streustrahlenraster (Abb. 3.**4**) besteht aus Bleilamellen, die schräg auftreffende Strahlung absorbieren, während Strahlung, die parallel zu den Bleilamellen einfällt, durchgelassen wird. Die Bleilamellen sind dabei zum Brennfleck hin fokussiert.

Der Raster wird während der Expositionszeit rasch in einer zum Strahlengang und zum Verlauf der Lamellen senkrechten Richtung bewegt, damit sich die Lamellen nicht als störende dünne Linien auf dem Film abbilden.

Der Wirkungsgrad des Streustrahlenrasters ist von Lamellenhöhe und -abstand abhängig. Das Verhältnis von Lamellenhöhe zu Lamellenabstand wird als Schachtverhältnis bezeichnet. Je größer das Schachtverhältnis, desto besser der Wirkungsgrad des Rasters, desto höher ist aber auch der Dosisbedarf. Aus diesem Grund sind für die Mammographie nur Schachtverhältnisse von 4/27 oder 5/30 sinnvoll (19, 20).

Da der Raster neben der Streustrahlung auch einen Teil der Nutzstrahlung absorbiert, macht er eine

> Die bei jeder Mammographie entstehende Streustrahlung führt zu einer Kontrastverschlechterung.

3 Mammographie

> Aufgrund des deutlichen Bildqualitätsgewinns hat die Rastermammographie die rasterlose Mammographie abgelöst.

> Die Kompression der Brust reduziert den Streustrahlenanteil, reduziert damit die Dosis und verbessert den Bildkontrast.

Belichtungsverlängerung bzw. Dosiserhöhung notwendig. Aufnahmen mit Streustrahlenraster erfordern einen *Belichtungsverlängerungsfaktor von ca. 2,5*. Dies wird im Vergleich zur früheren rasterlosen Mammographietechnik kompensiert durch die Anwendung empfindlicherer Film/Folien-Systeme.

Aufgrund des *deutlichen Bildqualitätsgewinns* ist die mit dem Raster verbundene Dosissteigerung voll gerechtfertigt und die *Rastermammographie* hat die rasterlose Mammographie abgelöst.

Lediglich bei stark komprimierten, sehr kleinen und fettreichen Brüsten kann die Mammographie ohne wesentlichen Qualitätsverlust aus Dosiseinsparnisgründen ohne Raster durchgeführt werden.

Kompression

Die zweite wichtige Maßnahme zur Streustrahlenreduktion besteht in der ausreichenden *Kompression der Brust*. Die Kompression reduziert den Streustrahlenanteil, reduziert damit die Dosis und verbessert den Bildkontrast (s. Kapitel 3, S. 46) (20, 21).

Als weitere Möglichkeiten der Streustrahlenreduktion seien genannt:
- der „air gap", der zusammen mit starker Einblendung bei der Vergrößerungsmammographie zum Einsatz kommt (20),
- die sog. Slot-Mammographie (s. Kapitel 3, S. 38).

Bildempfängersystem

> Die Schärfe eines FFS wird vorwiegend durch die Folie bestimmt, der Kontrast durch den Film und seine Verarbeitung.

> Ein schlechter Andruck zwischen Filmemulsion und beschichteter Folienseite führt zu Unschärfen.

Nach Durchstrahlung der Brust und des darunter befindlichen Streustrahlenrasters trifft die bildgebende Strahlung auf das Bildempfängersystem, das bei der heute üblichen Film/Folien-Mammographie aus einer Verstärkungsfolie mit Leuchtstoffbeschichtung und einem meist einseitig beschichteten Spezialfilm besteht (Abb. 3.**5a**).

Filmemulsion und beschichtete Folienseite sind einander zugewandt. Für eine gute Abbildungsschärfe ist ein enger Kontakt (Andruck) zwischen beiden erforderlich. Ein schlechter Andruck führt zu deutlichen partiellen Unschärfen.

Film/Folien-Systeme. Film/Folien-Systeme (FFS) mit doppelseitig beschichteten Mammographiefilmen verwendet man selten, da durch die Belichtung der der Folie abgewandten Filmemulsion eine zusätzliche Unschärfe entsteht (Cross-over-Effekt). Aus strahlengeometrischen Gründen liegt die Folie hinter dem Film *(Rückfolie)*, wodurch maximale Zeichenschärfe erreicht wird (Abb. 3.**5b** u. **c**).

In der Leuchtstoffschicht der Folie regt jedes dort absorbierte Strahlungsquant die Leuchtsubstanz zur Emission von mehreren Lichtquanten an. Die resultierende Verstärkungswirkung der Folie hängt von der Verstärkersubstanz, der Belegungsdichte, der Flächenbelegung und der Einfärbung der Folie ab. Die derzeit auf dem Markt befindlichen Verstärkungsfolien enthalten Gadoliniumoxysulfid als Verstärkersubstanz (19, 20).

> Der nutzbare Bereich eines Films beschränkt sich auf optische Dichten zwischen 0,8–2,8.

> Größere Foliendicke und grobe Kristallstrukturen erhöhen die Verstärkungswirkung, verringern aber die Auflösung und lassen das Bildrauschen ansteigen.

Größere Foliendicke und grobe Kristallstrukturen erhöhen zwar die Verstärkungswirkung der Folie, verringern aber gleichzeitig die Auflösung. Hinzu kommt, dass bei hohen Verstärkungen ein deutlicher Anstieg des Bildrauschens sichtbar wird. Eine ausreichende Auflösung von > 14 Lp/mm zeigen heute die Systeme der Empfindlichkeitsklasse 25.

Zur Bedeutung der FFS bei der Optimierung der Auflösung s. Kapitel 3, S. 34, 41 (20, 22).

Während die *Schärfe* eines FFS vorwiegend *durch die Folie* bestimmt wird, wird der *Kontrast* eines FFS *vom Film* und seiner Verarbeitung beeinflusst. Die Unterschiede der derzeitigen Systeme sind gering. Der Dosisbedarf wird vorwiegend durch die Verstärkungsfolie bestimmt.

Gradationskurve. Das Kontrastverhalten eines Mammographiefilms wird von der Gradationskurve wiedergegeben. Die *Gradationskurve* zeigt die Abhängigkeit der Filmschwärzung von der am Film einfallenden Strahlendosis. Die optische Dichte (Filmschwärzung) wird gegen den Logarithmus der Strahlendosis aufgetragen (Abb. 3.**6**).

Je steiler der Kurvenverlauf, desto höher ist der Kontrast. Dabei ist aber nicht nur der Kontrast im mittleren Dichtebereich entscheidend. Gerade bei mastopathischen Brüsten sind der Kontrast und damit die Beurteilbarkeit im niedrigeren Dichtebereich (0,6–1,5) mindestens ebenso wichtig.

Kontrast. Diagnostisch notwendig wäre ein in allen Dichtebereichen gleichmäßig hoher Kontrast. Da einerseits die Filmkurven unterhalb einer optischen Dichte von 0,6 deutlich abflachen (Fußgradient) und da andererseits das Auge Dichten oberhalb von 2,2 (mit Grelllicht maximal 2,8–3,0) nicht mehr unterscheiden kann, beschränkt sich der nutzbare Bereich jedes Films auf optische Dichten zwischen 0,8–2,8.

Mammographische Technik

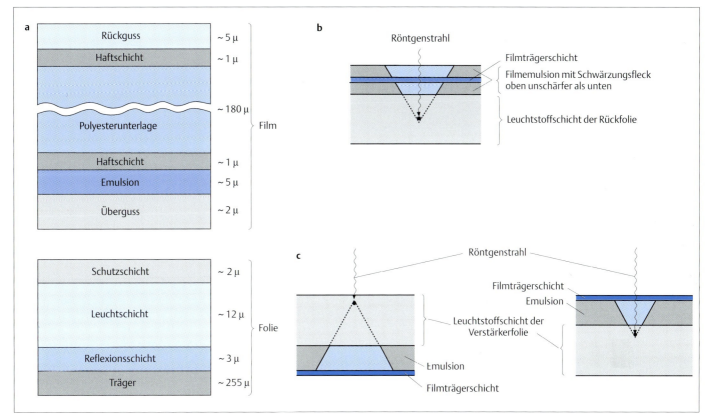

Abb. 3.5a–c Einfluss der Anordnung von Film und Verstärkungsfolie auf die Abbildungsschärfe.
a Aufbau eines Mammographiefilms und einer Mammographiefolie.
b Die von den Röntgenstrahlen an den Leuchtzentren der Verstärkungsfolie ausgelösten Photonen sind im Gegensatz zu den Röntgenstrahlen nicht gerichtet. Daher wächst der Durchmesser des Schwärzungsflecks mit zunehmendem Abstand der Filmemulsion von der Folie. Dies zeigt das Schema für den Fall eines doppelseitig beschichteten Films mit Rückfolie. Daher werden bei der Mammographie nur einseitig beschichtete Filme verwendet.
c Wegen der Absorption und damit Schwächung der Röntgenstrahlen innerhalb der Verstärkungsfolie tragen bei einer Vorderfolie mehr filmferne Leuchtzentren zur Schwärzung bei als bei einer Rückfolie. Damit wird der Schwärzungsfleck unschärfer, wie das Schema zeigt: Anordnung mit Vorderfolie → größere Unschärfe
Anordnung mit Rückfolie → kleinere Unschärfe
Daher werden bei der Mammographie nur einseitig beschichtete Filme mit Rückfolie verwendet.

Der Expositionsbereich (x-Achse in Abb. 3.6), in dem Dichteunterschiede mit gutem Kontrast, d.h. innerhalb des nutzbaren optischen Dichtebereichs (y-Achse in Abb. 3.6), abgebildet werden, heißt *abbildbarer Objektumfang* oder *Kontrastumfang*.

Ein *zu hoher Filmkontrast* hat einen *zu geringen Objektumfang* zur Folge. Dadurch werden gerade die besonders gut transparenten und die besonders schlecht transparenten Areale der Brust nicht mehr im abbildbaren Bildumfang erfasst und damit nicht mehr im nutzbaren Dichtebereich abgebildet. Dichteunterschiede werden in diesen relativ über- bzw. unterbelichteten Arealen nicht mehr adäquat sichtbar (trotz bzw. wegen des besonders hohen Kontrastes in mitteldichten Arealen!). Solche über- bzw. unterbelichteten Areale können besonders bei großen und mastopathischen Brüsten auftreten, da hier die Absorptionsunterschiede besonders groß sind. Um diese Probleme zu vermeiden, muss der resultierende Kontrast sorgfältig optimiert werden und darf auch nicht zu hoch sein (23).

Der Kontrast ist dabei im Wesentlichen bestimmt durch die Wahl des Films, der Strahlenqualität (Aufnahmespannung) und der Filmverarbeitung (20, 22).

> Zur Vermeidung eines zu geringen Objektumfangs muss der Kontrast sorgfältig optimiert werden und darf nicht zu hoch sein.

Abb. 3.6a–b Gradationskurven und ihre Bedeutung.

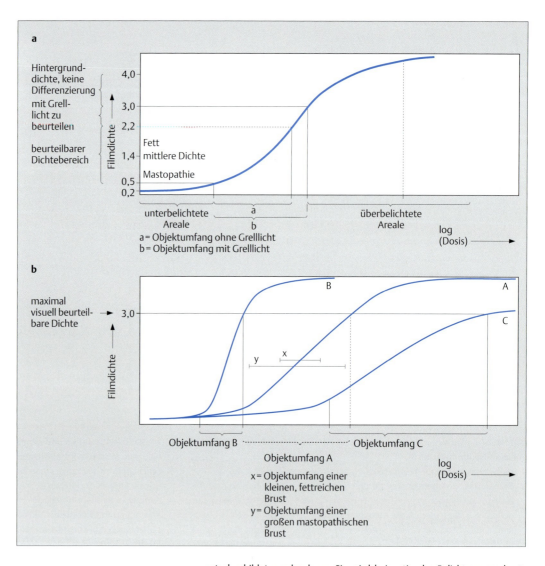

a Prinzipkurve.
b Gradationskurven verschiedener Filme (übertrieben).

Film A zeigt einen großen Objektumfang. Innerhalb dieses Belichtungsbereichs werden Details als Dichteunterschiede mit gutem Kontrast dargestellt und vom Auge unterschieden.
Film B ist empfindlicher (Linksverschiebung) und bildet im Mittelteil der Kurve Details mit größerem Kontrast ab. Er hat aber einen geringeren Objektumfang, sodass jenseits dieses Bereichs Details mit sehr schlechtem Kontrast wiedergegeben werden (unter- bzw. überbelichtet).
Film C hat einen hohen Dosisbedarf, bildet einen geringeren Dichtebereich ab, erfasst aber dennoch einen großen Objektumfang mit ausgeglichenem, aber relativ niedrigem Kontrast.
Für die Abbildung einer kleinen Brust ist ein geringerer Objektumfang notwendig als für die Abbildung einer großen mastopathischen Brust. Die Anpassung der mittleren Belichtung (Mitte des Objektumfangs der darzustellenden Brust) an die Empfindlichkeit des Film-Folien-Systems erfolgt durch Wahl eines höheren oder niedrigeren mAs-Produkts (Rechts- oder Linksverschiebung des Objektumfangs der darzustellenden Brust). Ein Einfluss auf die Breite dieses Objektumfangs ist durch Änderung des mAs-Produkts nicht möglich. Das bedeutet, dass eine kleine Brust mit allen 3 Filmen gut abgebildet werden kann. Sie wird bei optimaler Belichtung am kontrastreichsten mit Film B wiedergegeben. Diese Aufnahme ist am brillantesten und wirkt für das Auge am schärfsten (ohne dass sich die Schärfe von Film A, B oder C objektiv unterscheiden!). Eine dichte Brust kann mit Film B nicht adäquat abgebildet werden. Der Objektumfang dieses Films ist kleiner als der für die Abbildung dichter Brüste erforderliche Objektumfang. Damit entstehen über- und unterbelichtete Areale. Deshalb sollte Film B – trotz der vermeintlich brillanteren Abbildung kleiner Brüste – nicht eingesetzt werden. Film A ist optimal, da sowohl mastopathisch große wie auch kleine Brüste mit gutem Kontrast abgebildet werden können. Da sein Objektumfang wegen des relativ hohen Kontrastes nur gering größer ist als der einer mastopathischen Brust, ist eine exakte Belichtung unbedingte Voraussetzung, damit keine über- oder unterbelichteten Areale entstehen. Film C bildet sowohl kleine wie große mastopathische Brüste im gut beurteilbaren Bereich, aber mit etwas geringerem Kontrast ab. Er sollte dann erwogen werden, wenn eine exakte Belichtung (z. B. bei unzureichender Dichtekompensation einer älteren Belichtungsautomatik) Probleme bereitet. Erfahrungsgemäß sind sowohl Mikroverkalkungen als auch diagnoserelevante Strukturen mit ausreichender Sicherheit erkennbar, wenngleich sie weniger auffällig sind.

Belichtung

Nach der Wahl eines geeigneten Films und einer der Brustdicke und -dichte angemessenen Strahlenqualität muss der Film so belichtet werden, dass alle diagnosewichtigen Details im optimalen Schwärzungsbereich des Films dargestellt werden. Dies bedeutet, die mittlere optische Dichte sollte ungefähr in der Mitte des nutzbaren optischen Dichtebereichs liegen. Nach neueren Erkenntnissen ist hierbei eine mittlere Dichte von 1,3–1,8 der bei den ärztlichen Richtlinien genannten mittleren Dichte von 1,2–1,6 vorzuziehen. Dichtebereiche im Film von unter 0,8 und über 2,2 (bzw. 3,0 mit Grelllicht) sind eingeschränkt oder gar nicht beurteilbar!

Die Belichtung ergibt sich aus dem Produkt von Stromstärke (mA) und Expositionszeit (sec). Daraus resultiert das Milliamperesekundenprodukt, kurz mAs-Produkt.

Freie Belichtung. Die Belichtung kann *im freien Belichtungsbetrieb* (d.h. mit freier Wahl aller Parameter) eingestellt werden. Dies erfordert aber einige Erfahrung, da die Belichtungseinstellung nicht nur mit der Brustdicke, sondern auch mit der Brustdichte variiert.

Belichtungsautomatik. Um die selbst bei großer Erfahrung auftretenden Fehlbelichtungen zu vermeiden, wird mit der Belichtungsautomatik gearbeitet. Aufgabe der Belichtungsautomatik, die an jedem Mammographiegerät vorhanden sein muss, ist es, möglichst unabhängig von Brustdicke und -dichte am Film reproduzierbar eine mittlere optische Dichte von 1,3–1,8 zu erzielen.

Die Belichtungsautomatik (Abb. 3.**1**, Abb. 3.**7**) arbeitet mit einer *Messkammer*, die sich im Strahlengang unter der Kassette (mit Film und Folie) befindet. Sie misst in einem repräsentativen Areal die Dosis hinter dem Bildempfänger. Ist die für die gewählte mittlere optische Dichte erforderliche Abschaltdosis erreicht – diese hängt vom verwendeten FFS ab –, so beendet die Automatik die Strahlenabgabe.

Da die Messkammer auf verschiedene Strahlungsenergien (wie sie durch Aufhärtung der Strahlung hinter unterschiedlichen Brustdichten und -dicken und hinter dem Bildempfängersystem immer entstehen) mit unterschiedlicher Sensitivität reagiert, müssen von der Belichtungsautomatik für die Ermittlung der optimalen Abschaltdosis Brustdicke und -dichte berücksichtigt werden.

Wie gut eine konstante optische Dichte unabhängig von Brustdicke und -dichte erreicht wird, hängt von der Qualität der Belichtungsautomatik ab (17, 20, 24, 25).

Die Position der Messkammer ist (im Allgemeinen in 3 Stufen) am Rastertisch einstellbar. Damit die Belichtungsautomatik optimal arbeiten kann, ist die Messkammer – je nach Brustgröße – so zu positionieren, dass sie *unter einem repräsentativen Teil des Drüsenkörpers (in der Regel im vorderen Brustdrittel)* liegt. Ist dies nicht der Fall, kommt es zu Fehlbelichtungen. Dies kann vor allem bei sehr kleinen Brüsten oder bei Silikonprothesen zu Problemen führen (s. Kapitel 3, S. 65).

Bei Silikonprothesen und sehr kleinen Brüsten bzw. bei der Mammographie des Mannes muss, wenn die Messkammer nicht vollständig vom Drüsenkörper überlagert werden kann, die freie Belichtung statt der automatischen gewählt werden.

> Wenn die Messkammer nicht vollständig vom Drüsenkörper überlagert werden kann, muss die freie Belichtung statt der automatischen gewählt werden.

Filmverarbeitung

Da Abweichungen in der Zusammensetzung der Chemikalien, der Entwicklungszeit und -temperatur Kontrast, Rauschen, Empfindlichkeit und Grundschleier des Films entscheidend (meist negativ!) beeinflussen können, ist eine Filmverarbeitung *entsprechend den Herstellerempfehlungen* sowie ihre *regelmäßige Überwachung* (s. Kapitel 3, S. 76) unbedingt notwendig. Die Bedeutung einer gut kontrollierten Filmverarbeitung wird dadurch unterstrichen, dass die meisten akut auftretenden Änderungen in der Bildqualität durch Abweichungen in der Filmverarbeitung verursacht sind (26, 27).

Eine Verlängerung der Entwicklungszeit (z.B. von 90 auf 180 sec) bei gleich bleibender Temperatur kann zwar bei einigen Filmtypen zu einer weiteren Qualitätssteigerung führen (Erhöhung von Kontrast und Empfindlichkeit). Allerdings ist sorgfältig zu prüfen, ob dann das Rauschniveau noch akzeptabel ist. Da hier aber verschiedene Faktoren inklusive Filmtyp, bereits vorhandene Steilheit der Gradationskurve, Filmdurchsatz etc. Einfluss haben, ist eine einheitliche Empfehlung nicht möglich (28).

> Eine Filmverarbeitung entsprechend den Herstellerempfehlungen sowie ihre regelmäßige Überwachung ist unbedingt notwendig.

Abb. 3.7 a–b Positionierung der Messkammer.

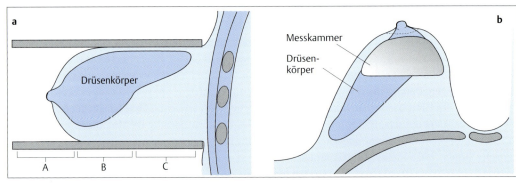

a Seitliche Ansicht der komprimierten Brust. Messkammerposition A ist schlecht (zu viel Luft durchstrahlt). Messkammerposition B ist optimal. Messkammerposition C ist schlecht (zu viel Fett durchstrahlt).

b Aufsicht auf die komprimierte Brust: optimale Messkammerposition.

Bildbetrachtung

Ausleuchtung. Um alle Dichtebereiche einer gut belichteten Mammographie ausreichend zu beurteilen, ist eine *homogene Ausleuchtung* durch ein ausreichend lichtintensives Betrachtungsgerät notwendig. Erforderlich sind Betrachtungsgeräte mit einer regelbaren Leuchtdichte von 2000–6000 cd/m^2 bei einer Farbtemperatur von 4500–6500 K. Die örtlichen Intensitätsschwankungen müssen kleiner 30 % der Gesamtintensität sein. Die Abweichung der Leuchtdichte bei verschiedenen, für die Mammographie verwendeten Schaukästen sollte unter 15 % liegen.

Raumbeleuchtung. Optimale Betrachtungsbedingungen setzen eine maximale Raumbeleuchtung von 50 Lux voraus.

Grelllicht. Zum Ausleuchten stärker belichteter Areale muss zusätzlich ein Grelllicht zur Verfügung stehen, das eine regelbare Leuchtdichte von bis zu 20.000 cd/m^2 liefern sollte. Bei Aufnahmen, die einen großen Dichtebereich umfassen, können durch Anleuchten mit Grelllicht Details in stark geschwärzten Arealen besser sichtbar gemacht werden. Dies ist aber nur bis zu einer optischen Dichte von 2,8–3,0 möglich. Daher ist zwar ein Informationsgewinn durch Anleuchten möglich und wichtig. Dieser Informationsgewinn bleibt aber immer begrenzt, kann Fehlbelichtungen, die Wahl eines zu kontrastreichen Films oder einen durch die Filmverarbeitung überhöhten Kontrast meist nicht ausgleichen.

Schwärzung. Um eine Blendung des Betrachters beim Auswerten der Filme zu vermeiden, muss der gesamte Mammographiefilm geschwärzt sein.

Einblendung. Eine Beurteilung von Mammographien an nicht einblendbaren Betrachtungsgeräten ist nicht zulässig.

Lupe. Zur zuverlässigen Erkennung und Beurteilung von Mikrokalk muss eine *Lupe* (Vergrößerungsfaktor mindestens 2fach) zur Verfügung stehen.

> Der Informationsgewinn durch Grelllicht ist begrenzt und kann Fehlbelichtungen sowie eine falsche Filmwahl oder -verarbeitung meist nicht ausgleichen.

Spezielle Anforderungen und deren Lösung

Die Bildqualität und Detailerkennbarkeit in der Mammographie werden bestimmt durch
- Abbildungsschärfe,
- Bildrauschen und
- Kontrast.

Diese Größen müssen optimiert werden unter Einhaltung einer möglichst geringen Strahlendosis. Im Folgenden wird dargestellt, welche Faktoren auf diese Größen Einfluss haben.

Abbildungsschärfe

Sie wird bestimmt durch Bewegungsunschärfe, geometrische Unschärfe und Unschärfe des Bildempfängersystem (20, 23, 29; Tab. 3.1).

Bewegungsunschärfe. Die Bewegungsunschärfe entsteht durch Patientenbewegung, aber auch durch arterielle Pulsation.

Sie kann minimiert werden durch:
- Adäquate Kompression: Sie vermindert Bewegungsunschärfe durch Patientenbewegung und durch Unterdrückung der arteriellen Pulsation.
- Geringe Expositionszeit: Diese hängt ab von der Röhrenleistung, der Brennfleckgröße, dem Fokus-Film-Abstand, der Empfindlichkeit des Film/Folien-Systems und der Dichte sowie der Dicke des Objekts (Brustkompression!).

Generell sollten Belichtungszeiten unter 1 sec (nach europäische Richtlinien max. 2 sec [1,5]) angestrebt werden.

Geometrische Unschärfe. Die geometrische Unschärfe wird verringert durch:
- möglichst kleinen Brennfleck,
- möglichst großen Fokus/Film-Abstand (FFA),
- optimale Brustkompression.

Letztere reduziert nicht nur die Bewegungsunschärfe, sondern verringert auch die geometrische Unschärfe der filmfernen Details in der Brust durch einen verringerten Abstand zum Bildempfänger (Abb. 3.2). Der minimalen Fokusgröße und dem maximalen FFA sind Grenzen gesetzt durch die Belastbarkeit der Röhre, durch die daraus resultierenden verlängerten Belichtungszeiten und die dementsprechend zu erwartende Bewegungsunschärfe.

Der heute übliche FFA (am Gerät) sollte für die Standardtechnik *nicht unter 60 cm* liegen bei einer nominellen Brennfleckgröße ≤ 0,4. Für die Vergrößerungsmammographie sind wegen der störenden Halbschattenbildung geringere Brennfleckgrößen von 0,1 – 0,15 nötig, je nach Vergrößerungsfaktor.

> Die Bewegungsunschärfe wird minimiert durch adäquate Kompression und geringe Expositionszeit.

> Die geometrische Unschärfe wird minimiert durch einen kleinen Brennfleck, einen großen Fokus/Film-Abstand und eine optimale Kompression.

Tab. 3.1 ⇢ *Minimierung der Unschärfe*

Ziel	Maßnahmen	Limitierung
Bewegungsunschärfe	Kurze Belichtungszeit	Röhrenleistung
	Starke Kompression	Schmerztoleranz des Patienten
Geometrische Unschärfe	Großer Film-Fokus-Abstand	Röhrenleistung, Belichtungszeit
	Kleiner Fokus	Belastbarkeit des Fokus, Belichtungszeit
	Starke Kompression (zur Abstandsverringerung filmferner Details)	Schmerztoleranz des Patienten
Unschärfe des FFS	Hochauflösende Folie[1], ausreichende Dosis[2] (Quantenrauschen) einseitig beschichteter Film	Zu hohe Dosis, Röhrenleistung, Belichtungszeit
	Guter Kontakt zwischen Film und Folie	–

[1] Selten relevant
[2] Die Filmkörnigkeit ist nicht relevant, da die Folienunschärfe immer höher als die Filmunschärfe ist

▸ Unschärfen des Bildempfängersystems werden minimiert durch die richtige Wahl des FFS und einen guten Andruck in der Kassette.

Unschärfe des Bildempfängersystems. Als Bildempfängersystem kommen derzeit fast ausschließlich hochempfindliche Systeme (FFS) zur Anwendung (s. Kapitel 3, S. 28). Der „hochauflösende Industriefilm", der früher verwendet wurde, ist aus Gründen des Strahlenschutzes heute nicht mehr zugelassen. Digitale Systeme sind z.Zt. noch in der Erprobung. Endgültige Ergebnisse liegen noch nicht vor (s. Kapitel 3, S. 90).

Die Grenzauflösung des FFS wird vorwiegend bestimmt durch die Auflösung der Verstärkungsfolie, da die Auflösung des Films immer über derjenigen der Folie liegt. Bei sehr dosissparenden FFS kann auch das hierbei auftretende vermehrte Rauschen die Detailerkennbarkeit herabsetzen (Abb. 3.**8**).

Die Unterschiede zwischen den Folien beruhen fast ausschließlich auf unterschiedlicher Belegungsdichte sowie Einfärbung zur selektiven Filterung spezieller Anteile des Grünspektrums. Dünnere und feinstrukturierte Verstärkungsfolien führen dabei zu *höherer Auflösung,* aber auch zu einer geringeren Empfindlichkeit, d. h. zu einem *höheren Dosisbedarf.*

Da Unschärfen durch den Cross-over-Effekt (s. S. 28) für die mammographische Standardtechnik nicht akzeptabel sind, werden größtenteils einseitig beschichtete Filme mit Rückfolie verwendet.

Um Unschärfen der Abbildung von Folie auf Film durch *ungenügenden Andruck* zwischen Film und Folie zu vermeiden, sollten Mammographien frühestens 10 Minuten nach Beladen einer Kassette durchgeführt werden. Es sollte daher vorab eine ausreichende Anzahl von Kassetten zur Verfügung stehen.

Die meisten FFS erreichen derzeit eine Hochkontrastauflösung von > 14 Lp/mm, die mit einem Bleistrichraster überprüft werden kann. Sie ist damit in etwa angepasst an die Hochkontrastauflösung der Mammographiegeräte, die durch Fokusgröße, Film/Fokus-Abstand und Objekt-Film-Abstand erreicht werden kann (20).

Die Detailerkennbarkeit von Mikroverkalkungen hängt allerdings nur z.T. von der räumlichen Auflösung ab. Da Mikroverkalkungen gerade im Vergleich zu umgebender Mastopathie – schon aufgrund ihrer sehr geringen Größe – meist nur äußerst geringe Dichteunterschiede aufweisen, wird ihre Erkennbarkeit stark vom Kontrast und vom Rauschen mitbestimmt. Die Erkennbarkeit von Details in Abhängigkeit von ihrer Größe wird von der sog. Modulationstransferfunktion (MTF, Abb. 3.**9**) wiedergegeben (19). Sie besagt, dass mit einem gegebenen Bildempfängersystem grobe Objekte mit hohem Kontrast erkennbar sind, während feine Objekte sich mit niedrigerem Kontrast abbilden und somit nicht ausreichend aufgelöst werden. So können mit optimaler Technik (trotz einer möglichen Hochkontrastauflösung von 14 – 18 Lp/mm) Mikroverkalkungen von 0,1 – 0,2 mm Größe gerade noch erkannt werden.

Abb. 3.8 a – d Bei sehr dosissparenden Filmen kann das Rauschen mit der Detailerkennbarkeit interferieren.

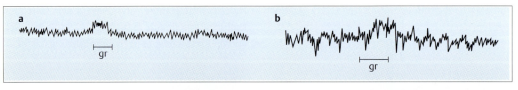

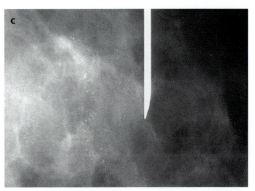
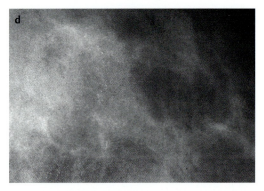

a Theoretisches Beispiel eines Bilddetails innerhalb einer Linie.
b Dasselbe Detail wie in **a** ist bei starkem Rauschen wesentlich schlechter erkennbar. Hätte es eine noch geringere Größenausdehnung (gr), so könnte es evtl. gar nicht wahrgenommen werden.

c – d Feinste Mikroverkalkungen als Hinweis auf ein duktales Mammakarzinom sind mit einem hochauflösenden FFS (**c**) gut, mit dem dosissparenden FFS (**d**) hingegen kaum wahrnehmbar.

Mammographische Technik

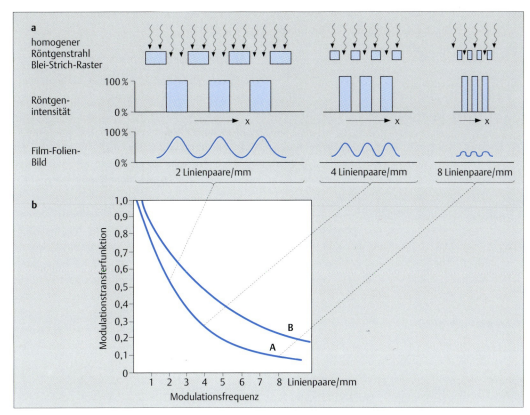

Abb. 3.9 a–b **Strukturauflösung und Modulationstransferfunktion (MTF).**

a Ein Blei-Strich-Raster wird von homogener Röntgenstrahlung abgebildet. Die Röntgenintensität im Strahlungsbild des Strichrasters beträgt abwechselnd 0% bzw. 100%. Vor allem durch die Lichtstreuung in der Folie werden die scharfen Ränder des Rasters verwaschen. Dadurch gleichen sich besonders die Intensitätsunterschiede im Strahlenbild des Rasters mit zunehmender Feinheit mehr und mehr aus.

b Der hierdurch bedingte Abbau der Erkennbarkeit in Abhängigkeit von der Strukturfeinheit (örtlichen Modulationsfrequenz der Intensität) wird durch die Modulationstransferfunktion einer Komponente (in diesem Fall des Film-Folien-Systems) beschrieben. Sie fällt vom Anfangswert 1 (entsprechend keinem Informationsverlust) mit zunehmender Strichfeinheit ab und begrenzt so das Auflösungsvermögen der Komponente. Die Beispielkurve B zeigt eine bessere MTF als Kurve A.

Kontrast

Der Kontrast kann definiert werden als relative Dichtedifferenz zwischen Objekt und Umgebung bezogen auf die Umgebungsdichte (19):

$$\text{Kontrast} = \frac{\text{Dichte}_{obj} - \text{Dichte}_{umgeb.}}{\text{Dichte}_{umgeb.}} \times 100\%$$

Grundsätzliche Erwägungen

Zur Differenzierung feinster Strukturen mit geringen Transparenzunterschieden, wie z. B. Mikrokalk, ist ein *hoher Kontrast* prinzipiell erforderlich. Dieser Kontrast darf aber – wie bereits auf S. 28 dargelegt – auch *nicht zu hoch* sein. Wie bei Abb. 3.**6** beschrieben, ist im Bereich geringer optischer Dichte (Mastopathie) der flache Kurvenverlauf am Fuß der Gradationskurve (Fußgradient) limitierend. Im hohen Dichtebereich (>2,8–3,0) können auch mit Grelllicht Dichteunterschiede vom Auge nicht mehr wahrgenommen werden. Jenseits des optimalen Belichtungsbereiches (optimale Dichte 0,8–2,8) ist die Beurteilbarkeit deutlich eingeschränkt, d. h. es entstehen unter- bzw. überbelichtete Areale. Bei sehr kontrastreichen Filmen werden diese Grenzen schneller erreicht und Details im hohen und geringen Dichtebereich können durch Über- bzw. Unterbelichtung verloren gehen (24).

Während kontrastarme Aufnahmen dem Auge meist als „schlechte" oder „flaue" Aufnahmen auffallen, werden kontrastreiche Aufnahmen als besonders „scharf" empfunden. Hier muss der Arzt kritisch überprüfen, dass bei der überwiegenden Mehrzahl der Brustuntersuchungen auch bei dichtem Drüsengewebe oder in hautnahen Bereichen (bei korrekter Belichtung) keine über- bzw. unterbelichteten Areale gleichzeitig auftreten.

Faktoren, die den Kontrast bestimmen

Der Kontrast wird durch verschiedene Faktoren bestimmt bzw. kann durch deren Änderung beeinflusst werden.

Zu diesen Faktoren (Tab. 3.2) zählen – eine korrekte Belichtung vorausgesetzt:
- Brustdicke und Dichte des Brustgewebes,
- Strahlenqualität (Anoden/Filter-Kombination, Spannung), Brustkompression, Maßnahmen zur Streustrahlenreduktion (z.B. Raster), Wahl eines geeigneten Films, Filmverarbeitung.

Strahlenqualität

Das *Energiespektrum* der Röntgenstrahlung hat einen großen Einfluss auf den Strahlenkontrast. Dabei wird bei *niederenergetischer Strahlung* der *Kontrast höher*. Hat die Strahlung aber zu niedrige Energie, wird die Brust wesentlich schlechter penetriert. Dies führt bei größeren Brustdicken und -dichten dazu, dass auch bei langer Expositionszeit (Belichtung) keine ausreichende Strahlenintensität am Film erreicht wird (Unterbelichtung). Stattdessen wird diese Strahlung stark in der Brust absorbiert, sodass sich die Strahlenexposition unnötig erhöht (17, 19, 20, 23).

Anoden/Filter-Kombination

Das Energiespektrum der Strahlung hängt ab von
- Anoden- und Filtermaterial,
- Filterstärke,
- Röhrenspannung.

Während normale und kleine Brüste mit mäßiger Dichte meist optimal mit einer Molybdänanode und mit 0,03-mm-Molybdänfilterung bei 25–30 kVp abzubilden sind, eignen sich für große und dichte Brüste Molybdän/Rhodium, Wolfram/Molybdän, Rhodium/Rhodium oder Wolfram/Rhodium wesentlich besser (17, 18; Abb. 3.**10**). Neueste Geräte mit Bifokalröhren erlauben die Wahl unterschiedlicher Anoden/Filter-Kombinationen für dicke und dichte bzw. für normale und weniger dichte Brüste. Dadurch wird die Strahlenqualität also nicht nur durch Vorwahl der Maximalspannung, sondern auch durch Wahl der geeigneten Anoden/Filter-Kombination optimiert.

Röhrenspannung

Durch eine Erhöhung der Röhrenspannung nimmt die mittlere Energie der Strahlung und damit ihr Penetrationsvermögen zu, während bei abnehmender Röhrenspannung die mittlere Energie und die Penetration abnehmen. Gleichzeitig nimmt bei niedriger Röhrenspannung aber auch der Kontrast zu.

> Eine niedrige Strahlungsenergie erhöht den Kontrast, kann aber zu langen Expositionszeiten und Unterbelichtung führen.

Tab. 3.2 ⇢ *Kontrastoptimierung*

Ziel	Maßnahme	Limitierung
Kontrastreiches Strahlungsbild	1. Wahl eines möglichst niederenergetischen Strahlungsspektrums durch geeignetes Anodenmaterial, Filtermaterial, Röhrenspannung	Geräteabhängigkeit, Brustpenetration (dichte Brust), Strahlenexposition
	2. Dickenausgleich der Brust durch Kompression (Reduktion des Objektumfangs)	Schmerzempfindlichkeit der Patientin
	3. Streustrahlenreduktion durch Kompression, Rastertechnik, niederenergetische Strahlung	Schmerzempfindlichkeit der Patientin, Penetration, Strahlenexposition
	4. „Air gap" (Vergrößerungsmammographie) Einblendung (Zieltubuskompression)	Dosis, geometrische Unschärfe, kleiner Ausschnitt
Hoher Filmkontrast	1. Konstrastreicher Film	Bildumfang (Über-/Unterbelichtung), Einschränkung des Belichtungsspielraums, Einschränkung ggf. Qualitätsverlust durch vermehrtes Rauschen, Schleier
	2. Kontrastreiche Entwicklung (Zeit, Temperatur, Aktivität der Chemikalien)	
	3. Vermeidung von • erhöhtem Grundschleier (Filmlagerung, -verarbeitung) • Vorbelichtung (Dunkelraum)	

Mammographische Technik

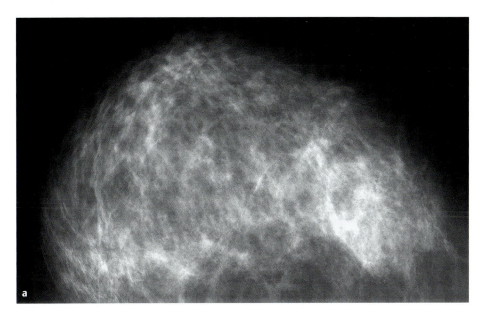

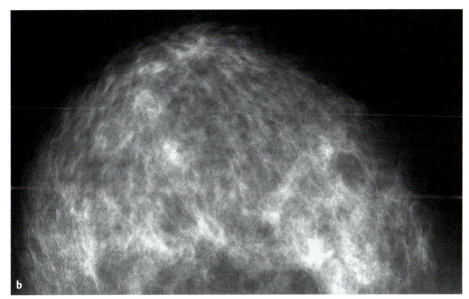

Abb. 3.10 a–b **Mammographie mit Molybdänanode und Rhodiumfilter.**
Die Abbildung der Brust mit Molybdänanode und Rhodiumfilter bei 29 kV und 51 mAs (Belichtungsautomatik) zeigt gegenüber der Aufnahme mit Molybdänanode und Molybdänfilter bei 29 kV und 78 mAs (Belichtungsautomatik) noch eine geringfügige Verbesserung der Penetration mastopathisch dichter Areale. In diesem Fall war also durch die Rhodiumfilterung bei ca. 40% Dosisersparnis eine qualitativ etwas bessere Aufnahmequalität zu erreichen. Je nach Komposition des Drüsengewebes wird bei sehr dichten Brüsten im Vergleich zur Mo/Mo-Aufnahme bei gleicher kVp eine Dosisreduktion bis 50% erreicht (17, 18).
a Kraniokaudale Mammographie (Mo/Mo).
b Kraniokaudale Mammographie (Mo/Rho).

Wahl der optimalen Anoden/Filter-Kombination und Röhrenspannung

Belichtungsautomatik. Bei der notwendigen Wahl einer an die jeweilige Brustdichte und Kompressionsdicke angepassten Anoden/Filter-Kombination mit darauf abgestimmter Röhrenspannung wird die MTRA in der Regel durch eine verfeinerte Belichtungsautomatik unterstützt (18, 25, 31). Bei einem Hersteller werden z.B. nach einer kurzen Testbelichtung Anoden/Filter-Material, Röhrenspannung und mAs-Produkt vom Gerät selbst gewählt (je nach Wahl für dosissparende, Standard- oder kontrastreiche Aufnahmetechnik). Bei anderen Herstellern wird durch anwählbare Programmtasten für unterschiedliche Brustdichten (fettreich, normal oder dicht) unter Berücksichtigung der Kompressionsdicke die geeignete Anoden/Filter-Kombination mit darauf abgestimmter Röhrenspannung vom Gerät vorgeschlagen. Die Strahlung wird – wie üblich – abgeschaltet, nachdem das für die gewünschte mittlere optische Dichte notwendige mAs-Produkt erreicht ist.

Halbautomatik. Bei Halbautomatik wird die Wahl von Anoden/Filter-Material und Röhrenspannung von der MTRA vorgenommen, das mAs-Produkt – wie üblich – von der Belichtungsautomatik bestimmt. Schließlich ist bei allen Herstellern auch die freie Belichtung möglich, wo alle Parameter von der MTRA gewählt werden können. Dies ist sinnvoll bei Sonderfällen, wie sehr kleinen Brüsten (die die Messkammer nicht bedecken), oder bei Silikonprothesen, setzt aber einige Erfahrung voraus.

Streustrahlung und Strahlenreduktion

Streustrahlung ist bei der Bildgebung unerwünscht, da sie nur zu einer informationslosen Filmschwärzung führt und somit den diagnostischen Dichtebereich einschränkt. Der überwiegende Teil der Streustrahlung entsteht beim Durchdringen des Brustgewebes.

Die wichtigsten Möglichkeiten für eine gute Streustrahlenreduktion bestehen in einer möglichst guten *Brustkompression*, in der *Rastertechnik* oder in der Einblendung (Zieltubusaufnahme, Vergrößerungsmammographie, „air gap", s. u.), die auch bei der Slot-Mammographie angewendet wird (s. Kapitel 3, S. 58).

Brustkompression

Einen ganz entscheidenden Beitrag zur Kontrasterhöhung liefert die möglichst gute Brustkompression:

- Durch Reduktion der zu durchstrahlenden Dicke wird die Streustrahlung erheblich reduziert und dadurch der Kontrast verbessert.
Nach Modellrechnungen von Barnes nimmt bei Kompression einer Brust von 6 auf 3 cm Dicke das Verhältnis von Streustrahlung zu Primärstrahlung von 1,0 auf 0,4 ab, was einer Kontrastverbesserung um den Faktor 1,43 entspricht (32).
- Außerdem lässt sich das gesunde Gewebe meist wegdrücken, während das Karzinomgewebe durch seine festere Konsistenz persistiert. Dadurch werden das Karzinom selbst sowie die Retraktionen besser sichtbar.
- Schließlich kann durch die Brustkompression auch Strahlendosis deutlich eingespart werden (s. Kapitel 3, S. 28).

Rastertechnik

Die Rastertechnik ermöglicht eine erhebliche Streustrahlenreduktion (Abb. 3.**11**). Sie ist daher vor allem bei nicht involutierten, normal großen und dichten Brüsten unverzichtbar und muss – trotz des hierdurch erhöhten Dosisbedarfs um einen Faktor von ca. 2,5 – unbedingt angewendet werden (23, 28, 33, 34).

Lediglich bei kleinen und wenig dichten Brüsten kann wegen der insgesamt geringeren Streustrahlung auch eine rasterlose Mammographie erwogen werden, was in Deutschland jedoch nicht üblich ist (20).

Außerdem wird bei der Vergrößerungsmammographie auf einen Raster verzichtet, da durch den „air gap" zusammen mit einer guten Einblendung eine gute Streustrahlenreduktion zu erreichen ist (s. Kapitel 3, S. 58).

Für die Mammographie in Standardtechnik hingegen wird der durch den Raster erhöhte Dosisbedarf wegen der deutlich verbesserten Bildqualität in Kauf genommen. Er wird durch den geringen Dosisbedarf der heutigen FFS weitgehend kompensiert.

Weitere Maßnahmen

Ausschnittsaufnahmen. Bei Ausschnittsaufnahmen in Kontakttechnik (z.B. Zieltubusaufnahmen ohne Vergrößerung) wird die Streustrahlung aus der Umgebung durch Einblenden auf ein interessierendes kleines Areal reduziert. Dieser Effekt ist aber relativ gering.

Vergrößerungsmammographie. Bei der Vergrößerungsmammographie ist durch gute Einblendung in Kombination mit dem „air gap" eine gute Streustrahlenreduktion möglich, weshalb hier auf den Raster verzichtet wird. Tatsächlich würde ein Raster bei der Vergrößerungsmammographie die Dosis unnötig erhöhen und zur deutlichen Belichtungsverlängerung (Bewegungsschärfe!) führen (s. Kapitel 3, S. 58; 33).

Slot-Mammographie. Bei der Slot-Mammographie, einer derzeit nicht allgemein verfügbaren in Entwicklung befindlichen Technik, wird durch zeilenweises Auslesen und schlitzförmiges Einblenden der Anteil der bildwirksamen Streustrahlung deutlich reduziert. Der zusätzliche Dosisbedarf, der bei Verwendung eines Rasters, durch Strahlenabsorption innerhalb des Rasters verursacht wird, entfällt hier. Die Slot-Mammographie ist derzeit in einige digitale Vollfeld-Mammographiesysteme integriert, die zur Zulassung anstehen (Information von Herstellern).

Belichtung

Nachdem eine ausreichende Gewebepenetration und ein ausreichender Gewebekontrast durch die Wahl der geeigneten Anoden/Filter-Kombination und Röhrenspannung sichergestellt wurde, ist die *korrekte Filmbelichtung* eine wichtige Voraussetzung, um den Kontrastumfang des Films vollständig auszunützen.

> Auch zur Kontrasterhöhung ist eine möglichst gute Brustkompression unabdingbar.

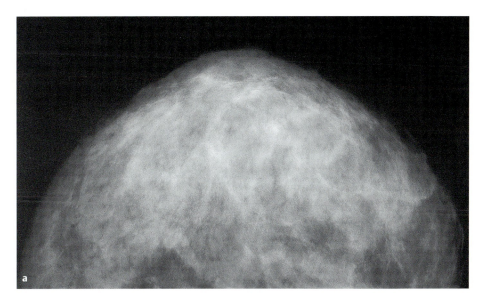
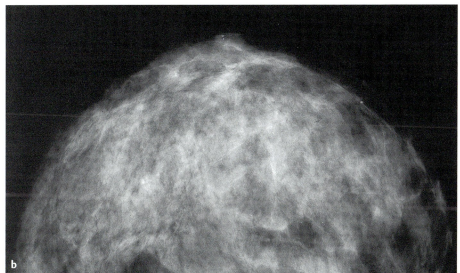

Abb. 3.11 a–b **Vergleich einer Aufnahme mit und ohne Raster.**
Der Vergleich zeigt, dass aufgrund der deutlich reduzierten Streustrahlung bei der Rastermammographie die Strukturen im Drüsengewebe ebenso wie einzelne im Drüsengewebe eingelagerte Mikroverkalkungen wesentlich besser zu erkennen sind.
a Mammographie ohne Raster.
b Mammographie mit Raster 1 Jahr später angefertigt.

Die Belichtung wird durch die Einstellung von *Strahlungsintensität und -zeit* geregelt *(mAs-Produkt)* und hängt von der Empfindlichkeit des FFS ab.

Üblicherweise wird wegen der besseren Reproduzierbarkeit und der einfacheren Handhabung die optimale mittlere Belichtung mithilfe der *Belichtungsautomatik* erzielt. Eine Belichtungsautomatik ist deshalb – ebenso wie die Möglichkeit zur freien Belichtung – für alle Mammographiegeräte vorgeschrieben. Die freie Belichtung kann bei sehr kleinen Brüsten oder bei Patientinnen mit Silikonprothese notwendig werden.

Belichtungsautomatik

Die *Belichtungsautomatik* ermittelt mithilfe einer Messkammer die durch die Kassette hindurchgetretene Strahlendosis und schaltet die Strahlung ab, wenn eine für die mittlere optische Filmdichte von 1,3–1,8 erforderliche Strahlendosis am Film erreicht wurde.

Dabei wird die Belichtungsautomatik auf die Empfindlichkeit des FFS abgestimmt. Zwischen verschiedenen Filmchargen können geringe Unterschiede in der Empfindlichkeit auftreten.

Grenzen der Belichtungsautomatik. Bezogen auf die Belichtungsautomatik existieren durchaus *Qualitätsunterschiede,* die die Aufnahmequalität beein-

> Eine nicht angepasste Messkammerposition ist der häufigste Grund für Fehlbelichtungen.

flussen (25, 31). Nicht mit jeder Belichtungsautomatik ist es gleichermaßen möglich – unabhängig vom Energiespektrum der hinter dem FFS ankommenden Strahlung –, die angestrebte optimale mittlere optische Dichte am Film zu erreichen. Dies hat 2 Ursachen:

1. Aufgrund der verschiedenen Dicken und Dichten der untersuchten Brüste sind individuell verschiedene Strahlungsenergien notwendig. Von diesem Strahlungsspektrum werden zusätzlich besonders die energieärmeren Anteile je nach Brustdicke und -dichte unterschiedlich stark geschwächt. Die Strahlung wird also unterschiedlich in der Brust aufgehärtet. Zusätzlich wird die Strahlung auch in Rastertisch und Kassette – in entsprechend der Strahlungsenergie unterschiedlichem Maße – weiter aufgehärtet, bevor sie auf die Messkammer auftrifft. Da aber die Sensitivität der Messkammer von dem Energiespektrum der ankommenden Strahlung abhängig ist, kommt es ohne entsprechende Dickenkompensation bei dichten und dicken Brüsten zu einer verfrühten Abschaltung (die zu einer Unterbelichtung führt).
2. Bei längeren Belichtungszeiten nimmt die optische Dichte nicht mehr proportional zur Belichtungszeit zu („reciprocity law failure", s. S. 44). Somit tritt bei langen Belichtungszeiten eine unzureichende Dichte auf (Unterbelichtung).

Güte moderner Belichtungsautomatiken. Bei einer modernen Belichtungsautomatik wird eine möglichst gute Kompensation dieser beiden Effekte angestrebt. Erst hierdurch wird eine weitgehend konstante mittlere optische Dichte der Aufnahmen – unabhängig von Brustdicke und -dichte sowie von der Belichtungszeit – gewährleistet. Die Qualität der erreichten Kompensation und damit die Güte einer Belichtungsautomatik kann durch Phantomaufnahmen überprüft werden. Dabei soll die mittlere optische Dichte bei Aufnahmen unterschiedlich dicker Plexiglasplatten mit unterschiedlicher Röhrenspannung nur in geringen Grenzen schwanken. Die maximale Dichteabweichung bei unterschiedlichen kV-Werten bzw. Objektdicken sollte < 0,1 sein. Größere Abweichungen sind – insbesondere bei Geräten neuerer Generation – nicht akzeptabel. Bei älteren Belichtungsautomatiken hingegen sind bei dicken und dichten Brüsten Korrekturen durch die MTRA (mithilfe der Korrekturtaste, erfahrungsabhängig!) notwendig.

> Die Belichtungsautomatik ist – insbesondere bei älteren Geräten – nicht immer eine Garantie für eine optimale Aufnahmequalität und sollte durch Phantomaufnahmen überprüft werden.

Messkammerpositionierung

Bei Verwendung der Belichtungsautomatik ist es von entscheidender Bedeutung, dass die Messkammer unter dem *repräsentativen Teil des Drüsenkörpers* platziert wird. Unbedingt vermieden werden muss, dass die Messkammer nicht vollständig unter der Brust liegt. Ist dies der Fall, so erhält die Messkammer ungeschwächte Strahlung und schaltet zu früh ab. Dies führt zur Unterbelichtung. Im Allgemeinen hat sich der zentrale Bereich im vorderen Brustdrittel für die Absorptionsmessung als besonders geeignet für die Messkammerplatzierung erwiesen, da hier relativ konstant Drüsengewebe mit repräsentativer Dichte vorhanden ist. In den thoraxwandnahen Abschnitten hingegen variiert die Verteilung des Drüsen- und Fettgewebes stärker und die Messkammer würde dort eher unter einem für die übrige Brust nicht repräsentativen Areal liegen (s. a. Abb. 3.7). Eine nicht angepasste Messkammerpositionierung (bisweilen leider auch gerätebedingt!) ist die häufigste Fehlerquelle für Fehlbelichtungen.

Freie Belichtung

Da bei sehr kleinen Brüsten und bei Brüsten mit Silikonprothese meist keine repräsentative Messkammerplatzierung möglich ist, ist in diesen Fällen eine freie Belichtung notwendig. Bei freier Belichtung wird das mAs-Produkt von der MRTA entsprechend der Brustdicke und entsprechend der von ihr geschätzten Röntgendichte eingestellt. Die Schätzung der Röntgendichte orientiert sich – wenn keine Voraufnahmen vorliegen – im Wesentlichen an der Konsistenz des Gewebes, was einiger Erfahrung bedarf. Niedergelegte Belichtungswerte von Voruntersuchungen sind dabei hilfreich. Unter anderem deshalb ist die Dokumentation von Kompressionsdicke und -stärke, mAs-Produkt und Anoden/Filter-Kombination bei allen Mammographien zu empfehlen. Bei Brüsten mit Implantaten ist die Belichtung so zu wählen, dass das Drüsengewebe, das neben der Prothese abgebildet wird, optimal belichtet wird. Die Prothese selbst sowie das direkt darüber und darunter liegende Gewebe kann von der weichen Strahlung nicht penetriert werden.

Filmauswahl

Bei der Filmauswahl ist zu beachten, dass zwar ein hoher Kontrast für die Detailerkennbarkeit wichtig ist, dass aber ein zu hoher Kontrast die Detailwiedergabe im hohen und im geringen Dichtebereich (Mastopathie!) einschränkt.

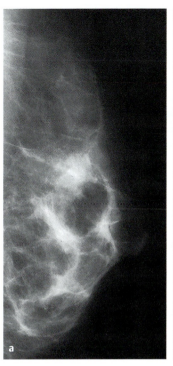 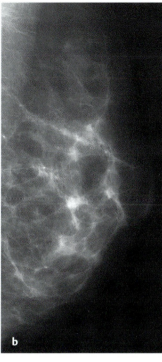

Abb. 3.12 a–b **Abbildung der Brust mit einem kontrastreichen und einem kontrastärmeren Film.**
a Mit dem kontrastreichen Film sind Teile der Mastopathie bereits im relativ flachen Teil der Gradationskurve dargestellt. Der Kontrast innerhalb der Mastopathie ist damit gering, und diese Areale sind schwer beurteilbar, obwohl die Gesamtbrust korrekt belichtet ist. Die Subkutis ist mit Grelllicht gerade noch erkennbar.
b Mit dem etwas kontrastärmeren Film sind gerade die mastopathischen Areale wesentlich besser beurteilbar.

Kontrastreiche FFS. Einen zu hohen Kontrast erkennt man daran, dass gerade bei großen und mastopathischen Brüsten über- und unterbelichtete Areale (in dünnen hautnahen bzw. in dichten mastopathischen Bereichen der Brust) auftreten (Abb. 3.12). Außerdem ist ein sehr kontrastreicher Film empfindlicher gegenüber geringen Schwankungen im Entwicklungsprozess, einem nicht optimalen Dicken- und Dichteausgleich der Belichtungsautomatik und einer nicht optimalen Messkammerpositionierung. Hier führen also bereits geringere Abweichungen zu diagnoserelevanten Fehlbelichtungen (kleiner Belichtungsspielraum!) (23). Deshalb erfordern sehr kontrastreiche Filme eine optimal eingestellte Belichtungsautomatik, exakte Messkammerpositionierung und eine für den verwendeten Film optimierte und sehr konstante Filmverarbeitung.

Dosissparende FFS. Bei besonders dosissparenden FFS wird die Detailerkennbarkeit durch ein vermehrtes Rauschen (Folienrauschen und Quantenrauschen) beeinträchtigt (Abb. 3.8). Nicht selten werden auch die kürzesten Abschaltzeiten des Geräts (Grenzschaltzeit) unterschritten, was dann zur Überbelichtung führt. Schließlich kommt es bei sehr kurzen Belichtungszeiten häufig auch zur Abbildung der Rasterlamellen (Abb. 3.13), da sich während der sehr kurzen Belichtungszeit der Raster nicht mehr schnell genug bewegt. Treten derartige Probleme auf, muss eine etwas niedrigere Spannung gewählt werden oder ein weniger empfindliches FFS verwendet werden. Wird hierdurch das Problem nicht gelöst, ist eine Aufrüstung des Mammographiegeräts erforderlich.

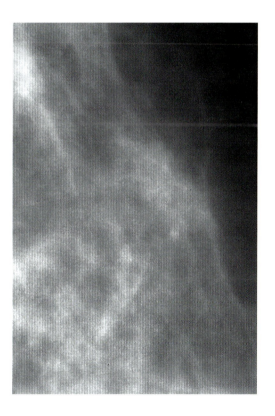

Abb. 3.13 **Verwendung sehr empfindlicher FFS.**
Werden sehr empfindliche FFS verwendet, so können gerade bei dünnen und fettreichen Brüsten die Schaltzeiten des Geräts so kurz werden, dass sich die Rasterlinien als parallele Linien abbilden (Ausschnitt).

▸ Sehr kontrastreiche Filme erfordern eine optimal eingestellte Belichtungsautomatik, exakte Messkammerpositionierung sowie eine optimierte Filmverarbeitung.

▸ Bei dosissparenden FFS kann die Grenzschaltzeit unterschritten werden, was zur Überbelichtung führt.

Gering empfindliche FFS. Bei sehr gering empfindlichen FFS können bei hohen Brustdichten und -dicken bei niedriger Spannung überproportional lange Belichtungszeiten entstehen („reciprocity law failure", s. S. 44). Da gering empfindliche Filme heute nicht mehr verwendet werden, treten Probleme wegen langer Belichtungszeit dann auf, wenn eine für die Brustdicke und -dichte zu niedrige Strahlenenergie gewählt wurde. Bei der Vergrößerungsmammographie kommen lange Belichtungszeiten wegen der geringeren Leistung des kleinen Röhrenfokus vor. Hierdurch können Bewegungsunschärfe oder (bei ungenügender Kompensation durch die Belichtungsautomatik) Fehlbelichtungen auftreten. Derartige Probleme sind durch die Wahl einer höheren Spannung (wenn vom Kontrast her vertretbar) oder durch ein empfindlicheres FFS zu kompensieren.

Filmverarbeitung

Durch die Filmverarbeitung werden Kontrast, Grundschleier, Empfindlichkeit und Rauschen eines Films beeinflusst (26, 27).

Entwicklungszeit und -temperatur. Dabei gilt, dass mit steigender Entwicklungszeit bzw. Entwicklungstemperatur Grundschleier, Grundrauschen und die Filmempfindlichkeit zunehmen, während der Kontrast bei einer bestimmten Entwicklungstemperatur und -dauer sein Maximum erreicht. Hieraus folgt, dass die vom Hersteller empfohlene und optimierte Verarbeitung unbedingt zu beachten ist. Die Herstellerangaben für Lichtempfindlichkeit (LE) und Lichtkontrast (LK) sind möglichst einzuhalten. Die DIN V 6868 Teil 55 regelt die Funktionsprüfung der Filmverarbeitung und zeigt die Grenzwerte auf. Die *Verarbeitungskonstanz ist täglich zu prüfen*. Eine ausreichende Konstanz ist nur bei einem Mindestdurchsatz von mehr als 20 Filmen täglich zu erreichen.

Verlängerung der Entwicklungszeit. Es ist bekannt, dass bei einigen Filmen durch eine Verlängerung der Entwicklungszeit noch eine weitere Steigerung von Kontrast und Sensitivität möglich ist. Da sich das Kontrastmaximum mit dem Filmtyp ändert, müssen derartige Entscheidungen, die auch zu Qualitätseinbußen führen können, unbedingt mit dem Filmhersteller abgestimmt werden. Zudem muss das Kontrastmaximum eines Films keinesfalls dem Optimum für ein gegebenes Mammographiesystem entsprechen. Allgemein gültige Empfehlungen sind daher nicht möglich.

Dunkelkammerbeleuchtung. Ein zusätzlicher, den Kontrast beeinflussender Faktor kann schließlich auch eine falsche oder defekte Dunkelkammerbeleuchtung sein. Deshalb wird eine jährliche Kontrolle der Dunkelkammerbeleuchtung gefordert (36).

Rauschen

Auch das Rauschen beeinträchtigt ab einem gewissen Grad die Detailerkennbarkeit und kann somit mit der Wahrnehmung geringer Dichteunterschiede und feinster Strukturen (Mikrokalk) interferieren (Tab. 3.3).

Es setzt sich zusammen aus (37) dem Strukturrauschen der Verstärkungsfolie, der Filmkörnigkeit und dem Quantenrauschen.

- Das *Strukturrauschen* der Folie nimmt in der Regel bei empfindlicheren FFS zu (s. Kapitel 3, S. 41).
- Dies gilt auch für die Körnigkeit des Films.
- Das *Quantenrauschen* kommt zustande durch Schwankungen, die auftreten und sichtbar werden, wenn nur wenige statistisch verteilte Rönt-

> Die Herstellerempfehlungen für die Filmverarbeitung müssen unbedingt beachtet werden. Eine ausreichende Verarbeitungskonstanz ist jedoch nur bei einem Mindestdurchsatz von über 20 Filmen täglich möglich.

Tab. 3.3 ⇢ *Minimierung des Rauschens*

Ziel	Maßnahme	Limitierung
Minimierung des Folienrauschens	Folie mit geringem Strukturrauschen	Art des Leuchtstoffs, Kristallstruktur und -anordnung
	• Nicht zu kontrastreicher Film*	Kontrast
Minimierung des Filmrauschens	• Geringe Filmkörnigkeit	Dosisbedarf
	• Nicht zu hoher Kontrast	Kontrast
	• Filmverarbeitung	
Minimierung des Quantenrauschens	• Verwenden eines weniger empfindlichen Film-Folien-System	Dosisbedarf
	• Angepasster Kontrast* des Films	Kontrast
	• Angepasste Zeichenschärfe* der Folie	Zeichenschärfe

* Bei zu hohem Kontrast des Films und hoher Zeichenschärfe der Folie wird das Rauschen noch deutlicher

Mammographische Technik

genquanten auf die Folie auftreffen. Bei sehr empfindlichen, also dosissparenden FFS kann das Quantenrauschen störend wirksam werden. Wichtig ist dabei auch, dass das Rauschen gerade bei hoher Zeichenschärfe und bei hohem Filmkontrast besonders auffällig wird und damit die Diagnostik beeinträchtigen kann. Zwar kann das Auge lernen, relevante Dichteunterschiede oder Muster auch im Rauschen zu erkennen. Dies ist aber nur begrenzt möglich (Abb. 3.**8**), insbesondere in Arealen mit sehr dichtem Parenchym, wenn weniger Röntgenquanten das Filmfoliensystem erreichen.

Deshalb ist darauf zu achten, dass das Rauschen ein gewisses – wohl auch individuell unterschiedliches – Maß nicht überschreitet. Bei stark dosissparenden FFS sind die Nachteile des vermehrten Rauschens sehr sorgfältig gegen die Vorteile der Dosisersparnis abzuwägen.

> Bei stark dosissparenden FFS sind die Vorteile der Dosisersparnis immer gegen die Nachteile des vermehrten Rauschens abzuwägen.

Strahlendosis

Aus Untersuchungen an Patientinnen, deren Brüste aus therapeutischen Gründen (38–56) hochdosierter Strahlung ausgesetzt waren, ist bekannt, dass das *Brustdrüsengewebe strahlensensibel* ist. Daher ist es – wie auch bei anderen Röntgenuntersuchungen – von Bedeutung, dass die für die Mammographie eingesetzte Strahlendosis so niedrig wie möglich gehalten wird, ohne dass hierdurch die für die Diagnose notwendige Qualität beeinträchtigt werden darf.

In ersten Berichten wurde das *vermeintliche Krebsrisiko* durch eine Mammographie leider weit *überschätzt*. Dies hat unglücklicherweise zu einer starken Verunsicherung von Patientinnen und auch Ärzten bezüglich der Mammographie geführt. Deshalb sei hier auf das Krebsrisiko durch eine Mammographie explizit eingegangen.

Strahlendosis einer Mammographie

Um eine qualitativ gute Mammographie zu erhalten, ist eine gewisse Strahlendosis notwendig. Die im Drüsengewebe absorbierte Dosis hängt von verschiedenen individuellen Faktoren wie z. B. der Brustdicke und -dichte ab und kann prinzipiell über die Eintrittsdosis gemessen werden. Sie kann auch anhand von Phantomaufnahmen bei Kenntnis der Brustdicke abgeschätzt werden.

Mammographiegeräte, FFS, Aufnahmetechnik und Entwicklung sind so zu wählen und zu überwachen, dass eine Mindestsystemleistung (Generator/Röhre) von 1 kW (bei 30 kV) erreicht wird, der Brennflecknennwert ≤ 0,4 (besser 0,3) und der Grenzwert der Dosis von $K_N \leq 100\,\mu Gy$ nicht überschritten wird. K_N ist der Nenndosisbedarf oder die Bildempfängerdosis für ein Film-Folien-System, korrigiert auf die Nettodichte 1,0. Diese Dosis ist sehr gering. Sie liegt mindestens um den Faktor 10 unter der früher für die folienlose Filmmammographie notwendigen Dosis. Insgesamt rechnet man heute für eine 2-Ebenen-Mammographie bei einer Normalbrust mit ca. 1–2 mGy (= 0,1–0,2 rad) (51, 56).

Risikoabschätzung

Ein mögliches Krebsrisiko durch derart geringe Strahlendosen ließe sich – wenn überhaupt – höchstens durch den Vergleich mehrerer Millionen Patientinnen mit und ohne Mammographie bei sonst gleichen Voraussetzungen nachweisen, was verständlicherweise nicht möglich ist. Bisherige vergleichende Auswertungen zeigten für mehrere Hunderttausend mammographierte Patientinnen – wie zu erwarten – keine erhöhte Karzinominzidenz.

Daher kann man nur von den Daten der Hochdosisbestrahlung auf geringe Dosen extrapolieren, wobei man aber die bei niedrigdosierter Bestrahlung möglichen Reparaturmechanismen des Körpers ignoriert. Das Ergebnis derartiger Abschätzungen, die eine lineare Dosiswirkungskurve voraussetzen, stellt daher den schlimmsten Fall dar. In diesem schlechtesten Fall könnte durch eine Mammographie in 2 Ebenen (5 mGy) bei höchstens 1 von 100.000 Patientinnen im Alter von 50 Jahren ein Karzinom ausgelöst werden (56).

Selbst, wenn höhere Strahlendosen bis zu 8 mGy für eine Mammographie in 2 Ebenen angenommen werden, besteht ein Nutzen zu Risikoverhältnis von 100 : 1 für Frauen über 40 Jahren (54, 57).

Die Tatsache, dass das mit einer Mammographie verbundene Karzinomrisiko (schlechtester Fall) heute geringer als früher eingeschätzt wird, hat folgende Gründe:
1. Die Reduktion der für eine Mammographie notwendigen Strahlendosis.
2. Die Erkenntnis, dass die Karzinogenität von Strahlen stark vom Alter bei Exposition abhängt. Dies wurde bei der ursprünglichen Extrapolation

> Um eine qualitativ gute Mammographie zu erhalten, ist eine gewisse Strahlendosis notwendig.

> Die Qualität darf nicht der Dosisreduktion geopfert werden, und eine Begrenzung der Aufnahmezahl darf nicht die notwendige Information einschränken.

> Um ein „reciprocity law failure" zu vermeiden, darf die Leistung eines Mammographiegeräts nicht unter 1 kW bei 30 kV liegen.

> Die benötigte Strahlendosis kann durch eine gute Kompression der Brust deutlich reduziert werden.

der Daten von Hochdosisbestrahlungen (Hiroshima, Durchleuchtungen bei Tbc, Mastitisbestrahlungen), wo viele junge Patientinnen exponiert waren, nicht berücksichtigt.

Die Strahlensensibilität des Parenchyms ist am größten bei Frauen unter 30 und ist bei Frauen ab 40 fast zu vernachlässigen (55, 57, 58).

Setzt man die Mammographie andererseits ein, um Karzinome früher zu erkennen, so würden bei 1 Million Frauen, die eine Mammographie erhalten, ca. 2700 der 3000 zu erwartenden Karzinome allein durch die Mammographie entdeckt werden (Inzidenz).

Vergleicht man das Risiko, aufgrund einer Mammographie an Brustkrebs sterben zu müssen, mit anderen Risiken des täglichen Lebens, so ist es extrem gering. Es entspricht ungefähr dem Risiko, an Lungenkrebs sterben zu müssen, wenn man 3 Zigaretten raucht.

Durch jährliche Mammographien über 20 Jahre würde sich das Brustkrebsrisiko im schlechtesten Fall um einen unwesentlichen Betrag von 10 auf 10,6 % erhöhen (23). Gleichzeitig kann aber die Mortalität durch Früherkennung um ca. 30–70 % gesenkt werden (s. Kapitel 21).

Diese Vergleiche veranschaulichen, dass
- das Krebsrisiko durch eine Mammographie gegenüber anderen Risiken des täglichen Lebens zu vernachlässigen ist,
- bei einer Abwägung von Nutzen und Risiko selbst für ein Screening asymptomatischer Frauen (ab 40 Jahren) die Strahlendosis kein Argument gegen die Durchführung einer Mammographie sein kann. Bei der weiteren Abklärung einer verdächtigen Veränderung gilt dies umso mehr.
- Bei der 40-jährigen Patientin steigt das theoretisch errechnete Strahlenrisiko im Vergleich zur 50-jährigen Patientin etwa um den Faktor 2,5 (56).

Bei der unter 40-jährigen Patientin ist wegen der insgesamt wesentlich geringeren Karzinomrate, der gleichzeitig höheren Strahlensensibilität des Gewebes und der schlechteren Treffsicherheit der Mammographie im jugendlichen dichten Gewebe ein mammographisches Screening nicht sinnvoll.

In der Abklärungsdiagnostik kann und darf aber auch bei *unter* 40-jährigen Patientinnen auf eine Mammographie nicht verzichtet werden, wenn ein Malignom nicht auszuschließen ist.

Ist eine Mammographie bei Patientinnen unter 40 indiziert, z. B. bei hoher genetischer Belastung, sollte dies von Instituten mit strenger Qualitätskontrolle und hohem Erfahrungsgrad durchgeführt werden.

Dosisbezogene Optimierung der Aufnahmetechnik

Aus den genannten Gründen muss die Aufnahmetechnik und -strategie (z. B. Aufnahmezahl) bezüglich der Dosis optimiert werden. Gleichzeitig darf natürlich die Qualität nicht der Dosisreduktion geopfert werden, und eine Begrenzung der Aufnahmezahl darf nicht die notwendige Information einschränken.

Im Folgenden werden nochmals die Faktoren diskutiert, die Einfluss auf die Strahlendosis haben und durch deren Optimierung die Strahlendosis ggf. weiter minimiert werden kann (Tab. 3.**4**).

Strahlenqualität

Durch Wahl der *optimalen Strahlenqualität* können sowohl die Bildqualität wie auch die Strahlendosis optimiert werden. Vermieden werden muss vor allem ein zu hoher Anteil an niederenergetischer Strahlung, die besonders in dichtem Drüsengewebe und bei großen Brustdicken absorbiert wird und nur unwesentlich zur Bildgebung beiträgt.

Die Strahlenqualität wird vom *Anoden/Filter-Material* einerseits und von der eingestellten *Maximalspannung* andererseits bestimmt (17, 18). Die optimale Anpassung der Strahlenqualität gelingt besonders bei neueren Mammographiegeräten, bei denen nicht nur die Spannung, sondern auch das Anoden/Filter-Material an den Brusttyp angepasst werden kann. Dabei ist auch von Bedeutung, dass das Mammographiegerät eine ausreichend hohe Leistung liefert. Ist die Leistung niedrig (wie bei einigen Billiggeräten), kann die für die Filmschwärzung nötige Dosis nur durch verlängerte Belichtungszeit erreicht werden. Da die Filmschwärzung aber bei langer Belichtungszeit nicht mehr proportional zur Dosis, sondern in geringerem Maß zunimmt, erhöhen sich die Belichtungszeit und die notwendige Dosis überproportional. Diesen Zusammenhang bezeichnet man als „reciprocity law failure". Um dies zu vermeiden, darf die Leistung eines Mammographiegeräts nicht unter 1 kW bei 30 kV liegen. Dies ist nur eine Minimalforderung. Leistungsfähigere Geräte sind für adäquate Bildqualität bei dichten Brüsten und für Dosiseinsparung wichtig.

Brustdicke

Die für die Durchdringung der Brust notwendige *Dosis* hängt stark von der *Brustdicke und -dichte* ab. Die Dichte nimmt mit einem hohen Anteil an zell-, flüssigkeits- und/oder bindegewebsreichem Drüsengewebe zu und ist daher individuell verschieden. Die Dicke kann durch eine gute Kompres-

Tab. 3.4 ⇢ *Dosisreduktion*

Ziel	Maßnahme	Limitierung
Dosisminimierung	Ausreichende Strahlungsenergie (Wahl von Röhrenspannung, Anoden/Filter-Material) für • gute Penetration • Vermeiden von reciprocity law failure	Abhängig von Möglichkeit des Geräts
	Kompression der Brust • Verminderung der zu penetrierenden Dicke	Schmerzempfindlichkeit der Patientin
	Ausreichende Leistung zur Vermeidung von reciprocity law failure	Abhängig von Möglichkeit des Geräts
	Korrekte Belichtung • Vermeiden von Überexposition • Vermeiden von Wiederholungen	Abhängig von den Möglichkeiten des Geräts (Belichtungsautomatik) und der Erfahrung der MTRA
	Dosis sparendes Film-Folien-System	Rauschen, Zeichenschärfe (Folie), Kontrasteigenschaften
	Spezielle Filmverarbeitung	Schleier*, Rauschen*, Kontrast*

* Deshalb dürfen Änderungen an der Filmverarbeitung nur in Abstimmung mit dem Hersteller erfolgen

---

sion deutlich reduziert werden. Damit erniedrigt sich die nötige Strahlendosis erheblich. So benötigt man für die Durchdringung einer auf 4 cm komprimierten Brust nur 80% der Dosis einer auf 4,5 cm komprimierten Brust (20).

Filmdichte

Eine optimale *mittlere Filmdichte* (1,3 – 1,8) sollte angestrebt werden. Eine zu niedrige optische Dichte beeinträchtigt die *diagnostische Aussage* deutlich. Eine zu hohe optische Dichte kann ebenfalls zu einer diagnostischen Beeinträchtigung führen, ist aber in jedem Fall mit einer *unnötigen Dosiserhöhung* verbunden.

Raster

Da der Streustrahlenanteil bei dicken und dichten Brüsten erheblich ist (s. Kapitel 3, S. 38) (32), muss ein Raster verwendet werden. Obwohl der Raster eine Dosiserhöhung um einen Faktor von ca. 2,5 verursacht, ist er für ausreichende Bildqualität bei diesen Brüsten unverzichtbar. Bei kleinen und fettreichen Brüsten kann eine Dosisreduktion durch den Verzicht auf die Rastertechnik erwogen werden (20). Ein häufiger Wechsel zwischen rasterloser und Rasteraufnahmetechnik hat sich aber dennoch aus Praktikabilitätsgründen bisher nicht durchgesetzt.

Film-Folien-System (FFS)

Auch die Wahl des FFS beeinflusst die Dosis entscheidend. Durch die Einführung der Filmfolienkombinationen gelang im Vergleich zum folienlosen Film eine *Dosisreduktion um mindestens den Faktor 10*.

Bei den neuesten FFS kann derzeit zwischen Systemen mit *niedrigem* und mit *sehr niedrigem Dosisbedarf* unterschieden werden. Letztere werden häufig als „FFS für Screeningmammographie" angeboten. Zwischen diesen Systemen besteht ein Dosisunterschied um ca. den Faktor 2. Zu den FFS mit sehr niedriger Dosis ist aber anzumerken, dass sie ein höheres Rauschen aufweisen. Dies kann die Beurteilbarkeit vor allem im niedrigen Dichtebereich (Mastopathie) beeinträchtigen. Hier kann das Rauschen mit der Mikrokalkerkennung interferieren. Optimale Belichtung und Entwicklung sind kritischer als bei anderen FFS. Hinzu kommt, dass – je nach Mammographiegerät – bei den sehr kurzen Belichtungszeiten die Schaltzeiten des Geräts unterschritten werden können (Fehlbelichtung!), oder es kann sich der Raster abbilden (s. S. 41). Deshalb sind wir bezüglich der Verwendung dieser Filme zurückhaltend.

Filmverarbeitung

Durch *Verlängerung der Entwicklungszeit* bzw. durch Erhöhung der Entwicklungstemperatur* kann bei einigen Filmen die Empfindlichkeit gesteigert und die *Dosis* kann bei den heutigen Filmen um ca. 10% reduziert werden. Bei Filmen früherer Generation war eine Dosisreduktion von bis zu 30% möglich. Da sie häufig mit einer weiteren *Steigerung des Kontrasts* verbunden ist, sollte eine derartige Modifikation nur nach Absprache mit dem Hersteller in Abhängigkeit von den anderen den Kontrast bestimmenden Faktoren abgewogen werden.

⇢ Eine optimale optische Filmdichte verbessert die diagnostische Aussage und vermeidet eine unnötige Dosiserhöhung.

⇢ FFS erlauben eine Dosisreduktion um mindestens den Faktor 10. Systeme mit sehr niedrigem Dosisbedarf sind aufgrund des deutlich höheren Rauschens jedoch kritisch zu bewerten.

* Bei Erhöhung der Entwicklungstemperatur treten häufig Qualitätsverluste auf.

3 Mammographie

> Zur Dosisreduktion müssen Fehlaufnahmen durch optimale technische Voraussetzungen, ständige Qualitätskontrolle und gut ausgebildetes Personal vermieden werden.

Aufnahmezahl

Im Sinne der *Dosisreduktion* ist darauf zu achten, dass *Fehlaufnahmen* durch optimale technische Voraussetzungen, ständige Qualitätskontrolle und ein gut ausgebildetes Personal vermieden werden. Bei freier Belichtung wird immer zunächst nur eine Aufnahme angefertigt. Erst bei korrekter Belichtung folgen die weiteren Aufnahmen.

Neben dem Standardrastertisch ist bei Zentren, die ein Screening durchführen wollen, unbedingt auch ein Rastertisch für größere Brüste zu fordern. Werden nämlich die Mammographien großer Brüste regelmäßig aus Teilaufnahmen zusammengesetzt, kommen im Überlappungsbereich deutliche Dosisüberhöhungen (bei der 2-Ebenen-Mammographie bis zum Faktor 4!) zustande. Dies ist besonders für Screeninguntersuchungen nicht vertretbar, sollte aber auch bei Abklärungsuntersuchungen vermieden werden.

Mammographische Einstelltechnik und Kompression

Die mammographische Einstelltechnik beinhaltet eine *bestmögliche Kompression* und korrekte *Positionierung* zur vollständigen Erfassung des Drüsengewebes.

Kompression

> Die Patientin sollte über den Nutzen und die Harmlosigkeit der Kompression aufgeklärt werden. Eine bestmögliche Kompression darf jedoch nie gegen den Willen der Patientin durchgeführt werden.

Wie bereits in den vorangegangenen Kapiteln erläutert, ist die adäquate *Brustkompression* eine der wichtigsten Voraussetzungen für eine qualitativ hochwertige Mammographie und für bestmögliches Sichtbarmachen pathologischer Veränderungen (60).

Die Vorteile seien deshalb nochmals kurz zusammengefasst. Durch eine gute Kompression

- wird die *Auflösung* verbessert, indem der Abstand filmferner Details im Drüsengewebe zum Film verringert wird; damit verringert sich die geometrische Unschärfe,
- sie verhindert Bewegungsunschärfe,
- verbessert den *Kontrast*, indem durch die reduzierte Brustdicke die *Streustrahlung* erheblich verringert wird,
- verbessert den *Kontrast*, da für die Durchdringung dünnerer Gewebsdicken die *kontrastreichere* niederenergetische Strahlung zur Wirkung kommt,
- erlaubt einen höheren *Kontrast* im interessierenden Dichtebereich, da sich durch den *Dickenausgleich des Gewebes* der notwendige Objektumfang reduziert,
- erlaubt das *Sichtbarmachen kleinster Herde* zwischen dem Drüsengewebe und *diskreter Retraktionen* im Drüsengewebe, da sich normales Gewebe durch Kompression meist auseinander spreizen lässt, wohingegen kleine Malignomherde durch ihre festere Konsistenz persistieren,
- erlaubt eine deutliche *Dosisreduktion* durch die Verringerung der zu durchstrahlenden Brustdicke.

Die genannte Vielzahl von Vorteilen erklärt die große Bedeutung einer bestmöglichen Kompression. Als wichtige Voraussetzung für eine gute Bildqualität kann die *frühzeitige Erkennung von Karzinomen* entscheidend von ihr abhängen (Abb. 3.**14 a – d**).

Selbstverständlich kann und darf die bestmögliche Kompression nie gegen den Willen der Patientin durchgeführt werden. Bei allem Bestreben, eine optimale Bildqualität zu erzielen, muss das technische Personal berücksichtigen, dass das Drüsengewebe unterschiedlich druckempfindlich ist. Die einzelnen Patientinnen zeigen unterschiedliche Bereitschaft, für ein diagnostisch gutes Ergebnis Unannehmlichkeiten oder Schmerzen zu ertragen.

Es ist daher von entscheidender Bedeutung, die Patientin in einem *kurzen Gespräch* von der Notwendigkeit der Kompression zu überzeugen und damit ihr Verständnis, ihre Mitarbeit und Motivation zu gewinnen.

Aus diesem Grunde muss die Patientin darüber aufgeklärt werden, *dass nur durch Kompression kleinste Karzinomherde frühzeitig sichtbar gemacht werden* können und dass durch Kompression die *Strahlendosis* deutlich *reduziert* wird.

Sie sollte auch darüber informiert werden, dass *in keinem Fall durch Kompression ein Karzinom ausgelöst wird*, welches eine häufige Sorge ist.

Mammographische Technik

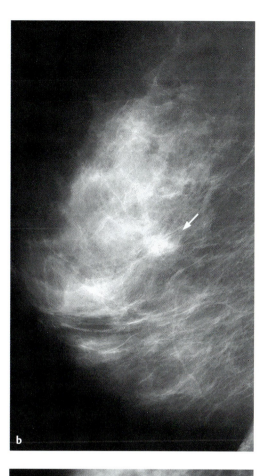

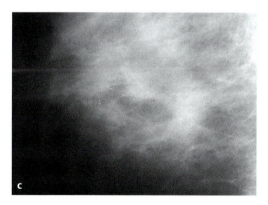

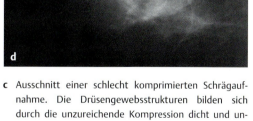

Abb. 3.14 a–d **Bedeutung der Kompression.**

a Mediolaterale Mammographie mit schlechter Kompression und schlechtem Aufspreizen des Drüsenkörpers. Das im Drüsengewebe liegende Karzinom ist schwer zu erkennen.

b Nach besserer Kompression und besserem Aufspreizen des Gewebes sind das Karzinom (Pfeil) und seine Ausläufer wesentlich besser erkennbar.

c Ausschnitt einer schlecht komprimierten Schrägaufnahme. Die Drüsengewebsstrukturen bilden sich durch die unzureichende Kompression dicht und unscharf ab. Im schlecht komprimierten Gewebe sind einige Verkalkungen zu erahnen.

d Eine Wiederholung der Schrägaufnahme mit guter Kompression zeigt eine wesentlich schärfere Abbildung der Drüsengewebsstrukturen. Es sind jetzt wesentlich mehr hochsuspekte Verkalkungen erkennbar.

Da die Kompression des weniger wasserreichen Gewebes weniger schmerzhaft ist und da bei geringem Wassergehalt die Brustdichte abnimmt und sich die Bildqualität verbessert, sollte versucht werden, *die Mammographie in der ersten Zyklushälfte durchzuführen*. Bei der Kompression ist darauf zu achten, dass das gesamte *Drüsengewebe möglichst gut ausgebreitet und somit aufgespreizt* wird und dass *keine Faltenbildungen* auftreten. Die Kompression von nicht ausgebreitetem Drüsengewebe ist schmerzhafter. Eine Faltenbildung kann zu diagnostisch störenden Verdichtungen führen.

Standardprojektionen

Bei den mammographischen Projektionen ist zu unterscheiden zwischen den *Standardaufnahmen* und den *Ergänzungsaufnahmen*.

Aufnahmezahl bei der Standardmammographie

> Es wird empfohlen, alle Mammographien in 2 Ebenen durchzuführen.

Es wird empfohlen, alle Mammographien in 2 Ebenen durchzuführen. Die sog. 1-Ebenen-Mammographie, die lediglich eine Schrägaufnahme beinhaltet, wurde zeitweise wegen der geringeren Kosten für Screeninguntersuchungen angewendet. Wegen ihrer zu geringen Sensitivität und Spezifität wird die 1-Ebenen-Mammographie aber von der Mehrzahl der Mammographieexperten als diagnostisch nicht ausreichend und auch nicht als kosteneffektiv angesehen. Viele Patientinnen mussten mehrfach einbestellt werden (61, 62). Daher sollte die Mammographie in nur 1 Ebene Ausnahmefällen vorbehalten bleiben (kurzfristige Kontrollen bei bekanntem Befund, einige Indikationen bei besonders jungen Patientinnen oder während der Schwangerschaft).

> Jede Zusatzaufnahme ist einer unnötigen diagnostischen Biopsie oder einem übersehenen Karzinom vorzuziehen.

Während die Standardaufnahmen beim Gros der Patientinnen zuverlässig Identifikation oder Ausschluss suspekter Areale erlauben, sollten Ergänzungsaufnahmen großzügig eingesetzt werden, wenn anhand der Standardebenen keine eindeutige Diagnose möglich ist oder wenn hiermit ein Befund nicht vollständig erfasst wird. Jede Zusatzaufnahme ist einer unnötigen diagnostischen Biopsie oder einem übersehenen Karzinom vorzuziehen.

Standardaufnahmen

Als Standardaufnahmen haben sich die *Schrägaufnahme* kombiniert mit der *kraniokaudalen Aufnahme* international durchgesetzt (24, 60–69).

Schrägaufnahme

Bedeutung

Die Schrägaufnahme (oder „mediolateral oblique" = MLO) wird als die wichtigste Aufnahme angesehen, da mit ihr das thoraxwandnahe Gewebe und der wichtige axilläre Ausläufer am besten erfasst werden. Damit werden auf der Schrägaufnahme die meisten Karzinome abgebildet, während sie auf der kraniokaudalen oder streng mediolateralen Aufnahme dem Nachweis entgehen können.

> Die Schrägaufnahme (MLO) erfasst das thoraxwandnahe Gewebe und den axillären Ausläufer am besten und ist daher die wichtigste Projektion der Mammographie.

Durchführung

Einstellen von Röhre und Filmhalterung. Zunächst werden die Röhre und Filmhalterung so geschwenkt, dass die Filmkassette dem M. pectoralis der Patientin parallel angelegt werden kann (Abb. 3.15 a). Dies wird – je nach Konstitution der Patientin – meist mit einer Kippung von 30–70° erreicht. Der Strahlengang verläuft damit von medial oben nach lateral unten und trifft senkrecht auf der Filmkassette auf. Für kleine, gedrungene Frauen wird man eine mehr horizontale, für große, schlanke Frauen eine mehr vertikale Kippung wählen. Durch diese zum M. pectoralis parallele Anordnung von Kassette und Kompressorium lässt sich das Drüsengewebe mit M. pectoralis am besten von der Thoraxwand mobilisieren.

Anlegen der Kassette. Die Kassette wird nun hinter der vorderen Axillarlinie so angelegt, dass die Brust durch die Kassette angehoben wird (63). Dies erlaubt ebenfalls ein optimales Vorziehen der Brust zwischen Kompressorium und Filmkassette. Wird die Filmkassette hingegen unterhalb bzw. zu weit lateral an die Brust angelegt, so entsteht ein vermehrter Zug auf das mediale Gewebe, der schmerzhaft ist und kein gutes Vorziehen der Brust auf die Filmkassette zulässt. Die Kassette sollte nicht zu hoch in die Axilla geschoben sein. Sonst ist der M. pectoralis zu sehr angespannt und lässt sich nur schlecht vorziehen. Wenn sogar Teile des Humerus mitabgebildet werden, kann eine regelrechte Kompression nicht gewährleistet sein. Auch sollte der Arm locker der Kassette aufliegen, da so ebenfalls eine bessere Mobilisierung des Drüsengewebes möglich ist.

Vorziehen und Ausstreichen der Brust. Die Patientin wird so gedreht, dass sie das Gerät ansieht. Dadurch

Mammographische Technik

können die inneren Anteile des Brustgewebes erfasst werden, und die untere Umschlagsfalte wird auf der Aufnahme mit abgebildet. Die Brust sollte dann kräftig vorgezogen werden, sodass möglichst viel Gewebe auf der Kassette liegt. Dieses Vorziehen ist im Gegensatz zur Kompression nicht schmerzhaft, erlaubt aber die Erfassung von durchschnittlich einem weiteren Zentimeter Drüsengewebe vor der Thoraxwand. Der Zug an der Brust sollte nach vorn und oben gerichtet sein (Abb. 3.**15 b**), da hierdurch das Drüsengewebe maximal aufgespreizt wird (20). Ist dies nicht der Fall, so werden kleine Herde leichter verdeckt. Außerdem ist die Brust nach Aufspreizen und Auseinanderstreichen leichter komprimierbar und die Kompression ist weniger schmerzhaft.

Anlegen des Kompressoriums. Während das Kompressorium abgesenkt wird, sollte der Zug an der Brust so lange aufrechterhalten werden, bis die Brust in ihrer Position vom Kompressorium festgehalten wird. Außerdem ist darauf zu achten, dass keine Hautfalten entstehen, die die Diagnostik beeinträchtigen könnten. Es folgt die abschließende Rückversicherung, dass die untere Umschlagsfalte entfaltet ist und nicht durch den Oberbauch überlagert wird.

Qualitätskriterien

Eine optimal positionierte Schrägaufnahme zeichnet sich durch die folgenden Merkmale aus (Abb. 3.**15 c – e**):

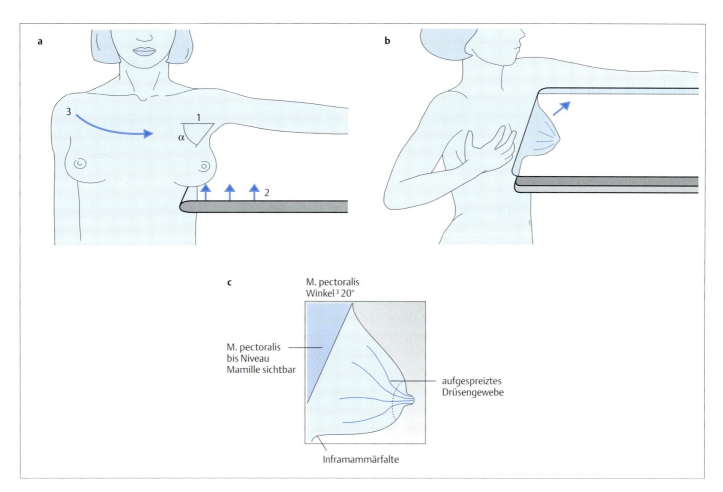

Abb. 3.15 a – e Schrägaufnahme.

a Für die korrekte Positionierung wird zunächst (1) der Einstellwinkel entsprechend dem Verlauf des M. pectoralis individuell angepasst. Danach (2) wird der Auflagetisch so unter der Brust platziert, dass die Brust so weit wie möglich nach medial und oben mobilisiert wird. Abschließend (3) wird die Patientin zum Gerät hin gedreht und die Brust auf den Auflagetisch gezogen, sodass auch die medialen Anteile der Brust vom Kompressorium (nicht eingezeichnet), das von oben kommt, erfasst werden.

b Bei der korrekten Positionierung wird das Drüsengewebe durch Zug nach ventrokranial (Pfeil) möglichst gut vorgezogen und aufgespreizt. Der (hier) linke Arm der Patientin soll dem Auflagetisch locker aufliegen. Die Patientin hält mit der Hand die gegenseitige Brust zurück.

c Qualitätskriterien für die gute Schrägaufnahme sind der schräge Verlauf des M. pectoralis über den oberen und seitlichen Bildrand (Winkel mindestens 20°), Sichtbarkeit des M. pectoralis bis auf Höhe der Mamille, gute Aufspreizung des Drüsengewebes und Mitabbildung der Inframammärfalte. Die Abbildung der Inframammärfalte ist ein wichtiges Zeichen dafür, dass auch das mediale Drüsengewebe ausreichend erfasst ist.

Fortsetzung →

Abb. 3.15 d – e **Fortsetzung**

d Eine kleine, nicht ganz glatt begrenzte Verschattung ist thoraxwandnah auf dieser schlecht eingestellten Schrägaufnahme nur knapp angeschnitten und wurde deshalb übersehen (fehlende Erfassung der Inframammärfalte!).

e Auf der besser (aber ebenfalls nicht perfekt) eingestellten Schrägaufnahme (Drehung der Patientin zum Gerät) ist der medial liegende Befund jetzt gut dargestellt. *Histologie:* Fibroadenom).

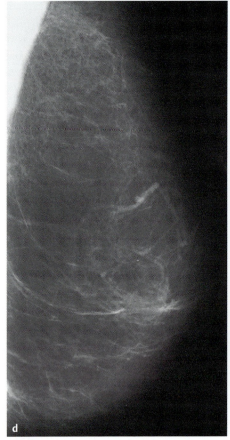 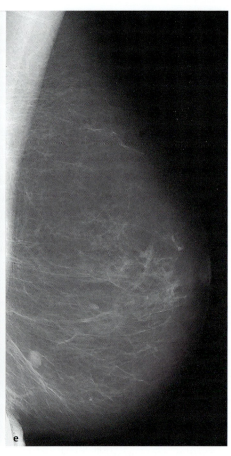

- Der M. pectoralis soll mindestens bis auf die Höhe der Mamille im Bild miterfasst sein.
- Er soll mit einem Winkel von ca. 20° über den seitlichen Bildrand nach kranial verlaufen.
- Kaudal soll die Inframammärfalte gerade noch mitabgebildet sein. Dies ist zu erreichen, indem die Patientin ausreichend zum Auflagetisch hingedreht wird.
- Das Drüsengewebe soll gut aufgespreizt dargestellt sein.

Optimierungen

Optimiert werden kann die Aufnahme durch eine exakte Anpassung des Einstellwinkels an den Verlauf des M. pectoralis, durch ausreichendes Anheben der Brust, kräftiges Vorziehen, Drehen der Patientin zum Auflagetisch, Aufspreizen des Drüsengewebes sowie durch eine bestmögliche Kompression.

> Die Schrägaufnahme wird routinemäßig immer durch die kraniokaudale Aufnahme ergänzt.

Kraniokaudale Aufnahme

Bedeutung

Ergänzt wird die Schrägaufnahme routinemäßig durch die kraniokaudale Aufnahme, bei der der Strahlengang von kranial nach kaudal verläuft (Abb. 3.**16 a – d**).

Durchführung

Anheben und Vorziehen der Brust. Um die Brust maximal von der Thoraxwand wegziehen zu können, sollte die Brust so weit angehoben werden, dass die Inframammärfalte möglichst weit nach oben verlagert wird. Die Inframammärfalte lässt sich mehrere Zentimeter nach oben ziehen. Der Auflagetisch wird dann auf die Höhe der nach oben mobilisierten Inframammärfalte gebracht und die Brust auf den Auflagetisch gelegt. Würde hingegen die Brust auf der ursprünglichen Höhe der Inframammärfalte vorgezogen und komprimiert, so entstünde ein vermehrter Zug auf Haut und Subkutis oberhalb der Mamille, der das Vorziehen limitiert und zudem

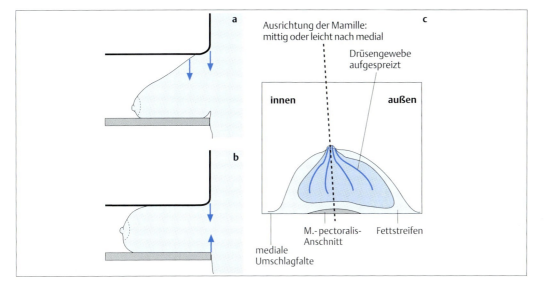

Abb. 3.16 a–d Kraniokaudale Aufnahme (cc-Aufnahme).
a Wird die Brust nicht angehoben, so entsteht bei Kompression ein schmerzhafter Zug (Pfeil) auf die kranialen Gewebeanteile, der auch das Vorziehen der Brust von der Thoraxwand weg behindert.
b Für die korrekte Positionierung sollte die Brust so weit wie möglich nach oben mobilisiert werden. Der Auflagetisch ist entsprechend höher zu stellen. Damit lässt sich die Brust optimal nach vorn ziehen und die Kompression ist weit weniger schmerzhaft.
c Qualitätsmerkmale der gut eingestellten cc-Aufnahme sind: Darstellung des gesamten Drüsengewebes sowie des dahinter liegenden angeschnittenen retromammären Fettstreifens. Dies gelingt meist, wenn die Mamille leicht nach medial oder mittig orientiert ist. Auf besonders guten Aufnahmen kann der M.pectoralis mit angeschnitten sein, und/oder es kann die mediale Umschlagfalte sichtbar werden.
d Gut eingestellte kraniokaudale Aufnahme.

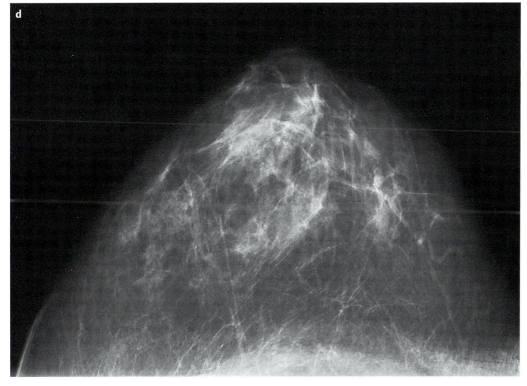

schmerzhaft ist. Nach korrekter Positionierung von Kassette und Brust muss auch bei dieser Aufnahme die Brust kräftig von der Thoraxwand weggezogen werden, bis sie vom Kompressorium festgehalten wird.

Kontrolle der optimalen Positionierung. Die Mamille sollte bei der kraniokaudalen (cc-) Aufnahme mittig platziert sein oder leicht nach medial zeigen. Es sollte versucht werden, auch das mediale Drüsengewebe (das bei der MLO-Aufnahme manchmal nicht vollständig zu erfassen ist) möglichst vollständig abzubilden. Außerdem wird aber auch der laterale Ausläufer, der viel Drüsengewebe enthält und wegen der dort häufigen Karzinomlokalisation sorgfältig zu analysieren ist, in der 2. Ebene dargestellt. Zur möglichst vollständigen Erfassung des lateralen Ausläufers wird zudem von einigen Autoren empfohlen, dass dieser – vor der vollständigen Absenkung des Kompressoriums – nochmals besonders kräftig vorgezogen wird. Hilfreich bei dieser Aufnahme ist es, den Arm der aufzunehmenden Seite nach unten hängen zu lassen. Dann liegt der äußere Quadrant bei entspanntem M. pectoralis der Platte auf und kann leichter vorgezogen und abgebildet werden. Schließlich soll auch hier das Drüsengewebe vor Kompression gut ausgebreitet und Hautfalten sollen vermieden werden.

Qualitätsmerkmale

Idealerweise sollte auf der cc-Aufnahme der gesamte Drüsenkörper mit dem retromammären Fett medial und lateral vollständig erfasst sein. Bei besonders guten Aufnahmen ist der M. pectoralis am Bildrand gerade zu erkennen. Ist am medialen Bildrand die mediale Umschlagsfalte miterfasst, was allerdings nicht immer gelingt, ist die optimale Erfassung des medialen Drüsenkörpers garantiert.

Messkammerpositionierung

Nach korrekter Einstellung ist für das optimale Funktionieren der Belichtungsautomatik die richtige Wahl der Messkammerposition von entscheidender Bedeutung. Es wird empfohlen, diese im *vorderen Brustdrittel* (retromamillär) zu positionieren, da hier relativ konstant repräsentatives Drüsengewebe vorhanden ist. Es ist aber unbedingt darauf zu achten, dass die Messkammer *vollständig* vom Drüsengewebe (in seiner vollen komprimierten Dicke) bedeckt wird (Abb. 3.**7**).

Bedeutung der optimalen Brustpositionierung

Diese Beschreibung der optimalen Standardpositionierungen erscheint kompliziert. Es lohnt sich aber, diese Positionierung so gut wie möglich durchzuführen, denn

- einerseits ist bei guter Positionierung die Kompression *weniger schmerzhaft,*
- andererseits gelingt es, deutlich mehr thoraxwandnahes Gewebe zu erfassen. Dieses Gewebe ist – gerade da es der Palpation schwer zugänglich ist – für die *Frühdiagnostik von besonderer Bedeutung* (Abb. 15.**2b** u. **c**).
- Wegen des dort meist vorhandenen Fettstreifens eignet sich das thoraxwandnahe Gewebe besonders für die mammographische Karzinomerkennung.

Tatsächlich können von geübtem Personal bis zu 90% sehr gute Positionierungen erreicht werden. Probleme können allerdings auftreten bei ausgeprägten Vernarbungen, die eine ausreichende Mobilisierung des Drüsengewebes nicht zulassen. Ähnliche Probleme entstehen bei ausgeprägten Thoraxdeformitäten, wie z. B. bei Trichterbrust oder Torsionsskoliose.

Weiteres Prozedere

Keine weiteren Aufnahmen sind notwendig, wenn die Standardaufnahmen einen eindeutig unauffälligen oder bösartigen Befund ergeben und wenn alle klinisch fraglichen Areale vollständig erfasst sind. Eine ergänzende, streng mediale Aufnahme ist auch bei eindeutigem Befund hilfreich, wenn dieser nicht tastbar ist und eine präoperative Nadelmarkierung ansteht.

Bleiben hingegen Unklarheiten, so sollten diese – soweit möglich – zuerst durch Ergänzungsaufnahmen abgeklärt werden (63–65).

> Wenn die beiden Standardaufnahmen einen eindeutig unauffälligen oder bösartigen Befund ergeben und alle klinisch fraglichen Areale erfasst sind, sind keine weiteren Aufnahmen notwendig.

Ergänzende Aufnahmen

Zu den wichtigsten Ergänzungsaufnahmen zählen
- Zieltubuskompressions- und die Vergrößerungsaufnahme (s. Kapitel 3, S. 58),
- streng seitliche Aufnahme,
- nach außen (bzw. innen) gedrehte kraniokaudale Aufnahme,
- „gerollte" Aufnahmen,
- Tangentialaufnahme und individuell eingestellte Schrägaufnahmen zur Darstellung atypisch gelegener Befunde.

Selten kommen zur Anwendung:
- axilläre Aufnahme,
- „Cleavage-Aufnahme".

Die für Implantate notwendigen Spezialaufnahmen werden in Kapitel 3, S. 65 diskutiert.

Laterale Aufnahme

Bedeutung

Die streng laterale Aufnahme (Abb. 3.17 a – c) wird in folgenden Fällen angewendet:
- Als 3. Ebene, wenn eine fragliche Überlagerung nicht sicher von einer reellen Läsion zu differenzieren ist.
- Bei der Erstbeurteilung von unklarem Mikrokalk. Nur im streng seitlichen Strahlengang werden typische Spiegelbildungen in Kalkmilchzysten („Teetassenphänomen") sichtbar. Diese sind ein wichtiges Kriterium für die Gutartigkeit von Mikrokalk (s. Kapitel 9). Deshalb sollte diese Ebene bei der Erstbeurteilung von Mikrokalk unklarer Dignität unbedingt angewendet werden.
- Als Orientierungshilfe für die räumliche Zuordnung nicht tastbarer Läsionen vor Markierung oder transkutaner Biopsie.

Durchführung

Bei der lateralen Aufnahme ist darauf zu achten, dass der jeweils fragliche Befund möglichst *filmnah* abgebildet wird, da dies die Schärfe erhöht. Bei medialem Befund ist also eine *lateromediale Aufnahme*, bei lateralem Befund eine *mediolaterale Aufnahme* anzufertigen.

Nach außen gedrehte kraniokaudale Aufnahme

(Abb. 3.18 a u. b)

Bedeutung

Diese Aufnahme dient dazu, Veränderungen im lateralen Brustausläufer auch in der kraniokaudalen Ebene zu erfassen. Sie soll bei suspektem klinischem Befund in diesem Bereich oder zur Abklärung eines nur in der Schrägaufnahme abgebildeten oder vermuteten Befundes durchgeführt werden.

Sie sollte aber auch bei fehlendem klinischem Befund die Standardaufnahmen ergänzen, wenn der axilläre Ausläufer auf diesen Aufnahmen nicht adäquat erfasst wurde.

Durchführung

Die Aufnahme wird bei gleicher Gerätestellung wie die cc-Aufnahme angefertigt. Die Patientin wird aber so gedreht, dass besonders der laterale Brustanteil auf die Filmkassette vorgezogen, komprimiert und abgebildet wird unter Verzicht auf die medialen Brustanteile.

> Die nach außen gedrehte kraniokaudale Aufnahme erfasst Veränderungen im lateralen Brustausläufer auch in der kraniokaudalen Ebene.

> Die laterale Aufnahme dient der Differenzierung fraglicher Überlagerungen, der Erstbeurteilung von unklarem Mikrokalk und als Orientierungshilfe für die räumliche Zuordnung nicht tastbarer Läsionen.

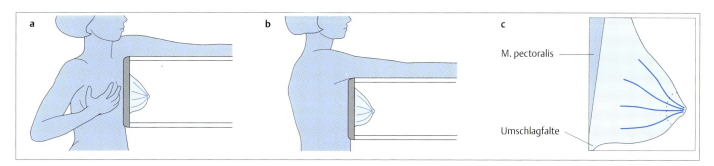

Abb. 3.17 a – c Laterale (90°-)Aufnahme.
Die streng laterale Aufnahme wird mit einem Einstellwinkel von 90° im mediolateralen oder lateromedialen Strahlengang durchgeführt, wobei interessierende Details jeweils möglichst filmnah abzubilden sind.
a Mediolaterale Aufnahme: Die Patientin steht direkt vor dem Gerät und ist diesem exakt zugewandt. Die obere äußere Ecke des Auflagetischs liegt in der Achselhöhle der Patientin. Der Arm liegt locker auf dem Auflagetisch. Die Patientin wird am Rücken unterstützt, damit sie während der Kompression nicht zurückweicht. Die Brust wird nach kranial oben angehoben, von der Thoraxwand weggezogen und ausgestrichen, um das Drüsengewebe gut aufzuspreizen, bis die Brust vom Kompressorium festgehalten wird.
b Bei der lateromedialen Aufnahme liegt die Brustinnenseite dem Auflagetisch an. Der Oberarm liegt parallel zur Oberkante des Kompressoriums. Wie bei der mediolateralen Aufnahme wird die Brust angehoben, vorgezogen und gehalten, bis sie vom Kompressorium fixiert wird.
c Auf der gut eingestellten lateralen 90°-Aufnahme sollte der M. pectoralis als schmal, leicht schräg verlaufender Streifen am Bildrand erkennbar sein. Das Drüsengewebe soll gut aufgespreizt, die Mamille im Profil abgebildet sein. Die untere Umschlagfalte soll ebenfalls noch sichtbar sein.

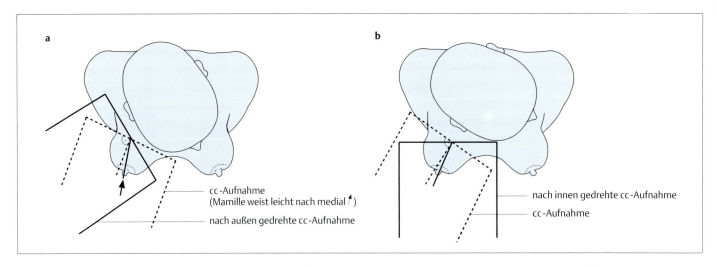

Abb. 3.18 a–c **Nach außen und nach innen gedrehte kraniokaudale Aufnahme.**
a Die nach außen gedrehte kraniokaudale Aufnahme wird wie die kraniokaudale Standardaufnahme angefertigt. Die Patientin steht aber schräg vor dem Rastertisch, sodass die äußeren Anteile erfasst werden. Im Gegensatz zur kraniokaudalen Standardaufnahme wird hier auf Teile des medialen Drüsenkörpers verzichtet.
b Bei der nach innen gedrehten kraniokaudalen Aufnahme steht die Patientin so vor dem Rastertisch, dass vor allem die medialen Brustanteile erfasst werden.
c Diese nach außen gedrehte kraniokaudale Aufnahme zeigt ein kleines Mammakarzinom, das sich in der Schrägaufnahme auf den M. pectoralis projizierte. Erst durch die nach außen gedrehte kraniokaudale Aufnahme gelang es, das kleine Mammakarzinom auch in der 2. Ebene und damit eindeutig zu lokalisieren.

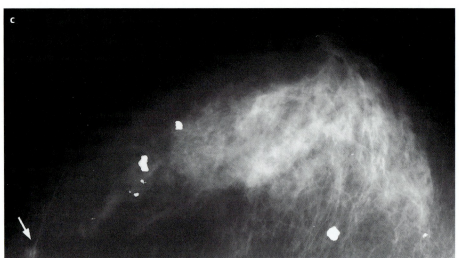

▶ Die nach innen gedrehte kraniokaudale Aufnahme erfasst sehr thoraxwandnahe, medial gelegene Befunde.

▶ Tangentialaufnahmen sind von Bedeutung für den Nachweis von subkutan liegenden Verkalkungen und um Herdbefunde frei von überlagernden Implantaten zu projizieren.

Nach innen gedrehte kraniokaudale Aufnahme

Bedeutung

Die nach innen gedrehte kraniokaudale Aufnahme kann entsprechend bei sehr thoraxwandnahen, medial gelegenen Befunden angewendet werden, wenn diese auf der Standard-cc-Aufnahme nicht (ausreichend) erfasst werden.

Durchführung

Sie wird bei gleicher Gerätestellung wie die cc-Aufnahme angefertigt. Die Patientin wird so gedreht, dass besonders der mediale Brustteil auf die Filmkassette vorgezogen wird unter Verzicht auf die lateralen Brustanteile.

Tangentialaufnahme

Bedeutung

Tangentialaufnahmen sind vor allem von Bedeutung für den Nachweis von subkutan liegenden Verkalkungen (Abb. 3.**19**). Sind Verkalkungen in der Kutis oder direkt subkutan gelegen, so kann von benignen Verkalkungen ausgegangen werden. Deshalb ist der Nachweis der subkutanen Lage von hoher differenzialdiagnostischer Bedeutung bei der Beurteilung unklarer Verkalkungen. Die Tangentialaufnahme kann auch genutzt werden, um Herdbefunde von überlagernden Implantaten frei zu projizieren.

Durchführung

Da bei diesen Aufnahmen gerade das subkutane Gewebe nicht überstrahlt sein darf, empfiehlt es sich, die Belichtung frei einzustellen.

Um die sub- oder intrakutane Lage von Verkalkungen sicher nachzuweisen, gibt es verschiedene Möglichkeiten. Man kann versuchen, sich mit mehreren Aufnahmen der exakt tangentialen Aufnahme zu nähern. Dieser Weg ist wenig empfehlenswert, da ungenau und mit unnötiger Strahlenexposition verbunden. Als Alternative kann die Brust mit einer Lochplatte (statt dem üblichen Kompressorium) komprimiert werden. Die Positionierung der Brust (kraniokaudal, mediolateral oder lateromedial) ist dabei so zu wählen, dass der Hauptbezirk mit Verkalkungen unter dem Loch in der Platte liegt (Abb. 3.**19 b**). Bei noch bestehender Kompression wird dann anhand dieser Aufnahme das Hautareal mit Filzstift markiert, auf das sich die Verkalkungen projizieren. Der Beweis der intrakutanen Lage erfolgt in einer anschließenden Tangentialaufnahme, die so eingestellt wird, dass die markierte Haut exakt tangential getroffen wird.

Da bei Tangentialaufnahmen nur ein kleiner Teil des Drüsenkörpers einzuspannen ist, kann es vorkommen, dass *der Drüsenkörper aus der Kompression entgleitet*. Um dem vorzubeugen, kann man auf dem Kompressorium und an der Auflageplatte einen *Streifen doppelseitigen Klebebandes* befestigen (63).

Schließlich kann die intrakutane Lage von Verkalkungen auch mittels Stereotaxie bewiesen werden. Nach den üblichen stereotaktischen Aufnahmen der Verkalkungen errechnet sich der Zielpunkt als knapp unter der Hautoberfläche liegend.

Individuell eingestellte Schrägaufnahme

Während mit den Standardpositionierungen das Drüsengewebe für das Screening meist vollständig erfasst wird, können bisweilen tastbare Veränderungen (vor allem thoraxwandnah) so lokalisiert sein, dass sie kaum zu erfassen sind. Hier ist im Prinzip jede beliebige *individuell angepasste Gerätedrehung und Patientenpositionierung* erlaubt, die Einspannen und Abbildung und somit auch die Beurteilung des fraglichen Befundes ermöglicht.

Axilläre Aufnahme

Sie wird heute nur noch selten angefertigt, z. B. für Nachweis und Beurteilung von versprengt sitzendem Drüsengewebe bzw. darin enthaltenen Befunden, die mit der Schrägaufnahme nicht erfasst werden (selten!).

Nicht mehr verwendet wird die axilläre Aufnahme für die Beurteilung der axillären Lymphknoten. Axilläre Lymphknoten oder auch die Operationshöhle nach Ausräumung der Lymphknoten lassen sich viel besser sonographisch beurteilen.

Zudem sollten die Lymphknoten bei Malignomoperationen ohnehin chirurgisch entfernt werden, da durch bildgebende Verfahren der für das Staging wichtige Ausschluss von z. T. mikroskopischen Metastasen nicht möglich ist.

Bei der axillären Aufnahme liegt die Kassette dorsal der Axilla der Skapula lateral an. Für die Durchdringung der Thoraxwand und Muskulatur in diesem Bereich ist eine höherenergetische Strahlung notwendig, weshalb hierfür die Rhodiumanode mit Aluminiumfilter (bei 30–35 kV) oder die Wolframanode mit Rhodium- oder Aluminiumfilter geeignet sind. Falls nur eine Molybdänanode mit Molybdänfilter vorhanden ist, sind für adäquate Penetration 40–50 kV notwendig. Je nach Physiognomie kann mit Automatik und thoraxwandnaher Messkammer gearbeitet werden oder – wenn diese nicht komplett mit Gewebe bedeckt ist – mit freier Belichtung.

Cleavage-Aufnahme

Die sog. *„Cleavage-Aufnahme"* (20) ist eine sehr selten durchgeführte Aufnahme, die den medialen Brustanteil thoraxwandnah besonders gut erfasst (Abb. 3.**20**). Mit ihr werden beide Brüste und die mediale Umschlagfalte im kraniokaudalen Strahlengang komprimiert und abgebildet. Da bei dieser Aufnahme die Messkammer nicht von der Brust bedeckt wird, ist hierfür eine freie Belichtung notwendig.

Gerollte Aufnahme

Die „gerollte Aufnahme" (20) diente früher dazu, die Tiefe einer Läsion zu bestimmen, wenn diese nur in 1 Ebene erfasst werden konnte.

Wird z. B. bei einer kraniokaudalen Aufnahme durch Verschiebung nach rechts gerollt, so bewegen sich die in den oberen Quadranten liegenden Läsio-

▸ Die axilläre Aufnahme dient der Beurteilung von versprengtem Drüsengewebe, das mit der Schrägaufnahme nicht erfasst werden kann (selten erforderlich).

▸ Die „Cleavage-Aufnahme" wird nur sehr selten durchgeführt. Sie erfasst den medialen Brustanteil thoraxwandnah besonders gut.

▸ Individuell eingestellte Schrägaufnahmen werden verwendet, um mit anderen Projektionen nicht fassbare tastbare Befunde zu beurteilen.

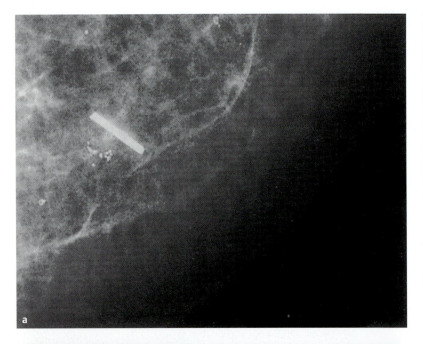

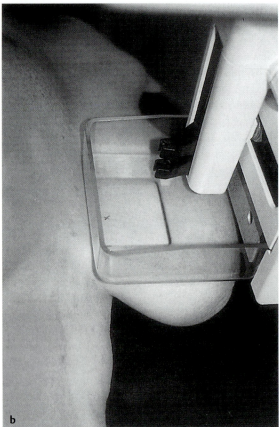

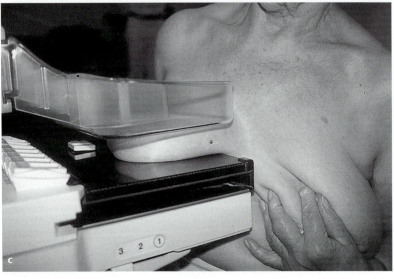

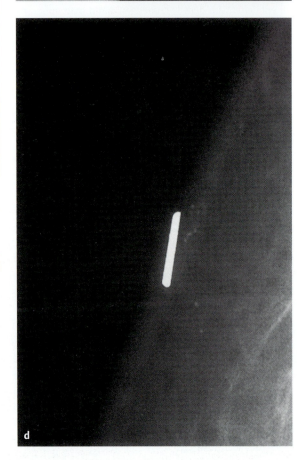

Abb. 3.19 a–d Nachweis der subkutanen Lage von Verkalkungen.
a Die Schrägaufnahme zeigt sehr thoraxwandnah eine kleine Gruppe vermutlich benignen Mikrokalks, die sich auf der kraniokaudalen Aufnahme medial ins Drüsengewebe projiziert
b Um die aufgrund der Mikrokalkmorphologie vermutete subkutane Lage zu beweisen, wurde nach schräger Kompression mit einer Fensterkompressionsplatte eine kleine Kugel so auf der Haut fixiert, dass sie über der Mikrokalkgruppe lag.
c Danach wurde eine erneute Mammographie in ca. 15° geneigter kraniokaudaler Aufnahmerichtung angefertigt. Die Aufnahme- und Kompressionsrichtung wurde so gewählt, dass die Kugel exakt tangential vom Röntgenstrahl neben der Brust abgebildet wurde.
d Die so angefertigte kraniokaudale Aufnahme (Ausschnittsvergrößerung der Haut) beweist die subkutane Lage des Mikrokalks.

Mammographische Technik

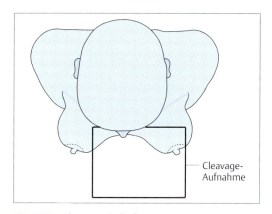

Abb. 3.20 Cleavage-Aufnahme.
Bei der Cleavage-(Busen-)Aufnahme werden beide medialen Brustanteile mit der dazwischen liegenden Umschlagsfalte abgebildet. Sie dient dazu, mediale, sehr thoraxwandnahe Läsionen abzubilden.

nen gleichsinnig, wohingegen Läsionen, die in den unteren Quadranten lokalisiert sind, sich gegensinnig bewegen.

Heutzutage stehen zur Tiefenlokalisation einer nur in 1 Ebene erkennbaren Läsion die mammographische Stereotaxie, die Sonographie, die Kontrastmittel-CT oder die Kontrastmittel-MRT zur Verfügung.

Stattdessen können gerollte Aufnahmen äußerst hilfreich sein, um abzuklären, ob es sich bei Verdichtungen, die vorwiegend in 1 Ebene auffallen, um echte Verdichtungen oder um Überlagerungen handelt (Abb. 3.**21 a – f**).

> Die „gerollte Aufnahme" zur Tiefenbestimmung einer Läsion wurde weitgehend von der Sonographie verdrängt.

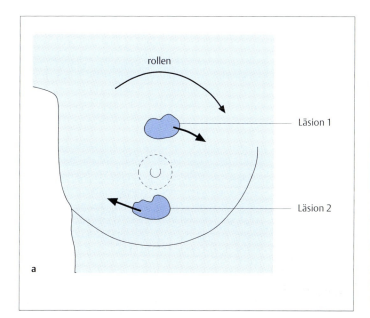

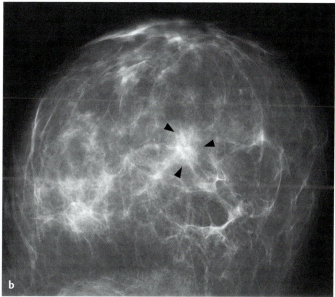

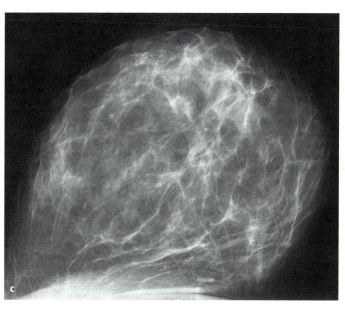

Abb. 3.21 a – f Patientin mit 3 Gruppen unklarer Mikroverkalkungen.
a Prinzip der gerollten Aufnahme; dargestellt am Beispiel einer cc-Aufnahme: Wird die Brust z. B. nach medial gerollt, so bewegen sich kranial gelegene Läsionen (Läsion 1) gleichsinnig, kaudal gelegene Läsionen gegensinnig.
b Patientin mit unklarer Verdichtung, die nur in einer Ebene auffällt.
c Durch die gerollte Aufnahme lässt sich die Verdichtung als Überlagerung erklären.

Fortsetzung →

Abb. 3.21 d–f Fortsetzung

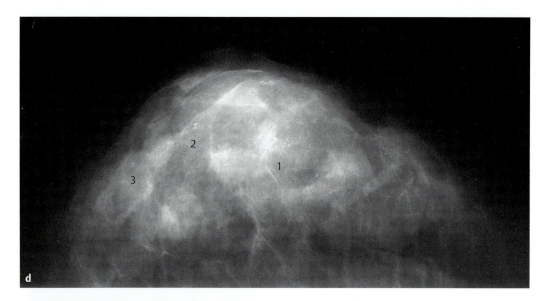

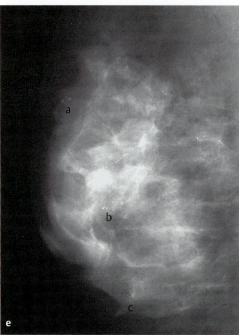

d In cc-Projektion sind 3 Gruppen von Verkalkungen zu sehen (1, 2 und 3).

e Auch in Schrägprojektion sind 3 Mikrokalkgruppen zu sehen (**a**, **b** und **c**). Dennoch war bei Berücksichtigung der beiden Aufnahmen und der Mikrokalkmorphologie nicht klar, welche Gruppen sich jeweils in der cc- und der Schrägprojektion entsprachen. Es war also keine genaue Lokalisation möglich. Diese war jedoch zwingend erforderlich, um den korrekten Zugang für eine perkutane Biopsie zu wählen.

f Daher wurde eine weitere cc-Aufnahme angefertigt als nach innen gerollte Aufnahme (die Doppelpfeile zeigen die Rollrichtung). Gruppe 1 rollt nach innen und entspricht daher Gruppe a (in der oberen Brusthälfte); Gruppe 2 bleibt am Ort und entspricht folglich Gruppe b (Brustmitte); Gruppe 3 rollt nach lateral und befindet sich damit in der unteren Brusthälfte (entsprechend Gruppe c).

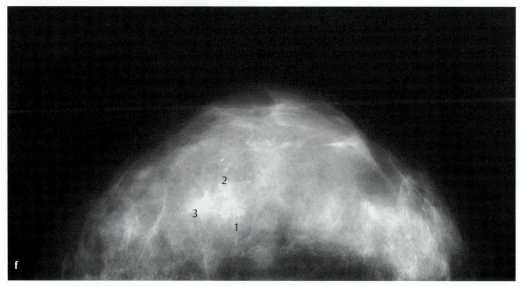

Zieltubuskompression (Spotkompression) und Vergrößerungstechnik

Zieltubuskompression

Definition

Bei der Zieltubuskompression (Spotkompression, Abb. 3.22a) wird mittels eines kleinen Paddels oder eines Zieltubus nur der interessierende Teil der Brust komprimiert, und die Strahlung wird auf dieses kleine Areal eingeblendet (66).

Die Zieltubuskompression ist prinzipiell in jeder Abbildungsebene (kraniokaudal, mediolateral, schräg etc.) möglich.

Vorteile

- *Summationsbedingte Überlagerungen lassen sich wegdrücken* – echte Herde und Strukturverdichtungen bleiben bestehen.
- Durch Wegschieben des umgebenden Parenchyms wird *die Begrenzung von Herdbefunden* (ggf. auch Mikrokalk) *überlagerungsfreier* und damit *besser beurteilbar*. Beachte: Diese Strukturen lassen sich aber noch besser in der Vergrößerungsaufnahme beurteilen.
- Durch eine bessere fokale Kompression (Reduktion der zu durchstrahlenden Dichte) und in geringerem Maße auch durch die Einblendung kommt es zur *Streustrahlenreduktion* und *Kontrastverbesserung*.
- Durch die stärkere Kompression können filmferne Details mit geringerem Halbschatten, d. h. mit *etwas größerer Schärfe* abgebildet werden.
- Bisweilen können *thoraxwandnahe Befunde* mit dem kleinen, rundlichen Paddel besser erreicht werden.

> Die Zieltubuskompression kann einen besonders interessierenden Teil der Brust überlagerungsfreier und schärfer abbilden als Standardaufnahmen.

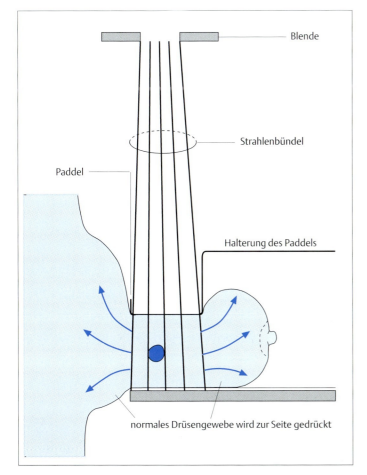

Abb. 3.22 a–c Spotkompression.
a Spotkompression (Beispiel cc-Aufnahme).

Fortsetzung →

Abb. 3.22 b–c **Fortsetzung**
b Die Aufnahme im mediolateralen Strahlengang zeigt retroareolär eine unregelmäßig begrenzte, 6 mm messende herdförmige Verschattung.
c Diese Verschattung lässt sich unter Zuhilfenahme der Zieltubuskompressionsaufnahme als summationsbedingt auflösen.

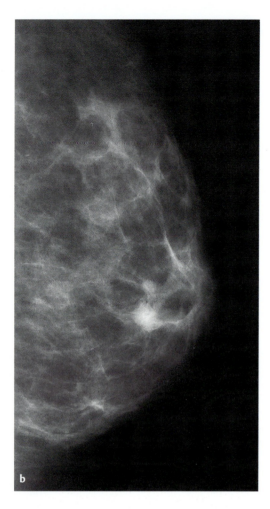
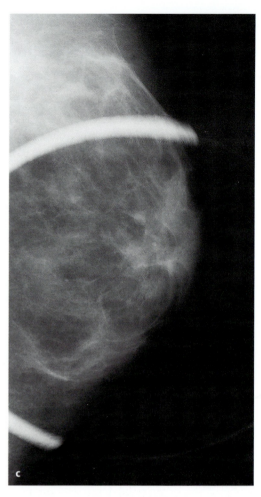

> Die Vergrößerungsmammographie stellt feine Details informationsreicher, schärfer, kontrastreicher und überlagerungsfreier dar.

Grenzen

Körnigkeit und Rauschen:
- Durch die begrenzte Auflösung der derzeitigen dosissparenden FFS ist die *Konturbeurteilung von Weichteilverschattungen* und die *Mikrokalkanalyse* noch besser mit *Vergrößerungsmammographie* möglich.

Indikationen

- Differenzierung zwischen summationsbedingter Überlagerung und echter Strukturverdichtung, bzw. Herdbefund (Abb. 3.**22 b** u. **c**, 3.**23**).
- Erfassung sehr thoraxwandnaher Befunde.
- Beurteilung der Begrenzung von Herdbefunden oder Mikroverkalkungen nur bei fehlender Möglichkeit zur Vergrößerungsmammographie (Abb. 3.**24**).

Vergrößerungsmammographie

Bei der Vergrößerungsmammographie wird
- die Brust auf einer Auflageplatte mit definiertem Abstand zum Rastertisch gelagert (Abb. 3.**24**),
- eine Kompression des interessierenden Areals und möglichst enge Einblendung auf das interessierende Areal ähnlich wie bei der Zieltubusaufnahme durchgeführt,
- der kleine Fokus gewählt und der Raster entfernt.

Grundsätzliche Erwägungen zur Vergrößerungsmammographie

Die Gesamtauflösung (Schärfe) im unvergrößerten Bild ist begrenzt durch die geometrische Unschärfe, die Auflösung des FFS und ggf. die Bewegungsunschärfe. Zusätzlich wird sie durch Kontrast des abzubildenden Details und Rauschen beeinflusst.

Die Vergrößerungsmammographie hat folgende Effekte (20, 22, 66):

Mammographische Technik

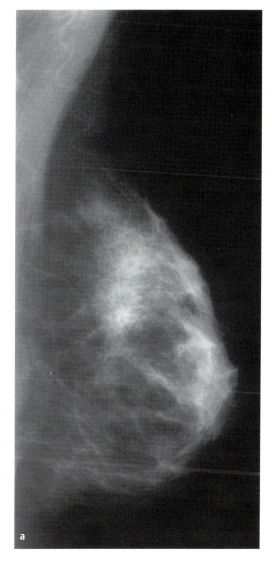
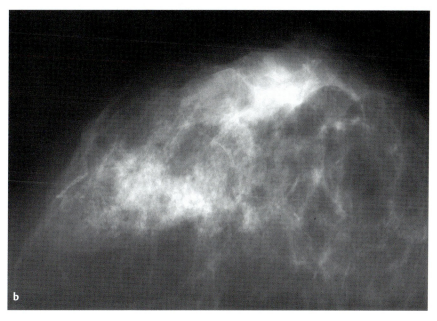
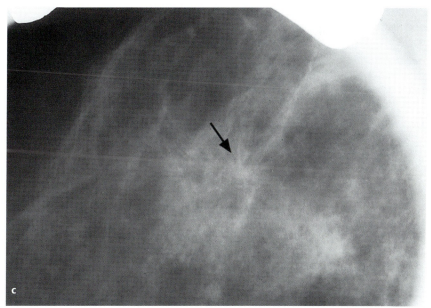
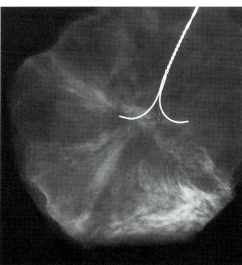

Abb. 3.23 a–d **Zieltubuskompressionsaufnahme.**
a Auf der Schrägaufnahme dieser asymptomatischen Patientin ist eine diskrete radiäre Strukturveränderung etwa 4 cm dorsal der Mamille erkennbar.
b In der cc-Projektion kann diese Strukturstörung nicht eindeutig identifiziert werden, sodass eine Zieltubuskompressionsaufnahme des lateralen Brustanteils durchgeführt wurde.
c Die Zieltubuskompressionsaufnahme des lateralen Brustanteils bringt eindeutig eine kleine sternförmige Struktur zur Darstellung. Es erfolgte die Exzisionsbiopsie nach präoperativer Lokalisation.
d In der Präparatradiographie ist die Sternfigur noch sehr viel deutlicher zu erkennen.
Histologie: Radiäre Narbe sowie DCIS intermediären Malignitätsgrades.

Abb. 3.24 Prinzip der Vergrößerungsmammographie.

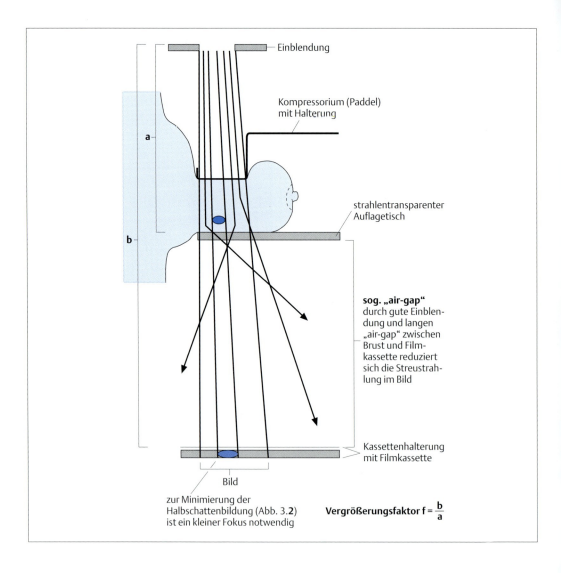

- Indem Details um den Faktor f vergrößert auf das FFS projiziert werden, kann der Anteil der Auflösung (Schärfe), der durch das FFS vorgegeben ist, genau um diesen Faktor f verbessert werden.
- Mit zunehmender Vergrößerung würde bei gleicher Fokusgröße gleichzeitig die geometrische Unschärfe durch die größere Halbschattenbildung deutlich zunehmen. Die geometrische Grenzauflösung ist spätestens erreicht, wenn der Halbschatten größer oder gleich der Abbildung eines Details ist.

Deshalb muss für die Vergrößerungsmammographie ein *sog. Mikrofokus von nominell maximal 0,1–0,15* verwendet werden (je nach Vergrößerungsfaktor).

Durch die Fokusgröße ist dann der maximal sinnvolle *Vergrößerungsfaktor auf 1,4–2,0* begrenzt. Die minimale Fokusgröße ist derzeit durch die Belastbarkeit des Mikrofokus begrenzt.

- Um bei der begrenzten Leistungsfähigkeit des Mikrofokus die Belichtungszeit (Bewegungsunschärfe, Dosis, „reciprocity law failure" des Films) so kurz wie möglich zu halten, sind folgende Maßnahmen sinnvoll:
  – Verwendung eines dosissparenden FFS. (Bei den gegebenen Vergrößerungsfaktoren ist das FFS nicht mehr auflösungsbegrenzend!).
  – Heraufsetzen der Röhrenspannung um ca. 2 kV im Vergleich zur Normalaufnahme.
- Um ein ausreichendes Signal-Rausch-Verhältnis zu bewahren, erhöht sich bei der Vergrößerung die für die Bilderstellung notwendige Dosis quadratisch mit dem Vergrößerungsfaktor.

Bei gleichen Aufnahmeparametern würde sich die Dosis bei einer Vergrößerung um den Faktor 1,4 auf das 2fache, bei einer Vergrößerung um den Faktor 2 auf das 4fache erhöhen.

Wegen der Strahlenbelastung und der Belastungsgrenze des Mikrofokus ist eine Dosisminimierung notwendig. Sie wird erreicht, indem die Spannung um ca. 2 kV erhöht und auf den Raster verzichtet wird.
- Zur Erstellung der Vergrößerungsmammographie wird der Raster entfernt. Dies ist erforderlich, um die Strahlendosis zu begrenzen und die Expositionszeit zu verkürzen, welche sonst sehr lang werden könnte. Die Belichtungszeit sollte nicht zu lang sein, um Bewegungsunschärfe und die „reciprocity law failure" des Films zu vermeiden. Die Entfernung des Rasters führt zu geringerer Dosis und kürzerer Belichtungszeit mit entsprechend geringerer Bewegungsunschärfe.
- Wird bei der Vergrößerungsmammographie stark auf das interessierende Areal eingeblendet, kann die Streustrahlung *deutlich* reduziert werden.
  Grund hierfür ist, dass wegen des Abstands zwischen Brustauflageebene und FFS („air gap") ein großer Teil der Streustrahlung neben der Objektabbildung auf den Film trifft.
  Diese Streustrahlenreduktion (im abgebildeten Areal) nimmt mit dem Vergrößerungsfaktor und der Stärke der Einblendung zu.
- Deshalb ist gute Einblendung zur *Streustrahlenreduktion* und damit zur *Kontrastverbesserung* sehr wichtig. Wird z.B. bei einer Vergrößerung um den Faktor 2 auf ein Areal von 5–6 cm Durchmesser eingeblendet, so kann das Fehlen des Rasters praktisch kompensiert werden.

Vorteile
- Bessere Auflösung feiner Details durch Überwinden der FFS-bedingten Unschärfe.
- Einfachere Betrachtung der vergrößerten Details, d.h. mehr Information über das interessierende Areal.
- Überlagerungsfreie Herd- und Detailanalyse durch Wegdrücken von überlagerndem Gewebe.
- Differenzierung summationsbedingter Überlagerung von echten Herden und Strukturverdichtungen (s.a. Zieltubuskompression).

Nachteile
- Die für Vergrößerungstechnik notwendige *Dosiserhöhung:* Sie kann aber teilweise kompensiert werden durch die Verwendung eines dosissparenden FFS, die Erhöhung der Röhrenspannung und das Entfallen des Rasters.
- Der durch fehlendes Raster und höhere Röhrenspannung *schlechtere Kontrast:* Er kann großteils kompensiert werden durch gute Kompression des interessierenden Areals (Wegdrücken von überlagerndem Gewebe) und gutes Einblenden (Streustrahlenreduktion durch „air gap", Abb. 3.**24**).

Indikationen
- Klärung, ob es sich um Mikroverkalkungen handelt oder nicht.
- Form- und Gruppenanalyse von Mikroverkalkungen (Abb. 3.**25**).
- Entdeckung weiterer feinster Verkalkungen zur verbesserten Differenzialdiagnose von Mikrokalk.

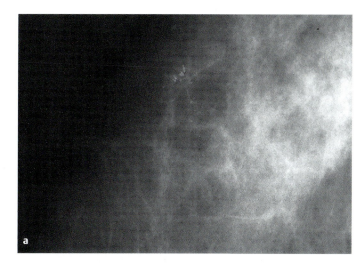
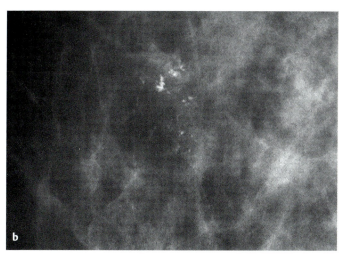

Abb. 3.25 a–b Vergrößerungsaufnahme.
a Im kraniokaudalen Strahlengang erkennt man am lateralen Parenchymrand eine Gruppe polymorpher Mikroverkalkungen.

b Einzelform und Verteilungsmuster der polymorphen Mikroverkalkungen lassen sich durch eine zusätzliche Vergrößerungsaufnahme als eindeutig malignitätsverdächtig differenzieren.

3 Mammographie

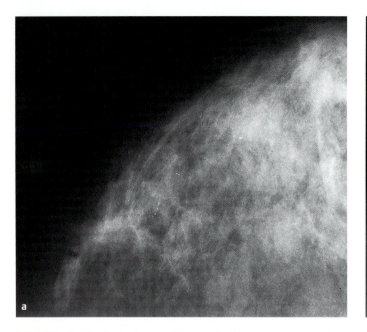

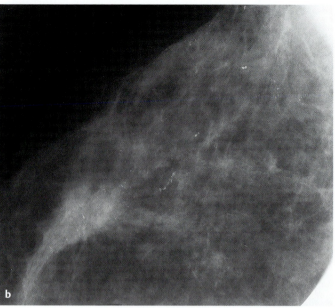

Abb. 3.26 a–b **Herdbefund mit radiären Ausläufern.**
a Im kraniokaudalen Strahlengang erkennt man in der inneren Brusthälfte eine unscharf abgrenzbare herdförmige Verdichtung mit zentralen und randständigen Verkalkungen.

b Die Vergrößerungsaufnahme mit gezielter Kompression zeigt eindeutig den unregelmäßig begrenzten Herdbefund mit radiären Ausläufern. Zusätzlich kommen neben den beschriebenen zentralen und randständigen malignitätsverdächtigen Verkalkungen multiple weitere polymorphe Mikroverkalkungen zur Darstellung, die sich in Richtung der Areola ausbreiten, sodass mammographisch der dringende Verdacht auf ausgedehnte umgebende bzw. begleitende DCIS-Anteile geäußert werden muss.

Abb. 3.27 a–b **Schrägaufnahme.**
a Auf der Schrägaufnahme am oberen Parenchymrand 7 mm messender, unregelmäßig begrenzter Herdbefund (Pfeil).
b Der Befund lässt sich unter Zuhilfenahme der gezielten Kompression als allseits glatt berandet darstellen.

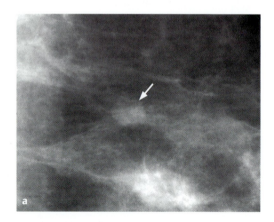

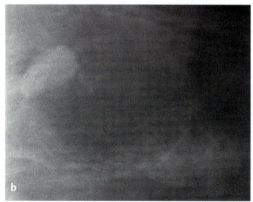

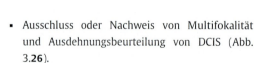

- Ausschluss oder Nachweis von Multifokalität und Ausdehnungsbeurteilung von DCIS (Abb. 3.**26**).
- Randkonturanalyse herdförmiger Verschattungen (glatt versus unscharf, Abb. 3.**27**).
- Differenzierung überlagerungsbedingter und echter Strukturverdichtungen (Abb. 3.**22**, s.a. Zieltubusaufnahme).

Mikrofokus-Technik

Eine interessante Neuerung ist die Mikrofokus-Technik. Durch elektronische Fokussierung wird ein extrem kleiner Fokus erzielt, mit dem vielfache Vergrößerungen ohne geometrische Unschärfe möglich sind. Solche Foki werden z. Zt. in speziellen Geräten für die Präparatradiographie eingesetzt (67).

Aufnahmetechnik bei Prothesen

Operationsmethode, Art und Lage einer Prothese bestimmen die mammographischen Abbildungsmöglichkeiten. Nach subkutaner Mastektomie und Protheseneinlage ist in der Regel nur noch sehr wenig Gewebe um die Prothese herum vorhanden. Bei Teilprothesen und nach Augmentation liegt eine individuell unterschiedliche Parenchymverteilung und Anordnung vor. Nach Augmentation verbleibt in der Regel das gesamte ursprünglich vorhandene Brustgewebe vor der Prothese.

Für eine gute Mammographie ist die Kenntnis der vorausgegangenen Operation(en) sowie der Art und Lage des Prothesenmaterials Voraussetzung.

Belichtungsautomatik. Bei kleinen Teilprothesen kann mit der üblichen Automatikeinstellung eine technisch befriedigende Mammographie erreicht werden, vorausgesetzt, das Prothesenmaterial befindet sich außerhalb der Messkammer. Bei Standardaufnahmen sowie allen ergänzenden Aufnahmen, bei denen Prothesenmaterial die Messkammer überlagert, muss Handbelichtung gewählt werden. Liegt nämlich die Prothese über der Messkammer, so führt diese – da sie die Strahlung vor der Messkammer absorbiert – zum verspäteten Abschalten der Belichtungsautomatik und damit zur starken Überbelichtung des die Prothese umgebenden Gewebes.

Aufnahmetechnik nach Augmentation. Für die diagnostische Abklärung nach Augmentation können bis zu 4 Aufnahmen pro Brust notwendig werden: Die Standard-Schrägaufnahme und die kraniokaudale Aufnahme dienen der vollständigen Gewebeerfassung unter Einschluss des präpektoralen Bereichs und des unmittelbar an die Prothese angrenzenden Gewebes. Eine moderate Kompression ist notwendig, um die Brust zu stabilisieren und Bewegungsunschärfe zu vermeiden. Die Kompression sollte jedoch zur Vermeidung einer Prothesenruptur nicht darüber hinaus verstärkt werden. Des Weiteren sind – je nach Befundlage – Aufnahmen in Eklund-Technik durchzuführen. Hierbei wird das Drüsengewebe von der Prothese weg nach vorn gezogen, die Prothese nach hinten weggeschoben, dann die Kompression angesetzt und langsam verstärkt. Sie drückt die Prothese nach dorsal, sodass das Drüsengewebe selbst besser komprimiert werden kann (Abb. 3.**28**).

Die Aufnahmen nach Eklund sind in kraniokaudaler und schräger Projektion oder auch streng seitlich anzufertigen. Dies gelingt in der Regel bei etwa 80% der Frauen mit Implantaten, nicht jedoch bei durch Kapselfibrose verhärteten, nicht komprimierbaren Prothesen oder wenn das Manöver schmerzhaft ist. Da das Prothesenmaterial zurückgeschoben ist, kann bei dieser Technik die Belichtungsautomatik benutzt werden.

Aufnahmetechnik nach subkutaner Mastektomie und Rekonstruktion. Nach subkutaner Mastektomie und nach Rekonstruktion ist die Mammographie nach Eklund meist nicht mehr möglich. Die Mammographie kann zwar zur Befundabklärung durchgeführt werden. Man muss sich jedoch bewusst sein, dass nur die tangential getroffenen Gewebsschichten, die nicht von der Prothese überlagert werden, beurteilbar sind. Daher werden hier meist mehrere Ebenen angefertigt. Eine komplette Erfassung des gesamten, die Prothese umgebenden Gewebes ist aber nicht möglich.

Da bei einem Wiederaufbau meist noch weniger Gewebe die Prothese umgibt, besteht mit der Mammographie im Allgemeinen keine Möglichkeit, dieses Gewebe ausreichend zu beurteilen.

> Für eine gute Mammographie bei Prothesen ist die Kenntnis der vorausgegangenen Eingriffe sowie der Art und Lage des Prothesenmaterials Voraussetzung.

> Die Belichtungsautomatik ist bei Prothesen nur verwendbar, wenn sich das Prothesenmaterial außerhalb der Messkammer befindet.

Präparatradiographie

Bedeutung

Nicht tastbare, mammographisch exzisionsbedürftige Veränderungen müssen lokalisiert werden (s. Kapitel 7). Nach der Exzision dient dann die röntgenologische Präparatradiographie zur Überprüfung, ob der zu exzidierende mammographische Befund auch tatsächlich im Operationspräparat enthalten ist. Stellt sich der Befund als bösartig heraus und reicht er bis an den Rand des Exzisats, sollte dem Operateur die Nachresektion empfohlen werden (69–72).

Durchführung

Aufnahmetechnik. Die Präparatradiographie kann mit einem Mammographiegerät oder auch einer speziellen, ausschließlich zur Präparatradiographie geeigneten Apparatur angefertigt werden. Die Aufnahme erfolgt in Standard- und Vergrößerungstechnik.

> Die Präparatradiographie dient der Überprüfung, ob ein zu exzidierender Befund auch tatsächlich im Operationspräparat enthalten ist.

Abb. 3.28 a–d **Aufnahme nach Eklund zur Abbildung der Brust nach Augmentation mit Silikonprothese.**
Das Drüsengewebe wird von der Prothese weg nach vorn gezogen, diese nach hinten weggeschoben. Dann wird die Kompression angesetzt und langsam verstärkt. Sie drückt die Prothese nach dorsal, sodass das Drüsengewebe nicht von dieser überlagert wird. (nach 68)

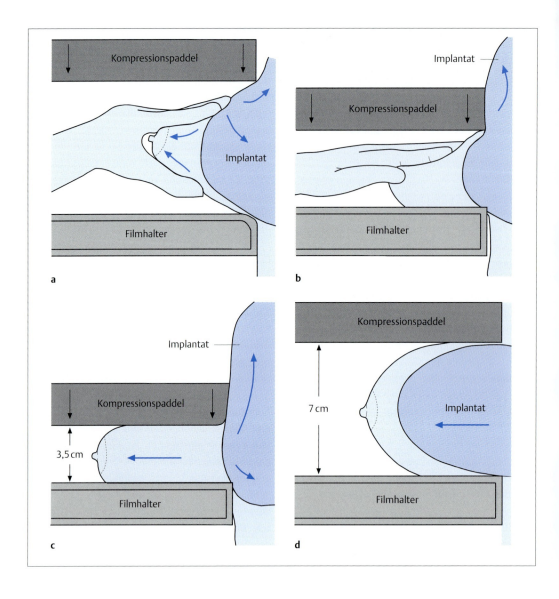

Belichtung. Die Belichtung muss frei, d.h. unter Ausschaltung der Automatik gewählt werden. Die optimalen Belichtungsparameter hängen von der Dicke des Präparats ab.

Kompression. Die Kompression des Präparats (unter Zuhilfenahme einer dünnen Klarsichtfolie) erlaubt infolge des Dickenausgleichs sowie der geringen Streuung und der Verdrängung von umgebendem gesundem Gewebe eine kontrastreichere Abbildung und damit ein besonderes Herausarbeiten des Befundes.

Projektionen. Zum Auffinden kleinerer Herde oder zum Nachweis, dass ein Befund inzidiert wurde, kann eine zweite Ebene erforderlich sein. Häufig ist infolge der Geometrie des Präparats eine 2. Ebene nicht möglich, sie ist nicht Standard. Für den Pathologen sollten wichtige Mikrokalkareale und Herdbefunde durch Nadeln zusätzlich im Präparat markiert werden. Beide könnten sonst der histologischen Aufarbeitung und somit der Diagnose entgehen.

Bei Mikroverkalkungen sollte neben der Standardtechnik eine Vergrößerungsaufnahme angefertigt werden, da diese über weitere kleinste Mikrokalkherde zusätzliche Informationen liefert (Abb. 3.**29**). Dies hat im Rahmen der brusterhaltenden Behandlung des invasiven Karzinoms Bedeutung für die Ausdehnungsbestimmung der nicht invasiven Komponente und deren Beziehung zum Exzidatrand. Gleiches gilt für die brusterhaltende Behandlung des In-situ-Karzinoms, wo der Radiologe ebenfalls zur Frage der Exzision „im Gesunden" Stellung nehmen muss.

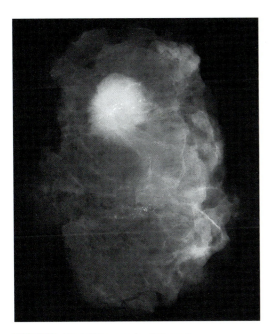

Abb. 3.29 **Vergrößerung des Präparats.**
Durch die Vergrößerung des Präparats kommen nicht nur die innerhalb des Tumorkerns gelegenen Verkalkungen deutlich zur Darstellung, sondern 2 weitere Mikrokalkherde distant davon.
Histologie: 17 mm messendes, stark fibrosiertes invasiv duktales Mammakarzinom, intraduktale Tumorformation z. T. außerhalb des Tumorkerns sowie ein DCIS-Fokus 15 mm entfernt vom Tumor.

Prozedere bei unklarem Befund. Ist eine sichere Stellungnahme nicht möglich (z. B. diskrete Asymmetrie, Verschattungen in dichtem Gewebe, die in der Präparatradiographie nicht eindeutig identifizierbar sind oder bei sehr ausgedehnten suspekten Mikroverkalkungen), so sollte entweder eine Nachresektion oder eine kurzfristige postoperative Mammographiekontrolle erfolgen. Diese ist bereits ab dem 4. oder 5. postoperativen Tag möglich, ohne große Schmerzen zu bereiten. Es sollte jedoch nur so weit komprimiert werden, wie es zur Fixierung der Brust notwendig ist.

Wenn in der histopathologischen Beschreibung eines Exzisats, welches wegen mammographisch exzisionsbedürftiger Mikroverkalkungen erfolgte, keine Verkalkungen beschrieben werden, sollten die Paraffinblöcke geröntgt werden. Dies ist notwendig, da üblicherweise nur repräsentative Schnitte aus dem Exzisat mikroskopisch untersucht werden. Durch Röntgen der Paraffinblöcke kann festgestellt werden, ob Mikrokalk im bisher nicht mikroskopisch untersuchten Exzisat vorhanden ist oder ob er nicht exzidiert wurde. Wenn infolge postoperativer Veränderungen unklar bleibt, ob ein Herdbefund oder eine Verdichtung wirklich entfernt wurde, kann kurz postoperativ (am besten innerhalb der ersten 10 Tage) eine MRT diagnostisch weiterhelfen (s. S. 130).

Qualitätsfaktoren

Gerätetechnische Faktoren, die die Bildqualität beeinflussen

Durch die Röntgenverordnung und die von der Bundesärztekammer festgelegten Leitlinien zur Qualitätssicherung in der Röntgendiagnostik sind Mindestanforderungen festgelegt, die Mammographiegeräte erfüllen müssen. Sie sind in Tab. 3.5 aufgeführt. Diese Mindestanforderungen sowie weitere wichtige gerätetechnische Faktoren, die Einfluss auf die Bildqualität haben, seien im Folgenden nochmals erläutert und zusammengefasst. Für detailliertere Informationen wird auf weiterführende Literatur verwiesen (20, 23, 72, 74, 75).

Generator- bzw. Röhrenleistung

Eine ausreichend hohe Generator- bzw. Röhrenleistung ist Voraussetzung, um auch bei dicken und dichten Brüsten sowie bei Vergrößerungsaufnahmen ausreichend kurze Belichtungszeiten zu erhalten. Im Vergleich zur geforderten Minimalleistung von 1 kW (30 kV) erreichen die meisten Qualitätsgeräte 4–5 kW.

Dabei hängt die benötigte Leistung aber auch vom verwendeten Anoden- und Filtermaterial ab. Mit Wolfram- und Rhodiumanoden oder mit geeigneter Filterung können – wegen der anderen Strahlenqualität – dicke und dichte Brüste bereits mit geringerer Leistung penetriert werden als mit her-

> Eine ausreichend hohe Generator- bzw. Röhrenleistung ist erforderlich, um auch unter ungünstigen Voraussetzungen ausreichend kurze Belichtungszeiten zu erhalten.

3 Mammographie

Tab. 3.5 ⇢ *Anforderungen an ein Mammographiegerät*

- Generatorleistung: 1 kW bei 30 kV
- Brennflecknennwert: maximal 0,4 nach DIN 6 823
- Gesamtfilterung: ≥ 0,5 mm ALGW (Aluminiumgleichwert) oder ≥ 0,03 mm Molybdän
- Spannung: mindestens von 25 bis 30 kV regelbar
- Belichtungsautomatik und wahlweise freie Belichtung (für Spezialaufnahmen)
- FFA mindestens 60 cm (mit Zusatzeinrichtung mindestens 55 cm)
- Exzentrische Begrenzung des Nutzstrahlenbündels mit Spezialtubus oder Blendensystem
- Streustrahlenlaufraster
- Ortsauflösung > 10 Lp/mm (Qualitätssicherungs-Richtlinie nach § 16 der Röntgenverordnung 2002) in jeder Orientierung senkrecht zur Einstrahlrichtung, gemessen mit einem Prüfkörper aus Plexiglas in 40 mm Höhe über dem Mammaauflagetisch an einem Messpunkt in 40 mm Abstand von der Mitte der brustwandseitigen Formatkante

kömmlichen Molybdänröhren und Molybdänfilterung.

Zu geringe Leistung hingegen führt durch zu lange Belichtungszeiten (> 2 sec) zur Bewegungsunschärfe. Außerdem verlängert sich bei zu geringer Leistung die für die adäquate Filmschwärzung notwendige Belichtungszeit (und Dosis) überproportional („reciprocity law failure"). Bei unzureichender Kompensation dieses Effekts durch die Belichtungsautomatik treten zusätzlich Unterbelichtungen auf.

Vor Installation eines Mammographiegeräts ist es ratsam, die Stromversorgung im Haus bezüglich Spannungsschwankungen zu überprüfen. Spannungsabfälle können vom Mammographiegerät nicht kompensiert werden und führen zu einer wechselnden Strahlenqualität (trotz gleicher Einstellung).

Wegen der zeitlich konstanten Spannung und auch wegen der für dosissparende FFS notwendigen kurzen Schaltzeiten sind neuere Geräte mit Hochfrequenzgeneratoren ausgestattet. 6- oder 12-Puls-Generatoren sind zwar noch zugelassen, aber nicht mehr zu empfehlen.

Auflösung

Die Minimalforderung nach einem Brennflecknennwert ≤ 0,4 und einem Mindestabstand zwischen Fokus und Film von mindestens 60 cm stellt eine ausreichende Auflösung sicher. Zusätzlich wird für das Gesamtsystem eine Ortsauflösung von ≥ 10 Lp/mm (Qualitätssicherungs-Richtlinie nach § 16 der Röntgenverordnung 2002) in jeder Orientierung (gemessen 40 mm über dem Auflagetisch und 40 mm vor dem Mittelpunkt der brustwandseitigen Formatkante) gefordert. Die genannten Forderungen an das Auflösungsvermögen sind als Mindestforderung zu verstehen. Die europäischen Richtlinien fordern eine Mindestauflösung von 10 Lp/mm, gemessen zwischen 25 und 50 mm über dem Auflagetisch.

Wünschenswert ist aber eine Auflösung von über 12 Lp/mm.

Vergrößerungstechnik

Die Vergrößerungsmammographie hat eine zunehmende Bedeutung erlangt. Studien belegen, dass durch die mit der Vergrößerungsmammographie verbesserte Analyse von Mikroverkalkungen eine verbesserte Beurteilung der Karzinomausdehnung und auch ein verbesserter Malignomausschluss möglich sind. Vor allem kann durch die Vergrößerungsmammographie die Zahl unnötiger diagnostischer Biopsien verringert werden. Daher sollte für eine suffiziente Mammadiagnostik die Möglichkeit zur Vergrößerungsmammographie bestehen (Zusatzfokus mit einer nominellen Größe von 0,1–0,15 je nach Vergrößerungsfaktor, Einschub für kassettenferne Lagerung der Brust, Einblendungsmöglichkeit). Der Vergrößerungsfaktor sollte 1,5–2,0 betragen. Eine darüber hinaus gehende Vergrößerung führt zur Unschärfe wegen langer Belichtungszeiten, verstärkter geometrischer Unschärfe und zu einer unvertretbar hohen Dosis.

Strahlenqualität

Die Forderung nach einer regelbaren Spannung unterstreicht die Bedeutung der an die Brustdicke und -dichte angepassten Strahlenqualität. Dabei werden gerade bei sehr großen und dichten Brüsten bei Molybdänanode und Molybdänfilterung nach unserer Erfahrung auch Maximalspannungen von über 30 kVp notwendig.

Die einzustellende Spannung zum Erreichen einer gewünschten Strahlenqualität variiert in Abhängigkeit von Mammographiegerät, Anode, Filterung und Generator und ist somit nicht unbedingt vergleichbar.

Die Minimalanforderungen an die Strahlenqualität sind auch durch die Angabe der notwendigen Filterung festgeschrieben (Gesamtfilterung

---

⇢ Für eine suffiziente Mammadiagnostik sollte die Möglichkeit zur Vergrößerungsmammographie bestehen.

⇢ Ein Abfall der Versorgungsspannung kann vom Mammographiegerät nicht kompensiert werden und führt zu einer wechselnden Strahlenqualität.

> 0,5 mm Al-Gleichwert oder > 0,03 mm Molybdän).

Eine ideale Anpassung der Strahlenenergie an die zu penetrierende Brustdicke und -dichte wird durch die bei den neuesten Mammographiegeräten mögliche Wahl zwischen verschiedenen Anoden/Filter-Kombinationen erreicht. Dabei wird die optimale Parameterwahl durch einen Automatikmodus des Geräts unterstützt.

Strahlenschutz und Feldbegrenzung

Die für einen ausreichenden Kontrast notwendige Streustrahlenreduktion wird durch die Forderung nach einem bewegten Raster erreicht, wobei aus Gründen der Dosisbegrenzung nur Schachtverhältnisse von 4/27 bzw. 5/30 verwendet werden.

Die vorgeschriebene Begrenzung des Nutzstrahlenbündels dient dem Strahlenschutz der Thoraxwand. Sie wird bei der Abnahmeprüfung sowie bei der Konstanzprüfung mitgeprüft. Der Film muss thoraxwandseitig voll ausgeleuchtet sein (DIN 6868 Teil 52). Die thoraxwandseitige Überstrahlung darf aber nicht mehr als 3 mm betragen (Strahlenschutz der Thoraxwand). Bei der Wahl von Filmkassetten und beim Rastertisch ist es wichtig, dass der Abstand zwischen Thoraxwand und Film möglichst gering ist.

Zu wenig Beachtung wird bisher der Abschwächung der Röntgenstrahlen im Kompressorium, im Rastertisch und in der Filmkassette geschenkt (keine Vorschriften, keine Herstellerangabe trotz Unterschieden). Eine starke Abschwächung im Rastertisch und der Filmkassette führt zu einer unnötigen Strahlenbelastung der Brust.

Ein großer Rastertisch ist vor allem für die Screeningmammographie unbedingt zu fordern, da bei zu kleinem Rastertisch große Brüste oft nicht vollständig abgebildet werden. Wird die Mammographie großer Brüste regelmäßig aus Teilaufnahmen zusammengesetzt, entstehen in den Überlappungsbereichen unnötige und kaum vertretbare Dosisüberhöhungen.

Belichtung

Die beschriebene Wahlmöglichkeit zwischen Belichtungsautomatik oder freier Belichtung verhindert eine zu große Anzahl an fehlbelichteten Aufnahmen. Die Möglichkeit zur freien Belichtung ist erforderlich für eine gute Belichtung sehr kleiner Brüste, die die Messkammer nicht vollständig bedecken, ebenso für Brüste mit Silikonprothesen.

Die Qualität der Belichtungsautomatik hat eine große Bedeutung für die Aufnahmequalität. Denn nur eine gute Belichtungsautomatik erlaubt das Erreichen einer reproduzierbaren, konstanten mittleren optischen Dichte, unabhängig von der individuellen Brustdicke und -dichte. Gelingt der Dicken- und Dichteausgleich nicht ausreichend gut, so werden gerade die mammographisch voluminösen und mastopathischen Brüste unterbelichtet. Bei einer unzureichenden Kompensation durch die Belichtungsautomatik werden Anpassungen an die Brustdicke und -dichte durch die erfahrene MTRA notwendig (Korrekturtaste). Die Reproduzierbarkeit optimaler Belichtungen ist damit erschwert.

Die Güte einer Belichtungsautomatik kann vom Physiker einfach überprüft werden, indem z. B. Plexiglasplatten unterschiedlicher Dicke mit Belichtungsautomatik abgebildet werden. Auftretende Unterschiede in der mittleren optischen Dichte dürfen dann ein gewisses Maß nicht überschreiten (maximale Schwankungen der optischen Dichte ± 0,2).

Auch bei optimal funktionierender Belichtungsautomatik entstehen korrekt belichtete Filme nur dann, wenn die Messkammer unter einem repräsentativen Areal der Brust (im Allgemeinen im vorderen Brustdrittel) liegt. Leider existieren auch hier bisweilen geräteseitige Einschränkungen in der Möglichkeit der Messkammerpositionierung. Diese können sich im Routinebetrieb ähnlich negativ auswirken wie eine unzureichend kompensierende Belichtungsautomatik.

> Die Qualität der Belichtungsautomatik und die korrekte Messkammerpositionierung beeinflussen entscheidend die Aufnahmequalität.

> Ein großer Rastertisch ist vor allem für die Screeningmammographie unbedingt erforderlich.

Einfluss von Filmfoliensystem und Filmverarbeitung auf die Bildqualität

Neben den gerätetechnischen Faktoren haben die Wahl des Filmfoliensystems und die ordnungsgemäße Filmverarbeitung einen wichtigen Einfluss auf die Bildqualität.

Filmfoliensystem

Wie bereits in Kapitel 3, S. 28 erläutert, ist gerade für die Darstellung feiner Details ein hoher Kontrast notwendig. Der Kontrast darf aber auch nicht zu hoch sein, da sonst besonders in den mastopathischen Arealen mit niedriger optischer Dichte eine relative Unterbelichtung mit unzureichender Kontrastauflösung auftritt.

Kontrastarme Filme. Diese sind dann notwendig, wenn bei weniger ausgereifter Belichtungsautomatik oder durch Probleme in der Filmverarbeitungskonstanz die mittlere Dichte schwankt. Derartige Schwankungen der mittleren optischen Dichte werden von kontrastreichen Filmen nicht mehr toleriert und führen zu Über- und Unterbelichtungen (23).

Unempfindliche Filmfoliensysteme. Solche Filmfoliensysteme (mit Materialprüffilmen) sind wegen ihres zu hohen Dosisbedarfs heutzutage für Mammographie nicht mehr zugelassen.

Sehr empfindliche Filmfoliensysteme. Diese werden von einigen Herstellern als sog. Screeningsysteme angeboten und zeigen ein erhöhtes Rauschen, das bei hohem Kontrast noch deutlicher wird. Ein zu hohes Rauschen kann jedoch mit der Erkennung von Details interferieren.

Daneben können hochempfindliche Filmfoliensysteme – besonders bei älteren Mammographiegeräten – durch die extrem kurzen Belichtungszeiten zur Abbildung der Rasterlinien oder bei Unterschreiten der minimalen Schaltzeiten zur Überbelichtung kleiner Brüste führen.

Filmqualität. Bezogen auf die Filmqualität gibt es Unterschiede. Bei Billigfilmen können deutliche und störende Schwankungen von Grundschleier und Empfindlichkeit zwischen den Filmchargen auftreten, die bei derselben Belichtung zu einer unterschiedlich starken optischen Dichte führen. Werden derartige Schwankungen vermutet, so ist eine röntgensensitometrische Überprüfung erforderlich.

Filmverarbeitung

Die Filmverarbeitung sollte, wie bereits betont, immer entsprechend den Empfehlungen des Herstellers durchgeführt werden. Da sie die häufigste Ursache für akut auftretende Qualitätsschwankungen ist, wird sie im Rahmen der Konstanzprüfung täglich überprüft (s. S. 73). Wenn die Entwicklungsmaschine mit Mammographiefilmen und anderen Filmen betrieben wird, ist neben dem sonst überwiegend verwendeten Film die Konstanzprüfung immer auch mit dem Mammographiefilm durchzuführen (76).

Eine eigene Filmverarbeitung für die Mammographie hat durchaus Vorteile, da dann die Filmverarbeitung für diesen speziellen Film optimiert werden kann.

Entwicklungsmaschinen für Mammographiefilme sollten mit weicheren Gummirollen ausgestattet sein, wodurch Filmausrisse (Pick-offs) an den empfindlichen Mammographiefilmen minimiert werden. Eine eigene Filmverarbeitung nur für Mammographiefilme ist allerdings nur dann zu empfehlen, wenn täglich mindestens 20 Mammographiefilme entwickelt werden, da sonst die Aktivität der Chemikalien nicht konstant zu halten ist. Ein staubfreier Dunkelraum sowie eine regelmäßige Säuberung der Folien (mindestens wöchentlich, bei Verunreinigungen auch häufiger, Empfehlungen der Hersteller beachten!) sind wichtige Voraussetzungen für eine hohe Bildqualität.

> Die Filmverarbeitung ist die häufigste Ursache für Qualitätsschwankungen und muss im Rahmen der Konstanzprüfung täglich überprüft werden.

Weitere Faktoren

Von Bedeutung für die Bildqualität sind schließlich auch die Geschwindigkeit der Rasterbewegungen und die minimal möglichen Schaltzeiten der Belichtungsautomatik eines Mammographiegeräts.

Zu langsame Rasterbewegung. Werden für die Filmschwärzung bei dosissparenden Filmfoliensystemen besonders kurze Belichtungszeiten notwendig, so kann es bei langsamer Rasterbewegung zur Abbildung der Rasterlinien kommen. Dies ist diagnostisch störend und sollte unbedingt vermieden werden.

Zu geringe minimale Schaltzeit. Schließlich kann beim Unterschreiten der dem Gerät möglichen minimalen Schaltzeit eine Überbelichtung kleiner oder fettreicher Brüste resultieren.

Kann ein Gerät die o.g. Forderungen an Rastergeschwindigkeit und Schaltzeit nicht erfüllen, muss der Anwender – falls vertretbar – weniger dosissparende Filme verwenden. Ansonsten ist eine Aufrüstung des Geräts notwendig.

Qualitätssicherung in der Mammographie

Mit der Röntgenverordnung vom 8.1.1987 ist eine regelmäßige Qualitätskontrolle der Mammographie erforderlich geworden.

Die Grundlagen für die notwendigen Qualitätskontrollen sind in der DIN (Deutsche Industrienorm) festgelegt:

DIN 6868 Teil 2
Konstanzprüfung der Filmverarbeitung

DIN 6868 Teil 7
Konstanzprüfung für die Mammographie

DIN 6868 Teil 152
Abnahmeprüfungen an Mammographie-Einrichtungen

DIN EN 61223 – 3-2
Abnahmeprüfung – Leistungsmerkmale zur Bildgebung von Mammographie-Einrichtungen

DIN 6856 Teil 1
Anforderungen für die Herstellung und den Betrieb von Betrachtungsgeräten zur Befundung von Durchsichtsbildern in der medizinischen Diagnostik

DIN 6856 Teil 2
Betrachtungsgeräte und -bedingungen, qualitätssichernde Maßnahmen, Prüfverfahren, Messgeräte

DIN 6832 Teil 2
Röntgen- und Mammographiekassetten, Prüfung der Lichtdichtheit und Anpressung zwischen Röntgenfilm und Verstärkungsfolie(n)

Weiterführende Maßnahmen, die zu einem höheren Qualitätskontrollstandard führen, sind die European Guidelines for Quality Assurance in Mammography Screening (3rd edition, final draft; s. Kapitel 3, S. 75).

> Die Röntgenverordnung verlangt eine regelmäßige Qualitätskontrolle der Mammographie.

3 Mammographie

Prüfungen nach DIN

Die Qualitätssicherung in der Mammographie gliedert sich in 3 Teilprüfungen:
1. Die Abnahmeprüfung der Mammographieeinrichtung und die optimale Einstellung aller Aufnahmeparameter im Rahmen der Abnahmeprüfung.
2. Die Konstanzprüfungen.
3. Hinzu kommt die Sachverständigenprüfung: Eine Sachverständigenprüfung wird nach jeder Abnahmeprüfung durchgeführt. Außerdem muss alle 5 Jahre eine weitere Sachverständigenprüfung erfolgen. Schließlich ist eine solche Prüfung erforderlich, wenn sich – z.B. im Rahmen einer Umstellung des FFS – eine Dosiserhöhung von mindestens 1 Belichtungspunkt ergibt.

Die DIN 6868–152 „Abnahmeprüfung an Mammographie-Einrichtungen" und DIN EN 61223–3-2 „Abnahmeprüfung – Leistungsmerkmale zur Bildgebung von Mammographie-Einrichtungen" regeln die Abnahmeprüfung in Deutschland. Ergänzend für die Filmverarbeitung sind die Normen DIN V 6868 Teil 55 („Abnahmeprüfung Filmverarbeitung") und die DIN 6868 Teil 2 („Konstanzprüfung der Filmverarbeitung") relevant.

Abnahmeprüfung

Eine Abnahmeprüfung durch den Hersteller oder Lieferanten muss vor Inbetriebnahme einer Mammographieeinrichtung, nach jeder wesentlichen Änderung am Bilderzeugungssystem oder bei einem Betreiberwechsel erfolgen. Bei Änderungen, die das strahlenerzeugende System sowie das Filmfoliensystem betreffen, sind Teilabnahmeprüfungen erforderlich, die vom Geräte- oder Filmhersteller durchgeführt werden.

Das Protokoll jeder Abnahme- bzw. Teilabnahmeprüfung ist für die Dauer des Betriebs, mindestens bis 2 Jahre nach der letzten vollständigen Abnahmeprüfung aufzubewahren (novellierte Röntgenverordnung, 2002).

Die Abnahmeprüfung erfolgt in 3 Schritten:
1. Vor Durchführung der eigentlichen Geräteabnahme muss eine Kassettenprüfung durchgeführt werden. Dabei werden die Mammographiekassetten auf Lichtdichtigkeit und evtl. Beschädigungen überprüft. Es folgt die Sichtprüfung der Folien und die Kontrolle der Anpressung zwischen Röntgenfilm und Verstärkungsfolie, die mithilfe einer Prüfplatte mit einem Testgitter durchgeführt wird.

Eine korrekte Dunkelraumbeleuchtung ist ebenfalls Voraussetzung.

Danach ist zunächst die Filmverarbeitung optimal einzustellen. Bei dieser Einstellung werden die Lichtempfindlichkeit und der Lichtkontrast des Mammographiefilms mit einem kalibrierten Lichtsensitometer bestimmt. Die Lichtempfindlichkeit muss dem vom Filmhersteller definierten Wert ± 0,09 entsprechen. Der Lichtkontrast muss dem vom Hersteller definierten Wert ± 11 % entsprechen (eine Überschreitung des Lichtempfindlichkeits- und des Lichtkontrastwerts ist nur bei Langzeitverarbeitungen akzeptabel).

2. Nach Abschluss der unter 1. genannten Prüfungen kann die Abnahmeprüfung der Mammographieeinrichtung nach DIN EN 61223–3-2 bzw. DIN 6868–152 erfolgen.

Neben Sicht- und Funktionsprüfungen wird die Genauigkeit und Reproduzierbarkeit der Röhrenspannung geprüft. Weitere Punkte schließen sich in einem umfangreichen Prüfprogramm an, das vom Hersteller bzw. Lieferanten zu erfüllen ist. Dazu gehören die Kontrolle des mAs-Produkts, die Bestimmung von Transmissionsdosis und Geräteschwächungsfaktor, die Überprüfung der Funktion der Belichtungsautomatik, der Filterung, der Feldbegrenzung sowie die Beurteilung der visuellen Auflösung.

3. Nach Abschluss der o.g. Prüfungen nach DIN V 6868 Teil 55 und DIN EN 61223–3-2, d.h. nach Überprüfung und Optimierung aller Komponenten, werden die Referenzwerte für die Filmverarbeitung im Rahmen der DIN 6868/55 vom Hersteller oder Lieferanten festgelegt. Hierfür wird wie folgt vorgegangen:

Aus der reservierten Filmverpackung werden bei optimal eingestelltem System mit dem Sensitometer des Betreibers an 3 aufeinander folgenden Tagen der Kontrast- und der Empfindlichkeitswert bestimmt. Der jeweilige Mittelwert wird ins Datenblatt eingetragen und gilt fortan als Bezugswert für die Konstanzprüfung. Für die Ermittlung des Empfindlichkeitswerts ist eine Stufe zu wählen, deren Dichte am nächsten bei 1,0 über dem Schleier liegt (Toleranzbereich: 1,0–1,35).

Der Kontrastindex ist die Differenz der Dichtewerte von Empfindlichkeitsindex und derjenigen Stufe, deren Dichte am nächsten bei D = 2,4 über D_{min} (Schleier) liegt.

> Das Protokoll jeder Abnahme- bzw. Teilabnahmeprüfung muss für die Dauer des Betriebs und mindestens bis 2 Jahre nach der letzten vollständigen Abnahmeprüfung aufbewahrt werden.

Konstanzprüfung

Die Konstanzprüfung umfasst die Qualitätskontrolle der Filmverarbeitung und des Mammographiegeräts.

Die Qualitätskontrolle der Filmverarbeitung ist vom Anwender arbeitstäglich, die des Mammographiegeräts monatlich durchzuführen und lückenlos zu dokumentieren. Die Protokolle der Konstanzprüfungen und die Prüfkörperaufnahmen sind 2 Jahre aufzubewahren. Die zuständige Behörde kann andere Fristen festlegen. Sie werden von den ärztlichen Stellen in regelmäßigen Abständen angefordert.

Des Weiteren sind eine mindestens jährliche Kassettenprüfung, eine Überprüfung der Dunkelraumbeleuchtung sowie eine regelmäßige Kontrolle der Betrachtungsgeräte erforderlich.

Filmverarbeitung

Die Filmverarbeitung ist durch die DIN 6868/2 geregelt (Tab. 3.7) und ist arbeitstäglich vom Anwender durchzuführen. Grundsätzlich gilt, dass bei Entwicklungsmaschinen, in denen Mammographiefilme sowie andere Filme verarbeitet werden, die Mammographiefilme immer parallel zu den normalen Folienfilmen kontrolliert werden. Wegen des speziellen Aufbaus und der hohen Empfindlichkeit der einseitig beschichteten Mammographiefilme reagieren diese weitaus empfindlicher auf Schwankungen der Verarbeitungsbedingungen.

Die Kontrolle der Filmverarbeitung wird wie folgt durchgeführt:

Regenerierraten, Entwicklungstemperatur und Durchlaufzeit. Zunächst werden die Regenerierraten von Entwickler und Fixier, die Entwicklungstemperatur und die Durchlaufzeit kontrolliert und auf dem Protokollblatt der Entwicklungsmaschine eingetragen.

Probefilm. Für die eigentliche Verarbeitungskontrolle wird immer dieselbe reservierte Filmpackung verwendet (Emulsionsnummer und Filmtyp dokumentieren sowie Verfallsdaten beachten). Gemäß Verfallsdatum muss dieser Film noch mindestens 12 Monate haltbar sein. Bei Chargenwechsel, spätestens aber nach 3 Monaten ist die Verarbeitungskontrolle mit je einem Film der alten und der neuen Packung durch eine über 3 Tage überlappende Messung durchzuführen, um einen neuen Bezugswert zu definieren. Ein Packungswechsel muss spätestens alle 4 Monate durchgeführt werden.

Empfindlichkeit und Kontrast. Zunächst wird die lichtsensitometrische Belichtung des Mammographiefilms vorgenommen. Dabei muss darauf geachtet werden, dass die beschichtete Seite nach unten in das Sensitometer eingeführt wird. Für die derzeitig verwendeten Mammographiefilme muss das Sensitometer auf Grünlicht geschaltet sein. Sofort nach dieser Belichtung muss der Film entwickelt werden. Anschließend werden die Dichtewerte der für Empfindlichkeits- und Kontrastwert ermittelten Stufen des Sensitometerkeils gemessen, ins Datenblatt eingetragen und mit dem letzten Bezugswert, der im Rahmen der Abnahmeprüfung bestimmt wurde, verglichen.

Der Empfindlichkeitswert und der Kontrastwert dürfen vom Ausgangswert um nicht mehr als ±0,2 abweichen (Toleranzbereich). Lediglich nach einer Wartung darf der Toleranzbereich bis zu ±0,3 überschritten werden. Nach ca. 50 Aufnahmen müssen Empfindlichkeits- und Kontrastwert aber wieder innerhalb der vorgegebenen Grenzen (±0,2) liegen.

Grundschleier. Zum Schluss wird der Grundschleier des Films gemessen. Hierfür wird sensitometrisch die Dichte im Film in einem Areal außerhalb der Belichtungskeile gemessen. Der Richtwert für den Schleier beträgt 0,18–0,22 (maximal 0,25).

Bei Überschreitungen dieser Toleranzbereiche muss sofort die Ursache ermittelt werden.

Mammographiegerät

Im Rahmen der Konstanzprüfung des Mammographiegeräts nach DIN 6868/7 sind folgende Kenngrößen monatlich zu überprüfen:

- optische Dichte der Prüfkörperaufnahme,
- Begrenzung des Nutzstrahlenfeldes,
- Auflösungsvermögen,
- Störstellenfreiheit,
- Dosis.

Die Prüfungsvoraussetzungen (Geräteeinstellungen und Prüfmittel wie Prüfkörper, Densitometer und Sensitometer) müssen bei allen Kontrollen konstant gehalten werden und identisch zur 1. Prüfung im Rahmen der Aufnahmeprüfung sein. Für diesen Teil der Konstanzprüfung sind Prüfkörper im Handel. Die hier beschriebene Methode bezieht sich auf den Prüfkörper NORMI 7 (Physikalisch-Technische Werkstätten Freiburg). Die Testaufnahmen werden entsprechend den Vorgaben bei der Abnahmeprüfung mit Belichtungsautomatik und freier Einstellung durchgeführt und mit den jeweiligen Bezugswerten der Abnahmeprüfung verglichen.

> Die Qualitätskontrolle der Filmverarbeitung muss täglich, die des Mammographiegeräts monatlich durchgeführt werden. Für die Protokolle gilt eine Aufbewahrungsfrist von 2 Jahren.

> Bei allen Toleranzüberschreitungen muss unverzüglich die Ursache ermittelt werden. Die Maßnahmen zur Fehlersuche und -behebung müssen genau dokumentiert werden.

- Die *optische Dichte* der Prüfaufnahme wird in dem dafür vorgesehenen Feld der Prüfkörperaufnahme gemessen. Eine maximale Abweichung vom Ausgangswert von ±0,3 darf nicht überschritten werden.
- Das *Nutzstrahlenfeld* darf um maximal 2% des Fokusfilmabstands abweichen. Von den 5 Kugeln auf dem Prüfkörper müssen mindestens 2,5 Kugeln sichtbar sein. Im Vergleich zum Ausgangszustand darf die Zahl der abgebildeten Kugeln um maximal 1 kleiner werden. Zusätzlich zu dieser Prüfung sollte die thoraxwandseitige Überstrahlung erfasst werden. Sie sollte einmal jährlich (z.B. im Rahmen einer Wartung) geprüft werden. Die Überstrahlung darf nicht größer als beim Ausgangszustand sein (Dokumentationsaufnahmen erforderlich!).
- Das *Auflösungsvermögen* wird mithilfe der Drahtgitter kontrolliert. Im Vergleich zum Ausgangszustand darf keine Verschlechterung der Wahrnehmung auftreten. Hierfür ist eine Beurteilung mittels Lupe mit mindestens 4facher Vergrößerung erforderlich. Dieser visuelle Auflösungstest ist aber sehr unspezifisch und sollte ausschließlich für die Konstanzprüfung verwendet werden.
- Bei der Überprüfung von *Störstellen* wird der Prüfkörper ohne Strukturplatte mittels Belichtungsautomatik bei ca. 28 kV belichtet. Die sog. Halbtonaufnahme wird auf etwaige Inhomogenitäten untersucht. Diese können durch Verunreinigungen oder Beschädigungen am Gerät zwischen Röhre und Bildempfänger (Lagerungsplatte, Tubus) verursacht sein. Sie können aber auch durch den Raster, die Kassette (s.a. Kassettenüberprüfung), durch Filmausrisse oder Kratzer, durch Filmfehler oder Probleme der Entwicklungsmaschine hervorgerufen werden. Es dürfen keine Strukturen sichtbar werden, die zu einer Beeinträchtigung der Diagnose führen könnten. Für die z.T. schwierige Ursachenermittlung ist meist die Unterstützung durch den Film- oder Gerätehersteller ratsam.
- Der *Dosisbezugswert* am Prüfkörper wird mithilfe eines geeigneten Dosismeters ermittelt. Abweichungen von ±25% vom Ausgangswert dürfen nicht überschritten werden. Zusätzlich zu dieser Konstanzprüfung ist auch noch durch die wiederkehrenden Sachverständigenprüfungen (alle 5 Jahre) eine gewisse Kontrolle über Dosis und Auflösungsvermögen gegeben.
- Bei allen Toleranzüberschreitungen ist unbedingt und unverzüglich die Ursache zu ermitteln. Ein bloßes Protokollieren der ermittelten Werte reicht nicht aus. Eine genaue Dokumentation der durchgeführten Maßnahmen zur Fehlersuche und -behebung ist erforderlich.

Kassettenprüfung

Alle Kassetten müssen mindestens einmal jährlich sowie bei jeglichem Verdacht bezüglich Lichtdichtheit, Anpressung zwischen Film und Folie sowie Beschädigungen überprüft werden (s.a. Störstellenkontrolle bei der monatlichen Konstanzprüfung).

Dunkelraumbeleuchtung

Die Dunkelraumbeleuchtung ist jährlich zu überprüfen. Eine fehlerhafte Dunkelraumbeleuchtung kann zu einer unzulässigen Vorbelichtung des Films führen. Dadurch wird der Schleier erhöht und der Filmkontrast reduziert.

Betrachtungskästen

Für Mammographie dürfen prinzipiell nur einblendbare Betrachtungskästen mit einer regelbaren Leuchtdichte von 2000–6000 cd/m^2 bei einer Farbtemperatur von 4500–6500 K verwendet werden. Zusätzlich muss ein Grelllicht zur Verfügung stehen, das eine regelbare Leuchtdichte von bis zu 20000 cd/m^2 liefern soll. Die Sauberkeit und Funktion dieser Betrachtungsgeräte sind regelmäßig zu überprüfen.

Europäische Richtlinien

Das European Protocol for the Quality Control of the Physical and Technical Aspects of Mammography Screening (3rd Edition, 2001) beschreibt eine Vielzahl weiterführender Qualitätskontrollen im Vergleich zu den zur Zeit geltenden Normen und Richtlinien. Eine Umsetzung der Prüfmethoden und der Prüfungsintervalle ist für alle Anwender bis zum Jahr 2003 geplant. Die Begriffe wie Abnahmeprüfung und Konstanzprüfung finden bei den europäischen Richtlinien keine Anwendung. In der deutschen Gesetzgebung (Röntgenverordnung § 16) werden aber Abnahme- und regelmäßige Konstanzprüfungen weiterhin gefordert.

Die Prüfintervalle im Rahmen der europäischen Richtlinien sind deutlich häufiger und erfordern einen höheren Kosten- und Zeitaufwand als diejenigen nach DIN. Die wichtigsten Prüfmethoden, die vom Anwender selbstständig durchgeführt werden können, sollen im Folgenden näher erläutert werden.

Voraussetzung für die Durchführung sind folgende Prüfmittel:
1. Sensitometer und Densitometer (am besten kalibrierte Geräte),
2. Prüfkörper, z.B. Europhantom Mammographie, Pehamed, Sulzbach,
3. Lupe,
4. homogener, einblendbarer Schaukasten mit einer Leuchtdichte von über 3000 cd/m².

Tägliche Kontrollen

Störende Artefakte. Die Suche nach störenden Artefakten erfolgt arbeitstäglich vor Beginn des Patientenbetriebs. Ein homogener Plexiglasprüfkörper von 40–60 mm Dicke und einer Größe von 18×24 cm wird unter Standardbedingungen auf eine optische Dichte zwischen 1,0 und 1,5 belichtet. Die Homogenitätsaufnahme (Halbtonaufnahme) darf keine störenden Strukturen aufweisen. Die Homogenitätsaufnahme wird am hellen, eingeblendeten Schaukasten betrachte und analysiert. Sind gering dichte, kleine Strukturen erkennbar, muss die Ursache unmittelbar behoben werden.

Optische Dichte und Langzeit-Reproduzierbarkeit. Die Kontrolle der optischen Dichte und Langzeit-Reproduzierbarkeit dient zur Sicherstellung einer konstanten optischen Dichte und/oder des erforderlichen mAs-Produkts. Der Bezugswert für die optische

> Die europäischen Richtlinien sehen über die zur Zeit geltenden Normen und Richtlinien hinaus weitere Qualitätskontrollen vor. Eine Umsetzung ist für alle Anwender bis zum Jahr 2003 geplant.

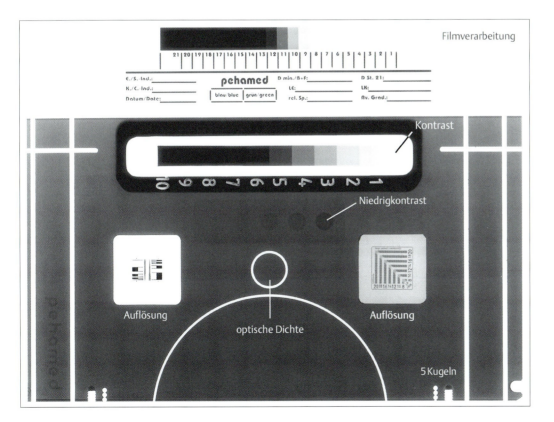

Abb. 3.30 Prüfkörper und parallele Kontrolle der Filmverarbeitung.

3 Mammographie

Abb. 3.31 Staub-, Druck- und Feuchtigkeitsartefakte.

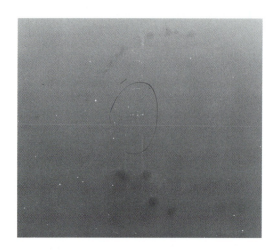

Tab. 3.6 ⇢ Tägliche Kontrollen

Prüfgrößen
Artefakte
Langzeit-Reproduzierbarkeit der Dosis
Reproduzierbarkeit der mittleren optischen Dichte
Sensitometrie der Filmverarbeitung

Dichte wird unter Standardeinstellung (z. B. 28 kV) ermittelt und muss in einem Dichtebereich von 1,3–1,8 liegen. Die Abweichungen zu den Bezugswerten sind arbeitstäglich zu kontrollieren. Die optische Dichte darf maximal ±0,2 (wünschenswert ±0,15) schwanken. Die Ursachen für Toleranzüberschreitungen müssen ermittelt werden. Um eine konstante optische Dichte der Patientenaufnahmen sicherzustellen, können Abweichungen kurzfristig über die Belichtungskorrektur angepasst werden.

Sensitometrie der Filmverarbeitung. Die Konstanz der Filmverarbeitung wird nach der Norm DIN 6868 Teil 2 überprüft (Tab. 3.7). Die Durchführung erfolgt ebenfalls arbeitstäglich mit einer für die Prüfung reservierten Filmpackung. Die vorgegebenen Toleranzen sind einzuhalten.

Prüfgrößen und Toleranzen. Zur Auswertung von Sensitometerstreifen steht eine spezielle Software zur Verfügung. Die tägliche Bestimmung des mittleren Gradienten oder des Durchschnittsgradienten, wie bei den europäischen Richtlinien gefordert, sind damit einfach durchzuführen und zu bestimmen. Da zwischen Lichtsensitometrie und Röntgensensitometrie bei Mammographiefilmen eine hohe Korrelation besteht, kann auch die arbeitstägliche Kontrolle von Lichtempfindlichkeit und Lichtkontrast als Bezugsgröße definiert werden. Um die Konstanz der Verarbeitung und der Filmqualität zu kontrollieren, ist eine regelmäßige Kontrolle (halbjährlich) der lichtsensitometrischen Messgrößen LE (Lichtempfindlichkeit) und LK (Lichtkontrast) unbedingt zu empfehlen.

Erst wenn die arbeitstäglich gemessen Werte innerhalb der Toleranzen sind, sollte mit dem Patientenbetrieb begonnen werden.

Wöchentliche Kontrollen

Bildkontrast. Mithilfe eines in den Prüfkörper integrierten Stufenkeils wird der Bildkontrast kontrolliert. Der Prüfkörper wird unter Standardbedingungen belichtet und die 10 Dichtestufen werden mit einer Referenzkurve verglichen. Abweichungen bis maximal 10% werden toleriert. Um auch die Er-

Tab. 3.7 ⇢ Prüfgrößen und Toleranzen der Filmverarbeitung

Prüfgrößen	DIN 6868 Teil 2	Europäische Richtlinien	
		gefordert	wünschenswert
Grundschleier	< 0,25	0,15–0,25	–
Empfindlichkeit	±0,20	< 0,30	< 0,20
Kontrast	±0,20	< 0,30	< 0,20
D_{max}	–	< 0,30	< 0,20
Entwicklertemperatur	–	2 °C	1 °C
Mittlerer Gradient[1]	–	< 0,30	< 0,20
Durchschnittsgradient[2]	–	< 0,40	< 0,20
	DIN V 6868 Teil 55		
Lichtempfindlichkeit	±0,09	–	–
Lichtkontrast	±11%	–	–

[1] Sollte in einem Bereich zwischen 3,0 und 4,0 liegen
[2] Sollte in einem Bereich zwischen 3,5 und 5,0 liegen

kennbarkeit von *Niedrigkontrasten* sicherzustellen, müssen von 4 Niedrigkontrastdetails mindestens 2 sicher erkannt werden. Die Erkennbarkeit der Niedrigkontrastdetails ist stark von der optischen Dichte und vom Rauschen abhängig. Die starke Abhängigkeit des Bild- und Niedrigkontrasts von der gesamten Bildaufzeichnungs- und Bearbeitungskette lässt die Angabe von absoluten Toleranzen nicht zu.

Tab. 3.8 ⇢ *Wöchentliche Kontrollen*

Prüfgrößen
Bildkontrast
Niedrigkontrastwiedergabe
Objektdickenkompensation
Ortsauflösung

Objektdickenkompensation. Die Objektdickenkompensation wird bei unterschiedlichen Dicken von 20–70 mm geprüft. Für jede Dicke wird ein Bezugswert für die optische Dichte festgelegt und dieser muss eingehalten werden. Die maximale Abweichung vom Bezugswert sollte ± 0,15 nicht überschreiten. Wünschenswert ist eine maximale Toleranz von ± 0,1. Die Prüfung wird mit Belichtungsautomatik und freier Belichtung durchgeführt. Die Ergebnisse werden ebenfalls sorgfältig protokolliert. In diesem Zusammenhang gilt es auch sicherzustellen, dass die optische Dichte bei unterschiedlichen Objektdicken weitgehend konstant ist. Abweichungen der optischen Dichte von Absorberdicke zu Absorberdicke sollte geringer als 0,15 o.D. sein.

Auflösungsvermögen. Mittels eines Auflösungstests wird das visuelle Auflösungsvermögen ermittelt und kontrolliert. In einer Messhöhe von 25–50 mm vom Rastertisch ist eine Auflösung von mindesten 10 Lp/mm erforderlich (12 Lp/mm wünschenswert). Die Auflösung wird mit einem Auflösungsraster visuell bestimmt. Die Hochkontrastauflösung wird mithilfe eines Bleistrichrasters ermittelt. Alternativ kann z. B. mit einem Goldraster (geringerer Kontrast) die Auflösung bestimmt werden. Beim Bleistrichraster sind Auflösungsbesen oder Linienraster in senkrechter und waagrechter Richtung angebracht, sodass man eine Richtungsabhängigkeit der Auflösung bestimmen kann. Die Bestimmung des Auflösungsvermögens wird mittels Lupe durchgeführt. Die Beurteilung der Auflösung unterliegt subjektiven Bewertungsmaßstäben und kann dadurch von Prüfer zu Prüfer leicht variieren.

Von größerer Bedeutung ist die Niedrigkontrastauflösung, da diese eine objektgerechtere Darstellung simuliert. Das Niedrigkontrastauflösungsraster (Abb. 3.**32**) ermöglicht die Beurteilung der Auflösung ebenfalls in senkrechter und waagrechter Richtung. Als Auflösung ist nur der Wert anzunehmen, der horizontal bis zur Chip-Diagonalen verlaufend, die Linienstrukturen aller Quadrate erkennen

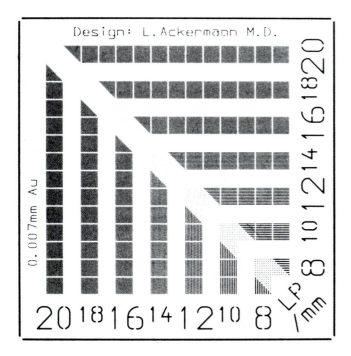

Abb. 3.32 **Auflösungstest Niedrigkontrast (Goldraster).**

lässt. Die punktförmigen Strukturen an den Schnittstellen der horizontal und vertikal laufenden Linien simulieren kontrastarme Mikroverkalkungen. Diese punktförmigen Strukturen reagieren sehr empfindlich gegenüber Veränderungen der Aufnahme- und Verarbeitungstechnik. Ein z. B. erhöhtes Rauschniveau reduziert die Erkennbarkeit der Strukturen erheblich. Zur Beurteilung der Auflösung ist eine Lupe mit 2facher Vergrößerung erforderlich.

Halbjährliche Kontrollen

Bei den halbjährlichen Prüfungen steigt der Mess- und Prüfaufwand deutlich an. Einige Prüfgrößen können vom Anwender mithilfe des Prüfkörpers durchgeführt werden. Aufwendigere Kontrollen wie z. B. die Prüfung der Strahlenausbeute oder Genauigkeit bzw. Reproduzierbarkeit der Aufnahmespannung werden von Medizinphysikern oder entsprechend geschulten Servicetechnikern geprüft.

Schrittweite der manuellen Expositionskorrektur. Diese beträgt bei korrekter Einstellung ca. 0,1 o.D./Stufe. Die Toleranzen der Einstellung sollten innerhalb eines Dichtebereichs von 0,05 bis maximal 0,2 liegen. Der Prüfkörper wird bei konstanter Röhrenspannung und unterschiedlichen Belichtungskorrekturwerten (z. B. von −3 bis +3) belichtet und die erzielten Dichtewerte mittels Densitometer bestimmt. Die Kenntnis über die Abstufungen der Korrekturtasten/-stufen hilft gleichzeitig zur Konstanthaltung der optischen Dichte bei Patientenaufnahmen. So können geringe Toleranzüberschreitungen (z. B. von der Filmverarbeitung) bis zur Lösung des Problems korrigiert werden.

Aufnahmespannungskompensation. Bei mindestens 3 unterschiedlichen kV-Einstellungen werden Bezugswerte für die optische Dichte definiert. In halbjährlichen Abständen wird die Aufnahmespannungskompensation auf Konstanz geprüft. Die maximale Abweichung sollte bei ±0,15 o.D. liegen. Wünschenswert sind Ergebnisse unter ±0,1. Je nach Gerät und Einsatz werden die Werte bei vollautomatischer, halbautomatischer und manueller Einstellung bestimmt. Die Abweichungen der optischen Dichte von kV-Stufe zu kV-Stufe sollten unter 0,15 o.D. liegen.

Film-Folien-Kontakt. Die Prüfung des Film-Folien-Kontakts mittels Prüfgitter gehört zur halbjährlichen Routinekontrolle. Unscharfe Bereiche (dunkle Regionen) von über 1 cm^2 sind nicht erlaubt, insbesondere wenn sie im Bereich der Thoraxwand sichtbar sind. Die Prüfung wird auch nach Austausch bzw. Reparatur von Kassetten durchgeführt. Das Folienprüfgitter wird auf eine optische Dichte von 2,4 ±0,4 belichtet. Die Prüfkörperaufnahme wird in einem Abstand von 100 cm betrachtet. Es ist in diesem Zusammenhang darauf zu achten, dass vor der Prüfung die Kassetten ca. 10 Minuten gelagert werden, damit der Film-Folien-Kontakt optimiert wird.

Dunkelkammer. Dunkelraumbeleuchung und Lichteinfall in die Dunkelkammer sind mittels vorbelichteten Filmen zu prüfen. Dichtezunahmen von mehr als 0,02 o.D. aufgrund einer fehlerhaften Beleuchtung oder wegen Lichteinfalls sind nicht zulässig.

Tab. 3.9 ⋯▶ *Halbjährliche Kontrollen und zulässige Toleranzen*

Prüfgrößen	Toleranzen
Schrittweite der manuellen Expositionskorrektur	
Schrittweite der Expositionsautomatik	0,05 – 0,2/Stufe
Aufnahmespannungs-Kompensation	<±0,15 o.D. (0,10 o.D.*)
Film-Folien-Kontakt	Bereiche > 1 cm^2 sind nicht mehr tolerabel
Dunkelkammerbeleuchtung	<± 0,02 o.D.
Lichteinfall in die Dunkelkammer	<± 0,02 o.D
Genauigkeit der Aufnahmespannung	25 – 31 kV <1 kV
Kurzzeit-Reproduzierbarkeit der Dosis	<±5% (<±2%*) o.D.
Reproduzierbarkeit der Aufnahmespannnng	<±0,5 kV
Strahlungsausbeute der Röntgenröhre	40 – 75my;Gy/mAs – 100 FFA

* Wünschenswert

Qualitätssicherung in der Mammographie

Jährliche Kontrollen

Zur Sicherstellung der Langzeitstabilität des Gesamtsystems werden jährliche Kontrollen für bestimmte Prüfgrößen erforderlich.

Kassetten. Im Zusammenhang mit dem Bildaufzeichnungssystem werden die verschiedenen Kassetten geprüft. Die Unterschiede in der Kassettenabsorption dürfen 5% bezogen zum Mittelwert nicht überschreiten. Die einzelnen Verstärkungsfolien dürfen um maximal 0,1 o.D. (wünschenswert 0,08) vom Mittelwert abweichen. Bei Austausch bzw. Neubeschaffung werden die Prüfungen ebenfalls durchgeführt.

Raster. Außerdem werden der Rasterfaktor und die Homogenität des Streustrahlenrasters geprüft. Rasterbedingte Artefakte werden mit der Homogenitätsprüfung ausgeschlossen. Die Aufnahme wird mit Belichtungsautomatik, aber ohne Absorber erstellt. Aufgrund der kurzen Belichtungszeiten kommt es in der Regel zu einer guten Abbildung der Rasterlamellen.

Filmschublade, Einfallsdosis und Belichtungszeit. Eine Prüfung der Lichtdichte der Filmschublade gehören genauso zum Prüfumfang wie Kontrolle der Einfallsdosis und der Belichtungszeit, die unter 2 sec (wünschenswert 1,5 sec) liegen muss. Treten verstärkt Unschärfen auf, ist diese Prüfung auch häufiger durchzuführen, da Änderungen der Dosisleistung auch auf eine Veränderung des Brennflecks schließen lassen. Die Einfallsdosis wird bei 28 kV, Mo-Anode und 30 µm Mo-Filter ermittelt. Die Einfallsdosis darf nicht größer sein als 15 mGy.

Kompressorium. Der Kompressionsdruck muss über einen Zeitraum von 1 Minute konstant gehalten werden. Der Anpressdruck sollte zwischen 130–200 N (ca. 13–20 kg) festgelegt werden. Neben dem Kompressionsdruck wird auch die Gleichmäßigkeit des Andrucks geprüft. In Richtung Mamille darf die Gleichmäßigkeit einen Wert von 5 mm nicht überschreiten.

Schaukasten. Besondere Aufmerksamkeit wird der Qualitätskontrolle des Schaukastens gewidmet. Lichtstärke, Homogenität (±30%) und die Abweichung unterschiedlicher Schaukästen (±15%) wird geprüft. Zur optimalen Befundung ist sicherzustellen, dass die Umgebungshelligkeit unter 50 Lux liegt. Leider werden diese Parameter häufig vernachlässigt und die Bedeutung optimaler Betrachtungsbedingungen wird unterschätzt.

Initiale Prüfungen

Bei besonderen Problemen und Fragestellungen können weitere Prüfungen erforderlich werden. Der Fokus-Film-Abstand ist normalerweise unveränderbar. Kontrollen von Lichteinfall bei Kassetten oder beim Filmaufbewahrungskasten können einfach und schnell vom Anwender durchgeführt werden. Dies gilt in gleicher Weise für die Kontrolle der Entwicklertemperatur und der eingestellten Verarbeitungszeit.

Tab. 3.10 ⇢ *Jährliche Kontrollen und zulässige Toleranzen*

Prüfgrößen	Toleranzen
Vergleich verschiedener Kassetten (Kassettenabsorption)	<±0,1 o.D.* (0,08)
Gleichmäßigkeit der Kompression	≤15 mm Richtung Mamille, ≤5 mm seitlich
Halbwertschichtdicke	> 0,3 mm Al*
Kompressionskraft	130–200 N, keine Änderung innerhalb einer Minute
Dosisgrenzwert (Oberflächendosis)	< 15 mGy (< 14 mGy*)
Expositionszeit	< 2 s (< 1,5 s*)
Homogenität der Schaukästen	>±30% cd/m^2
Leuchtdichte der Schaukästen	3000–6000 cd/m^2*
Differenz verschiedener Schaukästen	< 15%
Übereinstimmung Strahlenfeld/Lichtfeld	< 5 mm
Umgebungslicht	< 50 Lux
Prüfung des Streustrahlenrasters	keine Abbildung

* wünschenwert

Tab. 3.11 ⇢ *Initiale Prüfungen und zulässige Toleranzen*

Prüfgrößen	Toleranzen
Brennfleckgröße	typisch 0,3
Filmaufbewahrungskasten	< 0,02 o.D.
Fokus-Film-Abstand	≥ 600 mm
Kassetten-Dichtheit	< 0,02 o.D.
Leckstrahlung der Röntgenröhre	< 1 mGy/h
Rasterschwächungsfaktor	> 3
Rasterabbildung	keine störende Abbildung
Entwicklertemperatur	< 2 °C
Verarbeitungszeit	entsprechend Herstellerangaben

Probleme bei der Auflösung lassen sich ggf. durch eine Bestimmung der Brennfleckgröße klären. Die Prüfung auf Leckstrahlung (Prüfung erfolgt im Regelfall beim Hersteller) oder Prüfungen des Rasters erfordern einen höheren technischen Aufwand und sollten von Medizinphysikern oder Servicetechnikern bestimmt werden.

Werden alle genannten Prüfgrößen in den angegebenen Intervallen sorgfältig geprüft und die Toleranzen eingehalten, sind von aufnahmetechnischer Seite optimale Mammogramme zu erwarten. Toleranzüberschreitungen müssen in jedem Fall umgehend behoben werden.

Qualitätsanforderungen an das Mammogramm

⇢ Unabhängig von den messbaren Größen sollen die Qualitätsforderungen der ärztlichen Leitlinien der Bundesärztekammer eingehalten werden.

Leitlinien der Bundesärztekammer. Unabhängig von den genannten messbaren Größen sollen entsprechend den Forderungen der ärztlichen Leitlinien der Bundesärztekammer auch folgende Qualitätsanforderungen eingehalten werden (neugefasste Qualifikationsvoraussetzungen 1993):

- Darstellung der Brust in 2 Ebenen,
- tolerable Mammakompression,
- vollständige Erfassung des Drüsenparenchyms von der Haut bis zur Brustwand,
- kontrastreiche Abbildung des Mammagewebes,
- scharfe Darstellung feiner linearer Strukturen,
- Abgrenzungsmöglichkeit rundlicher Details,
- Erkennbarkeit von Mikroverkalkungen,
- Erkennbarkeit von Kutis und Subkutis unter Grelllicht.

Bei jeder Mammographie muss kontrolliert werden, ob die genannten Minimalforderungen erfüllt werden.

Empfehlungen der Deutschen Röntgengesellschaft. Über die bestehenden Empfehlungen hinaus wurden inzwischen vom Ausschuss Mammadiagnostik der Deutschen Röntgengesellschaft (DRG) Empfehlungen gegeben, die auf den EU-Richtlinien basieren.

⇢ Über die Empfehlungen der Bundesärztekammer hinaus wurden von der Deutschen Röntgengesellschaft (DRG) Empfehlungen abgegeben, die auf den EU-Richtlinien basieren.

Um einerseits die notwendigste Qualitätsanhebung möglichst schnell umzusetzen, andererseits den Mammographieanwendern einen schrittweisen Übergang zu ermöglichen, wurde ein Stufenkonzept erarbeitet (78).

Das Stufenkonzept betrifft folgende Themenblöcke:

1. Stufenkonzept zur Umsetzung der Qualitätskontrolle der europäischen Richtlinien,
2. PGMI-System: System, das Aufnahmequalität und Positionierung anhand von vorgelegten Mammogrammen bewertet und inzwischen von der KBV übernommen wurde (s. u.),
3. verbesserte Qualitätssicherung der Befundung.

1. Stufenkonzept technische Qualitätssicherung

Das Stufenkonzept für die technische Qualitätssicherung gliedert sich in 2 Stufen, deren Umsetzung von DRG und BDR erarbeitet wird (Tab. 3.**12**). Parallel hierzu werden durch Erneuerung der DIN-Normen die europäischen Standards zunehmend umgesetzt.

2. Das PGMI-System

Beim PGMI-System steht P für perfekte Aufnahme, G für gute Aufnahme, M für eine mäßige Aufnahme und I für eine inadäquate Aufnahme. In Anlehnung an die europäischen Standards wird gefordert, dass bei Prüfungen mindestens 75 % der Aufnahmen gut oder perfekt sein sollen und weniger als 3 % der Aufnahmen inadäquat. Inzwischen werden diese Standards auch durch die KBV eingefordert (Qualitätsanforderungen in der kurativen Mammographie, Vereinbarung zur Strahlendiagnostik und -therapie § 135 Abs. 2 SGBV). Geringere Abweichungen in der Nomenklatur sind kursiv in Klammern angegeben.

Diagnostische Kriterien für die seitliche Projektion

Perfekte Aufnahme
(KBV: Stufe I = regelrecht)

1. Brustparenchym vollständig abgebildet. Pektoralismuskel relaxiert und bis in Höhe der Mamille abgebildet (Posterior-Nipple-Line)
   - Pektoralismuskel im richtigen Winkel ($\geq 20°$)
   - Mamille im Profil abgebildet
   - Inframammäre Falte dargestellt und entfaltet
2. Korrekte und klare Beschriftung, Patientenidentifikation, Beschriftung und entsprechende Seitenangabe, Aufnahmedatum
3. Geeignete Belichtung. Geringe Überbelichtung ist akzeptabel, wenn keine Information verloren geht. Die Messung der optischen Dichte erfolgt in unklaren Fällen: Abbildung des Drüsenkörpers mit maximaler Dichte zwischen < 2,5 und minimaler Dichte zwischen 0,8 und 1,2.
4. Gute Kompression, d. h. scharfe Abbildung der Drüsenkörperstrukturen und adäquates Aufspreizen des Drüsengewebes
5. Keine Bewegungsunschärfen
6. Korrekte Filmverarbeitung
7. Keine Artefakte durch Verarbeitung und Handhabung
8. Keine Überlagerungen durch Artefakte wie z. B. Hautfalten
9. Symmetrische Darstellung (rechte und linke Brust sollen Spiegelbilder bei der Betrachtung im Schaukasten darstellen)

Tab. 3.12 Stufenplan zur Umsetzung der „European Guidelines" in Deutschland

Prüfgrößen	Häufigkeit
Stufe 1	
Artefakte	täglich
Langzeit-Reproduzierbarkeit der Dosis	
Reproduzierbarkeit der mittleren optischen Dichte	
Sensitometrie der Filmverarbeitung	
Bildkontrast	wöchentlich
Niedrigkontrastwiedergabe	
Objektdicken-Kompensation	
Ortsauflösung	
Tägliche Schwankungen der Filmverarbeitung	monatlich
Aufnahmespannungs-Kompensation	halbjährlich
Bestimmung von LE und LK	
Film-Folien-Kontakt	
Schrittweite der manuellen Expositionskorrektur	
Differenz verschiedener Schaukästen	jährlich
Dosisgrenzwerte	
Expositionszeit	
Homogenität der Schaukästen	
Leuchtdichte der Schaukästen	
Übereinstimmung Strahlenfeld/Lichtfeld	
Umgebungslicht	
Vergleich verschiedener Kassetten	
Stufe 2	
Dunkelkammerbeleuchtung	halbjährlich
Genauigkeit der Aufnahmespannung	
Kurzzeit-Reproduzierbarkeit der Dosis	
Lichteinfall in die Dunkelkammer	
Reproduzierbarkeit der Aufnahmespannng	
Strahlungsausbeute der Röntgenröhre	
Gleichmäßikeit der Kompression	jährlich
Halbwerts-Schichtdicke	
Kompressionskraft	
Brennfleckgröße	initial
Filmaufbewahrungskasten	
Fokus-Film-Abstand	
Kassetten-Dichtheit	
Leckstrahlung der Röntgenröhre	
Rasterschwächungsfaktor	
Rasterabbildung	
Temperatur	
Verarbeitungszeit	

Gute Aufnahmen

Beide Aufnahmen erfüllen die Kriterien 1–6 der perfekten Aufnahme und weisen bei den Kriterien 7–9 geringe Mängel auf.

7. Geringe Entwicklungs- und Handhabungsartefakte
8. Hautfalten im geringen Umfang
9. Gering asymmetrische Aufnahmen

Mäßige Qualität

Beide Aufnahmen erfüllen die Kriterien 2–6 der perfekten Aufnahme. Sie können beim Kriterium 7 wie bei guten Aufnahmen geringe Mängel aufweisen. Darüber hinaus werden die Kriterien 1 und 8 der perfekten und guten Aufnahme im geringen Umfang *nicht* erfüllt.

1. Drüsenparenchym ist nicht sicher vollständig abgebildet, weil
   – Pektoralismuskel nicht bis in Höhe der Mamille abgebildet (PNL), oder
   – Pektoralismuskel nicht im richtigen Winkel abgebildet, oder
   – Mamille nicht im Profil abgebildet, oder
   – Inframammäre Falte nicht klar dargestellt und entfaltet
- Geringe Entwicklungs- und Handhabungsartefakte
- Deutliche Hautfalten, wobei Drüsengewebe nicht verdeckt wird

Inadäquate Aufnahmen

Eines der folgenden Kriterien wird erfüllt:

1. Brustparenchym nicht vollständig abgebildet
2. Unzureichende Kompression
3. Falsche Belichtung
4. Fehlerhafte Filmverarbeitung
5. Artefakte, die das Drüsenparenchym überlagern (z. B. Hautfalte)
6. Unzureichende Beschriftung

Diagnostische Kriterien für die kranio-kaudale Projektion

Perfekte Aufnahme

1. Brustparenchym adäquat abgebildet. Pektoralismuskel am hinteren Rand abgebildet
   – Medialer Rand der Brust abgebildet
   – Mamille im Profil abgebildet, der axilläre Drüsenkörperanteil ist vollständig abgebildet
   – Axillärer Drüsenkörperanteil ist vollständig abgebildet (die Brust kann nach medial rotiert werden, um eine bessere Abbildung des axillären Anteils zu erreichen. Dies muss jedoch ohne Verlust von medialen Brustanteilen geschehen)
2. Korrekte und klare Beschriftung, Patientenidentifikation, Beschriftung und entsprechende Seitenangabe, Aufnahmedatum
3. Geeignete Belichtung. Geringe Überbelichtung ist akzeptabel, wenn keine Information verloren geht. Die Messung der optischen Dichte erfolgt in unklaren Fällen: Abbildung des Drüsenkörpers mit maximaler Dichte zwischen < 2,5 und minimaler Dichte zwischen 0,8 und 1,2.
4. Gute Kompression, d. h. scharfe Abbildung der Drüsenkörperstrukturen und adäquates Aufspreizen des Drüsengewebes
5. Keine Bewegungsunschärfen
6. Korrekte Filmverarbeitung
7. Keine Artefakte durch Verarbeitung und Handhabung
8. Keine Überlagerungen durch Artefakte wie z. B. Hautfalten
9. Symmetrische Darstellung (rechte und linke Brust sollen Spiegelbilder bei der Betrachtung im Schaukasten darstellen)

Gute Aufnahmen

Beide Aufnahmen erfüllen die Kriterien 2–6 der perfekten Aufnahme und weisen bei den Kriterien 1 und 7–9 geringe Mängel auf.

1. Brustparenchym adäquat abgebildet, aber Pektoralismuskel am hinteren Rand nicht sichtbar. Weit laterale Anteile des axillären Ausläufers sind nicht abgebildet, wobei die Mamille medial positioniert ist oder nach medial zeigt. Die Mamille zeigt auf keinen Fall nach lateral.
7. Geringe Entwicklungs- und Handhabungsartefakte
8. Hautfalten im geringen Umfang
9. Gering asymmetrische Aufnahmen

Mäßige Qualität
(KVB: Stufe II = eingeschränkt)

Beide Aufnahmen erfüllen die Kriterien 2–6 der perfekten Aufnahme. Sie können beim Kriterium 7 wie bei guten Aufnahmen geringe Mängel aufweisen. Darüber hinaus werden die Kriterien 1 und 8 der perfekten und guten Aufnahme im geringen Umfang *nicht* erfüllt.

1. Drüsenparenchym ist nicht sicher vollständig abgebildet, weil
   – Pektoralismuskel nicht sichtbar
   – Mamille nicht im Profil abgebildet, oder
   – Größere Anteile des axillären Ausläufers nicht abgebildet bei medialer Projektion der Mamille
7. Geringe Entwicklungs- und Handhabungsartefakte
8. Ausgeprägtere Hautfalten, die Drüsengewebe nicht überlagern

*Inadäquate Aufnahmen
(KBV: Stufe III = unzureichend)*

Eines der folgenden Kriterien wird erfüllt:
1. Brustparenchym unzureichend abgebildet. Größere Teile des axillären Ausläufers nicht abgebildet bei nach lateral weisender Mamille
2. Unzureichende Kompression
3. Falsche Belichtung
4. Fehlerhafte Filmverarbeitung
5. Artefakte, die das Drüsenparenchym überlagern (z. B. Hautfalte)
6. Unzureichende Beschriftung

Entsprechend den Vorgaben der Kassenärztlichen Bundesvereinigung (KBV) werden ab 2002 von mammographierenden Ärzten jeweils 10 Mammogramme eingefordert. Hiervon darf keine Aufnahme als inadäquat und maximal 40% der Aufnahmen als mäßig beurteilt sein.

3. Qualitätssicherung Befundung

Die Qualitätssicherung der Befundung wird derzeit weiter ausgearbeitet. Sie sieht eine effektive und zertifizierte Aus- und Fortbildung sowie ein Zertifizierungs- bzw. Prüfungsverfahren für die Befunder vor. Vom Ausschuss Mammadiagnostik wird weiterhin empfohlen die institutsexterne Doppelbefundung aller kritischen Fälle. Dies sind alle Fälle, bei denen weitergehende Abklärung (durch perkutane Biopsie oder Operation) empfohlen wird, sowie alle Fälle, bei denen Diskrepanzen auftreten, mindestens aber 10% der Fälle. Für diese Zweitbefundungen sind zusätzliche Qualitätsanforderungen und der Nachweis ausreichender Erfahrung zu erfüllen. Schließlich wird eine regelmäßige Dokumentation der Befundung mit Erfassung empfohlen, um zunächst Transparenz bezüglich positiver Befunde und in Zukunft auch die Erfassung falsch negativer Befundungen durch Abgleich mit den Krebsregistern zu ermöglichen.

> Entsprechend den Vorgaben der Kassenärztlichen Bundesvereinigung werden ab 2002 von mammographierenden Ärzten jeweils 10 Mammogramme zur Qualitätsbeurteilung eingefordert.

Optimierung der Qualität in der täglichen Routine

Eine gute mammographische Qualität zu erreichen ist selbst bei optimaler Ausstattung schwierig. Auch heute noch muss die Aufnahme- und Belichtungstechnik im hohen Maße an die Patientin, deren Brustgewebe und an den evtl. vorhandenen Befund angepasst werden.

Um gute Ergebnisse zu erzielen, hat es sich bewährt, die Mammographie nur von wenigen erfahrenen MTRAs durchführen zu lassen, die diese Herausforderung mit hoher Motivation und dem notwendigen Verständnis für die Patientin annehmen. Dasselbe gilt auch für die in der Mammographie tätigen Ärzte. Im Folgenden sei nochmals auf diejenigen Punkte hingewiesen, die uns für eine hervorragende Qualität am wichtigsten erscheinen und deren Erfüllung stets anzustreben ist:

Qualifikationn des Personals. Spezialisierung, Erfahrung und Motivation des Personals.

Gespräch mit der Patientin. Dieses muss unbedingt stattfinden, wobei das Verständnis der Patientin und ihre Mitarbeit zu gewinnen sind.

Positionierung. Mit dem Einverständnis der Patientin muss immer wieder versucht werden, eine optimale Positionierung zu erreichen: Anpassung der Gerätekippung an die Physiognomie der Patientin bei der Schrägaufnahme, ausreichendes Anheben und kräftiges Vorziehen des Drüsenkörpers (63).

Kompression. Sie sollte immer möglichst gut, aber noch erträglich sein.

Zusatzaufnahmen. Unklare Befunde müssen durch Zusatzaufnahmen so weit wie möglich erfasst und abgeklärt werden (63, 65). Bei Mikroverkalkungen sollten eine streng laterale Aufnahme (zum Nachweis oder Ausschluss von Kalkmilchzysten) und eine Vergrößerungsaufnahme durchgeführt werden (s. Kapitel 3, S. 58). Kürzerfristige Kontrollen von Verkalkungen (z. B. nach 6 Monaten) können primär mit Vergrößerungstechnik durchgeführt werden. Vergrößerungsaufnahmen zur Konturbeurteilung von Läsionen und Zieltubusaufnahmen zur Differenzierung zwischen reellen Befunden und Überlagerung müssen bei Unklarheiten regelmäßig eingesetzt werden. Für thoraxwandnahe Befunde oder

> Eine gute mammographische Qualität zu erreichen ist selbst bei optimaler Ausstattung schwierig. Es hat sich bewährt, die Mammographie nur von wenigen erfahrenen MTRAs durchführen zu lassen.

intrakutane Verkalkungen können Spezialaufnahmen notwendig werden.

Messkammerpositionierung. Ein wichtiger Punkt, der leider zu oft vernachlässigt wird, ist die stete Anpassung der Messkammerposition der Belichtungsautomatik. Eine nicht angepasste Messkammerposition ist der häufigste Grund für Fehlbelichtungen. Die Messkammer soll unter dem vorderen Brustdrittel positioniert werden und muss vollständig vom Drüsengewebe bedeckt sein (63, 20).

Belichtungsautomatik – freie Belichtung. Der Brustdickenausgleich (mittels der Korrekturtaste bei dichten Brüsten) ist bei neueren Geräten mit guter Belichtungsautomatik im Allgemeinen nicht mehr notwendig.

Bei Aufnahmen, die eine freie Belichtung erfordern (sehr kleine Brüste, Prothesen), sollte zunächst eine Aufnahme in einer Ebene angefertigt und entwickelt werden, bevor weitere Aufnahmen folgen.

Kontrolle von Filmverarbeitung und Kassetten. Regelmäßige Kontrollen der Filmverarbeitung sind täglich entsprechend DIN 6868/2 durchzuführen. Sauberkeit und Staubfreiheit von Kassetten sind Voraussetzung.

Dass die Kassetten nicht sofort nach dem Beladen verwendet werden sollten (Unschärfen bei unzureichendem Andruck zwischen Film und Folie), wurde bereits erwähnt. Deshalb sollte eine ausreichende Anzahl von Kassetten für die Routine zur Verfügung stehen.

Dokumentation. Bei allen Aufnahmen, vor allem aber bei den Aufnahmen mit freier Belichtung empfiehlt sich eine möglichst vollständige Dokumentation der wichtigen Aufnahmeparameter (Kompressionsdicke, Kompressionskraft, Filterung, Anodenmaterial, Spannung, mAs-Produkt, Winkeleinstellung bei Schrägaufnahmen), da hierdurch eine möglichst gute Vergleichbarkeit und Reproduzierbarkeit erreicht werden kann.

Befundung und Befunddokumentation

Klinischer Befund

Inspektion. Bei der Inspektion werden erfasst: Größenunterschiede (Anisomastie), Form-, Konturveränderungen, diffuse Hautveränderungen (z.B. Rötung, Hautverdickung, Peau d'orange, Hyperpigmentation, Gefäßanomalien), umschriebene Hautveränderungen (z.B. Lipome, Atherome, Naevi, Warzen), Narben (Lokalisation, Ursache).

Palpation. Die Palpation gibt Aufschluss über die Struktur des Drüsengewebes (weich, derb, körnig, granulär, klein-, mittel-, grobknotig), mögliche Seitendifferenzen, Knoten und deren Konsistenz, ihre Beziehung zum umgebenden Gewebe, zur Haut (Jackson-Phänomen) und zum M. pectoralis, mögliche Schmerzhaftigkeit, Mobilisierbarkeit von Mamille und Retromamillarregion und über tastbare Veränderungen im Bereich der Lymphabflussgebiete.

Im schriftlichen Befundbericht sollte die Konsistenz des Brustgewebes und damit seine Beurteilbarkeit Erwähnung finden (z.B. „Bei klinisch unauffälligen/weichen oder knotig-mastopathisch veränderten Mammae …"). Bei Vorhandensein eines klinischen Befundes ist dieser zu dokumentieren. Es ist Stellung zu nehmen, ob
- dieser Befund im Mammogramm erfasst ist,
- für diesen Befund in der Bildgebung ein Korrelat besteht und welche Bedeutung das Vorhandensein bzw. Fehlen eines Korrelates hat.

Zusätzlich anzusprechen sind klinische Befunde, die für die Fragestellung relevant sind (weitere Tastbefunde, Einschätzung ihrer Dignität anhand der klinischen Untersuchung, Größe, Lokalisation sowie deren Korrelat(e) in der Bildgebung). Auch sollen weitere Besonderheiten, die für die Bildinterpretation von Bedeutung sind (z.B. Naevi, die sich abbilden, Narben) genannt werden.

Es empfiehlt sich, auch bei der Dokumentation des klinischen Befundes einem Schema zu folgen, wie dies für die Mammographie bereits vorliegt (Abb. 3.**33a** u. **b**).

> Im schriftlichen Befundbericht sollte auch auf den klinischen Befund kurz eingegangen werden.

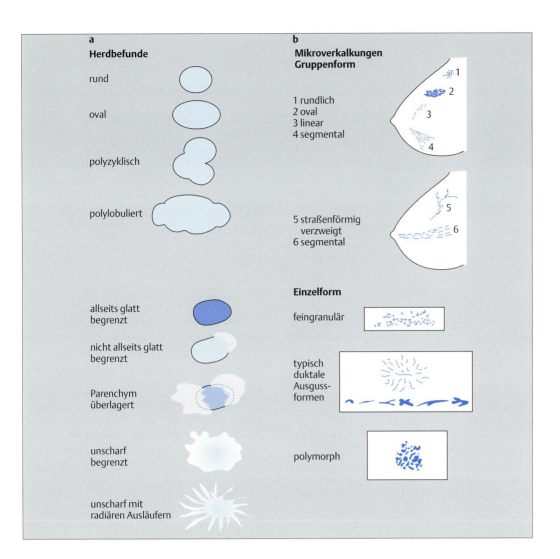

Abb. 3.33 a–b **Befundung und Befunddokumentation.**
a Herdbefunde.
b Mikroverkalkungen: Gruppenform und Einzelform.

Mammographischer Befund

Grundsätzlich ist es Aufgabe des Radiologen, die Röntgenmorphologie ohne Benutzung histologischer Begriffe oder Diagnosen zu beschreiben. Es gibt jedoch einige sehr charakteristische mammographisch/sonographische Befunde, welche als quasi-histologische Begriffe verwendet werden: Lipom, Fibroadenolipom, Ölzyste, Zyste, verkalktes Fibroadenom, Lymphknoten.

Befundlokalisation

Jede mammographische Auffälligkeit muss in ihrer Lokalisation beschrieben werden, die sich aus der Zuordnung beider Ebenen ergibt. Dies kann unter Angabe des Quadranten oder auch (in Anlehnung an den klinischen Befund) der „Uhrzeit" geschehen. Der Beschreiber ordnet anhand beider Mammographieebenen die Lokalisation zu und überträgt sie auf das (gedachte) Zifferblatt. Dann bedeutet z. B. die Lokalisation rechts oben außen 10 Uhr oder 11 Uhr, links oben außen dagegen 1 Uhr oder 2 Uhr. Besondere Lokalisationen sind 12 Uhr, 6 Uhr, 3 Uhr und 9 Uhr sowie die retroareoläre Region und das Prolongement axillaire. Liegen lediglich die kraniokaudale und die schräge Mammographieaufnahme vor, kann die Lage eines auffälligen Befundes anhand der Senkrechtprojektionen beider Ebenen abgeschätzt werden (Abb. 3.**34**). Bei Lokalisationsangaben, die sich auf Quadranten beziehen, sollte zusätzlich eine Information betreffend der Befundlage im vorderen, mittleren oder hinteren Drittel der Brust enthalten sein.

Vergleichsbefundung mit Voraufnahmen

Wenn immer möglich, sollte eine Vergleichsbefundung mit Voraufnahmen erfolgen. Auch ältere Ver-

> Jede mammographische Auffälligkeit muss in ihrer Lokalisation beschrieben werden.

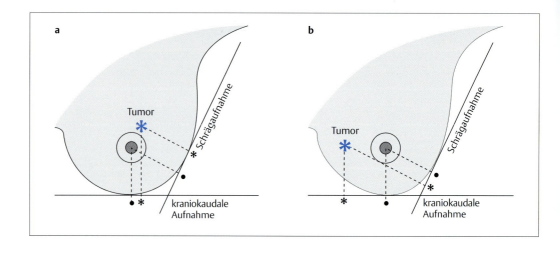

Abb. 3.34 a–b **Lokalisation eines Tumors anhand der kraniokaudalen Aufnahme und der Schrägaufnahme.**

a Sieht man von der gewissen Unsicherheit ab, die durch die Beweglichkeit des Mammagewebes entsteht, lässt sich die Lage eines Tumors aus den Senkrechtprojektionen von beiden Filmaufnahmen bestimmen.

b Zu beachten ist, dass ein oberhalb der Mamille medial gelegener Tumor in der Schrägaufnahme auch „unterhalb" der Mamille erscheinen kann.

> Wenn immer möglich, sollte eine Vergleichsbefundung mit Voraufnahmen erfolgen, auch wenn diese schon älteren Datums sind.

gleichsaufnahmen (über 2 Jahre) sollten unbedingt herangezogen werden. Da diskrete Veränderungen bei kurzfristigem Verlauf unbemerkt bleiben können, ist der Vergleich mit älteren Aufnahmen – eine vergleichbare Technik vorausgesetzt – oft sogar wichtiger als der mit den aktuellsten Voraufnahmen. Ziel ist die Einordnung individueller Asymmetrien sowie die Verlaufsbeurteilung von Herdbefunden und von Verkalkungen.

Der Vorteil der Vergleichsbefundung ist die erhöhte Sensitivität für neu auftretende oder zunehmende Asymmetrien, Herdbefunde oder Mikroverkalkungen als Frühzeichen eines Malignoms.

Größenzunahme. So zwingt die Größenzunahme eines nicht zystischen Herdbefundes immer zur weiteren Abklärung, sei er auch noch so glatt begrenzt.

Eine fehlende Größenzunahme kann nicht in allen Fällen (oft erst nach langem Verlauf über Jahre!) ein Malignom sicher ausschließen. Einzelne Malignome führen zu einer langsam zunehmenden Retraktion (Größenabnahme), andere Malignome bleiben über Jahre unverändert, bevor sie plötzlich zu wachsen beginnen.

Neue Herdbefunde. Ein neu auftretender, nicht zystischer Herdbefund bei der postmenopausalen Patientin ist zunächst malignomverdächtig, die Vergleichsbefundung jedoch nicht beweisend für oder gegen ein Malignom. Besonders unter hormoneller Substitution können Fibroadenome neu entstehen. Auch entwickelt sich in der Regel eine völlig neue und veränderte Parenchymstruktur mit teilweise erheblicher Dichtezunahme, sodass die Beurteilung erschwert ist und weitere diagnostische Schritte notwendig sind.

Mikroverkalkungen. Dasselbe trifft für die Vergleichsbeurteilung bei Mikroverkalkungen zu. Durch die Verlaufsbeurteilung kann ein neu auftretender oder zunehmender Mikrokalk sensitiver entdeckt werden. Dieser ist zunächst als malignitätsverdächtig einzustufen, aber:

- Verlaufbeurteilung von Mikroverkalkungen ist nicht beweisend für oder gegen einen malignen Prozess,
- Verkalkungen im Rahmen der Mastopathie können ebenfalls zahlenmäßig zunehmen,
- das DCIS kann sich über Jahre unverändert darstellen oder sehr langsam (über Jahre) zunehmende Verkalkungen aufweisen.

Deshalb ist für die Diagnosefindung die sorgfältige Form- und Gruppenanalyse ebenso entscheidend wie die Verlaufsbeurteilung.

Der mammographische Befund soll Informationen enthalten über:

- Parenchymstruktur und -anordnung, mögliche Seitendifferenzen, Asymmetrien,
- Herdbefunde, deren Lokalisation, Größe, Dichte und Kontur,
- Verkalkungen und deren Lokalisation, Verteilungsmuster, Gruppen- und Einzelform,
- Strukturveränderungen (Dichteasymmetrien, sternförmige Verschattungen, diffuse Strukturveränderungen).

BI-RADS-Klassifikation

Es ist zu empfehlen, die Befundbeschreibung unter Benutzung standardisierter Begriffe durchzuführen, wie sie im BI-RADS-Lexikon (Breast Imaging Reporting and Data System) zusammengestellt sind (79). Dies ermöglicht eine Standardisierung von Mammographiebefundung und Diagnose.

Parenchymstruktur

Zunächst soll die Zusammensetzung des Drüsengewebes, insbesondere die Parenchymdichte, beschrieben werden, da diese für die Sensivität der Mammographie und die Verlässlichkeit der mammographischen Daten von Bedeutung ist.

Es wird folgende Klassifikation empfohlen:
- ACR1: fast vollständig fettreich.
- ACR2: locker verteilte fibroglanduläre Strukturen.
- ACR3: heterogen dicht mit eingeschränkter Beurteilbarkeit.
- ACR4: sehr dicht mit deutlich eingeschränkter Beurteilbarkeit.

Herdbefunde

Als Herdbefund wird eine in beiden mammographischen Ebenen sichtbare Verschattung beschrieben, die sich aus der normalen Parenchymstruktur hinsichtlich ihrer Größe, Kontur und Dichte abhebt. Verschattungen, die nur in einer Ebene erkennbar sind, werden als solche (oder sog. „Densitäten") beschrieben. Sie zählen aber nicht zu den Herdbefunden.

Die Beschreibung eines Herdbefundes muss Informationen enthalten zu
- Größe,
- Kontur,
- begleitenden Veränderungen,
- Vorhandensein bzw. Fehlen begleitender Verkalkungen,
- Lokalisation,
- Veränderung unter Verlaufsbeobachtung.

Im BI-RADS-Lexikon wird die **Form** beschrieben als
- oval oder rund,
- gelappt,
- unregelmäßig,
- Architekturstörung.

Die **Kontur** kann zusätzlich beschrieben werden als
- glatt begrenzt,
- mikrolobuliert,
- unklar (teilweise überlagert durch benachbarte Parenchymstrukturen),
- unscharf,
- mit radiären Ausläufern (Spiculae).

Die **Dichte** des Herdbefundes wird im Vergleich zur normalen Parenchymstruktur beschrieben:
- vermehrte Dichte,
- isodens,
- hypodens,
- Fett enthaltend.

Zusätzliche Besonderheiten werden gesondert erwähnt:
- solitäre Duktektasie,
- intrammärer Lymphknoten,
- Parenchymasymmetrie,
- umschriebene (fokale) asymmetrische Verdichtung.

Verkalkungen

Verkalkungen werden beschrieben hinsichtlich Lokalisation, Zahl, Verteilungsmuster und Morphologie.

Zur Beurteilung müssen immer beide Mammographieebenen herangezogen werden. Besonders Gruppierungen sind nur als reell zu betrachten, wenn sie sich in mindestens 2 Ebenen als solche darstellen.

Lokalisation. Bei der Lokalisation ist zwischen Verkalkungen außerhalb des eigentlichen Drüsenkörpers (Haut, Subkutis) und intraparenchymatösen Verkalkungen zu unterscheiden. Artefakte müssen ausgeschlossen werden.

Zahlenangabe. Eine grobe Zahlenangabe soll erkennen lassen, ob es sich um einzelne oder multiple Mikroverkalkungen, 1 bzw. 2 oder mehrere Gruppen von Verkalkungen oder um ein Areal von Mikroverkalkungen handelt.

Dignität und Morphologie. Eindeutig benigne Verkalkungen sollten als solche beschrieben werden. Hierzu gehören:
- Hautverkalkungen,
- Gefäßverkalkungen,
- grobe popcornartige Verkalkungen,
- große stab- oder nadelförmige Verkalkungen,
- runde Verkalkungen – sie können als punktförmig beschrieben werden, wenn sie kleiner als 0,5 mm sind,
- ringförmige Verkalkungen,
- Wandverkalkungen oder eierschalenförmige Verkalkungen, z.B. der Zystenwand,
- Kalkmilch,
- verkalktes Nahtmaterial,
- dystrophe Verkalkungen.

Als unklar werden amorphe oder nicht näher bestimmbare oder feingranuläre Verkalkungen klassifiziert.

Malignitätsverdächtige Verkalkungen zeichnen sich aus durch ihre Pleomorphie bzw. Heterogenität. Sie können unregelmäßig länglich sein, Verzweigungen oder Ausgussformen zeigen.

> Verkalkungen werden hinsichtlich Lokalisation, Zahl, Verteilungsmuster und Morphologie beschrieben. Dazu müssen immer beide Mammographieebenen herangezogen werden.

> Verschattungen, die nur in einer Ebene erkennbar sind, zählen nicht zu den Herdbefunden.

Dignität und Verteilung. Die Verteilung der Verkalkungen wird beschrieben als

- gruppiert: weniger als 2 cm³ Parenchymvolumen umfassend,
- segmental: mehr als 2 cm³ umfassend, aber weniger als regional,
- regional: einen großen Bereich der Brust einnehmend, nicht in duktaler Verteilung und nicht die gesamte Brust umfassend,
- diffus oder disseminiert: in zufälliger Verteilung im gesamten Drüsenparenchym verstreut, in länglicher, duktaler Anordnung.

Von lobulärer Verteilung spricht man beim Vorhandensein von multiplen, punktförmigen, in der Regel runden Verkalkungen in einem kleinen Areal (2–3 mm). Diese Verkalkungen finden, sich in der Regel in den Lobuli und sind angeordnet wie eine Morula oder auch eine Blüte (Rosettenform).

Assoziierte Weichteilverschattung. Die Verkalkungen können mit oder ohne Weichteilverschattung auftreten, wobei nur dann von einer begleitenden Weichteilverschattung gesprochen werden darf, wenn diese in beiden Ebenen erkennbar ist. Entsprechend den Herdbefunden erfolgt dann die Beschreibung hinsichtlich Größe, Form, Dichte und Kontur.

Strukturveränderungen

Strukturveränderungen lassen sich als umschrieben oder diffus untergliedern. Zu den umschriebenen Strukturveränderungen zählen:

- asymmetrisch angeordnete Areale hoher Parenchymdichte,
- umschriebene Bereiche veränderter Parenchymstruktur,
- radiäre Strukturen.

Zu den diffusen Parenchymstrukturveränderungen zählen:

- vermehrte diffuse Parenchymdichte,
- netzige Zeichnungsvermehrung mit/ohne Hautverdickung.

Liegen Voraufnahmen vor, muss erwähnt werden, ob sich es sich um eine neu aufgetretene Parenchymveränderung oder um eine Befundzunahme handelt.

Begleitende Veränderungen

Begleitende Veränderungen können beschrieben werden im Zusammenhang mit Herdbefunden oder Verkalkungen, jedoch auch unabhängig von beiden.

Es handelt sich um:

- Hautretraktion,
- Hautverdickung,
- retikulär-trabekuläre Zeichnungsvermehrung,
- Areolaretraktion,
- axilläre Lymphknotenvergrößerung,
- Strukturstörung,
- verstärkte Gefäßzeichnung.

Zusammenfassende Diagnose und Kategorisierung

Sind alle allgemeinen (Parenchymstruktur) und speziellen Befunde (Herde, Verkalkungen, Strukturveränderungen) erkannt und beschrieben, erfolgt die Beurteilung und zusammenfassende Befundinterpretation, d. h. die Diagnose.

Die Beurteilung „gutartiger Befund" sollte eine Empfehlung hinsichtlich der nächsten Kontrolluntersuchung, bei wahrscheinlich gutartigem Befund eine Empfehlung entweder zu einer Kontrolle (wann, mit welcher Untersuchungsmethode) oder zur weiteren Diagnosesicherung (durch Ergänzungsaufnahmen, Sonographie, MRT) enthalten.

Alle verdächtigen Befunde ziehen weitere diagnostische Abklärungsschritte nach sich (Sonographie, Stanzbiopsie, MRT), sind meist aber die Indikation zur Exzision. Bei Empfehlung einer histologischen Abklärung empfiehlt sich der Hinweis auf die Art des Vorgehens (Stanzbiopsie, Vakuumbiopsie, Exzisionsbiopsie, präoperative Lokalisation). Bei allen hochverdächtigen Befunden ist die Exzisionsbiopsie indiziert.

Die endgültige Diagnose sollte einer von 5 Kategorien zugeordnet werden:

- Kategorie 0: Weitere bildgebende Abklärung ist erforderlich. Diese Kategorie findet Anwendung nur im Rahmen eines Screening. ACR- (American College of Radiology) Empfehlungen zur weiteren Abklärung enthalten die Spot-Kompression, Vergrößerung oder andere, ergänzende Ebenen, Sonographie etc.
- Kategorie I: Kein Befund, normale Mammographie.
- Kategorie II: Gutartiger Befund, keine weiteren ergänzenden Maßnahmen notwendig.
- Kategorie III: Am ehesten gutartiger Befund, kurzfristige Verlaufskontrolle empfohlen. Diese Kategorie sollte nur verwendet werden bei einer hohen Wahrscheinlichkeit der Benignität. Auch wenn keine Veränderung bei der Verlaufsbeobachtung erwartet wird, erscheint der Nachweis der Stabilität wünschenswert.

> Die Beurteilung „gutartiger Befund" sollte eine Empfehlung zur der nächsten Kontrolluntersuchung oder zur weiteren Diagnosesicherung enthalten.

- Kategorie IV: Unklarer Befund, der einer weiteren histologischen Abklärung bedarf.
- Kategorie V: Hochmalignitätsverdächtiger Befund: Biopsie erforderlich.

Befundung und Befunddokumentation im Rahmen des Screenings

Aus Kosten- und Zeitgründen muss die Befunddokumentation im Rahmen eines Screenings knapp und mittels EDV auswertbar sein. Daher bietet sich (in Anlehnung an das in den USA empfohlene Befunddokumentationssystem BI-RADS) eine Zahlenskalierung an:
- 0 = weitere bildgebende Abklärung
- 1 = unauffällig
- 2 = gutartig
- 3 = wahrscheinlich gutartig
- 4 = verdächtig
- 5 = hochverdächtig

Die BI-RADS-Einstufungen 1 und 2 haben die üblichen Kontrolluntersuchungen (1 oder 2 Jahre) zur Folge, Einstufung 3 eine vorzeitige Kontrolle, in der Regel nach 6 Monaten.

Einstufung 4 bedeutet, dass ein Malignom vorliegen kann, sodass eine histologische Diagnostik, vorzugsweise mit perkutaner Biopsie erfolgen sollte.

Einstufung 5 bedeutet in jedem Fall eine histologische Abklärung.

Einstufung 0 bedeutet, dass die bildgebende Diagnostik noch nicht abgeschlossen ist. Ergänzende Untersuchungen betreffen z. B. Zieltubus- oder Vergrößerungsaufnahmen, Sonographie (ggf. Wiederholungsaufnahmen, nur in Ausnahmefällen MRT).

In den Diagnose-Kategorien I–III dürfen möglichst wenige falsch negative Befunde enthalten sein (80a). Die BI-RADS-Klassifikation bietet eine gute Grundlage für eine standardisierte Befundung, muss jedoch kontinuierlich trainiert und korreliert werden, da die Beobachtervariabilität noch zu groß ist (80b). Unter Berücksichtigung dieser Tatsache ist eine Doppelbefundung im Screening empfehlenswert (81, 82), aber nur effektiv, wenn der Zweitbefunder besonders erfahren ist (84, 85).

Bei der Beurteilung der Screeningmammographie spielt die Kosten-Nutzen-Abwägung eine wichtige Rolle. Man liegt zwar mit einer Biopsierate bösartig : gutartig von 1 : 10 immer auf der sicheren Seite. Dies erhöht jedoch die Kosten als Folge zahlreicher unnötiger Biopsien (Biopsien gutartiger Befunde) in unvertretbarem Maße. Das andere Extrem, eine Rate von 1 : 1, birgt das nicht unerhebliche Risiko, kleine Karzinome und In-situ-Befunde zu übersehen, was sich dann in einer hohen Rate von Intervallkarzinomen zeigt.

Screening bedeutet daher neben der Befunddokumentation auch eine Dokumentation der histologischen Ergebnisse, der Intervallkarzinome und die regelmäßige Berechnung des positiven Vorhersagewerts, der vor Abklärung bei 20–40% liegen sollte, sowie der akzeptierten Intervallkarzinomrate. Um in einem Screeningprogramm wirklich die kleinen, prognostisch günstigen Karzinome zu entdecken, müssen mehr als 50% aller entdeckten invasiven und non-invasiven Karzinome ≤ 15 mm sein und in weniger als 30% axilläre Lymphknotenmetastasen enthalten sein (86).

Befundbeispiele

Die asymptomatische Patientin. Im Vergleich mit der Voruntersuchung vom … unverändert fleckförmig mastopathisch verdichtetes Drüsengewebe ohne Nachweis von Herdbefunden, Verkalkungen oder Strukturveränderungen.

Beurteilung: Mammographisch kein Anhalt für Malignität. Kontrolle in 1 Jahr empfohlen.

Die Patientin mit Tastbefund. 18 mm messender, unscharf begrenzter Herdbefund links oben außen bei 2 Uhr in mittlerer Brusttiefe mit zentralen, rundlich polymorphen Mikroverkalkungen.

Beurteilung: Dem Tastbefund entsprechender mammographisch hochverdächtiger Befund. Bioptische Abklärung erforderlich. Kein weiterer Befund sichtbar.

Die Patientin mit klinischem Befund und negativer Mammographie. Dichte, grobfleckig konfluierende mastopathische Parenchymstrukturen mit mammographisch eingeschränkter Beurteilbarkeit. Zur weiteren diagnostischen Abklärung ergänzende Ultraschalluntersuchung erforderlich.

Digitale Mammographie

Die Film/Folien-Mammographie ist eine hochauflösende Technik. Die Detailerkennbarkeit ist nur durch das hochauflösende Film/Folien-System begrenzt. Der Kontrast von Film/Folien-Systemen ist aber limitiert. Prinzipiell sind sie daraufhin optimiert, einen ausreichend hohen Kontrast in einem ausreichend breiten mittleren Dichtebereich zu erzielen. In sehr gut und sehr schlecht transparenten Geweben flacht die Dichtekurve des Films jedoch ab. Dies führt zu einem begrenzten Dynamikbereich mit unzureichendem Kontrast in Arealen mit sehr geringer bzw. sehr hoher Transparenz. Gelingt es nicht (durch optimale Belichtung), die interessierenden Details im mittleren Dichtebereich abzubilden, so resultiert eine schlechtere Detailerkennbarkeit.

Die Bilddokumentation beinhaltet neben der Filmentwicklung auch die physische Archivierung der Bilder. Bei jeder Untersuchung wird immer nur ein Set an Originalfilmen erstellt. Filmkopien sind beim konventionellen Film nur unter Inkaufnahme eines Informationsverlusts möglich. Eine Befundung von Kopien ist – wenn überhaupt – nur mit großen Einschränkungen möglich.

Es gibt 2 Möglichkeiten, digitale Bilder zu erzeugen:
1. Sekundäre Digitalisierung. Sie beschreibt die Erzeugung eines digitalen Bildes aus einer konventionell erstellten Film/Folien-Mammographie.
2. Direkte Digitalisierung. Hierbei wird das durch Röntgenstrahlung erzeugte Bild direkt digital erfasst und wiedergegeben.

Sekundäre Digitalisierung

Bei diesem Verfahren werden die zunächst in der Film/Folien-Mammographie erhaltenen Daten später in ein digitales Bild umgewandelt. Mit einem geeigneten Scanner oder auch mit speziellen hochauflösenden Kameras (ausreichende Lichtintensität, hohe Auflösung, hoher Kontrast und ausreichender Objektumfang) können digitale Aufnahmen mit nahezu der gleichen Auflösung und gleichem Kontrast wie bei der Originalmammographie erzeugt werden (87, 88).

Jedoch können keine Zusatzinformationen (z. B. in über- oder unterbelichteten Arealen) gewonnen werden. Die sekundäre Bilddigitalisierung kann bei der Telemammographie hilfreich sein. Des Weiteren wurde sie bei der Entwicklung und Testung von Programmen zur computergestützten Befundung (computer-assisted detection, CAD) eingesetzt (89, 90).

Da die sekundäre Digitalisierung jedoch nur einen zusätzlichen Schritt zwischen der Film/Folien-Mammographie und dem digitalen Bild darstellt, wird sie zukünftig durch die direkte digitale Mammographie ersetzt werden.

Direkte digitale Mammographie

Bei diesem Verfahren wird das Mammographiebild direkt elektronisch ohne den Umweg über den Röntgenfilm erzeugt. Die Daten, die zur Erstellung eines digitalen Mammographiebildes benötigt werden, sind die gleichen wie bei der Film/Folien-Mammographie. Sie ergeben sich aus dem Strahlungsbild nach Durchdringen der Brust. Daher sind die physikalischen Merkmale der Brust, welche die Grundlage für die Diagnostik darstellen, bei beiden Bilderzeugungsarten gleich. Die speziellen Vor- bzw. Nachteile gegenüber der konventionellen Mammographie betreffen die Darstellung dieser physikalischen Merkmale.

Digitale Vergrößerungsmammographie und Stereotaxie

Die direkte digitale Bilderzeugung wurde in der Mammographie bereits erfolgreich für solche Verfahren eingesetzt, die ein kleines Bildfeld benötigen. Dies sind die Vergrößerungsmammographie und Stereotaxieaufnahmen bei Interventionen.

Für diese speziellen Anwendungen können Halbleiterbildempfänger (CCD-Sensoren) eingesetzt werden. Die erreichbare Auflösung (bis zu 10 Lp/mm) der CCD-Sensoren ist der von Speicherleuchtstoff- oder Flachbettdetektoren deutlich überlegen. Inzwischen können mit verschiedenen CCD-Detektoren Auflösungen erreicht werden, die der der Film-/Folien-Systeme entsprechen. Bei zusätzlich angewendeter Vergrößerungstechnik werden bei Spot-Aufnahmen Ortsauflösungen von bis zu 20 Lp/mm erreicht.

Digitale Vollfeld-Mammographie

Der Einsatz der digitalen Technik bei der Vollfeld-Mammographie ist schwieriger. Folgende Systeme wurden bisher für die digitale Vollfeld-Mammographie vorgestellt (91, 92):

▸ Da die sekundäre Digitalisierung nur einen zusätzlichen Schritt nach der Film/Folien-Mammographie darstellt, wird sie durch die direkte digitale Mammographie ersetzt werden.

▸ Die direkte digitale Bilderzeugung wurde bereits erfolgreich für Verfahren eingesetzt, die ein kleines Bildfeld benötigen (Vergrößerungsmammographie, Stereotaxieaufnahmen).

Flachbett-Detektor-Technologie. Ein Typ der kommerziell verfügbaren, für Studienzwecke zugelassenen digitalen Mammographieeinheiten basiert auf einer Flachbett-Detektor-Technologie (93). Dieses Verfahren liefert einen sehr guten Bildkontrast und eine hohes Signal-Rausch-Verhältnis, die maximale Auflösung beträgt derzeit jedoch nur 4–5 Lp/mm.

CCD-Sensoren. Ein anderer Typ der digitalen Mammographiegeräte basiert auf einer Anordnung zahlreicher CCD-Sensoren (94). Ein Hersteller hat diese Technik an eine konventionelle Mammographie adaptiert, ein anderer hat diesen Empfänger mit einer Slot-Mammographieeinheit kombiniert. Letztere hat den Vorteil eines verbesserten Bildkontrasts ohne Verwendung eines Rasters, was zu einer Dosisreduktion führt. Die Reduktion der Streustrahlung wird durch ein kollimiertes dynamisches zeilenweises Scannen (Slot-Mammographie) erreicht. Im Vergleich zu Flachbett-Detektoren wird mit CCD-Sensoren eine deutlich höhere Auflösung (10–14 Lp/mm) erreicht. Sie entspricht derjenigen der konventionellen Mammographie. Eines dieser Systeme wurde kürzlich zugelassen.

Phosphorspeicherfolien. Der Einsatz von Phosphorspeicherfolien an konventionellen Mammographiegeräten wurde ebenfalls diskutiert. Die bisher verfügbaren Phosphorspeicherfolien, die eine Auflösung von etwa 5 Lp/mm erlaubten, wurden aber als nicht ausreichend angesehen (95, 96). Ein höher auflösendes (> 8 Lp/mm) System befindet sich seit kurzem auf dem Markt (s. u.).

Phosphorspeicherfolien und Vergrößerungstechnik. Eine andere Technik, die Kombination von Phosphorspeicherfolien und Vergrößerungstechnik, erzielt eine Auflösung von etwa 8 Lp/mm (97, 98) und erfüllt somit die Auflösungsanforderungen besser. Bei einer Abbildung der gesamten Brust in Vergrößerungstechnik ist aber zu erwarten, dass die notwendige Gerätegeometrie einer adäquaten Patientenpositionierung entgegensteht. Auch ist bei einer systematischen Anwendung der Vergrößerungstechnik die für eine gute Bildqualität notwendige Dosis höher. Dies ist bedingt durch den niedrigeren Wirkungsgrad, mit dem die Röntgenstrahlung von Phosphorspeicherfolien im Vergleich zu anderen Bilderzeugungssystemen ausgenutzt wird. Die Quantenausbeute wird bezeichnet als Detective Quantum Efficacy (DQE) (99). DQE ist dabei definiert als Quotient aus Ausgangssignal-Rauschverhältnis und Eingangssignal-Rauschverhältnis.

Hochauflösende Phosphorspeicherfolien. Kürzlich wurden von 2 Herstellern spezielle für die Mammographie entwickelte hochauflösende Phosphorspeicherfolien mit einer Auflösung von über 8 Lp/mm vorgestellt. Diese könnten eine interessante Alternative zur direkten digitalen Radiographie sein. Im Gegensatz zur Vollfeldmammographie werden diese digitalen Aufnahmen erst nach einem „Zwischenschritt" erreicht, da die Bilddaten zunächst analog gespeichert und dann zur Digitalisierung von einer Lasereinheit ausgelesen werden.

Vergleichende Bewertung. Derzeit ist nicht sicher zu sagen, mit welchem Verfahren die besten klinischen Ergebnisse zu erzielen sind. Um die Bedeutung möglicher Vor- und Nachteile insbesondere von geringer auflösenden digitalen Systemen im Vergleich zu den anderen Systemen und zur konventionellen Film/Folien-Mammographie abzuschätzen, sind unabhängige klinische Studien notwendig (100).

Vor- und Nachteile der digitalen Mammographie

Vorteile der digitalen Mammographie

Insgesamt hat die digitale Mammographie mehrere gesicherte und einige mögliche Vorteile gegenüber der konventionellen Film/Folien-Mammographie (92).

Größerer dynamischer Bereich. Die digitale Mammographie hat im Vergleich zur Film-Folien-Mammographie in der Regel einen größeren dynamischen Bereich mit einer linearen Kennlinie. Durch die Möglichkeit der Bildnachverarbeitung kann der Nachweis diskreter Dichteunterschiede, die mit der Film/Folien-Mammographie weniger deutlich erkennbar sind, verbessert werden. So können z. B. Wiederholungsaufnahmen aufgrund von Unter- oder Überbelichtungen durch die Verwendung von digitalen Systemen vermieden werden. Möglicherweise können durch die digitale Mammographie und eine entsprechend optimierte Kontrastdarstellung auch Veränderungen in dichtem Gewebe erkannt werden, die derzeit mit der konventionellen Mammographie nicht darstellbar sind. Ob und wie dies zusammen mit anderen Faktoren (Auflösung des jeweiligen Systems) die Ergebnisse der Früherkennungs- oder Abklärungsmammographie beim Nachweis von Karzinomen beeinflussen könnte, kann derzeit noch nicht gesagt werden.

> Die Flachbett-Detektor-Technologie liefert einen guten Bildkontrast und eine hohes Signal-Rausch-Verhältnis, jedoch nur eine geringe Auflösung.

> Hochauflösende Phosphorspeicherfolien könnten eine interessante Alternative zur direkten digitalen Radiographie sein.

> Im Vergleich zu Flachbett-Detektoren wird mit CCD-Sensoren eine bessere Auflösung erreicht. Diese Systeme durchlaufen derzeit den Zulassungsprozess.

> Die Kombination von Phosphorspeicherfolien und Vergrößerungstechnik erzielt eine gute Auflösung, erfordert jedoch höhere Strahlendosen und bereitet Probleme bei der Patientenpositionierung.

> Die digitale Mammographie hat im Vergleich zur Film-Folien-Mammographie in der Regel einen größeren dynamischen Bereich mit einer linearen Kennlinie. Eine komplexe Bildnachbearbeitung ermöglicht eine verbesserte Mikrokalkdarstellung, Vaskularisationsbeurteilung und könnte Probleme durch Überlagerungen überwinden.

> Digitale Daten können ohne Informationsverlust gespeichert und dupliziert werden.

> Geräte und Chemikalien zur Entwicklung sind bei der direkten digitalen Mammographie nicht mehr notwendig. Eine Kostensenkung ist aufgrund der teuren Digitaltechnik jedoch nicht zu erwarten.

> Programme für die computerassistierte Diagnose könnten Vorteile bringen, sind im derzeitigen Entwicklungsstand jedoch noch nicht von breitem praktischen Nutzen.

Komplexe Bildnachbearbeitung. Die Bildnachbearbeitung ist notwendig, um den gesamten Bildumfang geeignet darzustellen. Die Bildnachbearbeitung umfasst hauptsächlich die optimale Fenstereinstellung und Kantenanhebung, was durch verschiedene Algorithmen ermöglicht wird. Auch kompliziertere Bearbeitungsverfahren werden möglich. Diese umfassen zum Beispiel auch die duale Energiesubtraktion zur verbesserten Mikrokalkdarstellung, die digitale Subtraktionsangiographie zur Vaskularisationsbeurteilung und ggf. die Tomosynthese, durch die vielleicht Probleme, die durch Überlagerungen entstehen, überwunden werden könnten (101, 102). Um ihre Wertigkeit und Einsatzmöglichkeit abzuschätzen, sind jedoch weitere Studien nötig.

Verlustfreies Archivieren, Kopieren und Versenden. Digitale Daten können elektronisch gespeichert werden, jederzeit wieder aufgerufen werden und ohne Informationsverlust dupliziert werden. Sie können auch elektronisch mittels Telemammographie transferiert werden. Hierdurch ist eine rasche Bildbetrachtung und -befundung auch an einem Ort fern der Bilderzeugung möglich. Außerdem können Untersuchungen sofort zu einer Zweitbefundung gesandt werden.

Entwicklungsprozess entfällt. Wenn die Aufnahmen nicht auf einer Hardcopy gespeichert werden, könnte zukünftig der Bedarf an Entwicklungsmaschinen, Entwicklerchemikalien, Dunkelräumen, Kassetten reduziert werden oder entfallen. Bislang werden jedoch (auch zum Transfer der Information) weiterhin Laserkopien angefertigt. Noch bestehende Probleme bei der Monitorbefundung sind zu lösen (s. Kapitel 3, S. 93). Zwar sind Kosteneinsparungen für Filme und Filmentwicklung zu erwarten. Dieser Kosteneinsparung stehen aber höhere Anschaffungskosten der digitalen Systeme, höhere Wartungskosten, laufende Kosten (regelmäßiger Ersatz der hochauflösenden Monitore etc.) und Kosten für die digitale Speicherung gegenüber. Wie die anderen digitalen Daten können auch digitale Mammogramme mithilfe eines Bildarchiv- und Kommunikationssystems (Picture Archiving and Communication System, PACS) verwaltet werden.

Computerunterstützte Auswertung. Programme für die computerassistierte Diagnose (CAD) werden derzeit entwickelt und getestet. Zum Teil sind sie bereits kommerziell als so genannte „second readers" für Mammographien erhältlich. Mit der derzeitigen Software können Filme mit einer Auflösung von 50 µm abgetastet und digitalisiert werden.

Auch für die direkte digitale Mammographie werden CAD-Systeme angeboten in der Erwartung, dass CAD ein allgemein verfügbarer Bestandteil der Bildnachbearbeitung werden könnte (103–107).

Spezielle Erkennungsalgorithmen setzen Marker an Stellen, die Mikroverkalkungen oder Herdbefunden entsprechen können. Diese potenziell suspekten Befunde sollen vom Radiologen mit besonderer Sorgfalt analysiert werden. In Screeningprogrammen kann unter verschiedenen Voraussetzungen (bei spezialisierten Befundern) die Doppelbefundung von Mammographieaufnahmen die Detektionsrate von Karzinomen um bis zu 10% steigern (108). Möglicherweise könnte die computergestützte Befundung als so genannter „second reader" Ähnliches bewirken (109). Ob sich CAD durchsetzen wird, wird einerseits von einem nachzuweisenden Informationsgewinn bei der Karzinomdetektion abhängen. Andererseits muss aber auch die Rate falsch positiver Befundungen akzeptabel sein. Markiert das System auf jeder Mammographieaufnahme ein oder mehrere Areale als suspekt, ist (bei einer Prävalenz des Mammakarzinoms von nur 3:1000 in einer Screeningpopulation!) der Wert eines solchen Verfahrens sicher begrenzt, da es zu häufig „blinden Alarm" schlägt. Die computergestützte Befundung ist nur sinnvoll, wenn sie mit einer akzeptablen Treffsicherheit insbesondere solche Karzinome entdeckt, die durch den Radiologen übersehen würden. Erwartungen an die computergestützte Befundung konzentrieren sich in erster Linie auf den Nachweis eines Befundes. Der Nutzen für eine weitere Befunddifferenzierung scheint derzeit begrenzt (110, 111). Dies überrascht nicht in Anbetracht der guten Fähigkeiten eines geschulten Radiologen, aufgrund der dem Radiologen zusätzlich verfügbaren klinischen und anamnestischen Daten und in Anbetracht der relativ hohen Zahl unspezifischer mammographischer Befunde.

Nachteile der digitalen Mammographie

Die direkte digitale Vollfeld-Mammographie hat auch einige Nachteile:

Begrenzte Auflösung des Bildempfängers. Der wichtigste limitierende Faktor einiger digitaler Vollfeld-Systeme ist die Bildauflösung. Um Mikroverkalkungen nachzuweisen, benötigt die Mammographie einen hohen Kontrast und eine sehr hohe Ortsauflösung. Trotz einiger Mängel erfüllen die Film/Folien-Systeme diese Anforderungen recht gut (98). Bei der Film/Folien-Mammographie ist die Auflösung nur durch die Film-Folien-Kombination begrenzt. Es wird eine Ortsauflösung von bis zu 16 Lp/mm erreicht (112). Bei digitalen Systemen wird die Auflösung durch die Pixelgröße des digitalen Detektors bestimmt. Eine dem konventionellen Film vergleichbare Auflösung würde eine Pixelgröße von 25 µm erfordern. Auch unter Berücksichtigung der spezifischen Vorteile digitaler Systeme wie größerer Dynamikbereich und Bildnachbearbeitung, wird zur Darstellung von Mikroverkalkungen eine Pixelgröße von unter 50 µm benötigt. Nicht alle heute zur Verfügung stehenden Sensoren für Vollfeldmammographiesysteme erfüllen diese Anforderungen.

Begrenzte Monitorauflösung. Monitore müssen die hochauflösenden Bilder adäquat wiedergeben. Derzeit sind Monitore, mit denen eine Bildwiedergabe der gesamten Brust mit einer Auflösung von 10 Lp/mm möglich ist, für eine breite Anwendung im medizinischen Bereich zu teuer. Auch Monitore mit einer Auflösung von 5 Lp/mm (2000×2500 Pixel) sind sehr teuer, zumindest jedoch ermöglichen sie im Vergrößerungsmodus eine Wiedergabe mit einer Auflösung von 10 Lp/mm (90). Eine zu starke Vergrößerung kann andererseits aber die Perzeption des Auges stören. Aus diesen Gründen sowie aus Gründen der einfachen Informationsweitergabe ist derzeit in der Regel die Übertragung des digitalen Bildes auf einen Laserfilm erforderlich.

Digitale Sensoren können einen dynamischen Kontrastbereich von 12–14 Bit wiedergeben. Monitore und Laserdrucker begrenzen die wiedergegebenen Daten jedoch auf eine 8–10 Bit Graustufenskala. Eine bessere Bildnachbearbeitung ist daher notwendig, um die Vorteile der digitalen Technik stärker nutzen zu können.

Fehlende Standards zur Qualitätssicherung. Die Anforderungen zur Qualitätssicherung hinsichtlich Geräteausrüstung, standardisierter Untersuchung, Bildnachbearbeitung und Dokumentation müssen für die digitale Bildgebung noch erarbeitet und festgelegt werden (113).

Große Datenmenge. Ein Hauptproblem der digitalen Mammographie ist die benötigte, große Datenmenge (hoher Kontrast und sehr hohe Ortsauflösung). Im Vergleich zu einem CT- oder MRT-Bild (0,5–1,0 Mbyte) erfordert eine einzige Mammographieaufnahme (Format: 18×24 cm, Formate für größere Brüste, z.B. 24×30cm, stehen derzeit für die digitale Mammographie noch nicht zur Verfügung) bis zu 30 Mbyte (50 µm Pixelgröße, 14 Bit Graustufenskala). Durch die sehr hohen Datenmengen ergeben sich bei der Speicherung und der Telemammographie von vollständigen Mammogrammen lange Transferzeiten und hohe Kosten.

Hohe Anschaffungs- und Betriebskosten. Die Kosten für die Anschaffung und Betreibung digitaler Systeme sind derzeit im Vergleich zu konventionellen Systemen um einen Faktor 3–5 höher und können auch durch die Kostenrückerstattung des Krankenkassensystems nicht gedeckt werden.

> Ein Hauptproblem der digitalen Mammographie ist die anfallende große Datenmenge, durch die sich bei der Speicherung und der Telemammographie lange Transferzeiten und hohe Kosten ergeben.

> Nicht alle heutigen Sensoren für digitale Vollfeldmammographiesysteme erfüllen die Anforderungen an die Auflösung. Monitore mit einer für die Mammographie hinreichenden Auflösung sind für den breiten Einsatz zu teuer.

> Die Kosten für Anschaffung und Betrieb digitaler Systeme sind im Vergleich zu konventionellen Systemen um den Faktor 3–5 höher.

Galaktographie

Definition

Man versteht unter Galaktographie die Kontrastmitteluntersuchung des Milchgangsystems (114–116). Durch Injektion eines wasserlöslichen Kontrastmittels kann das zu einem sondierten Ausführungsgang gehörige Milchgangsystem mammographisch dargestellt werden. Üblicherweise wird die Mammographie nach der Gangfüllung im kraniokaudalen und – zur besseren Orientierung – mediolateralen Strahlengang durchgeführt. Ergänzend können Schrägprojektionen oder Vergrößerungsaufnahmen notwendig werden.

Voraussetzung für die Galaktographie ist eine pathologische Sekretion, die es erst ermöglicht, die Öffnung eines Ausführungsgangs zu erkennen. Bei fehlender Sekretion verbietet sich ein Sondierungsversuch.

Indikationen

Die Galaktographie ist indiziert bei der pathologischen Sekretion. Hierunter versteht man die

- spontane, nicht milchige (klar-seröse, trübe, bräunlich-grüne) Sekretion aus einem oder mehreren Gängen, meist einseitig, nicht dagegen eine nur unter sehr festem Druck auftretende Sekretion, da eine solche bei vielen Frauen provoziert werden kann,
- blutige Sekretion,
- zytologisch suspekte Sekretion (Gruppe IV oder V).

> Voraussetzung und Indikation für die Galaktographie ist eine pathologische Sekretion.

> Bei entzündlichen Prozessen ist die Galaktographie kontraindiziert, da es zur Exazerbation kommen kann. Eine relative Kontraindikation besteht bei Kontrastmittelüberempfindlichkeit.

> Wichtige Voraussetzungen zur Galaktographie sind die bequeme Lage der Patientin und eine gute Beleuchtung. Vorher sollte eine Zytologie abgenommen werden.

Keine Indikation ist gegeben bei
- der Galaktorrhö, d.h. der milchigen Sekretion außerhalb von Gravidität und Stillzeit, die auch einseitig auftreten kann. Die Galaktorrhö ist immer Folge einer entweder primären oder sekundären Hyperprolaktinämie,
- der beidseitigen, nicht blutigen (serösen, bräunlich-grünlichen) Sekretion bei nicht suspekter Abstrichzytologie. Auch sie kann auf einer hormonellen Dysbalance beruhen oder Folge einer Duktektasie mit chronischer Entzündung sein.

Kontraindikationen

Bei entzündlichen Prozessen ist die Galaktographie kontraindiziert, da es zur Exazerbation kommen kann.

Die Kontrastmittelüberempfindlichkeit ist eine relative Kontraindikation. Hier muss die Indikation überprüft werden. Prinzipiell darf sie dann nur unter entsprechenden Vorsichtsmaßnahmen (Antihistaminika, Corticosteroide, Anästhesie-Stand-by) bei zwingender Indikation durchgeführt werden. In der Regel kann jedoch auch eine chirurgische intraoperative Gangsondierung oder nach Methylenblauinjektion eine Milchgangsexzision ohne Galaktographie erwogen werden.

Nebenwirkungen

Galaktophoritis bzw. Mastitis. Da bei einer pathologischen Sekretion stets eine Duktektasie vorliegt, kann es infolge einer Galaktographie zur Galaktophoritis bzw. Mastitis kommen. Diese wird aber seit Einführung der wasserlöslichen Kontrastmittel nur noch selten beobachtet.

Anaphylaktische Reaktionen. Kontrastmittelallergien kommen sehr selten vor. Bei Allergikern empfiehlt sich die Prophylaxe mit Antihistaminika. Bei bekannter Kontrastmittelallergie sind eine Überprüfung der Indikation bzw. entsprechende Vorsichtsmaßnahmen notwendig (s.o.).

Leichte Kontrastmittelreaktionen können mit Antihistaminika behandelt werden. Zur Therapie der akuten schweren Reaktion ist – je nach Schwere – die hochdosierte i.v. Injektion von Cortison, ggf. eine sehr langsame i.v. Injektion von Adrenalin 1:10 unter Pulskontrolle sowie ergänzend eine Antihistaminikagabe indiziert.

Paravasatbildung. Ein zu hoher Injektionsdruck und ein zu großes Kontrastmittelangebot können zu Paravasatbildungen und zur Darstellung von Lymphgefäßen führen (Abb. 3.41, Abb. 3.42). Dies wird in der Regel als ziehender Schmerz wahrgenommen, hat aber abgesehen von der unzureichenden oder erschwerten Beurteilbarkeit keine schwerwiegenden Folgen. Falls ein Paravasat auftritt, ist die Untersuchung abzubrechen. Sie kann nach Resorption des Paravasat einige Tage später wiederholt werden.

Durchführung

Wichtige Voraussetzungen sind die bequeme Lage der Patientin und eine gute Beleuchtung. Ein Vergrößerungsglas oder ein entsprechender Lupenaufsatz an einem Brillengestell können das Auffinden des Ausführungsgangs erleichtern.
- Vor jeder Galaktographie sollte eine Zytologie abgenommen werden.
- Bei starker Sekretion empfiehlt sich vor Beginn der Galaktographie ein Ausstreichen der Brust, damit Blutkoagel oder eingedicktes Sekret die Füllung nicht verhindern bzw. als Füllungsdefekte zu Fehldiagnosen führen.
- Nach Desinfektion von Mamille und umgebender Brusthaut folgt die vorsichtige Sondierung der Mamille, indem ein kleiner Tropfen Sekret exprimiert wird und dieser als Wegweiser zur Öffnung des sezernierenden, großen Sinus lactifer dient. Ist das Orifizium getroffen, sinkt die Kanüle widerstandslos in den Gang hinein. Für die Kanülierung ist eine besonders dünne (25–30 Gauge), stumpfe und kurze Kanüle (z.B. Lymphographiekanüle, Galaktographiekatheter von Cook, 30-G-Sialographienadel) zu verwenden. Mit derartig dünnen Kanülen kann die schmerzhafte (früher angewendete) Dilatation des Orifiziums vermieden werden. Die Kanüle ist über einen dünnen Schlauch mit der Kontrastmittelspritze verbunden, wobei vor Beginn der Untersuchung auf die von Luftblasen freie Füllung von Spritze und Schlauch zu achten ist. Zur Vermeidung unangenehmer Empfindungen während der Sondierung kann die Mamille ca. 15 Minuten vor Untersuchungsbeginn mit reichlich Lidocain-Salbe oberflächlich anästhesiert werden.
- Bei sehr ängstlichen Patientinnen kann auch eine Lokalanästhesie der Mamille durchgeführt werden: Nach Setzen einer Hautquaddel wird neben der Areola mit einer dünnen Nadel eingestochen und ins Gewebe hinter der Mamille und hinter der Areola ein Lokalanästhetikum injiziert. Nach ca. 10 Minuten ist die Mamille völlig unempfindlich, und die Sondierung kann beginnen.

Galaktographie

- Als Kontrastmittel sollte wegen der geringeren Allergierate und der besonders guten Verträglichkeit ein nicht ionisches Kontrastmittel verwendet werden. Es bietet weiterhin den Vorteil der geringsten unangenehmen Sensation bei der Untersuchung.
- Dann werden langsam luftfrei 0,1 – 0,5 ml Kontrastmittel injiziert.
- Es hat sich als hilfreich erwiesen, den Ausführungsgang während der anschließenden Mammographie mit einem Tupfer zu komprimieren bis zum Moment des Auslösens der Aufnahme. Bei einem nur wenig erweiterten Gangsystem reicht auch das Verschließen des Gangs mit Vaseline oder mit Kollodium 4% aus.
- Es folgt die Mammographie in 2 Ebenen, evtl. ergänzt durch Vergrößerungsmammographien.
- Wichtig ist, dass bei der Galaktographie nur mäßig komprimiert wird. Durch eine zu starke Kompression kann Sekret aus den Gängen im zentralen (am besten komprimierten) Bereich der Brust verdrängt werden, sodass Füllungsdefekte vorgetäuscht werden.
- Stellt sich heraus, dass das Milchgangsystem unzureichend mit Kontrastmittel gefüllt ist, muss die Untersuchung mit einem etwas größeren Kontrastmittelangebot wiederholt werden.
- Auch kann eine unzureichende Kontrastmittelfüllung durch innerhalb des Gangsystems vorhandenes verdicktes Sekret oder Blutkoagel entstehen, sodass man das Gangsystem zunächst exprimieren muss, um dann evtl. erneut Kontrastmittel zu injizieren.
- Man sollte darauf achten, luftfrei zu injizieren. Kommt versehentlich doch etwas Luft in das Milchgangsystem, so kann man die Luftbläschen im seitlichen Strahlengang an ihrer perlschnurartigen Anordnung entlang der kranialen Milchgangswand erkennen. Daher sollte die 2. Ebene zu der kraniokaudalen immer die streng seitliche sein und nicht die Schrägaufnahme. Schließlich können, falls noch Zweifel bestehen, Luftbläschen auch durch ihre Mobilität (bei Nachinjektion) erkannt werden.

Schwierigkeiten und Lösungsmöglichkeiten

Sondierung gelingt nicht. Gelingt die Sondierung nicht, kann dies unterschiedliche Ursachen haben:
- Es kann die Folge einer sehr mamillennah gelegenen intraduktalen Raumforderung sein. Dies zeigt sich auch an einem sehr schnellen Reflux von injiziertem Kontrastmittel.
- Auch können die Ausführungsgänge manchmal sehr eng sein oder mit einem Spasmus auf die Sondierung reagieren. In diesem Fall empfiehlt sich das kurze Auflegen eines warmen, feuchten Tuchs zur Muskelentspannung.
- Ein Anheben der Brustwarze hilft bei der Streckung eines hinter der Warze abknickenden Milchgangs und erleichtert die Kanülierung.

Invertierte Mamille. Bei invertierten Mamillen ist die Galaktographie meist schwierig. Man kann versuchen, die Warze auszustülpen oder aber mit 2 Fingern den Warzenhof so zu spreizen, dass das Orifizium sichtbar wird.

Befunde

Die pathologische Sekretion kann verursacht sein durch chronisch-entzündliche Prozesse, ein Papillom bzw. eine Papillomatose oder seltener durch ein intraduktales oder invasives Karzinom.

Bei der Untersuchung von Kindermann (116) (1918 Galaktographien) zeigten sich in 68% keine intraduktalen Raumforderungen, sondern ausschließlich eine Duktektasie. 32% wurden bioptisch abgeklärt und nur bei 11,4% der Exzisionen nach Galaktographie wurden maligne Tumoren gefunden. Der überwiegende Teil war durch Papillome bzw. eine Papillomatose hervorgerufen. Bei ausschließlich blutiger Sekretion steigt die Häufigkeit eines malignen Befundes auf bis zu 37% (117).

Die wichtigsten Befunde sind:
- ein unauffälliges Gangsystem (Abb. 3.**35**),
- der Nachweis von Duktektasien (Abb. 3.**36 a** u. **b**, Abb. 3.**42 a** u. **b**). Dies sind mehr oder weniger ausgeprägte Gangerweiterungen bis hin zu zystischen Erweiterungen. Sie kommen vor allem bei Mastopathien und der subakuten bis chronischen „Plasmazellmastitis" vor, die ein Vorstadium der bekannten sog. „verkalkenden Plasmazellmastitis" ist,
- Füllungsdefekte und Gangabbrüche (Abb. 3.**37** bis Abb. 3.**40**). Nach Ausschluss von detritusbedingten Füllungsdefekten kommen infrage: entzündliche Veränderungen, proliferierende Mastopathie, vor allem Papillomatose, Papillome, Karzinome.

Eine Artdiagnose bei Füllungsaussparungen und Gangabbrüchen ist galaktographisch prinzipiell nicht möglich. Diese Veränderungen müssen chirurgisch und damit histopathologisch abgeklärt werden.

> Wichtig ist, dass bei der Galaktographie nur mäßig komprimiert wird.

> Zum Identifizieren von Luftbläschen sollte die 2. Ebene zu der kraniokaudalen immer die streng seitliche und nicht die Schrägaufnahme sein.

Abb. 3.35 **Normales Galaktogramm.**
Ein Milchgangsegment stellt sich von seinem Ausführungsgang bis zur Peripherie hin baumartig verzweigt dar, wobei sich die Ästchen zunehmend verjüngen.

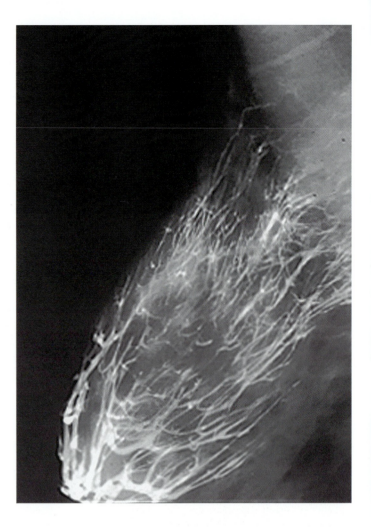

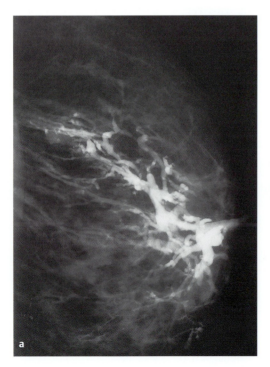

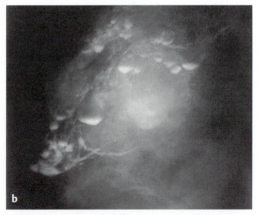

Abb. 3.36 a–b **Duktektasie.**
a Kein Nachweis einer intraduktalen Raumforderung.
b Duktektasie mit multiplen zystischen Erweiterungen.

Galaktographie

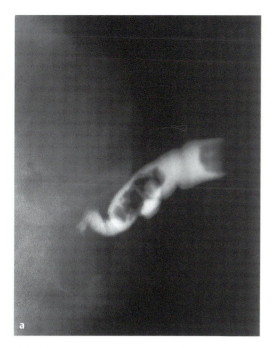
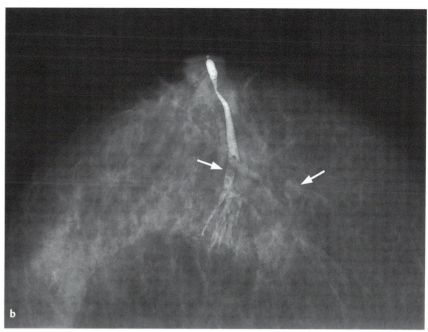

Abb. 3.37 a – b Intraduktale Raumforderungen.
a Intraduktale Raumforderungen führen zu solitären oder multiplen Füllungsaussparungen, d.h. das Kontrastmittel umfließt bogig die intraduktale Raumforderung.

b Multiple rundliche Füllungsaussparungen innerhalb eines erweiterten Milchgangs, histologisch als Papillomatose gesichert. Auch der kleine, glatt begrenzte, im Parenchym gelegene Herdbefund (rechter Pfeil) entsprach einem Papillom.

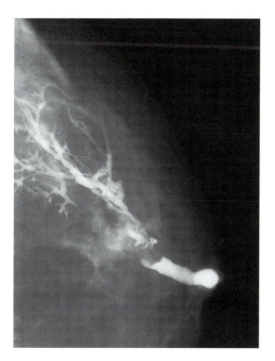

Abb. 3.38 Intraduktale Raumforderung mit Verlegung des Milchgangs.
Verlegt eine intraduktale Raumforderung den betroffenen Milchgang vollständig, so kommt es galaktographisch zu einem Füllungsabbruch.

Präoperative Markierung galaktographischer Befunde

Um nicht tastbare galaktographische Befunde chirurgisch aufzufinden, bestehen im Wesentlichen 2 Möglichkeiten:

1. Es kann direkt präoperativ eine erneute Galaktographie des suspekten Gangs durchgeführt werden. Dieser wird aber mit einem Gemisch von Kontrastmittel und Methylenblau gefüllt. Da Methylenblau stark diffundiert, muss die Exzision des blau gefärbten Gangsystems direkt im Anschluss vorgenommen werden.
2. Gleichzeitig mit einer (erneuten) Galaktographie erfolgt die mammographisch gesteuerte Markierung des suspekten Areals (s. Kapitel 8). Wird die Markierung mit einem Draht vorgenommen, kann die anschließende Operation auch nach mehreren Stunden (bei guter Drahtlage und Fixierung) oder bei Verwendung von Kohlelösung auch erst nach mehreren Tagen durchgeführt werden.

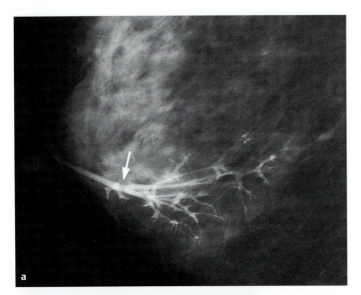
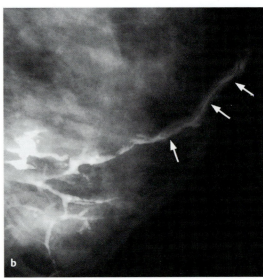
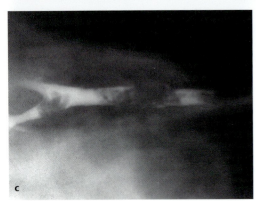

Abb. 3.39 a–c **Hinweise auf einen malignen intraduktalen Prozess.**
Hinweise auf einen malignen intraduktalen Prozess sind Wandunregelmäßigkeiten, periduktale Extravasate oder auch Gangverlagerungen.
a Kleine wandständige Füllungsaussparung mit Unterbrechung der Wandkontur.
Histologie: DCIS.
b Perlschnurartig hintereinander gereihte kleinste rundliche Füllungsaussparungen in einem Hauptausführungsgang.
Histologie: DCIS.
c Multiple unregelmäßig begrenzte Füllungsaussparungen mit Destruktion der Wandkontur.
Histologie: Papillomatose mit Übergang in ein invasives Karzinom.

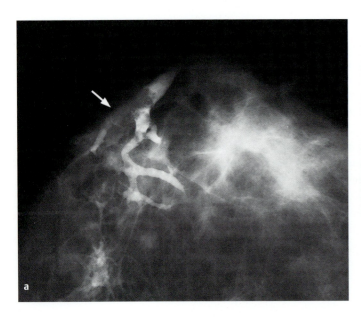
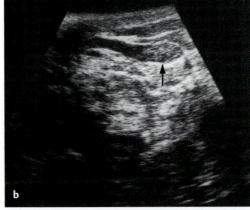

Abb. 3.40 a–b **Papillomatose.**
a Polyzyklische Füllungsaussparung in einem ektatischen Milchgang.
b Sonographisch mit 13-MHz-Technik gute Darstellung des erweiterten Milchgangs mit darin gelegener echoreicher Raumforderung.

Abb. 3.41 **Extravasatbildung.**
Extravasatbildung (kurzer Pfeil) mit Darstellung mehrerer zarter Lymphgefäße (langer Pfeil).

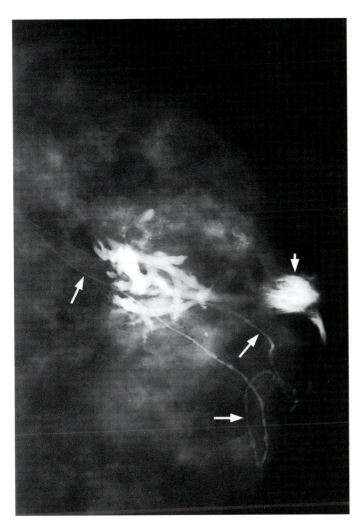

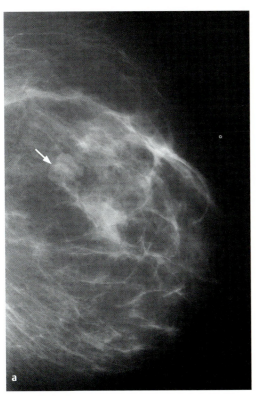

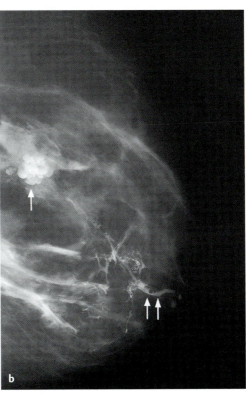

Abb. 3.42 a – b **Galaktographie.**
a Nativdiagnostisch polylobulierte herdförmige Verschattung in der oberen Brusthälfte, sonographisch negativ (Pfeil).
b Dieser Befund erweist sich galaktographisch als kleines Zystenkonvolut. Luftbläschen im Milchgangssystem lassen sich sowohl durch ihre gleichförmige Rundlichkeit, die variable Lokalisation als auch im mediolateralen Strahlengang durch ihre Lokalisation entlang der kranialen Wand (Pfeil) als solche identifizieren. Im kaudalen Anteil der Brust Extravasat.

Sonographische Gangdarstellung

> Erste Erfahrungen mit der Diagnostik intraduktaler Raumforderungen mit hochfrequenten Ultraschallsonden sind ermutigend. Schwächen bestehen jedoch bei geschlängelt verlaufenden Gängen.

Inzwischen liegen erste Erfahrungen mit der Diagnostik intraduktaler Raumforderungen mit hochfrequenten Ultraschallsonden vor. Durch die höhere Auflösung können besonders mamillennah gelegene und gestreckt verlaufende Gänge sonographisch besser abgebildet werden als früher. Dabei können bisweilen auch intraduktale kleine Raumforderungen nachgewiesen werden (Abb. 3.**40a** u. **b**). Da aber gerade geschlängelt verlaufende Gänge mit der Sonographie als Schnittbildverfahren nicht in allen Abschnitten sicher erfasst und vor allem verfolgt werden können, ist in naher Zukunft die Sonographie nicht in der Lage, einen ähnlich vollständigen anatomischen Einblick in ein Milchgangssegment zu geben wie die Galaktographie.

Pneumozystographie

Definition

Unter Pneumozystographie versteht man die mammographische Abbildung einer Zyste nach Entleerung und Luftfüllung. Mit der Pneumozystographie lässt sich sowohl die Diagnose sicherstellen als auch die Zyste behandeln, d.h. zur Rückbildung bringen (118, 119).

Indikationen

> Mit zunehmendem Einsatz von Sonographie und perkutaner Nadelbiopsie sind die Indikationen für eine Pneumozystographie rückläufig.

Mit dem zunehmenden Einsatz von Sonographie und perkutaner Nadelbiopsie haben die Indikationen für eine Pneumozystographie abgenommen. Die Pneumozystographie kann weiterhin indiziert sein für eine weitere *Abklärung sonographisch nicht eindeutig zystischer Befunde* (unsichere Differenzierung zwischen echoreichem Debris in der Zyste, intrazystischer Raumforderung oder echoarmer solider Raumforderung).

Der therapeutische Einsatz der Pneumozystographie wird kontrovers diskutiert. Da große, prall gefüllte Zysten Schmerzen verursachen können, ist durch eine Entleerung Linderung möglich. Es hat sich jedoch gezeigt, das nach Dekompression einer Zyste oft neue Zysten entstehen.

Keine Indikationen

- Zysten mit sonographisch nachgewiesenen *Wandunregelmäßigkeiten* oder *intrazystischer Raumforderung*. Hier ist die Pneumozystographie nicht mehr notwendig, sondern die Exzision indiziert.

Tatsächlich kann die Punktion einer Zyste mit kleiner intrazystischer Raumforderung auch nachteilig sein: Ist nämlich der Befund nach Zystenentleerung und Luftresorption mammographisch und sonographisch nicht mehr sicher aufzufinden, kann eine Operation unmöglich werden. In der Regel füllen sich aber derartig komplizierte Zysten nach (wenn tatsächlich ein Papillom oder ein Karzinom vorliegt) und sind dann ca. 2–4 Wochen später wieder für eine präoperative Markierung erkennbar, evtl. sogar tastbar.

- Sonographisch eindeutig diagnostizierbare *Zysten ohne Beschwerden*. Diese Zysten können sonographisch kontrolliert werden.

Kontraindikationen

- Akut entzündlicher Prozess,
- Gerinnungsstörung.

Nebenwirkungen

- Der Einstich durch die Haut ist wenig schmerzhaft. Das Durchstechen einer derben, chronisch entzündlich veränderten Zystenwand kann dagegen schmerzhaft sein.
- Die Auffüllung der Zyste mit Luft wird manchmal als Spannungsschmerz empfunden.
- Eine entzündliche Reaktion post punctionem ist bei sorgfältiger Hautdesinfektion und sterilem Arbeiten extrem selten.
- Das Entstehen eines relevanten Hämatoms durch Anstechen eines Gefäßes ist selten, aber möglich. Bei Patientinnen mit bekannter Gerinnungsstö-

rung oder bei Patientinnen unter einer Antikoagulanzientherapie muss die Indikation streng überprüft werden (ggf. Absetzen der Antikoagulanzien).
- In sehr seltenen Fällen ist die Entstehung eines Pneumothorax beschrieben, wenn beim Punktionsversuch einer tiefliegenden Zyste die Pleura perforiert wird. Deshalb soll die Stichrichtung parallel und nicht senkrecht zur Thoraxwand erfolgen (unter sonographischer Kontrolle!).

Durchführung

- Tastbare Knoten können anhand des Palpationsbefundes punktiert werden.
- Bei nicht tastbaren oder auch konfluierenden Zysten empfiehlt sich die Punktion unter sonographischer Steuerung (Technik wie in Kapitel 6 beschrieben).
- Bei sonographischer Steuerung erfolgt die Punktion im Liegen. Große, tastbare Zysten können jedoch auch im Sitzen punktiert werden, da dann der kaudale Zystenpol punktiert werden kann und dadurch die komplette Zystenentleerung besser gelingt.
- Nach Desinfektion der Haut erfolgt die Punktion. Es sollte eine nicht zu dünne Nadel gewählt werden (20-Gauge-Nadel ist allgemein ausreichend), da der Zysteninhalt unterschiedlich viskös sein kann.
- Die Zyste wird durch Aspiration vollständig entleert, anschließend über die liegende Nadel mit einer neuen Spritze ein etwas geringeres Volumen Luft insuffliert (Grund: Bei Körpertemperatur dehnt sich die Luft aus).
- Bei großen und septierten Zysten kann das Ausdrücken der Zyste gegen Ende der Aspiration die Entleerung unterstützen. Man muss jedoch Sorge dafür tragen, dass bei dieser Manipulation die Nadelspitze nicht disloziert oder die gegenseitige Wand perforiert, sodass sie sich bei der nachfolgenden Luftinsufflation nicht mehr innerhalb der Zyste befindet. Gleiches gilt beim Wechseln der Spritze und natürlich auch bei der Punktion sehr kleiner Zysten.
- Der Zysteninhalt kann klar-serös sein, jedoch auch grünlich, bräunlich, schwarz oder trüb, nach vorausgegangener Punktion auch blutig imbibiert. Enthält er älteres Blut (nicht frisches, iatrogen erzeugtes), so ist eine weitere Abklärung durch Exstirpation indiziert.
- Die diagnostische Pneumozystographie (zur Differenzierung von sonographisch vermutetem, nicht fluktuierendem Sediment oder zur Differenzierung zwischen zystischen und soliden Prozessen muss in 2 Ebenen erfolgen, da kleinere Wandunregelmäßigkeiten nur im Profil sicher erkennbar sind.

Befunde

Bei vollständiger Entleerung stellt sich die Zyste als rundliche oder polylobulierte Aufhellung mit sehr zartem Randsaum dar (Abb. 3.**43 a – c**).

Wurde Luft in das Parenchym injiziert, kommt es im anschließenden Mammogramm zur Darstellung unterschiedlich breiter, bandförmiger oder bläschenförmiger Aufhellungen (Abb. 3.**44**).

Bei unvollständiger Entleerung kann sich ein Spiegel bilden (Abb. 3.**45**) oder durch die Luftinsufflation auch Schaum entstehen, der durch bläschenförmige Aufhellungen auffällt. Er ist nicht als pathologisch zu werten, schränkt jedoch die Beurteilbarkeit ein.

Im Falle einer intrazystischen Raumforderung ist mammographisch nicht zwischen einem benignen oder malignen Befund zu unterscheiden. Intrazystische Karzinome sind jedoch außerordentlich selten. Sie stellen sich, wie auch die Papillome, als Füllungsaussparung innerhalb der sonst luftgefüllten Zyste dar, die sich wandständig in das Lumen vorwölbt (s. Kapitel 11).

Bei unauffälliger Pneumozystographie sind keine weiteren vorgezogenen Kontrollen notwendig. Ist die Zystenflüssigkeit blutig, die zytologische Untersuchung jedoch negativ und auch das Pneumozystogramm unauffällig, empfiehlt sich eine sonographische Kontrolluntersuchung nach 3 Monaten.

Jeder Verdacht auf eine intrazystische Raumforderung stellt eine Indikation zur Exzisionsbiopsie dar. Eine negative Zytologie der Zystenflüssigkeit darf in keinem Fall eine notwendige Exzisionsbiopsie verhindern, da im Falle nekrotischen Materials mit einer falsch negativen Zytologie zu rechnen ist.

> Die Stichrichtung soll wegen der Gefahr eines Pneumothorax immer parallel und nicht senkrecht zur Thoraxwand verlaufen.

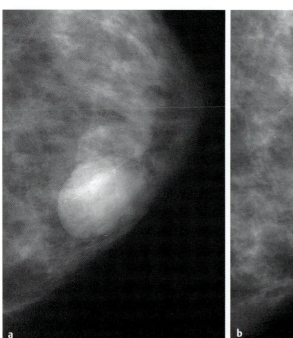
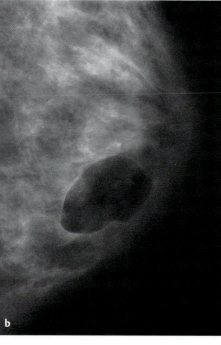
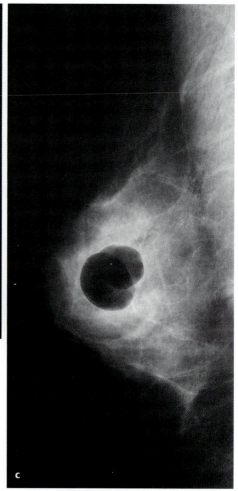

Abb. 3.43 a–c **Pneumozystographie.**
a Mammographie: ovaler Herdbefund in der unteren Brusthälfte mit Halosaum
b Nach Punktion und Luftinsufflation wird eine ovale, polylobulierte Aufhellung mit zartem Randsaum sichtbar.
c Pneumozystographie zweier kommunizierender Zysten.

Abb. 3.44 **Pneumozystographie mit interstitieller Luft.** Bandförmige Aufhellungsfiguren (Pfeile) im Parenchym nach Pneumozystographie, entsprechend interstitiell gelegener Luft.

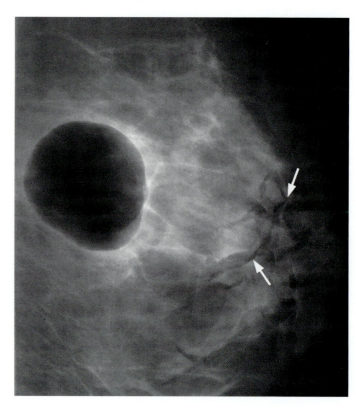

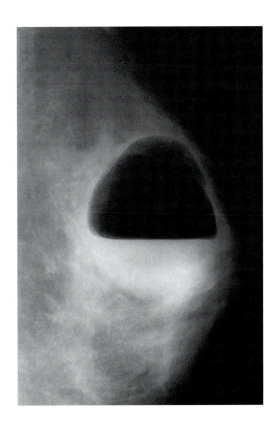

Abb. 3.45 Spiegelbildung nach unvollständiger Zystenentleerung.

Zusammenfassung

Bedeutung, Treffsicherheit, Möglichkeiten und Grenzen: Die Mammographie ist die wichtigste Untersuchungsmethode bei Brusterkrankungen. Sie wird zur Abklärung bei der symptomatischen Patientin, aber auch als Screeningmethode zur Brustkrebsfrüherkennung eingesetzt. Beide Indikationsbereiche stellen höchste Anforderungen an die technisch-apparative Ausstattung der Mammographiegeräte, das Film-Folien-System, die Filmentwicklung und die Durchführung.

Mammographische Technik: Um feine Mikroverkalkungen (um 100μ) sicher erkennen und beurteilen zu können, um geringe Dichteunterschiede bei gleichzeitig hohem Dynamikbereich kontrastreich darzustellen und gleichzeitig geringstmögliche Strahlendosis zu applizieren, ist höchste Qualität erforderlich. Gerätetechnisch sind eine moderne, hochauflösende Röhre, flexible Wahl der Strahlenqualität, eine optimal angepasste Belichtungsautomatik und die Wahl eines geeigneten Bildempfängers notwendige Voraussetzung. Bei der Durchführung ist auf ausreichende Brustkompression, korrekte Messkammerplatzierung und Belichtung sowie auf eine gut eingestellte Filmverarbeitung zu achten. Um das Drüsengewebe bis zur Thoraxwand möglichst vollständig zu erfassen, ist streng auf korrekte Positionierung zu achten. Standardprojektionen (cc und mlo) können je nach individueller Fragestelle durch Zusatz- (z.B. Vergrößerungsmammographie zur Mikrokalkanalyse) und Spezialaufnahmen (z.B. Eklund-Technik bei Augmentation) ergänzt werden.

Qualitätssicherung in der Mammographie: Die Qualitätssicherung des gesamten Prozesses erfordert regelmäßige, fest definierte (tägliche, wöchentliche, monatliche, halbjährliche und jährliche) Kontrollmessungen nach den Grundlagen der Europäischen Richtlinien. Befundbeschreibung und Dokumentation sollten ebenfalls standardisiert erfolgen.

Befundung und Befunddokumentation: Für eine bessere Standardisierung der Befundung setzt sich zunehmend die sog. BIRADS-(Breast-Imaging-Reporting-and-Data-System)Klassifikation durch. Grundlage für optimale Treffsicherheit bleibt aber eine solide Ausbildung und stetes Training an verfizierten Fällen. Unabhängige Doppel- und Drittbefundung kann die Treffsicherheit weiter erhöhen.

Digitale Mammographie: Die qualitätsgesicherte konventionelle Mammographie stellt derzeit weiterhin den State-of-the-Art dar. Die digitale Mammographie verspricht insbesondere in Kombination mit moderner RIS-PACS-Technologie und wegen der Möglichkeit der Vernetzung logistische Vorteile. Da einzelne Systeme mit begrenzter Auflösung (z.T. unter 5 LP) arbeiten, erscheint eine kritische Evaluation dieser Systeme an ausreichend studienmäßig erfassten Patientenuntersuchungen weiterhin sinnvoll. Vorteile kann die digitale Mammographie aber durch ihren größeren Dynamikbereich und die Möglichkeit von Kontrastoptimierung und Nachverarbeitung bieten. Während die Vollfeldmammographie derzeit evaluiert wird, hat die digitale Mammographie mit kleinem Bildfeld bei Vergrößerungsmammographie und für die Interventionen ihren festen Stellenwert. Mit der CCD-Technologie bei kleinem Bildfeld kann auch hervorragende Auflösung erreicht werden. Insgesamt bietet die digitale Mammographie – auch bei derzeit noch sehr hohen Kosten – interessante Zukunftsaspekte. Hierzu gehört neben der Vernetzung auch der ergänzende Einsatz von CAD (= computerassistierter Detektion/Diagnose).

Galaktographie: Mit der Galaktographie steht eine einfache Kontrastmitteluntersuchung zur Verfügung, welche die Lokalisation und den Nachweis intraduktaler Prozesse erlaubt. Eine endgültige Diagnose ist lediglich bei Duktektasien möglich. Galaktographisch diagnostizierte intraduktale Raumforderungen sind histologisch weiter abzuklären.

Pneumozystographie: Die Pneumozystographie kann diagnostisch eingesetzt werden, wenn sonographisch nicht sicher zwischen einem soliden Befund und einer Zyste unterschieden werden kann. Ihr therapeutischer Einsatz ist umstritten.

Literatur

[1] Kopans DB. Mammography screening for breast cancer. Cancer. 1993;72:1809
[2] Bird RE, Wallace TW, Yankaskas BC. Analysis of cancers missed at screening mammography. Radiology. 1992;184:613
[3] Van Dijck JAAM, Verbeek ALM, Hendricks JHCL, Holland R. The current detectability of breast cancer in a mammographic screening program. Cancer. 1993;72:1933
[4] Sickles EA, Ominski SH, Sollitto RA et al. Medical audit of a rapid throughput mammography screening practice: methodology and results of 27.114 examinations. Radiology. 1990;175:323
[5] Rosenberg RD, Hunt WC, Williamson MR et al. Effects of age, breast density, ethnicity, and estrogen replacement therapy on screening mammographic sensitivity and cancer stage at diagnosis: review of 183,134 screening mammograms in Albuquerque, New Mexico. Radiology. 1998;209:511–8
[6] van Gils CH, Otten JD, Verbeck AL et al. Effect of mammographic breast density on breast cancer screening performance: a study in Nijmegen, The Netherlands. J Epidemiol Community Health. 1998;52:267–71
[7] D'Orsi CJ. To follow or not to follow, that is the question. Radiology. 1992;184:306
[8] Knutzen AM, Gisvold JJ. Likelihood of malignant disease for various categories of mammographically detected nonpalpable breast lesions. Radiology. 1993;189:927
[9] Bjurstam N. Early carcinoma: the great mimick. Report of the Nicer Breast Imaging Course, Scandinavian Society of Mammography, August 24–28, 1994
[10] Meyer J, Timothy J, Stomper P, Sonnenfield M. Biopsy of occult breast lesions: analysis of 1261 abnormalities. JAMA. 1990;263:2341
[11] Elmore JG, Barton MB, Moceri VM et al. Ten-year risk of false positive screening mammograms and clinical breast examinations. N Engl J Med. 1995; 338:1089–96
[12] Hunt KA, Sickles EA. Effect of obesity on screening mammography: outcome analysis of 88,346 consecutive examinations. AJR. 2000;174:1251–5
[13] Liberman L, Abramson AF, Squires FB et al. The breast imaging reporting and data system: positive predictive value of mammographic features and final assessment categories. AJR. 1998;17:35–40
[14] Rubin E. Critical pathways in the analysis of breast masses. Radiographics. 1995;15:925
[15] Dershaw DD, Eddens G, Liberman L, Deutch BM, Abramson AF. Sonographic and clinical findings in women with palpable breast disease and negative mammography. Breast Dis. 1995;8:13–17
[16] Boyd NF, Jong RA, Yaffe MJ et al. Critical appraisal of the Canadian National Breast Cancer Screening Study. Radiology. 1993;189:661
[17] Aichinger H, Dierker J, Säbel M, Joite-Barfuß S. Bildqualität und Dosis in der Mammographie. Electromedica. 1994;62:7
[18] Küchler A, Friedrich M. Fortschritte in der Mammographiethechnik – Bimetall-Anodenröhre und selektive Filtertechnik. Roe Fo 1993;159:91
[19] Christensen EE, Curry TS, Dowdey JE. An introduction to the physics of diagnostic radiology. Philadelphia: Lea Febinger 1978
[20] Kimme-Smith C, Bassett LW, Gold RH. Workbook for quality mammography. Williams 1992
[21] Barnes GT, Brezovich IA. Contrast: effect of scattered radiation. In: Logan W W, Muntz EP eds. Reduced dose mammography. New York; Masson: 1979

[22] Ranallo FN. Physics of screen – film mammography. In: Peters ME, Voegeli DR, Scanlan KA, eds. Handbook of breast imaging. New York: Churchill Livingstone; 1989:25

[23] Friedrich M. Technik und Ergebnisse der Mammographie. Radiologe. 1993;33:243

[24] Young KC, Wallis MG, Blansky RG, Moss SM. Influence of number of views and mammographic film density on the detection of invasive cancers: results from the NHS Breast Screening Programme. Br J Radiol. 1997; 70:482–8

[25] Frederick EE, Squillante MR, Cirignano LJ et al. Accurate automatic exposure controller for mammography: design and performance. Radiology. 1991;178:393

[26] McKinney WE. Radiographic processing and quality control. Philadelphia: JB Lippincott; 1988

[27] Yaffe MJ. Physics of mammography: image recording process. Radiographics. 1990;10:341

[28] Kimme-Smith C, Rothschild PA, Bassett LW et al. Mammography film processor temperature, development time and chemistry; effect on dose, contrast and noise. AJR. 1989;152:35

[29] Haus AG. Effects of geometric unsharpness in mammography and breast xeroradiography. In: Logan WW, Muntz WW, eds. Reduced dose mammography: New York: Massone; 1979

[30] American College of Radiology. Recommended specifications for new mammography equipment. Screen-film x-ray systems, image receptors and film processors. Reston: American College of Radiology; 1995

[31] Aichinger H, Joite-Barfuß S, Marhoff P. Die Belichtungsautomatik in der Mammographie. Electromedica. 1990; 58:61

[32] Barnes GT. Mammography equipment: compression, scatter control and automatic exposure control. In: Haus AG, Yaffe MJ, eds. Syllabus: A categorical course in physics: Technical aspects of breast imaging, 3rd ed. Oak Brook: RSNA Publications; 1994:75

[33] Friedrich M. Neue Entwicklungstendenzen der Mammographietechnik: Die Rastermammographie. Roe Fo 1978;128:207

[34] Dershaw DD, Masterson ME, Malik S, Cruz NM. Mammography using an ultrahigh strip density, stationary, focused grid. Radiology. 1985;156:541–544

[35] Barnes GT, Moreland RF, Yester MV, Witten DM. The scanning grid: a novel and effective bucky movement. Radiology. 1980;135:765

[36] Laubenberger T. Technik der medizinischen Radiologie. Köln: Dt Ärzteverlag; 1990

[37] Yaffe MJ. Digital mammography. In: Haus AG, Yaffe MJ, eds. Syllabus: A categorical course in physics. Technical aspects of breast imaging. Oak Brook: RSNA Publications 1994:275

[38] Baral E, Larrson LE, Mattson B. Breast cancer following irradiation of the breast. Cancer. 1977;40:2905–10

[39] Boice JD, Land CE, Shore RE, Norman JE, Tokunaga M. Risk of breast cancer following low-dose radiation exposure. Radiology. 1979;131:589–97

[40] Howe GR. Epidemiology of radiogenic breast cancer. In: Boice JD, Fraumeni JF, eds. Radiation carcinogenesis: epidemiology and biological dignificance. New York: Raven; 1984:119–30

[41] Hrubec Z, Boice JD, Monson RR, Rosenstein R. Breast cancer after multiple chest fluoroscopies: second follow-up of Massachusetts women with tuberculosis. Cancer Res. 1989;49:229–34

[42] Mettler FA, Hempelmann LH, Dutton AM, Pofer JW, Toyooka ET, Ames WR. Breast neoplasms in women treated with x-rays for acute postpartum mastitis: a pilot study. J Natl Cancer Inst. 1969;43:803–11

[43] Miller AB, Howe GR, Sherman, GJ et al. Mortality from breast cancer after irradiation during fluoroscopic examinations in patients being treated for tuberculosis. N Engl J Med. 1989;321:1285–9

[44] Shore RE, Hildreth N, Woodard ED, Dvoretsky P, Hempelmann L, Pasternack B. Breast cancer among women given x-ray therapy for acute postpartum mastitis. J Natl Cancer Inst. 1986;77:689–96

[45] Kato H, Schull WJ. Studies of the mortality of A-bomb survivors. 7. Mortality, 1950–1978: I. Cancer mortality. Radiat Res. 1982;90:395–432

[46] McGregor DH, Land CE, Choi K et al. Breast cancer incidence among atomic bomb survivors, Hiroshima and Nagasaki, 1950–1969. J Natl Cancer Inst. 1977;59:799–811

[47] Preston DL, Kato H, Kopecky KJ, Fujita S. Studies of the mortality of A-bomb survivors. 8. Cancer mortality, 1950–1982. Radiat Res. 1987;111:151–78

[48] Preston DL, Pierce DA. The effect of changes in dosimetry on cancer mortality risk estimates in atomic bomb survivors. Radiat Res. 1988;114:437–66

[49] Shimizu Y, Kato H, Schull WJ, Preston DL, Fujita S, Pierce DA. Studies of the mortality of A-bomb survivors. 9. Mortality, 1950–1985: I. Comparison of risk coefficients for site-specific cancer mortality based on DS86 and T65 DR shielded kerma and organ doses. Radiat Res. 1989;118:502–24

[50] Tokunaga M, Land CE, Yamamoto T et al. Incidence of female breast cancer among atomic bomb survivors, Hiroshima and Nagasaki, 1950–1980. Radiat Res. 1987;112:243–72

[51] United Nations Scientific Committee on the Effects of Atomic Radiation. Sources and Effects of Ionizing Radiation. Annex C, Medical Radiation Exposures. 1993 report to the General Assembly. 1993 Vienna, Austria.

[52] NRPB: Estimates of late radiation risks to the UK population. Documents of the NRPB. 1993: Vol. 4. No. 4: 66

[53] National Academy of Sciences/National Research Council. Health effects of exposure to low levels of ionizing radiation. BEIR V. Washington, DC: National Academy Press, 1990.

[54] Mettler FA, Upton AC, Kelsey CA et al. Benefits versus risks from mammography: a critical reassessment. Cancer. 1996;77:903–9

[55] United Nations Scientific Committee on the Effects of Atomic Radiation (UNSCEAR). Epidemiological studies of radiation carcinogenesis. Report to the General Assembly. 1994 Vienna, Austria

56 Feig SA, Ehrlich SM. Estimation of radiation risk from screening mammography: recent trends and comparison with expected benefits. Radiology. 1990;174;638–47
57 Jung H. Mammographie und Strahlenrisiko. Roe Fo. 1998,169:336–43
58 Feig SA, Hendrick RE. Radiation risk from screening mammography of women aged 40–49 years. J Natl Cancer Inst Monogr. 1997;22:119–24
59 Law J. Cancers detected and induced in mammographic screening: new screening schedules and younger women with family history. Br J Radiol. 1997;70:62–9
60 Tabar L, Dean PB. Optimum mammography technique: the annotate cookbook approach. Admin Radiol. 1989;54
61 Bassett LW, Bunnell D, Jahanshahi R et al. Breast cancer detection: one versus two views. Radiology. 1987;165:95
62 Muir BB, Kirkpatrick A, Roberts MM, Duffy SW. Oblique view mammography: adequacy for screening. Radiology. 1984;151:39
63 Eklund GW, Cardenosa G. The art of mammographic positioning. Radiol Clin North Am. 1992; 30:21
64 Logan WW, Janus J. Use of special mammographic views to maximize radiographic information. Radiol Clin North Am. 1987;25:953
65 Sickles EA. Practical solutions to common mammographic problems: tailoring the examination. AJR. 1988; 151:31
66 Berkowitz JE, Gatedwood OMB, Gayler BW. Equivocal mammographic findings: evaluation with spot compression. Radiology. 1989;171:369
67 Funke M, Breiter N, Hermann K et al. Magnification survey and spot view mammography with a new microfocus x-ray unit: detail resolution and radiation exposure. Eur Radiol. 1998;8:386–90
68 Eklund GW, Busby RC, Miller SH et al. Improved imaging of the augmented breast. AJR. 1988; 151:469
69 Fajardo LL, Jackson PJ, Hunter TB. Interventional procedures in diseases of the breast: needle biopsy, pneumocystography, and galactography. Am J Radiol. 1992; 1231–8
70 Rose A Osborne J, Wright G, Billson V. Is what you see what you get? Breast specimen handling revisted: Australas Radiol. 1991; 35: 145
71 Samuels T, Kerenyi N, Taylor G. Practical aspect of mammographic pathological correlation: experience with needle localisation. Can Assoc Radiol J. 1990; 47: 127
72 Graham RA, Homer MJ, Sigler CJ. The efficacy of specimen radiography in evaluating surgical margins of impalpable breast carcinoma. AJR. 1994;162:33–6
73 Strauss KJ, Rossi RP. Specification, acceptance testing and quality control of mammography imaging equipment. In: Haus AG, Yaffe MJ, eds. Syllabus: A categorical course in physics. Technical aspects of breast imaging. Oak Brook: RSNA Publications; 1994:275
74 Yaffe M, Hendrick RE et al. Recommended specifications for mammography equipment. Reston: American College of Radiology; 1993
75 Linver MN, Osuch JR, Brenner RJ, Smith RA. The mammography audit: a primer for the Mammography Quality Standards Act (MQSA). AJR. 1995; 165: 19–25

76 Gray JE. Mammographic quality control for the technologist and the medical physicist as consultant to the technologist. In: Haus AG, Yaffe MJ, eds. Syllabus: A categorical course in physics. Technical aspects of breast imaging. Oak Brook: RSNA Publications; 1994:275
77 Harvey JA, Fajardo LL, Innis CA. Previous mammograms in patients with impalpable breast carcinoma: retrospective versus blinded interpretation: AJR. 1993; 161: 1167
78 Heywang-Köbrunner SH. Planungen der Deutschen Röntgengesellschaft und des Berufsverbandes zur Qualitätssicherung der Mammographie. Radiologe 2001; 41:352–358
79 Breast Imaging Reporting and Data System BI-RADS™ 3rd ed. Reston, Va: American College of Radiology; 1998
80a Lacquement MA, Mitchell D, Hollingsworth AB. Positive predictive value of the Breast Imaging Reporting and Data System. J Am Coll Surg. 1999;189:34–40
80b Berg WA, Campassi C, Langenberg P, Sexton MJ. Breast Imaging Reporting and Data System. Inter- and intraobserver variability in feature analysis and final assessment. AJR. 2000;174:1769–77
81 Blanks RG, Wallis MG, Given-Wilson RM. Observer variability in cancer detection during routine repeat (incident) mammographic screening in a study of two versus one view mammography. J Med Screen. 1999;6:152–8
82 Elmore JG, Wells CK, Lee CH et al. Variability in radiologists' interpretations of mammograms. N Engl J Med. 1994;331:1493–9
83 Johnston K, Brown J. Two view mammography at incident screens: cost effectiveness analysis of policy options. BMJ. 1999;319:1097–102
84 Anttinen J, Pamilo M, Soiva M, Roiha M. Double reading of mammography screening films: one radiologist or two? Clin Radiol. 1993;48:414–21
85 Taplin SH, Rutter CM, Elmore JG et al. Accuracy of screening mammography using single versus independant double interpretation. AJR. 2000; 174:1257–62
86 Tabar L, Fagerberg G, Duffy SW, et al. Update of the Swedish two-county program of mammographic screening for breast cancer. Radiol Clin North Am 1992;30:187–210
87 Murphy JM, O'Hare NJ, Wheat D et al. Digitized mammograms: a preliminary clinical evaluation and the potential for telemammography. J Telemed Telecare. 1999; 5:193–7
88 Chan HP, Niklason LT, Ikeda DM et al. Digitization requirements in mammography: effects on computer-aided detection of microcalcifications. Med Phys. 1994;21:1203–11
89 Leichter I, Lederman R, Bamberger P et al. The use of an interactive software program for quantitative characterization of microcalcifications on digitized film-screen mammograms. Invest Radiol 1999;34 394–400
90 Zheng B, Chang YH, Wang XH et al. Feature selection for computerized mass detection in digitized mammograms by using a genetic algorithm. Acad Radiol. 1999;6:327–32

[91] Pisano ED, Yaffe MJ, Hemminger BM et al. Current status of full-field digital mammography. Acad Radiol. 2000;7:266–80

[92] Feig SA, Yaffe MJ. Digital mamography. Radiographics. 1998;18:893–901

[93] Muller S. Full-field digital mammography designed as a complete system. Eur J Radiol. 1999;31:25–34

[94] Tesic MM, Piccaro MF, Munier B et al. Full field digital mammography scanner. Eur J Radiol. 1999;31:2–17

[95] Gaspard-Bakhach S, Dilhuydy MH, Bonichon F et al. ROC analysis comparing screen film mammography and digital mammography. J Radiol. 2000;81:133–9

[96] Kheddache S, Thilander-Klang A, Lanhede B et al. Storage phosphor and film-screen mammography: performance with different mammographic techniques. Eur Radiol. 1999;9:591–7

[97] Fiedler E, Aichinger U, Bohner C et al. Image quality and radiation exposure in digital mammography with storage phosphor screens in a magnification technic. Roefo 1999;171:60–4

[98] Funke M, Netsch T, Breiter N et al. Computer-assisted visualization of digital mammography images. Roe Fo 1999;171:359–63

[99] Säbel M, Aichinger U, Schulz-Wendtland R et al. Digitale Vollfeld-Mammographie: Physikalische Grundlagen und klinische Aspekte. Röntgenpraxis. 1999;52:171–7

[100] Pisano ED. Current Status of Full-Field Digital Mammography. Radiology. 2000;21:26–8

[101] Niklason LT, Christian BT, Niklason LE, et al. Digital tomosynthesis in breast imaging. Radiology. 1997;205:399–406

[102] Webber RL, Underhill HA, Hemler PF et al. Nonlinear algorithm for task-specific tomosynthetic image reconstruction. In Boone JM, Dobbins JT, eds. Proc. SPIE Vol 3659;258–265. Med Imaging 1999 Physics of Medical Imaging

[103] Zhong W, Yoshida H, Nishikawa RM et al. Optimally weighted wavelet transform based on supervised training for detection of microcalcifications in digital mammograms. Med Phys. 1998;25:949–956

[104] Karssemeijer N, Veldkamp WJ, te Brake GM, Hendriks JH. Reading screening mammograms with the help of neural networks. Ned Tijdschr Geneeskd. 1999;143:2232–6

[105] Lado MJ, Tahoces PG, Mendez AJ et al. A wavelet-based algorithm for detecting clustered microcalcifications in digital mammograms. Med Phys. 1999;26:1294–305

[106] Qian W, Li L, Clarke L et al. Digital mammography: comparison of adaptive and nonadaptive CAD methods for mass detection. Acad Radiol. 1999;6:471–80

[107] Nawano S, Murakami K, Moriyama N et al. Computer-aided diagnosis in full digital mammography. Invest Radiol. 1999;34:310–6

[108] Thurfjell EL, Lernevall KA, Taube AAS. Benefit of independent double reading in a population-based mammography screening program. Radiology. 1994;191:241–4

[109] Warren Burhenne LJ, Wood SA, D'Orsi CJ et al. Potential contribution of computer-aided detection to the sensitivity of screening mammography. Radiology. 2000;215:554–562

[110] Huo Z, Giger mediolateral, Vyborny CJ et al. Automated computerized classification of malignant and benign masses on digitized mammograms. Acad Radiol. 1998;5:155–68

[111] Feig SA, Yaffe MJ. Current status of digital mammography. Semin Ultrasound CT MRI. 1996;17:424–443.

[112] Williams MB, Fajardo LL. Digital mammography: performance considerations and current detector designs. Acad Radiol. 1996;3:429–437

[113] Kimme-Smith C, Lewis C, Beifuss M et al. Establishing minimum performance standards, calibration intervals, and optimal exposure values for a whole breast digital mammography unit. Med Phys. 1998;25:2410–6 Pages 81–911.

[114] Tabar L, Dean PB, Pentek Z. Galactography: the diagnostic procedure of choice for nipple discharge. Am J Radiol. 1983; 149: 31–8

[115] Ciatto S, Bravetti P, Berni D, Catarzi S, Bianchi S. The role of galactography in the detection of breast cancer. Tumori. 1988; 74: 171–81

[116] Kindermann G, Paterok E, Weishaar J et al. Early detection of ductal breats cancer – the diagnostic procedure for pathologic discharge from the nipple. Tumori. 1979;65:555–62

[117] Bässler R. Pathologie der Brustdrüse. In: Doerr W, Seifert G, Kehlings E. Spezielle pathologische Anatomie. Berlin, Heidelberg, New York: Springer; 1995

[118] Hoeffken W, Hintzen C. Die Diagnostik der Mammazysten durch Mammographie und Pneumozystographie. Fortsch Röntgenstr. 1970; 9–18

[119] Tabar L, Pentek Z, Dean PB. The diagnostic and therapeutic value of breast cyst puncture and pneumocystography. Radiology. 1981; 141: 659–63

4 Sonographie

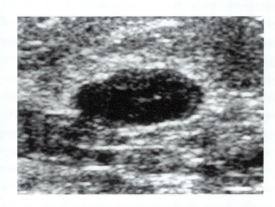

Bedeutung, Treffsicherheit, Möglichkeiten und Grenzen ⇢ 110

Diagnose von Zysten ⇢ 110

Differenzierung solider Befunde ⇢ 110

Karzinomdiagnose ⇢ 110

Junge Frauen ⇢ 111

Screening mithilfe der Sonographie ⇢ 111

Technische Voraussetzungen ⇢ 111

Schallkopf ⇢ 111

Bildqualität ⇢ 112

Untersuchungstechnik ⇢ 115

Allgemeine Hinweise ⇢ 115

Tiefenausgleich ⇢ 116

Fokussierung ⇢ 116

Lokalisierung und Beurteilung auffälliger Befunde ⇢ 116

Doppler-Untersuchung ⇢ 117

Bildbeschriftung ⇢ 117

Sonographische Befundungskriterien ⇢ 119

Sonographischer Normalbefund ⇢ 119

Sonographische Herdbefunde ⇢ 119

Zusammenfassung ⇢ 124

Bedeutung, Treffsicherheit, Möglichkeiten und Grenzen

Die Sonographie ist nach der Mammographie das wichtigste bildgebende Verfahren in der Mammadiagnostik. Die Hauptaufgaben beinhalten
- die Diagnose von Zysten,
- die Darstellung und Einschätzung von Herdbefunden, die sich mammographisch nur unvollständig einschätzen lassen,
- die Darstellung von palpablen Befunden, die mammographisch von dichtem Parenchym überlagert sind,
- die sonographische Steuerung der perkutanen Biopsie und Lokalisation.

Diagnose von Zysten

Die Diagnose von Zysten ist eine der wichtigsten Aufgaben der Sonographie. Die Diagnose einer einfachen Zyste macht es möglich, einen Herdbefund als eindeutig benigne einzustufen und damit auf weitere diagnostische Schritte zu verzichten. Die Sonographie weist hierbei eine sehr hohe Genauigkeit auf. Damit ist sie sehr nützlich bei der Abklärung jeglicher palpabler oder nicht palpabler Befunde, die durch eine einfache Zyste (1, 2) bedingt sein können.

Differenzierung solider Befunde

Die Sonographie ist in Ergänzung zur Mammographie sehr hilfreich, um die Struktur und die Ränder von Herdbefunden zu beurteilen, die in der Mammographie teilweise oder vollständig von dichtem Parenchym überlagert sind. Palpable Befunde, die in sehr dichtem Gewerbe lokalisiert sind und damit mammographisch nicht eindeutig gesehen werden können, lassen sich oft mithilfe der Sonographie näher charakterisieren (3, 5). Bei der Interpretation sonographischer Befunde sollten die folgenden Überlegungen beachtet werden:
- Sollte es sich bei einem Herdbefund nicht um eine einfache Zyste handeln und eine Mammographie nicht vorliegen, sollte zur weiteren Einschätzung des Befundes und zur möglichen Diagnose von Mikroverkalkungen eine Mammographie durchgeführt werden.
- Ein benigner sonographischer Befund in Kenntnis eines suspekten mammographischen Befundes kann Malignität nicht ausschließen.
- Bei einem Herdbefund, der sich sonographisch nicht darstellen lässt, sollte keine Zyste, sondern ein solider Befund vermutet werden. Dies impliziert, dass die Läsion auch durch ein Karzinom bedingt sein kann.
- Sollte es irgendwelche Zweifel bezüglich der Benignität einer Läsion nach klinischem Befund, kompletter mammographischer und sonographischer Diagnostik geben, muss eine histologische Abklärung angestrebt werden.

Karzinomdiagnose

Obwohl sich viele Karzinome sonographisch als echoarme Herde darstellen, kann die Echogenität eines Karzinoms sehr variabel sein. Einige Karzinome sind im Vergleich zum umgebenden Brustdrüsengewebe isoechogen.

Die sonographische Erkennbarkeit von Karzinomen hängt auch von dem umgebenden Gewebe ab. Da Fettgewebe im Vergleich zu Parenchym echoarm erscheint (wie die meisten Karzinome), können Karzinome im Fettgewebe sonographisch übersehen werden. Echoarme Fettläppchen können einen malignen Befund vortäuschen. Aufgrund dieser Faktoren lassen sich einige Malignome sonographisch nicht darstellen, obwohl sie mammographisch gut detektierbar sein können (6, 7).

Dieser Fallstrick kann in jeglicher Art von Brustdrüsengewebe vorkommen, findet sich jedoch häufiger in fettreichem Gewebe als in einem gemischten Brustparenchym oder in dichtem echoreichen Parenchym.

Echoarme Karzinome lassen sich leicht diagnostizieren, wenn sie in echoreicherem Brustdrüsenparenchym gelegen sind. In einer Situation, in welcher der Brustkrebs mammographisch von umgebendem Gewebe überlagert erscheint, kann die Sonographie sehr hilfreich sein, z.B. bei der Untersuchung einer palpablen Läsion. Einige anatomische Strukturen in der Brust können mit suspekten Läsionen verwechselt werden, so z.B. die Schallschatten unter Cooper-Ligamenten und echoarme Fettläppchen.

Einige Malignome lassen sich sonographisch nicht darstellen, obwohl sie mammographisch gut detektierbar sein können.

Die Sonographie ist in Ergänzung zur Mammographie sehr hilfreich, um Herdbefunde zu beurteilen, die in der Mammographie überlagert sind.

Die Unterscheidung zwischen normalen Strukturen und abklärungsbedürftigen Läsionen kann je nach Brustzusammensetzung durchaus zeitaufwendig sein, vor allem beim Vorliegen von zahlreichen echoarmen Regionen und Schallschatten. Sie beinhaltet eine Beurteilung fraglicher Areale in 2 Ebenen und die Untersuchung von Kompressibilität und Verschieblichkeit.

Junge Frauen

Bei der Untersuchung junger Frauen mit bildgebenden Verfahren (30 Jahre und jünger) ist die Sonographie normalerweise das 1. Verfahren zur Abklärung einer palpablen Läsion.

Sollte hierbei eine Zyste diagnostiziert werden, ist keine weitere Untersuchung erforderlich. Ist dies nicht der Fall, sollte ergänzend eine Mammographie durchgeführt werden, um vor einer evtl. notwendigen Biopsie zusätzliche Informationen zu erhalten.

Screening mithilfe der Sonographie

Das einzige bildgebende Verfahren, dessen Effektivität in der Früherkennung belegt ist, ist die Mammographie. Da die Sensitivität der Sonographie gerade in Bezug auf die Erkennung von kleinen und In-situ-Karzinomen – auch bei Hochfrequenzschallköpfen – begrenzt ist, kann die Sonographie die Mammographie nicht ersetzen (8–11). Nur Einzelveröffentlichungen lassen vermuten, dass ein sonographisches Screening in Ergänzung zur Mammographie (12–14) die Diagnose zusätzlicher Karzinome ermöglicht. Die vorliegenden Ergebnisse lassen jedoch eine hohe Rate falsch positiver Befunde durch die Sonographie erwarten. Die Falschpositivrate dürfte deutlich über der der Mammographie liegen, was für ein Screening nicht akzeptabel wäre (12–14). Die Untersuchung ist außerdem sehr zeitintensiv und vom Untersucher abhängig (15).

Auch existieren bislang keine Machbarkeitsstudien zur Qualitätssicherung der mammasonographischen Technik und Befundung. Diese wären aber unverzichtbar vor einem regelmäßigen Einsatz im Rahmen einer Früherkennung.

Den vorliegenden Ergebnissen zu Folge gibt es keine Empfehlung für den Nutzen der Sonographie für die Brustkrebsfrüherkennung. Die Standards des American College of Radiology unterstreichen, dass die Sonographie nicht als Screening- oder Früherkennungsmethode für die Brust geeignet ist. Außer in kontrollierten Studien sollte die Sonographie der Brust nur Verwendung finden, um fokale Läsionen (Herdbefunde, die durch körperliche Untersuchung oder bildgebende Verfahren diagnostiziert wurden) weiter zu charakterisieren oder um als Steuerungssystem für perkutane Biopsie dienen.

> Da die Sensitivität der Sonographie auch bei Hochfrequenzschallköpfen begrenzt ist, kann sie die Mammographie beim Screening nicht ersetzen.

Technische Voraussetzungen

Trotz der zu erwartenden Vorteile (lückenlose schichtweise Erfassung des gesamten Brustgewebes, Seitenvergleich, Standardisierung und damit Einsparung von Arztzeit) hat sich die automatisierte Mamma-Sonographie nicht durchsetzen können. Durch die Möglichkeit und Notwendigkeit der steten Interaktion (Kombination von Tastbefund und sonographischem Befund, Anwendung von Schallkopfdrehung, Elastizitäts- sowie Mobilitätsprüfung zur Befunddifferenzierung) erwies sich die handgehaltene Sonographie mit Small-Part-Schallköpfen als deutlich überlegen und wird deshalb in der Mammadiagnostik ausschließlich eingesetzt.

Schallkopf

Für die Ultraschalluntersuchung der Brust wird ein Hochfrequenz-Linearschallkopf benötigt. Dieser sollte in der Lage sein, im Nahfeldbereich zu fokussieren sowie die Möglichkeit eines variablen Fokus besitzen, um die Schallwellen in der jeweils zu untersuchenden Brusttiefe zu fokussieren. Die Frequenz des Schallkopfes sollte mindestens 7,5 MHz betragen. Schallköpfe mit einer höheren Frequenz können die Auflösung verbessern. Es ist jedoch zu bedenken, dass mit steigender Schallfrequenz die Durchdringungsfähigkeit der Schallwellen durch das Gewebe geringer wird. Daher können Hochfrequenzschallköpfe (≥ 7,5 MHz) bisweilen eine große Brust nicht komplett durchdringen. Besonders

> Für die Mammasonographie wird ein Linearschallkopf mit mindestens 7,5 MHz und möglichst mit einem variablen Fokus benötigt.

hochfrequente Schallköpfe sind häufig auch schmaler, sodass der dargestellte Bildausschnitt geringer wird und der Überblick über das Drüsengewebe verloren gehen kann (16).

Bildqualität

Die Bildqualität wird durch folgende Faktoren bestimmt:
- Auflösungsvermögen,
- Bildqualität im Nahfeldbereich,
- Schichtdicke.

Auflösung

Die Auflösung wird bestimmt durch die axiale Auflösung, die laterale Auflösung (Abb. 4.1 a – c) und die Kontrastauflösung.

Axiale Auflösung. Die axiale Auflösung (Auflösung entlang der Schallwellenausbreitung) wird bestimmt durch die Wellenlänge des Ultraschalls. Sie liegt ungefähr bei 2 Wellenlängen. Die minimale axiale Auflösung entspricht der Hälfte dieses Werts. Im Allgemeinen beträgt sie für einen 7,5 MHz-Schallkopf etwa 0,4 mm.

Laterale Auflösung. Die laterale Auflösung (die Breite des Ultraschallimpulses) wird bestimmt durch die Größe des Schallkopfelements (Apertur), die Ultraschallfrequenz und die zusätzlichen Fokussierungsmaßnahmen. Unterschiedliche Schallköpfe bieten verschiedene Möglichkeiten, die Schallwellen zu fokussieren.

Früher hatten Schallköpfe einen definierten Fokus. Er war vorgegeben durch eine konkave Anordnung der Schallkopfelemente oder eine akustische Linse. Für unterschiedliche Fokustiefen musste der Schallkopf gewechselt werden. Moderne Schallköpfe haben dagegen einen elektronisch gesteuerten variablen Fokus (Abb. 4.1 a – c). Abhängig von der Aktivierungszeit der verschiedenen Elemente im Schallkopf kann der Fokus in verschiedene Tiefen gelegt werden. Die elektronische Fokussierung macht es möglich, den Fokus der Schallwellen während der Aussendung (Schallkopf mit variablem Fokus) und während des Empfangs (dynamischer Fokus) zu fokussieren. Dieses ermöglicht über einen breiten Distanzbereich eine verbesserte laterale Auflösung. Eine weitere Verbesserung der Fokussierung ist möglich durch eine elektronische Steuerung der Blende (im Bereich der aktiven piezoelektrischen Elemente).

Eine dynamische Sendefokussierung ermöglicht eine hohe Auflösung simultan in unterschiedlichen Tiefen. Gleichzeitig verlangsamt sich aber der Bildaufbau, und die Bildanzahl pro Sekunde sinkt. Je nach individueller Geräteausstattung kann ein zu langsamer Bildaufbau bei der Beurteilung der Gewebskompressibilität oder Verschieblichkeit in unterschiedlichem Maße stören. Sollte die Multifokussierungsmöglichkeit also nicht erwünscht sein, muss der Untersucher die Fokustiefe auf die Tiefe der zu untersuchenden Läsion einstellen. (Die dynamische Fokussierung ist immer aktiv während des Empfangs. Es ist kein Kontrollelement mehr nötig.)

Kontrastauflösung. Die Kontrastauflösung ist ein Hauptfaktor für eine gute Bildqualität. Sie ist u. a. ein Maß dafür, wie scharf der Impuls nach lateral begrenzt ist und wie gut damit ein schwaches Echo neben einem starken Echo sichtbar ist. Der Kontrast hängt ab vom Schallkopf und von der Signalverarbeitung innerhalb des Sonographiegeräts.

THI. Ein neuer Ansatz, zur weiteren Verbesserung der Bildqualität der Sonographie ist das „tissue harmonic imaging" (THI). Mit THI werden die harmonischen Echofrequenzen anstelle der ursprünglichen Transmissionsfrequenzen zur Bilderstellung genutzt. Aufgrund des nicht linearen Echoverhaltens von Geweben sind im Echo harmonische Frequenzen der 2. sowie höherer Ordnung enthalten. Die Verwendung dieser Frequenzen beim THI ermöglicht bei verschiedenen Anwendungen eine bessere räumliche und Kontrastauflösung. Wichtige Voraussetzung für ein gutes THI ist die wirksame Unterdrückung der ursprünglichen Sendefrequenz im reflektierten Signal. Sie wird erreicht durch eine Phaseninversion jedes 2. Sendeimpulses. Werden nämlich die Echos von jeweils 2 aufeinander folgenden Pulsen addiert, so heben sich die Anteile der Grundfrequenz im Echo auf, während sich die Frequenzen höherer Ordnung verstärken. Dieses Verfahren ist nur an modernen Präzisionsgeräten mit vollständig digitaler Schallsteuerung möglich. Über erste interessante Ergebnisse wurde bei Untersuchungen an verschiedenen Organen berichtet. Der zusätzliche Wert von THI bei der Mammasonographie wird derzeit untersucht.

Bildqualität im Nahfeldbereich

Bedeutung des Nahfeldbereichs. Neben einer optimalen Auflösung im Gesamtbereich ist besonders die Auflösung im Nahfeldbereich wichtig für die Mammasonographie. Da die Dicke der meisten

Technische Voraussetzungen

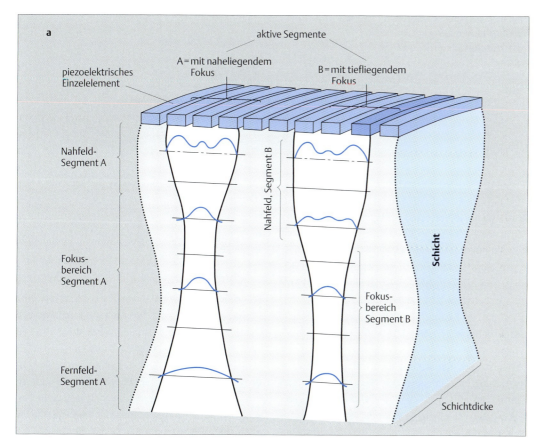

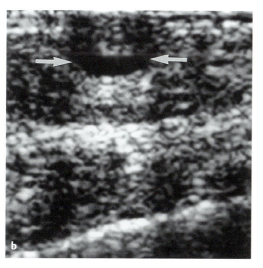

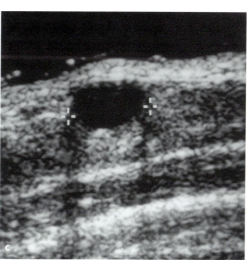

Abb. 4.1 a–c **Sonographie.**

a Schallkeulen eines Ultraschallkopfs (schematisch). Die Einstellung der Fokustiefe, wie sie für Segment A und B beispielhaft dargestellt ist, erfolgt durch eine entsprechend verzögerte Ansteuerung des jeweiligen Mittelelements. Die in die Schallkeulen über einzelne Echos eingezeichneten Schallintensitäten zeigen die im Nahfeld auftretenden interferenzbedingten Echoartefakte. Durch Krümmung der Piezoelemente kann eine gewisse mechanisch fixe Fokussierung der Schichtdicke realisiert werden.

Die Darstellung einer kleinen subkutanen Zyste zeigt die Vorteile der Vorlaufstrecke für die bessere Befunddarstellung im Nahbereich.

b Es ist eine kleine Zyste (Pfeile) zu erkennen, deren schallkopfnahe Wand jedoch suboptimal dargestellt ist. Zusätzlich wird nur eine mäßige axiale Auflösung an der distanten Zystenwand erreicht.

c Durch Benutzung eines Gelkissens als Vorlaufstrecke wird die Zyste in den Fokusbereich der Schallwellen verschoben. Dabei zeigt sich eine bessere Auflösung der Zystenwand. Ein lineares Reverberationsartefakt ist im Zysteninneren direkt unterhalb der dem Schallkopf zugewandten Zystenwand erkennbar.

4 Sonographie

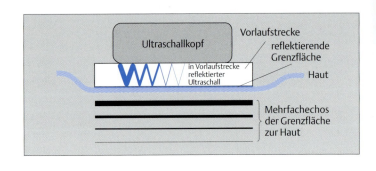

Abb. 4.2 Reverberationsechos bei unzureichendem Kontakt zwischen Vorlaufstrecke und Haut.

> Bei einer zu großen Schichtdicke lassen sich Zysten nicht ausreichend sicher echofrei darstellen.

> Bei Schallköpfen mit schlechter Fokussierung im Nahfeldbereich muss mit einer Vorlaufstrecke zwischen Schallkopf und Brust gearbeitet werden.

Mammae während der Ultraschalluntersuchung nur wenige Zentimeter beträgt, sind viele Läsionen schallkopfnah lokalisiert. Daher ist eine hohe Bildqualität im Nahfeldbereich notwendig, um eine genaue Untersuchung der Läsion zu ermöglichen. Unglücklicherweise ist es durch das Schallkopfdesign und andere Faktoren zum Teil schwierig, sehr schallkopfnahe Bereiche darzustellen.

Vorlaufstrecke. Bei Schallköpfen mit schlechter Fokussierung im Nahfeldbereich muss mit einer Vorlaufstrecke zwischen Schallkopf und Brust gearbeitet werden, um eine gute Darstellung des subkutanen und des oberflächlichen Brustgewebes zu gewährleisten. Diese Vorlaufstrecken schaffen eine Distanz zwischen Brust und Schallkopf und verlegen damit den Nahfeldbereich physikalisch von der Brustoberfläche in eine größere Entfernung zum Schallkopf, in der die Schallwellen sicher fokussiert werden können.

Bei der Verwendung einer Wasservorlaufstrecke ist es wichtig, dass sie frei von Luftblasen ist, um eine gute Schallleitfähigkeit zu gewährleisten. Dieses Problem ergibt sich nicht bei Gelvorlaufstrecken.

Für alle Vorlaufstrecken gilt, dass eine suffiziente Ankopplung durch Gel oder Öl zwischen dem Schallkopf und der Vorlaufstrecke sowie zwischen der Vorlaufstrecke und der Brustoberfläche gewährleistet sein muss, um Luft zwischen Schallkopf und Vorlaufstrecke bzw. Vorlaufstrecke und Brustoberfläche zu eliminieren. Reverberationsechos können durch eine wiederholte Reflektion der Schallwellen zwischen der Vorlaufstrecke und dem Schallkopf bedingt sein (Abb. 4.**2**). Hierdurch entstehen lineare Echos, die parallel zum Schallkopf 1fach, 2fach, 3fach oder noch häufiger in einer bestimmten Distanz zueinander auftreten. Diese Artefakte können, wenn sie ausgeprägt sind, die Beurteilbarkeit einschränken.

Schichtdicke

Die Schichtdicke hängt ab von der Qualität und dem Design des Schallkopfs und sollte bei der Wahl von Gerät bzw. Schallkopf bedacht werden. Bei einer zu großen Schichtdicke lassen sich Zysten nicht sicher genug echofrei darstellen, da das angrenzende solide Gewebe mit in der Gewebeschicht enthalten ist.

Eine zuverlässige Diagnose von Zysten ist in diesen Fällen nicht möglich, insbesondere wenn diese klein sind. Verglichen mit früheren Sonographiegeräten bieten die neueren Einheiten wesentlich feinere Grauabstufungen (z. B. ≥ 8 Bit entsprechend 256 Graustufen). Geräte, die über derart viele Kontraststufen verfügen, können dann auch die verschiedenen Gewebe mit fein abgestufter unterschiedlicher Schallintensität darstellen.

Es stehen auch verschiedene Phantome zur Verfügung, die für die Testung von Bildqualitätsparametern der Mammasonographie verwendbar sind.

Qualitätskontrolle der technischen Ausstattung

Jede Sonographieeinheit sollte ein Qualitätskontrollprogramm haben, um die Qualität der Mammasonographie zu maximieren. Ein ständiges Monitoring und eine Evaluation der Geräte sollte Teil dieses Programmes sein. Ein routinemäßiges Qualitätssicherungsprogramm ist wünschenswert.

Außerdem sollten Aufzeichnungen aufbewahrt werden, um dieses Programm sowie alle qualitätsverbessernden Maßnahmen zu dokumentieren.

Untersuchungstechnik

Allgemeine Hinweise

Lagerung. Die Sonographie der Brust wird bei liegender Patientin durchgeführt. Beim Schall der oberen äußeren Quadranten sollte der ipsilaterale Arm über den Kopf gelegt und die ipsilaterale Schulter leicht angehoben werden (kontralaterale Posterior-Oblique-Position). Es ist hilfreich, einen Keil oder ein Kissen unter die ipsilaterale Schulter der Patientin zu legen, um es ihr zu erleichtern, diese Position beizubehalten. In dieser Position liegt die Brust der Thoraxwand relativ flach auf. Die durch die Schallwellen zu durchdringende Gewebsdicke verringert sich dadurch und die Verschieblichkeit der Brust wird etwas vermindert. Bei Untersuchung der inneren Quadranten kann eine Positionierung in reiner Rückenlage gewählt werden.

Kontaktmedium. Es sollte eine ausreichende Menge Gel zwischen dem Schallkopf und der Haut (und der Vorlaufstrecke, wenn diese verwendet wird) benutzt werden, um Luft zwischen diesen Strukturen zu vermeiden und damit die Reverberationsartefakte zu minimieren.

Vermeiden von Schallschatten. Eine leichte Kompression mit dem Schallkopf kann hilfreich sein. Eine flache Lagerung und leichte Kompression der Brust ermöglichen es, die Ligamente so parallel wie möglich zum Schallkopf auszurichten. Ligamente, die ungefähr parallel zur Schallausbreitungsrichtung verlaufen (z. B. Cooper-Ligamente) können die Schallwellen vom Schallkopf weg reflektieren, was zur Schallschattenbildung führt. Diese Schallschatten können diagnostisch Schwierigkeiten bereiten und Läsionen distal des Schallschattens verdecken oder vortäuschen (Abb. 4.3 a u. b).

Echotypen. Im Ultraschallbild werden 2 verschiedene Typen von Echos sichtbar, spekuläre Echos und Streuechos:

- Die spekulären Echos sind kräftige Echos, die an Grenzflächen mit ausreichenden Impedanzunterschieden entstehen (Zystenwand, Ligamente oder Faszien). Es handelt sich hier um spiegelartige Reflexionen (Einfallsrichtung entspricht Ausfallsrichtung), die bei senkrechtem Einfall kräftig zum Schallkopf zurückreflektiert werden. Bei schrägen Grenzflächen können sie aber auch vom Schallkopf wegreflektiert werden. Sie werden dann nicht empfangen und somit nicht abgebildet.
- Die Streuechos hingegen entstehen an kleinen Grenzflächen mit unregelmäßiger Oberfläche in der Größenordnung der Wellenlänge. Dort wird der Ultraschall in alle Richtungen gestreut. Das vom Schallkopf empfangene Echo (nur ein Teil des in alle Richtungen gestreuten Schalls) ist deshalb deutlich schwächer. Die meisten Echos im Drüsen- und Fettgewebe entstehen an derartigen mikroskopischen Grenzflächen und sind somit Streuechos.

> Zur Vermeidung von Schallschatten kann eine leichte Kompression mit dem Schallkopf hilfreich sein.

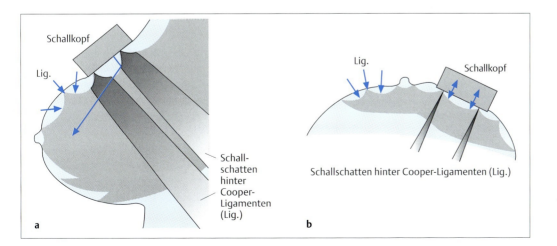

Abb. 4.3 **Grenzflächenveränderung durch Kompression.**
a Befund bei hängender Brust.
b Durch den flacheren Verlauf der Grenzflächen wird der Schall bei der liegenden, mit leichter Kompression untersuchten Brust (**b**) weniger vom Schallkopf weg reflektiert als bei der hängenden Brust.

> Um Sonogramme auch für andere interpretierbar und reproduzierbar zu machen, sollte eine Standardisierung der Untersuchung und eine genaue Markierung der Schnittebenen vorgenommen werden.

Tiefenausgleich

Der Tiefenausgleich kompensiert die durch Absorption bedingte Intensitätsabnahme der tiefer liegenden Echos und führt hierdurch zu einem Bild, bei dem gleichartige Gewebe – unabhängig von deren Entfernung vom Schallkopf – mit gleicher Echointensität abgebildet werden. Bei einem 7,5-MHz-Schallkopf verlieren Schallwellen ungefähr 50% ihrer Energie auf dem Weg durch jeden Zentimeter Gewebe (Abb. 4.**4**).

Um die Intensität der Echos in Abhängigkeit von der Entfernung vom Schallkopf anzugleichen, muss die tiefenabhängige Verstärkung jeweils exakt der in den entsprechenden Gewebsschichten vorkommenden Absorption angepasst werden. Obwohl moderne Geräte mit Programmen für einen automatischen Tiefenausgleich ausgestattet sind, ist aufgrund der Variabilitäten im Absorptionsverhalten bei verschiedenen Patienten dennoch oft eine manuelle Anpassung erforderlich. Das individuell sehr unterschiedliche Absorptionsverhalten erklärt sich durch die anteilmäßig unterschiedliche Zusammensetzung von Fett, Drüsenparenchym und Bindegewebe.

Fokussierung

Die sonographisch optimale Abbildung einer Läsion erfordert, dass die Schallwellen in der Gewebetiefe fokussiert sind, in der die Läsion liegt. Das heißt, die Fokussierungszone muss auf diesen Bereich eingestellt werden. Wie schon beschrieben, kann dies durch einen Schallkopf mit variablem Fokus und einer elektronischen Einstellung der Fokussierungszone erfolgen. Manchmal wird eine Vorlaufstrecke (Gelkissen) benötigt.

Lokalisierung und Beurteilung auffälliger Befunde

Schnittebenen. Bei der sonographischen Untersuchung ist es möglich, die Brust in verschiedensten Ebenen zu untersuchen. Eine Standardisierung der Untersuchung und eine angemessene Markierung der Bilder macht sie auch für andere interpretierbar und reproduzierbar.

Das Schallen in radialen Ebenen (korrespondierend zu den Speichen eines Rades, ausgehend von der Mamille) und antiradialen Ebenen (im rechten Winkel zu den radialen Achsen) korrespondiert mit der duktalen Anatomie der Brust und macht es möglich, die Läsion mit Ziffernblattpositionen (Uhrzeitangaben) zu benennen. Falls nötig, kann auch in anderen Ebenen geschallt werden, wobei eine angemessene Kennzeichnung durchzuführen ist. Die Untersuchung in wenigstens 2 senkrecht aufeinander stehenden Ebenen erlaubt gewöhnlich die Unterscheidung zwischen einem echten Herdbefund und interponiertem Fett. Dieses stellt sich in weiteren Ebenen meist als länglich auslaufende Struktur dar. Häufig kann eine Verbindung zum subkutanen oder retromammären Fettgewebe erkennbar werden (Abb. 4.**5 a** u. **b**).

Untersuchung palpabler Knoten. Beim Schallen eines palpablen Knotens kann es hilfreich sein, die Läsion zwischen 2 Fingern einer Hand zu fixieren und den Schallkopf zwischen die Finger zu setzen. Dieses stellt sicher, dass der palpable Befund abgebildet wird.

Verschieblichkeit. Die Real-Time-Untersuchung macht es möglich, die Mobilität einer Läsion prüfen. Fibroadenome sind typischerweise sehr gut verschieblich. Kann gute Mobilität nicht nachgewiesen

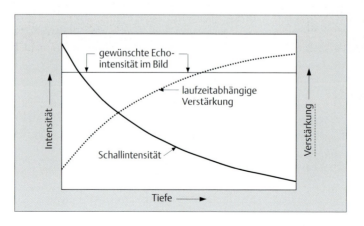

Abb. 4.4 Kompensation des Abfalls der Schallintensität durch die Verstärkung.

werden, sollte an eine Malignität gedacht werden, auch wenn es sich um einen vollständig glatt berandeten Herdbefund mit homogenen Binnenechos handelt (Abb. 4.5 c u. d) (19).

Komprimierbarkeit. Eine gute Komprimierbarkeit weist auf einen weichen Befund hin, z. B. eine einfache Zyste oder einen anderen benignen Befund. Dennoch erlaubt dieses Zeichen aufgrund starker Überlappungen zwischen gut- und bösartigen Veränderungen meist keine ausreichend sichere Differenzierung.

Doppler-Untersuchung

Da Mammakarzinome hypervaskularisiert und viele gutartige Läsionen hypovaskularisiert sind, hoffte man durch die Bestimmung von Blutflussparametern auf eine verbesserte Differenzierung zwischen malignen und benignen Prozessen. Es wurde angenommen, dass Mammakarzinome zu einer stärkeren Vaskularisierung neigen. Gut vaskularisierte Mammakarzinome zeigen oft eine Vaskularisation, die sich vom Rand des Befundes in Richtung Zentrum ausbreitet. Die Gefäße zeigen häufig irreguläre Aufzweigungen. Blutgefäße, die zur Peripherie des Herdbefundes parallel verlaufen, weisen hingegen auf gutartige Läsionen wie Fibroadenome hin. Dennoch können beide Vaskularisierungsmuster in benignen und malignen Befunden vorkommen. Auch können benigne Befunde hypervaskularisiert und maligne Läsionen avaskulär sein (Abb. 4.6 a u. b, 4.7, 4.8).

Die meisten Experten sehen die Anwendung der Doppler- und Power-Doppler-Sonographie zur Dignitätsbestimmung als nicht ausreichend sicher und daher wenig hilfreich an (20–22).

Der Gebrauch von Mikrobläschen-Kontrastmittel (zur besseren Darstellung des Vaskularisierungsmusters innerhalb von Herdbefunden) wurde ebenfalls in verschiedenen Studien beschrieben. Mit diesen Kontrastmitteln können Gefäße besser wahrgenommen werden. Es kommen aber auch vermehrt falsch positive Befunde vor. Die Verwendung dieser Kontrastmittel ist weiterhin Gegenstand der Forschung (23).

Bildbeschriftung

Aufgrund der großen Variabilität der Untersuchungstechnik bei der Mammasonographie ist eine genaue Dokumentation der Bilder notwendig,

> Die Doppler- und Power-Doppler-Sonographie wird für die Dignitätsbestimmung als nicht ausreichend sicher angesehen.

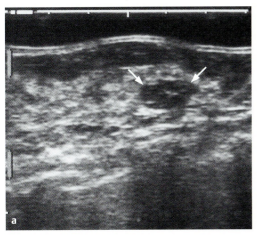
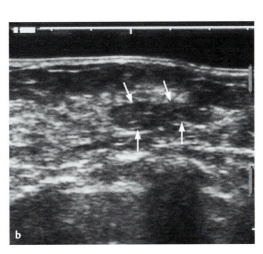

Abb. 4.5 a–d **Bilddarstellung in 2 Ebenen.**
a Interponierte Fettläppchen können bisweilen wie ein echoarmer Tumor imponieren.
b Bei Schallkopfdrehung stellt sich dasselbe Fettläppchen (Pfeil) aber länglich dar. Zudem lässt sich in dieser Ebene auch eine Verbindung des Fettläppchens zum subkutanen Fett nachweisen.

c–d Prüfung der Mobilität (Skizze). Die Mobilität kann gut mit dem unter dem Schallkopf tastenden Finger geprüft werden. Fibroadenome zeigen im Vergleich zu Karzinomen in der Regel eine sehr große Mobilität.

4 Sonographie

Abb. 4.6 a–b **Doppler-Untersuchung eines Mammakarzinoms.**

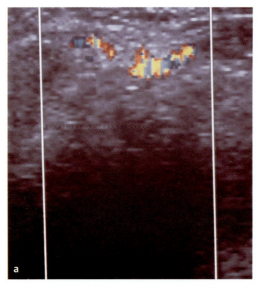

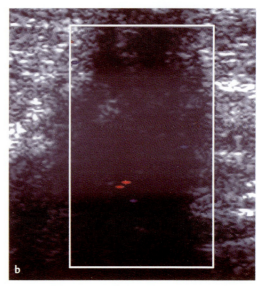

a Teils echoarme und teils echofreie Läsion, die sich in der unteren Hälfte des Bildes befindet. Die Gefäßversorgung liegt direkt neben dem Befund. Dieses Hypervaskularisationsmuster ist als Verdacht auf ein Mammakarzinom zu werten.

b Dieser große, echoarme, unregelmäßig begrenzte Schallschatten eines duktalen Karzinoms zeigt nur eine minimale Vaskularisation. Ein gewisser Fluss ist innerhalb des Tumors zu erkennen. Einige wenige kleine periphere Gefäße lassen sich ebenfalls darstellen.

Abb. 4.7 **Solider, makrolobulierter, glatt begrenzter Herdbefund.**
Dieser Herdbefund zeigt größere Blutgefäße in der Peripherie des Befundes, die tief in den Befund hineinziehen. Die Doppler-Untersuchung zeigt eine Hypervaskularisation, der Befund ist aber benigne.
Histologie: Fibroadenom.

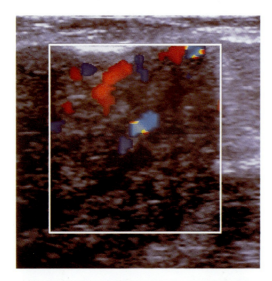

Abb. 4.8 a–b **Varix.**
Diese Frau stellte sich mit einem neuen palpablen Befund in der Mamma vor. Anamnestisch war ein Bronchialkarzinom bekannt. Sie selbst und ihr behandelnder Arzt waren besorgt, dass es sich um ein Malignom handeln könnte.

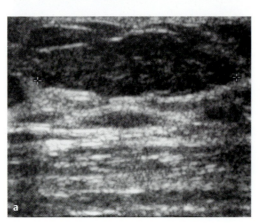

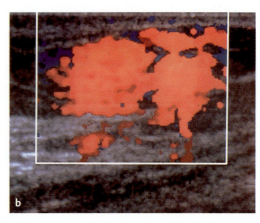

a Die Sonographie des Tastbefundes zeigt eine längliche echoarme Struktur, markiert durch die Cursor.

b Die Doppler-Untersuchung zeigt eine vaskuläre Struktur, eine Varix.

um eine sonographische Untersuchung reproduzierbar zu machen und bei wiederholten Untersuchungen ein Wiederauffinden von Befunden zu ermöglichen. Die Beschriftung der sonographischen Bilder der Brust sollte Folgendes beinhalten:

- Patientendaten: Name und eine einheitliche Identifizierungsnummer, wie z.B. eine Röntgennummer, Geburtsdatum etc.,
- Untersuchungsdatum,
- Seitenangabe (links oder rechts),
- Quadrant,
- Schallachse (durch Angabe der Uhrzeit),
- Distanz der Läsion von der Mamille,
- Angabe, ob die Läsion palpabel ist.

Sonographische Befundungskriterien

Sonographischer Normalbefund

Der sonographische Normalbefund der Brust weist wie der mammographische eine große Variationsbreite auf. Das subkutane Fettgewebe stellt sich hypoechogen dar, durchzogen von den echoreichen Cooper Ligamenten. Das Drüsengewebe ist echoreich, durchsetzt von echoarmen Fettläppchen. Verdächtige sonographische Bilder können durch Schallschattenbildungen hinter fibrösen Strukturen und auch durch echoarme Fettläppchen, die einen Herdbefund vortäuschen, hervorgerufen werden. Die Untersuchung in verschiedenen Schallprojektionen ermöglicht es in der Regel, diese Veränderungen als normale anatomische Strukturen der Brust zu identifizieren (Abb. 4.5a u. b).

Sonographische Herdbefunde

Zysten

Einfache Zysten können durch die Ultraschalluntersuchung meist zuverlässig als solche diagnostiziert werden. Ihre Charakteristika sind:

- runde oder ovale Form,
- glatte, dünne Wand,
- fehlende Binnenechos (abgesehen von Artefakt-Echos),
- dorsale Schallverstärkung.

Sind all diese Kriterien vorhanden, kann eine einfache Zyste zuverlässig diagnostiziert werden (Abb. 4.9). Oft kommen Zysten in der Brust gruppiert vor oder haben zarte Septierungen.

Binnenechos. Vor allem mit hochauflösenden Schallköpfen kann man innerhalb der Zystenflüssigkeit oft Binnenechos darstellen. Im Real-Time-Verfahren sieht man häufig, dass sie sich bewegen. Hierbei handelt es sich um Zellabbauprodukte innerhalb der Zystenflüssigkeit. Sedimentationen können durch Lagewechsel diagnostiziert werden.

Übereinstimmung mit Palption bzw. Mammographie. Zysten kommen in der Brust häufig vor. Bei der Diagnose eines Tastbefundes oder eines mammographischen Herdbefundes in einem Areal, wo sonographisch eine Zyste sichtbar ist, ist jedoch sicherzustellen, dass die Zyste mit dem mammographischen oder dem Palpationsbefund übereinstimmt. Ein palpabler Befund kann mit den Fingern fixiert und der Schallkopf zwischen den Fingern aufgesetzt werden, um sicherzustellen, dass der Tastbefund der sonographisch nachgewiesenen Zyste entspricht.

Zyste versus solider Herdbefund. Wenn ein Herdbefund in der Mammographie gesehen wird, kann mittels Sonographie eine Markierung über dem Herdbefund platziert und danach die Mammographie wiederholt werden. Sollte immer noch eine Unsicherheit bestehen, kann Zysteninhalt aspiriert und, ggf. nach Luftinsufflation (s.u. Pneumozystographie, S. 100), die Mammographie wiederholt werden. Nach Aspiration sollte der Herdbefund dann nicht mehr vorhanden sein.

Die Pneumozystographie erlaubt zusätzlich eine Beurteilung der Innenwand der Zyste. Herdbefunde,

> Bei der sonographischen Diagnose einer Zyste oder eines mammographischen Herdbefundes ist sicherzustellen, dass die Zyste mit dem mammographischen oder dem Palpationsbefund übereinstimmt.

4 Sonographie

Abb. 4.9 Zysten.

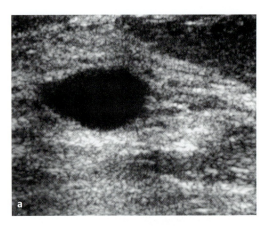

a Diese einfache Zyste kann definitiv sonographisch durch ihre ovale Form, die dünne Wand, das Fehlen von internen Echos und durch die Schallverstärkung hinter der Läsion diagnostiziert werden.

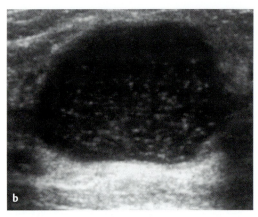

b Komplexe Zyste: Dieser ovale Herdbefund ist glatt berandet und zeigt eine dorsale Schallverstärkung. Es finden sich multiple interne Echos, die in diesem Fall Ausdruck einer komplizierten Zyste sind. Dieser Herdbefund entsprach einer eingebluteten Zyste.

Abb. 4.10 a–b **Herdbefund ohne ausreichenden Nachweis der Kriterien einfacher Zysten.** Herdbefunde, die nicht alle Kriterien von einfachen Zysten zeigen, bedürfen weiterer Untersuchungen, um die Diagnose zu stellen.

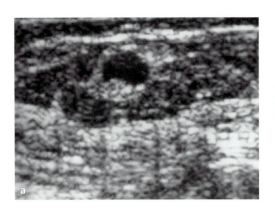

a Dieser runde, echoarme Herdbefund ist glatt berandet und zeigt eine dorsale Schallverstärkung. Es sind eine leichte Unschärfe der schallkopffernen Wand sowie einige interne Echos zu sehen.
Histologie: Lymphom.

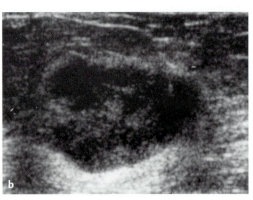

b Dieser komplexe Herdbefund zeigt eine dorsale Schallverstärkung und eine annähernd ovale Form. Der überwiegende Anteil der Ränder ist glatt berandet und er beinhaltet Bereiche echofreier Anteile. Dennoch ist das interne Echostrukturmuster sehr heterogen, nicht vereinbar mit einer einfachen Zyste. Dieser Herdbefund wurde verursacht durch ein multiples Myelom, das auch die Brust betraf.

> Ein zystischer Herdbefund, der solides Gewebe oder eine Wandverdickung aufweist, sollte als suspekt auf ein Mammakarzinom eingestuft und biopsiert werden.

die nicht die charakteristischen Zeichen einer einfachen Zyste aufweisen, müssen weiter abgeklärt werden durch Aspiration der Zyste, Pneumozystographie, oder (wenn sich die Läsion als solide herausstellt) durch perkutane Biopsie (Abb. 4.**10**).

Suspekte Befunde. Ein zystischer Herdbefund, der einen Anteil soliden Gewebes oder eine irreguläre Wandverdickung aufweist, sollte als suspekt auf ein Mammakarzinom eingestuft und biopsiert werden.

Solide Herdbefunde

Artdiagnose. Eine sichere Artdiagnose eines soliden Herdbefundes lässt sich gewöhnlich nicht anhand des sonographischen Erscheinungsbildes stellen. Dennoch können bestimmte Charakteristika eines soliden Befundes hilfreich sein bei der Entscheidung, ob es sich um einen gut- oder bösartigen Befund handelt (19, 24, 25). Diese beinhalten:
- Form,
- Höhen-/Breitenverhältnis,
- Ränder,

Sonographische Befundungskriterien

- inneres Echostrukturmuster,
- Schallabsorption (Schallschatten oder dorsale Schallverstärkung).

Eine systematische Untersuchung sonographischer Befundeigenschaften und deren Vorhersagewert für Benignität bzw. Malignität wurde von Stavros durchgeführt. Basierend auf einer großen Anzahl verifizierter Läsionen liefern diese Daten Beweise für die Wertigkeit verschiedener sonographischer Kriterien oder deren Kombinationen (25). Ob dann bei einem klinisch oder mammographisch unklaren, vermutlich gutartigen, oder bei einem nur sonographisch entdeckten soliden Befund bei voller Erfüllung der sonographischen Kriterien für Benignität auf eine (perkutane) Biopsie verzichtet werden kann, muss im Einzelfall in Zusammenschau mit der klinischen Information und Mammographie kritisch geprüft werden.

Malignitätskriterien. Zu den sonographischen Befunden, die vereinbar mit der Diagnose der Malignität (25) sind, gehören (Abb. 4.11 a–g):

- unscharfer Rand (Spiculae) oder ein echoreicher Randsaum. Der echoreiche Randsaum lässt sich durch eine erhöhte Anzahl von Grenzflächen erklären, die durch Ausläufer in das umgebende Gewebe bedingt sind.
- Konturwinkelung (spitzer, stumpfer oder rechter Winkel),
- Befund, der höher als breit erscheint,
- echoarmes Schallmuster,
- dorsaler Schallschatten,
- sonographisch erkennbare Kalzifikationen, die in einem soliden Herdbefund gesehen werden,
- Ausbreitung des Befundes in einen Gang,
- Aufzweigung,
- mikrolobulierte Kontur.

Benignitätskriterien. Sonographische Befunde, die für Benignität sprechen, beinhalten (Abb. 4.12) (25):

- Fehlen von malignomtypischen Befunden,
- ausgeprägter gleichmäßiger Echoreichtum. Sollte die Echotextur nicht gleichförmig sein oder echoarme Bereiche beinhalten, die nicht Fettläppchen entsprechen und größer als normale Gänge oder terminale duktulo-lobuläre Einheiten (> 4 mm) sind, ist dieses Kriterium nicht erfüllt,
- ovale Form (glatte Kontur, Läsionbreite > 1,5-mal die Höhe).
- 2 oder 3 leichte große Lobulierungen der Kontur,
- dünne, echogene Pseudokapsel,
- gute Mobilität des Befundes (19).

Grenzen der sonographischen Differenzierung. Andere sonographische Erscheinungsbilder in soliden Befunden (homogenes Echostrukturmuster, dorsale Schallverstärkung, Isoechogenität) sind von geringerer Bedeutung in der Differenzierung benigner von malignen Befunden. Der Radiologe sollte sich immer wieder vergegenwärtigen, dass eine nach kompletter* konventioneller Bildgebung und Klinik unklare oder suspekte Läsion nicht durch weitere Bildgebung, sondern nur durch eine Biopsie sicher abzuklären ist (Abb. 4.13).

> Eine nach kompletter konventioneller Bildgebung und Klinik unklare oder suspekte Läsion ist nicht durch weitere Bildgebung, sondern durch Biopsie sicher abzuklären.

* komplette konventionelle Bildgebung beinhaltet State-of-the-Art-Mammographie, ggf. Zusatzaufnahmen, Sonographie.

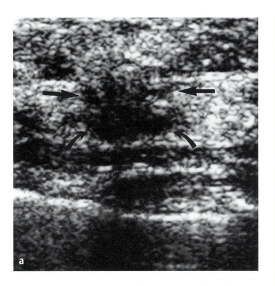
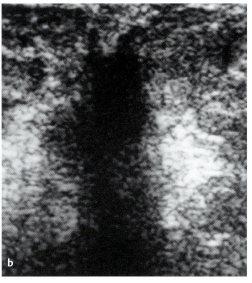

Abb. 4.11 a–g Sonographisch sehr malignomsuspekte Befunde.

a Dieses invasiv duktale Karzinom zeigt eine relativ glatte dorsale Wand (gebogene Pfeile). Dennoch erscheinen die schallkopfnahen Ränder (gerade Pfeile) unscharf und lassen an einen malignen Befund denken.

b Dieses invasiv duktale Karzinom zeigt eine unscharfe Begrenzung des schallkopfnahen Randes. Außerdem erscheint es höher als breit (Charakteristikum eines Karzinoms). Weiterhin erkennt man einen breiten Schallschatten.

Fortsetzung →

Abb. 4.11 c–g Fortsetzung

c Dieses invasiv duktale Karzinom zeigt die gleichen Charakteristika wie in 4.**10 b**. Zusätzlich zeigen die lateralen Ränder spitzwinklige Konturen, die an ein Karzinom denken lassen. Ein ausgeprägter dorsaler Schallschatten ist erkennbar.

d Der auffallendste Befund dieses kleinen invasiv lobulären Karzinoms ist, dass es höher als breit scheint. Es ist außerdem deutlich echoarm und zeigt einen Schallschatten, der es im Vergleich zum angrenzenden echoreichen Gewebe des Brustparenchyms leicht erkennbar macht, obwohl der Befund nur einen Durchmesser von 1 cm aufweist.

e Die laterale Ausbreitung (Pfeile) dieses Karzinoms lässt ein duktales Wachstum des Tumors vermuten.

f Dieser irreguläre Tumor zeigt ebenfalls eine Ausbreitung in angrenzende Gänge (Pfeile), die vom oberen und unteren Rand des rechtsseitigen Anteils des Tumors ausgehen. Die obere Ausbreitung im Gang zeigt eine Aufzweigung zur rechten Seite des Bildes hin. Der Echoreichtum im Bereich der linken Seite des Befundes lässt an das Vorhandensein von Kalzifikationen innerhalb des invasiv duktalen Karzinoms denken. Außerdem erscheint dieses Karzinom breiter als hoch, es zeigt keinen Schallschatten.

g Der sehr unscharf begrenzte Herdbefund scheint entlang der rechten Seite der Läsion infiltrativ zu wachsen. Die linke Seite (Pfeile) zeigt eine mikrolobulierte Kontur, die ebenfalls an die Diagnose eines invasiven Karzinoms denken lässt.

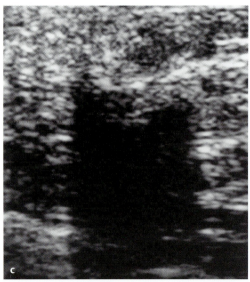
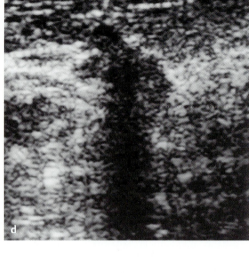
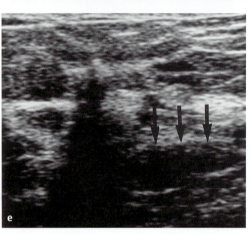
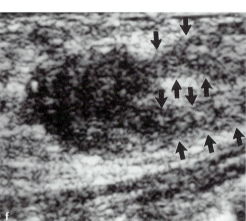
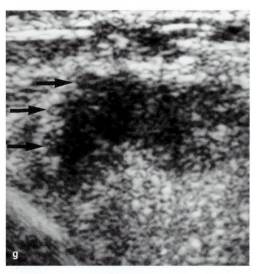

Sonographische Befundungskriterien

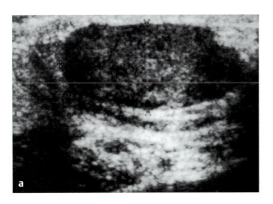

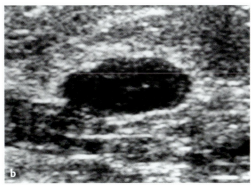

Abb. 4.12a–b **Glatt berandeter Herdbefund.**

a Der Herdbefund zeigt eine leichte Lobulierung, ein homogenes Schallmuster, eine dünne hyperechogene Pseudokapsel und eine exzellente Mobilität (die bei der Real-Time-Untersuchung überprüft wurde). Dies ist ein typisches Beispiel eines benignen Fibroadenoms. Die ovale Form und die gegenüber der Höhe größere Breite (Verhältnis > 1,5) unterstützt diese Diagnose.

b Dieser glatt begrenzte ovaläre Herdbefund hat eine einzelne leichte Makrolobulierung im Bereich der schallkopfnahen Wand. Das interne Schallmuster erscheint nicht spezifisch, obwohl eine benigne Läsion vermutet wird.
Histologie: benigner Phylloides-Tumor.

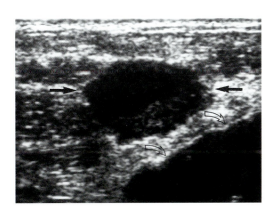

Abb. 4.13 **Überlappen von sonographischen Charakteristika benigner und maligner Befunde.**
Bei dieser Patientin erscheint der oberflächlich gelegene Herdbefund (schwarze Pfeile) oval und ist teilweise glatt begrenzt. Dennoch sind ein heterogenes Binnenecho, gewisse Unregelmäßigkeiten der Ränder und eine Mikrolobulierung der schallkopffernen Wand zu erkennen. Der tiefer liegende Befund (gebogene Pfeile) zeigt einige Lobulierungen der schallkopfnahen Wand und einige Binnenechos. Es ergab sich ein Karzinom neben einem Silikonimplantat.

Zusammenfassung

Bedeutung, Treffsicherheit, Möglichkeiten und Grenzen: Nach der Mammographie ist die Sonographie das zweitwichtigste bildgebende Verfahren der Brust. Sie eignet sich exzellent zur Diagnose von einfachen Zysten und macht damit eine weitere bioptische Abklärung in diesen Fällen unnötig. Weniger genau ist eine exakte sonographische Diagnose von soliden Herden, wo bestimmte charakteristische Befunde die Wahrscheinlichkeit der Malignität oder Benignität eines Herdbefundes erhöhen. In vielen Fällen wird deshalb weiterhin für eine definitive Diagnose eine Biopsie benötigt. Bei einem palpablen Befund, der sonographisch kein Korrelat findet, sollte davon ausgegangen werden, dass es sich um einen soliden Befund handelt, und Malignität nicht ausgeschlossen werden kann. Sollte zu einer palpablen Läsion eine korrespondierende Zyste gesehen werden, muss sichergestellt sein, dass der gesamte palpable Befund durch die Zyste zu erklären ist. Bei jungen Frauen (30 Jahre oder jünger), bei denen ein Knoten in der Brust getastet wurde, ist der erste diagnostische Schritt gewöhnlich die Sonographie. Handelt es sich bei dem Befund um eine Zyste, ist keine weitere Diagnostik nötig. Da die Sonographie Mikroverkalkungen nicht verlässlich darstellen und charakterisieren kann, da die Treffsicherheit bei kleinen Karzinomen und Karzinomvorstufen zu gering ist und zudem eine hohe Falsch-Positiv-Rate bei einem regelmäßigen Einsatz der Sonographie zu erwarten ist, wird eine Anwendung der Sonographie als Früherkennungsmethode nicht empfohlen.

Technische Voraussetzungen: Für die Mammasonographie sollten lineare Schallköpfe mit einer minimalen Frequenz von 7,5 MHz eingesetzt werden. Die Bildqualität ist durch die axiale, laterale und die Kontrastauflösung festgelegt. Die laterale Auflösung wird entscheidend durch die Fokussierung beeinflusst, die sich am schwierigsten im Nahfeldbereich gestaltet. Eine Vorlaufstrecke wird bei Schallköpfen benötigt, die im Nahfeldbereich keine adäquate Fokussierung leisten können. Es ist darauf zu achten, dass der zu untersuchende Bereich immer im optimal fokussierten Bereich liegt. Dies wird möglich durch eine gewissenhafte manuelle Einstellung der Fokustiefe, den Einsatz eines variablen Fokus oder durch dynamisches Fokussieren. Die Schichtdicke hat ebenfalls Einfluss auf die Qualität der Untersuchung, insbesondere bei der Darstellung kleiner Zysten. Ein Qualitätskontrollprogramm ist wünschenswert, um eine optimale Reproduzierbarkeit zu gewährleisten.

Untersuchungstechnik: Die Ultraschalluntersuchung der Brust erfolgt standardisiert sowohl bzgl. der Lagerung (liegend, schräge Halbseitenlage) als auch der Durchführung der Untersuchung (systematisch und in mindestens 2 Ebenen) und der Dokumentation. Die Einhaltung der Standards ist Voraussetzung für Reproduzierbarkeit und Zuverlässigkeit der Methode.

Interpretation: Mit heutiger Sonographietechnik und systematischer Untersuchungsmethode sind fokale Läsionen nicht nur als zystisch oder solide beschreibbar, sondern können als Befunde mit Charakteristika der Benignität (z. B. ovale oder gelappte Form, glatte Kontur, hyperreflexive Pseudokapsel, Echofreiheit, starke dorsale Schallverstärkung) oder der Malignität (z. B. unregelmäßige Form, Mikrolobulierung, radiäre Kontur, Destruktion der Normalstruktur, starke Hypoechogenität, dorsaler Schallschatten) definiert werden. Nicht ein Kriterium allein bestimmt daher die Dignitätseinschätzung. Eine endgültige Diagnose liefert bei klinisch unklaren Befunden oft nicht die Bildgebung allein (mit Ausnahme der einfachen Zyste) sondern Gewebeentnahme und histologische Untersuchung.

Literatur

1. Bassett LW, Kimme-Smith C. Breast sonography. AJR. 1991;156:449
2. Jackson VP. The role of US in breast imaging. Radiology. 1990;177:305
3. Harper P, Kelly-Fry E. Ultrasound visualizaton of the breast in symptomatic patients. Radiology. 1980;137:465
4. Dershaw DD, Eddens G, Liberman L, Deutch BM, Abramson AF. Sonographic and clinical findings in women with palpable breast disease and negative mammography. Breast Dis. 1995;8:13
5. Adler DD. Ultrasound of benign breast conditions. Semin Ultrasound CT MR. 1989;10:106
6. Feig SA. The role of ultrasound in a breast imaging center. Semin Ultrasound CT MR. 1989;10:90
7. Heywang SH, Dunner PS, Lipsit ER, Glassman LM. Advantages and pitfalls of ultrasound in the diagnosis of breast cancer. J Clin Ultrasound. 1985;13:525
8. Pamilo M, Soiva M, Anttinen J et al. Ultrasonography of breast lesions detected in mammography screening. Acta Radiol. 1991;32:220
9. Balu-Maestro C, Bruneton JN, Melia P et al. High frequency ultrasound detection of breast calcifications. Eur J Ultrasound. 1994;3:247
10. Ciatto S, Roselli-del-Turco M, Catarzis M et al. The diagnostic role of breast echography. Radiol Med (Torino). 1994;88:221
11. Potterton AJ, Peakman DH, Young IR. Ultrasound demonstration of small breast cancers detected by mammographic screening. Clin Radiol. 1994;49:808
12. Gordon PB, Goldenberg SL, Chan NHL. Malignant breast masses detected only by ultrasound: a retrospective review. Cancer. 1995;76:626–30
13. Kolb TM, Lichy J, Newhouse JH. Occult cancer in women with dense breasts: Detection with screening US—diagnostic yield and tumor characteristics. Radiology. 1998;207:191–9
14. Buchberger W, De Koekkoek-Doll P, Springer P et al. Incidental findings on sonography of the breast: clinical significance and diagnostic workup. AJR. 1999;173:921–7
15. Kopans DB. Breast-cancer screening with ultrasonography (letter). Lancet. 1999;354:2096
16. ACR standard for performance of the breast ultrasound examination. 1998 standards. American College of Radiology, Reston, VA; 1998;317.
17. Chapman CS, Lazenby JC. Ultrasound imaging system employing phase inversion subtraction to enhance the image. U.S. patent number 5,632,277. 1997
18. Haerten R, Lowery C, Becker G, et al. Ensemble^{TM} Tissue Harmonic Imaging. The technology and clinical utility. Electromedica. 1999;67:50–6
19. Tohno E, Cosgrove DO, Sloane UP. Ultrasound diagnosis of breast diseases. Edinburgh: Churchill Livingstone; 1994
20. McNicholas MMJ, Mercer PM, Miller JC, Mcdermott EWM, O'Higgins NJ, MacErlean DP. Color Doppler sonography in the evaluation of palpable breast masses. AJR. 1993;161:765
21. Cosgrove DO, Kedar RP, Bamber JC, Al-Murrani B, Davey JBN et al. Breast diseases: color Doppler US in differential diagnosis. Radiology. 1993;189:99
22. Raza S, Baum JK. Solid breast lesions: evaluation with power Doppler US. Radiology. 1997;203:164
23. Huber S, Helbich T, Kettenbach J, Dock W, Zuna I, Delorme S. Effects of microbubble contrast agent on breast tumors: computer-assisted quantitative assessment with color Doppler USearly experience. Radiology. 1998; 208:485
24. Leucht D, Madjar H. Lehratlas der Mammasonographie. Stuttgart: Thieme; 1995
25. Stavros AT, Thickman D, Rapp CL, Dennis MA, Parker SH, Sisney GA. Solid breast nodules: use of sonography to distinguish between benign and malignant lesions. Radiology. 1995;196:123

5 Magnetresonanztomographie (MRT)

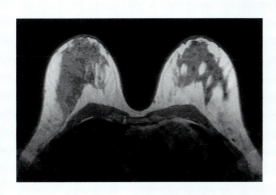

Treffsicherheit und Einsatzbereiche ⇢ *128*

Treffsicherheit ⇢ *128*

Patientenauswahl ⇢ *128*

Indikationen ⇢ *129*

Kontrastmittel-MRT ⇢ *129*

Nativ-MRT ⇢ *131*

Technische Voraussetzungen ⇢ *131*

Kontrastmittel-MRT ⇢ *131*

Nativ-MRT ⇢ *133*

Indikationsstellung und Terminierung ⇢ *133*

Durchführung ⇢ *134*

Befunddokumentation und Befundungskriterien ⇢ *135*

Befunddokumentation ⇢ *135*

Befundungskriterien ⇢ *136*

Zusammenfassung ⇢ *149*

Treffsicherheit und Einsatzbereiche

Die Kontrastmittel-MRT ist das sensitivste Ergänzungsverfahren zur Mammographie. Aufgrund ihrer nur mäßigen Spezifität muss ihre Anwendung aber auf ausgewählte Problemfälle begrenzt bleiben.

Ein alleiniger Einsatz der Kontrastmittel-MRT ebenso wie eine Interpretation der Kontrastmittel-MRT ohne Mammographie ist nicht gerechtfertigt.

Die Kontrastmittel-MRT der Brust wurde seit ihrem ersten Einsatz 1986 (14) kontinuierlich weiterentwickelt. Die Ergebnisse zahlreicher Autoren (1–20) bestätigen die sehr hohe Treffsicherheit der Kontrastmittel-MRT mit einer Sensitivität von 90–98% beim Nachweis von invasiven Karzinomen bei einer Spezifität von 30–70%.

> Ein alleiniger Einsatz der Kontrastmittel-MRT ohne Mammographie ist nicht gerechtfertigt.

Treffsicherheit

Die Treffsicherheit beeinflussende Parameter

Die Treffsicherheit der Kontrastmittel-MRT hängt ab von:
- technischen Faktoren,
- den verwendeten Befundungskriterien.

Technische Faktoren. Die Feldstärke, die Wahl einer geeigneten Oberflächenspule, einer geeigneten Pulssequenz, Dünnschichttechnik, Kontrastmitteldosierung und Artefaktunterdrückung haben Einfluss auf die Treffsicherheit. Die Standardisierung von technischen Faktoren und Befundung sowie die Qualitätskontrolle sind wichtige Ziele (1, 2).

Befundungskriterien. Die Kontrastmittel-MRT liefert Informationen über verschiedene Gewebeeigenschaften. Diese Informationen beruhen auf dem Nachweis einer Kontrastmittelanreicherung sowie deren Morphologie und Kinetik. Es existieren derzeit verschiedene Empfehlungen zur Befundung (1–13). Durch die Verwendung unterschiedlicher Parameterkombinationen (3) und unterschiedlicher Schwellenwerte kann eine Erhöhung der Sensitivität oder der Spezifität erreicht werden. Wird z.B. bei alleiniger Verwendung von MR-Kriterien eine niedrige Schwelle gewählt (Sensitivität für invasive Karzinome > 95%; 1, 3–5) ist die Spezifität geringer (30–50%, abhängig von der Patientenselektion). Wird dagegen ein Schwellenwert verwendet, der eine höhere Spezifität liefert (50–80%; 11–12) fällt die Sensitivität ab (90% für invasive Karzinome).

Multimodale Befundinterpretation. Die Vorteile einer Befundinterpretation, die die Ergebnisse aller verfügbaren klinischen und bildgebenden Untersuchungen einbezieht, zeigen die ca. 12.000 derart interpretierten Mamma-MRT-Untersuchungen, die 1997 an 6 deutschen Universitäten erhoben wurden (13). Hierbei wurden bei Kombination von Kontrastmittel-MRT und Mammographie Sensitivitäten für invasive Karzinome von 98–99,5% und 80–99% für In-situ-Karzinome sowie Spezifitäten von 50–85% erzielt, abhängig von Befundungskriterien und der Patientenauswahl.

Empfehlungen für eine hohe Treffsicherheit

Um eine möglichst hohe Treffsicherheit zu erreichen, wird empfohlen:
- alle Informationen der Kontrastmittel-MRT zu berücksichtigen,
- die endgültige Diagnose immer auf Grundlage der Kontrastmittel-MRT *und* der konventionellen Bildgebung zu erstellen,
- Interpretationsrichtlinien zu wählen, die die diagnostische Fragestellung berücksichtigen. Für eine Beurteilung uncharakteristischer Herdbefunde sollte eine niedrige Schwelle gewählt werden, um eine falsch negative Klassifizierung eines bereits auffälligen Befundes zu vermeiden. Bei der Klassifizierung von ausschließlich MR-tomographisch entdeckten Herdbefunden ist hingegen eine hohe Spezifität wünschenswert, um falsch positive Befunde, die durch die MRT entstehen, so weit wie möglich zu vermeiden.

Patientenauswahl

Die Kontrastmittel-MRT ist ein sehr sensitives Verfahren, das den Nachweis von sehr kleinen Herdbefunden erlaubt, die mit anderen Methoden nicht dargestellt werden können. Jedoch ist die Methode nicht sehr spezifisch. Daher sollte ihre Anwendung auf Patientinnen mit ausreichend hohem Risiko und auf Fragestellungen begrenzt werden, die durch andere bildgebende Verfahren oder durch eine perkutane Biopsie nicht ausreichend zu klären sind (13).

Nicht zu empfehlen ist die Kontrastmittel-MRT
- zur Abklärung von dichtem oder nodulärem Drüsengewebe ohne erhöhtes Risiko. Hier ist die Karzinomprävalenz im Allgemeinen sehr gering (3–5/1000 Patientinnen), sodass die weitere Abklärung von falsch positiven MRT-Befunden, die

bei 10–20% aller (!) Mamma-MRT-Untersuchungen auftreten, nicht gerechtfertigt werden kann;
- zur Differenzierung von Herdbefunden, die durch eine perkutane Biopsie adäquat abgeklärt werden können. Obwohl die MRT eine der perkutanen Biopsie vergleichbare Sensitivität erreichen kann, ist ihre Spezifität wesentlich geringer. Zudem führen immer wieder auftretende Zufallsbefunde, die oft gutartig sind, zu einer Vielzahl weiterer Abklärungen. Deshalb ist KM-MRT für die Abklärung der meisten unklaren Befunde nicht kosteneffektiv;
- zum Malignomausschluss bei Befunden, die eine unspezifische Kontrastmittelanreicherung aufweisen: entzündliche Prozesse, unklare oder suspekte Mikroverkalkungen, Patientinnen mit diffus-fleckig anreicherndem Drüsengewebe, welches nicht durch Hormoneinfluss zu erklären ist (Untersuchung in der korrekten Phase des Menstruationszyklus oder nach Absetzten einer postmenopausalen Hormontherapie, s. Kapitel 1, S. 4 u. 133)

Besteht jedoch ein hohes Karzinomrisiko bei gleichzeitig eingeschränkter Beurteilbarkeit in der konventioneller Bildgebung, so können durch den ergänzenden Einsatz der Kontrastmittel-MRT wichtige zusätzliche Informationen gewonnen werden.

Sensitivität für In-situ-Karzinome. Die Sensitivität der Kontrastmittel-MRT ist für In-situ-Karzinome niedriger als für invasive Karzinome. Außerdem ist sie noch stärker von den verwendeten Befundungskriterien abhängig (3, 20–25). Nach Literaturangaben beträgt die Sensitivität 50–90%. Interessant ist aber, dass die MRT In-situ-Karzinome entdecken kann, die mit anderen Methoden okkult sind (25).

Da die Mehrzahl der In-situ-Karzinome mammographisch anhand von Mikroverkalkungen diagnostiziert werden kann, wird die höchstmögliche Treffsicherheit für die Diagnose des DCIS erreicht, wenn die Interpretation der Kontrastmittel-MRT in Zusammenschau mit der Mammographie erfolgt.

Screening. Die Rolle der Kontrastmittel-MRT beim Screening von Hochrisikopatientinnen, zum Beispiel bei BRCA-Alterationen ist derzeit noch Gegenstand der Forschung.

Indikationen

Kontrastmittel-MRT

Der Nachweis, dass die Kontrastmittel-MRT als Ergänzungsmethode wichtige Zusatzinformationen liefern kann, wurde für die folgenden Einsatzbereiche bereits erbracht:

Multizentrizität

Die Kontrastmittel-MRT ist hilfreich zum Nachweis/Ausschluss einer Multizentrizität in derselben oder gegenseitigen Brust sowie zur präoperativen Bestimmung der Tumorausdehnung. Therapeutisch relevante Aussagen (neu entdeckter Herdbefund in der gegenseitigen Brust, Nachweis einer Multizentrizität oder größeres Tumorvolumen als primär angenommen) sind bei 15–30% der Patientinnen zu erwarten (1, 2, 5, 9, 35–37). Daher sollte die Kontrastmittel-MRT bei Patientinnen mit mammographisch dichtem Drüsengewebe vor geplanter brusterhaltender Therapie in Betracht gezogen werden. Werden Befunde allein mit der Kontrastmittel-MRT entdeckt, so müssen diese unbedingt MRT-gestützt markiert oder bioptiert werden.

Karzinomherde bei Vernarbung bzw. Silikonprothese

Wichtige Zusatzinformationen kann die Kontrastmittel-MRT liefern zum Nachweis/Ausschluss von Karzinomherden bei Vernarbungen nach brusterhaltender Therapie bzw. bei Zustand nach Wiederaufbauplastik mit Silikonprothese:

- *Zustand nach brusterhaltender Behandlung mit Radiatio:* Hier kann die Kontrastmittel-MRT insbesondere ab 12 Monate nach Radiatio vorteilhaft als ergänzende Methode eingesetzt werden. Zu diesem Zeitpunkt sind hyperplastisches, Kontrastmittel anreicherndes Drüsengewebe und posttherapeutisch anreicherndes Gewebe bei über 90% der Patientinnen durch fibrosiertes Gewebe ersetzt. Entzündlich-reaktive Veränderungen nach Radiatio sind weitgehend zurückgegangen. Dies erlaubt eine exzellente Differenzierung zwischen Vernarbungen und Rezidiven und wurde in über 500 Fällen belegt (38–46). Außerdem wurden in einer Untersuchung an mehr als 200 Patientinnen über 45% der Rezidive allein mit der Kontrastmittel-MRT entdeckt. Die aus-

> Wichtige Zusatzinformationen kann die Kontrastmittel-MRT liefern zum Nachweis/Ausschluss von Karzinomherden bei Vernarbungen bzw. nach Wiederaufbauplastik mit Silikonprothese.

> Die Kontrastmittel-MRT ist hilfreich zum Nachweis/Ausschluss einer Multizentrizität sowie zur präoperativen Bestimmung der Tumorausdehnung.

„Non-responder" bei einer neoadjuvanten Chemotherapie können mit der Kontrastmittel-MRT früher als mit konventionellen Methoden erkannt werden.

schließlich mit der Kontrastmittel-MRT nachgewiesenen Rezidive waren signifikant kleiner (mittlere Größe 9 mm) im Vergleich zu den Rezidiven, die auch mit anderen Methoden nachweisbar waren (mittlere Größe 17 mm; 46). Innerhalb der ersten 12 Monate nach Radiatio reichern das bestrahlte Gewebe und die Narbe in der Regel diffus, teilweise auch grobfleckig Kontrastmittel an. Inwieweit die Beurteilbarkeit durch diese Anreicherung eingeschränkt ist, wird noch diskutiert (46, 47), wird aber auch von der Radiatio selbst beeinflusst sein (Dosis, Fraktionierung, Boost oder interstitielle Radiatio). In der frühen Phase (innerhalb der ersten 12 Monate nach Radiatio) kann die Kontrastmittel-MRT in einzelnen Problemfällen ergänzend eingesetzt werden.

- *Zustand nach brusterhaltender Behandlung ohne Radiatio:* Hier ist die üblicherweise postoperativ vorhandene Kontrastmittelanreicherung im Narbengewebe in der Regel ab dem 3.–6. Monat deutlich rückläufig, da dann das gut durchblutete Granulationsgewebe meist durch fibrosiertes, wenig durchblutetes Narbengewebe ersetzt ist. Die Beurteilbarkeit dieses Narbengewebes ist wegen der fehlenden Anreicherung im Allgemeinen sehr gut. Unspezifische Anreicherungen aufgrund hyperplastischer oder proliferativer Veränderungen im übrigen Drüsengewebe bleiben jedoch bestehen, wenn keine Radiatio angewandt wurde (48).
- *Zustand nach Protheseneinlage:* Die Kontrastmittel-MRT eignet sich hervorragend für die Beurteilung des Gewebes um Implantate, insbesondere Silikonimplantate. Deshalb wird sie bei Patientinnen mit ausgeprägten Vernarbungen bzw. bei erhöhtem Risiko empfohlen (Wiederaufbauplastik bei T3- oder T4-Karzinomen, Multifokalität, Grade-3-Karzinome sowie nach Rezidiven). Auch wenn die Daten noch begrenzt sind, konnte übereinstimmend eine signifikante Erhöhung der Sensitivität durch den ergänzenden Einsatz der Kontrastmittel-MRT nachgewiesen werden (49, 50).
- *Zustand unmittelbar nach Biopsie mit unsicherem Ergebnis:* Besteht unmittelbar postoperativ der Verdacht auf verbliebenes Tumorgewebe, kann die Kontrastmittel-MRT wichtige Zusatzinformationen liefern (51, 52). Bei dieser Fragestellung sollte die Kontrastmittel-MRT so bald wie möglich (vor Bildung von ausgeprägtem, stark perfundiertem Granulationsgewebe, also möglichst innerhalb der 1. Woche nach Biopsie) durchgeführt werden (48).

Monitoring bei neoadjuvanter Chemotherapie

Die ersten Erfahrungen auf diesem Gebiet haben gezeigt, dass mit der Kontrastmittel-MRT „Non-responder" früher als mit konventionellen Methoden erkannt werden (Kriterien sind eine fehlende Änderung der Anreicherungskurve sowie fehlende Größenabnahme). Zwar können mit der Kontrastmittel-MRT mikroskopische Tumorreste nicht ausgeschlossen werden, der Nachweis makroskopischer Herde aktiven Tumorgewebes ist jedoch in der Regel sehr gut möglich (53–56).

Primärtumorsuche

Eine Primärtumorsuche ist indiziert, wenn Metastasen unklaren Ursprungs in Lymphknoten des Abflussgebiets der Mamma nachgewiesen werden, ggf. auch beim Metastasenachweis in anderen Organen. Die Kontrastmittel-MRT ist dann einzusetzen, wenn Mammographie, klinischer Befund und Sonographie keinen sicheren Hinweis auf den Primärtumor erlauben, dieser jedoch in der Mamma vermutet werden kann (Befall der axillären Lymphknoten, Rezeptorpositivität der Metastasen, Nachweis von Tumormarkern, die auf ein Mammakarzinom hinweisen wie beispielsweise Ca15-3 [57–59]).

Hochrisikopatientinnen mit mammographisch dichtem Drüsengewebe

Derzeit werden verschiedene Studien zur Wertigkeit der Kontrastmittel-MRT bei Patientinnen mit einem hohen familiären Karzinomrisiko durchgeführt. Erste Ergebnisse zeigen, dass durch Kontrastmitttel-MRT bei 2–3 % dieser Patientinnen zusätzliche Mammakarzinome entdeckt werden können (60, 61, 62). Jedoch sind insbesondere bei jüngeren Patientinnen bezüglich der Falsch-Positiv-Rate weitere Erfahrungen notwendig.

Weitere Einsatzbereiche

Trotz der sehr guten Ergebnisse bei den oben genannten Indikationen ist die dokumentierte Erfahrung mit anderen Fragestellungen immer noch begrenzt. Die Kontrastmittel-MRT kann in Einzelfällen hilfreich sein, wenn die Fragestellung mit konventionellen Methoden nicht ausreichend zu klären ist. So etwa bei zunehmender Mamillenretraktion unklarer Ursache, bei pathologischer Sekretion und nicht durchführbarer Galaktographie, außerdem bei suspektem bzw. unklarem Befund und fehlender Identifikation in der 2. Ebene. Aus Kostengründen und zur Vermeidung einer zu hohen Falschpositivrate sollte der Einsatz der Kontrastmittel-MRT aber auf Fälle begrenzt bleiben, die nicht mit einer perkutanen Biospie zu klären sind.

Ob bzw. inwiefern die bei strenger Indikationsstellung erzielten Treffsicherheiten auf andere Fragestellungen übertragen werden können, ist fraglich. Bisherige Daten zeigen hierbei eine deutlich schlechtere Spezifität. Insbesondere bestehen Bedenken beim Einsatz der Mamma-MRT bei Patientinnen ohne erhöhtes Risiko. Hier dürfte das Verhältnis falsch positiver Befunde zu Fällen, bei denen die Kontrastmittel-MRT tatsächlich wichtige Zusatzinformationen liefern kann, deutlich ungünstiger sein. Bevor die Empfehlung gegeben werden kann, die Kontrastmittel-MRT auch bei weiteren Indikationen einzusetzen, ist eine sorgfältige Überprüfung notwendig.

Die besten Ergebnisse werden erzielt:
- durch die Auswahl geeigneter Befundungskriterien in Abhängigkeit von der Fragestellung,
- durch eine Interpretation der Kontrastmittel-MRT in Zusammenschau mit anderen bildgebenden Verfahren,
- durch eine strenge Auswahl geeigneter Indikationen.

Nativ-MRT

Die Nativ-MRT wird heute ausschließlich für den Nachweis oder Ausschluss von Prothesendefekten angewandt. Hierbei hat sie sich als die Methode mit der höchsten Treffsicherheit erwiesen (Sensitivität 90%, Spezifität ≥90%; 26–34).

Die Sonographie kann zwar größere Lecks ebenfalls mit einer hohen Spezifität nachweisen, sie ist der MRT aber beim Nachweis kleiner Prothesendefekte, insbesondere bei Implantaten mit vielen Falten und in Fällen mit ausgeprägten Vernarbungen deutlich unterlegen.

> Die Nativ-MRT wird heute ausschließlich für den Nachweis oder Ausschluss von Prothesendefekten angewandt.

Technische Voraussetzungen

Kontrastmittel-MRT

Eine optimale Technik ist eine wichtige Voraussetzung, um eine hohe Treffsicherheit zu erreichen.

Feldstärke. Ausreichende Erfahrungen über die Kontrastmittel-MRT der Mamma liegen bisher nur an Geräten mit einer Feldstärke von ≥0,5 Tesla vor. Ob die Ergebnisse auch bei niedrigeren Feldstärken reproduzierbar sind, ist derzeit noch nicht geklärt.

Brustspulen. Der Einsatz von Brustspulen ist unbedingt notwendig. Der Vorteil von Doppelspulen betrifft den Nachweis bzw. Ausschluss von Zweitherden in der gegenseitigen Brust bei Patientinnen mit Mammakarzinom oder anderen Risikofaktoren.

Schichtdicke. Die Schichtdicke sollte weniger als 4 mm, besser 2,5 mm oder weniger betragen. Grund hierfür ist, dass z. B. ein Karzinom, das parallel zur Schicht entlang eines Ganges wächst, die Schicht oft nur zum Teil ausfüllt. Die Signalanhebung ist dann proportional reduziert. Die Kontrastmittelanreicherung kann somit unterschätzt werden oder dem Nachweis entgehen. Daher empfiehlt sich der Einsatz von 3-D-Sequenzen (d. h. Pulssequenzen mit 3-dimensionaler Datenakquisition). Sie erlauben eine lückenlose Schichtung und auch bei dünnen Schichtdicken ein sehr gutes Signal/Rauschverhältnis.

Ortsauflösung. Die Ortsauflösung sollte optimalerweise 1 mm oder weniger betragen. Jedoch ist ein Kompromiss zwischen Ortsauflösung, Signalrauschen (dies ist insbesondere wichtig, wenn keine Phased-Array-Spule verwendet wird; das Signal-Rausch-Verhältnis und damit der Kontrast nimmt bei halber Pixelgröße um den Faktor 4 ab), „field-of-view" und zeitlicher Auflösung notwendig. Mit Doppelbrustspulen ist eine Ortsauflösung von 1–1,5 mm und mit Einzelbrustspulen von 0,5–0,7 mm möglich.

Zeitliche Auflösung. Die zeitliche Auflösung ist wichtig, da in der Frühphase (1–3 Minuten nach Kontrastmittelinjektion) der Kontrast zwischen Karzinomen und Umgebungsgewebe am besten ist. In der Spätphase können unspezifische Anreicherungen in benignen Befunden sowie ein Wash-out-Effekt bei Malignomen zu falsch positiven bzw. falsch

▶ Bei der Wahl der Pulssequenz ist unbedingt darauf zu achten, dass die „In-phase"-Bedingungen erfüllt sind.

▶ Eine starke Wichtung des Anreicherungsverhaltens erhöht die Spezifität; es können aber langsam anreichernde Karzinome fehldiagnostiziert werden.

▶ Die Signalintensität im verwendeten Dosierungsbereich muss möglichst linear mit der Kontrastmittelkonzentration im Gewebe ansteigen, da es sonst zu Sättigungseffekten kommen kann.

negativen Befunden führen. Frühe randständige Anreicherungen und ein frühes wash-out (beides wichtige Malignomhinweise) können nur durch eine dynamische oder semidynamische Kontrastmitteluntersuchung nachgewiesen werden. Bei der dynamischen Kontrastmittel-MRT wird der gesamte Drüsenkörper vor sowie mehrfach nach Kontrastmittelgabe abgebildet, wobei die Messzeit ca. 60–120 sec für eine einmalige Abbildung des gesamten Drüsenkörpers betragen sollte. Bei der semidynamischen Messung beträgt die Messzeit ca. 3 Minuten. Mit einer hohen zeitlichen Auflösung kann die Spezifität erhöht werden. Eine deutliche Erhöhung der Spezifität durch die starke Wichtung des Anreicherungsverhaltens ist aber in der Regel mit Einbußen bei der Sensitivität verbunden, da hierbei langsam anreichernde Karzinome (ca. 10%) fehldiagnostiziert werden können.

Vermeiden von Objektbewegungen. Bewegung ist so gut wie möglich zu vermeiden. Daher muss die Patientin ausreichend aufgeklärt werden. Die Brust sollte zudem möglichst gut fixiert werden. Dies gelingt durch eine leichte bis mäßige Brustkompression mit einem speziellen, in die Spule integrierten Kompressionsmechanismus. Steht kein solches Kompressorium zur Verfügung, kann Watte zwischen Spulentopf und Brust gepackt werden. Allerdings ist diese Fixierung weniger effektiv.

Vermeiden von Herzartefakten. Herzartefakte in diagnostisch wichtigen Abbildungsbereichen müssen vermieden werden. Dies gelingt durch einen entsprechenden Tausch der Frequenz- und Phasenkodierung. Die geringste Artefaktüberlagerung von Brust und Axilla erhält man bei der koronaren Schichtführung.

Pulssequenzen. Schnelle 3-D-Gradientenechosequenzen erlauben die Abbildung kleiner Herdbefunde (z. B. FLASH-3 D: TR = 14 ms, TE = 7 ms, FA = 25° bei 1 Tesla oder TR = 12 ms, TE = 5 ms, FA 25° bei 1,5 Tesla). Solche Gradientenechosequenzen wurden bei der Mehrzahl der in der Literatur angegebenen Untersuchungen verwendet. Werden andere Pulssequenzen eingesetzt, ist deren Sensitivität für paramagnetische Kontrastmittel (z.B. Gd-DTPA) zu testen. Es ist von großer Bedeutung, dass die Signalintensität im verwendeten Dosierungsbereich möglichst linear mit der Kontrastmittelkonzentration im Gewebe ansteigt. Ist dies nicht der Fall, können Sättigungseffekte auftreten. Herdbefunde mit unspezifischer und starker Kontrastmittelaufnahme können hierbei die gleiche hohe Signalintensität zeigen, was zu Fehleinschätzungen führt.

„In-phase"-Bedingungen. Bei der Wahl der Pulssequenz ist unbedingt darauf zu achten, dass die „In-phase"-Bedingungen erfüllt sind. Sind diese wie beim „opposed image" nicht erfüllt, stehen Fett- und Wasservektor einander entgegen. Treten Partialvolumina von Fett und Wasser in einem einzigen Pixel (z. B. bei kleinen oder den Gängen entlang wachsenden Karzinomen) auf, kann durch Aufhebungseffekte in den Prä- und Postkontrastmittelschichten eine Anreicherung von Gd-DTPA nicht erkennbar sein. Dann können Kontrastmittelanreicherungen in kleinen invasiven und In-situ-Karzinomen, die von Fett umgeben sind, zu einer Signalzunahme, zu unveränderter Signalintensität oder zu einer Signalabnahme führen. Dies bedeutet, dass kleine und In-situ-Karzinome nicht erkennbar sind.

Die „In-phase"-Bedingung ist erfüllt, wenn Echozeiten von 4,8 ms (±25%) bei 1,5 Tesla, ca. 7,2 ms (±25%) bei 1 Tesla und ca. 14,4 ms (oder < 3,5 ms) bei 0,5 Tesla verwendet werden (1).

Fettunterdrückung. Da Fett ebenso wie anreichernde Herdbefunde nach Kontrastmittelgabe ein hohes Signal aufweist, sollte zur besseren Erfassung von Anreicherungen das Fettsignal eliminiert werden. Der Nachweis von Anreicherungen ist von einem exakten Vergleich der jeweils korrespondierenden Prä- und Postkontrastmittelschichten abhängig. Das Fettsignal kann entweder durch den Einsatz von fettunterdrückenden oder wasseranregenden Pulssequenzen oder mit Subtraktionstechnik eliminiert werden. Fettnullung mittels Inversion-Recovery-Technik eignet sich für KM-Untersuchungen nicht.

Kontrastmitteldosierung. Die Dosierung von Gd-DTPA sollte zwischen 0,1 und 0,2 mmol/kg Körpergewicht liegen. Nach unseren Erfahrungen sind vor allem kleine Herdbefunde mit der höheren Dosierung besser zu erkennen und zu differenzieren (63). Es wird unbedingt empfohlen, bei allen Patientenuntersuchungen dieselbe Dosierung zu verwenden und die Dosierung immer auch bei der Befundung zu erwähnen (besser diese noch im Bild einzutragen).

Standardisierte Fenstereinstellung und Bildsequenz. Für die Auswertung der hohen Anzahl an Bildern sind eine standardisierte Fenstereinstellung und eine standardisierte Reihenfolge des Abfotografierens dringend zu empfehlen.

Quantitative Auswertungen. Quantitative Auswertungen der Anreicherungshöhe und -geschwindigkeit können bei Herdbefunden, die größer als die 2fache Schichtdicke sind, hilfreich sein. Hierbei können wichtige Zusatzinformationen erhalten werden.

An die MR-tomographische Technik sind somit vergleichbar hohe Anforderungen wie an die mammographische Technik zu stellen. Eine optimale Technik und die bestmögliche Standardisierung dieser Technik sind Voraussetzungen für gute Ergebnisse.

Nativ-MRT

Für die Entdeckung und korrekte Interpretation kleiner Prothesendefekte (Lecks) ist eine sorgfältige Untersuchungstechnik unbedingte Voraussetzung. Hierzu gehört:

- *Verwendung dünner Schichten.* Die Schichtdicke sollte maximal 5 mm betragen. Das Untersuchungsprotokoll sollte mindestens eine Pulsequenz mit einer Schichtdicke von maximal 2 mm enthalten.
- Verwendung von Pulsequenzen in mindestens *2 Raumorientierungen*, z.B. koronare und transversale, ggf. sagittale Ebene.
- Anwendung einer *Kombination von Pulsequenzen*, z.B.:
  - T2-gewichtete Sequenz (Dünnschicht, vorzugsweise mit Fettsättigung),
  - T1-gewichtete Sequenz mit oder ohne Fettsättigung
  - „Silicon-only"-Sequenz mit selektiver Anregung von Silikon, wenn Flüssigkeitsansammlungen um die Prothese oder Zysten von Silikondepots zu unterscheiden sind.

Weitere mögliche Kombinationen können der Spezialliteratur entnommen werden (25–34).

Indikationsstellung und Terminierung

Kontrastmittel-MRT

Strenge Indikationsstellung. Eine strenge Indikationsstellung für die Kontrastmittel-MRT (s. Kapitel 5, S. 129–131) ist nicht nur aus Kostengründen, sondern auch zur Vermeidung falsch positiver Diagnosen wichtig. Klinisch-anamnestische Daten, eine qualitativ hochwertige Mammographie (evtl. Ergänzungsaufnahmen und/oder Sonographie) sind Voraussetzungen für die Indikationsstellung und Auswertung der Kontrastmittel-MRT. Diese sollten daher bei der Untersuchung vorliegen.

Wahl des Untersuchungstermins. Bei prämenopausalen Patientinnen sollte die Untersuchung nach Möglichkeit zwischen dem 7.–17. Tag des Menstruationszyklus durchgeführt werden. Außerhalb dieser Zeitspanne treten vermehrt unspezifische, diffuse, aber auch herdförmige Anreicherungen auf, die zu Fehleinschätzungen führen können (64, 65). Treten unspezifische Anreicherungen in der 2. Zyklushälfte bzw. während der Menstruation (18.–6. Tag) auf, wird eine Wiederholung der Untersuchung zwischen dem 7.–17. Zyklustag empfohlen.

Absetzen einer Hormontherapie. Orale Kontrazeptiva haben keinen nachteiligen Einfluss auf die Auswertung der Kontrastmittel-MRT. Unter postmenopausaler Hormonsubstitution treten bei bis zu 50% der Patientinnen unspezifische Anreicherungen auf. Dies kann durch das Absetzen der Hormontherapie für 4–6 Wochen vor der Untersuchung vermieden werden. Ob ein Absetzen der postmenopausalen Hormontherapie möglich ist, muss in jedem Einzelfall entschieden werden.

Zeitlicher Abstand zu Operationen und Radiatio. Anreicherungen in frischen Narben (< 6 Monate postoperativ oder < 12 Monate nach Radiatio) können zu diagnostischen Problemen führen (1, 49). Daher sind anamnestische Daten für eine korrekte Befundinterpretation erforderlich. Die Kontrastmitteluntersuchung sollte möglichst erst 6 Monate postoperativ bzw. frühestens 12 Monate nach einer Radiatio durchgeführt werden.

Zeitlicher Abstand zu Punktionen und Biopsien. Die Auswertung der Kontrastmittel-MRT wird durch vorangegangene Feinnadelpunktionen nicht negativ

> Eine strenge Indikationsstellung für die Kontrastmittel-MRT ist nicht nur aus Kostengründen, sondern auch zur Vermeidung falsch positiver Diagnosen wichtig.

beeinflusst. Stanzbiopsien verursachen nur in seltenen Fällen Probleme (48). Jedoch sollten Lokalisation und Zeitpunkt der Biopsie immer angegeben werden.

Beachtung von Kontraindikationen. Vor der Terminvergabe sollten Ausschlusskriterien für die MRT (z. B. Herzschrittmacher, bestimmte Herzklappen, intrazerebrale ferromagnetische Gefäßclips etc.; s. Kapitel 1) abgefragt werden. Eine kurze Frage nach Klaustrophobie erscheint ebenfalls sinnvoll.

> Vor einer Kontrastmittel-MRT muss ein Gespräch des durchführenden Arztes mit der Patientin erfolgen.

Aufklärungsgespräch. Vor der Untersuchung selbst muss ein Gespräch mit dem durchführenden Arzt erfolgen. Hierbei sind insbesondere die folgenden Punkte zu berücksichtigen:
- Das Gespräch muss die Kontrastmittelaufklärung mit Einwilligungserklärung beinhalten (s. Kapitel 1, S. 4).
- Ausschlusskriterien für MRT sollten nochmals abgefragt werden (s. Kapitel 1, S. 5).
- Das Gespräch soll für die Patientin den Zweck der Untersuchung kurz zusammenfassen.
- Der Patientin soll durch eine kurze Beschreibung des Untersuchungsablaufs die Angst vor der Untersuchung genommen werden. Eine Information über die Lautstärke während der Messungen ist sinnvoll.
- Schließlich müssen durch das Gespräch das Verständnis und die Motivation der Patientin gewonnen werden, damit sie sich während der ca. 10- bis 15-minütigen Untersuchung nicht bewegt.

Nativ-MRT

Da die Nativ-MRT die Methode der Wahl für den Nachweis von Prothesendefekten ist, sind bei klinischem Verdacht auf Ruptur keine weiteren Voruntersuchungen (Mammographie, Sonographie) notwendig.
- Vor Terminvergabe müssen *Ausschlusskriterien abgefragt werden* (s. o.). Das Fehlen von Ausschlusskriterien muss vor der Untersuchung dokumentiert werden.
- Für eine korrekte Bildinterpretation sind die folgenden *anamnestischen Angaben* notwendig:
  - *Typ der Prothese*, soweit bekannt (Doppel- oder Einzellumen)?
  - Sind bereits Prothesen *gewechselt* worden (Silikonausstritte aus früheren Prothesen)?
  - Bestehen klinische Symptome (Schmerzen, Entzündung, Kapselfibrose, Tastbefund)? Bei Malignomverdacht ist eine Kontrastmittelstudie anzuschließen.
  - In einem Gespräch soll die Patientin über den *Untersuchungsablauf* und die *Untersuchungsdauer* (30–45 Minuten) informiert werden und sie sollte Gelegenheit erhalten, Fragen zu stellen.

Durchführung

Kontrastmittel-MRT

Lagerung. Nachdem ein ausreichend langer intravenöser Zugang gelegt wurde, wird die Patientin in Bauchlage auf dem Untersuchungstisch gelagert. Beide Brüste (bzw. eine Brust bei Einzelbrustspule) hängen in die Plastiktöpfe der Doppelbrustspule. Um eine Bewegung der Brust während der Untersuchung zu vermeiden, werden die Brüste in der Spule immobilisiert, vorzugsweise mit einem speziellen Kompressorium. Dann wird die Patientin auf dem Untersuchungstisch mit Mammaspule in den Magnetresonanztomographen gefahren.

Justierung des Tomographen. Das „Adjustment" und die Messequenzen nehmen ca. 10 Minuten in Anspruch.

Nativaufnahmen und Kontrastmittelgabe. Vor der Kontrastmittelinjektion wird die Brust in 2- bis 4-mm-Schichten abgebildet. Anschließend wird das paramagnetische Kontrastmittel intravenös gespritzt mit nachfolgender Injektion von 30 ml physiologischer NaCl-Lösung.

Kontrastmittelaufnahmen. Direkt danach folgen 2 oder mehr Postkontrastmittel-Pulsequenzen, mit denen die selben Schichten wie vor der Kontrastmittelgabe abgebildet werden. Um die diagnostische Sicherheit zu erhöhen, empfehlen wir eine möglichst gute Standardisierung des Untersuchungsablaufs. Dies beinhaltet:
- gleiche Pulsequenz am gleichen Gerät,
- gleiche Kontrastmitteldosierung – bezogen auf das Körpergewicht – für alle Patientinnen,

- gleiches Timing (Injektionsgeschwindigkeit, Start der Messungen bezogen auf die Kontrastmittelgabe),
- standardisierte Fensterung der Bilder,
- standardisierte Folge des Abfotografierens (Bildsequenz).

Nach Beendigung der Messsequenzen wird die Patientin aus dem MR-Tomographen gefahren.

Nativ-MRT

- Lagerung der Patientin in Bauchlage. Die Brüste hängen in die Plastiktöpfe der Spule.
- Ruhigstellung der Brust durch Wattepolster oder spezielles Kompressorium.
- Untersuchung der Brust in Dünnschichttechnik mit verschiedenen Pulssequenzen und Orientierungen (s. Kapitel 5, S. 133)

Befunddokumentation und Befundungskriterien

Befunddokumentation

Kontrastmittel-MRT

Die Befundauswertung hängt ab
- vom MR-Gerät (Feldstärke),
- von der verwendeten Pulssequenz,
- von der applizierten Kontrastmitteldosis,
- vom Timing.

Diese Daten müssen daher im Befundbericht nachvollziehbar sein. Feldstärke und Pulssequenz sind auf den Bildern selbst dokumentiert. Die applizierte Kontrastmitteldosis sollte im Befundbericht, im optimalen Fall auch auf den Bildern, niedergelegt sein. Das Timing erfolgt am besten nach einem festgelegten Schema. Abweichungen (z. B. Applikationsdauer der Kontrastmittelgabe, Beginn und Dauer der Postkontrastmittelmessungen bezogen auf den Beginn der Kontrastmittelinjektion) müssen dokumentiert werden.

Die folgenden anamnestischen Daten sollten den Patientenunterlagen zu entnehmen sein:
- Untersuchungszeitpunkt im Menstruationszyklus bzw. postmenopausale Untersuchung,
- Hormontherapie (vor allem postmenopausale Substitution),
- kurz zurückliegende Operationen, Stanzbiopsien oder Bestrahlungen mit zumindest ungefährem Datum der Maßnahme.

Alle für den Befund relevanten Daten sind ebenfalls im Befundbericht zu erwähnen.

Es wird empfohlen, routinemäßig alle Präkontrastaufnahmen und mindestens eine frühe sowie eine späte Serie der Postkontrastmittelmessung auf Film zu dokumentieren. Für alle Prä- und Postkontrastmittelaufnahmen sollten die gleiche Fenstereinstellung verwendet werden. Die Fensterung ist so zu wählen, dass sie einerseits eng genug ist, um geringe Anreicherungen zu erkennen und andererseits weit genug, um Areale mit uncharakteristischer und starker Anreicherung zu unterscheiden.

Zeigen die Subtraktionsaufnahmen keine Bewegungsartefakte, sollten diese anstelle der entsprechenden Aufnahmen der Postkontrastmittelserie abfotografiert werden. Von allen Herdbefunden muss eine repräsentative Schicht jeder Messsequenz dokumentiert werden. Wurde eine Signalintensitäts-/Zeitkurve erstellt, sollte diese ebenfalls fotografiert werden. Dies erlaubt eine optimale Beurteilung von Morphologie und Dynamik der Kontrastmittelaufnahme. Es wird empfohlen, die Aufnahmen in einer standardisierten Folge zu fotografieren (1).

Nativ-MRT

Da dünne Schichten, die Anwendung verschiedener Schichtorientierungen und einer geeigneten Kombination von Pulssequenzen entscheidend für die Treffsicherheit der Nativ-MRT bei Prothesendefekten sind, müssen diese Parameter entsprechend dokumentiert werden.

> Die Parameter, mit denen eine MRT erstellt wurde, müssen im Befundbericht nachvollziehbar sein. Alle für den Befund relevanten anamnestischen Daten sind ebenfalls zu erwähnen.

Befundungskriterien

Kontrastmittel-MRT

(Abb. 5.1 – 5.4)

Anreicherungen. Zunächst wird durch den Vergleich der korrespondierenden Prä- und Postkontrastmittelschichten bzw. auf den Subtraktionsbildern nach Arealen gesucht, die eine Anreicherung aufweisen.

Das Auffinden kleiner Herde sowie geringer Anreicherungen hängt wesentlich von der angewandten Technik ab (Pulssequenz, Schichtdicke, Kontrastmitteldosierung). Subtraktionsbilder – die aber nur bei fehlender Patientenbewegung herangezogen werden dürfen – sind hierfür äußerst hilfreich. In die Beurteilung von Anreicherungen gehen ein:

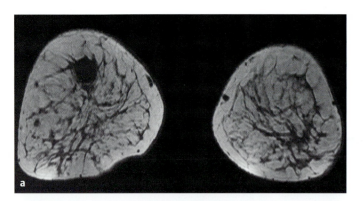

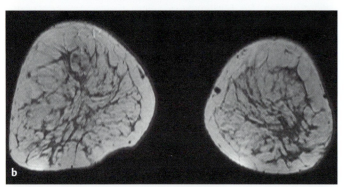

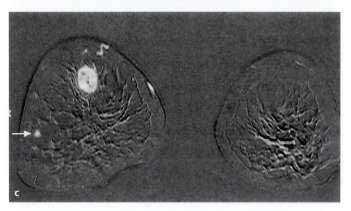

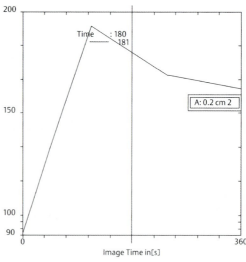

Abb. 5.1 a – h Veränderungen, die mit der Kontrastmittel-MRT als hochsuspekt eingestuft werden.
Läsionen mit peripher verstärkter Anreicherung oder mit sog. Wash-out, insbesondere wenn eine unregelmäßig begrenzte duktale oder segmentale Anreicherung vorliegt.

a – d Die Hauptläsion stellt sich als unregelmäßig begrenzte Anreicherung mit inhomogener Binnenstruktur und peripher betontem Enhancement dar. Sowohl Morphologie wie auch die Anreicherungskurve, die rasche Anreicherung und Wash-out zeigte, sind als hochsuspekt zu werten. Zusätzlich fällt eine zweite sehr kleine Läsion bei 9 Uhr auf. Wegen der geringen Größe und des damit verbundenen Partialvolumeneffektes ist sowohl die genaue Beurteilung der Kontur als auch eine exakte Messung der Kontrastmitteldynamik beeinträchtigt. Daher wurde diese Läsion als fraglich suspekt eingestuft.
Histologisch erwies sich die Hauptläsion als invasiv-duktales Karzinom, der kleine Zweitbefund als ein mit anderen Methoden okkultes Nonkomedo-DCIS.

a Nativ-MRT, repräsentative Schicht durch beide o. g. Befunde.

b Dieselbe Schicht aus der 2. Bildserie nach Kontrastmittelgabe (zentrale K-Raum-Auslesung bei ca. 130 s nach Injektion).

c Subtraktion von Bild **b** minus Bild **a**. Wenn in derart inhomogenen Läsionen eine Kontrastmittelanreicherungskurve bestimmt werden soll, ist die ROI in ein Areal mit möglichst hoher und rascher Anreicherung zu platzieren. Dabei muss die ROI klein genug gewählt werden, um Partialvolumen mit Umgebungsgewebe oder (zentral) nekrotischem Läsionsanteilen auszuschließen.

d Die Anreicherungskurve zeigt die Änderung der absoluten Signalintensität (nicht jedoch die Änderung des Orts- und Abstimmungs-unabhängigen relativen Enhancements !) an. 0 s = Injektionsbeginn.

Fortsetzung →

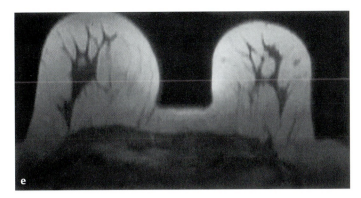

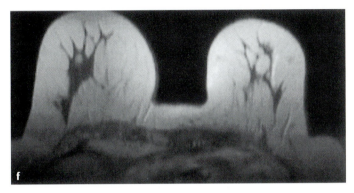

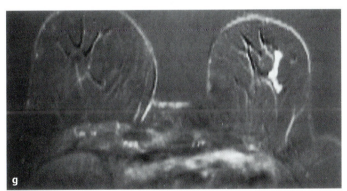

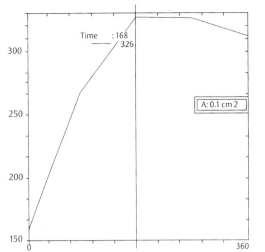

Abb. 5.1 e–h Fortsetzung

e–h Bei dieser Patientin war nur mit MRT (unauffällige Mx und Sonographie) eine anreichernde duktale Struktur aufgefallen. Die Anreicherungskurve zeigt einen deutlichen Wash-out. Sowohl Morphologie wie Anreicherungskurve sind als hochsuspekt einzustufen.
Histologie: DCIS (vom intermediären Typ).
Anmerkung: Auch DCIS können einen Wash-out zeigen.

e Nativbild (repräsentative Schicht).
f Post-Kontrastmittel-Bild (aus der zweiten Post-Kontrastmittel-Serie)
g Subtraktionsbild (Bild **f** minus Bild **e**).
h Die Anreicherungskurve zeigt einen raschen Kontrastmittelanstieg sowie einen sog. Wash-out-Effekt.

- Höhe bzw. Vorhandensein der Kontrastmittelanreicherung,
- Form und Morphologie der Kontrastmittelanreicherung,
- Dynamik der Kontrastmittelanreicherung (Geschwindigkeit, „wash-out").

Interpretationskriterien. Trotz Verwendung unterschiedlicher Befundungskriterien bei einzelnen Arbeitsgruppen bei Fehlen standardisierter Befundungsrichtlinien sind die folgenden grundlegenden Interpretationskriterien allgemein anerkannt. Sie sollten allen, die MRT-Untersuchungen durchführen, bekannt sein:

- Eine deutliche Kontrastmittelanreicherung ist der wichtigste Malignomhinweis. Dieses Merkmal ist jedoch nicht spezifisch. Mehr als 90% der invasiven Karzinome reichern stark Kontrastmittel an. Aber auch eine mäßige Anreicherung kann bei ca. 10% der Karzinome vorkommen. Eine Reihe gutartiger Veränderungen (Fibroadenome, proliferative Mastopathien, Entzündungen) können ebenfalls deutliche Anreicherungen zeigen.
- Die folgenden zusätzlichen Merkmale sind dringend malignomverdächtig (Abb. 5.1), zumal sie bei benignen Befunden nur selten auftreten.

5 Magnetresonanztomographie (MRT)

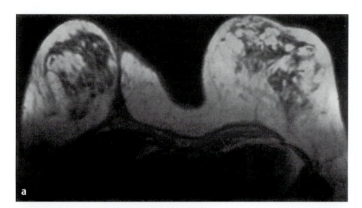

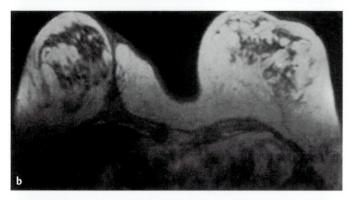

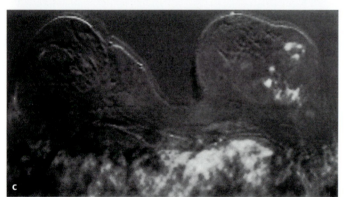

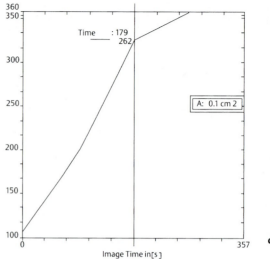

a–d Bei dieser Patientin (Zustand nach brusterhaltender Therapie rechts) wurde zufällig in der linken Brust eine segmentale Anreicherung entdeckt. Wenngleich die Anreicherungskurve nur langsam zu einem Plateau hin ansteigt, muss die Läsion ohnehin wegen ihrer segmentalen Anreicherung als suspekt gewertet werden.
Histologie: DCIS (vom intermediären Typ).
a Nativ-MRT repräsentative Schicht.
b Post-Kontrastmittel-Bild (dieselbe Schicht, zweite Post-Kontrastmittel-Serie).
c Subtraktionsbild (Bild **b** minus **a**).
d Die Kurve zeigt einen verspäteten Anstieg der Anreicherung zu einem Plateau hin.

Fortsetzung →

Abb. 5.2 a–m **Veränderungen, die mit der Kontrastmittel-MRT als verdächtig eingestuft werden, die aber auch bei gutartigen Veränderungen vorkommen könnten.**
Duktale oder segmentale Anreicherung ohne Wash-out (der Verdacht beruht hier im wesentlichen auf der typischen Morphologie), unregelmäßige Anreicherungen ohne Wash-out. Sie weisen oft auf ein Malignom hin, können aber auch manchmal bei gutartigen Veränderungen vorkommen.

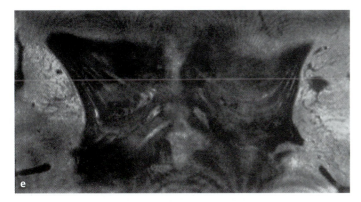
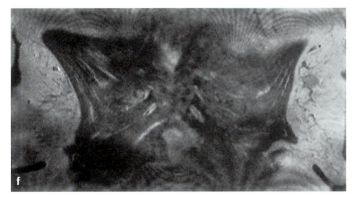
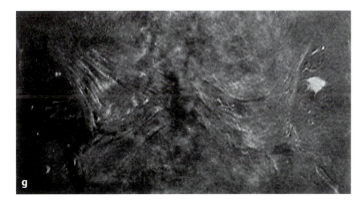
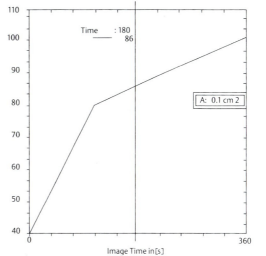

Abb. 5.2 e – h **Fortsetzung**

e – h Bei dieser Patientin fiel eine unregelmäßig begrenzte Läsion mit mäßig starker Anreicherung im axillären Ausläufer auf. Trotz deutlich verzögerter Anreicherungsdynamik ist diese Läsion wegen ihrer typischen Spiculae als suspekt einzustufen.
Histologie: invasiv duktales Karzinom T1, G2.

e Nativ-MRT repräsentative Schicht.
f Post-Kontrastmittel-Bild (dieselbe Schicht, zweite Post-Kontrastmittel-Serie).
g Subtraktionsbild (Bild **f** minus **e**).
h Die Anreicherungskurve zeigt eine verspätete Anreicherung.

Fortsetzung →

Beide Merkmale sind auch bei glatt begrenzten Herdbefunden dringend malignomverdächtig (Ausnahmen sind Zysten mit starkem Wand-Enhancement und Lymphknoten mit einem fettreichen Hilus):

- Peripher betonte Anreicherung in soliden Herden (vorzugsweise auf frühen Postkontrastmittelaufnahmen sichtbar).
- Früher „wash-out" (Rückgang der Anreicherung nach einem Maximum innerhalb von 3 Minuten nach Injektion).

- Folgende Merkmale sind malignomverdächtig (Abb. 5.**2**), da sie bei malignen Befunden häufig auftreten (bisweilen kommen sie aber auch bei gutartigen Veränderungen vor):
  – Herdförmige, unregelmäßig begrenzte oder den Gangstrukturen folgende duktale oder segmentale Anreicherung. Diese Merkmale sind auch bei verspäteter Anreicherung malignomverdächtig.

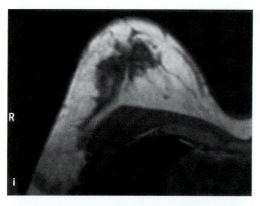
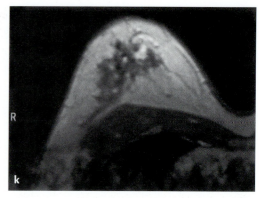
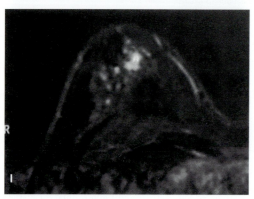

Abb. 5.2 i–m **Fortsetzung**

i–m Bei dieser Patientin wurde mit der Kontrastmittel-MRT eine lobulierte Veränderung mit unregelmäßiger Kontur entdeckt. (In der übrigen Brust fand sich ein monomorph fleckig-diffuses Anreicherungsmuster, vereinbar mit mastopathischen Veränderungen.) Die Anreicherungskurve der lobulierten Läsion wurde als fraglich suspekt eingeordnet. Zur weiteren Abklärung wurde eine Biopsie empfohlen.
Histologie: sklerosierende Adenose und Papillomatose.

i Nativ-MRT, repräsentative Schicht.
k Post-Kontrastmittel-Bild (dieselbe Schicht, zweite Post-Kontrastmittel-Serie).
l Subtraktionsbild (von Bild **k** minus Bild **i**).
m Die Anreicherungskurve zeigt ein Plateau.

– Rasche Anreicherung (maximale Anreicherung innerhalb von 3 Minuten mit nachfolgendem Plateau). Ca. 90% der Karzinome reichern rasch Kontrastmittel an. Die rasche Anreicherung ist in 40–50% mit einem „wash-out" und in den übrigen Fällen mit einem Plateau verbunden. Rasche Anreicherungen können aber auch bei einem Teil der Fibroadenome, proliferativen Veränderungen, Adenosen und aktiven Entzündungen auftreten. Außerdem reichern ca. 10% der Karzinome Kontrastmittel nur langsam an.

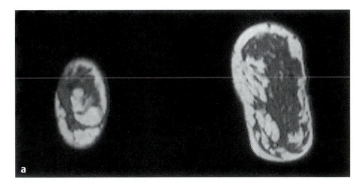
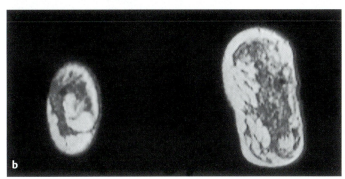
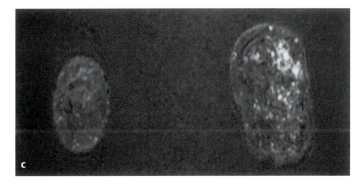
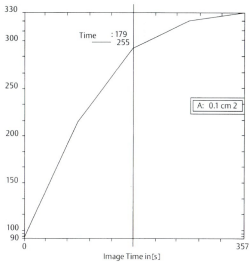

a–d Bei dieser Patientin, Zustand nach brusterhaltender Therapie rechts, fand sich in der linken Brust eine diffus-fleckige Anreicherung, die weder eine duktale noch segmentale Verteilung zeigte. Der Befund wurde als „vermutlich gutartig, z. B. „hyperplastische oder proliferierende Veränderung" eingestuft und wurde inzwischen durch Nachkontrollen über 2 Jahre bestätigt.

Beachte: In der bestrahlten rechten Brust finden sich üblicherweise später als 12 Monate nach Bestrahlung nur sehr geringe Anreicherungen.

a Nativ-MRT, repräsentative Schicht.
b Post-Kontrastmittel-Bild (dieselbe Schicht, zweite Post-Kontrastmittel-Serie).
c Subtraktionsbild (Bild **b** minus **a**).
d Die Kurve zeigt einen verspäteten Anstieg der Anreicherung zu einem Plateau hin.

Fortsetzung →

Abb. 5.3 a–q **Befunde, die eher für eine gutartige Läsion sprechen, aber auch bei ca. 5–10% der anreichernden Malignome vorkommen (sog. „uncharakteristische" Malignome).**
Hierzu gehören: diffuse Anreicherungen sowie glatt begrenzte noduläre Befunde mit verzögerter Anreicherung.

- Folgende Merkmale sind nicht malignomtypisch bzw. uncharakteristisch (Abb. 5.3):
  - Diffuse Anreicherungen werden im Allgemeinen bei benignen Befunden beobachtet. Allerdings können diffuse Anreicherungen kleine Malignome verdecken oder ein Hinweis auf ein diffus wachsendes Karzinom sein.
  - Langsame Anreicherungen (d. h. Anreicherungen, die innerhalb der ersten 3 Minuten nach Injektion ihr Maximum noch nicht erreicht haben). In der Regel reichern gutartige Veränderungen Kontrastmittel langsam an. Aber 5–10% der invasiven Karzinome und bis zu 50% der In-situ-Karzinome können Kontrastmittel ebenfalls langsam anreichern. Langsame Anreicherungen kommen bei invasiven Karzinomen wie lobulären, tubulären, medullären, papillären und gelegentlich bei invasiv duktalen Karzinomen vor. Deshalb sollte, wenn ein erhöhtes Karzinomrisiko besteht, nach unseren Erfahrungen auch langsam anreichernden Befunden nachgegangen werden, wenn diese morphologisch suspekt erscheinen (irreguläre, duktale oder segmentale Anreicherung, peripher betonte Anreicherung).

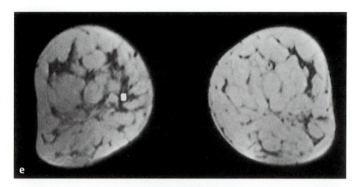

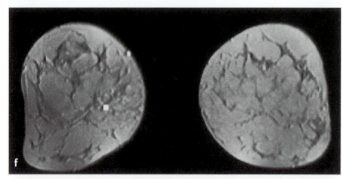

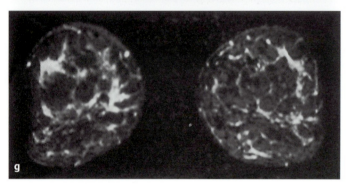

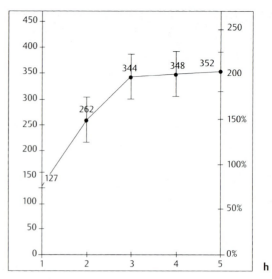

e–h Diese Patientin stellte sich mit einem 4 cm messenden Tastbefund in der rechten Brust medial retromamillär vor. Sie erhielt eine hormonelle Substitutionstherapie und beide Brüste wiesen eine diffuse Anreicherung mit plateauartig verlaufender Anreicherungskurve auf. Im Allgemeinen ist eine diffuse Anreicherung (ohne raschen Kurvenanstieg oder Wash-out) gut vereinbar mit gutartigen Veränderungen, insbesondere auch bei hormoneller Substitution. Findet sich aber in derartigem Gewebe ein klinisch, mammographisch oder sonographisch auffälliger Bezirk, so kann ein Malignom nicht ausgeschlossen werden. Histologische Klärung ist unverzichtbar. Histologie nach bilateraler Mastektomie (wie von der Patientin gewünscht) zeigte rechte ein infiltrierendes lobuläres Karzinom, links mastopathische Veränderungen.

e Nativ-MRT, repräsentative Schicht.
f Post-Kontrastmittel-Bild (dieselbe Schicht, zweite Post-Kontrastmittel-Serie).
g Subtraktionsbild (Bild f minus e).
h Die Anreicherungskurve zeigt einen plateauförmigen Verlauf.

Fortsetzung →

Abb. 5.3 e–q Fortsetzung

- Glatt begrenzte Anreicherungen werden am häufigsten in Fibroadenomen und Papillomen beobachtet. Die Anreicherung ist meist langsam, kann aber auch rasch sein. Es gibt auch weitgehend glatt begrenzte Malignome wie papilläre, medulläre, invasiv duktale, In-situ- oder selten auch lobuläre Karzinome. Werden ein „wash-out" oder eine ringförmige Anreicherung nachgewiesen, ist der Befund als malignomverdächtig einzuordnen.
- Folgende Merkmale werden bei malignen Befunden selten beobachtet, und sind ein starker Hinweis auf eine gutartige Läsion (Abb. 5.**4**):
  - Signalarme Septierungen in glatt begrenzten oder makrolobulierten und homogen anreichernden Herden sind ein sehr sicheres Merkmal für Gutartigkeit (seltene Ausnahme: phylloider Tumor).
- Bei fehlender Anreicherung kann ein invasives Malignom mit hoher Sicherheit ausgeschlossen werden. Ausnahmen kommen bei ca. 1–2 % der invasiven Karzinome vor (szirrhöse oder diffus wachsende lobuläre Karzinome, atypische medulläre Karzinome, atypische duktale Karzinome). Bei 10–20 % der In-situ-Karzinome wird eine fehlende Anreicherung beobachtet. Um diese nicht anreichernden Karzinome nicht zu übersehen, wird eine regelmäßige ergänzende Interpretation der Mammographie zum Ausschluss von suspektem Mikrokalk oder suspekten Architekturstörungen empfohlen.

Befunddokumentation und Befundungskriterien

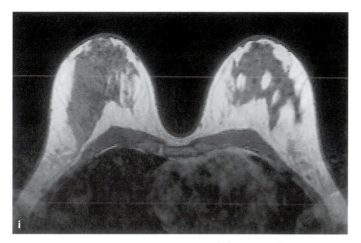

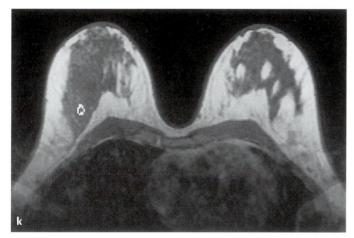

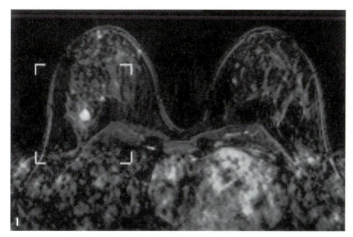

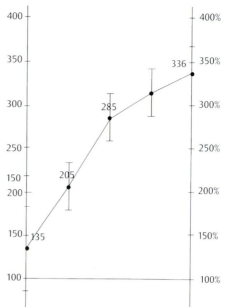

i–m Ovale, glatt begrenzte Anreicherung. Die glatte Kontur sowie die verzögerte Anreicherung sprechen für ein Fibroadenom. Aufgrund ihres hohen familiären Risikos wünschte die Patientin eine definitive Abklärung. Da es sich um eine nur im MRT sichtbare Läsion handelte, wurde eine MR-gestützte Biopsie durchgeführt.
Histologie: Fibroadenom.
i Nativ-MRT, repräsentative Schicht.
k Post-Kontrastmittel-Bild
(dieselbe Schicht, zweite Post-Kontrastmittel-Serie).
l Subtraktionsbild (Bild **k** minus Bild **i**).
m Die Anreicherungskurve zeigt einen plateauförmigen Verlauf.

Fortsetzung →

Abb. 5.3 i–q **Fortsetzung**

Abb. 5.3 n–q **Fortsetzung**

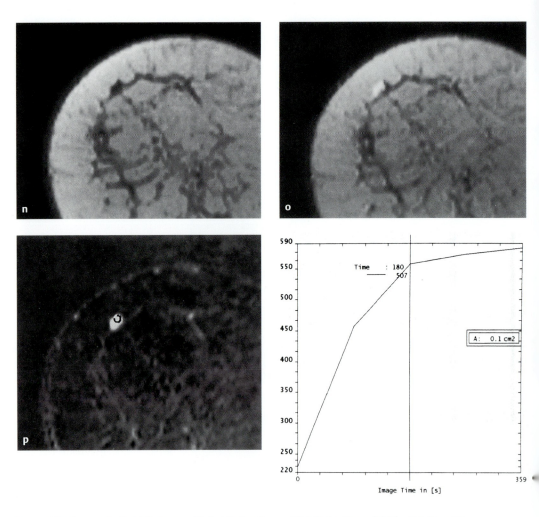

n–q Glatt begrenzte Anreicherung rechts bei Zustand nach brusterhaltender Therapie links. Die Anreicherungskurve zeigt einen uncharakteristischen, etwas verzögerten Anstieg. Wird eine glatt begrenzte Veränderung nur mit MRT entdeckt, würde üblicherweise eine Kontrolle empfohlen. Im Gegensatz zum Subtraktionsbild, fällt aber auf dem Post-Kontrastmittel-Bild eine diskrete Konturunregelmäßigkeit (Pfeilspitze) auf. Die Eigenanamnese der Patientin sowie das neue Auftreten des Befundes waren Anlass, eine MR-gestützte Biopsie durchzuführen.

Histologie: 5 mm duktales Karzinom G2.
Cave: Die Konturbeurteilung sollte nicht im Subtraktionsbild, sondern anhand der Originalbilder erfolgen, da bei Ersterem durch Subtraktion bedingte Verwischungen die Beurteilbarkeit beeinträchtigen können.

n Nativ-MRT, repräsentative Schicht.
o Post-Kontrastmittel-Bild
    (dieselbe Schicht, zweite Post-Kontrastmittel-Serie).
p Subtraktionsbild (Bild **o** minus Bild **n**).
q Uncharakteristische Anreicherungskurve.

> Eine hohe Treffsicherheit bei der Beurteilung der Dignität wird erreicht, wenn die Informationen aus Kontrast-MRT, konventioneller Bildgebung und klinischem Befund integriert werden.

Zwar gibt es einige wichtige Anhaltspunkte für das Vorliegen eines malignen bzw. benignen Befundes. Es besteht aber auch ein großer Überlappungsbereich bei diesen Merkmalen. Eine hohe Treffsicherheit wird dann erreicht, wenn die Informationen aus konventioneller Bildgebung und klinischem Befund integriert werden (Tab. 5.1).

Einsatz der Kontrastmittel-MRT. Aufgrund dieser Ergebnisse empfehlen wir folgendes Vorgehen beim Einsatz der Kontrastmittel-MRT:
- Nicht zu empfehlen ist die Kontrastmittel-MRT zur weiteren Differenzierung von Tastbefunden oder von Befunden, die mit konventioneller Bildgebung eindeutig lokalisierbar sind, da diese mit einer perkutanen Biopsie mit höherer Spezifität abgeklärt werden können.

Befunddokumentation und Befundungskriterien

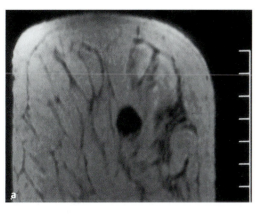
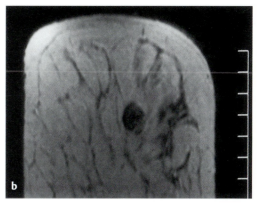
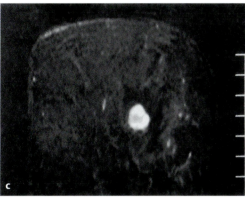
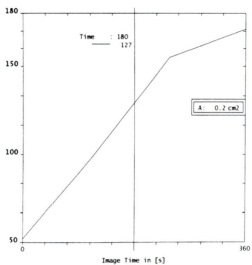

Abb. 5.4 a–h Veränderungen, die gut vereinbar sind mit einem gutartigen Befund. Sie umfassen: glatt begrenzte ovale oder lobulierte Herde *mit zarten Septierungen* niedrigerer Signalintensität sowie unklare Befunde ohne wesentliche Anreicherung. Wenn bei fehlender Kontrastmittelanreicherung mammographisch keine Architekturstörung und kein suspekter Mikrokalk (als evtl. Hinweis für ein In-situ- oder lobuläres Karzinom) vorliegt, ist bei unklaren (nicht suspekten!) Befunden ein Malignom mit recht hoher Sicherheit auszuschließen.

Fortsetzung →

a–d Vollständig glatt begrenzte Anreicherung mit langsamem Kurvenanstieg. Sowohl im Post-Kontrastmittel-Bild wie im Subtraktionsbild sind feine, signalarme Septierungen erkennbar, die für ein Fibroadenom sprechen (Befund bestätigt durch Nachkontrollen über > 2 Jahre).

a Nativ-MRT, repräsentative Schicht durch beide o. g. Befunde.

b Dieselbe Schicht aus der 2. Bildserie nach Kontrastmittelgabe (Auslesung der zentralen K-Raum-Zeilen bei ca. 130 s nach Injektion).

c Subtraktion von Bild **b** minus Bild **a**.
Wenn in derartigen Läsionen eine Kontrastmittelanreicherungskurve bestimmt werden soll, ist die ROI in ein Areal mit möglichst hoher und rascher Anreicherung zu platzieren. Dabei muss die ROI klein genug gewählt werden, um Partialvolumen mit Umgebungsgewebe oder (zentral) nekrotischem Läsionsanteilen auszuschließen.

d Kurve mit langsamem Anstieg.

- Bei geeigneter Indikationsstellung kann bei *fehlender Anreicherung ein invasives Karzinom mit hoher Sicherheit ausgeschlossen werden*. Ausnahmen kommen bei weniger als 1–2 % der invasiven Karzinome vor. Daher empfehlen wir bei starkem Malignomverdacht eine Stanzbiopsie oder eine Operation, ansonsten die übliche mammographisch-klinische Kontrolle. Um duktale In-situ- oder nicht anreichernde invasiv lobuläre Karzinome, die in der Regel durch Mikrokalk bzw. Architekturstörungen mammographisch entdeckt werden, nicht zu übersehen, muss die *MRT immer mit einer Mammographie kombiniert* werden. Die Entscheidung über das diagnostische Prozedere bei Mikrokalk, bei nicht narbig bedingten Architekturstörungen oder bei anderen suspekten Befunden wird ausschließlich mammographisch getroffen.

> Die Entscheidung über das diagnostische Prozedere bei Mikrokalk oder bei anderen suspekten Befunden wird ausschließlich mammographisch getroffen.

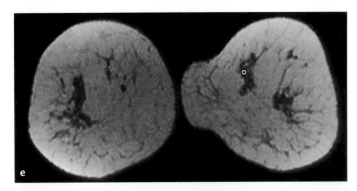

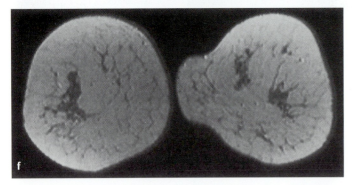

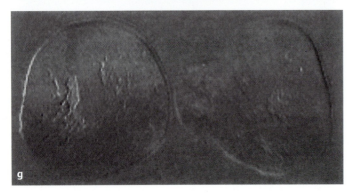

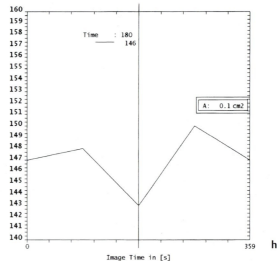

e–f Diese Patientin stellte sich mit einer mammographisch auffälligen Asymmetrie ohne tastbares Korrelat vor. Es zeigt sich keine wesentliche Anreicherung, die die Vermutungsdiagnose „gutartiges asymmetrisches Gewebe" unterstützt. Nachweis durch > 3 Jahre mammographische Nachkontrollen.
e Nativbild, repräsentative Schicht.
f Post-Kontrastmittel-Bild (aus der zweiten Post-Kontrastmittel-Serie).
g Subtraktionsbild (Bild **f** minus Bild **e**).
h Anreicherungskurve ohne wesentliche Signalzunahme nach Kontrastmittelgabe.

Abb. 5.4e–h **Fortsetzung**

- *Herdförmige, unregelmäßig* begrenzte und den Gangstrukturen folgende (duktale oder segmentale) *Anreicherungen* sowie herdförmige Anreicherungen mit raschem „wash-out" oder randständiger Betonung müssen histologisch abgeklärt werden, auch wenn mit anderen Methoden kein Malignomverdacht besteht.
- *Glatt begrenzte Veränderungen* sollten – wenn sie mit anderen Methoden sichtbar und nicht eindeutig benigne sind – histologisch (meist durch perkutane Biopsie) abgeklärt werden. Sind sie allein MR-tomographisch entdeckt und besteht kein erhöhtes Malignomrisiko, so empfehlen wir eine MR-tomographische Kontrolluntersuchung nach 6 und 12–18 Monaten. Dieses Prozedere ist sinnvoll, um unnötige Biopsien von kleinen, mit der MRT höchstsensitiv entdeckten Fibroadenomen zu vermeiden.
- Bei *diffuser Anreicherung* ist die MRT nicht aussagekräftig.

Die hohe Sensitivität der MRT ist sicher ihr wichtigster Vorteil. Aus diesem Grund empfehlen wir, dass die Grenze, ab welcher die Höhe oder Geschwindigkeit einer Anreicherung als relevant betrachtet wird, bei allen Befunden, die bereits mit anderen Methoden sichtbar oder klinisch suspekt erscheinen, niedrig gewählt wird. Eine ausreichende Spezifität wird dann durch die Integration der Informationen aus Mammographie und klinischem Befund, durch eine Kontrolluntersuchung oder perkutane Biopsie unklarer Veränderungen erreicht.

Für Befunde die ausschließlich MR-tomographisch entdeckt werden, kann die Grenze, ab der die Höhe oder Geschwindigkeit einer Anreicherung als relevant betrachtet werden, höher angesetzt werden. Jedoch ist davor zu warnen, die Spezifität prin-

Tab. 5.1 ⇢ *Befundungskriterien für Kontrastmittel-MRT*

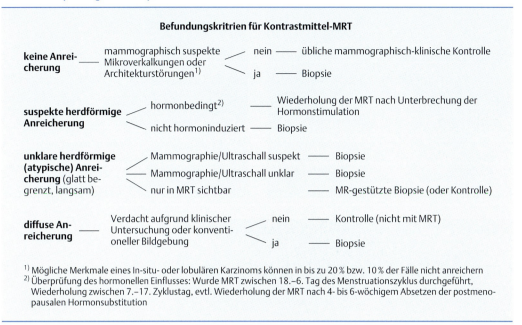

[1] Mögliche Merkmale eines In-situ- oder lobulären Karzinoms können in bis zu 20 % bzw. 10 % der Fälle nicht anreichern
[2] Überprüfung des hormonellen Einflusses: Wurde MRT zwischen 18.–6. Tag des Menstruationszyklus durchgeführt, Wiederholung zwischen 7.–17. Zyklustag, evtl. Wiederholung der MRT nach 4- bis 6-wöchigem Absetzen der postmenopausalen Hormonsubstitution

zipiell auf Kosten der Sensitivität zu erhöhen. Es ist zu prüfen, inwieweit quantitative Daten von einem MR-Gerät auf das andere übertragen werden können.

Nativ-MRT

Für das Erkennen von Prothesendefekten ist die Kenntnis des Normalbefundes bei Mammaprothese wichtige Voraussetzung.

Normalbefund bei Mammaprothese

Singlelumenprothese. Die Singlelumenprothese besteht aus einer sehr dünnen Silikonplastikhülle, die entweder das flüssige Silikon („Silikonprothese") oder eine Kochsalzlösung („Kochsalzprothese") umgibt.

Doppellumenprothese. Bei Doppellumenprothesen liegt innerhalb der äußeren Prothese (die meist kochsalzgefüllt, selten silikongefüllt ist) eine zweite, kleinere Prothese. Letztere ist meist silikongefüllt, selten kochsalzgefüllt.

Temporäre Prothesen. Einige temporäre Prothesen verfügen über ein Ventil, über das die Prothese aufgefüllt werden kann. Da dieses magnetisch ist, führt es in der Regel zu einem größeren Artefaktareal.

Bindegewebskapsel. Die Außenhülle der Prothese wird von einer Bindegewebskapsel umgeben, die vom Körper während der Wundheilung gebildet wird. In der Regel liegt die Außenhülle der Prothese der Bindegewebskapsel direkt an, sodass nur ein signalarmer Streifen (1–2 mm breit) die Prothese umgibt.

Flüssigkeit. Selten kann sich Flüssigkeit zwischen der Außenhülle der Prothese und der Bindegewebskapsel bilden (vor allem im Bereich von Falten). Diese Flüssigkeit stellt sich im T2-gewichteten Bild signalreich dar und muss sorgfältig von einem Silikonaustritt aus der Prothesenhülle abgegrenzt werden (s.u.).

Faltenbildung. Innen- und Außenkammer der Prothese können Falten bilden.

Kapselfibrose

Bei der Kapselfibrose schrumpft die die Prothese umgebende Bindegewebskapsel und kann hypertroph werden. Hierdurch kommt es zu einem Spannungsgefühl, teilweise zu Schmerzen und zur ballonartigen Vorwölbung der Prothese. MR-tomographisch wird die ballonartige Konfiguration der Prothese ebenfalls sichtbar. Eine Verdickung der Bindegewebskapsel ist allerdings nur bei einem Teil der Patientinnen zu beobachten.

Prothesenruptur

Austritt von Silikonöl. Die Ruptur einer silikongefüllten Singlelumenprothese oder der silikongefüllten Außenkammer einer Prothese ist wie folgt zu erkennen:

> Flüssigkeit zwischen der Außenhülle der Prothese und der Bindegewebskapsel muss sorgfältig von einem Silikonaustritt aus der Prothesenhülle abgegrenzt werden.

5 Magnetresonanztomographie (MRT)

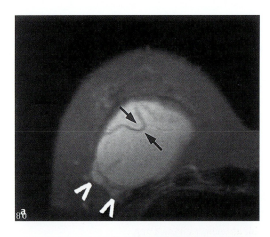
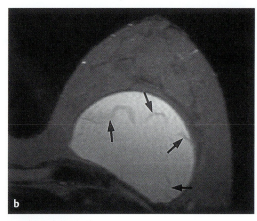
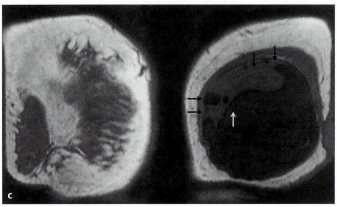

Abb. 5.5 a–c **Prothesenruptur.**

a Extrakapsuläre (offene Pfeilspitzen) und intrakapsuläre Ruptur (Pfeile). Bei der intrakapsulären Ruptur befindet sich Silikon auf beiden Seiten der mit Pfeilen gekennzeichneten Falte, entsprechend dem sog. „Reverse-C-Sign".

b „Linguini-Zeichen" bei intrakapsulärer Ruptur. Die gerissene Außenhülle schwimmt (ähnlich wie Linguini-Nudeln) im Silikonsee, der von der Bindegewebskapsel begrenzt wird.

c „Salatöl-Zeichen" bei einer intrakapsulären Ruptur. Es kommt zustande, wenn bei einer Doppellumenprothese durch Ruptur der inneren Kapsel sich die Flüssigkeit der inneren mit der der äußeren Kapsel mischt. Da die eine Flüssigkeit meist ölig ist, während die andere einer Kochsalzlösung entspricht, kommt es bei Mischung zur einer Tropfenbildung wie bei Mischung von Essig und Salatöl.

- Silikon außerhalb der Bindegewebskapsel *(extrakapsuläre Ruptur)*: Diese extrakapsulären Silikondepots sind mit einer „Silicone-only"-Sequenz oder mit einer T2-gewichteten Wassersättigungssequenz als signalreiches Areal außerhalb der Kapsel zu erkennen (Abb. 5.5 a).
- Silikon außerhalb der Prothesenfalten, aber noch innerhalb der Bindegewebskapsel *(intrakapsuläre Ruptur)*: Anhand des in der englischsprachigen Literatur auch „Key-hole-sign" oder „Reverse-C-sign" genannten Zeichens (Abb. 5.5 a) können auch kleinere Prothesendefekte erkannt werden.
- Außenhülle der Silikonprothese oder des Silikonteils vollständig gerissen und kollabiert: Eine dünne, gefaltete Linienstruktur schwimmt im Silikonsee, der nur noch von der Bindegewebskapsel umgeben ist (Linguini-Zeichen).

Austritt von Kochsalzlösung. Rupturiert eine kochsalzgefüllte Prothese oder das kochsalzgefüllte Außenkissen einer Prothese, so kann dies in der Regel klinisch durch eine Größenabnahme diagnostiziert werden.

Alleinige Ruptur der Innenhülle. Rupturiert bei einer Doppellumenprothese nur die Innenhülle, so mischen sich Silikon und Kochsalz. Es entstehen innerhalb der Prothese Tröpfchen, wie sie beim Mischen von Salatöl und Essig entstehen („salad-oil-sign").

Zusammenfassung

Bedeutung, Treffsicherheit, Möglichkeiten und Grenzen: Die Kontrastmittel-MRT ist das sensitivste Ergänzungsverfahren zur Mammographie. Aufgrund ihrer mäßigen Spezifität muss ihre Anwendung auf geeignete Indikationen begrenzt bleiben. Die Nativ-MRT ist die Methode der Wahl bei Verdacht auf Prothesenruptur. Für folgende Indikationen kann entsprechend dem derzeitigen Stand der Literatur der Einsatz der MRT empfohlen werden:
- lokales Staging bei histologisch nachgewiesenem Karzinom in der mammographisch dichten Brust vor brusterhaltender Therapie,
- Ausschluss eines Rezidivs bei diagnostisch eingeschränkter Beurteilbarkeit und unklarem Befund nach brusterhaltender Therapie oder Wiederaufbauplastik mit Silikonprothese,
- Unklarheit bzgl. korrekter Entnahme eines Herdbefunds nach operativer Biopsie mit unsicherem Korrelat,
- Monitoring nach neoadjuvanter Chemotherapie, Suche nach unbekanntem Primärtumor (z.B. bei positiven axillären Lymphknoten),
- Hochrisikopatientinnen sollten derzeit magnetresonanztomographisch in kontrollierten Studien untersucht werden.

Die Nativ-MRT kann zum Ausschluss/Nachweis einer vermuteten Prothesenruptur eingesetzt werden.

Technische Voraussetzungen: Voraussetzung für die Mamma-MRT sind ein State-of-the-Art-MR-Tomograph $>0,5\,T$ und eine Brustspule. Räumliche und zeitliche Auflösung sind zu optimieren. Für die diagnostisch sinnvolle Entfernung des Fettsignals wird die Subtraktionstechnik empfohlen. Die MRT bei Prothesenkomplikation soll nativ mit hoher Auflösung und in verschiedenen Schichtorientierungen durchgeführt werden. Für die Differenzierung zwischen einem Silikondepot oder interstitieller Flüssigkeit stehen spezielle Sequenzen (z.B. „silicon-only"-Sequenzen) oder entsprechende Sequenzkombinationen zur Verfügung.

Untersuchungsablauf: Neben anamnestischen und klinischen Daten ist bei Mamma-MRT der Menstruationszyklus zu beachten (Terminierung in Woche 2 oder 3 empfohlen). Eine postmenopausale Substitutionstherapie soll – wenn möglich – für mindestens 4 Wochen vor der MRT abgesetzt werden.

Befunddokumentation und Befundungskriterien: Eine standardisierte Dokumentation wird empfohlen. Für die Befundung sind zu berücksichtigen: Vorhandensein, Morphologie und Dynamik einer Kontrastmittelanreicherung. Die Mamma-MRT ist prinzipiell zusammen mit dem State-of-the-Art konventioneller Diagnostik und in Kenntnis von Anamnese und klinischem Befund zu interpretieren.

Literatur

[1] Heywang-Köbrunner SH, Beck R. Contrast-enhanced MRI of the breast. New York: Springer; 1996
[2] Orel SG, Schnall MD, Powell CM, et. al. Staging of suspected breast cancer: effect of MR imaging and MR-guided biopsy. Radiology 1995;196:115–122
[3] Heywang-Köbrunner SH, Bick U, Bradley WG et al. International Investigation of breast MRI: results of a multicenter study (11 sites) concerning diagnostic parameters of contrast-enhanced MRI based on 519 histopathologically correlated lesions. Eur Radiology, 2001; 11:531–546
[4] Nunes LW, Schnall MD, Orel SG. Breast MR imaging interpretation model. Radiology. 1997;202:833–41
[5] Harms SE, Flaming DP, Hesley KL et al. MR imaging of the breast with rotating delivery of excitation off resonance: Clinical experience with pathologic correlation. Radiology. 1993;187:493
[6] Gilles R, Guinebretiere J, Lucidarme O et al. Non-palpable breast tumors: diagnosis with contrast-enhanced subtraction dynamic MR imaging. Radiology. 1994; 191:625–31
[7] Boetes C, Barentsz JO, Mus RD. MR characterisation of suspicious breast lesions with a Gd-enhanced Turbo-FLASH subtraction technique. Radiology. 1994; 193:777–81
[8] Kaiser WA. MRM promises earlier breast cancer diagnosis. Diagn Imaging Clin Med. 1992:88–93
[9] Boetes C, Mus RD, Holland R et al. Breast tumors: Comparative accuracy of MR imaging relative to mammography and ultrasound for demonstrating extent. Radiology. 1995;197:743–7
[10] Ikeda O, Yamashita Y, Morishita S et al. Characterization of breast masses by dynamic enhanced MR imaging. A logistic regression analysis. Acta Radiol. 1999;40:585–92
[11] Kuhl CK, Mielcarek P, Klaschik S et al. Dynamic breast MR imaging: are signal intensity time course data useful for differential diagnosis of enhancing lesions. Radiology. 1999;211:101–10
[12] Fischer U, Kopka L, Grabbe E. Breast carcinoma: effect of preoperative contrast-enhanced MR imaging on the therapeutic approach. Radiology. 1999;213:881–8
[13] Heywang-Köbrunner SH, Viehweg P, Heinig A, Küchler Ch. Contrast-enhanced MRI of the breast: accuracy, value, controversies, solutions. Eur J Radiol. 1997;24:94–108
[14] Heywang SH, Hahn D, Schmid H et al. MR imaging of the breast using Gadolinum-DTPA. J Comput Assist Tomogr. 1986;10:199–204
[15] Boné B, Pentek Z, Perbeck L, Veress B. Diagnostic accuracy of mammography and contrast-enhanced MR-imaging in 238 histologically verified breast lesions. Acta Radiol. 1997;38:489–96
[16] Brezina A, Schwaighofer BW. Magnetresonanztomographie (MRT) der Mamma bei Problempatientinnen. Wien Klin Wochenschau. 1994;106:584–9
[17] Buchberger W, Koekkoek-Doll P de, Obrist P, Dunser M. Der Stellenwert der MR-Tomographie beim unklaren Mammographiebefund. Radiologe. 1997;37:702
[18] Liu PF, Debatin JF, Caduff RF, Kacl G, Garzoli E, Krestin GP. Improved diagnostic accuracy in dynamic contrast enhanced MRI of the breast by combined quantitative and qualitative analysis. Br J Radiol. 1998;71:501–9
[19] Sittek H, Kessler M, Heuck AF et al. Dynamische MR-Mammographie: Ist der Verlauf der Signalintensitätszunahme zur Differenzierung unterschiedlicher Formen der Mastopathie geeignet? RöFo. 1996;165:59–63
[20] Heywang-Köbrunner SH, Viehweg P. Sensitivity of contrast-enhanced MR imaging of the breast. Magn Reson Imaging Clin N Am. 1994;2:527–38
[21] Gilles R, Zafrani B, Guinebretiere JM et al. Ductal carcinoma in situ. MR imaging-histopathologic correlation. Radiology. 1995;196:415–9
[22] Soderstrom CE, Harms SE, Copit DS et al. Three-dimensional RODEO breast MR imaging of lesions containing ductal carcinoma in situ. Radiology. 1996;201;427–32
[23] Westerhof JP, Fischer U, Moritz JD, Oestmann JW. MR Imaging of mammographically detected clustered microcalcifications; Is there any value? Radiology. 1998;207:675–81
[24] Orel SG, Medonca MH, Reynolds C et al. MR imaging of ductal carcinoma in situ. Radiology. 1997;202:413–20
[25] Viehweg P, Lampe D, Buchmann J, Heywang-Köbrunner SH. In situ and minimally invasive breast cancer: morphologic and kinetic features on contrast-enhanced MRI. MAGMA 2000;11:311–314
[26] Brem RF, Tempany CMC, Zerhouni EA. MR detection of breast implant rupture. J Comput Assist Tomogr. 1992;16:157–9
[27] Berg WA, Caskey CI, Hamper UM et al. Single- and double-lumen silicone breast implant integrity: Prospective evaluation of MR and US criteria. Radiology. 1995; 197:45–52
[28] De Angelis GA, Lange EE, Miller LR, Morgan RF. MR-imaging of breast implants. Radiographics. 1994;14:783–94
[29] Everson LI, Parantainen H, Detlie T et al. Diagnosis of breast implant rupture: imaging findings and relative efficacies of imaging techniques. AJR. 163:57–60
[30] Gorczyca DP, Sinha S, Ahn CY et al. Silicone breast implants in vivo: MR imaging. Radiology. 1992; 185:407–10
[31] Gorczyca DP, Brenner RJ. The augmented breast. Radiologic and clinical perspectives. New York, Stuttgart: Thieme 1997
[32] Piccoli CW, Greer JG, Mitchell DG. Breast MR imaging for cancer detection and implant evaluation: potential pitfalls. Radiographics. 1996;16:63–75
[33] Soo MS, Kornguth PJ, Walsh R et al. Complex radial folds versus subtle sign of intracapsular rupture of breast implants: MR findings with surgical correlation. AJR. 166:1421–7

Literatur

34 Stroman PW, Rolland C, Dufour M et al. Appearance of low signal intensity lines in MRI of silicone breast implants. Biomaterials.1996;17:983–8

35 Krämer S, Schulz-Wendtland R, Hagedorn K et al. Magnetic resonance imaging and its role in the diagnosis of multicentric breast cancer. Anticancer Research. 1998;18:2163–4

36 Oellinger H, Heins S, Sander B et al. Gd-DTPA-enhanced MR breast imaging: the most sensitive method for multicentric carcinomas of the female breast. Eur Radiol. 1993;3:223–8

37 Mumtaz H, Hall-Craigs MA, Davidson T et al. Staging of symptomatic primary breast cancer with MR imaging. AJR. 1997;169:417–24

38 Lewis-Jones HG, Whitehouse GH, Leistner SJ. The role of magnetic resonance imaging in the assessment of local recurrent breast carcinoma. Clin Radiol. 1991; 43:197–204

39 Dao TH, Rahmouni A, Campana F et al. Tumor recurrence versus fibrosis in the irradiated breast: differentiation with dynamic gadolinium-enhanced MR imaging. Radiology. 1993;187:751–5

40 Heywang-Köbrunner SH, Schlegel A, Beck R et al. Contrast-enhanced MRI of the breast after limited surgery and radiation therapy. J Comput Assist Tomogr. 1993;7:891–900

41 Gilles R, Guinebretiere JM, Shapeero LG et al. Assessment of breast cancer recurrence with contrast-enhanced subtraction MR imaging: preliminary results in 26 patients: Radiology. 1993;188:473–8

42 Mussurakis S, Buckley DL, Bowsley SJ et al. Dynamic contrast-enhanced magnetic resonance imaging of the breast combined with pharmacokinetic analysis of gadolinium-DTPA uptake in the diagnosis of local recurrence of early stage breast cancer. Investigative Radiology. 1995;30:650–62

43 Drew, PJ, Kerin MJ, Turnbull LW et al. Routine screening for local recurrence following breast-conserving therapy for cancer with dynamic contrast-enhanced magnetic resonance imaging of the breast. Ann Surg Oncol. 1998;5:265–70

44 Krämer S, Schulz-Wendtland R, Hagedorn K et al. Magnetic resonance imaging in the diagnosis of local recurrences in the breast cancer. Anticancer Res. 1998;18:2159–62

45 Rieber A, Merkle E, Zeitler H et al. Value of MR mammography in the detection and exclusion of recurrent breast carcinoma. J Comput Assist Tomogr. 1997;21:780–4

46 Viehweg P, Heinig A, Lampe D et al. Retrospective analysis for evaluation of the value of contrast-enhanced MRI in patients with breast conservative therapy. MAGMA (Magnetic Resonance Materials in Physics, Biology and Medicine). 1998;7:141–52

47 Müller RD, Barkhausen J, Sauerwein W, Langer R. Assessment of local recurrence after breast conserving therapy with MRI. JCAT. 1998;22:408–12

48 Fischer U, Kopka L, Grabbe E. Magnetic resonance guided localization and biopsy of suspicious breast lesions. Topics in Magnetic Resonance Imaging. 1998;9:44–59

49 Heinig A, Heywang-Köbrunner SH, Viehweg P et al. Wertigkeit der Kontrastmittel-Magnetresonanztomographie der Mamma bei Wiederaufbau mittels Implantat. Radiologe. 1997;37:710–7

50 Boné B, Aspelin P, Isberg B et al. Contrast-enhanced MR imaging of the breast in patients with silicon implants after cancer surgery. Acta Radiol. 1995;36:111–6.

51 Soderstrom CE, Harms SE, Farell RS et al. Detection with MR imaging of residual tumor in the breast soon after surgery. AJR. 1997;168:485–8

52 Orel SG, Reynolds C, Schnall MD et al. Breast carcinoma; MR imaging before reexcisional biopsy. Radiology. 1997;205:429–36

53 Abraham DC, Jones RC, Jones SE et al. Evaluation of locally advanced breast cancer by magnetic resonance imaging. Cancer. 1996;78:91–100

54 Mumtaz H, Davidson T, Spittle M et al. Breast surgery after neoadjuvant treatment. Is it necessary? Eur J Surg Oncol. 1996;22:335–41

55 Rieber A, Zeitler H, Rosenthal H et al. MRI of breast cancer: influence of chemotherapy on sensitivity. Br J Radiol. 1997;70:452–8

56 Kurtz JM, Spitalier JM, Almaric R et al. Results of wide excision for local recurrence after breast conserving therapy. Cancer. 1989;61:1969–72

57 Morris EA, Schwartz LH, Dershaw DD et al. MR imaging of the breast in patients with occult primary breast carcinoma. Radiology. 1997;205:437–40

58 Schorn C, Fischer U, Luftner-Nagel S et al. MRI of the breast in patients with metastatic disease of unknown primary. Eur Radiol. 1999;9:470–3

59 Orel SG, Weinstein SP, Schnall MD. Breast MR imaging in patients with axillary node metastases and unknown primary malignancy. Radiology. 1999;212:543–9

60 Kuhl CK, Schmutzler R, Leutner CC et al. Breast MR screening in women proved or suspected to be carriers of a breast cancer susceptibility gene: preliminary results. Radiology. 2000;215:267–76

61 Tilanus-Linthorst MM, Bartels CC, Obdejin AI, Oudkerk M. Earlier detection of breast cancer by surveillance of women at familial risk. Eur J Cancer. 2000;36:514–9

62 Stoutjesdijk MJ, Boetes C, Van Die LE et al. Magnetic resonance mammography for breast cancer screening of patients from high risk populations: results of a prospective pilot study. J Natl Cancer Inst 2001; 93(14):1095–1102

63 Heywang-Köbrunner SH, Haustein J, Pohl C et al. Contrast-enhanced MRI of the breast: comparison of two dosages. Radiology. 1994;191:639

64 Kuhl CK, Bieling HB, Gieseke J et al. Healthy premenopausal breast parenchyma in dynamic contrast-enhanced MR imaging of the breast: normal contrast medium enhancement and cyclical-phase dependency. Radiology. 1997;203:137–44.

65 Müller-Schimpfle M, Ohmenhäuser K, Stoll P et al. Menstrual cycle and age: influence on parenchymal contrast medium enhancement in MR imaging of the breast. Radiology. 1997;203:145–9.

6 Neuere bildgebende Verfahren

Mammaszintigraphie ⇢ 154

Positronenemissiontomographie ⇢ 155

Andere Verfahren ⇢ 156

Elastographische Verfahren ⇢ 156

Optische Verfahren ⇢ 156

Spektroskopische Verfahren ⇢ 156

Dielektrische Merkmale und elektrische Impedanzmessung ⇢ 157

Anforderungen an neuere Verfahren ⇢ 157

Zusammenfassung ⇢ 158

6 Neuere bildgebende Verfahren

Die bildgebende Mammadiagnostik ermöglichte in den letzten Jahrzehnten deutliche Fortschritte. Durch mammographisches Screening können Karzinome im Frühstadium entdeckt und die Brustkrebsmortalität deutlich reduziert werden. Der gezielte Einsatz von Sonographie, perkutaner Biopsie und Kontrastmittel-MRT erlaubt die weitere Abklärung mammographisch unklarer Läsionen sowie eine verbesserte präoperative Therapieplanung.

Dennoch sind der bisherigen bildgebenden und klinischen Diagnostik immer noch Grenzen gesetzt. Durch eine noch frühere Erkennung von Mammakarzinomen könnte eine weitere Reduktion der Mortalität erreicht werden. Auch wären weniger falsch negative und falsch positive Befunde durch bildgebende Verfahren und klinische Untersuchung wünschenswert.

Mit dieser Maßgabe erfolgt die Erprobung und Weiterentwicklung verschiedener Verfahren. Dieses Kapitel fasst den Entwicklungsstand von zur Zeit in Erprobung befindlichen bildgebenden Verfahren zusammen.

Mammaszintigraphie

Die Mammaszintigraphie liefert funktionelle Informationen durch die Untersuchung des Anreicherungsverhaltens radioaktiver Substanzen. Thallium 201 und Technetium-99 m-Tetrofosmin wurden aufgrund einer besseren Wirksamkeit ersetzt durch Technetium-99 m-Sestamibi. Sestamibi ist ein lipophiler Komplex, der die Zellmembran penetrieren kann. Innerhalb der Zelle bestehen elektrostatische Wechselwirkungen zum Zytosol und zur Mitochondrienmembran. Experimentelle Studien zeigten, dass die Aufnahme des Radiopharmakons in Tumorzellen höher ist als in normalen Zellen (2, 3). Obwohl erste Arbeiten viel versprechende Ergebnisse brachten, zeigten Studien an größeren Patientenkollektiven, dass die Methode hauptsächlich nur zur Darstellung größerer, oft bereits palpabler Karzinome geeignet ist. Im Einzelnen ergaben sich folgende Ergebnisse (4–7):

- Die Sensitivität für palpable Läsionen beträgt 83–97 %.
- Die Spezifität liegt zwischen 70 und 90 %
- Für Tumoren mit weniger als 1 cm Durchmesser wurde in allen Studien lediglich eine Sensitivität von etwa 50 % erreicht.
- Die Detektion von In-situ-Karzinomen ist unzureichend.

Aufgrund der existierenden Daten können daher keine gesicherten Indikationen für die Mammaszintigraphie abgeleitet werden.

Karzinome von unter 1 cm Durchmesser sind prognostisch günstig, da sie eine hervorragende Heilungsrate aufweisen. Ein Verfahren, das eine große Anzahl von prognostisch günstigen Tumoren nicht erkennt, kann nicht als Screeningverfahren angewendet werden. Auch die Verwendung einer derartigen Methode zum Malignomausschluss bei Abklärungsfällen ist problematisch wegen:

- der sehr unsicheren Diagnose eines Frühkarzinoms (das ja auch innerhalb einer größeren palpablen Veränderung oder daneben auftreten kann) (8),
- der selbst für größere Läsionen im Vergleich zur offenen oder perkutanen Biopsie niedrigeren Treffsicherheit.

Würde man sich also im Falle einer negativen (gutartigen) Diagnose auf diese verlassen und bei unklaren Läsionen nicht biopsieren, so würden fehlklassifizierte Karzinome (bei einer Sensitivität von 90 % werden immerhin 10 % der Karzinome fehlklassifiziert!) zur Verschleppung der endgültigen Diagnose und Therapie führen, die ohne Anwendung der Methode nicht vorgekommen wäre.

Würde man sich hingegen auf die negative Diagnose nicht verlassen und nur die gutartige Diagnose als Bestätigung des ohnehin bestehenden Verdachts berücksichtigen, so ist kein diagnostischer Gewinn zu erwarten. Der zusätzliche Einsatz einer solchen neuen Methode würde lediglich zu erhöhten Kosten führen (8).

Strahlenbelastung. Berücksichtigt werden muss auch die Strahlenbelastung: Mit der verwendeten üblichen Aktivitätsmenge von 740 MBq Tc-99 m für eine Untersuchung liegt die Strahlenbelastung der Brust bei 2,5 mGy. Diese Dosis ist ungefähr der einer Mammographie vergleichbar. Das intravenös applizierte Radiopharmazeutikum verteilt sich aber im ganzen Körper. Die Gonadendosis beträgt 6–9 mGy und die Ganzkörperäquivalentdosis beträgt etwa 6 mGy (9, 10).

> Aufgrund der existierenden Daten können keine gesicherten Indikationen für die Mammaszintigraphie abgeleitet werden.

Treffsicherheit. Die Treffsicherheit der Mammaszintigraphie wird beeinflusst durch:
- Tracer-uptake (Abhängigkeit von der Tumorhistologie),
- Tumorgröße,
- Tumortiefe (Abstand zwischen Tumor und Kamera, Schwächung der Strahlung durch das Gewebe zwischen Tumor und Kamera),
- Auflösung des Detektors.

Die Anwendung von SPECT (11, 12) konnte diese Ergebnisse bislang nicht wesentlich verbessern. Es bleibt aber abzuwarten, inwieweit die bisher berichteten Verbesserungen durch spezielle hochauflösende Kameras zu einer relevanten Anhebung der Treffsicherheit der Detektion kleiner Karzinome führen (13).

Positronenemissiontomographie

Wie die Szintigraphie oder die dynamische kontrastverstärkte MRT ist die Positronenemissionstomographie (PET) eine dynamische Untersuchungsmethode.

Verglichen mit der Mammaszintigraphie hat diese Technik verschiedene Vorteile:
- sie erlaubt eine höhere Auflösung als die SPECT,
- aufgrund der elektronischen Kollimation besteht eine höhere Sensitivität (14).

Die Positronenemissionstomographie der Mamma erfolgt üblicherweise unter Verwendung von 16α-[^{18}F]Fluor-17β-estradiol (FES) und 2-[^{18}F]Fluor-2-desoxy-p-glucose (FDG).

FES-PET. Die FES-PET ist spezifisch für Östrogenrezeptoren, die von einigen Mammakarzinomen exprimiert werden. Sie eignet sich daher zur Detektion rezeptorpositiver Tumoren oder Metastasen. Dies kann hilfreich sein, um das Ansprechen von Metastasen auf Antiöstrogene einzuschätzen (z. B. bei unterschiedlichem Verhalten von Metastasen und Primärtumor) (15).

FDG-PET. FDG ist ein Glucosederivat und daher ein Maß für den Glucosemetabolismus und damit die Tumorvitalität. Die FDG-Aufnahme in Tumoren ist offensichtlich höher als die von Sestamibi (1).

Treffsicherheit. Aufgrund erster Erfahrungen scheint die Treffsicherheit der PET im Vergleich zur Mammaszintigraphie etwas höher zu sein. Hier ist jedoch zu bedenken, dass bisher nur sehr wenige Daten vorliegen (14, 15, 16, 17, 18). Diese betreffen vor allem große Karzinome mit mehr als 2 cm Durchmesser, während die Treffsicherheit für Tumoren von unter 1 cm für die PET, ebenso wie für die Mammaszintigraphie, unzureichend zu sein scheint. Demnach kann die PET, ebenso wie die Mammaszintigraphie, nicht zur Detektion oder Diagnostik von Mammakarzinomen empfohlen werden.

Strahlenbelastung. Die Strahlendosis (für die Brust und den ganzen Körper) einer einzigen Injektion von 740 MBq FDG ist noch deutlich höher als die der Mammaszintigraphie: Die Strahlenbelastung des Mammaparenchyms beträgt etwa 6 mGy (entsprechend ungefähr der 3fachen Dosis einer Mammographie), die Gonadendosis beträgt sogar ca. 22 mGy und die effektive Ganzkörperäquivalentdosis etwa 19 mGy (10).

Zusammenfassend kann die FDG-PET in ausgewählten Fällen zur Beurteilung eines Therapieresponses hilfreich sein. Erste bei größeren Tumoren durchgeführte Studien berichten über eine Sensitivität von 90% und Spezifitäten von 74–91% im Hinblick auf das Ansprechen auf eine Chemotherapie (19, 20). Diese Ergebnisse sind vergleichbar mit denen der Kontrastmittel-MRT (s. Kapitel 5). Ein Vorteil der PET ist die Möglichkeit der Ganzkörper-Metastasensuche.

> Die PET kann derzeit nicht zur Detektion oder primären Diagnostik von Mammakarzinomen empfohlen werden.

> Die FDG-PET kann in ausgewählten Fällen zur Beurteilung eines Therapieresponses hilfreich sein. Ein genereller Vorteil der PET ist die Möglichkeit der Ganzkörper-Metastasensuche.

Andere Verfahren

> Verfahren, die die Durchlässigkeit des Drüsenparenchyms für Licht messen, sind bislang für den klinischen Einsatz nicht sinnvoll.

> Die spektroskopischen Verfahren lassen viel versprechende Möglichkeiten für die Differenzialdiagnostik erkennen. Vor einem klinischen Einsatz bedarf es aber noch umfangreicher Studien.

> Die elastographischen Verfahren dienen der Darstellung der Gewebselastizität. Bis jetzt ist jedoch keine dieser Methoden für den klinischen Einsatz geeignet.

Elastographische Verfahren

Ultraschallelastographie. Die Ultraschallelastographie (21) erlaubt eine direkte bildgebende Darstellung der Gewebeselastizität. Hierzu wird die Verschieblichkeit der Elastizität von Parenchymstrukturen mit und ohne eine standardisierte milde Kompression ermittelt.

MR-Elastographie. Bei der MR-Elastographie (22) handelt es sich ebenfalls um eine direkte bildgebende Darstellung der Gewebselastizität. Durch einen mechanischen Reiz wird eine Parenchymbewegung (Vibration) ausgelöst, die durch die Verwendung einer bewegungssensitiven Phasenkontrastbildgebung sichtbar gemacht wird.

Ultraschall-CT und CARI-Sonographie. Da die Geschwindigkeit des Ultraschalls mit der Gewebselastizität korreliert (23), erlaubt die Darstellung der Ultraschallgeschwindigkeit durch das Ultraschall-CT (24, 25) oder die CARI-Sonographie (26) eine indirekte Darstellung der Gewebselastizität. Die CARI-Sonographie (clinical amplitude/velocity reconstructive imaging) basiert auf einem Ultraschall-B-Bild, das an der komprimierten Brust aufgenommen wird. Im B-Mode ist die kontralaterale Kompressionsplatte als reflexreiche Linie unterhalb des Gewebes sichtbar. Eine Anhebung dieser reflexreichen Linie im B-Bild ist ein Hinweis auf eine erhöhte Ausbreitungsgeschwindigkeit der Schallwellen innerhalb des darüber liegenden Gewebes.

Erste Daten weisen darauf hin, dass innerhalb von *Karzinomen* erhöhte Schallgeschwindigkeiten vorkommen, bedingt durch deren verminderte Elastizität. Wegen der herabgesetzten Elastizität innerhalb von *mastopathischen Bezirken* und auch *fibrosierten Fibroadenomen* können aber auch bei benignen Veränderungen Schallgeschwindigkeitserhöhungen und damit Linienanhebungen vorkommen. Bisherige klinische Ergebnisse zeigten falsch positive und (insbesondere bei kleineren Befunden) auch falsch negative Ergebnisse. Bis jetzt ist keine dieser Methoden für den klinischen Einsatz geeignet.

Optische Verfahren

Die Durchlässigkeit des Drüsenparenchyms für Licht wurde einige Jahrzehnte verfolgt. Klinische Studien und zahlreiche In-Vitro-Studien haben bis jetzt keinen Hinweis auf einen sinnvollen klinischen Einsatz ergeben (27–29). Ob eine (durch Laufzeitfilterung) verbessert auflösende *Transillumination* die Anwendung und Entwicklung neuer Kontrastmittel oder die *optische Tomographie* einen Durchbruch erlauben, bleibt abzuwarten (27, 30–33).

Spektroskopische Verfahren

MR-Spektroskopie. Erste wissenschaftlich interessante Ergebnisse wurden von der MR-Spektroskopie berichtet. Die MR-Spektroskopie kann Veränderungen der Konzentration bestimmter Metaboliten innerhalb eines Gewebes anzeigen. Mit der *Phosphorspektroskopie* konnten Veränderungen der folgenden Parameter beim Mammakarzinom festgestellt werden (34–36):

- Phosphormonoester (PME),
- Phosphocholine (PC),
- Phosphoethanolamine (PE),
- Phosphate (P),
- Phospodiester (PDE),
- Nucleosidtriphosphate (NTP).

Aufgrund der technischen Gegebenheiten der Phosphorspektroskopie können lediglich relativ große Voxelgrößen erreicht werden. Außerdem können individuelle Unterschiede bei benignen und malignen Erkrankungen auftreten (37). Gegenwärtig ist dieses Verfahren zur Differenzialdiagnostik von Herdbefunden nicht geeignet. Dennoch können im Rahmen experimenteller Studien wertvolle Informationen bezüglich eines Tumoransprechens auf eine Therapie gewonnen werden.

Protronenspektroskopie. Die Protronenspektroskopie hat gegenüber der Phosphorspektroskopie verschiedene Vorteile, unter anderem werden kleinere Voxelgrößen erreicht (bis 1 cm^3). Da Phosphocholine in einigen Malignomen, aber sehr selten in benignen Veränderungen vorkommen und sowohl die 31-Phosphor- als auch die Protronenspektroskopie diese sehr sensitiv nachweisen, wurde der Einsatz dieser Methode zur Differenzialdiagnostik von Herdbefunden erwogen. Derzeit existieren lediglich wenige Daten (38, 39), bei denen auch über falsch negative und falsch positive Befunde berichtet wird. Um die Wertigkeit dieser Methoden im klinischen Einsatz zu überprüfen, wären jedoch umfangreichere Studien erforderlich.

Dielektrische Merkmale und elektrische Impedanzmessung

Die Darstellung dielektrischer Merkmale und der elektrischen Impedanz von Drüsenparenchym wird derzeit untersucht, da erste Grundlagenuntersuchungen Unterschiede zwischen benignen und malignen Tumoren bezüglich dieser Parameter aufzeigten (40).

Statische Hautoberflächenpotenziale. Die Ergebnisse einer Studie weisen auf Diskriminierungsmöglichkeiten durch die Messung der statischen Hautoberflächenpotenziale hin, die auf eine veränderte Natrium-/Kaliumrelation im Tumorrandbereich zurückzuführen sind (41).

Impedanzmessung. Die Impedanzmessung erlaubt die Messung der Impedanz des Drüsenparenchyms (Konduktivität und Kapazität), indem ein niedriger Strom an eine Elektrode angelegt wird, die sich in der Hand der Patientin befindet. Entgegen erster Berichte (42, 43) existiert eine Überlappung benigner und maligner Veränderungen (44). Vor einem klinischen Einsatz sind weitere Verbesserungen und Studien notwendig.

> Die elektrischen Verfahren könnten einen Beitrag zur Differenzialdiagnostik leisten. Vor einem klinischen Einsatz sind jedoch weitere Verbesserungen und Studien notwendig.

Anforderungen an neuere Verfahren

Alle oben angeführten Verfahren bedürfen derzeit weiterer Forschung und Entwicklung. Im Hinblick auf die bisher vorhandenen, bewährten diagnostischen Verfahren sollte jede neue bildgebende Methode folgende Voraussetzungen erfüllen:
- Wenn eine alleinige oder ergänzende Anwendung im Rahmen des Screenings erfolgen soll, muss eine ausreichend hohe Sensitivität für nicht palpable Karzinome, vor allem für Tumoren unter 1 cm gegeben sein. Gleichzeitig muss aber auch eine exzellente Spezifität (>95%) bei asymptomatischen Frauen erreicht werden. Andernfalls würde sich aufgrund der erforderlichen weiteren Abklärungsmaßnahmen eine erhebliche Kostenineffizienz ergeben. Bei einem ergänzenden Einsatz zur Mammographie müssen zudem bei einer relevanten Anzahl von Fällen prognostisch relevante kleine Herdbefunde nachweisbar sein, um den zusätzlichen Aufwand, die Kosten und ggf. auch zusätzliche falsch positive Befunde zu rechtfertigen.
- Beim Einsatz zur weiteren Abklärung unklarer Läsionen muss eine hervorragende Sensitivität (>98%) für die Klassifikation von Karzinomen erreicht werden. Wenn ein neues diagnostisches Verfahren mit einer niedrigen Sensitivität zum Malignomausschluss bei unklaren Läsionen angewendet würde, würden Karzinome (die bereits mit dem Standardverfahren entdeckt wurden) fehlinterpretiert. Daher sind Verfahren mit einer niedrigen Sensitivität für eine derartige Fragestellung nicht geeignet. Grundsätzlich ist zu bedenken, dass jedes neue diagnostische Verfahren mit der hohen Sensitivität (>98% nach qualitätsgesicherter Durchführung und retrospektiver Korrelation von Histologie und Bildgebung) und der hohen Spezifität (nahezu 100%) der transkutanen Biopsie konkurrieren muss.
- An dieser Stelle muss auf ein häufiges Missverständnis hingewiesen werden: Eine Methode mit einer hohen Spezifität ermöglicht nicht zwangsläufig die korrekte Diagnose eines Karzinoms. Die Spezifität ist lediglich definiert als der Anteil der korrekt diagnostizierten benignen Veränderungen (Anteil der richtig negativen an allen benignen Veränderungen). Daher ist eine Methode, die lediglich eine hohe Spezifität und nicht auch eine gute Sensitivität (Detektionsrate an Karzinomen) aufweist, für eine weitere Differenzialdiagnostik wenig hilfreich; denn Karzinome würden übersehen.

Zusammenfassung

Mammaszintigraphie: Sie wird meist mit Tc-Sestamibi durchgeführt. Dieses soll in Tumorzellen vermehrt aufgenommen werden, wo es im Zytosol und an der Mitochondrienmembran angelagert wird. Aufgrund der schlechten Sensitivität für Tumoren kleiner 1 cm (< 50%) sowie unsicherer Darstellung von In-Situ-Karzinomen kann die Methode nicht für Früherkennung oder Abklärung empfohlen werden. Zu beachten ist auch die mit der i.v. Injektion verbundene Gonadendosis von 6 – 9 mGy (Ganzkörperäquivalentdosis 6 mGy).

Positronenemissionstomographie (PET): Die PET wurde bei der weiblichen Brust mit 1 b-α-Fluoro-17-betaestradiol (FES) für den Nachweis rezeptorpositiver Tumoren oder Metastasen oder mit Fluoro-2-desoxy-D-glucose (FDG) zum Nachweis von Gewebe mit erhöhtem Metabolismus eingesetzt. Die Treffsicherheit bei kleinen Tumoren dürfte der der Mammaszintigraphie vergleichbar sein. Damit besteht derzeit keine Indikation für den Einsatz in der Primärdiagnose oder Abklärung. In kritischen Fällen kann die PET beim Staging von Lymphknoten- und Fernmetastasen vorteilhaft sein sowie bei der Beurteilung des Ansprechens von Chemotherapie. Die Gonadendosis beträgt ca. 22 mGy.

Andere Verfahren: Ultraschallelastographie, CARI-Sonographie oder MR-Elastographie, Transillumination, MR-Spektroskopie und Verfahren zur Messung der elektrischen Impedanz werden derzeit in Forschungsprojekten getestet.

Literatur

[1] Williams MB, Pisano ED, Schnall MD, Fajardo LL. Future directions in imaging of breast diseases. Radiology. 1998; 206:297 – 300

[2] Piwnica-Worms D, Holman BL. Noncardiac applications of hexakis (alkylisonitrile) technetium-99 m complexes. J Nucl Med. 1989;31:1166 – 7

[3] Maublant JC, Zheng Z, Rapp M et al. In vitro uptake of Tc-99 m texoboroxime in carcinoma cell lines and normal cell lines: comparison with Tc-99 m Sestamibi and thallium-201. J Nucl Med. 1993;34:1949 – 52

[4] Khalkhali I, Villanueva-Meyer J, Edell SL et al. Diagnostic accuracy of Tc-99 m-Sestamibi breast imaging in breast cancer detection (abstr.) J Nucl Med. 1996;37:74 P

[5] Scopinaro F, Schillaci O, Ussof W et al. A three center study on the diagnostic accuracy of 99 mTc-MIBI scintimammography. Anticancer Res. 1997;17: 1631 – 4

[6] Palmedo H, Biersack HJ, Lastoria S et al. Scintimammography with technetium-99 m methoxyisobutylisonitrile: results of a prospective European multicentre trial. Eur J Nucl Med. 1998;25:375 – 85

[7] Prats E, Carril J, Herranz R et al. A Spanish multicenter scintigraphic study of the breast using Tc 99 m MIBI. Report of results. Rev Esp Med Nucl.1998;17:338 – 50

[8] Klaus AJ, Klingensmith WC 3rd, Parker SH et al. Comparative value of 99 mTc-Sestamibi scintimammography and sonography in the diagnostic workup of breast masses. AJR. 2000;174:1779 – 83

[9] Tiling R. Mammakarzinom. Nuklearmedizinische und radiologische Diagnostik. Berlin, Heidelberg, New York: Springer; 1998

[10] Radiation dose to patients from radiopharmaceuticals. Ann ICRP. 1998;28:1 – 126

[11] Khalkhali I, Cutrone JA, Mena IG et al. Scintimammography: the complementary role of Tc-99 m Sestamibi prone breast imaging for the diagnosis of breast carcinoma. Radiology. 1995;196:421 – 6

[12] Tiling R, Tatsch K, Sommer H et al. Technetium-99 m-Sestamibi scintimammography for the detection of breast carcinoma: comparison between planar and SPECT imaging. J Nucl Med. 1998; 39:849 – 56

[13] Scopinaro F, Pani R, De Vincentis G, et al. High-resolution scintimammography improves the accuracy of technetium-99 m methoxyisobutylisonitrile scintimammography: use of a new dedicated gamma camera. Eur J Nucl Med. 1999;26:1279 – 88

[14] Wahl RL. Overview of the current status of PET in breast cancer imaging. J Nucl Med. 1998;42:1 – 7

[15] Dehdashti F, Flanagan FL, Mortimer JE et al. Positron emission tomographic assessment of "metabolic flare" to predict response of metastatic breast cancer to antiestrogen therapy. Eur Nucl Med. 1999;26:51 – 6

[16] Avril N, Bense S, Ziegler SI et al. Breast imaging with fluorine-18-FDG PET: Quantitative image analysis. J Nucl Med. 1997;38:1186 – 91

[17] Yutani K, Shiba E, Kusuoka H et al. Comparison of FDG-PET with MIBI-SPECT in the detection of breast cancer and axillary lymph node metastasis. J Comput Assist Tomogr. 2000;24:274 – 80

[18] Scheidhauer K, Scharl A, Pietrzyk U et al. Qualitative [18F] FDG positron emission tomography in primary breast cancer: clinical relevance and practicability. Eur J Nucl Med. 1996;23:618 – 23

[19] Schelling M, Avril N, Nahrig J et al. Positron emission tomography using [(18)F] Fluorodeoxyglucose for monitoring primary chemotherapy in breast cancer. J Clin Oncol. 2000;18:1689 – 95

[20] Smith IC, Welch AE, Hutcheon AW et al. Positron emission tomography using [(18)F]-fluorodeoxy-D-glucose to

predict the pathologic response of breast cancer to primary chemotherapy. J Clin Oncol. 2000;18:1676–88
[21] Garra BS, Cespedes EI, Ophir J et al. Elastography of breast lesions: initial clinical results. Radiology. 1997;202:79–86
[22] Wu T, Felmlee JP, Greenleaf JF et al. MR imaging of shear waves generated by focused ultrasound. Magn Reson Med. 2000;43:111–5
[23] Weiwad W, Heinig A, Götz L et al. Direct in vitro measurement of sound velocity in carcinomas, fibrocystic changes, fibroadenomas and fatty tissue of the female breast. RoeFo. 1999;171:480–4
[24] Greenleaf JF, Johnson SA, Lent AH. Measurement of spatial distribution of refractive index in tissues by ultrasonic computer assisted tomography. Ultrasound Med Biol. 1977;3:327–39
[25] Scherzinger AL, Bergam RA, Carson PA et al. Assessment of ultrasonic computed tomography in symptomatic breast patients by discriminant analysis. Ultrasound Med Biol. 1989;15:21–8
[26] Richter K, Heywang-Köbrunner SH. Sonographic differentiation of benign from malignant lesions: value of indirect measurement of ultrasound velocity. AJR. 1995;165:825–31
[27] Alfano RR, Demos SG, Gayen SK. Advances in optical imaging of biomedical media. Ann N Y Acad Sci. 1997;820:248–70
[28] Götz L, Heywang-Köbrunner SH, Schütz O, Siebold H et al. Optical mammography in preoperative patients. Aktuelle Radiol. 1998;8:31–3
[29] Puls R, Heusmann H, Heywang-Köbrunner SH. Spektrale Transillumination der Brust. Radiologe 2001; 41:1072–1079
[30] Jarlman O, Berg R, Anderson-Engels S et al. Time-resolved white light transillumination for optical imaging. Acta Radiol. 1997;38:185–9
[31] Michielsen K, De Raedt H, Garcia N. Computer simulation of time-gated transillumination and refection of biological tissues and tissue-like phantoms. Med Phys. 1997;24:1688–95
[32] Riefke B, Licha K, Semmler W. Contrast media for optical mammography. Radiologe. 1997;37:749–55
[33] Ntziachristos V, Yodh AG, Schnall M, Chance B. Concurrent MRI and diffuse optical tomography of breast after indocyanine green enhancement. Proc Natl Acad Sci USA. 2000;97:2767–72
[34] Redmond OM, Stack JP, O'Connor NG et al. 31 P MRS as an early prognostic indicator of patient response to chemotherapy. Magn Reson Med. 1992;25:30–44
[35] Leach MO, Verrill M, Glaholm J et al. Measurements of human breast cancer using magnetic resonance spectroscopy: a review of clinical measurements and a report of localized 31 P measurements of response to treatment. NMR Biomed. 1998;11:314–40
[36] Ting YR, Sherr D, Degani H. Variations in energy and phospholipid metabolism in normal and cancer mammary epithelial cells. Anticancer Res. 1996;16:1381–8
[37] Twelves CJ, Lowry M, Porter DA et al. Phosphorus-31 metabolism of human breast: an in vivo magnetic resonance spectroscopic study at 1.5 Tesla. Br J Radiol. 1994;67:36–45
[38] Roebuck JR, Cecil KM, Schnall MD et al. Human breast lesions: characterization with proton MR spectroscopy. Radiology. 1998;209:269–75
[39] Kvistad KA, Bakken IJ, Gribbestad IS et al. Characterization of neoplastic and normal human breast tissues with in vivo (1)H MR spectroscopy. J Magn Reson Imaging. 1999;10:159–64
[40] Surowiec AJ, Stuchly SS, Barr JR, Swarup A. Dielectric properties of breast carcinoma and the surrounding tissues. IEEE Transactions on Biomedical Engineering. 1988;35:257–63
[41] Faupel M, Vanel D, Barth V et al. Electropotential evaluation as a new technique for diagnosing breast lesions. Eur J Radiol. 1997;24:33–8
[42] Morimoto T, Kimura S, Konishi Y et al. A study of the electrical bio-impedance of tumors. J Invest Surg. 1993;6:25–32
[43] Jossinet J. The impedivity of freshly excised human breast tissue. Physiol Meas. 1998;19:61–75
[44] Melloul M, Paz A, Ohana G et al. Double-phase 99 mTc-Sestamibi scintigraphy and trans-scan in diagnosing breast cancer. J Nucl Med. 1999; 40:376–80

7 Transkutane Biopsiemethoden

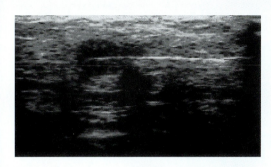

Bedeutung und Treffsicherheit ⇢ 162

Feinnadel-Aspirationszytologie ⇢ 162

Stanzbiopsie ⇢ 163

Vakuumbiopsie ⇢ 163

Biopsietechniken ⇢ 164

Feinnadel-Aspirationszytologie ⇢ 164

Stanzbiopsie ⇢ 164

Transkutane Vakuumbiopsie ⇢ 164

Steuerung durch Bildgebung ⇢ 164

Indikationen ⇢ 165

Möglichkeiten und Grenzen ⇢ 166

Kontraindikationen ⇢ 167

Nebenwirkungen ⇢ 168

Durchführung ⇢ 168

Patientenaufklärung und -vorbereitung ⇢ 168

Technische Voraussetzungen
und Untersuchungsgang ⇢ 169

Punktionssteuerung durch Bildgebung ⇢ 173

Sonographische Steuerung ⇢ 173

Mammographische Stereotaxie ⇢ 176

MRT-gesteuerte Punktion ⇢ 179

Handling des Biopsats ⇢ 181

Interpretation des histologischen Befundes ⇢ 181

Zusammenfassung ⇢ 183

Mit zunehmendem Einsatz der Früherkennungs-Mammographie werden vermehrt nicht tastbare, abklärungsbedürftige Befunde entdeckt. Im Vergleich zu einer Operation haben die transkutanen Biopsiemethoden zahlreiche Vorteile. Sie können nahezu ausschließlich teilstationär oder ambulant mit entsprechender Nachbeobachtung durchgeführt werden. Exzisionsbiopsien nicht tastbarer Befunde werden hingegen üblicherweise als operative Eingriffe mit Vollnarkose während eines mehrtägigen stationären Aufenthalts durchgeführt.

Transkutane Biopsiemethoden sind kostengünstiger, das Risiko einer Vollnarkose wird vermieden, die Morbidität wird durch die Entnahme kleinerer Gewebsproben verringert, es treten keine kosmetisch störenden Narben auf, in Kontrollmammographien werden nur selten geringe Narbenbildungen sichtbar, die in der Regel die zukünftige Diagnostik nicht beeinträchtigen.

Voraussetzung für derartige minimal invasive Eingriffe sind ein geschultes interdisziplinäres Team und eine Qualitätssicherung, beginnend von der Vordiagnostik über die Untersuchungsdurchführung bis zur Pathologie (1).

Bedeutung und Treffsicherheit

Feinnadel-Aspirationszytologie

Die Feinnadel-Aspirationszytologie (FNA) war die erste Methode zur transkutanen Biopsie von Veränderungen der Brust. Zunächst wurde sie bei der Abklärung von Tastbefunden ergänzend zur Mammographie verwendet („Triple-Diagnostik"). Später wurde sie auch bei mammographisch oder sonographisch entdeckten, nicht tastbaren Befunden eingesetzt (1 – 13).

Über die größte Erfahrung verfügen schwedische Arbeitsgruppen (1). Sie erreichen mit einer stereotaktischen Führung Sensitivitätsraten von bis zu 100 % und eine Spezifität von 96 – 100 %. Bei diesen Sensitivitäts- und Spezifitätsraten handelt es sich nicht um eindeutig definierte Größen. Bei der Auswertung von Literaturangaben sollte hier einerseits hinterfragt werden, ob die Rate von insuffizientem Material mitberechnet wurde. Andererseits erfolgt selbst bei zytologisch negativem Ergebnis (!) oft eine Biopsie, wenn die Bildgebung ausreichend verdächtig ist. Solche Diskrepanzen, die bezogen auf die Zytologie eigentlich einer falsch negativen Diagnose entsprechen, wurden jedoch meist nicht als falsch negative, sondern als richtig positive Diagnosen gewertet. Bei diesem Vorgehen können sich dann unrealistisch hohe Treffsicherheiten ergeben.

Sehr hohe Treffsicherheiten bei der FNA wurden nur von Zentren mit sehr großer Erfahrung seitens des Radiologen wie des Zytologen sowie unter der Voraussetzung einer vor Ort (am Mammographiegerät) ständig verfügbaren Zytopathologie berichtet. Diese Ergebnisse konnten durch andere Arbeitsgruppen nicht reproduziert werden (2, 3). Diese erreichten Sensitivitäten von 53 – 90 %. Die durchschnittliche komplette Sensitivität der stereotaktisch gesteuerten FNA beträgt 83 %, die der sonographisch gesteuerten FNA 95 %. Die komplette Sensitivität basiert auf der richtigen Positivrate, wenn Atypien oder suspekte Befunde als richtig positiv gewertet werden. Die erreichte Spezifität liegt bei 91 – 100 % (durchschnittliche Spezifität: 98 %; 2 – 13).

> Sehr hohe Treffsicherheiten bei der FNA werden nur bei sehr großer Erfahrung des Radiologen und des Zytologen sowie bei einer vor Ort verfügbaren Zytopathologie erreicht.

Stanzbiopsie

Mit der Stanzbiopsie können im Gegensatz zur Zytologie Gewebszylinder gewonnen werden, die es erlauben, eine histologische Diagnose zu stellen. Auch eine Rezeptoranalyse ist anhand dieser Zylinder möglich. Inzwischen ist die mammographisch bzw. sonographisch gesteuerte Stanzbiopsie eine allgemein etablierte Methode.

Vergleichende Studien haben gezeigt, dass sowohl eine ausreichende Nadelgröße (14 Gauge) als auch eine ausreichende Anzahl von Gewebszylindern (3–10 Zylinder) Voraussetzungen für eine hohe Treffsicherheit sind (14, 15). Außerdem wichtig ist eine regelmäßige, enge Korrelation von Histopathologie und Bildgebung vor und nach Stanzbiopsie.

Inzwischen liegen Daten zur Treffsicherheit der Stanzbiopsie aus präoperativen Studien und aus umfangreichen Patientenuntersuchungen vor (16–36). Mit wenigen Ausnahmen variiert die Sensitivität aller Studien zwischen 92–98% bei einer Spezifität von 100%. Ausnahmen betreffen einige Studien mit einer geringeren Sensitivität und eine Multicenter-Studie mit einer besonders hohen Treffsicherheit. Als Ursache für die schlechteren Ergebnisse früherer Studien werden der Einfluss der Lernkurve und eine unzureichende Standardisierung diskutiert. Bei der Multicenter-Studie, die besonders hohe Treffsicherheiten berichtete, war die Nachbeobachtungszeit gutartiger Befunde sehr kurz.

In Studien, bei denen Angaben zur Sensitivität bei Herdbefunden, Architekturstörungen und Mikroverkalkungen getrennt vorliegen, wurden deutlich höhere Sensitivitäten bei Herdbefunden (>97%) als bei Mikroverkalkungen (85–95%, durchschnittlich 88%) oder bei Architekturstörungen berichtet (14, 28, 31, 32, 34, 35, 36). Um falsch negative Diagnosen und eine damit falsche oder verzögerte Behandlung zu vermeiden, ist eine retrospektive Korrelation von Bildgebung und histologischem Befund der Stanzbiopsie unerlässlich. Bei einem Teil der angegebenen Treffsicherheiten sind die Daten nach retrospektiver Korrelation mit der Bildgebung erhoben. Das bedeutet, dass (wie für die FNA-Ergebnisse erläutert) eine negative Histologie der Stanzbiopsie als richtig positiv gewertet wurde, wenn bei der retrospektiven Korrelation eine Rebiopsie aufgrund einer Diskrepanz zur Bildgebung veranlasst wurde.

> Mit der Stanzbiopsie kann im Gegensatz zur Zytologie eine histologische Diagnose gestellt werden, ggf. mit Rezeptoranalyse.

Vakuumbiopsie

Die Vakuumbiopsie ist eine neue Methode, die aufgrund der möglichen Entfernung größerer Gewebevolumina eine weitere Verbesserung der Treffsicherheit verspricht. Obwohl die Literaturangaben (insgesamt bislang ca. 2000 Fälle) begrenzt sind, wurde bei der Verwendung von 11-Gauge-Nadeln eine hervorragende Treffsicherheit bestätigt (37–45). Beim Vergleich der Ergebnisse unterschiedlicher Arbeitsgruppen muss auch hier vermutet werden, dass die Treffsicherheit mit abnehmender Zahl entnommener Gewebszylinder (<16) und kleineren Gewebsproben (14 Gauge) absinkt (37–47).

Ein weiteres interessantes Ergebnis dieser Methode ist die im Vergleich zur Stanzbiopsie signifikant niedrigere Rate an ADH-Unterschätzung (ADH anstelle der korrekten endgültige Diagnose eines DCIS bzw. invasiven Karzinoms) und eine geringere Rate der DCIS-Unterschätzung (Diagnose eines DCIS anstelle der korrekten Diagnose eines invasiven Karzinoms). Die Rate der ADH-Unterschätzung beträgt entsprechend Literaturangaben derzeit 0–26% für die Vakuumbiopsie gegenüber 44–48% für die Stanzbiopsie. Eine Unterschätzung von DCIS wurde für die Vakuumbiopsie bei 0–15% der DCIS gegenüber 16–35% zur Stanzbiopsie gesehen.

Nach den vorliegenden Daten ist die Entnahme von mehr Gewebe bei der Vakuumbiopsie nicht mit einer erhöhten Komplikationsrate oder mit einer signifikanten Narbenbildung verbunden.

> Die Vakuumbiopsie zeichnet eine sehr gute Treffsicherheit aus. Außerdem weist sie im Vergleich zur Stanzbiopsie eine signifikant niedrigere Rate an ADH- bzw. DCIS-Unterschätzungen auf.

Biopsietechniken

Die transkutane Biopsie kann in Form unterschiedlicher Biopsietechniken durchgeführt werden.

Feinnadel-Aspirationszytologie

Bei der Feinnadel-Aspirationszytologie (FNA) werden Zellen aspiriert und zytologisch untersucht. Für die FNA werden dünne Nadeln (ca. 21 Gauge) verwendet (Abb. 7.1). Zur Materialgewinnung erfolgen 3–5 Punktionen, bei denen mit der Nadel fächerförmig je 5- bis 10-mal im Befund „gestochert" wird.

Stanzbiopsie

Bei der Stanzbiopsie werden Gewebszylinder zur histologischen Beurteilung gewonnen. Im Allgemeinen werden 3–10 Biopsiezylinder (von je 20 mm Länge und 2 mm Durchmesser) mit einer 14 Gauge (2,1 mm) dicken Biopsienadel entnommen (Abb. 7.2b). Die Biopsienadel wird mit einer Hochgeschwindigkeitsbiopsie-„Pistole" (Abb. 7.2a) in den Befund eingebracht. Die Gewebeentnahme erfolgt entweder durch wiederholten Nadelvorschub oder über ein 13 Gauge Coaxialsystem. In der Regel sind zur ausreichenden Materialgewinnung 5–10 Punktionen notwendig.

Transkutane Vakuumbiopsie

Mit diesem neuen Verfahren kann mit einer 11 Gauge Vakuumnadel mehr Material gewonnen werden (empfohlen werden ≥20 Biopsiezylinder von je 20 mm Länge und 3 mm Durchmesser) (73). Die Vakuumnadel wird in den Befund eingebracht und verbleibt während des gesamten Eingriffs im zu untersuchenden Herd. Das Gewebe wird in die Nadel eingesaugt, abgeschnitten und an das Ende der Nadel transportiert, wo es mit einer Pinzette abgenommen wird. Insgesamt werden 15–20 Gewebszylinder aus allen Richtungen entnommen, indem die Nadel im Uhrzeigersinn gedreht wird. Dabei wird ungefähr ein Gewebsvolumen von 15 mm Durchmesser zur histologischen Beurteilung gewonnen. Gleichzeitig wird anfallendes Blut aus der Exzisionshöhle abgesaugt.

Steuerung durch Bildgebung

> Eine Steuerung durch Bildgebung ist bei der transkutanen Biopsie von nicht tastbaren Befunden unerlässlich.

Eine Steuerung durch Bildgebung ist bei der transkutanen Biopsie von nicht tastbaren Befunden unerlässlich. Die Bildgebung (insbesondere die Sonographie, s. S. 173) kann aber auch die Treffsicherheit bei der transkutanen Biopsie tastbarer Herde erhöhen. Die Nadel wird hierbei unter Sicht in geeignete Areale des Befundes eingebracht. Somit kann z.B. die Gewinnung von insuffizientem, nekrotischem Material vermieden werden. Außerdem kann die korrekte Nadellage überprüft und dokumentiert werden.

Abhängig von der Darstellbarkeit des Befundes in den verschiedenen bildgebenden Verfahren sollte die Punktionssteuerung differenziert eingesetzt werden:
- *Mammographisch sichtbare Befunde:* Die transkutane Biopsie nicht tastbarer Befunde sollte bei mammographisch sichtbaren Befunden unter stereotaktischer Steuerung erfolgen.

- *Sonographisch sichtbare Befunde:* Bei Befunden, die sich mit der Mammasonographie darstellen lassen, sollte die Intervention unter sonographischer Steuerung erfolgen.
- *Mammographisch und sonographisch sichtbare Befunde:* Nur bei Befunden, die sowohl mammographisch als auch sonographisch gut nachweisbar sind, kann eine Auswahl des Steuerungsverfahrens getroffen werden. Abhängig ist diese Wahl von der Lokalisation und Morphologie des Befundes, der Brustkonfiguration, der Verfügbarkeit der Ausrüstung, den Kosten der Untersuchung und nicht zuletzt von der Erfahrung des Arztes.
- *In der MRT sichtbare Befunde:* Ist ein Befund ausschließlich in der MRT sichtbar, so ist eine MR-tomographisch gesteuerte Markierung oder transkutane Biopsie notwendig. Die MR-tomographisch gesteuerte transkutane Biopsie ist zur Zeit noch in Entwicklung, ausreichende Erfahrungen liegen derzeit nur in einigen Zentren vor (s. S. 178–181). In Einrichtungen, wo MRT-Untersuchungen der Brust durchgeführt werden, sollte zumindest die Möglichkeit für eine MR-tomographisch gesteuerte *Lokalisation* verfügbar sein oder durch eine entsprechende Kooperation geregelt sein.

Der erfolgreiche und risikoarme Einsatz dieser Biopsiemethoden erfordert eine ausreichende Erfahrung des durchführenden Arztes. Die Biopsieergebnisse müssen in jedem Fall mit der Bildgebung korreliert werden. Außerdem muss der durchführende Arzt Kenntnisse darüber haben, welche gutartigen Befunde mit einem Karzinom assoziiert sein können und daher einer vollständigen Operation mit ausreichender Gewebsgewinnung bedürfen (Beispiel: Atypien).

Indikationen

Die Bildgebung muss vor einer Biopsie komplett abgeschlossen sein. Das heißt, eine Biopsie darf eine adäquate Abklärung durch Bildgebung nicht ersetzen.

Für die transkutane Biopsie bestehen die folgenden Indikationen:

- Die häufigste und kosteneffektivste Anwendung der transkutanen Nadelbiopsie betrifft die *Abklärung unklarer Veränderungen* mit dem Ziel – im Falle von Gutartigkeit – Operationen zu vermeiden. Dies betrifft vor allem Veränderungen der Kategorie BIRADS 4. Diese Gruppe beinhaltet Läsionen, die als „unklar, Malignität nicht auszuschließen" eingestuft werden, damit aber eine histologische Abklärung erfordern. Da der Anteil an Malignomen in dieser Gruppe bei den meisten Untersuchern bei 15–25% liegt, können hier operative Abklärungen bei schlussendlich gutartigen Befunden in ca. 80% dieser Fälle eingespart werden.
- Für Befunde der Kategorie BI-RADS 3 werden international Kontrollen nach 6–12 Monaten empfohlen, da hier bei korrekter Klassifizierung die Malignitätsrate unter 2% liegt. Regelmäßige transkutane oder operative Biopsien bei derartigen Läsionen würden unvertretbar schlechte Biopsieraten ergeben (1 maligner Befund auf 50 oder mehr Biopsien). Transkutane Biopsien sollten bei diesen Patientinnen nur in Ausnahmefällen eingesetzt werden (vorbestehende Empfehlung zur operativen Biopsie, hohes familiäres bzw. genetisches Risiko, starke Verunsicherung der Patientin).
- Transkutane Biopsien können auch bei verdächtigen (BIRADS-Kategorie 4) bzw. dringend malignitätsverdächtigen Befunden (BI-RADS Kategorie 5) eingesetzt werden. Gelingt bei diesen durch Bildgebung entdeckten Läsionen mit transkutaner Biopsie der Nachweis einer Malignität, so kann auf das hierfür ansonsten indizierte zweizeitige operative Vorgehen (Erstoperation zur Exzisionsbiopsie, danach Standard-HE-Färbung und bei einem 2. Termin die definitive operative Therapie, ggf. mit Reexzision bei unzureichendem Sicherheitssaum oder mit Axilladissektion bei invasivem Karzinom) verzichtet werden. Je nach Histologie kann dann unmittelbar nach transkutaner Biopsie die definitive operative oder onkologisch-chirurgische Therapie mit ausreichendem Sicherheitssaum vorgenommen werden. (Cave: Der Schnellschnitt wird für nicht tastbare Veränderungen wegen der hierbei bestehenden diagnostischen Unsicherheit international nicht mehr empfohlen.)

> Die bildgebende Diagnostik muss vor einer Biopsie komplett abgeschlossen sein.

➡ Der Schnellschnitt wird für nicht tastbare Veränderungen wegen der hierbei bestehenden diagnostischen Unsicherheit international nicht mehr empfohlen.

- Schließlich kann bei Patientinnen mit vermutetem oder gesichertem Karzinom und mehr als einen Herdbefund durch eine transkutane Biopsie eine Multifokalität bzw. Multizentrizität gesichert bzw. ausgeschlossen werden, eine Information, die für die korrekte Entscheidung zwischen Mastektomie und brusterhaltender Therapie essenziell sein kann (56, 57).

Möglichkeiten und Grenzen

Bei der Auswahl der geeigneten Biopsietechnik für jeden einzelnen Herdbefund sollte – basierend auf den publizierten Treffsicherheiten sowie bekannten Möglichkeiten und Grenzen der jeweiligen Technik – Folgendes beachtet werden:

Feinnadel-Aspirationszytologie. Der Einsatz der FNA bei der Abklärung von mammographischen oder sonographischen Befunden muss mit großer Vorsicht erfolgen. Eine hohe Spezialisierung ist unerlässlich. Aufgrund der Spezifität zwischen 91–100% – auch bei großer Erfahrung – wird die *zytologische* Diagnose eines Malignoms in den meisten Ländern nicht als Grundlage für eingreifende therapeutische Maßnahmen (wie Mastektomie, neodjuvante Chemotherapie, Axilladissektion) akzeptiert. In Anbetracht der stark variierenden Sensitivitäten von 53–100% kann eine negative Zytologie im Allgemeinen nicht verwendet werden, um eine Operation zu vermeiden. Es gibt jedoch einige Entitäten, bei denen eine zytologische Diagnose als zuverlässig gewertet werden kann. Dies betrifft die Diagnose eines Karzinoms (wobei aber nicht zwischen Karzinom und DCIS unterschieden werden kann und auch Atypien immer einer weiteren Abklärung bedürfen). Zudem betrifft dies die Diagnose eines malignen Lymphknotenbefalls oder eines Fibroadenoms.

Stanzbiopsie. Die Stanzbiopsie ist eine *Standardmethode* zur weiteren Abklärung von wahrscheinlich gutartigen Herdbefunden oder der Malignitätssicherung von verdächtigen Befunden. Aufgrund ihrer hervorragenden Treffsicherheit ist die Stanzbiopsie die Methode der Wahl bei der Mehrzahl von Herdbefunden ≥ 1 cm. Sie ist bei der Abklärung von Mikroverkalkungen nicht so zuverlässig wie bei Herdbefunden (14, 28, 31, 32, 35, 58), auch wenn – wie empfohlen – bis zu 10 Gewebszylinder entnommen werden. Um mögliche Fehler der Stanzbiopsie zu vermeiden, ist eine systematische sehr sorgfältige retrospektive Korrelation des histologischen Befundes der Stanzbiopsie mit dem Befund der Bildgebung notwendig. Die Stanzbiopsie ist sehr zuverlässig, wenn eine so genannte „spezifische Diagnose" wie Karzinom, Fibroadenom oder Fettnekrose möglich ist. Eine transkutane Rebiopsie oder eine Operation ist in allen Fällen mit benigner oder „borderline" Histologie bzw. mit diskrepanter Bildgebung erforderlich. Bei hoher Erfahrung, strikter Qualitätssicherung und geeigneter Indikationswahl ist die Treffsicherheit der Stanzbiopsie in Kombination mit der Bildgebung vergleichbar mit der einer Operation.

Vakuumbiopsie. Die bisherigen Ergebnisse – beruhend auf den Daten von ca. 2000 in Studien erfassten Fällen (36–45) – belegen, dass die Vakuumbiopsie die Methode mit der höchsten Treffsicherheit bei Abklärung von Mikroverkalkungen ist. Sie eignet sich des Weiteren sehr gut für die Abklärung kleiner Herdbefunde. Sie besitzt im Vergleich zu anderen Biopsietechniken folgende Vorteile:

- Da das Gewebe in die Nadel angesaugt wird, wird eine Nadeldeviation in dichtem Gewebe oder ein Ausweichen des Befundes (durch die Nadelinsertion oder durch Einblutung) vermieden.
- Da im Vergleich zu anderen Methoden deutlich mehr Gewebe (ein Areal mit einem Durchmesser von 15–20 mm) entnommen werden kann, wird der „Sampling-error" deutlich reduziert. Dieser Vorteil spielt insbesondere bei Befunden eine Rolle, bei denen maligne Zellen verstreut im Gewebe angeordnet sind. Daher kann die Vakuumbiopsie vor allem bei der Diagnose des DCIS oder bestimmter lobulärer Karzinome hilfreich sein. Ebenso werden mögliche Fehler durch eine Herdverschiebung (s.o.) oder durch eine Nadeldeviation in sehr dichtem Gewebe durch die größere Gewebsgewinnung kompensiert.
- Die Entfernung großer Anteile des Befundes bzw. des kompletten Befundes sowie die exzellente Sichtbarkeit der Biopsiehöhle erlauben in einem hohen Prozentsatz den direkten Nachweis der unzweifelhaft korrekten Gewebsentnahme. Dies

entspricht einer zusätzlichen Kontrollmöglichkeit, die in dieser Form bei keiner anderen Nadelbiopsie möglich ist.

Aufgrund der genannten Vorteile und der derzeit vorliegenden Daten zur Treffsicherheit ist die Vakuumsaugbiopsie besonders gut für die Abklärung von Mikroverkalkungen geeignet. Des Weiteren eignet sie sich sehr gut für die Abklärung von uncharakteristischen Befunden, bei denen die retrospektive Korrelation mit der Bildgebung keine zuverlässige Überprüfung einer repräsentativen Gewebsentnahme erlaubt sowie bei sehr kleinen Befunden, die durch ein Ausweichen des Befundes während einer Stanzbiopsie möglicherweise nicht sicher getroffen werden (40, 41).

Wird der radiologisch auffällige Befund komplett entfernt, kann die Lokalisation des Befundes mit einem Clip markiert werden. Bei malignen Befunden dient der Clip zum Wiederauffinden der Biopsiestelle und zur korrekten Reexzision.

Abklärung von Architekturstörungen. Die Bedeutung aller transkutanen Biopsiemethoden, insbesondere der FNA und der Stanzbiopsie bei der Abklärung von Architekturstörungen ist begrenzt, da nur eine positive Diagnose zuverlässig ist. Der gutartige Befund einer radiären Narbe ist nicht zuverlässig, da etwa 25% aller radiären Narben mit einem DCIS oder einem tubulären Karzinom vergesellschaftet sind. Da das assoziierte Malignom meist in der Peripherie der radiären Narbe lokalisiert ist, wird es möglicherweise durch die transkutane Biopsie nicht erfasst. Der Stellenwert der Vakuumbiopsie bei Architekturstörungen ist noch nicht sicher geklärt.

Therapeutischer Einsatz. Keine der transkutanen Biopsiemethoden kann derzeit als therapeutisches Verfahren bei invasiven Karzinomen oder ADH eingesetzt werden (39–42). Ursachen hierfür sind:
- durch Bildgebung ist keine zuverlässige Ausdehnungsbestimmung eines Malignoms möglich,
- mikroskopische Tumorreste können nicht dargestellt werden, und somit bleibt eine Exzision mit ausreichendem Sicherheitssaum notwendig.

Auch sollte bei allen Fällen mit atypischer duktaler Hyperplasie (ADH) eine Exzision erfolgen. Die Exzision dient hierbei der Entdeckung von evtl. benachbartem DCIS und der Beurteilung des „Entartungspotenzials" des Drüsengewebes. Dieses ist unterschiedlich zu bewerten, je nachdem, ob ein isoliertes Areal mit Atypien oder ausgeprägte Atypien im gesamten Drüsengewebe vorliegen.

> Keine der transkutanen Biopsiemethoden kann derzeit als therapeutisches Verfahren bei invasiven Karzinomen oder ADH eingesetzt werden.

> Die Bedeutung aller transkutanen Biopsiemethoden bei der Abklärung von Architekturstörungen ist begrenzt.

Kontraindikationen

Für diese Methoden bestehen nur wenige Kontraindikationen. Eine fehlende Kooperation der Patientin während der Biopsie macht eine Durchführung dieser Methoden unmöglich. Allgemein wird eine Gerinnungsstörung einschließlich einer medikamentenbedingten Gerinnungsstörung als Kontraindikationen angesehen. Jedoch wurde auch für diese Patientinnen bei entsprechender Einstellung eine sichere Durchführung beschrieben.

Bei einigen Patientinnen ist die stereotaktische Biopsie nicht möglich, wenn die Brust für eine vollständige Nadelinsertion zu klein ist oder wenn der Befund in einem schmalen Anteil der Brust lokalisiert ist. Auch wenn Befunde aufgrund ihrer Lokalisation in der Axilla thoraxwandnah nicht abgebildet werden können bzw. aufgrund sehr feiner Verkalkungen oder sehr kontrastarmer Herdbefunde mit dem digitalen Stereotaxiesystem nicht sicher auffindbar sind, ist eine stereotaktische Biopsie nicht möglich.

Nebenwirkungen

Schwerwiegende Komplikationen wie eine *Blutung* oder *Infektion* sind selten. In einer großen Studie stereotaktischer Biopsien traten diese in 0,2% der Stanzbiopsien auf (33). Bei sonographisch gesteuerten Biopsien ist der *Pneumothorax* ein mögliche Komplikation, wenn die Nadel die Thoraxwand penetriert. Diese seltene Komplikation kann auftreten, da die sonographisch gesteuerte Biopsie ohne einen Mechanismus durchgeführt wird, der eine Nadelabweichung in Richtung Thoraxwand verhindert. Da die Thoraxwand bei den meisten stereotaktischen Biopsien außerhalb des „field of view" liegt und die Nadel durch einen rigiden Mechanismus geführt wird, kann sie die Thoraxwand hierbei nicht penetrieren.

Geringe Nebenwirkungen wie *Hämatome* und bis einige Tage anhaltende *Schmerzen* treten häufig auf. Bei einigen Patientinnen kann die Angst vor einer möglichen Brustkrebsdiagnose eine ausreichende Konzentration auf berufliche Aufgaben verhindern, sodass eine kurzfristige Krankschreibung für einzelne Tage individuell erwogen werden kann.

Vasovagale Reaktionen können bei stereotaktischer Biopsie im Sitzen vorkommen. In Bauchlage auf einem Stereotaxietisch oder in Rückenlage bei sonographisch gesteuerter Biopsie treten diese nur sehr selten auf. Mögliche *Nebenwirkungen von Lokalanästhetika* (Allergien, Herzrhythmusstörungen, Krampfanfälle) müssen insbesondere bei Patientinnen mit Herzerkrankungen beachtet werden. Die Höchstdosis der Lokalanästhetika darf in keinem Fall überschritten werden. Bei Zusetzung von Adrenalin oder vergleichbaren Substanzen zum Lokalanästhetikum (mit dem Ziel einer Blutungsverminderung) müssen Kontraindikationen genau beachtet werden.

Durchführung

Patientenaufklärung und -vorbereitung

Grundsätzlich ist vor jeder Biopsie das Einverständnis der Patientin einzuholen. Sie muss über die Möglichkeiten und Grenzen der Methode, die Art der Durchführung und über mögliche Nebenwirkungen und Komplikationen informiert werden.

Die Einnahme gerinnungshemmender Medikamente sollte für mindestens 1 Woche abgesetzt werden. Die meisten dieser Medikamente enthalten Cumarin, Heparin, Acetylsalicylsäure, Ibuprofen oder Vitamin E. Eine Laborkontrolle der Gerinnungswerte ist nur dann notwendig, wenn Abweichungen zu erwarten sind (z. B. während oder nach einer Cumarintherapie, Chemotherapie, bekannte Gerinnungsstörungen etc.). Da die Biopsie unter sterilen Bedingungen erfolgt, ist eine Antibiotikaprophylaxe bei künstlichen Herzklappen nicht notwendig.

Nach Stanz- oder Vakuumbiopsien, aber auch nach FNA sollte die Patientin für mehrere Tage Medikamente mit gerinnungshemmender Wirkung (z. B. einige Schmerzmittel) vermeiden. Schwere körperliche Arbeit, unnötige Manipulationen der Brust und heiße Bäder sollten in den ersten 3 Tagen nach Biopsie vermieden werden. Die Patientin sollte über das Verhalten nach der Biopsie aufgeklärt werden. Außerdem sollte ihr ein Informationsblatt mit folgenden Angaben ausgehändigt werden: Zeitpunkt der Verbandentfernung, Möglichkeiten der Übermittlung des histologischen Befundes an die Patientin, Anzeichen von eventuellen Komplikationen (Blutung, Infektion) nach Biopsie und geeignetes Verhalten (sofortige Kompression bei Blutung, Kontakttelefonnummer im Falle jeglicher Auffälligkeiten).

Technische Voraussetzungen und Untersuchungsgang

Feinnadel-Aspirationszytologie

Die Ausrüstung für die Feinnadel-Aspirationszytologie ist am kostengünstigsten. Es werden Zellen aus dem entsprechenden Befund entfernt, die zytologisch untersucht werden. Bei einigen Befunden wie z.B. Fibroadenomen ist eine definitive Diagnose möglich. Grundsätzlich erlaubt die zytologische Untersuchung keine Differenzierung zwischen nicht invasiven und invasiven Tumoren. Auch ist der Malignomausschluss bei unspezifischem Zytologiebefund (dies sind im Wesentlichen alle Befunde, die nicht einem Fibroadenom entsprechen) unsicher. Weitere Beschränkungen der FNA sind eine hohe Rate von Zellatypien, die eine Operation erfordern und eine hohe Rate von insuffizientem zytologischen Material (2, 3, 59). Letzteres kann durch Anwesenheit des Zytopathologen oder Zytologen während des Eingriffs und eine sofortige Auswertung des Materials verringert werden.

Zur Feinnadelpunktion werden Nadeln von 21–23 Gauge verwendet (Abb. 7.1). Die Nadelspitze sollte zunächst vor den Befund lokalisiert werden. In einer Spritze wird Unterdruck erzeugt und die Nadel dann fächerförmig in den Befund eingebracht. Im Allgemeinen sind 5–10 Stiche pro Ausstrich notwendig. Das gewonnene Material kann auf Objektträger aufgebracht oder direkt in die Konservierungslösung gegeben werden. Für die korrekte Aufbringung des Zellmaterials auf den Objektträger ist Erfahrung notwendig, ansonsten können für den Zytologen Interpretationsprobleme auftreten. Pro Herdbefund sollten 4–5 Ausstriche (mit je 5–10 Stocherungen im Befund) erfolgen.

Bei Zystenpunktionen wird das aspirierte Material – insbesondere wenn es solide Elemente oder Blut enthält – ebenfalls zytologisch untersucht. Bei Zystenpunktionen sollte die Nadelspitze in die Mitte der Zyste eingebracht werden, um so viel wie möglich Flüssigkeit aspirieren zu können. Wenn solide Elemente enthalten sind, werden analog zur FNA Objektträger vorbereitet, reine Zystenflüssigkeit wird direkt in einen entsprechenden Behälter gegeben.

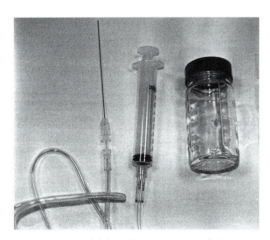
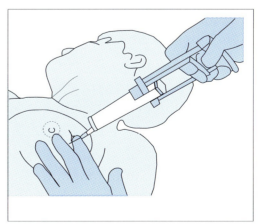

Abb. 7.1 a–b **Materialien für Feinnadelbiopsie.**

a Eine dünne Nadel (21 oder 22 Gauge) wird über einen Schlauch an eine 10-ml-Spritze angeschlossen. Ein Assistent kann dann über die Spritze Unterdruck erzeugen, während der Arzt die Biopsie durchführt. Hierbei kann er z.B. in der einen Hand einen Ultraschallkopf halten, während er mit der anderen Hand die Nadel bewegt.

b Alternativ kann auch ein Cameco-Handgriff verwendet werden. Die Spritze wird in diesen eingelegt. Durch Zug am inneren Bügel wird der Kolben der Spritze herausgezogen und der notwendige Unterdruck erreicht.

Stanzbiopsie

Zur Stanzbiopsie werden in der Regel 14-Gauge-Nadeln empfohlen. Es werden Gewebszylinder gewonnen, die histologisch untersucht werden. Geringere Nadeldurchmesser und die Entnahme einer geringeren Anzahl von Zylindern können eine hohe diagnostische Treffsicherheit nicht garantieren (14, 34). Die Komplikationsrate steigt nicht mit einem größeren Nadeldurchmesser, auch die Kosten werden nicht wesentlich beeinflusst.

Die Materialgewinnung erfolgt mit einer Biopsie-„Pistole" (Abb. 7.2). Die Nadel wird in das Gewebe „eingeschossen" und das Gewebe ausgestanzt. Wird kein Koaxialsystem verwendet, so wird die Nadel nach jedem Stanzzylinder aus dem Befund entfernt, und muss nach Entnahme des Zylinders für jeden weiteren Stanzzylinder erneut eingebracht werden.

Viele Arbeitsgruppen verwenden für eine leichtere Nadelreinsertion Koaxialnadel-Systeme. Diese sind gut für Herdbefunde geeignet. Allerdings können sie die Entnahme aus verschiedenen Befundarealen einschränken. Bei wiederholter Punktion kann das Gewebe zunehmend hämorrhagisch durchtränkt sein. Hierdurch kann die Materialgewinnung und die histologische Beurteilbarkeit erschwert sein.

Vakuumbiopsie

Die Vakuumbiopsie ist die jüngste transkutane Biopsietechnik. Sie scheint die größte Treffsicherheit zu besitzen, jedoch ist sie auch mit den höchsten Kosten verbunden. Die Nadel wird in den Befund eingebracht. Das „Fenster" der Biopsienadel wird geöffnet und das Gewebe in die Nadel angesaugt, wo es durch ein rotierendes Messer abgeschnitten wird. Durch den Einsatz eines Vakuums wird das Gewebe an das Ende der Nadel transportiert, wo es abgenommen werden kann (Abb. 7.3). Durch Wiederholen des Vorgangs und ein Drehen der Nadel im Uhrzeigersinn können zahlreiche Biopsiezylinder über einen einzigen Nadeleinstich gewonnen werden, da die Nadel während des gesamten Biopsievorgangs im Befund verbleibt (Abb. 7.4). Bei diesem Verfahren kann Gewebe mit

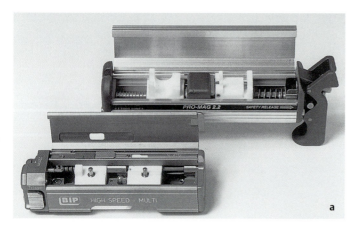
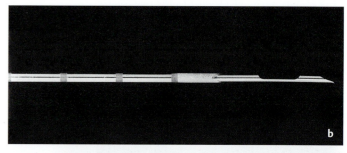
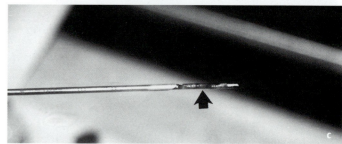

Abb. 7.2 a–c **Materialien für Stanzbiopsie.**
a Biopsie-„Pistolen" ausgestattet mit einem Federmechanismus, der den Nadelvorschub mit Höchstgeschwindigkeit gewährleistet.
b–c Trucut-Nadel zur Gewinnung von Gewebszylindern: Die Nadel besteht aus 2 Teilen: einer Innennadel und einer diese umgebenden Hohlnadel außen (**b**). Der Innenteil der Nadel wird zuerst in die Läsion eingeschossen. Das Gewebe legt sich beim Vorschub dieses Innenteils der Kerbe an. Kurz darauf wird der Außenteil über die Innennadel vorgeschossen. Hierdurch wird das in der Kerbe liegende Gewebe ausgestanzt. Danach wird das System aus der Brust entfernt. Wird nun die Außennadel zurückgezogen, so liegt der ausgestanzte Gewebszylinder in der Kerbe der Innennadel (**c**), wo er mit einer Pinzette abgenommen werden kann.

Durchführung

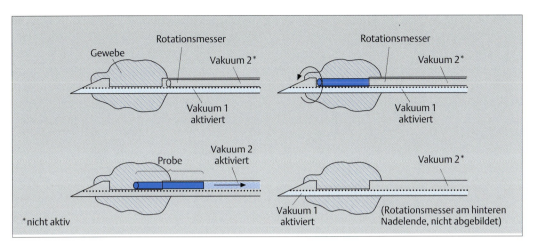

Abb. 7.3 **Prinzip der Vakuumbiopsie.**

Das Bild links oben zeigt die Nadel im Befund. Die Nadel hat seitlich ein Entnahmefenster. Über das Vakuum 1 wird Gewebe in das Entnahmefenster angesaugt.

Im Bild rechts oben wird das Entnahmefenster durch ein in der Nadel befindliches Rotationsmesser geschlossen. Hierdurch wird ein Gewebszylinder (blau schraffiert), ähnlich wie beim Trucut-System, abgeschnitten. Danach wird die Nadel um 30° in die nächste Position weitergedreht. Während sich das Fenster erneut öffnet (Bild links unten), wird der Zylinder mit dem Rotationsmeser mithilfe des Vakuums 2 innerhalb der Nadel zurückgezogen. Im hinteren Teil der Nadel kann der Zylinder mit der Pinzette aus einer Auffangkammer abgenommen werden (nicht dargestellt). Nach Entnahme des Zylinders wird das Rotationsmesser wieder bis vor das Entnahmefenster vorgeschoben (Bild rechts unten) und mithilfe des Vakuums 1 kann dann ein neuer Zylinder angesaugt werden (Bild links oben). Durch schrittweises Weiterdrehen der Nadel im Uhrzeigersinn und Gewebsentnahme aus jeder Position, können verdächtige Areale von innen heraus abgetragen werden.

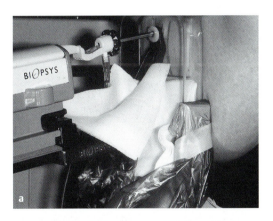
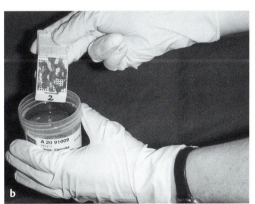

Abb. 7.4 **Gewebsentnahme mit Vakuumbiopsie.**

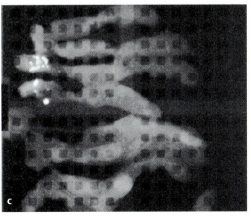

Die Nadel liegt im Herd. Zwischen dem schwarzen Einstellrad, auf dem mit einem weißen Pfeil die Position des Entnahmefensters gekennzeichnet ist, und dem Biopsiegerät befindet sich die Entnahmekammer, in der ein Gewebszylinder liegt. Die Gewebszylinder der ersten Entnahme-Runde sind in einem siebartigen Kästchen aufgereiht, das nach Schließen des Deckels in Formalin eingelegt wird. Die Zylinder werden später auch im Kästchen in Paraffin eingebettet.

Vor dem Versand in die Pathologieabteilung wird ein Präparatradiogramm der im Kästchen befindlichen Zylinder aufgenommen.

einem Durchmesser von 15–20 mm entfernt werden, anfallendes Blut wird kontinuierlich abgesaugt. Durch das Ansaugen des Gewebes, die gleichzeitige Vermeidung eines während Entnahme störenden Hämatoms und durch die reichliche Gewebsentfernung werden Fehler durch Nadeldeviation, Ausweichen des Befundes, durch Einblutung oder Lokalanästhetikum weitestgehend vermieden. Der „Sampling-error" wird reduziert, die direkte Überprüfung einer repräsentativen Biopsie anhand einer vollständigen Entfernung des Befundes bzw. großer Anteile wird möglich. Diese erfolgt außerdem durch eine 2-Ebenen-Mammographie (cc und ml Aufnahme) im Anschluss an die Biopsie.

Ergänzende Maßnahmen nach Biopsie

Clip-Markierung. Die Biopsiehöhle kann mit einem Clip markiert werden (60, 61; Abb. 7.5), der über die 11-Gauge-Nadel eingeführt werden kann. Der Clip verbleibt in der Brust als Marker. Da die Brust während der Clip-Einbringung in einer Richtung komprimiert ist, kann aufgrund des „Ziehharmonikaeffekts" eine Clip-Dislokation um einige Zentimeter von der Biopsiehöhle auftreten. Die korrekte Cliplage muss daher durch Bildgebung überprüft werden.

Anschließende Mammographie. Die Mammographie direkt in Anschluss an die Biopsie erlaubt häufig ein direktes Sichtbarmachen der Entnahmestelle (Lufteinschlüsse, Hämatom, Defekt) in 2 Ebenen. Dies ermöglicht den direkten Nachweis einer korrekten und – bei einem in 2 Ebenen sichtbaren und ausreichend großen Defekt – auch den direkten Nachweis einer mit höchster Wahrscheinlichkeit repräsentiven Entnahme. Des Weiteren ist nach Clip-Applikation die Clip-Lokalisation in 2 orthogonalen Ebenen zu überprüfen.

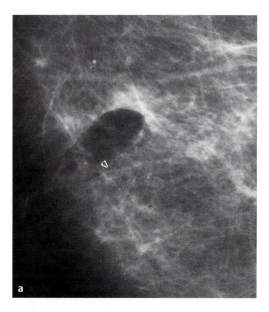
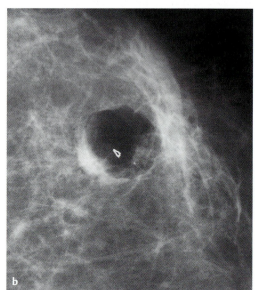

Abb. 7.5 a u. b **Markierungsclip.** Bei dieser stereotaktischen Biopsie wurde der Befund vollständig entfernt. Sollte (im Falle einer Malignität) eine Nachexzision notwendig werden, kann bereits direkt nach Gewebsentnahme ein Clip am Entnahmeort hinterlassen werden. Er wird über die noch liegende Biopsienadel platziert. Wie hier in 2 Ebenen (ml und cc) gezeigt, befindet sich der Clip in der Wand der Entnahmehöhle.

Punktionssteuerung durch Bildgebung

Sonographische Steuerung

Einsatzgebiete

Die sonographisch gesteuerte Punktion kann im Allgemeinen rascher als eine stereotaktische Punktion durchgeführt werden. Sonographisch gesteuerte Interventionen sind bei allen sonographisch sichtbaren Befunden möglich (23, 59). Lediglich Mikroverkalkungen sind, da sie sonographisch nicht zuverlässig dargestellt werden können, für eine sonographisch gesteuerte Punktion nicht geeignet.

Punktionen tief liegender oder sehr kleiner Herde (< 8–10 mm) sind zwar möglich, können aber schwierig und zeitaufwändig sein. Die sonographische Steuerung kann auch bei Axillapunktionen zum Einsatz kommen. Hierbei können im Vergleich zu Punktionen des Drüsengewebes dünnere Nadeln verwendet werden. Kleine Brüste oder Befunde in schmalen Brustanteilen sind kein Hindernis, da eine Kompression wie bei stereotaktischen Methoden nicht erforderlich und der Zugangsweg frei wählbar ist.

Auch thoraxwandnah gelegene Befunde, die stereotaktisch sehr schwierig einzustellen sind, können bei ausreichender Erfahrung punktiert werden. Dies muss jedoch sehr vorsichtig erfolgen, um eine Thoraxwandverletzung zu vermeiden.

Technische Voraussetzungen

Eine zusätzliche Ausrüstung ist bei sonographisch gesteuerter Punktion nicht notwendig. Allerdings sollten hochauflösende Linearschallköpfe verwendet werden.

Durchführung

Lagerung und Zugangsweg. Die Patientin wird abhängig von der Befundlokalisation wie bei der diagnostischen Sonographie gelagert. Es sollte ein Zugangsweg gewählt werden, der im Falle von Malignität auch einen entsprechenden operativen Zugang gestattet. Ggf. ist eine interdisziplinäre Absprache sinnvoll.

Lokalanästhesie. Wird ein Lokalanästhetikum verwendet, sollte dieses luftfrei in die Spritze aufgezogen sein, da ansonsten die Bildgebung beeinträchtigt wird. Ein zu großer Bolus des Lokalanästhetikums kann den Herd maskieren. Daher empfiehlt es sich, die Injektion des Lokalanästhetikums unter sonographischer Sicht vorzunehmen.

Befunddarstellung und Dokumentation. Der Befund muss vor Punktion in 2 Ebenen dargestellt werden. Bei jeder Punktion sollte die Nadellage vor und nach der Biopsie dokumentiert werden. Aus den Aufnahmen müssen der Name des Arztes, das Untersuchungsdatum, die Befundlokalisation in der Brust, der Name der Einrichtung, der Patientenname und das Geburtsdatum der Patientin ersichtlich sein.

Nadelführung. Die Nadelinsertion wird bei der Stanzbiopsie und der Vakuumbiopsie durch eine kleine Hautinzision erleichtert. Während der Punktion sollte die Nadel immer in ihrer langen Achse dargestellt werden. Es sollte Folgendes beachtet werden:
- Die Nadel muss parallel zum Schallkopf ausgerichtet werden. Ansonsten kann sich die Nadelspitze außerhalb des Sichtfeldes befinden. Nadel und Befund müssen in einer Linie sichtbar sein.

> Mikroverkalkungen sind, da sonographisch nicht zuverlässig darstellbar, für eine sonographisch gesteuerte Punktion nicht geeignet.

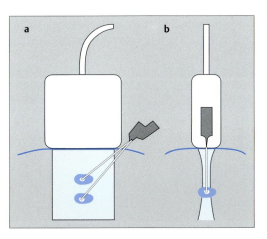

Abb. 7.6 a u. b Schemazeichnung der sonographisch gesteuerten Punktion (aus 21).
a Die Nadel wird schräg unter dem Schalkopf zur Läsion so vorgeschoben, dass sie in ihrer vollen Länge sichtbar ist. Ansicht von vorne.
b Seitliche Ansicht, d. h. in Punktionsrichtung.

Abb. 7.7 a–c **Vorgehen bei der sonographisch gesteuerten Stanzbiopsie.**
a Möglichst flacher Einstich mit Zielpunkt auf das untere Drittel der Läsion.
b Durch Druck auf das Nadelende richtet sich dann die Nadelspitze auf.
c Durch die aufgerichtete Nadelspitze wird beim Schuss durch die Läsion die Thoraxwand nicht verletzt.

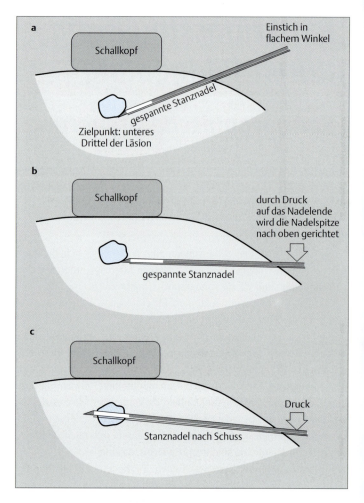

- Nur die Darstellung der Nadelspitze verhindert Komplikationen wie die versehentliche Punktion der Thoraxwand.
- Die Punktion erfolgt parallel zur Thoraxwand. Dies hat 2 Vorteile:
  - Das Risiko einer Thoraxwandverletzung wird verringert. Die Nadel wird unter den Befund vorgeschoben. Hierdurch wird der Befund quasi „aufgeschaufelt" (Abb. 7.**6** – Abb. 7.**9**). Dann wird durch Druck auf das Nadelende die Nadelspitze nach oben, d. h. von der Thoraxwand weg gerichtet, bevor der Schuss ausgelöst wird.
  - Die Nadel ist auf diese Weise besser sichtbar, da der Ultraschall wieder zum Schallkopf reflektiert und nicht wie bei steiler Nadeleinführung vom Schallkopf weg reflektiert wird (Abb. 7.**6** – Abb. 7.**9**).

Positionierung der Nadel. Bei der *FNA* sollte die Nadel an den Rand des Befundes positioniert werden, bevor der Unterdruck angelegt wird. Bei der *Stanzbiopsie* dagegen wird die Nadelspitze an den unteren Befundrand positioniert und vor dem „Schuss" nach oben gerichtet, sodass die Nadel parallel zur Thoraxwand oder von der Thoraxwand weg vorgeschoben wird. Bei der sonographisch gestützten *Vakuumbiopsie* wird die Nadel nicht „eingeschossen", sondern unter den Befund geschoben (zwischen Befund und Thoraxwand), um diesen wie bei der Stanzbiopsie „aufzuschaufeln". Nur wenn die Nadel unter den Befund geschoben wird, kann ein Maskieren des Befundes durch den Schallschatten der Nadel vermieden werden.

Punktionssteuerung durch Bildgebung

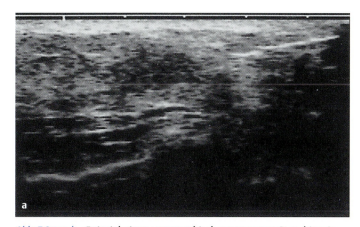

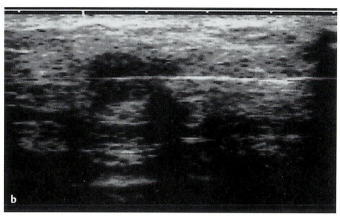

Abb. 7.8 a u. b **Beispiel einer sonographisch gesteuerten Stanzbiopsie.**
a Die Punktionsnadel ist in voller Länge sichtbar, mit der Spitze vor dem zu punktierenden Herd.

b Dokumentation der korrekten Punktion: Die Durchstechung muss in der gesamten Länge dokumentiert werden.
Histologie: invasiv duktales Karzinom.

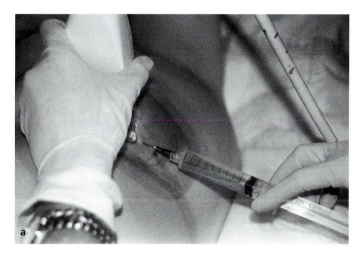

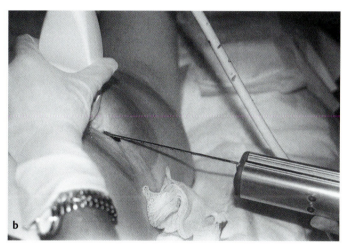

Abb. 7.9 a u. b **Sonographisch gestützte Stanzbiopsie.**
a Nach Hautdesinfektion wird der (ebenfalls desinfizierte Schallkopf) aufgesetzt. Zur Kopplung kann steriles Gel oder Alkohol verwendet werden. Nach Setzen einer Hautquaddel wird das Lokalanästhetikum ebenfalls unter Sonographiekontrolle injiziert.

b Die Stanznadel wird in der Schallkopfebene durch eine kleine Hautinzision zum Befund geführt, sodass die Nadel in voller Länge abgebildet wird.

Probennahme. Bei der Stanzbiopsie werden 3–5 Biopsiezylinder mit einer 14-Gauge-Nadel entnommen. Werden mehrere Biopsiezylinder ohne Coaxialnadel entnommen, sollte die Punktionsstelle zwischen den Punktionen komprimiert werden.

Abschluss der Punktion. Nach der Punktion sollte die Brust adäquat komprimiert und die Punktionsstelle bandagiert werden. Die Patientin wird über das Verhalten nach der Biopsie aufgeklärt. Außerdem sollte sie wissen, wie sie das Ergebnis des histologischen Befundes erhält.

Mammographische Stereotaxie

Bei der Stereotaxie wird die Lokalisation des Befundes anhand gewinkelter Aufnahmen errechnet, definiert durch die horizontale Achse (x), vertikale Achse (y) und die Tiefe (z) (Abb. 7.**10**).

Einsatzgebiete

Die mammographische Stereotaxie ist für alle mammographisch sichtbaren Befunde geeignet, die mit der Stereotaxieeinheit eingestellt werden können. Da Verkalkungen sonographisch nicht zuverlässig dargestellt werden können, sollten sie mammographisch-stereotaktisch punktiert werden. Bei sehr thoraxwandnahen Befunden und bei kleinen Brüsten kann eine stereotaktische Punktion evtl. unmöglich sein. Wenn eine sonographisch gesteuerte Punktion nicht möglich ist, sollte eine Operation nach Drahtmarkierung (Befund zwischen Draht und Thoraxwand) in Betracht gezogen werden.

> Die mammographische Stereotaxie ist für alle mammographisch sichtbaren Befunde geeignet, die mit der Stereotaxieeinheit eingestellt werden können.

Technische Voraussetzungen

Es gibt unterschiedlich konfigurierte Stereotaxieeinheiten. Durch einen speziellen Biopsieaufsatz kann das Mammographiegerät in eine Stereotaxieeinheit umgewandelt werden. Hierbei erfolgt die Biopsie in der Regel in sitzender Position. Der Zugang bei der Punktion ist durch diese Gerätekonfiguration zwar begrenzt, sie ist jedoch die kostengünstigste Variante. Digitale Systeme verkürzen die Untersuchungszeit. Hierdurch wird der negative Einfluss der Patientenbewegung reduziert; die Treffsicherheit wird verbessert. Deshalb sowie wegen des deutlich besseren Patientenkomforts ist ihr Einsatz bei perkutanen Biopsien heute zu fordern.

Durchführung

Lagerung und Zugangsweg. Die Patientin muss bei Verwendung eines Biopsieaufsatzes während des gesamten Eingriffs ruhig sitzen, da Bewegungen die Treffsicherheit der Punktion beeinträchtigen

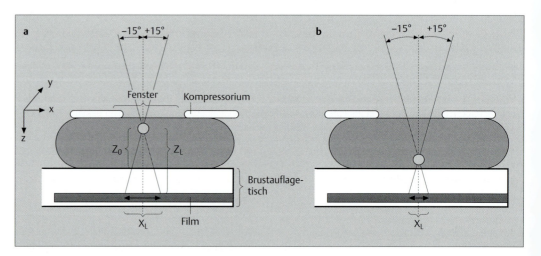

Abb. 7.10 a u. b **Prinzip der Tiefenlokalisation.**

Zunächst wird die Brust mit einer fenestrierten Kompressionsplatte komprimiert, deren Fenster exakt über der zu punktierenden Läsion liegen muss. Dann werden Zielaufnahmen mit einer Röhrenkippung um +15° sowie –15° angefertigt.
Filmnähere Läsionen (**b**) bilden sich dabei mit einer geringeren Verschiebung (X_L) auf dem Film ab als filmferne Läsionen (**a**). Aus der parallaktischen Verschiebung des Befundes (X_L) lässt sich dessen Tiefenlage berechnen.

Die Tiefenlage der Läsion Z_L in Bezug auf den Film errechnet sich nach der Formel:

$$\frac{X_L}{2} = Z_L \times \tan 15°$$

$$Z_2 = \frac{X_L}{2 \times \tan 15°}$$

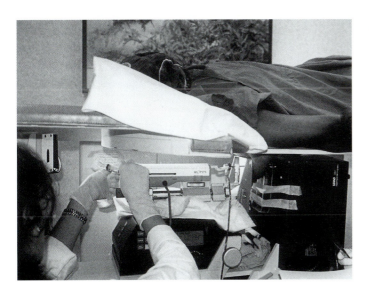

Abb. 7.11 **Durchführung der Vakuumbiopsie.**

können. Jedoch ist eine Patientenbewegung aufgrund von Schmerzen in Nacken, Rücken oder Schultern nicht immer auszuschließen.

Eine Biopsie in Seitenlage ist auch mit einem Stereotaxieaufsatz an einem Mammographiegerät möglich. Hierzu wird die Höhe der Patientenliege an die Höhe der Stereotaxieeinheit angepasst, jedoch ist diese Lagerung zeitaufwändig und nicht sehr stabil.

Bei Stereotaxietischen liegt die Patientin in bequemer Bauchlage. Die Brust hängt durch eine Öffnung im Tisch und wird unterhalb des Tisches zwischen dem Bildempfänger und einer Kompressionsplatte mit entsprechendem Ausschnitt fixiert (Abb. 7.11). Die Mammographieröhre ist ebenfalls unter dem Tisch angeordnet. Der Arzt hat bei der Biopsie reichlich Platz. Bei einigen Patienten können aber auch bei dieser Lagerung Schmerzen in Nacken, Rücken oder Schultern auftreten. Da die Punktion unter dem Tisch, außerhalb des Gesichtsfeldes der Patientin stattfindet, ist die psychische Belastung für die Patientin geringer.

Befunddarstellung. Bei der mammographischen Stereotaxie wird zunächst eine 0°-Zielaufnahme angefertigt, um sicherzustellen, dass sich der Befund unter dem Ausschnitt der Kompressionsplatte befindet. Es werden 2 Stereotaxieaufnahmen angefertigt, indem die Röntgenröhre aus der Ursprungsrichtung nach links bzw. rechts herausgekippt wird (Abb. 7.**12a**). Wenn sich der Befund auf der 0°-Zielaufnahme am rechten oder linken Bildrand befindet, wird er auf einer der Stereotaxieaufnahmen nicht erfasst. Daher sollte er bereits bei der 0°-Aufnahme möglichst zentral eingestellt werden. Für die Kalkulation der x-, y- und z-Achse wird nachfolgend ein Cursor auf den 2 Stereotaxieaufnahmen über den entsprechenden Befund positioniert. Es muss exakt der gleiche Zielpunkt angewählt werden. Dies kann problematisch sein, wenn zahlreiche gutartige oder sehr ähnliche Verkalkungen vorliegen oder bei Befunden wie Architekturstörungen, die sich in Aufnahmen aus verschiedenen Richtungen sehr unterschiedlich darstellen. In solchen Fällen kann die Biopsie in einer anderen Ebene versucht werden. Ansonsten ist eine transkutane Biopsie mittels Stereotaxie nicht möglich. In diesen seltenen Fällen sollte eine sonographisch gesteuerte Biopsie (falls möglich) oder eine Operation nach Drahtmarkierung ohne Stereotaxie in Betracht gezogen werden.

Es ist wichtig zu bedenken, dass eine geringe Abweichung auf der Zielaufnahme zu einer erheblichen Abweichung (5–10fach) in der Berechnung der Befundtiefe (z-Achse) führen kann. Eine Plausibilitätsüberprüfung der berechneten Nadelposition sollte anhand der Standardmammographie (2 orthogonale Ebenen) immer erfolgen. Bei der Stanzbiopsie oder Vakuumbiopsie muss das Zentrum des Akquisitionsfensters der Biopsienadel so in der Brust positioniert werden, dass es exakt in der berechneten Befundtiefe (z-Position des Befundes) liegt, der Befund muss also in der Mitte des Nadelfensters zentriert sein (Abb. 7.**3**). Die Nadelspitze (Abb. 7.**12 b** u. **c**) überragt dabei den Befund. Der Nadelvorschub muss dem Nadeltyp angepasst werden.

Lokalanästhesie und Nadelinsertion. Nach Lokalanästhesie und Stichinzision wird die Stanzbiopsie- oder Vakuumnadel in die Brust vorgeschoben. Bei

> Auch eine nur geringe Abweichung auf der Zielaufnahme kann zu einer erheblichen Abweichung in der Berechnung der Befundtiefe führen.

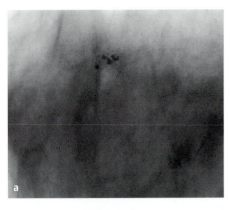 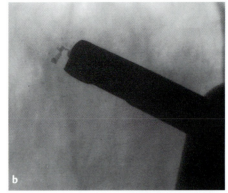 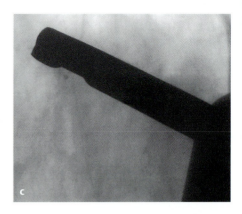
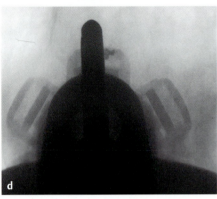 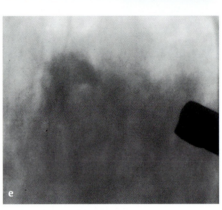

Abb. 7.12 a–e Dokumentationsbilder einer Vakuumbiopsie.
a Das Übersichtsbild zeigt eine Gruppe uncharakteristischen Mikrokalks. Aus 3 stereotaktischen Projektionen (–15°, 0°, +15°) wurden für die Planung die 0°- und die – 15°-Aufnahme ausgewählt.
b Nach der Planung wird die Nadel zunächst bis vor den Befund eingeführt (sog. „Prefire Position") und die korrekte Lage in den ausgewählten Ebenen überprüft (hier die –15°-Aufnahme).
c Dann wird die Nadel in die berechnete Position eingeschossen. Die Verkalkungen befinden sich nun im Fenster (– 15°-Aufnahme).
d Auf der 0°-Aufnahme nach Einschuss verdeckt die Nadel den Mikrokalk.
e Nach Entnahme wird bei zurückgezogener Nadel eine kleine Einblutung in die Entnahmehöhle dokumentiert. Mikrokalk ist nicht mehr erkennbar. *Histologie:* duktales In-situ-Karzinom.

---

der Stanzbiopsie sollte in der Regel auch eine tiefe Lokalanästhesie gesetzt werden. Dabei muss beachtet werden, dass der Befund durch das Lokalanästhetikum maskiert werden kann oder der Nadel ausweichen kann. Bei der Vakuumbiopsie sollte das Lokalanästhetikum injiziert werden, nachdem die Nadel in die Brust „geschossen" wurde, da das Gewebe durch die Nadel selbst fixiert wird. Kleinere Abweichungen werden durch Ansaugen ausgeglichen.

Kontrollaufnahmen. Vor der Gewebsentnahme werden 2 Stereotaxieaufnahmen zur Kontrolle der Nadelposition angefertigt. Nach der Biopsie sind bei noch liegender Nadel erneut Stereotaxieaufnahmen erforderlich, um zu dokumentieren, dass die Nadel durch den Befund verläuft bzw. Gewebe aus dem Befund entfernt wurde.

Präparatradiographie. Bei der Biopsie von Verkalkungen ist eine Präparatradiographie immer erforderlich, um eine korrekte Entnahme zu belegen (59; Abb. 7.**4c**). Auch bei Herdbefunden kann die Präparatradiographie hilfreich sein (Herdbefund in Fettgewebe). Die Präparatradiographie sollte während der Biopsie angefertigt werden. Stanzbiopsien sollten mindestens so lange fortgesetzt werden, bis Verkalkungen gewonnen wurden oder bis kein geeignetes Material mehr entnommen werden kann (15, 38). Bei Stanzbiopsien können Einblutungen zum Wegdrängen des Befundes führen und es werden dann nurmehr Koagel gewonnen. Die höhere Treffsicherheit der Vakuumbiopsie bei der Abklärung von Mikroverkalkungen kann durch eine bessere Entfernung der Verkalkungen und deren Umgebungsgewebe (durch Ansaugen) erklärt werden sowie durch die Tatsache, dass DCIS in einigen Fällen nahe, aber nicht direkt um die Verkalkungen gelegen sind.

Für die Präparatradiographie können die Vergrößerungsmammographie, spezielle Tischgeräte oder

> Bei der Biopsie von Verkalkungen ist eine Präparatradiographie erforderlich, um eine korrekte Entnahme zu belegen.

digitale Einheiten zum Einsatz kommen. Dabei sollte mit der niedrigsten kV- und mAs-Einstellung begonnen werden. Die Aufnahmen der Präparatradiographie werden den Patientenunterlagen beigefügt, die mit den Gewebsproben zum Pathologen gesandt werden. Sie unterstützen die schnellere Befunderfassung und sind wichtig für die exakte Korrelation.

Abschluss der Punktion. Wie bei der sonographisch gesteuerten Biopsie wird die Brust nach Biopsie komprimiert und die Punktionsstelle bandagiert. Die Patientin sollte über das Verhalten nach der Biopsie aufgeklärt sein. Außerdem sollte sie wissen, wie sie das Ergebnis des histologischen Befundes erhält.

MRT-gesteuerte Punktion

Eine transkutane Biopsie von ausschließlich MR-tomographisch entdeckten Befunden wird angestrebt,
- um eine Operation von gutartigen MR-tomographisch entdeckten Befunden zu vermeiden (im Allgemeinen ist 1 von 2–4 MR-tomographisch entdeckten Befunden bösartig),
- um logistische Probleme bei der Abstimmung von MR-gestützter Lokalisierung und Operation zu verringern,
- da Kontrastmittel anreichernde Befunde in der Regel durch MRT, Röntgen oder Sonographie des Präparats nicht mehr dargestellt werden können. Daher können nach Drahtmarkierung und Exzision Unsicherheiten verbleiben, ob der entsprechende Befund entfernt wurde. Eine transkutane Entfernung unter Bildgebung könnte dieses Problem lösen.

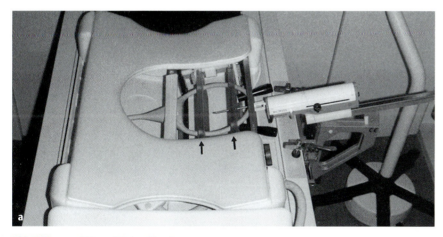
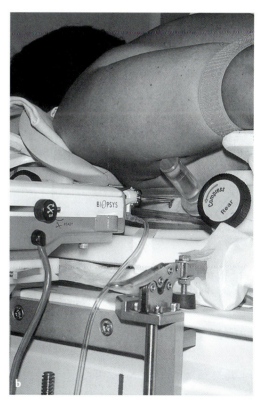

Abb. 7.13a–g **MR-gestützte Biopsie.**
a Die Biopsieeinheit für die MR-gestützte Biopsie besteht aus einem Kompressorium, in dem die Brust fixiert wird. Es befindet sich in einem Gehäuse, das auf dem Untersuchungstisch liegt. Das Kompressorium besteht aus 2 parallel angeordneten Kompressionsrahmen (Pfeile) mit horizontal verlaufenden flexiblen Stäben. Zwischen die Stäbe wird die flexible Ringspule eingelegt. Während der Untersuchung liegt die Patientin in Bauchlage auf dem Gehäuse. Die Brust hängt zwischen den Kompressionsplatten, zwischen denen sie dann fixiert wird und wo sie von der Bildgebungsspule umgeben ist. Die Patientin muss während der gesamten Untersuchung in dieser Position ruhig liegen. Für die Bildgebung wird sie mit dem Untersuchungstisch in die MR-Röhre geschoben. Für die Intervention wird der Untersuchungstisch aus der Röhre herausgezogen, sodass die Intervention außerhalb der Röhre durchgeführt wird. Anhand der MRT-Aufnahmen der fixierten Brust werden die Läsionskoordinaten berechnet. Mithilfe der Zieleinheit, auf die die Biopsiepistole aufgesetzt wird, wird die Biopsienadel entsprechend den errechneten Koordinaten in die Läsion geführt.
b Bild während einer Untersuchung: Die Patientin liegt auf dem Gehäuse. Die Brust ist zwischen einer medialen (nicht sichtbar) und einer lateralen Kompressionsplatte fixiert. Die horizontal verlaufenden Stäbe der Kompressionsplatten werden durch einen Distanzhalter auseinander gespreizt, sodass die Biopsienadel an der berechneten Eintrittsstelle in die Brust geführt werden kann.

Fortsetzung →

Derzeit wird die MRT-gesteuerte Stanzbiopsie von einigen Arbeitsgruppen durchgeführt (62–66). Da MRT-gesteuerte Stanzbiopsie ein aufwendiges, noch in Entwicklung befindliches Verfahren ist und (bei fehlendem direkten Monitoring) der Nachweis der korrekten Entnahme bildlich nur selten möglich ist, wird sie für Befunde von unter 1 cm nicht empfohlen. Die MRT-gesteuerte Vakuumbiopsie hingegen ist – basierend auf über 500 in einer europäischen Multicenter-Studie durchgeführten Untersuchungen – viel

Abb. 7.13 c–g Fortsetzung
c–g Repräsentative Bilder einer MR-gestützten Vakuumbiopsie. Die ursprüngliche MRT war wegen eingeschränkter Beurteilbarkeit nach brusterhaltender Therapie durchgeführt worden, wobei eine wenige Millimeter messende, anreichernde Läsion gefunden wurde, die auch retrospektiv nicht mit anderen Methoden lokalisierbar war.

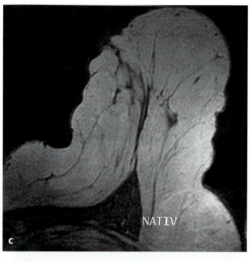
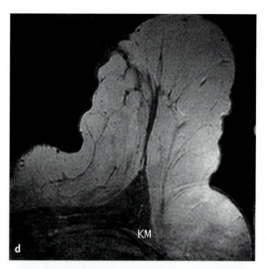
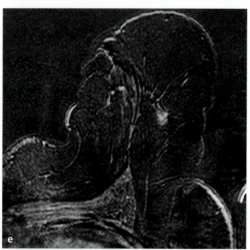
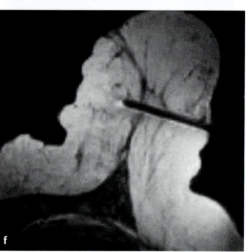
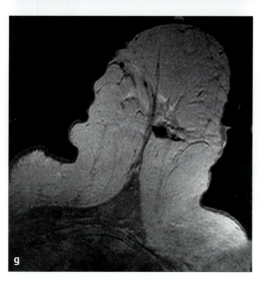

c Transversale Schicht durch die Läsion vor Kontrastmittelgabe (die Brust ist bereits im Kompressorium fixiert).
d Schicht wie (c) nach Gabe von MR-Kontrastmittel.
e Das Subtraktionsbild (d–c) zeigt die suspekte Anreicherung.
f Platzhalternadel in korrekter Position. Nachdem die korrekte Lage der Platzhalternadel nachgewiesen ist, wird diese außerhalb der MR-Röhre gegen die Vakuumbiopsienadel ausgetauscht, und die Vakuumbiopsie wird in berechneter Position durchgeführt.
g Zum Schluss wird die korrekte Lage der Entnahmehöhle dokumentiert.
Histologie: invasiv duktales Karzinom.

versprechend (67, 68; Abb. 7.**13**). Durch das Verfahren der Vakuumbiopsie wird der „Sampling error" minimiert, und kleinere Ungenauigkeiten der Peilung können durch die Ansaugung und das größere entfernte Volumen gut kompensiert werden. Als besonders wertvoll erweist sich in der Regel die gute Sichtbarkeit und Beurteilbarkeit der Biopsiehöhle, die durch direkten Nachweis eines fehlenden bzw. größenreduzierten Enhancements meist die korrekte und repräsentative Entnahme bestätigt.

Handling des Biopsats

Wird die Nadel aus der Brust entfernt und wieder eingeführt, muss darauf geachtet werden, die Nadel nicht in die Konservierungsflüssigkeit zu tauchen (Abb. 7.**12**). Bei der FNA muss bei jeder Punktion eine neue Nadel verwendet werden.

Wird eine Präparatradiographie angefertigt, müssen die Gewebszylinder mit physiologischer Kochsalzlösung feucht gehalten werden, bevor sie in die Konservierungslösung gegeben werden, um Artefakte durch Austrocknung zu vermeiden.

Dem Pathologen sollten Befundbeschreibung, Verdachtsdiagnose und entsprechende klinische Angaben mitgeteilt werden. Bei Verkalkungen muss dem Pathologen außerdem die Präparatradiographie vorliegen.

Interpretation des histologischen Befundes

Korrelation von Biopsie und Bildgebung. Ein entscheidender Punkt bei der erfolgreichen Anwendung der Biopsietechniken ist eine Korrelation des Biopsieergebnisses mit den Charakteristika des Befundes in der Bildgebung. Bei unklarem oder suspektem Befund (BI-RADS Kategorie 4) und benignem histologischen Ergebnis kann von einer korrekten Biopsie ausgegangen werden, wenn die Bildgebung mit dem histologischen Befund vereinbar ist (27,32). Die Übereinstimmung muss jedoch bei allen Befunden sehr sorgfältig überprüft werden.

Weiterhin sollten die Biopsiemethode (Zuverlässigkeit in Abhängigkeit von Biopsieart, Nadeldicke und histologischem Befundtyp), die individuelle Treffsicherheit des Radiologen (audit) und der Erfolg der Biopsie (Qualität und Anzahl der Gewebszylinder, Zuverlässigkeit und Kontrolle der korrekten Nadelposition, Vorliegen einer Blutung) berücksichtigt werden.

Hochsuspekte Befunde. Bei hochsuspekten Befunden (BI-RADS Kategorie 5) muss bei gutartigem Ergebnis der Nadelbiopsie eine Rebiopsie dringend erwogen werden. Zwar können auch einige gutartige Befunde ein suspektes Erscheinungsbild haben (z.B. fokale Fibrosen oder radiäre Narben), jedoch ist insbesondere bei einfachen Nadelbiopsien eine Rebiopsie zum sicheren Malignomausschluss unerlässlich (69). Bei Vakuumbiopsien wird das Ausmaß der repräsentativen Gewebeentnahme entsprechend in eine derartige Beurteilung eingehen.

Duktale Atypie. Bestimmte Histopathologien korrelieren mit der Bildgebung, können jedoch Teil eines aggressiveren Befundes sein. Der wichtigste Befund ist hierbei die duktale Atypie (atypische duktale Hyperplasie, ADH), die sich mammographisch meist durch Verkalkungen manifestiert (48–51). Bei der malignen Transformation des Epithels ist die duktale Atypie ein Übergangsstadium. Ein Übergang in ein In-situ- oder invasives Karzinom ist möglich. Beim Nachweis einer duktalen Atypie in einem bioptierten Gang steigt das Risiko, dass ein Teil des Epithels nahe dieses Befundes in ein In-situ- oder sogar invasives Karzinom transformiert ist. Außerdem kann ein ADH-Fokus ein Hinweis auf einen multizentrischen Befund sein (meist ADH oder DCIS), der in der Bildgebung nicht sichtbar ist. Die Wahrscheinlichkeit, dass trotz einer mit Nadelbiopsie ausschließlich als ADH verifizierter Veränderung doch ein DCIS vorliegt, wächst mit einem geringe-

> Ein entscheidender Punkt bei der erfolgreichen Anwendung der Biopsietechniken ist eine Korrelation des Biopsieergebnisses mit dem bildgebenden Befund.

> In allen Fällen mit bioptisch nachgewiesener ADH muss eine Operation erfolgen, um ein möglicherweise benachbart liegendes DCIS oder invasives Karzinom auszuschließen.
> Keine minimal invasive Methode darf im Falle eines invasiven Karzinoms, eines DCIS oder einer ADH als therapeutisch angesehen werden.

ren Volumen der entnommenen Gewebsproben, da hier die Wahrscheinlichkeit eines „Sampling errors" steigt. Deshalb muss in allen Fällen mit bioptisch nachgewiesener ADH eine Operation erfolgen, um ein möglicherweise benachbart liegendes DCIS oder invasives Karzinom auszuschließen.

DCIS. Gleiche Probleme treten auf, wenn stanzbioptisch ein DCIS nachgewiesen wird, da ein benachbart lokalisiertes invasives Karzinom vorliegen kann (52–55). Wie bei der duktalen Atypie ist dies abhängig von der histologischen Heterogenität des Befundes. Hierdurch können aggressive Anteile einer Nadelbiopsie entgehen. Alle genannten „Unterschätzungen" können auch hier durch eine größere Gewebsentfernung reduziert werden.

Insgesamt ergibt das Gesagte, dass keine minimal invasive Methode im Falle eines invasiven Karzinoms, eines DCIS oder einer ADH als therapeutisch angesehen werden darf. In diesen Fällen ist eine Nachresektion mit ausreichendem Sicherheitssaum aus diagnostischen (exaktes Staging) und therapeutischen Gründen unverzichtbar.

Diskrepanz zwischen Biopsie und Operation. Im Einzelfall kann eine Diskrepanz zwischen minimal invasiver Biopsie (DCIS oder ADH) und operativer Nachresektion (invasives Karzinom) folgende Konsequenzen haben: Wird bei der vorangegangenen, minimal invasiven Biopsie fälschlicherweise nur ein DCIS oder eine ADH diagnostiziert, so kann die Indikation zur Axilladissektion, die mit dem Nachweis der Invasion bei der endgültigen Operation notwendig wird, erst verspätet gestellt werden. Dies bedeutet, die Entscheidung zur Axilladissektion kann dann erst nach dem Vorliegen der Operationshistologie getroffen werden. Die Axilladissektion kann in diesen Fällen also nicht gleichzeitig mit der Brustoperation durchgeführt werden.

Würde hingegen bei einem DCIS-verdächtigen Befund auf eine Nadelbiopsie zugunsten einer operativen Biopsie verzichtet, müsste (im Falle eines sich dann ergebenden invasiven Karzinoms) immer eine zweite Operation zur Axilladiagnostik bzw. -therapie durchgeführt werden, da eine Schnellschnittdiagnostik für die histologische Sicherung von DCIS-verdächtigen Befunden ohnehin nicht mehr als adäquat angesehen wird. Hinzu kommt, dass bei zu kleiner operativer Biopsie (ohne vorherige histologische Sicherung) Nachresektionen häufiger sind. Die sog. „Unterschätzung" eines Karzinoms als ADH statt DCIS hat keine nachteiligen Konsequenzen, da bei beiden Diagnosen eine Nachexzision mit ausreichendem Sicherheitssaum nötig ist.

Korrekte Diagnose durch Biopsie. Ideal ist es hingegen, wenn bereits durch die minimal-invasive Abklärung die korrekte Diagnose eines DCIS oder eines invasiven Karzinoms gestellt wird und ggf. auch bereits Zweitherde präoperativ verifiziert oder ausgeschlossen werden können. In diesen Fällen kann die minimal invasive Biopsie unmittelbar zur optimalen Therapieentscheidung führen, die dann mit nur einem operativen Eingriff möglich wird. In diesen Fällen kann also durch die minimal invasive Biopsie meist 1 von 2 operativen Eingriffen eingespart werden. In diesem Sinne ist die Wahl eines minimal invasiven Verfahrens mit hoher Treffsicherheit bei der Klassifizierung (DCIS versus invasives Karzinom) durchaus sinnvoll.

Radiäre Narben. In bis zu 25% sind radiäre Narben mit einem Karzinom assoziiert. Dies ist meist in der Peripherie lokalisiert und vom tubulären Typ. Bei stanzbioptisch gesicherter radiärer Narbe sollte daher eine operative Rebiopsie des Befundes durchgeführt werden (69).

Lobuläres In-situ-Karzinom. Über das Management eines stanzbioptisch gesicherten lobulären In-situ-Karzinoms (LCIS) gibt es Kontroversen (70, 71). Das LCIS weist selten ein mammographisches Korrelat auf. Daher erklärt das histologische Ergebnis meist nicht den mammographischen Befund, aufgrund dessen die Biopsie empfohlen wurde. Jedoch kann ein LCIS auch mit einem invasiven lobulären Karzinom assoziiert sein, das in kleinen Gewebsproben zum Teil schwierig zu diagnostizieren ist. Bei kleinen Gewebsproben oder einer Entfernung, die nicht im Gesunden erfolgte, wird daher empfohlen, eine Reexzision durchzuführen. Ansonsten ist beim LCIS keine größere operative Exzision erforderlich. Jedoch ist das LCIS ein Marker für ein erhöhtes Malignomrisiko. Eine Überweisung der Patientin in eine „High-risk"-Nachsorge sollte erwogen werden.

Differenzierungsprobleme. Einige Entitäten sind vom Pathologen anhand des bei der Stanzbiopsie gewonnenen Materials schwierig zu diagnostizieren, so z.B. die Differenzierung des phylloiden Tumors vom Fibroadenom. Abhängig von der Erfahrung des Pathologen kann die definitive Feststellung der Gutartigkeit bei einer papillären Läsion am Stanzbiopsiepräparat schwierig sein (72). Einige seltene Befunde sind ebenfalls schwer zu beurteilen. Dies muss vom Pathologen im Befund vermerkt und ggf. eine operative Entfernung empfohlen werden.

Bei stanzbioptisch gesicherter radiärer Narbe sollte eine operative Rebiopsie des Befundes durchgeführt werden.

Zusammenfassung

Perkutane Biopsien

Alle perkutanen Biopsien sollten, unabhängig ob sie zur Abklärung von Tastbefunden oder von mammographischen/sonographischen, nicht tastbaren Auffälligkeiten indiziert sind, unter bildgebender Steuerung durchgeführt werden. Vor jeglichem Einsatz interventioneller Methoden muss eine vollständige Abklärung erfolgen. Es stehen Feinnadelpunktion, Stanzbiopsie und Vakuumbiopsie zur Verfügung. Die Treffsicherheit und Zuverlässigkeit der Methoden ist abhängig von der Einhaltung der Untersuchungsstandards, der Erfahrung des Untersuchers und der Korrelation von Bildgebung und histologischem Befund. Wichtiger Teil der Qualitätssicherung sind auch systematische Ergebnisdokumentation und Verlaufsbeobachtung. Mit dem Einsatz der perkutanen Interventionen kann die Rate offener diagnostischer Biopsien reduziert und im Falle der Malignität ein einzeitiges operatives Vorgehen ermöglicht werden.

Technik

Für Feinnadelpunktionen, Stanzbiopsie und Vakuumbiopsie liegen Untersuchungsstandards vor, deren Umsetzung die Treffsicherheit wesentlich mitbestimmt. Solide Herdbefunde werden (aus Zeit- und Kostengründen) vorzugsweise sonographisch gesteuert stanzbiopsiert, die Abklärung gruppierter Mikroverkalkungen erfordert stereotaktische Steuerung. Alle vorliegenden Daten sprechen bei Abklärung von Mikroverkalkungen und kleinen ($\leq$ 1 cm) nur mammographisch sichtbaren Herdbefunden für die diagnostische Überlegenheit der stereotaktisch gesteuerten Vakuumbiopsie gegenüber der Stanzbiopsie. Die Umsetzung der Standards ist unverzichtbar. Läsionen, die ausschließlich kernspintomographisch entdeckt wurden, können heute an wenigen Zentren entweder stanz- oder besser vakuumbioptisch abgeklärt werden. Zur Qualitätssicherung und vor endgültiger Befunderstellung muss die Korrelation von Bildgebung und histologischem Ergebnis der Biopsie erfolgen, um ggf. die perkutane Biopsie zu wiederholen oder auch zur offenen bioptischen Abklärung zu raten. Im Falle der Diagnose einer ADH, eines DCIS oder invasiven Karzinoms ist eine offene Biopsie indiziert. Das Vorgehen bei einigen besonderen Läsionen (z. B. CLIS, papilläre Läsion) sollte immer im interdisziplinären Konsens entschieden werden.

Literatur

[1] Azavedo E, Svane G, Auer G. Stereotactic fine-needle biopsy in 2594 mammographically detected non palpable lesions. Lancet I. 1998;1033–6

[2] Pisano ED, Fajardo LL, Tsimikas J et al. Rate of insufficient samples for fine-needle aspiration for nonpalpable breast lesions in a multicenter clinical trial: The Radiologic Diagnostic Oncology Group 5 study. Cancer. 1998; 82:678–88

[3] NHS Breast Screening Programme. Guidelines for Cytology Procedures and Reporting in Breast Cancer Screening: Report by Cytology Sub-Group of the National Coordinating Committee for Breast Screening Pathology; NHSBSP Publication N. 22; Sept. 1993

[4] Marcaccio MJ, O'Brien SE, Chen VS. Fine-needle aspiration cytology in breast lumps. Can J Surg. 1986; 29:405–7

[5] Dent DM, Kirkpatrick AE, McGoogan E, Chetty U, Anderson TJ. Stereotaxic localization and aspiration cytology of impalpable breast lesions. Clin Radiol. 1989;40:380–2

[6] Dowlatshahi K, Yaremko ML, Kluskens LF, Jokich PM. Nonpalpable breast lesions: Findings of stereotaxic needle-core biopsy and fine-needle aspiration cytology. Radiology. 1991;185:639–40

[7] Dempsey P, Rubin E. The roles of needle biopsy and periodic follow-up in the evaluation and diagnosis of breast lesions. Semin Roentgenol. 1993;28:252–8

[8] Maestro C, Giudicelli T, Ettore F et al. Ultrasound-guided cytopuncture of impalpable solid breast lesions. J Radiol. 1994;75:497–503

[9] Saarlela AO, Kiviniemi HO, Rissanen TJ, Paloneva TK. Nonpalpable breast lesions: pathologic correlation of ultrasonographically guided fine-needle aspiration biopsy. J Ultrasound Med. 1996;15:549–53

[10] Lofgren M, Andersson I, Lindholm K. Stereotactic fine-needle aspiration for cytologic diagnosis of nonpalpable breast lesions. AJR. 1990;154:1191–5

[11] Sarfati MR, Fox KA, Warneke JA et al. Stereotactic fine-needle aspiration cytology of nonpalpable breast lesions: an analysis of 258 consecutive aspirates. Am J Surg. 1994;168:529–31

[12] Britton PD. Fine needle aspiration or core biopsy. Breast. 1999;8:1–4

[13] Britton PD, McCann J. Needle biopsy in the NHS Breast Screening Programme 1996/97: How much and how accurate? Breast. 1999;8:5–11

[14] Brenner RJ, Fajardo L, Fisher PR et al. Percutaneous core biopsy of the breast: effect of operator experience and

number of samples on diagnostic accuracy. AJR. 1996;166:341–6

[15] Liberman L, Evans WP, Dershaw DD et al. Specimen radiography of microcalcifications in stereotaxic mammary core biopsy specimens. Radiology. 1994;190:223–5

[16] Parker SH, Lovin JD, Jobe WE et al. Nonpalpable breast lesions: stereotactic automated large-core biopsies. Radiology. 1991;180:403–7

[17] Elvecrog EL, Lechner MC, Nelson MT. Nonpalpable breast lesions: correlation of stereotactic large-core needle biopsy and surgical biopsy results. Radiology. 1993; 188:453–5

[18] Gisvold JJ, Goellner JR, Grant CS et al. Breast biopsy: a comparative study of stereotaxically guided core and excisional techniques. AJR. 1994;162:815–20

[19] Dershaw DD, Morris EA, Liberman L, Abramson AF. Nondiagnostic core breast biopsy: results of rebiopsy. Radiology. 1996;198:323–5

[20] Britton PD, Flower CD, Freeman AH et al. Changing to core biopsy in an NHS breast screening unit. Clin Radiol. 1997;52:764–7

[21] Fornage BD, Coan JD, David CL. Ultrasound-guided needle biopsy of the breast and other interventional procedures. Radiol Clin North Am. 1992;30:167

[22] Schulz-Wendtland R, Kramer S, Lang N, Bautz W. Ultrasonic guided microbiopsy in mammary diagnosis: indications, technique and results. Anticancer Res. 1998; 18:2145–6

[23] Parker SH, Jobe WE, Dennis MA et al. US-guided automated large-core breast biopsy. Radiology. 1993;187:507–11

[24] Fajardo LL, Jackson VP, Hunter TB. Interventional procedures in diseases of the breast: Needle biopsy, pneumocystography and galactography. AJR 1992; 158:1231–8

[25] Nguyen M, Mc Combs MM, Ghandehari S et al. An update on core needle biopsy for radiologically detected breast lesions. Cancer. 1996;78:2340–5

[26] Frayne J, Sterrett GF, Harvey J et al. Stereotactic 14 gauge core-biopsy of the breast: results from 101 patients. Aust N Z J Surg: 1996;66:585–91.

[27] Lee Ch, Egglin TK, Philpotts LE et al. Cost-effectiveness of stereotactic core needle biopsy: analysis by means of mammographic findings. Radiology. 1997;202:849–54

[28] Liberman L, Dershaw DD, Glassman JR et al. Analysis of cancers not diagnosed at stereotactic core breast biopsy. Radiology. 1997;203:151–7

[29] Acheson MB, Patton RG, Howisey RL et al. Histologic correlation of image-guided core biopsy with excisional biopsy of nonpalpable breast lesions. Arch Surg. 1997;132:815–8 and 819–21

[30] Fuhrman GM, Cederbom GJ, Bolton JS et al. Image-guided core needle breast biopsy is an accurate technique to evaluate patients with nonpalpable imaging abnormalities. Ann Surg. 1998;227:932–9

[31] Meyer JE, Smith DN, Lester SC et al. Large core needle biopsy: nonmalignant breast abnormalities evaluated with surgical excision or repeat core biopsy. Radiology. 1998;206:717–9

[32] Jackman RJ, Nowels KW, Rodriguez-Soto J et al. Stereotactic, automated, large-core needle biopsy of nonpalpable breast lesions: false-negative and histologic underestimation rates after long-term follow-up. Radiology. 1999;210:799–805

[33] Parker SH, Burbank F, Jackman RJ et al. Percutaneous large-core breast biopsy: a multiinstitutional study. Radiology. 1994;193:359–64

[34] Nath ME, Robinson TM, Tobon H et al. Automated large-core needle biopsy of surgically removed breast lesions: comparison of samples obtained with 14, 16, and 18 gauge needles. Radiology. 1995;197:739–42

[35] Mainiero MB, Philpotts LE, Lee CH et al. Stereotaxic core needle biopsy of breast microcalcifications: correlation of target accuracy and diagnosis with lesion size. Radiology. 1996;198:665–9

[36] Lee CH, Philpotts LE, Horvath LJ et al. Follow-up of breast lesions diagnosed as benign with stereotactic core-needle biopsy: frequency of mammographic change and false-negative rate. Radiology. 1999;212:189–94

[37] Meyer JE, Smith DN, Dipiro PJ et al. Stereotactic breast biopsy of clustered microcalcifications with a directional, vacuum-assisted device. Radiology. 1997;204:575–6

[38] Liberman L, Smolkin JH, Dershaw DD et al. Calcification retrieval at stereotactic 11-gauge vacuum-assisted breast biopsy. Radiology. 1998;208:251–60

[39] Liberman L, Dershaw DD, Rosen PP et al. Percutaneous removal of malignant lesions at stereotactic vacuum-assisted biopsy. Radiology. 1998;206:711–5

[40] Heywang-Köbrunner SH, Schaumlöffel U, Viehweg P et al. Minimally invasive stereotactic vacuum core breast biopsy. Eur Radiol. 1998;8;377–85

[41] Rotter K, Häntschel G, Koethe D et. al. Evaluation of mammographic and clinical follow-up after 679 stereotactic vacuum-assisted breast biopsis. Am J Surg, submitted

[42] Jackman RJ, Marzoni FA, Nowels KW. Percutaneous removal of benign mammographic lesions: comparison of automated large-core and directional vacuum-assisted biopsy techniques. AJR. 1998;171:1325–30

[43] Zannis VJ, Aliano KM. The evolving practice pattern of the breast surgeon with disappearance of open biopsy for nonpalpable lesions. Am J Surg. 1998;176:525–8

[44] Philpotts LE, Shaheen NA, Carter D et al. Comparison of rebiopsy rates after stereotactic core needle biopsy of the breast with 11-gauge vacuum suction probe versus 14-gauge needle and automatic gun. AJR. 1999;172:683–7

[45] Reynolds HE, Poon CM, Goulet RJ, Lazaridis CL. Biopsy of breast microcalcifications using an 11-gauge directional vacuum-assisted device. AJR. 1998;171:611–3

[46] Liberman L, Hann LE, Dershaw DD et al. Mammographic findings after sterotaxic 14-gauge vacuum biopsy. Radiology. 1997;203:243–7

[47] Berg WA, Krebs TL, Campassi C et al. Evaluation of 14- and 11-gauge directional, vacuum-assisted biopsy probes and 14-gauge biopsy guns in a breast parenchymal model. Radiology. 1997;205:203–8

[48] Burbank F. Stereotactic breast biopsy of atypical ductal hyperplasia and ductal carcinoma in situ: improved ac-

curacy with a directional, vacuum-assisted biopsy instrument. Radiology. 1997;202;843–8

49 Jackman RJ, Burbank F, Parker SH et al. Atypical ductal hyperplasia diagnosed at stereotactic breast biopsy: improved reliability with 14-gauge, directional, vacuum-assisted biopsy. Radiology. 1997;204:485–8

50 Liberman L, Cohen MA, Dershaw DD et al. Atypical ductal hyperplasia diagnosed at stereotaxic core biopsy of breast lesions: an indication for surgical biopsy. AJR. 1995;164:1111–3

51 Brem RF, Behrndt VS, Sanow L, Gatewood OMB. Atypical ductal hyperplasia: histologic underestimation of carcinoma in tissue harvested from impalpable breast lesions using 11-gauge stereotactically guided directional vacuum-assisted biopsy. AJR. 1999;172:1405–7

52 Won B, Reynolds H, Lazaridis CL, Jackson VP. Stereotactic biopsy of ductal carcinoma in situ using an 11 gauge vacuum-assisted device: persistent underestimation of disease. AJR. 1999;173:227–9

53 Götz L, Amaya B, Häntschel G et al. Comparison between histologic outcome in vacuum biopsy and re-excision. Eur Radiol. 2000;10[Suppl1]:2–10

54 Jackman RJ, Burbank FH, Parker SH et al. Accuracy of sampling ductal carcinoma in situ by three stereotactic breast biopsy methods [abstr]. Radiology. 1998; 209(P):197–8

55 Liberman L, Dershaw DD, Rosen PP et al. Stereotactic core biopsy of breast carcinoma: accuracy at predicting invasion. Radiology. 1995;194:379–81

56 Liberman L, Dershaw DD, Rosen PP et al. Core-needle biopsy of synchronous ipsilateral breast lesions: impact on treatment. AJR. 1996;166:1429–32

57 Rosenblatt R, Fineberg SA, Sparano JA, Kaleya RN. Stereotactic core needle biopsy of multiple sites in the breast: efficacy and effect on patient care. Radiology. 1996;201:67–70

58 Krämer S, Schulz-Wendtland R. Experiences with 400 core needle biopsies. Publication in preparation. Personal communication (April 2000)

59 Dershaw DD. Percutaneous biopsy of nonpalpable breast lesions: core or fine needle aspiration. In: Interventional Breast Procedures. Dershaw DD, ed. New York: Churchill Livingstone; 1996:103–6

60 Burbank F, Forcier N. Tissue marking clip for stereotactic breast biopsy: initial placement accuracy, long-term stability, and usefulness as a guide for wire localization. Radiology. 1997;205:407–15

61 Liberman L, Dershaw DD, Morris EA et al. Clip placement after stereotactic vacuum-assisted breast biopsy. Radiology. 1997;205:417–22

62 Heywang-Köbrunner SH, Hyynh AT, Viehweg P, Hanke W, Requardt H, Paprosch I. Prototype breast coil for MR-guided needle localization. J Comput Assist Tomogr. 1994;18:876–81

63 Orel SG, Schnall MD, Newman RW, Powell CM, Torosian MH, Rosato EF. MR imaging-guided localization and biopsy of breast lesions: initial experience. Radiology. 1994;193:97–102

64 Fischer U, Kopka L, Grabbe E. Magnetic resonance guided localization and biopsy of suspicious breast lesions. Top Magn Reson Imaging. 1998;9:44–59

65 Kuhl, C, Elevelt A, Leutner C, Gieseke J, Pakos E, Schild H. Interventional breast MR imaging: clinical use of a stereotactic localization and biopsy device. Radiology. 1997;204:667–75

66 Heywang-Köbrunner SH, Heinig A, Pickuth D, Alberich T, Spielmann RP. Interventional MRI of the breast: lesion localization and biopsy. Eur Radiol. 2000;10:36–45

67 Heywang-Köbrunner SH, Heinig A, Schaumlöffel U et al. MR-guided percutaneous excisional and incisional biopsy of breast lesions. Eur Radiol. 1999;9:1656–65

68 Perlet C, Heinig A, Prat X et. al. Multicenter study for the evaluation of a dedicated biopsy device for MR-guided vacuum biopsy of the breast. Eur Radiol. 2002; 12:1463–70

69 Liberman L, Dershaw DD, Rosen PP et al. Stereotaxic core biopsy of impalpable spiculated breast masses. AJR. 1995;165:551–4

70 Liberman L, Sama M, Susnik B et al. Lobular carcinoma in situ at percutaneous breast biopsy: surgical biopsy findings. AJR.1999;173:291–9

71 Gabriel H. The dilemma of lobular carcinoma in situ at percutaneous biopsy: to excise or to monitor. AJR. 1999; 173:300–2

72 Liberman L, Bracero N, Vuolo MA et al. Percutaneous large-core biopsy of papillary breast lesions. AJR. 1999; 172:331–7

73 Heywang-Köbrunner SH, Schreer I, Decker Th, Böcker W. Interdisciplinary Consensus on the Use and Technique of Vacuum Assisted Stereotactic Breast Biopsy. Eur J Radiol. 2002; in Druck

8 Präoperative Markierung

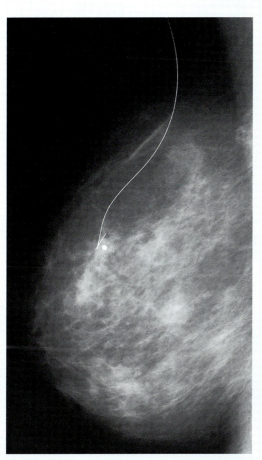

Bedeutung ⇢ *188*

Indikation ⇢ *188*

Nebenwirkungen ⇢ *188*

Verfahren ⇢ *189*

Mammographisch gesteuerte Lokalisationsmethoden ⇢ *189*

Sonographisch gesteuerte Lokalisation ⇢ *193*

MRT-gesteuerte Lokalisation ⇢ *193*

Galaktographisch gesteuerte Lokalisation ⇢ *194*

Lokalisationsmaterial ⇢ *194*

Farbstoffe und Kohle ⇢ *194*

Nadeln und Markierungsdrähte ⇢ *195*

Probleme und Problemlösungen ⇢ *196*

Zusammenfassung ⇢ *196*

Bedeutung

Der zunehmende Einsatz der Mammographie hat eine vermehrte Entdeckungsrate klinisch okkulter Veränderungen zur Folge. Exzisionsbedürftige Befunde, die nur mit bildgebenden Methoden erkennbar, aber nicht sicher tastbar sind, müssen unbedingt für den Operateur lokalisiert werden. Hierzu gibt es die Möglichkeit, nicht tastbare Befunde entweder mammographisch oder sonographisch gesteuert (seltener CT- oder MRT-gesteuert) zu markieren.

Es darf zur Markierung nur diejenige bildgebende Methode angewendet werden, mit der die Läsion auch sicher zu identifizieren ist. Ist die Läsion mit mehreren Verfahren eindeutig sichtbar, sollte die Methode gewählt werden, die die schnellste und einfachste Durchführung erlaubt.

Für die mammographisch gesteuerte präoperative Markierung existieren verschiedene Verfahren. Sie unterscheiden sich im technischen Aufwand, Zeitaufwand, der Zielgenauigkeit und somit auch in ihrer Treffsicherheit (1, 2).

Befunde, die mit der Sonographie sicher identifizierbar sind, können unter sonographischer Kontrolle markiert werden. Insgesamt bedarf die sonographisch gesteuerte exakte Lokalisierung einer größeren Erfahrung als die mammographisch gesteuerte. Bei ausreichender Erfahrung und ausreichend großen Befunden kann sie aber meist rascher durchgeführt werden.

Befunde, die nur mit Kontrastmittel-MRT gefunden wurden, müssen mittels Kontrastmittel-MRT oder Kontrastmittel-CT markiert werden. Für die MRT- oder CT-gesteuerte Punktion können einfache Verfahren verwendet werden, die denen der üblichen CT-gesteuerten Punktion anderer Organe entsprechen und in Rückenlage der Patientin mit ausreichender Treffsicherheit ($\pm 5-10$ mm) durchgeführt werden. Spezielle Biopsiespulen für die Markierung MRT-entdeckter Läsionen sind mittlerweile verfügbar und erlauben eine deutlich bessere Treffsicherheit. Zu beachten ist, dass die CT-Markierung mit einer nicht unerheblichen Strahlendosis im Vergleich zur Mammographie verbunden ist.

> Zur Markierung darf nur diejenige bildgebende Methode angewendet werden, mit der die Läsion auch sicher zu identifizieren ist.

Indikation

Jeder nicht tastbare, jedoch entweder mammographisch, sonographisch oder MR-tomographisch exzisionsbedürftige Befund muss präoperativ für den Operateur lokalisiert und markiert werden. Nur mittels Markierung gelingt die sichere Entfernung des auffälligen Befundes mit dem kleinstmöglichen zu entfernenden Parenchymvolumen.

> Nur durch eine exakte präoperative Markierung gelingt die sichere Entfernung des auffälligen Befundes mit dem kleinstmöglichen zu entfernenden Parenchymvolumen.

Nebenwirkungen

An Nebenwirkungen können auftreten:
- Schmerz,
- Blutung,
- vasovagale Reaktion (3).

Schmerz. Nur der Einstich der Nadel in die Haut ist schmerzhaft, die Nadel- oder Drahtbewegung in der Brust selbst nur wenig, die Injektion einer Markierungslösung (Farbstoff, Kohlepartikel) ebenfalls nur gering schmerzhaft. Auch die bei der mammographisch gesteuerten Freihandlokalisation notwendige Kompression der Brust mit liegender Nadel wird – eine einfühlsame Handhabung vorausgesetzt – sehr gut toleriert.

Blutung. Blutungen werden nur dann ein Problem, wenn durch Zufall bei der Lokalisation eine Arterie getroffen wird. Dann muss die Untersuchung unterbrochen werden, um kräftig und ausreichend lange (etwa 15 Minuten) zu komprimieren.

Vasovagale Reaktion. Mit vasovagalen Reaktionen ist grundsätzlich zu rechnen, da das Einbringen einer Nadel in die Brust in individuell unterschiedlichem Ausmaß bedrohlich erlebt wird, und weil die Patientinnen oft prämediziert zur Untersuchung kommen. Vasovagale Reaktionen sind bei Punktion im Sitzen weitaus häufiger als im Liegen, wo sie nur sehr selten vorkommen.

Verfahren

Mammographisch gesteuerte Lokalisationsmethoden

Vor jeder präoperativen Markierung sollte sich der durchführende Radiologe nochmals anhand der Aufnahmen davon überzeugen, dass es sich tatsächlich um eine reelle Läsion handelt, die der Exzision bedarf. Auch wenn es mit der Stereotaxie möglich ist, auf Verdichtungen zu zielen, die nur in einer Ebene sichtbar sind, sollte das Vorliegen einer reellen Läsion durch Nachweis auf 2 zueinander senkrechten Ebenen bewiesen werden.

Neben der kraniokaudalen und der ohnehin vorliegenden Schrägaufnahme empfehlen wir eine mediolaterale oder lateromediale Aufnahme, da die beiden senkrecht aufeinander stehenden Ebenen eine wesentlich verlässlichere Orientierung ermöglichen. Nur so kann schließlich der direkteste und der operationstechnisch sinnvollste Zugang gewählt werden.

Freihandlokalisation

Die Freihandlokalisation war das erste und einfachste Lokalisationsverfahren unter mammographischer Führung. In den meisten Instituten wurde diese Technik jedoch zugunsten der Lokalisation mit einer perforierten Kompressionsplatte verlassen, da letztere einen Zugang parallel zur Thoraxwand ermöglicht. In den Händen eines erfahrenen Radiologen erlaubt die Freihandtechnik jedoch einen schnellen Zugang zu oberflächlich gelegenen Läsionen oder zu Herdbefunden, die mit den üblichen Standardverfahren schwer erreichbar sind (z. B. retromamilläre Läsionen).

Vorteile. Vorteil ist, dass der Nadeleinstich direkt ventral des Befundes liegt, was besonders für den perimamillären Zugangsweg günstig ist. Dieses Lokalisationsverfahren kann auch heute noch für atypisch liegende Befunde sinnvoll sein.

Nachteile. Nachteilig ist, dass sie meist nicht so genau wie eine Lokalisation unter Zuhilfenahme von Zusatzeinrichtungen ist und mehr Übung und räumliches Vorstellungsvermögen verlangt als die anderen Lokalisationsmethoden. Auch zielt die Punktionsrichtung zur Thoraxwand, was theoretisch die Gefahr der Thoraxwandverletzung mit sich bringt.

Durchführung. Abb. 8.1 illustriert, wie der Einstichort auf der Haut und die Tiefe des Befundes anhand der Mammographie bestimmt werden. Bei der Übertragung der Befundkoordinaten in Bezug auf die Mamille ist es wichtig, dass die Brust so von der Assistentin gehalten wird, wie dies bei der mediolateralen Aufnahme der Originalmammographie der Fall war. Vor dem Einstich der Nadel, die wir bei sitzender Patientin durchführen, wird nach Hautdesinfektion in Thoraxwandrichtung eingestochen. Dabei umfasst die 2. Hand das zu punktierende Gewebe, um durch den Gegenhalt ein Anstechen der Thoraxwand zu vermeiden und um auch während des Einstichs die Brust in eine der mediolateralen Aufnahmeposition vergleichbare Form zu bringen. Die Nadellage wird durch anschließende Aufnahmen in 2 Ebenen kontrolliert und evtl. korrigiert. Erst nach korrekter Nadellage erfolgt die Injektion der Markierungslösung oder die Platzierung des Drahts.

> Bei der Freihandlokalisation zielt die Punktionsrichtung zur Thoraxwand, was theoretisch die Gefahr der Thoraxwandverletzung mit sich bringt.

8 Präoperative Markierung

Abb. 8.1 a–c **Schematische Darstellung der Frei-Hand-Lokalisation.** Anhand der Mammographie im kraniokaudalen und mediolateralen Strahlengang werden der Abstand des zu exzidierenden Befundes von der Mamille (1 u. 2) und seine Tiefenlokalisation (3 = Einstichtiefe) auf die Brusthaut übertragen.

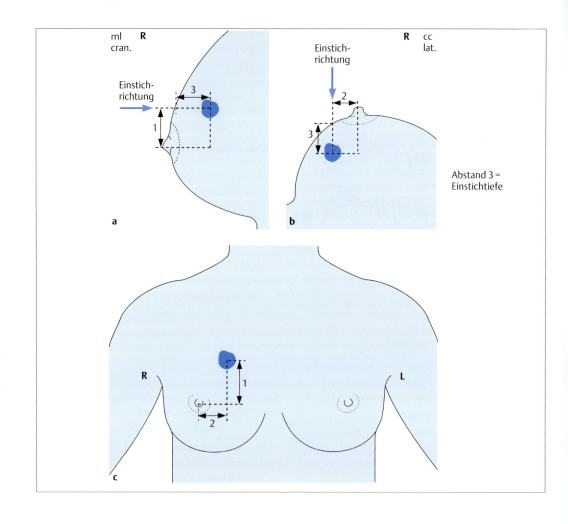

▶ Die Nadel sollte den Befund durchstechen, sodass nach Lösen der Kompression und Entspannen der Brust die Nadel noch immer den Befund perforiert.

Lokalisation mit perforierter oder markierter Kompressionsplatte

Vorteile. Der Vorteil dieser Methode ist, dass sie auch vom Ungeübten leicht durchgeführt werden kann und mit wenigen Kontrollaufnahmen nach Korrektur auskommt. Ihre Genauigkeit entspricht der der Stereotaxie.

Nachteile. Der wichtigste Nachteil ist, dass viele Geräte nicht über entsprechende Lochplatten und Maßstäbe verfügen. Die erforderliche Tiefe kann anhand der 2. Ebene abgeschätzt werden. Ist dies nicht möglich, sollte die Nadel so tief wie möglich platziert werden. Daneben ist die orthogonale Einstichrichtung für den Operateur bei geplantem perimamillärem operativem Zugangsweg bisweilen ungünstiger. Eine dem vermuteten chirurgischen Zugangsweg möglichst parallele Einstichrichtung kann aber meist erreicht werden durch eine günstige Wahl der für den Einstich entscheidenden ersten Kompressionsebene.

Durchführung. Je nach Lage des Befundes wird eine Aufnahme im kraniokaudalen bzw. mediolateralen oder lateromedialen Strahlengang angefertigt unter Zuhilfenahme einer gelochten Kompressionsplexiglasplatte (Abb. 8.2) oder eines fenestrierten, randlich markierten Tubus. Dabei sollte der Befund innerhalb der Fensterung bzw. des Zugangsbereichs dargestellt sein. Während der Filmentwicklung bleibt die Brust unter Kompression. Der Einstich erfolgt nach Desinfektion parallel zur Thoraxwand entsprechend den Befundkoordinaten senkrecht durch die gelochte oder gefensterte Kompressionsplatte. Dabei sollte die Nadel den Befund durchstechen, sodass nach Lösen der Kompression und Entspannen der Brust die Nadel noch immer den Befund perforiert. Danach erfolgt die Aufnahme in der 2. Ebene, wobei die Brust zunächst eingespannt bleibt. Entsprechend dieser Aufnahme ist die Nadellage durch Zurückziehen zu korrigieren. Bei korrek-

Verfahren

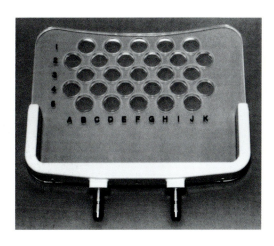

Abb. 8.2 **Perforierte Kompressionsplatte zur Lokalisation.**

ter Lage wird der Draht oder die Markierungslösung appliziert und dies wiederum in 2 Ebenen dokumentiert.

Stereotaktisch gesteuerte Lokalisation

Genauigkeit. Die wesentliche Bedeutung der Stereotaxie beruht auf ihrer Anwendung für die perkutane Biopsie. Die Genauigkeit dieser Methode entspricht der mit perforierter Kompressionsplatte erreichbaren, vorausgesetzt, sie wird sorgfältig und in Kenntnis der möglichen Fehlerquellen durchgeführt.

Probleme. Spezielle Probleme, die bei der mammographischen Stereotaxie auftreten können, ergeben sich aus folgenden Umständen:
- Bedingt durch die Geometrie der Stereotaxie ergibt sich durch geringe Abweichungen der Nadellage auf den Ziel- oder Dokumentationsaufnahmen eine erhebliche Abweichung bei der Tiefenlokalisation. Fehllokalisationen können auftreten bei Patientenbewegung (bei der Anwendung nicht digitaler Systeme kann eine erhebliche Zeitspanne bis zur Entwicklung der Lokalisationsaufnahmen und der Tiefenberechnung verstreichen) oder wenn der Zielpunkt (bei unscharf begrenzten Läsionen oder bei multiplen Mikroverkalkungen) auf der +15°- und der −15°-Ziel- oder/und Dokumentationsaufnahme nicht identisch ist.
- Auch bei korrekter Projektion der Nadelspitze schiebt der Lokalisationsdraht beim Einführen das dichtere Brustgewebe meist um wenige Millimeter vor sich her. Eine hierdurch bedingte Fehlplatzierung des Drahts kann nach Dekomprimieren der Brust ebenfalls zu einer Fehlplatzierung von über 1 cm führen.

Um die genannten Probleme zu vermeiden, empfehlen wir:
- äußerste Sorgfalt bei der Zielpunktwahl und Überprüfung bei den ±15°-Aufnahmen,
- Ausweichen auf ein anderes Lokalisationsverfahren, wenn ein identischer Zielpunkt auf den Zielaufnahmen nicht mit Sicherheit zu finden ist,
- regelmäßiges Tieferdrehen der Nadel um einige Millimeter über den errechneten Zielpunkt hinaus zum Ausgleich der Gewebeelastizität,
- regelmäßiges Überprüfen des Endergebnisses durch 2 zueinander senkrechte Aufnahmen.

Durchführung. Zunächst wird verfahren wie bei der stereotaktisch gesteuerten Biopsie (s. S. 176–178). Nach korrekter Nadellage wird dann aber die Drahtmarkierung eingebracht oder Markierungslösung injiziert. Die Nadel dient dabei nur der Führung und muss dann wieder gezogen werden, um die Brust aus der Kompression lösen zu können. Soll die Nadel vorerst in Position bleiben, muss es gerätetechnisch möglich sein, die Nadel vom Nadelhalter zu lösen.

Die stereotaktischen Dokumentationsbilder müssen durch eine weitere Aufnahme im senkrecht zur primären Aufnahmerichtung stehenden Strahlengang ergänzt werden (Abb. 8.3 a–e). Dies ist wichtig, da gerade bei dichtem Gewebe durch dessen Elastizität die Nadelpositionierung manchmal über dem Befund bleibt, was bei den stereotaktischen Schrägpositionen oft ungenügend auffällt. Eine Fehlplatzierung um wenige Millimeter in der komprimierten Brust kann aber einer erheblichen Fehlplatzierung (> 1 cm) in der entspannten Brust entsprechen!

Um die durch die Gewebeelastizität bedingte häufige Höherverlagerung der Nadel zu vermeiden, empfiehlt es sich, die Nadel prinzipiell um 3–6 mm tiefer als den errechneten Zielpunkt zu platzieren. Hierdurch wird lediglich die Gewebeelastizität kompensiert, und die Nadel liegt dann auch nach Entspannen der Kompression meist exakt im gewünschten Punkt.

> Eine Fehlplatzierung um wenige Millimeter in der komprimierten Brust kann einer erheblichen Fehlplatzierung in der entspannten Brust entsprechen.

Abb. 8.3 a–e **Punktionsdokumentation.**

a 2 Ausschnittsaufnahmen unter Röhrenkippung um –15° bzw. +15° zur Darstellung des zu punktierenden oder zu lokalisierenden kleinen Herdbefundes mit Verkalkungen (Pfeile).

b Dokumentation der Nadelspitze im Zentrum des Herdbefundes.

c–d Dokumentationsaufnahmen der korrekten Lage des Lokalisationsdrahtes.

e Präparatradiographie. Der Befund, ein sklerosiertes Fibroadenom liegt am Präparatrand. Im Falle eines Malignoms wäre eine Nachexzision notwendig gewesen.

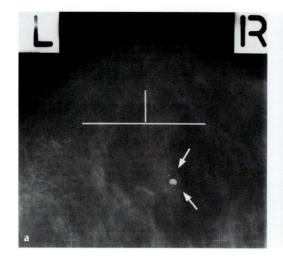
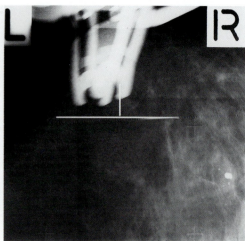
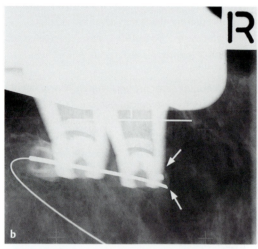
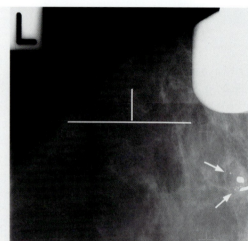
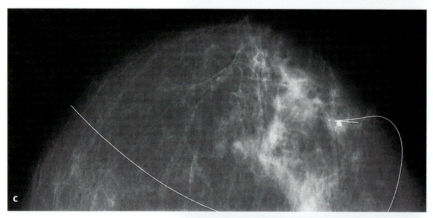
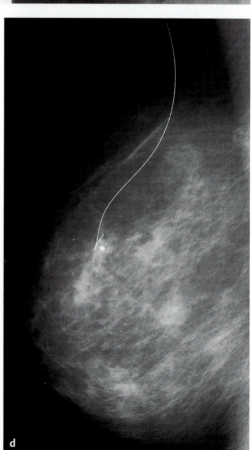
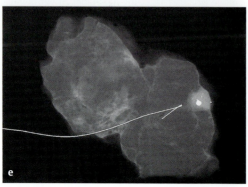

Sonographisch gesteuerte Lokalisation

Voraussetzungen. Dieses Verfahren setzt ein sonographisches Korrelat des mammographisch exzisionsbedürftigen Befundes voraus. Es kann also nicht bei Mikrokalk eingesetzt werden, eignet sich jedoch gut zur Markierung von herdförmigen Veränderungen.

Vorteile. Vorteil der sonographischen Lokalisation ist der im Vergleich zu allen anderen Lokalisationsmethoden geringste Zeitaufwand.

Nachteile. Nachteilig ist, dass eine Präparatsonographie, die die vollständige Entfernung des Befundes dokumentieren soll, zwar prinzipiell möglich ist und am besten mit hochfrequenten Ultraschallsonden gelingt, die sichere Korrelation aber oft schwierig ist.

Durchführung. Die sonographisch gesteuerte Lokalisation wird wie die sonographisch gesteuerte transkutane Punktion (s. S. 173–174) durchgeführt. Statt Aspiration oder Stanzbiopsie wird durch die liegende Nadel ein Draht geschoben. Markierungslösungen werden für die sonographisch gesteuerte Markierung allgemein nicht verwendet. Unbedingt ist auch hier die korrekte Nadellage bildlich zu dokumentieren (Abb. 8.4).

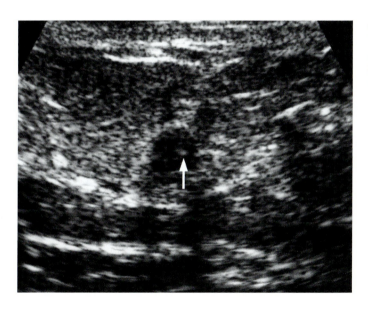

Abb. 8.4 Dokumentation der korrekten Nadellage nach sonographisch gesteuerter Lokalisation. Echoreicher Reflex der Nadelspitze zentral in der Läsion.

MRT-gesteuerte Lokalisation

Werden Befunde allein MR-tomographisch entdeckt, so müssen diese auch unbedingt mithilfe der Kontrastmittel-MRT oder Kontrastmittel-CT präoperativ markiert werden. Nur wenn ganz sicher ist, dass ein retrospektiv sonographisch erhobener Befund dem MR-tomographischen Befund entspricht, erscheint die sonographisch gesteuerte Markierung durch einen in Sonographie und MRT erfahrenen Arzt vertretbar. Grundsätzlich kann ein MRT-entdeckter Befund ohne Zusatzspule im CT- bzw. MR-Gerät wegen der Atemverschieblichkeit mit einer Genauigkeit von ±1 cm markiert werden. Besonders exakte Markierungen (und vor allem die Befundlokalisation für die Stanzbiopsie) gelingen mit Spezialspulen. Verschiedene Spezialspulen für die MRT-gesteuerte Lokalisation sind mittlerweile verfügbar. Die technische Durchführung der Lokalisation variiert dabei mit der verwendeten Spule (4–10).

Aufgrund der deutlichen Strahlenbelastung und der geringeren Genauigkeit sollte die CT-gesteuerte Markierung zukünftig durch die MRT-geführte Lokalisation mit speziellen Biopsie- bzw. Lokalisationsspulen ersetzt werden. Ausnahmen betreffen Patientinnen mit Silikonprothesen, die i. d. Regel CT-gestützt zu markieren sind.

> Werden Befunde allein MR-tomographisch entdeckt, so müssen sie präoperativ auch unbedingt mit der Kontrastmittel-MRT oder Kontrastmittel-CT markiert werden.

Galaktographisch gesteuerte Lokalisation

Ist ein Befund nur galaktographisch zu erkennen, ist zur Lokalisation präoperativ eine erneute Galaktographie notwendig.
Hierfür existieren verschiedene Möglichkeiten:
- Nach Galaktographie (s. Kapitel 3, S. 97), bei der Aufnahmen in der kraniokaudalen und mediolateralen Ebene anzufertigen sind, wird der galaktographisch sichtbare Befund mit der üblichen mammographischen Lokalisationstechnik (Freihand, mittels Lochplatte oder stereotaktisch) lokalisiert.
- Ist nur ein einzelner Gang betroffen, kann auch unmittelbar vor dem operativen Eingriff der Gang mit einer Mischung aus Kontrastmittel und Patentblau nochmals galaktographisch dargestellt und angefärbt werden. Direkt anschließend muss das blau gefärbte Gangsystem operativ exzidiert werden.
- Ist der erweiterte Gang, was meist nur retromamillär gelingt, sonographisch darstellbar, kann dieser sonographisch gestützt markiert werden.
- Bei deutlicher Duktektasie ist manchmal der Milchgang selbst bereits mammographisch oder sonographisch sichtbar und kann ohne Verwendung von Kontrastmittel mammographisch oder sonographisch gesteuert lokalisiert werden.

Lokalisationsmaterial

Die Wahl des Lokalisationsmaterials hängt vor allem vom zeitlichen Abstand zwischen Lokalisation und Operation ab.

Farbstoffe und Kohle

Lokalisation kurz vor der Operation. In der Regel wird die Lokalisation kurz vor der Operation durchgeführt. In diesem Fall kann die kostengünstige Farbstoffmarkierung mit *Patentblau (Methylenblau)* unmittelbar vor dem operativen Eingriff durchgeführt werden: Der Radiologe injiziert etwa 0,2–0,3 ml Patentblau über die korrekt liegende Nadel und der Operateur entfernt anschließend den blau gefärbten Parenchymbereich. Für die mammographisch gesteuerte Markierung werden dem Patentblau weitere 0,2–0,3 ml eines nicht ionischen Röntgenkontrastmittels hinzugefügt. Dies ist notwendig für die anschließende Dokumentation der korrekten Verteilung der Markierungslösung. Wichtig ist, dass die Operation schnellstmöglich nach Injektion folgt, da sich sonst durch Diffusion zu große Areale der Brust bzw. die ganze Brust blau verfärben und die exakte Lokalisation nicht mehr möglich ist. Kann ein Maximalabstand zwischen Operation und Markierung von weniger als 1 Stunde nicht gewährleistet werden, muss entweder ein anderes Markierungsverfahren gewählt werden oder der Farbstoff darf über die gut gesicherte, liegende Nadel vom Operateur erst präoperativ injiziert werden. Weiterhin ist nachteilig, dass wegen der Diffusion der exakte Injektionsort für den Pathologen nicht mehr zu identifizieren ist und dass neben Allergien gegen Kontrastmittel – wenn auch sehr selten – sehr schwere Allergien gegen Patentblau auftreten können.

Lokalisation einige Tage vor der Operation. Besser geeignet, ebenso einfach und ebenfalls kostengünstig ist die Markierung mit *Kohlelösung*. Sie kann mehrere Tage vor der Operation erfolgen, da die Kohle am Injektionsort verbleibt, bis sie vom Operateur mit dem Befund zusammen entfernt wird. Deshalb eignet sich diese Methode auch besonders gut für CT- und MRT-Markierungen, da hier die Terminierung in Bezug auf die Operation oft schwierig ist. Die verwendete Aktivkohle (die reinem Kohlenstoff entspricht) ist unschädlich und inert. Die sterile Kohlelösung, die von den meisten Apotheken hergestellt werden kann (4 g Aktivkohle in 100 ml 0,9%iger Kochsalzlösung), wird ins Zentrum oder direkt vor die zu entfernende Läsion gespritzt. Für eine ausreichende Verteilung und Sichtbarkeit im Gewebe müssen ca. 1–1,5 ml dieser Lösung injiziert werden. Auch dieser Lösung werden zur anschließenden Dokumentation der korrekten Verteilung bei mammographisch gesteuerter Markierung 0,2–0,3 ml eines nicht ionischen Kontrastmittels zugefügt. Dann wird unter Zurückziehen der Nadel gleichzeitig eine kleine Straße aus Kohlepartikeln bis zur Haut markiert, die dem Operateur ohne liegende Nadel oder Draht das Auffinden ermöglicht. Besonders vorteilhaft bei dieser Methode ist, dass die Kohle am Injektionsort auch für den Pathologen im Präparat nachweisbar ist.

Nadeln und Markierungsdrähte

Von einigen Operateuren wird zum besseren Auffinden der farbstoffmarkierten oder der unmarkierten Läsion gewünscht, dass die Lokalisationsnadel (bei geringer Entfernung der Mammographieabteilung vom Operationssaal) belassen wird oder dass zusätzlich ein Markierungsdraht durch die Lokalisationsnadel an den Befund gelegt wird.

Markierungsdrähte. Drähte haben im Gegensatz zu Nadeln den Vorteil, dass sie besser im Gewebe verankert und wesentlich biegsamer sind. Damit ist eine Verletzungsgefahr durch den Draht nur sehr gering.

Es gibt verschiedene Typen von Markierungsdrähten (Abb. 8.5), die je nach Form einen besseren oder schlechteren Halt im Gewebe haben, wobei eine Dislokation vor allem im weicheren Fettgewebe vorkommen kann. In seltenen Fällen ist beschrieben, dass sich ein Draht sogar vorwärts bewegt (wandert), was eigentlich nur bei Drähten vorkommen kann, deren Form eine Vorzugsrichtung bereits vorgibt (z. B. einfacher Widerhakendraht). Beim so genannten Twistmarker, der wie ein Korkenzieher im Gewebe auch zurückgedreht werden kann, beim Homer-Draht und auch beim Fixmarker (Firma Bard) ist keine Vorzugsrichtung gegeben. Besonders vorteilhaft ist, dass diese Drähte auch durch die Nadel zurückgezogen bzw. zurückgedreht werden können, sodass eine Korrektur der Nadelposition jederzeit möglich ist.

Unabhängig von der Wahl des Drahts ist unbedingt darauf zu achten, dass die Nadel, durch die der Draht geschoben werden soll, ausreichend steif (und nicht zu dünn und biegsam) ist, da sonst gerade im dichten Gewebe erhebliche Abweichungen der Nadel vorkommen können. Diese können die Lokalisationsgenauigkeit zunichte machen. Ein ausreichend langer Teil des Drahts sollte außerhalb der Brust verbleiben, sodass er gut fixiert und eine Retraktion ins Parenchym vermieden werden kann. Während der Operation sollte der Operateur sorgfältig darauf achten, den Draht nicht zu durchtrennen. In diesem Fall können sich die Reste des Drahts weit ins Parenchym zurückziehen und schwer wieder aufzufinden sein.

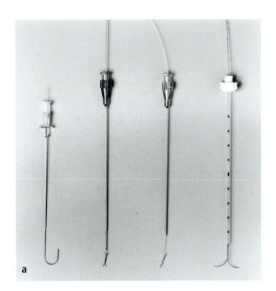
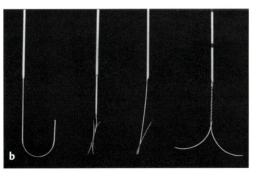

Abb. 8.5 **Verschiedene Lokalisationsdrähte.**

Abgerundete Drahtenden sind reponierbar, indem sie in die Hülle zurückgezogen werden, wohingegen L- oder X-förmig endende Drähte nicht zurückziehbar sind. Der geweihartige Draht hat die beste Verankerung und ist reponierbar. Die Verwindung beider Drähte verhindert ein versehentliches Durchschneiden.

Probleme und Problemlösungen

Fehlplatzierung. Mit allen Methoden muss die endgültige Lage des Markierungsdrahts oder der Markierungslösung nach Abschluss der Lokalisation bildlich dokumentiert werden. Dies bedeutet, dass nach mammographischer Lokalisation der Nachweis der korrekten Lage mammographisch in zwei zueinander orthogonalen Ebenen zu erbringen ist. Tritt tatsächlich eine Fehlplatzierung auf, so ist dem Operateur – wenn die Entfernung zwischen Tumor und Drahtspitze überhaupt akzeptabel ist (≤ 10 mm) – die Lage des Befundes zur Drahtspitze anhand der Aufnahme exakt zu erklären.

Auch sonographisch und MR-tomographisch ist die Lage des Markierungsdrahts bzw. der Markierungslösung exakt zu dokumentieren. Evtl. auftretende Fehlplatzierungen sind zu korrigieren bzw. – falls noch akzeptabel – exakt mit dem Operateur zu besprechen. Die genaue Absprache und ausreichende Erfahrung sind notwendig, falls keine exakte Lokalisation gelingt.

Exzision großer Areale. Soll ein großes Areal exzidiert werden, ist es empfehlenswert, die Läsionsgrenzen mit 2–3 Drähten zu markieren.

Mehrere Läsionen. Wenn mehrere Läsionen in einer chirurgischen Sitzung entfernt werden müssen, sollten Markierungsdrähte statt Farbstoff verwendet werden, um eine Färbung großer Parenchymanteile zu vermeiden.

Drahtdislokation. Besonders in großen Brüsten ist es für den Operateur nicht immer leicht, die Markierungslösung oder den Draht aufzufinden. Es kann auch bisweilen intraoperativ oder perioperativ zur Dislokation des Drahts kommen. Eine enge Kooperation von Radiologen und Operateur schafft die wesentliche Voraussetzung für das korrekte Auffinden des suspekten Areals, die sichere Entfernung des verdächtigen Befundes mit dem kleinstmöglichen zu entfernenden Parenchymvolumen.

Postoperative Dokumentation. Die korrekte Exzision von Mikroverkalkungen und nicht tastbaren, mammographisch sichtbaren Veränderungen ist durch Präparatradiographie zu dokumentieren (13). Bei den allein sonographisch entdeckten Befunden sollte eine entsprechende Dokumentation durch Präparatsonographie angestrebt werden.

Zusammenfassung

Der zunehmende Einsatz der Mammographie hat die Entdeckung von kleineren Tumoren und Brustkrebsvorstadien zur Folge, die klinisch okkult sind. Sie müssen für den Operateur markiert werden, damit ihre sichere Entfernung gewährleistet ist. Es stehen verschiedene mammographische Methoden zur Verfügung (Freihandlokalisation, Lokalisation mittels perforierter oder markierter Kompressionsplatte, stereotaktisch gesteuerte Lokalisation).

Herdbefunde mit sonographischem Korrelat oder ausschließlich sonographisch diagnostizierte Herdbefunde können schnell und zuverlässig unter sonographischer Steuerung lokalisiert und markiert werden.

Die Weiterentwicklung MR-tomographischer Lokalisationstechniken erlaubt die Markierung ausschließlich MR-tomographisch sichtbarer, exzisionsbedürftiger Befunde mit zunehmender Präzision.

Die CT-gesteuerte Markierung nach Kontrastmittelapplikation hat nur Bedeutung für die Markierung MR-tomographischer Befunde, die auch mit Kontrastmittel-CT, nicht aber mit anderen Methoden zu erkennen sind. Sie ist ohne Spezialausrüstung (wie z. B. Biopsie/Lokalisationsspule) möglich. Aufgrund der deutlichen Strahlenbelastung und der geringeren Genauigkeit sollte die CT-gesteuerte Markierung zukünftig soweit möglich durch die MRT-geführte Lokalisation mit speziellen Biopsie- bzw. Lokalisationsspulen ersetzt werden.

Die Wahl zwischen Nadelmarkierung, Drahtmarkierung mit verschiedenen Lokalisationsdrähten oder Markierung mit Kohle oder Methylenblau ist abhängig vom zeitlichen Abstand zwischen Lokalisation und Operation, den Transportbedingungen und den Wünschen des Operateurs.

Literatur

[1] Bauer M, Schulz-Wendtlandt R. Stereotaktische Lokalisation kleinster Mammaläsionen für Diagnostik und präoperative Markierung – Methodik, experimentelle Untersuchungen und klinische Ergebnisse bei 217 Patientinnen. RoeFo 1992;156:286–90

[2] Homer MJ, Smith TJ, Safaii H. Prebiopsy needle localization. Methods, problems and expected results. In: Radiol Clin North Am. Breast imaging: current status and future directions. 1992;30(1):139–53

[3] Helvie MA, Ikeda DM, Adler DD. Localization and needle aspiration of breast lesions: complications in 370 cases. AJR. 1991;157:711–14

[4] Heywang-Köbrunner SH, Requardt H, Huynh AT et al. MRI of the breast: first experiences with a new localisation device. Eur Congr. Radiol. 1993;93:204

[5] Heywang-Köbrunner SH. Work in progress: Prototype breast coil for MR-guided needle localization – first experiences. J Comput Assist Tomogr. 1994;18:876–81

[6] Heywang-Köbrunner SH, Beck R. Contrast-enhanced MRI of the Breast. Berlin: Springer; 1996

[7] Orel SG, Schnall MD, Newman RW et al. MR imaging-guided localization and biopsy of breast lesions: Initial experience. Radiology. 1994;193:97–102

[8] Fischer U, Kopka L, Grabbe E. Magnetic resonance guided localization and biopsy of suspicious breast lesions. Top Magn Reson Imaging. 1998;9:44–59

[9] Kuhl C, Elevelt A, Leutner C, Gieseke J, Pakos E, Schild H. Interventional breast MR imaging: clinical use of a stereotactic localization and biopsy device. Radiology. 1997;204:667–75

[10] Heywang-Köbrunner SH, Heinig A, Pickuth D, Alberich T, Spielmann RP. Interventional MRI of the breast: lesion localization and biopsy. Eur Radiol. 2000;10:36–45

[11] Lampe D, Hefler L, Alberich T et al. The clinical value of preoperative wire localization of breast lesions by magnetic resonance imaging – a multicenter study. Breast Cancer Res Treat, 2002 im Druck

[12] Eusoma Guidelines Eusoma Working Party, The requirements of a specialist breast unit. EJC 2000; 36:2288–2293

[13] Graham RA, Homer MJ, Sigler CJ, Safaii H, Schmid CH, Marchant DJ, Smith TJ. The efficacy of specimen radiography in evaluating the surgical margins of impalpable breast carcinoma. AJR. 1994;162:33–6

II Erscheinungsbild

9 Normale Mamma

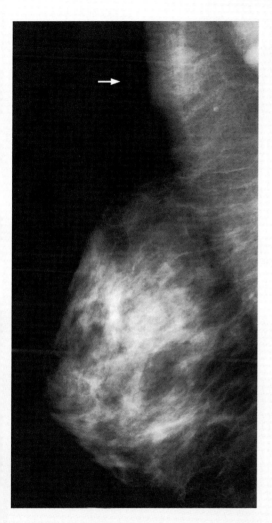

Allgemeine Histologie ⇢ 202

Brust der jugendlichen Frau ⇢ 203

Brust der geschlechtsreifen Frau ⇢ 204

Involution ⇢ 209

Normvarianten ⇢ 210
Anisomastie ⇢ 210
Makromastie ⇢ 211
Polymastie (Mamma aberrata und Mamma accessoria) ⇢ 211
Invertierte Mamille ⇢ 213

Gravidität und Laktation ⇢ 214

Mamma unter hormoneller Substitution ⇢ 216

Zusammenfassung ⇢ 219

Allgemeine Histologie

Die Brustdrüse besteht aus 15–20 Einzeldrüsen (Lobi), welche sich aus einer unterschiedlich großen Zahl von Drüsengängen und Läppchen (Lobuli) zusammensetzen. Diese werden von einem kollagenen Bindegewebe oder Stützgewebe umschlossen (zirkumlobuläres Mantelgewebe). Einen Lobulus bilden ca. 30 Endsprossen (Azini oder Duktuli), welche den parenchymatösen Anteil des Drüsenläppchens bilden. Azini und terminale Gänge werden von lockerem Mesenchym umgeben (intralobuläres Mantelgewebe). Der Lobulus mit seinen Endsprossen sowie ein kurzes intralobuläres und ein längeres extralobuläres Gangsegment bilden die terminale duktulo-lobuläre Einheit (TDLU), Abb. 9.1). Alle terminalen Gänge münden in einen peripheren Ausführungsgang, der außerhalb des Läppchens (interlobulär) in Richtung Mamille Anschluss hat. Die 15–20 Hauptausführungsgänge münden auf der Mamille.

Der Drüsenkörper ist in Fettgewebe eingelagert, wird von Blut- und Lymphgefäßen durchzogen und findet durch die Cooper-Ligamente bindegewebigen Halt im subkutanen Fettgewebe. Diese Ligamente bilden sich aus dem Stützgewebe des Drüsenkörpers und inserieren an der präpektoralen Faszie und in der Haut. Der Drüsenkörper, der in Form, Größe und Zusammensetzung stark variieren kann, konvergiert zur Mamille hin, ist üblicherweise symmetrisch ausgeprägt und besonders betont in den oberen äußeren Quadranten (1).

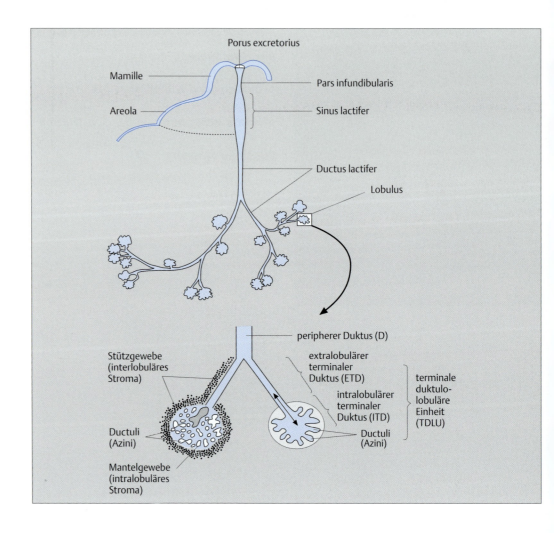

Abb. 9.1 **Schematische Darstellung und Terminologie des Milchgangsystems.** (nach 1)

Brust der jugendlichen Frau

Histologie

Vor der Pubertät besteht die Brust histologisch aus Milchgängen mit Adventivsprossen, aber überwiegend aus Bindegewebe und wenig Fettgewebe. Während der Pubertät kommt es zum Längenwachstum der Gänge sowie zur vermehrten Bildung von Endsprossen, aus denen sich die späteren Drüsenläppchen entwickeln. Unter dem Einfluss des Gangwachstums kommt es zur mesenchymalen Metaplasie, d. h. induktiv wird Fettgewebe in Bindegewebe umgewandelt.

Klinik

Man tastet gleichförmig festes, aber gut palpierbares Drüsengewebe ohne jegliche knotige oder feingranuläre Konsistenz.

Mammographie

Der noch nicht entwickelte Drüsenkörper stellt sich zuerst als Knospe (kleiner Nodulus), später als kleiner Drüsenbaum dar. Die Milchgänge und das Bin-

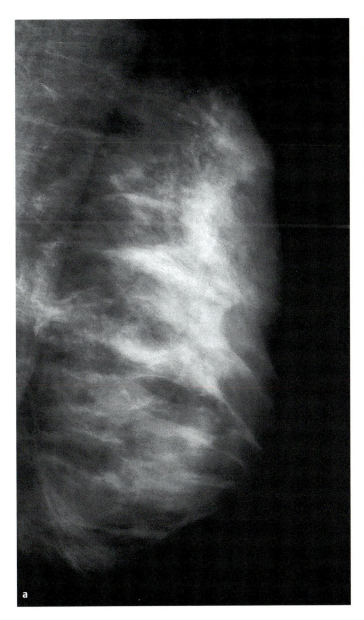

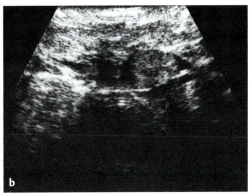

Abb. 9.2 a – b Mammographie und Sonographie der jugendlichen Brust.
Mammographien sind bei jugendlichen asymptomatischen Patientinnen in der Regel nicht indiziert. Bei dieser 15-jährigen Patientin wurde die Mammographie wegen einer bräunlichen Sekretion und einem sonographisch unklaren echoarmen Areal ergänzend durchgeführt.
a Die Mammographie zeigt keine pathologischen Veränderungen und entspricht dem typischen, homogen dichten Bild der Brust einer 15-Jährigen.
b Sonographie: etwa 1 cm retromamillär findet sich ein echoarmes Areal, das – auch in Anbetracht der bräunlichen Sekretion – gut vereinbar ist mit einer juvenilen Papillomatose, welche in der Regel mammographisch nicht von Normalgewebe unterscheidbar ist. Eine weitere Abklärung (z. B. Punktion, Sekretzytologie) wurde von der Patientin abgelehnt.

9 Normale Mamma

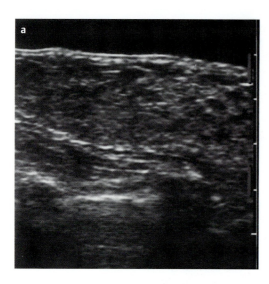
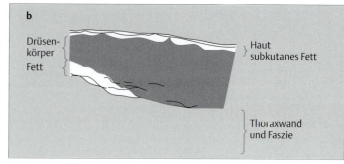

Abb. 9.3 a–b Sonographie der jugendlichen Brust.
a Der subkutane Fettsaum ist hier wie bei vielen jugendlichen Brüsten schmal. Das Drüsengewebe ist noch relativ echoarm und damit schwerer als bei der adulten Brust vom subkutanen Fett abzugrenzen.
b Skizze zu 9.3 a.

degewebe kommen als homogen dichte, milchglasartige Struktur zur Abbildung, umgeben von einem schmalen Saum subkutanen Fettgewebes. Substrukturen sind meist nicht erkennbar mit Ausnahme schmaler Gefäßbänder oder Cooper-Ligamente innerhalb der Subkutis (Abb. 9.2 b).

Sonographie

Das unreife Drüsengewebe ist zunächst relativ echoarm. Die Drüsengewebsknospe kann als echoarmer Nodulus imponieren und darf nicht mit einem Tumor verwechselt werden. Auch der entwickelte Drüsenkörper ist im jugendlichen Alter noch relativ echoarm und damit nicht immer vom umgebenden, ebenfalls echoarmen Fett abgrenzbar. Mit zunehmender Reifung nimmt die Echodichte des Drüsengewebes zu, wobei diese Reifung auch lokal unterschiedlich sein kann, sodass sich echoärmere und echoreichere Drüsengewebsanteile abwechseln (Abb. 9.3 a u. b).

> Die Drüsengewebsknospe der unreifen Brust kann als echoarmer Nodulus imponieren und darf nicht mit einem Tumor verwechselt werden.

Brust der geschlechtsreifen Frau

Histologie

Unter dem Einfluss von Östrogen, Progesteron, Prolactin, STH, ACTH und Kortikoiden kommt es zur zunehmenden Verzweigung des Gangsystems. Es entsteht ein „Drüsenbaum" mit Entwicklung von Drüsenläppchen. Dieser Wachstums- und Differenzierungsprozess dauert bis ca. zum 30. Lebensjahr an. Der größte Anteil der Läppchen findet sich mamillenfern in der Peripherie, besonders betont im oberen äußeren Quadranten.

Klinik

Bei der klinischen Untersuchung begegnet man einer großen individuellen Variabilität: Große fettreiche Brüste sind meist weich in ihrer Konsistenz. Selten können sich aber auch fettreiche Brüste fest und knotig tasten. Parenchym- oder bindegewebsreiches Drüsengewebe fühlt sich fester an. Meist findet man in der inneren Brusthälfte weniger Drüsengewebe als in der äußeren. Im oberen äußeren Quadranten ist die Brust meist fester wegen des hier vermehrt ausgebildeten Parenchyms. Entwickelt sich eine Mastopathie, so wandelt sich die gleichförmig weiche bis feste Konsistenz um zu einem feingranulären, körnigen, fein- bis grobknotigen Tastbefund.

Brust der geschlechtsreifen Frau

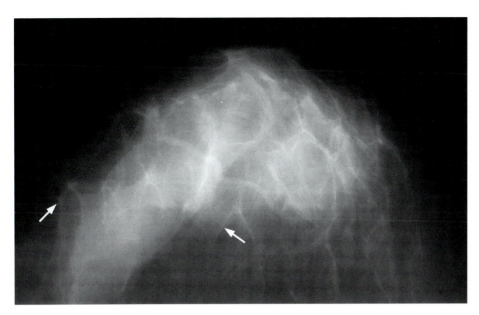

Abb. 9.4 **Normales Drüsengewebe und Cooper-Ligamente.**
Normales Drüsengewebe stellt sich als homogenes, milchglasartiges Verschattungsbild dar. Die Cooper-Ligamente bilden sich in Form zarter, bogiger oder streifenförmiger Verschattungen ab (Pfeile).

Das Drüsengewebe unterliegt zyklischen Schwankungen, die z. T. in der 2. Zyklushälfte als vermehrtes Spannungsgefühl und Anschwellen der Mammae spürbar sein können. Diesem liegt eine zyklische Quellung des lobulären Mantelgewebes zugrunde. Auch kommt es zu einer passageren Vergrößerung der Azini. Daher ist das Brustdrüsengewebe in der 2. Zyklusphase und vor allem prämenstruell in seiner Konsistenz in der Regel meist fester, druckempfindlicher und schmerzhaft.

Mammographie

Mammographisch (Abb. 9.4) stellt sich normales Drüsengewebe als Summationsbild aller mikroskopisch feinen parenchymatösen und bindegewebigen Strukturen dar, d. h. es führt zu einem homogenen Verschattungsbild. Interponiert sind – individuell außerordentlich variabel – Fettgewebsinseln, welche als rundliche Aufhellungen oder auch bogige Aufhellungsfiguren sichtbar sind. Entsprechend der physiologischen Parenchymverteilung findet man häufig in den oberen äußeren Quadranten vermehrt Verdichtungen.

Cooper-Ligamente. Der Cooper-Stützapparat bildet sich in Form zarter bogiger oder streifenförmiger Verdichtungen ab, die sich innerhalb der homogenen Parenchymverschattungen je nach deren Zusammensetzung aus Drüsen-, Binde- und Fettgewebe mehr oder weniger deutlich abheben. In der Regel sind die Cooper-Ligamente präpektoral und innerhalb des subkutanen Fettgewebes auf der schrägen oder mediolateralen Aufnahme am oberen Parenchymrand besonders deutlich zu sehen.

Milchgangsystem. Das Milchgangsystem selbst stellt sich nicht dar mit Ausnahme der retroareolär gebündelt angeordneten großen Ausführungsgänge, welche als bandförmige Verschattungen sichtbar sein können.

Parenchym. Die Dichte des Parenchyms ist zyklusabhängig, prämenstruell dichter als postmenstruell. Daher findet man sowohl hinsichtlich der Parenchymanordnung als auch der Zyklusphase außerordentlich große Variationen im Mammogramm.

Grundsätzlich sind Parenchymstrukturen beim Vorliegen von mehr Fettgewebe besser abgrenzbar und ihr regelmäßiger, ungestörter Verlauf zur Mamille hin besser abgrenzbar, während sie bei wenig interponiertem Fett zu einem homogenen Dichtebild konfluieren, in dem dann evtl. auch kleine pathologische Raumforderungen nicht gut erkennbar sind.

Wegen der prämenstruell vermehrten Schmerzhaftigkeit und der damit vorhandenen schlechteren Kompressibilität des Drüsengewebes sowie wegen der prämenstruell vermehrten Dichte und der damit erschwerten Beurteilbarkeit sollte die Mammographie postmenstruell durchgeführt werden.

Sonographie (Abb. 9.5 a – i)

Parenchym. Das Drüsengewebe stellt sich im Allgemeinen echoreich dar, wobei Variationen von mäßiger bis hoher Echodichte existieren. Umgebendes

9 Normale Mamma

Abb. 9.5 a–i
Sonographie der adulten Mamma.

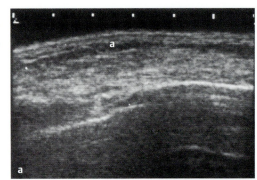

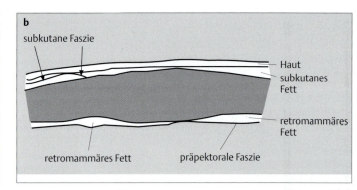

Es finden sich deutliche individuelle Variationen sowohl in der Zusammensetzung der Brust aus echoreichem Drüsen- und echoärmerem Fettgewebe als auch in der Echogenität des Drüsengewebes selbst. Auch bei Normalstrukturen können daher bisweilen Abgrenzungsprobleme entstehen gegenüber pathologischen Veränderungen. Dies betrifft insbesondere den retromamillären Schatten (**f**), Schallschattenbildungen hinter Cooper-Ligamenten (**h**) oder Fettläppchen (**g**).

Fortsetzung →

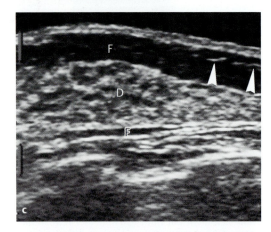

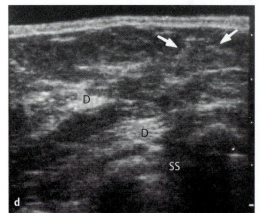

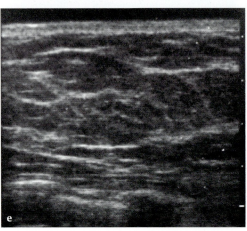

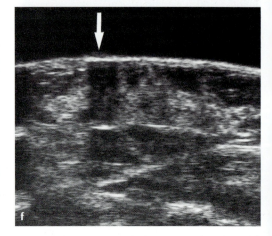

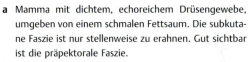

a Mamma mit dichtem, echoreichem Drüsengewebe, umgeben von einem schmalen Fettsaum. Die subkutane Faszie ist nur stellenweise zu erahnen. Gut sichtbar ist die präpektorale Faszie.

b Skizze zu 9.5 a.

c Bei dieser Brust ist das echoreiche Drüsengewebe (D) von sehr regelmäßigen, tubulären, echoarmen Strukturen durchzogen. Auch dieses Bild ist ein Normalbefund. Es wird angenommen, dass die echoarmen Strukturen einer periduktalen Fibrose oder kleinen Adenoseherden entsprechen. Subkutanes und retromammäres Fett (F) sind als breiter bzw. sehr schmaler echoarmer Streifen zu erkennen. Im echoarmen Fett ist die subkutane Faszie (Pfeilspitze) als abschnittsweise dargestellte, feine Linie mit kräftigeren Echos erkennbar.

d In dieser teilinvolutierten Brust findet sich neben geringem verbleibenden echoreicheren Drüsengewebe (D) viel echoarmes Fettgewebe. Dieses ist von dünnen, echoreichen ligamentären Strukturen durchzogen, an denen auch – je nach Schallrichtung – diskrete Schallschattenbildungen (SS) auftreten können. Rechts ist ein zartes, in der Haut inserierendes Cooper-Ligament (Pfeile) erkennbar.

e Sehr fettreiche Brüste stellen sich echoarm dar. Das echoarme Fett wird lediglich von dünnen, echoreichen, strichförmigen ligamentären Strukturen durchzogen.

f Da die dichten retromamillären Gangstrukturen den Schall oft absorbieren oder – wegen ihrer Ausrichtung parallel zur Schallausbreitungsrichtung – den Schall vom Schallkopf wegreflektieren, kann retromamillär ein Schallschatten (Pfeil) entstehen. Der retromamilläre Schallschatten beginnt – im Gegensatz zum Schallschatten hinter einer Raumforderung – hinter der Mamille. Er kann unterschiedlich stark ausgeprägt sein und entspricht einer Normalstruktur. Durch sorgfältiges Abtasten und ggf. eine schräge Einschallrichtung sollte eine Läsion in diesem eingeschränkt beurteilbaren Areal immer sorgfältig ausgeschlossen werden.

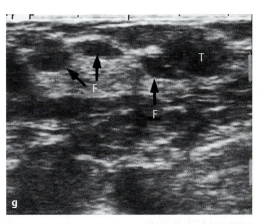

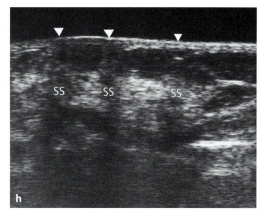

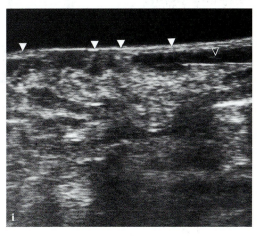

Abb. 9.5 c–i Fortsetzung

g Sind in einer Brust mehrere echoarme Fettläppchen (F) zwischen dem Drüsengewebe eingeschlossen, so können diese wie ein Tumor (T) imponieren. Bei dem Tumor handelte es sich um ein Fibroadenom. Hauptunterscheidungskriterium ist eine sehr gute Komprimierbarkeit der Fettläppchen. In der dazu senkrechten Ebene stellen sie sich meist länglich dar und haben oft auch Verbindung zum subkutanen Fett (vgl. auch 4.5).

h An Cooper-Ligamenten (Pfeilspitzen) können – wenn diese parallel zur Schallausbreitungsrichtung verlaufen – Schallschatten (SS) entstehen. Von pathologischen Schallschattenbildungen sind diese Schallschatten durch ihren Ursprungsort zu unterscheiden. Außerdem verschwinden sie in der Regel bei vermehrter Kompression oder leichter Schallkopfkippung, sind also inkonstant.

i Dieselbe Brust wie in 9.5 h bei stärkerer Kompression. Die offene Pfeilspitze kennzeichnet ein Cooper-Ligament, das mit und ohne Kompression keinen Schallschatten verursacht. Die restlichen Cooper-Ligamente verursachen ohne Kompression deutliche Schallschatten, mit Kompression aber keine Schallschatten

oder interponiertes Fett ist echoarm. Diese interponierten Fettlobuli sind bei geeigneter Schallkopfdrehung im Gegensatz zu echoarmen Tumoren meist als längliche, echoarme Areale zu identifizieren. Außerdem stehen sie oft mit dem subkutanen Fett in Verbindung. Bisweilen finden sich, das Drüsenparenchym durchziehend, je nach Schnittführung tubuläre oder punktförmige echoarme Strukturen. Diese sind regelmäßig im Drüsengewebe angeordnet und entsprechen kleinen Gangstrukturen mit periduktaler Fibrose oder kleinen Adenoseherden. Sie sind nicht pathologisch wertbar und entsprechen einer Normvariante. Es ist darauf zu achten, dass der den Drüsenkörper umgebende Fettsaum überall erhalten und nicht verändert ist.

Cooper-Ligamente. Die den Fettsaum durchziehenden echoreichen Cooper-Ligamente erscheinen zart. Aufgrund ihrer Verlaufsrichtung (annähernd parallel zur Schallausbreitungsrichtung) können an den Cooper-Ligamenten Schallschatten entstehen. Sie kommen dadurch zustande, dass der Schall an ihnen vom Schallkopf wegreflektiert wird. Diese Schallschatten sind daran zu erkennen, dass sie an den Cooper-Ligamenten entstehen. Sie sind im Allgemeinen durch Kompression zu beheben und nicht als pathologisch zu bewerten.

Haut. Die Haut selbst ist als echoreiche Linie oder – je nach Auflösung des Schallkopfs – als Doppelkontur zu erkennen, deren Dicke außer im Bereich der Areola 3 mm im Allgemeinen nicht überschreitet.

Retromamillärer Schatten. Aufgrund des zur Schallrichtung relativ parallelen Verlaufs und der häufig vorhandenen periduktalen Fibrose wird der Schall retromamillär nicht selten vom Schallkopf wegreflektiert oder absorbiert. Dies führt zum sog. retromamillären Schatten. Er ist kein pathologischer Befund, sondern entspricht einer normalen Struktur, die unterschiedlich stark ausgeprägt ist. Durch diesen normalen Schallschatten ist die Retromamillarregion aber sonographisch prinzipiell eingeschränkt beurteilbar.

Magnetresonanztomographie

> Eine Kontrastmittelanreicherung der Mamille selbst ist eine Normvariante und bei unauffälligem klinischen Befund nicht als pathologisch zu werten.

(Abb. 9.6 a – d) Die MRT ist für die Darstellung der normalen Mamma nicht notwendig. Normales Mammagewebe wird aber nicht selten mitabgebildet oder dieser Befund ergibt sich, nachdem eine vermutete pathologische Veränderung ausgeschlossen werden konnte.

Mit den für Kontrastmittel-MRT derzeit vorwiegend verwendeten, T1-gewichteten, gespoilten Gradientenechosequenzen (FLASH, T1-FFE, SP-GRASS) stellt sich das Fett mäßig signalintensiv dar, während sich alle drüsigen und duktalen Elemente sowie das fibröse Bindegewebe (mit Cooper-Ligamenten) signalarm abbilden. Nach i. v. Injektion von Gd-DTPA reichert das Drüsen-, Fett- und Bindegewebe normalerweise nicht oder wenig an, d. h. die beschriebenen Strukturen stellen sich im Postkontrastmittelbild identisch wie auf den entsprechenden Präkontrastmittelschichten dar. Lediglich Gefä-

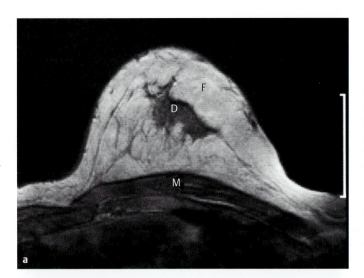
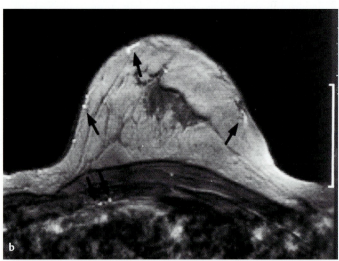
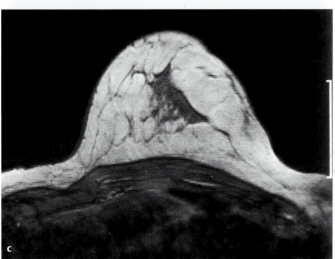
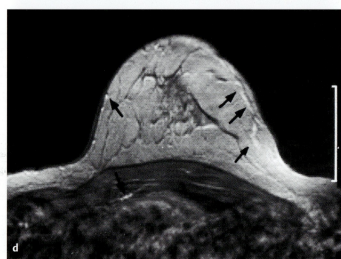

Abb. 9.6 a – d **Kontrastmittel-MRT bei normaler Mamma.**
a Auf dem T1-gewichteten transversalen Schichtbild der Brust (FLASH-3 D) stellt sich vor Kontrastmittelgabe Drüsen- und Bindegewebe (D) ebenso wie Muskelgewebe (M) signalarm dar. Fett (F) weist eine mäßige Signalintensität auf.
b Nach Kontrastmittelgabe nimmt normales Drüsengewebe ebenso wie Fettgewebe zu Beginn des Zyklus (7.– 17. Zyklustag) sowie postmenopausal nur sehr gering Kontrastmittel auf. D. h., die Signalintensität ändert sich im Vergleich zum Bild vor Kontrastmittelgabe (a) kaum. Nur das Artefaktband, das durch das im Herzen fließende Blut verursacht wird (A), nimmt an Signalintensität deutlich zu; ebenso Gefäße (Pfeil), die sich im Bild nach Kontrastmittelgabe als sehr signalintensive, geschlängelte Strukturen darstellen oder punktartig durch die Schichten zu verfolgen sind.
c In der 2. Zyklushälfte werden auch in normalem Drüsengewebe nicht selten geringe bis sogar starke diffuse oder fleckige Anreicherungen gesehen. Vergleichbare Schicht derselben Brust wie 9.6 a, untersucht in der 2. Zyklushälfte vor Kontrastmittelgabe.
d Nach Kontrastmittelgabe in der 2. Zyklushälfte mäßige diffuse Anreicherung (Pfeile weisen auf Gefäße).

ße sind als kleine anreichernde wurm- oder punktförmig angeschnittene, sehr signalintensive Strukturen durch die Schichten zu verfolgen. Eine Kontrastmittelanreicherung der Mamille selbst tritt bei ca. 50% der Patientinnen auf und darf bei unauffälligem klinischen Befund nicht als pathologisch gewertet werden.

Bisweilen findet sich im normalen Drüsengewebe, vor allem bei jungen Patientinnen mit aktivem Drüsengewebe oder postmenopausal unter Hormonmedikation (insbesondere bei stark gestagenhaltigen Präparaten) eine milchige oder fleckförmige Kontrastmittelanreicherung. Diese kann in der 2. Zyklushälfte besonders ausgeprägt sein. Da sie den Malignomausschluss beeinträchtigt und sogar zu falsch positiven Befunden führen kann, sollte die Kontrastmittel-MRT wenn möglich zwischen dem 7. und 17. Zyklustag durchgeführt werden und nur in dringlicher Indikation bei junger Patientin (unter 30–35 Jahre) eingesetzt werden, zumal in diesem Alter ohnehin die Malignomhäufigkeit gering und das Drüsengewebe hormonell aktiv ist (2, 3). Leider gibt es aber auch normales Drüsengewebe, das im diagnostisch empfohlenen Zeitfenster (Tag 7–17 des Zyklus) deutlich oder sogar stark Kontrastmittel anreichert. In diesen Fällen können dann auch erhebliche diagnostische Probleme entstehen.

Involution

Histologie

Mit dem Nachlassen der generativen Ovarialfunktion setzt die Drüsenkörperrückbildung ein. Die Milchgänge, Läppchen sowie das Mantelgewebe atrophieren, und es entsteht ein relatives Überwiegen des Fett- und Bindegewebes. Oft kommt es zur Duktektasie der großen Ausführungsgänge.

Klinik

Der Palpationsbefund ist wiederum individuell außerordentlich unterschiedlich und abhängig vom Ausmaß der Parenchymrückbildung, den vorhandenen mastopathischen Strukturveränderungen sowie dem Ausmaß der Fibrose.

Mammographie

Die vormals dichten, strahlenabsorbierenden epithelialen und mesenchymalen Drüsenkörperanteile werden infolge der Drüsenkörperrückbildung durch Fett ersetzt. Der Drüsenkörper wird dadurch wesentlich transparenter, sodass der bindegewebige Stütz- und Halteapparat, die Gefäße und die noch verbliebenen Drüsenläppchen deutlicher zu Tage treten, gleichermaßen die großen retromamillären, manchmal ektatischen Milchgänge (Abb. 9.7).

Die Rückbildung setzt in der inneren Brusthälfte ein und bezieht erst zuletzt den oberen äußeren Quadranten mit ein, sodass hier wie auch retromamillär bei der älteren Frau mammographisch Drüsengewebsreste auffindbar sind. Die Mammae werden infolgedessen zunehmend besser beurteilbar. In der vollständig involutierten, fettreichen Brust beträgt die Sensitivität der Mammographie annähernd 100%.

> Durch die Involution wird die Brust sonographisch schlechter beurteilbar.

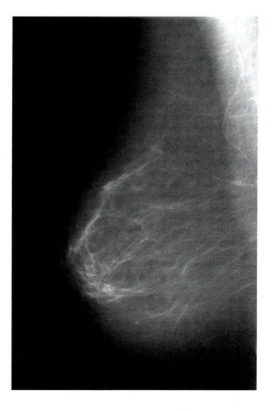

Abb. 9.7 **Involution.** Völlig transparenter Drüsenkörper, sodass nur noch der Cooper-Stützapparat und Gefäße sichtbar sind (mlo-Aufnahme).

Sonographie

Sonographisch stellt sich die fettreiche involutierte Brust echoarm dar (Abb. 9.**5e**). Das echoarme Fettgewebe wird lediglich von echoreichen Bindegewebsstrukturen und den Cooper-Ligamenten durchzogen. Restparenchym stellt sich meist als mäßig echoreiche Insel im echoarmen Fett dar.

Da die meisten (mehr als 90%) Mammakarzinome wie Fettgewebe echoarm sind und nur ein Teil durch einen dorsalen Schallschatten oder einen echoreichen peripheren Saum auffällt, ist die Sensitivität der Sonographie in der fettreichen Brust reduziert. Auch können Fettgewebsinseln mit oder ohne Schattenbildungen durch fibröse Septen mit Tumoren verwechselt werden. Die Interpretation ausschließlich gemeinsam mit der Mammographie ist hier dringend zu empfehlen.

Wegen der exzellenten Sensitivität der Mammographie ist die Sonographie für den Malignomnachweis oder -ausschluss in der fettreichen Brust nicht notwendig. Ihr Einsatz zur Differenzierung zwischen einer zystischen und soliden Raumforderung ist aber indiziert, denn auch in der fettreichen Brust werden Zysten in der Regel erkannt.

Magnetresonanztomographie

MR-tomographisch ist Fettgewebe vor und nach Kontrastmittelapplikation signalintensiv, Restparenchym und Bindegewebsstrukturen sind signalarm. Wegen der sehr hohen Sensitivität der Mammographie ist die Kontrastmittel-MRT in der fettreichen Brust im Allgemeinen nicht indiziert.

> Durch die Involution wird die Brust mammographisch besser beurteilbar (Sensitivität in der vollständig involutierten, fettreichen Brust bis annähernd 100%).

Normvarianten

Größe, Form und Konsistenz der Brüste sind individuell außerordentlich variabel. Als Normvarianten gelten:

- Anisomastie,
- Makromastie,
- polytope Drüsenanlagen (z. B. Prolongement axillaire, Axilla),
- invertierte Mamille.

Anisomastie

Klinik

Die häufigste Normvariante ist die Größenasymmetrie im Seitenvergleich (Anisomastie; 4, 5). Sie kommt in unterschiedlicher Ausprägung vor, die Größendifferenz ist je nach Ausprägung mehr oder weniger sichtbar und auffallend. Entsprechend ist der Tastbefund mehr oder weniger seitendifferent. Typischerweise sind Asymmetrien den Patientinnen seit langem bekannt und dürfen im zeitlichen Verlauf, abgesehen von zyklischen Schwankungen, keine wesentliche Änderung zeigen. Damit unterscheidet sich die Anisomastie von pathologischen Größenasymmetrien, z. B. infolge von benignen Veränderungen (Zysten, Fibroadenomen etc.), von Phylloidestumoren oder von malignen Prozessen, die meist durch eine langsame Konsistenzzunahme gekennzeichnet sind. Diese Konsistenzzunahme geht im Falle einer Maligniät meist mit einer Retraktion einher und führt damit letztendlich meist zu einer Volumenabnahme (!) dieser Brust.

Asymmetrien sind aber immer sorgfältig auszuwerten, da sie bisweilen erster und einziger Hinweis auf ein Malignom sind.

Mammographie

Mammographisch findet sich bei vergleichbarem Strukturmuster rechts und links eine der anatomischen Seitendifferenz entsprechende asymmetrische Parenchymausprägung (Abb. 9.**8 a – d**).

Makromastie

Klinik

Von Makromastie spricht man, wenn eine Volumenzunahme von 50% über dem als physiologisch bezeichneten Wert vorliegt, d. h. bei einem Mammagewicht über 600 g. Am häufigsten ist die Pubertätsmakromastie, seltener die Graviditätsmakromastie. Auch kann es zur erheblichen Vergrößerung der Mammae bei vermehrter Einlagerung von Fettgewebe im Rahmen der allgemeinen Adipositas kommen. Hinsichtlich der Konsistenz des Gewebes bestehen dieselben Unterschiede wie bei anderen Normalpatientinnen. Wegen der Größe ist jedoch die klinische Untersuchung vor allem des tiefer liegenden Gewebes deutlich erschwert bzw. unmöglich.

Mammographie

Entsprechend der Gewebezusammensetzung variiert die Röntgendichte zwischen transparent (bei fettreichen Brüsten) und dicht bis sehr dicht (bei drüsen- und bindegewebsreichen Brüsten). Während durch die Mammographie gerade auch bei großen, fettreichen Brüsten eine nahezu 100%ige Sensitivität für den Nachweis pathologischer Veränderungen erreicht werden kann, ist die mammographische Sensitivität in dichtem und voluminösem Gewebe deutlich, z.T. stark eingeschränkt.

Sonographie

Die sonographische Aussagekraft ist gerade bei sehr großen Brüsten eingeschränkt. Einerseits ist es schwierig, das Drüsengewebe vollständig zu erfassen. Andererseits ist wegen Schallschattenbildungen und begrenzter Reichweite das tiefer liegende Gewebe meist nicht ausreichend zu beurteilen. Deshalb sollte hier die Sonographie nur gezielt bei Herdbefunden eingesetzt werden.

Polymastie (Mamma aberrata und Mamma accessoria)

Unter den polytopen Brustdrüsenanlagen ist die Mamma aberrata mit Ausbildung umschriebenen Drüsenparenchyms in der Axilla am häufigsten. Sie kommt gänzlich getrennt vom übrigen Parenchym vor (Abb. 9.8 a – d) oder auch mit einem verbindenden Parenchymausläufer im Bereich des Prolongement axillaire. Grundsätzlich kann Drüsengewebe ein- und beidseitig bis hoch ins Prolongement axillaire ausgebildet sein. Da Mammakarzinome auch in polytopem Drüsengewebe vorkommen können, ist dieses immer sorgfältig zu untersuchen.

Akzessorische Milchdrüsen finden sich entlang der Milchleiste (Mamma accessoria) mit oder ohne zusätzliche Brustwarze (Mamma aberrata). Polythelien sind überzählige Brustwarzen ohne Anlage eines Drüsenkörpers.

Klinik

Klinisch tastet man einen weichen Tumor in der Axilla isoliert oder auch in Verbindung mit Drüsengewebe im Bereich des Prolongement axillaire bzw. an anderen Stellen. Häufig schildern die Patientinnen, dass sie zyklusabhängige Größenschwankungen dieser Knoten beobachten und zyklusabhängige Beschwerden haben. Auch kommt es im Rahmen der Gravidität und Laktation zu Schwellungszuständen.

Mammographie

Mammographisch kann man entsprechende parenchymatöse Verschattungen auf einer Schrägaufnahme im Prolongement axillaire oder in der Axilla darstellen (Abb. 9.8 a u. b). Die Beurteilungskriterien entsprechen denen des intramammär gelegenen Drüsengewebes.

Sonographie/ Magnetresonanztomographie

Auch sonographisch stellt sich asymmetrisch angelegtes Drüsengewebe wie normales oder mastopathisches Drüsengewebe dar. Dasselbe gilt für die MR-tomographische Darstellung, wo sich in normalem Gewebe und in einer nicht proliferierenden

Abb. 9.8 a – d Drüsengewebe im axillären Ausläufer (Mamma aberrata) und asymmetrisch angelegtes Drüsengewebe.
(9.8 b – d aus Heywang-Köbrunner SH: The Breast. In Higgins CB, Hrcak H, 1992)

a Meist zeigt Drüsengewebe im axillären Ausläufer dieselbe Struktur wie das übrige Drüsengewebe. Bei regulären Strukturen sind Mammographie und übliche Kontrolluntersuchung in der Regel ausreichend (eine unauffällige Sonographie unterstützt die Diagnose weiter).

b Bei unregelmäßiger Struktur ist eine weitere Abklärung durch MRT oder Stanzbiopsie sinnvoll. Im axillären Ausläufer stellt sich unregelmäßig konfiguriertes Gewebe unklarer Dignität dar. Eine Abbildung in weiteren Ebenen war wegen der exzentrischen Lage nicht möglich. Sonographisch war die Veränderung im fettreichen Umgebungsgewebe nicht sicher zu identifizieren.

c Transversale MRT-Schicht durch die Läsion vor Kontrastmittelapplikation.

d Dieselbe Schicht nach i.v.-Gabe von Gd-DTPA. Aufgrund fehlender Anreicherung konnte ein Malignom mit hoher Sicherheit ausgeschlossen werden. Nachkontrollen über 4 Jahre zeigten sogar eine geringe Dichteabnahme. Der Befund ist gut vereinbar mit asymmetrisch angelegtem Gewebe, das bei zunehmender Involution als restliches Drüsengewebe verblieben war.

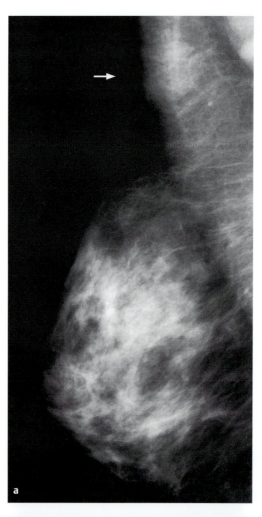
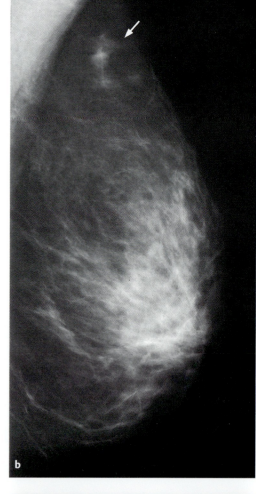
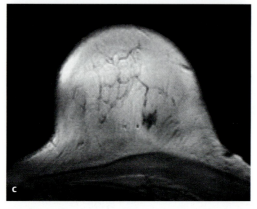
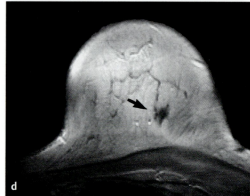

Mastopathie üblicherweise keine Anreicherungen finden.

Wegen seiner hohen Sensitivität beim Nachweis von Malignomen kann die MRT dort sinnvoll eingesetzt werden, wo bei asymmetrischem Gewebe echte differenzialdiagnostische Probleme entstehen (Abb. 9.8 c u. d).

Invertierte Mamille (Abb. 9.9 a–d)

Klinik

Ebenfalls zu den Normvarianten ist die ein- oder beidseitig invertierte Mamille zu zählen. Wichtig ist, dass die Inversion von Geburt an besteht. Bei einer neu auftretenden Retraktion und Inversion, die durch chronisch entzündliche oder maligne Prozesse bedingt sein kann, ist eine sehr sorgfältige Abklärung notwendig. Die neu auftretende Retraktion darf also nicht mit der seit Geburt bestehenden invertierten Mamille verwechselt werden.

Mammographie

Mammographisch kann die invertierte Mamille je nach Projektion wie eine rundliche, glatt begrenzte Raumforderung imponieren (Abb. 9.9 b). Im Allgemeinen ist aber die in diese Raumforderung eintauchende Kutis direkt erkennbar. Wird eine normale Mamille nicht streng tangential erfasst, kann mammographisch das Bild einer Mamilleninversion vorgetäuscht werden. Bei Kenntnis des klinischen Bildes dürfte keine Verwechslung vorkommen.

Sonographie

Die invertierte Mamille selbst kann sich als echoarmer Nodulus mit oder ohne Schattenbildung darstellen. Auch hier darf eine Verwechslung in Kenntnis des klinischen Befundes nicht vorkommen.

Magnetresonanztomographie

MR-tomographisch ist wichtig, dass auch die normale invertierte Mamille Kontrastmittel anreichern kann.

> Eine neu auftretende Retraktion darf nicht mit der seit Geburt bestehenden invertierten Mamille verwechselt werden.

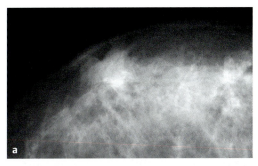
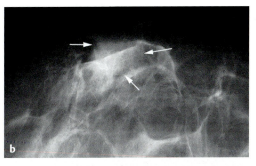
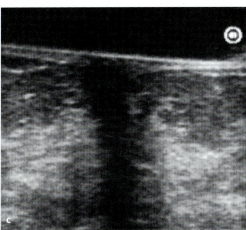
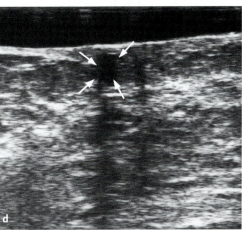

Abb. 9.9 a–d **Invertierte Mamille.**
a–b Mammographisch imponiert die invertierte Mamille (Pfeile) typischerweise als trichterförmige Verdichtung (**a**) oder als Nodulus (**b**).
c–d Sonographisch kann die invertierte Mamille zu einem besonders kräftigen retromamillären Schallschatten führen (**c**) oder wie ein echoarmer Nodulus (**d**) (Pfeile) imponieren.

Gravidität und Laktation

Histologie

In der Schwangerschaft kommt es zur gesteigerten Proliferation in Form der lobulären Hyperplasie, zur Hyperämie und Flüssigkeitseinlagerung im Mantelgewebe. In der 2. Schwangerschaftshälfte beginnt die Laktogenese, also die Milchsynthese in der Drüsenzelle. Gegen Ende der Schwangerschaft kommt es dann zur Sekretion in die Alveolen. Dann wird das Mantel- und Stützgewebe weitgehend zugunsten des Parenchyms verdrängt.

Klinik

In der Gravidität kommt es zu einer Größen- und Konsistenzzunahme der Brustdrüsen, einer Hyperpigmentation von Areola und Mamille sowie einer vermehrten oberflächlichen Venenzeichnung. Die palpatorische Beurteilung ist durch die vermehrte Konsistenz erschwert.

Vorbestehende Fibroadenome können unter dem Proliferationsreiz sehr schnell an Größe zunehmen und führen zu einem charakteristischen, glatt begrenzten, verschieblichen, rundlichen oder ovalen Tastbefund von vermehrter Festigkeit gegenüber dem übrigen Drüsengewebe (s. S. 257 → benigne Tumoren → klinischer Befund). Bei Herdbefunden oder unklarer Konsistenzvermehrung muss immer ein Malignom ausgeschlossen werden, das auch während der Schwangerschaft auftreten kann.

Während der Laktation kann es zu einer Milchretention kommen. Dies kann zu herdförmigen Verhärtungen, zu Entzündungen oder auch zur Ausbildung einer Galaktozele führen (s. S. 249 → Kap. 11 → Galaktozelen).

Mammographie

Mammographisch ist der Drüsenkörper sehr dicht, weist inhomogene, grobfleckige und konfluierende Verschattungen auf sowie sehr wenig Fettgewebe (Abb. 9.**10 a**). Die Aussagekraft der Mammographie ist daher erheblich eingeschränkt. Eine Screeningmammographie wird üblicherweise nicht während der Schwangerschaft durchgeführt. Es empfiehlt sich auch, 3–6 Monate nach dem Abstillen abzuwarten, da sich die Parenchymdichte während dieser Zeit noch zurückbildet. Ist eine klinische Untersuchung (und ggf. Mammographie) während der Stillzeit notwendig, so sollte dies nach dem Stillen oder nach Abpumpen der Brust erfolgen, da dann die Konsistenz weicher und die Röntgendichte geringer sind. Bei klinischem Verdacht auf ein Mammakarzinom ist die Mammographie auch in der Schwangerschaft und in der Stillzeit indiziert. Denn selbst wenn Weichteilverschattungen wegen der erschwerten Beurteilbarkeit nicht abgrenzbar sind, so können auch in sehr dichten Brüsten malignomtypische Mikroverkalkungen erkannt werden (Abb. 9.**10 b** u. **c**).

Für die Mammographie während der Schwangerschaft sollte der Bauch durch eine entsprechende Bleiabdeckung geschützt werden, wenngleich die sehr weiche Strahlung großenteils bereits im Weichteilgewebe absorbiert würde. Bei zusätzlicher Abdeckung erreicht praktisch keine Strahlung das Kind.

Sonographie

Wegen der eingeschränkten mammographischen Beurteilbarkeit der Brust während der Schwangerschaft und Laktation ist die Sonographie zur Evaluierung möglicher Tastbefunde außerordentlich hilfreich.

Normalerweise nimmt während der Schwangerschaft und Laktation die Echogenität des Gewebes etwas ab. Das Echomuster erscheint meist homogen, feingranulär. Vor allem während der Spätschwangerschaft und Laktation sind im Drüsengewebe erweiterte Milchgänge als tubuläre, sehr echoarme bis echofreie Strukturen dargestellt (Abb. 9.**10 d** u. **e**).

Magnetresonanztomographie

Die MRT ist während der Schwangerschaft und Laktation nicht indiziert, da eine starke diffuse Kontrastmittelanreicherung zu erwarten ist, die einen Malignomausschluss nicht gestattet.

Gravidität und Laktation

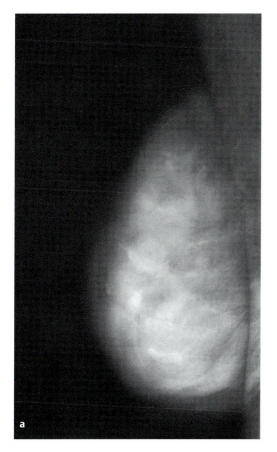
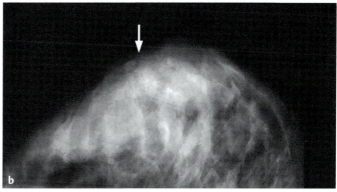
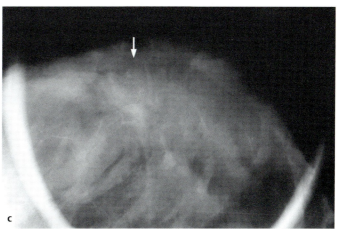
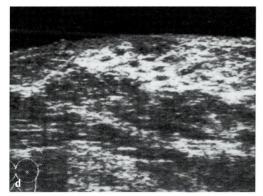
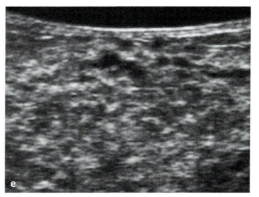

Abb. 9.10 a – e Laktierende Mamma.
a Mammographisch sehr dichte, inhomogen grobfleckige Parenchymstruktur mit eingeschränkter mammographischer Aussagekraft.
b 34-jährige schwangere Patientin am Termin mit hochsuspektem Tastbefund links oben innen, drillbioptisch als Karzinom gesichert. Mammographie am 2. Tag nach Entbindung: Neben dem unregelmäßig begrenzten Herdbefund oben innen kommt mammographisch oben außen eine hochsuspekte Gruppe von Mikroverkalkungen zur Darstellung.
c Die Mikroverkalkungen sind auf der Vergrößerungsmammographie deutlicher zu analysieren.
Histologie des Zweitherdes: invasiv duktales Karzinom.
d Inhomogene Umstrukturierung des Drüsenkörpers (Pfeilspitzen) in der Spätschwangerschaft präpartal. Während periphere Anteile des Drüsenkörpers sehr echoarm wie Fett erscheinen, ist das retromamilläre Gewebe größtenteils echoreich, aber von tubulären echoarmen Strukturen durchsetzt (Normalbefund).
e Während der Laktation zeigt der Großteil des Drüsenkörpers ein feingranuläres, echoarmes Muster. Darin finden sich einzelne erweiterte Gänge.

Mamma unter hormoneller Substitution

Eine zunehmende Anzahl von Frauen wird heute hormonell substituiert, sowohl zur Behandlung klimakterischer Beschwerden als auch zur Osteoporoseprophylaxe. Eine zeitweise angenommene Arterioskleroseprophylaxe durch die hormonelle Substitution hat sich nicht bestätigt.

Infolge des hormonellen Proliferationsreizes kommt es bei einem Teil dieser Frauen zu einer Größenzunahme der Mammae, manchmal verbunden mit einem Spannungsgefühl und einer Mastodynie.

Diagnostische Bedeutung. Eine diagnostische Bedeutung kommt der hormonellen Substitution zu, weil sich (7–12)

- teilweise involutiertes Parenchym wieder diffus vermehren und verdichten kann,
- bei älteren Frauen untypischerweise erneut Zysten, Fibroadenome und eine mastopathische Transformation entwickeln können,
- Zysten und Fibroadenome vergrößern und einen malignen Prozess vortäuschen können,
- nach brusterhaltender Behandlung eines Mammakarzinoms das Parenchym der gesunden Brust einseitig vermehrt und dichter darstellen kann, da die bestrahlte Brust an diesen Veränderungen in der Regel nicht teilnimmt.

Das Ausmaß der beschriebenen Veränderungen scheint deutlicher ausgeprägt zu sein bei einer Hormonsubstitution mit gestagenhaltigen (Kombinations-)Präparaten als bei einer alleinigen Östrogensubstitution (11, 12).

Das Absetzen der Substitutionshandlung führt in der Regel zur vollständigen Rückbildung der proliferativen Parenchymeffekte.

Mammographie (Abb. 9.11 a u. b)

Liegen Voraufnahmen zum Vergleich vor, so erkennt man als Folge der hormonellen Substitutionstherapie bei 30–50% der Frauen eine beidseitige, bisweilen sogar auch eine einseitig ausgeprägtere, Zunahme und vermehrte Dichte des Parenchyms, die zu

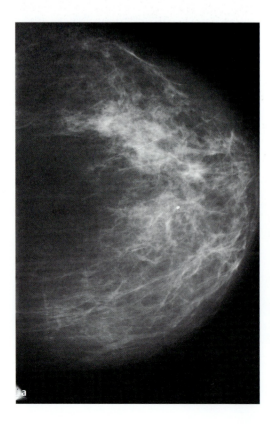
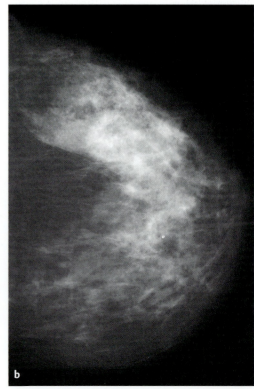

Abb. 9.11 a–f **Veränderungen unter Hormonsubstitution (kraniokaudale Aufnahmen).**

a Normale teilinvolutierte Brust einer 59-jährigen Patientin.

b Nach 12-monatiger Kliogest-Einnahme klagt die Patientin über Spannungsgefühl und Brustvergrößerung. Mammographisch findet sich eine ausgeprägte, diffus noduläre Proliferation des Drüsengewebes. Die mammographische Beurteilbarkeit nach Hormonsubstitution ist deutlich schlechter als ohne Hormonsubstitution. Bei einigen Patienten treten neue Raumforderungen unter Hormonsubstitution auf.

Fortsetzung →

Mamma unter hormoneller Substitution

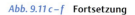

Abb. 9.11 c–f **Fortsetzung**

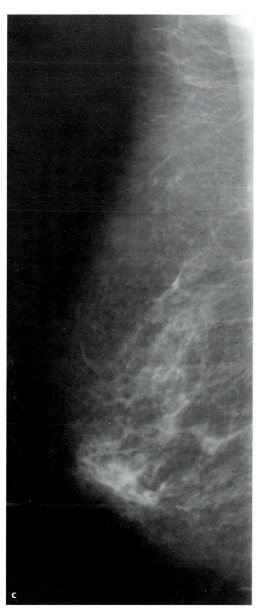

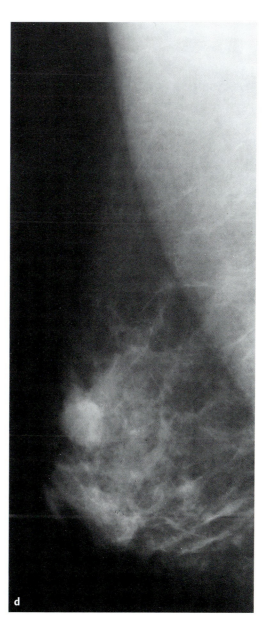

c Mammographie vor Hormontherapie bei einer 66-jährigen Patientin.

d 2 Jahre später. Die Patientin stand 6 Monate unter einer Hormonsubstitutionstherapie. Es zeigt sich eine deutliche Drüsengewebsproliferation. Die Verschattung kranial erwies sich in der Sonographie als einfache Zyste. Fortsetzung →

einem völlig veränderten Strukturbild führen kann. Meist kann man jedoch die individuelle Anordnung wiedererkennen.

Die Zunahme der Dichte kann so ausgeprägt sein, dass die mammographische Beurteilbarkeit eingeschränkt ist. Entgegen der Regel, dass jede Neuentstehung oder Größenzunahme eines Herdbefundes bei der postmenopausalen Frau einen ernst zu nehmenden Malignitätshinweis darstellt, kann es unter der hormonellen Substitution zur Neuentwicklung bzw. auch Größenzunahme von Zysten und Fibroadenomen kommen. Hier muss eine besonders sorgfältige diagnostische Abklärung erfolgen.

Zunehmend gibt es Berichte, dass die Hormonsubstitution die Treffsicherheit der Mammographie, zumindest bei einem Teil der Patientinnen, beeinträchtigt (13–15).

Abb. 9.11 e–f Fortsetzung

e Gelegentlich kann unter einer Hormonsubstitution auch eine asymmetrische Zunahme der Parenchymdichte auftreten. Ausgeprägte Fälle wie der vorliegende erfordern eine weitere diagnostische Abklärung. Schrägaufnahme vor Hormonsubstitution.

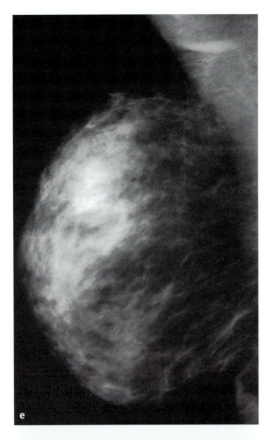
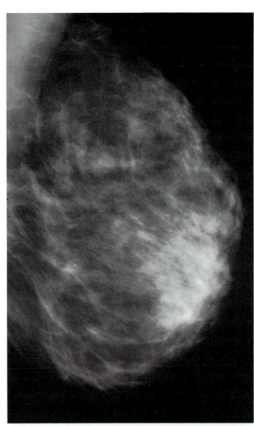

f Schrägaufnahme 14 Monate später, 7 Monate nach Beginn der Hormonsubstitution. Die Diagnose wurde durch Vakuumbiopsie und anschließendes Follow-up gesichert.

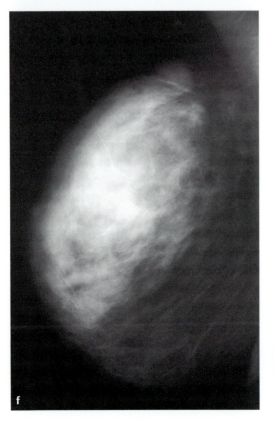
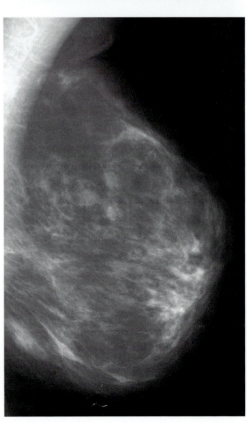

Mamma unter hormoneller Substitution

Sonographie

Die Mammasonographie hat ergänzende diagnostische Bedeutung bei mammographisch dichtem Parenchym und zur weiteren Abklärung sich neu entwickelnder oder an Größe zunehmender, mammographisch eher gutartig erscheinender Herdbefunde. In der Regel stellt sich das hormonell stimulierte Drüsengewebe homogen und mäßig echoreich dar. Es finden sich aber auch Variationen wie bei der Mastopathie.

Kann sonographisch eine Zyste diagnostiziert werden, ist kein weiterer Abklärungsschritt erforderlich. Solide, sowohl mammographisch wie sonographisch gutartig erscheinende Herdbefunde sollten in Absprache mit der Patientin entweder kontrolliert (s. Kapitel 19), sonographisch gesteuert punktionshistologisch untersucht oder exzidiert werden. Veränderungen, die sonographisch und mammographisch am ehesten auf eine Hormonsubstitution zurückzuführen sind, sollten 2–3 Monate nach dem Absetzen der Medikation kontrolliert werden, um ein Malignom auszuschließen.

Magnetresonanztomographie

Die MRT ist zur Abklärung von Veränderungen unter Hormonsubstitution nicht indiziert, da durch die hormonelle Stimulation meist eine proliferationsbedingte Anreicherung zu erwarten ist, die die Beurteilbarkeit einschränkt. Deshalb wird empfohlen, wann immer möglich, eine evtl. Hormonsubstitution 4–6 Wochen vor einer Mamma-MRT abzusetzen.

Transkutane Biopsie

Sie kann als ergänzende Methode bei unklaren, vermutlich durch die Substitutionstherapie verursachten Herdbefunden eingesetzt werden. Suspekte Befunde sollten exzidiert werden.

Zusammenfassung

Normale Mamma: Die normale Brust der asymptomatischen Patientin über 35 Jahre wird in der Regel klinisch und mammographisch untersucht. Bei einem trotz Mammographie unklaren Tastbefund kann die Sonographie ergänzende Informationen liefern. Die alleinige Sonographie ist lediglich bei den sehr jungen Patientinnen ohne Malignomverdacht indiziert. Klinisch sind die Abwesenheit
- eines pathologischen Tastbefundes,
- von Asymmetrien,
- einer Haut- oder Mamillenretraktion,
- einer pathologischen Sekretion

sicherzustellen. Mit der Bildgebung ist besonders zu achten auf
- gleichmäßig dünne Haut,
- Darstellung feiner Cooper-Ligamente,
- Darstellung eines ungestörten subkutanen und retromammären Fettsaums,
- symmetrische Verteilung des Drüsenkörpers,
- harmonischen, zur Mamille ausgerichteten Verlauf der Gangstrukturen

sowie auf die Abwesenheit von
- Raumforderungen, Verdichtungen,
- Retraktionen,
- suspektem Mikrokalk.

Da einerseits hinsichtlich der Größe, Anordnung und Dichte des Parenchyms eine außerordentlich große individuelle Vielfalt besteht und andererseits klinisch, mammographisch und sonographisch die Diagnostik vor allem auf der Erkennung von Strukturveränderungen beruht, ist ein Vergleich mit der Gegenseite von großer Bedeutung. Noch wichtiger ist – falls vorhanden – der Vergleich mit Voraufnahmen.

Normvarianten: Asymmetrien und Polymastien sind angeboren und anamnestisch im Allgemeinen bekannt. Wesentliche Veränderungen, die nicht auf hormonelle Einflüsse (Schwangerschaft, Zyklus) zurückzuführen sind, sind auszuschließen. Bei normalem Tastbefund (vermehrtes Drüsengewebe, keine Konsistenzvermehrung, keine Retraktion) und normalem mammographischen Erscheinungsbild (Zusammensetzung wie das übrige Drüsengewebe) ist mit sehr hoher Wahrscheinlichkeit von einer Normvariante auszugehen.

Bei unklaren Verdichtungen ist eine weitere Abklärung (mammographisch, sonographisch, MR-tomographisch und/oder durch transkutane Biopsie) indiziert (s. a. Kapitel 19).

Die angeborene invertierte Mamille ist ebenfalls eine Normvariante, die in Kenntnis des klinischen Befundes nicht mit einer Raumforderung verwechselt werden kann. Sie ist zu unterscheiden von der neu aufgetretenen Mamilleninversion, bei der ein maligner Befund besonders sorgfältig ausgeschlossen werden muss.

Gravidität und Laktation: Während der Schwangerschaft und Laktation nehmen Größe, Konsistenz und Röntgendichte des Drüsenkörpers zu, wodurch die Beurteilbarkeit eingeschränkt ist. Unklare Befunde, die nicht klinisch oder sonographisch eindeutig zu klären sind, bedürfen weiterer Abklärung. Mammographie kann mit entsprechendem Strahlenschutz auch während der Schwangerschaft (vorzugsweise Spätschwangerschaft) oder während der Stillzeit (direkt nach Abpumpen der Brust) durchgeführt werden. Die MRT ist nicht indiziert.

Mamma unter hormoneller Substitution: Die Kenntnis einer hormonellen Substitutionstherapie ist für die Bildinterpretation von großer Bedeutung. Hier zeigt sich einmal mehr die Wichtigkeit einer sorgfältigen Anamneseerhebung.

Unter der Substitution kann es zu erheblichen Veränderungen des Parenchyms kommen (Zunahme, vermehrte Dichte, neu auftretende oder sich vergrößernde herdförmige Verschattungen). Die mammographische Beurteilbarkeit erfährt somit Einschränkungen statt wie üblich mit zunehmendem Alter der Patientin und damit zunehmender Involution besser zu werden. Infolgedessen kommt der ergänzenden sonographischen Untersuchung bei der älteren substituierten Patientin größere Bedeutung zu als üblicherweise. Eine weitere Abklärung durch eine transkutane oder Exzisionsbiopsie kann bei Herdbefunden notwendig werden, die auch im Rahmen der Substitutionstherapie auftreten können. Vor einer evtl. Mamma-MRT-Untersuchung ist hormonelle Substitutionstherapie – wann immer möglich – 4–6 Wochen früher abzusetzen.

Literatur

[1] Bässler R. Pathologie der Brustdrüse. Pathol Anat. 1978; 11

[2] Beck R, Heywang-Köbrunner SH, Untch M et al. Contrast-enhancement of proliferative dysplasia in MRI of the breast due to the menstrual cycle. ECR '93. Book of Abstracts. Springer International; 1993:151

[3] Kuhl CK, Seibert C, Kneft BP et al. Focal and diffuse contrast enhancement in dynamic MR mammography of healthy volunteers. Radiology. 1995;193(P):121

[4] Vorherr H. The Breast. New York: Academic Press; 1974

[5] Kopans DB, Swann CA, White G et al. Asymmetric breast tissue. Radiology. 1989;171:639

[6] Heywang-Köbrunner SH, Beck R. Contrast-enhanced MRI of the breast. Berlin, New York, Heidelberg: Springer 1996 und München: Karger 1990

[7] Stomper PC, Van Vorrhis BJ, Ravnikar VA et al. Mammographic changes associated with postmenopausal hormone replacement therapy: a longitudinal study. Radiology. 1990;174:487

[8] Laya MB, Gallagher JC, Schreiman JS et al. Effect of postmenopausal hormonal replacement therapy on mammographic density and parenchymal pattern. Radiology. 1995;196:433–7

[9] Lundstrom E. Wilczek B, von Palffy Z et al. Mammographic breast density during hormone replacement therapy: differences according to treatment. Am J Obstet Gynecol. 1999;181:348–52

[10] Sterns EE, Zee B. Mammographic density changes in perimenopausal and postmenopausal women: is effect of hormone replacement therapy predictable? Breast Cancer Res Treat. 2000;59:125–32

[11] Greendale GA, Reboussin BA, Sie A et al. Effects of estrogen and estrogen-progestin on mammographic parenchymal density. Postmenopausal Estrogen/Progestin Interventions (PEPI) Investigators. Ann Intern Med. 1999;130:262–9

[12] Marugg RC, van der Mooren MJ, Hendriks JH et al. Mammographic changes in postmenopausal women on hormonal replacement therapy. Eur Radiol. 1997;7:749–55

[13] Laya MB, Larson EB, Taplin SH et al. Effect of estrogen replacement therapy on the specificity and sensitivity of screening mammography. J Natl Cancer Inst. 1996; 88:643–9

[14] Litherland JC, Stallard S, Hole D et al. The effect of hormone replacement therapy on the sensitivity of screening mammograms. Clin Radiol. 1999; 54:285–8

[15] Kavanagh AM, Mitchell H, Gilles GG et al. Hormone replacement therapy and accuracy of mammographic screening. Lancet 2000;355:270–4

10 Mastopathie

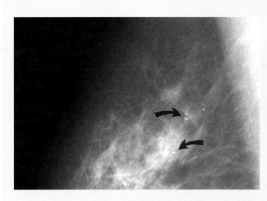

Pathogenese, Epidemiologie und Histopathologie ⇢ 222

Pathogenese ⇢ 222

Epidemiologie und Bedeutung ⇢ 222

Histopathologie ⇢ 222

Klinischer Befund ⇢ 224

Diagnostische Strategie und Ziele ⇢ 225

Mammographie ⇢ 226

Sonographie ⇢ 231

Magnetresonanztomographie ⇢ 233

Transkutane Biopsie ⇢ 237

Zusammenfassung ⇢ 237

10 Mastopathie

Die Mastopathie stellt im Vergleich zu den altersphysiologischen Veränderungen der Brustdrüse vor und während der Menopause eine hormonell, qualitativ und quantitativ gesteigerte Umbaureaktion dar. In etwa 30% der Fälle sind diese Veränderungen mit duktalen und lobulären Epithelhyperplasien verbunden. Allein diese sind von prognostischer Bedeutung.

Die durch Hyperplasien des Epithels gekennzeichneten Formen bilden die Gruppe der *proliferierenden* oder *hyperplastischen Mastopathien.* Formen ohne Epithelhyperplasie bilden die Gruppe der *nicht proliferierenden Mastopathien.* Die Grenzen zwischen Normalbefund, Varianten und Mastopathien sind fließend, ebenso die Grenzen zwischen den einzelnen Typen dieser Erkrankung.

Pathogenese, Epidemiologie und Histopathologie

Pathogenese

Pathogenetisch liegen der Mastopathie hormonale Inbalancen und Interaktionen mehrerer Wirkstoffe (Östrogene, Progesteron, Prolaktin, Thyroxin, Insulin) zugrunde, wodurch vor allem 2 Mechanismen ausgelöst werden:
1. Eine hormonell induzierte Sekretion mit Sekretretention und die Entwicklung von Gangektasien und Zysten.
2. Eine endokrin stimulierte Proliferation des duktalen und des lobulären Epithels mit Entwicklung verschiedener Muster und Grade epithelialer Hyperplasien im Sinne einer Adenose, Epitheliose oder atypischer Hyperplasien.

Epidemiologie und Bedeutung

Angaben zur Frequenz der Mastopathie sind sehr unterschiedlich und abhängig von den untersuchten Kollektiven. Nach Sektionsstatistiken liegt die Häufigkeit zwischen 50–70% für alle Formen und für solche mit Epithelproliferationen bei 30%.

Die Diagnose Mastopathie hat in dreierlei Hinsicht Bedeutung:
1. Nicht selten ist die Mastopathie mit klinischen *Beschwerden* (Schmerzen, Tastbefund) verbunden und führt dadurch zur Beunruhigung der Patientin oder sogar zu einem malignomverdächtigen Tastbefund.
2. Meist ist die Mastopathie mit erhöhter Röntgendichte, manchmal mit Mikroverkalkungen und nicht selten mit einem knotigen oder festen Tastbefund verbunden. Hierdurch ist die klinische und mammographische *Beurteilbarkeit* im Vergleich zur weichen, fettreichen Brust *eingeschränkt.* Manchmal können auch lokal besonders ausgeprägte mastopathische Veränderungen zu einem Herdbefund führen, der malignomverdächtig ist.
3. Die meisten Mastopathien (ca. 70%) bedingen im Vergleich zur Normalpopulation *kein erhöhtes Karzinomrisiko.* Ein Teil (ca. 25%) zeigt ein gering erhöhtes Karzinomrisiko (Faktor 1,5–2). 3–5% der Mastopathien sind mit einem erhöhten Karzinomrisiko (Faktor 4–5) assoziiert.

Histopathologie

Die Mastopathie weist eine Vielfalt von Veränderungen des Parenchyms und des Stromas auf, als deren Ausgangsterrain das terminale duktulo-lobuläre Segment gilt. In den Läppchen entstehen kleine und sekrethaltige Zysten, durch deren Vergrößerung unmittelbar angrenzende Duktuli (Azini) einbezogen werden. Eine Volumenzunahme und Konfluenz der Zysten in Verbindung mit proliferativen Veränderungen der Gänge und Läppchen sowie Quellungsreaktionen und Fibrosierungen des Stromas führen zum „Vollbild" einer Mastopathie. Die Mastopathie kann den gesamten Drüsenkörper einbeziehen oder in einem oder mehreren Arealen dominieren. Sie kann als ein Komplex mit zahlreichen histologischen Komponenten ausgebildet sein oder nur durch Teilbefunde wie eine sklerosierende Adenose oder durch eine radiäre Narbe in Erscheinung treten. Im Folgenden werden die Komponenten besprochen, die in der histopathologischen Diagnose einer Mastopathie Ausdruck finden.

> Das Erscheinungsbild der Mastopathie ist in jeder Hinsicht sehr vielgestaltig und damit diagnostisch problematisch.

Zysten

Man unterscheidet *Mikrozysten* von 1–2 mm Durchmesser und *Makrozysten* (ein- und mehrkammerig), multiple oder Solitärzysten. Der Zysteninhalt kann klar, gelblich oder milchig sein. Infolge von Blutungen kann er sich grünlich-blau („blue domed cysts"), bräunlich oder schwarz verfärben.

Adenose

Bei der Adenose handelt es sich um nicht neoplastische, bündelförmige Proliferationen terminaler Gangsegmente in paralleler Anordnung.

Die häufigsten Formen sind:

- *Mikrozystische Adenose ("blunt duct adenosis"):* Kleinzystisch erweiterte Duktuli, die Sekret enthalten und von einem abgeflachten oder leichtgradig hyperplastischen Epithel ausgekleidet sind, kennzeichnen diesen häufigen Typ einer Adenose. Die gruppierte Anordnung der Duktuli spricht für eine von den Drüsenläppchen und weniger von den Gangsegmenten ausgehende Adenose.
- *Sklerosierende Adenose:* Als sklerosierende Adenose werden fokale, diffuse und tumorförmige (Adenosistumor) Proliferationen des Epi- und des Myoepithels verstanden, die von den Drüsenläppchen ausgehen und mit einer Desmoplasie verbunden sind. Die sklerosierende Adenose ist häufig, aber nicht immer mit einer Mastopathie assoziiert. Sie kann auch im Stroma von Fibroadenomen, Papillomen oder duktalen Adenomen vorkommen und Träger einer atypisch-lobulären Hyperplasie oder eines lobulären Carcinoma in situ sein. Das relative Entartungsrisiko ist um den Faktor 1,5–2 erhöht.
- *Mikroglanduläre Adenose:* Dieser Typ einer seltenen, benignen Adenose ist gekennzeichnet durch dichtstehende isomorphe und kleinkalibrige tubuläre Drüsen, die tumorförmig, z.T. diffus in das Binde- und Fettgewebe einwachsen.
- *Radiäre (strahlige) Narbe:* Unter diesem Begriff werden einzeln oder multipel vorkommende, nicht neoplastische, fokale tubulär proliferierende Adenosen verstanden, die sich um ein fibröselastoides Zentrum entwickeln, sich nach außen strahlig fortsetzen und mit intraduktalen Epithelhyperplasien verbunden sind.

Eine besondere Bedeutung kommt der radiären Narbe insofern zu, als die sternförmige Form sowohl makroskopisch als auch mit Bildgebung wie ein invasives Karzinom imponiert. Auf dem Terrain radiärer Narben können sich atypische Hyperplasien, tubuläre, duktale sowie lobuläre Karzinome entwickeln.

Fibrosis mammae (fibröse Mastopathie)

Die Fibrosis mammae ist eine bei jüngeren Frauen (25.–40. Lebensjahr) vorkommende territoriale Vermehrung des Stützgewebes des Drüsenkörpers, die mit einer fokalen Parenchymatrophie verbunden ist und klinisch zu tumorförmigen Indurationen führt. Die mittlere Herdgröße misst 1–3 cm. Mammographisch finden sich lokale Verdichtungen ohne Mikrokalzifikationen.

Hyperplasieformen des Epithels

- *Duktale Hyperplasien (Epitheliosen):* Diese Formen sind generell definiert als benigne intraduktale Proliferationen des Epithels mit einer flächenhaften oder fokalen Hyperplasie von unterschiedlichem Muster und Ausmaß.

  Gleichsinnig mit dem Begriff Epitheliose wird vor allem im amerikanischen Schrifttum der Terminus „Papillomatose" angewendet. Wir verstehen jedoch unter einer Papillomatose besondere, an bindegewebigen Septen orientierte villöse Epitheltexturen.
- *Lobuläre Hyperplasien:* Diese sind definiert durch eine Vergrößerung der Läppchenfläche infolge nummerischer, duktulärer (azinärer) Hyperplasien im Sinne einer Adenose, aber auch durch eine *Hyperplasie des Epithels* in Analogie zur Epitheliose extralobulärer Gänge.
- *Atypische Hyperplasien (AH):* Duktale atypische Hyperplasien kommen in den Gängen, lobuläre atypische Hyperplasien in den Läppchen bei ca. 3,6% der Biopsien vor. Sie sind histopathologisch inkomplette Carcinomata in situ oder Borderline-Lesions, deren histo- und zytologische Beurteilung auch in Interobservertests erfahrener Pathologen Schwierigkeiten bereitet (Grauzonen der Diagnostik). Das relative Entartungsrisiko, das im Vergleich zur Normalpopulation 4–5fach erhöht ist, steigt mit zunehmendem Lebensalter an. Das absolute Risiko bei AH ist 8–10% in 10 Jahren und bei Vorliegen einer familiären Krebsbelastung 25% in 10 Jahren. Wir unterscheiden:
  - *Atypische duktale Hyperplasien (ADH),* die bevorzugt in der Postmenopause beobachtet werden und einem inkompletten intraduktalen Karzinom entsprechen.
  - *Atypische lobuläre Hyperplasien (ALH),* die einem inkompletten lobulären Carcinoma in situ entsprechen. Die Läppchenfläche ist hier (im Gegensatz zum voll ausgebildeten Carcinoma in situ) jedoch nicht nennenswert vergrößert.

> Die entscheidende diagnostische Frage lautet: Handelt es sich bei einer Mastopathie um eine Form mit atypischen oder mit nicht atypischen Hyperplasien und steht eine familiäre Krebsbelastung im Hintergrund?

Für die Beurteilung der Dignität der Mastopathie und ihrer feingeweblichen Komponenten haben sich die in Langzeitstudien von Prechtel (1, 2) gewonnenen Erfahrungen bewährt, die den Ergebnissen von Dupont u. Page (3, 4) entsprechen. Ebenfalls mit dem Ziel, die relativen Entartungsrisiken benigner Läsionen und atypischer Hyperplasie zu klassifizieren, wurde in einem Konsensusmeeting amerikanischer Pathologen (5) folgende etwas modifizierte Einteilung empfohlen:

1. *Leichtgradige (duktale und lobuläre) Epithelhyperplasie*, definiert als eine Proliferation von 2–4-Zellen Schichtdicke. Entartungsrisiko nicht erhöht. Vorkommen als Adenose, Zysten, Gangektasien, entsprechend der Mastopathie I nach Prechtel. Frequenz ca. 70%; ferner in Fibroadenomen, Adenomen und bei Mastitis.
2. *Mittelgradige (floride) Epithelhyperplasie*, definiert als 4 Zellreihen überschreitende Hyperplasie ohne Atypien. Entartungsrisiko leichtgradig um den Faktor 1,5–2 erhöht. Vorkommend als solide oder papilläre Hyperplasie im Sinne der Epitheliose, entsprechend der Mastopathie II nach Prechtel. Frequenz ca. 25–30%, ferner als Papillom mit einer Stromakomponente.
3. *Atypische (duktale und lobuläre) Epithelhyperplasie*, definiert als Zellatypien mit Schichtungsstörungen bei Erhaltung von Myoepithelschicht und Basalmembran, entsprechend der Mastopathie III nach Prechtel). Entartungsrisiko auf das 4–5fache erhöht. Frequenz ca. 4%.

Da sich die Entartungsrisiken der Mastopathie I und II von der Gruppe III evident unterscheiden, engt sich das Problem auf die klinisch relevante Frage ein: Handelt es sich bei einer Mastopathie um eine Form mit atypischen oder mit nicht atypischen Hyperplasien und steht eine familiäre Krebsbelastung im Hintergrund?

Klinischer Befund

- Die Mastopathie kann völlig *symptomlos* sein.
- Sie kann aber auch zu Schmerzen *(Mastodynie)* führen:
    - typischerweise ist die mastopathisch bedingte Mastodynie prämenstruell besonders ausgeprägt (prämenstruelles Spannungsgefühl, Berührungsempfindlichkeit). Selten (und nicht typisch) kommt sie als Dauerschmerz vor;
    - sie tritt meist beidseitig, seltener auch einseitig auf,
    - sie betrifft bevorzugt diffus die oberen äußeren Quadranten. Ein lokalisierter Schmerz ist – wenn er nicht durch eine Zyste erklärt ist – nicht typisch für Mastopathie (s.a. S. 328 Kap. 15 → invasives Karzinom, Anamnese).
- In einigen Fällen kann im Rahmen der Mastopathie eine *Sekretion* auftreten. Sie kommt typischerweise *beidseits* vor und betrifft mehrere Ausführungsgänge. Die Sekretfarbe ist meist klar bernsteinfarben, kann aber auch gelblich-grün oder grünlich-schwarz sein.
- Der *Tastbefund* bei Mastopathie ist individuell sehr variabel. Typischerweise ist bei Mastopathie
    - die *Konsistenz* des Gewebes *erhöht*,
    - der Tastbefund *klein- bis grobknotig* verändert,
    - Konsistenzvermehrung und knotige Transformation sind meist *symmetrisch* und besonders in den oberen äußeren Quadranten betont;
    - *Zysten* sind in der Regel als rundliche, elastische Knoten tastbar. Tiefer liegende, kleine oder nicht prall gefüllte Zysten können auch nicht tastbar sein;
    - bei einem Teil der Mastopathien kommen aber auch eine im Vergleich zur Gegenseite *asymmetrische Konsistenzvermehrung* oder eine *herdförmige Knotenbildung* vor.

In diesen Fällen kann die Unterscheidung von einem Malignom schwierig bis unmöglich sein. Eine weiterführende Diagnostik (Bildgebung, transkutane Biopsie und bei weiter unklarem Befund sogar Exzisionsbiopsie) ist notwendig zur Abklärung.

Diagnostische Strategie und Ziele

Klassifizierung. Die Klassifizierung einer Mastopathie ist prinzipiell nur *histologisch* möglich. Anhand des Tastbefundes, der Mammographie (Strukturumbau, Röntgendichte, Mikroverkalkungen) oder auch anhand der Sonographie (echoreiches Drüsengewebe mit/ohne Zysten bzw. dilatierten Gangstrukturen) kann eine Mastopathie vermutet werden.

Karzinomrisiko. Da keine ausreichend gute Korrelation zwischen mammographischem, sonographischem oder MR-tomographischem Befund und zellulären Proliferationen oder zellulärem Atypiegrad besteht, ist mit der Bildgebung keine Aussage bezüglich des Karzinomrisikos einer Mastopathie möglich. Prinzipiell gilt aber, dass der überwiegende Teil der Mastopathien (70–80%) mit keinem oder nur einem geringen Karzinomrisiko assoziiert ist.

Diagnostische Sorgfalt. Da aufgrund der erhöhten Röntgendichte und knotig vermehrten Konsistenz auch bei typisch mastopathischem Befund die *Beurteilbarkeit* im Vergleich zur fettreichen Brust *eingeschränkt* ist, ist die mammographische und klinische Untersuchung mit besonderer *Sorgfalt* (inkl. regelmäßigem Vergleich mit Voruntersuchungen) durchzuführen.

Um die im dichten Gewebe schwerer erkennbaren kleinen Karzinome so bald wie möglich zu erfassen, werden auch *verkürzte Screeningintervalle* (jährlich statt zweijährlich) empfohlen.

Stellenwert der Mammographie. Im Rahmen der Abklärung ist bei klinischem Verdacht (z.B. suspekter Tastbefund, unklare tastbare Asymmetrie, atypische Sekretion) zunächst die Mammographie einzusetzen. Der Einsatz weiterer Methoden bei typisch mastopathischem Befund ohne erhöhtes Risiko und ohne mammographisch oder klinisch suspekten Befund ist nicht indiziert. Die Mammographie kann z.B. ein Karzinom im Bereich des Tastbefundes oder an einer unerwartet anderen Stelle (!) durch eine typische Verschattung oder durch typische Mikroverkalkungen nachweisen.

Stellenwert ergänzender Methoden. Fehlen malignomtypische Mikroverkalkungen oder Verschattungen, so kann in mammographisch dichtem Gewebe ein bestehender klinischer Verdacht dennoch nicht widerlegt werden. Deshalb ist die Mammographie bei klinisch suspektem Befund oder bei Verdacht auf Zysten in mammographisch dichtem Gewebe durch die *Sonographie* zu ergänzen. Bei unklarem Tastbefund, bei mammographisch unklarer Verschattung oder bei Asymmetrie ist die Sonographie besonders hilfreich, wenn eine einfache Zyste als Ursache des unklaren Befundes zu identifizieren ist. Außerdem sind auch die meisten tastbaren, in mammographisch dichtem Gewebe gelegenen Karzinome als echoarme Raumforderung zu erkennen. Deshalb wird die Sonographie auch zur Bestätigung eines vermuteten malignen Befundes eingesetzt. Da einige kleine und besonders präinvasive Karzinome aber sonographisch nicht sicher zu identifizieren sind, kann ein unauffälliger sonographischer Befund einen klinischen oder mammographischen Malignomverdacht nicht widerlegen.

Zur Abklärung vermutlich benigner Tastbefunde bzw. mammographischer Veränderungen bietet die transkutane Biopsie eine weitere wichtige Alternative. Bei Malignomverdacht, ungünstiger Lokalisation (sehr kleine, tief liegende Befunde) oder nicht eindeutig benignem Befund der transkutanen Biopsie sowie bei widersprüchlichen Befunden ist die *Exzisionsbiopsie* durchzuführen.

> Mit bildgebenden Verfahren ist eine Klassifizierung oder eine Aussage bezüglich des Karzinomrisikos einer Mastopathie nicht möglich.

> Beim klinischen Verdacht einer Mastopathie wird zunächst die Mammographie eingesetzt. Weitere Methoden kommen erst bei negativer Mammographie trotz klinisch suspekten Befunden zum Einsatz.

> Ein unauffälliger sonographischer Befund kann einen klinischen oder mammographischen Malignomverdacht nicht widerlegen.
> Bei allen unklaren oder widersprüchlichen Befunden ist eine Exzisionsbiopsie durchzuführen.

Mammographie

Das mammographische Erscheinungsbild der Mastopathie (Abb. 10.1 a – e) ist geprägt durch
- Strukturveränderung und/oder Dichtevermehrung im Parenchym,
- Verkalkungen,
- Zysten.

Diese Veränderungen können einzeln oder kombiniert auftreten.

Strukturveränderungen und/oder Dichtevermehrung

Die Struktur- und Dichteveränderungen umfassen:
- eine Strukturvergröberung,
- meist relativ uniforme, klein- bis großfleckige Verschattungen, oft im Verlauf des Drüsenbaums angeordnet,
- flächige oder auch diffuse Dichteerhöhung,
- vermutlich durch erhöhte Wassereinlagerung können in einigen Fällen die Strukturen verwaschen oder schwer abgrenzbar sein,
- durch Fibrose und/oder sekundäre entzündliche Prozesse können unruhige und unregelmäßige Strukturverdichtungen entstehen.

Die genannten Strukturveränderungen oder -verdichtungen weisen, wenn sie die altersentsprechende Norm überschreiten, auf eine Mastopathie hin, sind aber nicht beweisend.

Typische Verteilungsmuster. *Typischerweise* treten mastopathische Veränderungen *diffus* und *symmetrisch* auf. Dieses Bild ist für mastopathische Veränderungen charakteristisch und ist in der Regel nicht mit malignomtypischen Veränderungen zu verwechseln. Der Nachweis oder Ausschluss von Karzinomen ohne Mikrokalk ist aber beeinträchtigt, da diese im isodensen Umgebungsgewebe verborgen sein können.

Atypische Verteilungsmuster. Diagnostische Probleme treten auf, wenn Strukturverdichtungen oder eine Strukturunregelmäßigkeit, eine noduläre Verdichtung, eine unregelmäßig begrenzte Verdichtung oder sogar eine sternförmige Verdichtung *asymmetrisch* oder *herdförmig* (Abb. 10.1 f – h) auftreten. Noduläre, unregelmäßig oder sternförmig begrenzte isolierte Herde kommen bei verschiedenen Formen der Mastopathie und charakteristischerweise auch bei der seltenen tumorartigen Form der sklerosierenden Adenose vor.

Zwar ist bei irregulär begrenzten mastopathischen Veränderungen ebenso wie bei der sternförmigen Narbe der Tastbefund oft kleiner oder weniger auffällig als er bei einem vergleichbar großen Karzinom zu erwarten wäre. Außerdem ist bei der sternförmigen Narbe oft kein echtes Zentrum („schwarzer Stern" oder „Stern mit schwarzem Zentrum") erkennbar. Diese Eigenschaften können aber dennoch nur als Hinweis und nicht als Beweis für einen benignen Prozess gewertet werden (8, 9, 10, 11).

Abgrenzung zu lobulären oder tubulären Karzinomen. Da lobuläre oder tubuläre Karzinome ein ähnliches Erscheinungsbild haben können, ist bei derartigen Veränderungen in der Regel die histologische Klärung durch eine Exzision notwendig. Ein hoher Prozentsatz (bis zu 50 %) der sternförmigen Narben sind entweder mit einem duktalen Carcinoma in situ bzw. einem tubulären Karzinom assoziiert oder es entwickelt sich eine der vorbeschriebenen maligen Veränderungen auf dem Boden einer radiären Narbe. Somit erscheint es unumgänglich, dass solche Veränderungen einer weiteren Diagnostik bedürfen. Die typischen Veränderungen können die Gutartigkeit nicht beweisen, sie können nur als Vermutung dienen. Da Karzinome ein sehr ähnliches Erscheinungsbild bieten können, sollte bei dem Vorhandensein solcher Veränderungen eine Biopsie erwogen werden.

Bedeutung von Struktur- und Dichteveränderungen. Während also herdförmige oder asymmetrische Verdichtungen bzw. Strukturveränderungen mammographisch und klinisch ein Karzinom vortäuschen können, ist bei diffusen Veränderungen vor allem die Erkennbarkeit von Malignomen wegen der allgemein erhöhten Röntgendichte beeinträchtigt.

Eine Korrelation zwischen dem Ausmaß von Strukturveränderungen oder erhöhter Röntgendichte und dem Grad zellulärer Proliferationen oder Atypien besteht nicht. Damit ist anhand von röntgenologischen Dichte- und Strukturveränderungen auch keine Korrelation mit dem zu erwartenden Karzinomrisiko möglich.

Zysten. Zysten können sich als glatt begrenzte Rundherde, als teilweise glatt begrenzte Verdichtungen oder als schlecht abgrenzbare Verdichtungen (durch Überlagerung) darstellen. Sie können lediglich einer unspezifischen Dichtezunahme entsprechen oder gar nicht sichtbar sein. Die Diagnose

---

▸ Der Nachweis oder Ausschluss von Karzinomen ohne Mikrokalk ist beeinträchtigt, da diese im isodensen Umgebungsgewebe verborgen sein können.

▸ Eine Korrelation von röntgenologischen Dichte- und Strukturveränderungen auch mit dem zu erwartenden Karzinomrisiko ist nicht möglich.

Diagnostische Strategie und Ziele

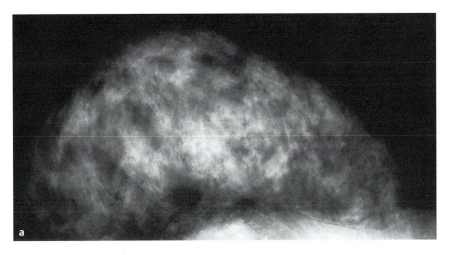

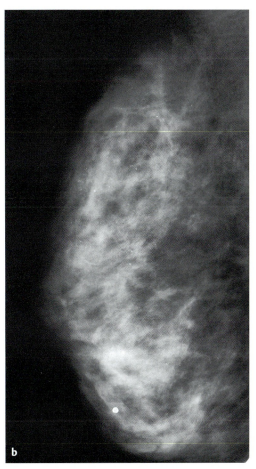

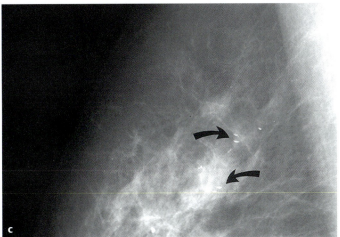

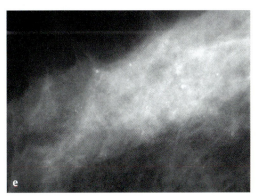

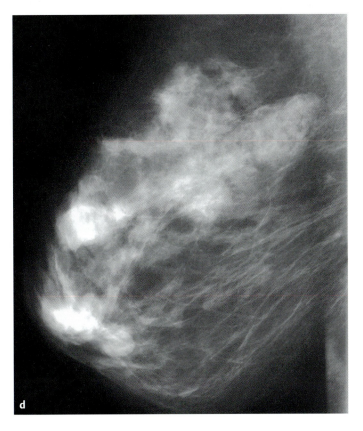

Abb. 10.1 a–m **Benigne Mammaveränderungen.**

a Relativ gleichförmig kleinfleckig mastopathisch verdichtetes Drüsenparenchym.

b Polymorph-knotiges Parenchymstrukturbild, zusätzlich multiple, disseminiert distanziert angeordnete, teils rundliche, teils strichförmige Verkalkungen (mediolaterale Aufnahme).

c Grobfleckig mastopathisch verdichtete Parenchymstruktur. Das Drüsengewebe ist durchsetzt von multiplen, disseminiert distanziert angeordneten, teils rundlichen, teils strichförmigen Verkalkungen, einzelne Sedimentationsphänomene („Teetassen", Pfeile) als Zeichen benigner mikrozystischer Veränderungen.

d Grobfleckig mastopathisch verdichtete Parenchymstruktur. Die Verschattungen entsprechen in der Sonographie teils Zysten und teils echoarmen Herdbefunden (wie z. B. Fibroadenomen).

e Dichtes Drüsenparenchym mit verschiedenen Mikroverkalkungen. Dieses Bild sieht man häufig bei benignen Veränderungen, obwohl diese Verkalkungen nicht vollständig monomorph sind.

Fortsetzung →

10 Mastopathie

Abb. 10.1 f–i Fortsetzung

f u. g Umschriebene noduläre Verschattung links unten innen, teilweise rundlich-glatt, teilweise unscharf begrenzt.
Histologie: 10 mm messende noduläre Adenose (Pfeil).

h Eine Architekturstörung mit radiären Ausläufern ist typisch für radiäre Narben. Diese lassen sich häufig deutlicher durch eine Zieltubuskompression darstellen. Wird eine radiäre Narbe vermutet, sollte sie Anlass zur weiteren Abklärung sein (Biopsie).

i–m Einige Mikroverkalkungen, die im Rahmen benigner Veränderungen auftreten, erscheinen aufgrund ihrer umschriebenen oder straßenförmigen Anordnung suspekt. Sogar sich verzweigende Mikroverkalkungen können in mastopathischen Veränderungen auftreten. Sollte eines dieser Zeichen zu finden sein, sollte eine weitere Abklärung erfolgen.

i Das Drüsenparenchym ist grobknotig mastopathisch strukturiert und durchsetzt von multiplen, sehr gleichförmig disseminiert angeordneten, relativ rundlich monomorphen und punktförmigen Mikroverkalkungen. Histologische Abklärung wegen geplanter Lebertransplantation: Einfache fibrös-zystische Mastopathie mit psammomatösen Verkalkungen (mediolaterale Aufnahme). Obwohl die Morphologie dieser Verkalkungen für eine Benignität spricht, rechtfertigt hier die umschriebene, evtl. sogar symmetrische Anordnung eine weitere Diagnostik.

Fortsetzung →

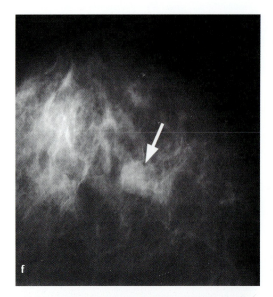
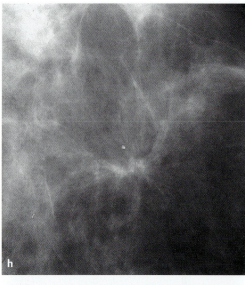
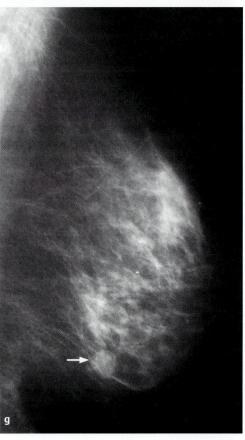
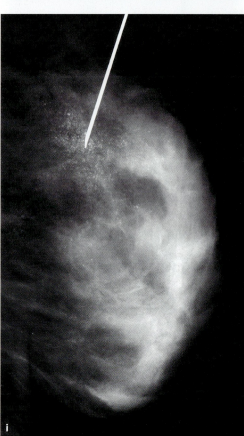

Diagnostische Strategie und Ziele

Abb. 10.1 j – m **Fortsetzung**

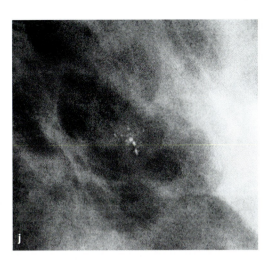
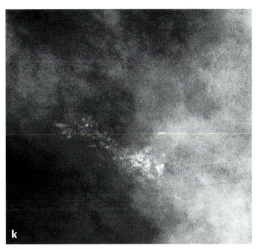
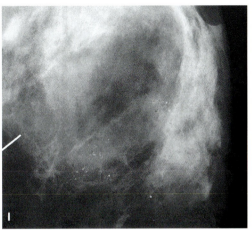
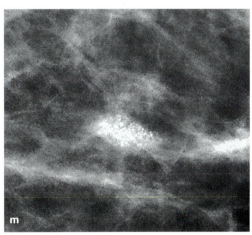

j   Kleinste Gruppe rundlich geformter Verkalkungen in länglich bogenförmiger Anordnung, Vergrößerungsmammographie.
Histologie: fibröse Mastopathie.

k   Längliche Gruppe teils rundlicher, teils strichförmiger und auch polymorpher Mikroverkalkungen, Vergrößerungsmammographie.
Histologie: fibröse Mastopathie.

l   Präparatradiographie: Eine größere und 2 benachbart liegende kleinere Mikrokalkgruppen mit Polymorphie der Einzelverkalkungen: Fibrös-zystische Mastopathie mit herdförmig sklerosierender Adenose sowie intraduktaler Papillomatose.

m   Manchmal können feingranuläre Verkalkungen begrenzt in einer herdförmigen Verdichtung oder einem erweiterteten Gang vorkommen. Diese sehr feinen Mikroverkalkungen mit der beschriebenen Ausbreitung deuten häufig auf eine papilläre Läsion hin (Papillomatose, Papillom, papilläres DCIS oder selten ein papilläres Karzinom). Sollten keine anderen Auffälligkeiten, die auf eine Malignität hinweisen, vorliegen, sollte eine weitere Abklärung angestrebt werden, da eine radiologische Unterscheidung nicht möglich ist.
Histologie: Papillomatose.

von Zysten sowie die Unterscheidung von Zysten und soliden Läsionen ist Aufgabe der Sonographie (s. S. 110 → Kap. 4 → Diagnose von Zysten und Kapitel 11).

Mikroverkalkungen

Mikroverkalkungen kommen bei Mastopathien häufig vor. Sowohl bezüglich ihrer Morphologie wie ihres Verteilungsmusters zeigen sie eine große Variationsbreite. Spektrometrische Untersuchungen haben gezeigt, dass es sich bei den Verkalkungen neben Kombinationen mit anderen Elementen vorwiegend um Calciumphosphate handelt (9).

Typische Verteilungsmuster. Grundsätzlich können Mikroverkalkungen durch Sekretverkalkung entstehen. Auch nekrotische, nach intraduktal oder intralobulär abgestoßene Zellen können verkalken, außerdem kann es zu Verkalkungen im Stroma kommen. Damit können Verkalkungen diffus verstreut, in lobulärer bzw. duktaler Anordnung oder ohne eindeutig erkennbares Verteilungsmuster vorkommen.

Als *mastopathietypisch* und *gutartig* werden die folgenden Merkmale von Verkalkungen angesehen (12, 13, 14):

- *Einzeln stehende*, meist rundliche *Verkalkungen*.
- *Diffus verteilte* und meist *symmetrisch* auftretende, *punktförmige, monomorphe Mikroverkalkungen*. Sie kommen bei vielen Mastopathieformen und besonders häufig bei der sklerosierenden Adenose vor.
- *Verkalkungen in Kalkmilchzysten*. Bei diesen handelt es sich um die typischen von Lanyi beschriebenen teetassenförmigen Verkalkungen. Sie entsprechen kleinen Kalkmilchseen in zystisch erweiterten Lobuli. Hierin sind feinste Kalkpartikel aufgeschwemmt, die aber nicht aufgelöst werden. Vielmehr wird die in einer mikrozystischen Erweiterung angesammelte Kalkmilch als Verkalkung wahrgenommen.

In der Aufsicht (= kraniokaudalen Aufnahme) erscheinen diese als Einzelverkalkungen wahrgenommenen kleinsten Kalkmilchseen meist rundlich, manchmal facettiert. Oft sind sie aber auch unscharf begrenzt oder amorph. Sie können eine unterschiedliche Dichte haben und sind unspezifisch. Die lobuläre Anordnung dieser Kalkmilchdepots ist nur bei einem Teil der grüppchenförmig zusammenliegenden Verkalkungen zu erkennen. Im streng seitlichen Strahlengang (mediolaterale 90°-Aufnahme) führt die charakteristische Sedimentierung der feinsten Psammomkörnchen in der Kalkmilch zu einem typischen Bild: Der kaudale Pol des als Verkalkung wahrgenommenen kleinen Kalkmilchsees ist bogig begrenzt und zeigt eine horizontale Spiegelbildung, die durch die Sedimentierung bedingt ist. Diese entspricht der kranialen Begrenzung der als Einzelverkalkung wahrgenommenen Kalkmilch. Durch starke Kompression kann es allerdings auch zu einer kranialen Vorwölbung oder Hügelbildung der Kalksalzpräzipitate kommen.

Kalkmilchzysten kommen meist beiderseits vor, können aber auch einseitig oder asymmetrisch auftreten, wobei das typische Teetassenphänomen meist nur in einem Teil der Verkalkungen nachweisbar ist.

In der Regel kann bei *Nachweis von typischen „Teetassen"* von einer *Mastopathie* ausgegangen werden, wenn keine sonstigen malignomtypischen Veränderungen (polymorphe oder längliche Mikroverkalkungen, suspekte Verschattungen) nachweisbar sind.

- *Lobulär angeordnete Kalkgruppen*. Diese kommen einzeln oder multifokal vor. Entsprechend der Größe eines normalen oder hypertrophierten (1–5 mm) Lobulus liegen hier die Verkalkungen *eng gepackt* als Grüppchen in einem kleinen Areal. Hieraus ergibt sich das Bild einer *Morula*. Bei Befall mehrerer Lobuli kann auch ein rosettenförmiges Bild resultieren. Trotz gewisser Größenvariationen der Einzelverkalkungen wirken die einzelnen Verkalkungen innerhalb der Grüppchen rundlich monomorph. Diese Verkalkungsgruppen treten vorwiegend im Rahmen der *kleinzystischen und der sklerosierenden* Adenose auf.

Atypische Verteilungsmuster. Leider kommen neben diesen typisch „gutartigen" Verkalkungen *auch uncharakteristische und bisweilen auch suspekte Verkalkungen* im Rahmen der Mastopathie vor.

- Zu den *uncharakteristischen* bei Mastopathie vorkommenden Mikroverkalkungen gehören (12, 13, 14):
  - Unscharf begrenzte und amorphe Verkalkungen mit mäßiger bis deutlicher Polymorphie.
  - Mikroverkalkungen, die asymmetrisch zur Gegenseite in einem isolierten Areal vorkommen und nicht eindeutig benigne sind.
  - Mikrokalkgruppierungen mit nicht eindeutig monomorphem lobulären Erscheinungsbild.
- Zu den *suspekten* Verkalkungen im Rahmen einer Mastopathie zählen:
  - länglich, v- oder y-förmig konfigurierte Verkalkungen,
  - grobgranulär polymorphe Verkalkungen,
  - segmental angeordnete und/oder den Gangstrukturen folgende Verkalkungen.

Alle diese Verkalkungen sind nicht von Mikrokalk zu differenzieren, der mit Malignomen assoziiert ist.

Uncharakteristische und seltener auch suspekte Verkalkungen können bei allen Mastopathieformen vorkommen. Dies erklärt sich dadurch, dass mastopathische Transformation sowohl den Lobulus, wie auch das Gangsystem betreffen kann. Dabei kann sowohl eine typischerweise benigne „lobuläre" Anordnung der Verkalkungen, seltener aber auch eine „duktale" Anordnung der Verkalkungen wie bei Malignomen auftreten. Bei der sklerosierenden Adenose können Myothel-Bindegewebswucherungen zur Deformierung der Läppchen führen. Dies kann die größere Polymorphie der wahrgenommenen Einzelverkalkungen ebenso wie längliche Einzelformen erklären.

Bedeutung von Mikroverkalkungen. Insgesamt kommen uncharakteristische und suspekte *Mikroverkalkungen häufiger bei proliferierenden* als bei nicht proliferierenden Mastopathien vor. Im Einzelfall ist bei mastopathiebedingten Mikroverkalkungen jedoch kein Rückschluss auf das Karzinomrisiko der zugrunde liegenden Mastopathie möglich.

Kontrolle bzw. Abklärung mastopahischer Verkalkungen. Bei *mastopathietypischen Verkalkungen* sind übliche Kontrollen (vorzugsweise jährlich) zu empfehlen. Eine bioptische Abklärung ist nicht notwendig. Es ist darauf zu achten, dass zu diesen benignen Verkalkungen keine zusätzlichen oder malignomtypischen Mikroverkalkungen oder Kalkgruppen hinzutreten. *Suspekte Mikroverkalkungen* müssen einer histologischen Klärung zugeführt werden. Bei *uncharakteristischen Mikroverkalkungen* ist unter Einbeziehung der Mikrokalkanalyse sowie klinischer und anamnestischer Daten zwischen Kontrolluntersuchungen oder einer weiteren Abklärung (z. B. Stanzbiopsie, Exzisionsbiopsie) abzuwägen (s. a. Kapitel 22).

Zysten. Zysten, die im Rahmen der Mastopathie als Mikro- (< 3 mm) oder Makrozysten, einzeln oder multipel vorkommen, sind häufig. Sie können zu scharf begrenzten Rundschatten, zu halbkreisförmig abgrenzbaren Schatten, zu einer schwer abgrenzbaren Verdichtung (bei Überlagerung) oder auch nur zu unspezifischer Dichteerhöhung beitragen bzw. selbst nicht wahrnehmbar sein.

> Im Einzelfall ist bei mastopathiebedingten Mikroverkalkungen kein Rückschluss auf das Karzinomrisiko der zugrunde liegenden Mastopathie möglich.

Sonographie

Typische Veränderungen. Sonographisch (Abb. 10.2 a – e) sind Mastopathien typischerweise gekennzeichnet durch die folgenden Merkmale (15 – 18):

- *Homogener echodichter Drüsenkörper* (häufiges Bild).
- *Zysten* (häufig vorhanden) kommen in verschiedensten Größen vor und können bereits mit wenigen Millimetern Größe diagnostiziert werden.
- *Ektatische Gänge* (manchmal vorhanden).
- Sehr regelmäßige, meist *tubuläre, seltener noduläre echoarme Strukturen*, die den Drüsenkörper durchziehen. Diese dem Gangsystem folgenden echoarmen Strukturen dürften einer periduktalen Fibrose oder kleinsten Adenoseherden entsprechen. Tritt eine derart regelmäßige Gesamtstruktur auf, so kann mit hoher Wahrscheinlichkeit von einer mastopathischen und damit gutartigen Veränderung ausgegangen werden.
- Ganz oder teilweise homogener *echoarmer Drüsenkörper*. Dieses Bild tritt selten auf. Eine Differenzierung zwischen echoarmer Mastopathie und Fett ist hier sonographisch deutlich erschwert ebenso wie die Erkennbarkeit echoarmer Tumoren.

Weniger eindeutige Veränderungen. Daneben können bei Mastopathien auch folgende weniger eindeutige Veränderungen beobachtet werden:

- *Echoarme Herde* (Abb. 10.2 c): Meist sind sie unregelmäßig, seltener rundlich und glatt begrenzt. Sie können als *isolierter*, dann *meist suspekter Herd* oder *multipel* auftreten. Histologisch entsprechen sie Adenoseherden, Herden von proliferierender Mastopathie oder Herden von fokaler Fibrose (letztere meist mit Schallschattenbildung). Auch die tumorförmig wachsende sklerosierende Adenose kann als echoarmer Herd imponieren.
- *Schallschatten mit oder ohne echoarmem Herdbefund* (Abb. 10.2 d u. e). Sie können multipel oder in einem isolierten Areal auftreten. Derartige Veränderungen kommen bei diffus vermehrter Fibrose bzw. bei herdförmiger Fibrose vor. Oft stellen sich auch die *tumorförmige sklerosierende Adenose* sowie die *radiäre Narbe* als echoarmer Herd mit Schallschatten oder durch einen isolierten Schallschatten dar (19).

Zwar zeigen mastopathisch bedingte echoarme Herde meist keinen typischen echoreichen Randsaum und weniger ausgeprägte Schallschatten als „klassische" Karzinome. Da aber auch Karzinome und be-

10 Mastopathie

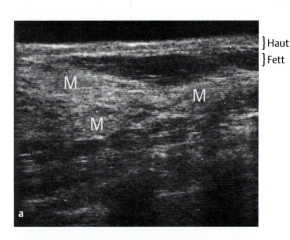
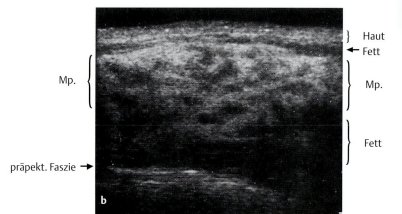
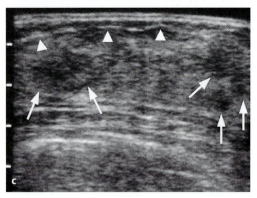
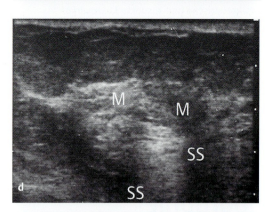
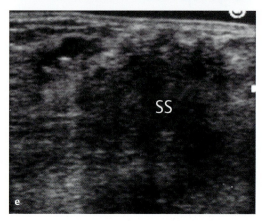

Abb. 10.2 a–e Sonographisches Erscheinungsbild mastopathischer Veränderungen.

a Sehr häufig stellt sich mastopathisches Gewebe (M) homogen echoreich dar. Dieses Gewebe ist sonographisch sehr gut beurteilbar. Ein präinvasives oder sehr kleines Karzinom kann allerdings auch bei diesem Bild nicht allein sonographisch ausgeschlossen werden, wenn ein konkreter Verdacht besteht, z. B. mammographisch suspekter Mikrokalk.

b Weniger häufig stellen sich innerhalb des echoreichen mastopathischen Gewebes tubuläre, echoarme, sehr regelmäßige Strukturen dar. Diese dürften duktalen oder lobulären Strukturen entsprechen, z. B. einer periduktalen Fibrose oder Adenose. Dieses Bild ist relativ charakteristisch für eine Mastopathie, kann aber den Ausschluss oder Nachweis kleiner Malignome beeinträchtigen.

c Nicht selten finden sich im echoreichen mastopathischen Gewebe auch einzelne oder mehrere noduläre echoarme Strukturen (Pfeile), die nicht Fetteinschlüssen (s. 9.5 g) entsprechen. Sie dürften kleinen Adenoseherden oder Fibroadenomen entsprechen. Diese Herde können nicht selten differenzialdiagnostische Probleme verursachen. Nach unserer Erfahrung empfiehlt es sich, diese unspezifischen Herde zunächst sonographisch zu kontrollieren, wenn sie klein sind, kein eindeutiges mammographisches oder klinisches Korrelat haben und auch sonographisch keine Malignitätskriterien (Schallschatten, echoreicher Randsaum etc.) aufweisen. Die Pfeilspitzen weisen auf die hier sehr gut erkennbare subkutane Faszie.

d In einigen Fällen können auch in mastopathischem Gewebe (M) Schallschattenbildungen (SS) vorkommen. Sie dürften durch Areale mit stärkerer Fibrosierung zu erklären sein. Inkonstante Schattenbildungen sind, besonders wenn sie nach Kompression oder bei Schallkopfkippung verschwinden, unspezifisch. Sie kommen bei ausgeprägt fibrösen Mastopathien, bei proliferierenden Mastopathien, aber auch bei einigen In-situ-Karzinomen vor und schränken damit die sonographische Beurteilbarkeit deutlich ein.

e Starke Schallschattenbildungen (SS) bei ausgeprägt fibröser Mastopathie. Das auch vom Tastbefund her suspekte Areal innerhalb einer mammographisch dichten Brust entsprach histologisch einer ausgeprägt fibrösen Mastopathie.

sonders kleine Karzinome eine große Variationsbreite aufweisen, ist eine ausreichend sichere Unterscheidung zwischen malignen und benignen echoarmen Herden sowie Schallschatten in der Regel nicht möglich.

Stellenwert der Sonographie. Durch den *Nachweis von Zysten* als Ursache unklarer Tastbefunde oder mammographisch uncharakteristischer Strukturverdichtungen kann die Sonographie entscheidende Informationen liefern und dazu beitragen, unnötige Exzisionsbiopsien zu verhindern.

In typisch homogen echoreichem, mastopathischem Gewebe ist ein Malignom unwahrscheinlich, wenn kein zusätzlicher mammographischer oder klinischer Verdacht besteht. Da bei einer derartigen Struktur im Allgemeinen echoarme Karzinome sehr gut zu erkennen sind, ist die Sonographie als komplementäre Methode hilfreich.

Besteht aber ein klinischer oder mammographischer Verdacht (z.B. Mikroverkalkungen), so ist auch in sonographisch homogenem, echoreichem Gewebe der *Malignomausschluss allein durch Sonographie nicht möglich* (15, 17). Grund hierfür ist, dass einige In-situ-Karzinome sowie einzelne kleine Karzinome echoreich sind und damit der sonographischen Entdeckung entgehen.

Kontrolle bzw. Abklärung sonographischer Auffälligkeiten. Bei inhomogenem oder sonographisch echoarmem Muster gilt:

- In den seltenen Fällen mit *echoarmem mastopathischem Drüsenkörper* ist der Malignomausschluss eingeschränkt.
- Bei *unruhig strukturierter Mastopathie* (mit echoarmen Herden und/oder multiplen Schallschatten) ist ein *Malignomausschluss* prinzipiell *nicht möglich*. Eine enge Korrelation mit dem klinischen und mammographischen Befund ist notwendig.
- Sonographisch *echoarme Herdbefunde mit/ohne Schallschatten*, die reproduzierbar aufzufinden sind und keinem Fettläppchen entsprechen, sowie *Areale mit Schallschattenbildung* sollten – in Zusammenschau mit mammographischem und klinischem Befund – bei Verdacht durch eine Exzisionsbiopsie (bzw. sonographisch gesteuerte Stanzbiopsie) abgeklärt werden. Bei benignem Charakter sind Verlaufskontrolle bzw. MRT zu erwägen.

> Ein mit anderen Methoden suspekter Befund kann sonographisch nicht widerlegt werden, sodass eine Exzisionsbiopsie zu empfehlen ist.

Magnetresonanztomographie

MR-tomographisch (Abb. 10.3 a–h) ist mastopathisches Gewebe im Gegensatz zu Fettgewebe signalarm.

Anreicherungsverhalten. Nach Kontrastmittelgabe reichern viele (70–75%) Mastopathien Kontrastmittel *kaum oder unwesentlich* an (Abb. 10.3 a u. b, 9.8 a–d). Hierbei handelt es sich vor allem um nicht proliferierende Mastopathien (fibröse oder fibrös-zystische Mastopathien).

Zu den anreichernden Mastopathien gehören die proliferativen Mastopathien. Selten können auch Anreicherungen bei nicht proliferativen Mastopathien vorkommen, wenn diese mit deutlichen entzündlichen Reaktionen einhergehen (Galaktophoritis). Anreicherungen können ebenso auftreten bei Adenosen, bei ausgeprägt hyperplastischen Veränderungen und manchmal unter hormonaler Substitution.

Anreicherungsmuster. Kontrastmittelanreicherungen finden sich bei 25–30% der Mastopathien. Das Anreicherungsmuster kann sehr unterschiedlich sein. Es finden sich folgende Verteilungsmuster:

- Milchige, diffus verteilte Anreicherung. Unter diffuser Anreicherung verstehen wir eine Anreicherung in einem großen Areal (z.B. ganze Brust oder oberer äußerer Quadrant), die zur Umgebung keine scharfe Abgrenzung hat.
- Fleckige, konfluierende, diffus verteilte Anreicherung (Abb. 10.3 c u. d).
- Herdförmige Anreicherung, deren Kontur oft unregelmäßig begrenzt, seltener auch nodulär ist (Abb. 10.3 e u. f).

Anreicherungsgeschwindigkeit. Die Anreicherungsgeschwindigkeit mastopathischer Veränderungen ist meist langsam. Ein geringer Teil der mastopathisch bedingten Kontrastmittelaufnahmen kann aber auch rasche Anreicherungsgeschwindigkeit aufweisen.

Zyklusabhängigkeit. Mastopathisch bedingte Anreicherungen sind oft zyklusabhängig und *wechselnd*. Da viele mastopathisch bedingten Anreicherungen in der 2. Zyklushälfte ausgeprägter sind und ein Teil dieser Anreicherungen in der 1. Zyklushälfte gar nicht nachweisbar ist, empfiehlt es sich, die MR-

Abb. 10.3 a–h MR-tomographisches Bild bei Mastopathien.

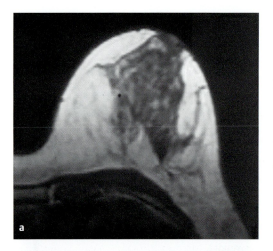
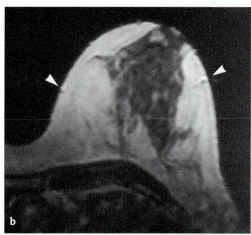
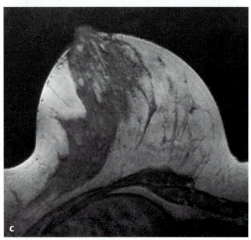
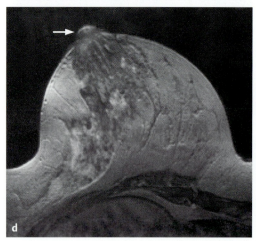

a u. b Die Mehrzahl der Mastopathien (70–75%) nimmt Gd-DTPA nur unwesentlich auf.

a Repräsentative Schicht (FLASH-3D) vor Applikation von Kontrastmittel.

b Dieselbe Schicht nach Applikation von Gd-DTPA: Drüsengewebe und Fett zeigen keine wesentliche Signalanhebung (Kontrastmittelanreicherung lediglich in Gefäßen, Pfeilspitze). Die MRT-Untersuchung wurde ergänzend zur Mammographie zum sichereren Karzinomausschluss in dichtem Gewebe bei bekanntem Karzinom der Gegenseite durchgeführt.

c u. d 25–30% der Mastopathien (meist Mastopathien mit Adenose, Proliferation oder auch Atypien) nehmen diffus milchig bis fleckig Kontrastmittel auf.

c Repräsentative Schicht vor Kontrastmittel (MRT wurde bei eingeschränkter mammographischer Beurteilbarkeit bei dichter Mastopathie, diffus verstreutem Mikrokalk und starker familiärer Belastung durchgeführt).

d Dieselbe Schicht nach i.v.-Gabe von Gd-DTPA. Im Drüsengewebe zeigt sich diffus verteilt eine fleckig-konfluierende, allmähliche Kontrastmittelanreicherung. Dieser Befund ist vereinbar mit einer Mastopathie, schränkt aber den Malignomausschluss deutlich ein. Eine Anreichung in der Mamille selbst (Pfeil) findet sich bei ca. 50% der Patientinnen und kann – wenn kein klinischer Verdacht besteht – als Normalbefund gewertet werden.

Fortsetzung →

Diagnostische Strategie und Ziele

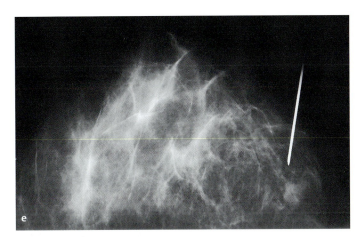

Abb. 10.3 e–h Fortsetzung

e–h In einzelnen Fällen findet sich mammographisch und/oder MR-tomographisch, manchmal auch nur MR-tomographisch, ein mastopathischer Herdbefund. Dieser reichert (s. 9.8a–d) – wenn er aus fibröser Mastopathie besteht – nicht an. Bei proliferierender Mastopathie kann er aber auch deutlich Kontrastmittel anreichern und ist dann MR-tomographisch ebenfalls suspekt.

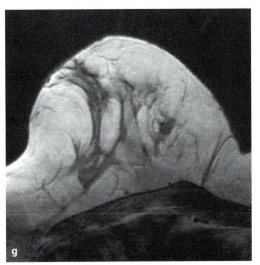

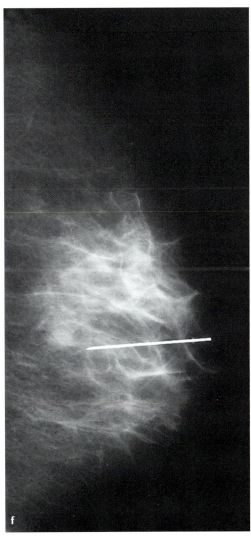

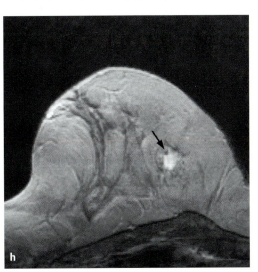

e u. f Mammographisch suspekter, unscharfer Herdbefund auf der kraniokaudalen und mediolateralen präoperativen Lokalisationsaufnahme.
g Schicht durch den suspekten Befund vor Kontrastmittelgabe (MRT-Untersuchung im Rahmen einer Studie).

h Nach i.v.-Gabe von Gd-DTPA nimmt der unscharf begrenzte Herd stark und frühzeitig Kontrastmittel auf und ist damit auch MR-tomographisch nicht von einem Malignom zu unterscheiden (Pfeil).
Histologie: fokale, mäßig proliferierende Mastopathie mit deutlicher, unspezifisch entzündlicher Reaktion.

> Die Kontrastmittel-MRT sollte nicht bei allen Mastopathieformen, sondern nur bei Sonderfällen eingesetzt werden.

tomographische Untersuchung – wenn möglich – zwischen dem 7. und 17. Zyklustag durchzuführen (20–22).

Prognostische Bedeutung. Ob eine Korrelation zwischen dem Proliferationsgrad einer Mastopathie und der Höhe bzw. Geschwindigkeit der Kontrastmittelanreicherung besteht, ist umstritten. Nach unserer Erfahrung existiert vor allem für die prognostisch wichtige Unterscheidung zwischen proliferativen Mastopathien mit und ohne Atypien *keine verlässliche Korrelation* mit der Höhe oder Geschwindigkeit der Kontrastmittelanreicherung.

Vor- und Nachteile der MRT

Die Kontrastmittel-MRT hat bei der Differenzialdiagnose mastopathischer Veränderungen Vor- und Nachteile:

- Wegen ihrer hohen Sensitivität für invasive Karzinome spricht eine fehlende Kontrastmittelanreicherung, die bei ca. 70 % der Mastopathien vorkommt, mit hoher Verlässlichkeit gegen ein invasives Karzinom (von seltenen Ausnahmen abgesehen).
- Bei nicht anreichernden Mastopathien können auch in mammographisch dichtem oder unregelmäßig konfiguriertem Gewebe nicht tastbare Karzinome (bzw. Karzinomherde) entdeckt werden. Es kann z. B. von großer Wichtigkeit sein, Zweitherde in mammographisch dichtem Gewebe vor einer geplanten brusterhaltenden Therapie auszuschließen.
- Bei diffus-fleckiger Anreicherung sind der Malignomnachweis und -ausschluss deutlich beeinträchtigt.
- Mastopathisch bedingte herdförmige Kontrastmittelaufnahmen können nicht sicher von Karzinomherden unterschieden werden und führen somit zu falsch positiven Befunden.
- Für die weitere Differenzierung uncharakteristischer Mikroverkalkungen ist die MRT nicht geeignet, denn einerseits ist die Sensitivität von Kontrastmittel-MRT bei In-situ-Karzinomen noch nicht ausreichend bekannt. Sie dürfte ungefähr bei 80–90 % liegen. Andererseits führen proliferierende Mastopathien mit Mikroverkalkungen sehr häufig zu falsch positiven Befunden.

Differenzialdiagnostische Bedeutung der MRT

Wegen der oben genannten Nachteile, die vor allem die eingeschränkte Beurteilbarkeit bei diffus anreichernden Mastopathien und die zu hohe Falschpositivrate bei proliferativen Mastopathien betreffen, empfehlen wir, die *Kontrastmittel-MRT nicht bei allen* Mastopathieformen oder *unselektiert* in mammographisch dichtem Gewebe einzusetzen, sondern auf *Sonderfälle zu begrenzen*.

- Wegen der unspezifischen Anreicherungen ist die Kontrastmittel-MRT *nicht zu empfehlen:*
  - Zur Kontrolle bei (aus Voruntersuchungen) bekannter anreichernder Mastopathie.
  - Bei der Differenzierung zwischen entzündlichen oder malignen Befunden (die Anreicherung beider erlaubt keine klare Abgrenzung).
  - Bei Patientinnen, die unter Hormontherapie (meist mit gestagenhaltigen Präparaten) über ein Spannungsgefühl klagen.
  - Bei asymptomatischen Patientinnen mit dichtem Gewebe, von denen die Mehrzahl unter 40 Jahre alt ist. Hier kommt es häufig zur Detektion von okkulten Fibroadenomen oder Adenosen (eine unspezifische Anreicherung findet sich in 1 von 5 Fällen), die eine teure weitere Diagnostik nach sich zieht und das, obwohl die Wahrscheinlichkeit eines Malignoms (1–3 auf 1000 Patientinnen oder sogar noch weniger in der Gruppe der unter 40-Jährigen) in einem unselektierten Patientengut niedrig ist.
- *Sinnvoll* erscheint der Einsatz von Kontrastmittel-MRT bei folgenden Indikationen:
  - In mammographisch dichtem, schwer beurteilbarem Gewebe zum Ausschluss von *Zweitherden* oder eines *Malignoms der Gegenseite* bei geplanter konservativer Therapie eines kleinen Mammakarzinoms.
  - In mammographisch dichtem, schwer beurteilbarem Gewebe mit *hohem Malignomrisiko*, z. B. Primärtumorsuche. Ob eine ergänzende Kontrastmittel-MRT kosteneffektiv bei der Überwachung von Hochrisikopatientinnen einsetzbar ist, wird noch überprüft.
  - In mammographisch dichtem, schwer beurteilbarem Gewebe mit *uncharakteristischer Strukturunruhe, Asymmetrie*, multiplen Vernarbungen ohne konkreten (punktierbaren) Herdbefund.

Diagnostische Strategie und Ziele

– In mammographisch dichtem, schwer beurteilbarem Gewebe bei *widersprüchlichen Ergebnissen* (nicht bei Mikrokalk).

Bei diesen Indikationen kann die Kontrastmittel-MRT bei fehlender Anreicherung einen Malignomausschluss wesentlich unterstützen, bei herdförmiger Anreicherung eine transkutane oder Exzisionsbiopsie richtig dirigieren oder diese erst veranlassen. Hiermit kann sie zu frühzeitiger Entdeckung von Karzinomen oder Zweitherden in schwer beurteilbarem Gewebe beitragen.

Transkutane Biopsie

Die histo- oder zytopathologische Beurteilung nicht palpabler und mammographisch entdeckter Läsionen ist durch 3 Methoden möglich:
- Exzisionsbiopsie,
- Feinnadelaspirationszytologie
- Stanzbiopsie.

Um die Zahl der Exzisionsbiopsien zu begrenzen, haben die transkutanen Nadelbiopsien mit Gewinn von zytologischem Ausstrichmaterial oder von Gewebestanzen sehr an Bedeutung gewonnen.

Die diagnostische Treffsicherheit korreliert mit der Größe und Homogenität des zu untersuchenden Herdes, mit der erhaltenen Menge an Gewebe und mit der Erfahrung des Untersuchers.

Die für den Pathologen oder Zytologen wichtigste Voraussetzung ist ein beurteilungsfähiges und repräsentatives Material, das jedoch nicht immer vorliegt. Für die weitere Diagnostik unklarer Befunde und Mikrokalzifikationen der Kategorie IV nach BI-RADS besitzt die Vakuumbiopsie klare Vorteile gegenüber der Stanzbiopsie (23–29).

Die heterogenen Veränderungen der Mastopathie und die manchmal nur fokal entwickelten atypischen Hyperplasien belasten den Aussagewert einer Feinnadel- oder Stanzbiopsie, sodass eine Exzisionsbiopsie immer dann empfohlen wird,
- wenn eine atypisch duktale Hyperplasie oder eine radiäre Narbe vorliegt,
- wenn zwischen den radiologischen Veränderungen und dem histopathologischen Befund eine Diskrepanz besteht, oder
- wenn die Korrelation von Bildgebung und Histologie/Zytologie nicht ausreichend sicher erscheint.

Beim Nachweis eines malignen Befundes durch die perkutane Biopsie wird eine therapeutische Exzisionsbiopsie notwendig.

Zusammenfassung

Histologisch umfasst die Mastopathie ein breites Spektrum an Umbauvorgängen. Aus prognostischer Sicht werden vor allem unterschieden:
- nicht proliferative Mastopathien (70% der Mastopathien) ohne erhöhtes Karzinomrisiko,
- proliferative Mastopathien ohne Zellatypien (ca. 25% der Mastopathien) mit gering erhöhtem Risiko (Faktor 1,5–2),
- proliferative Mastopathien mit Zellatypien (4–5% der Mastopathien) mit erhöhtem Risiko (Faktor 5).

Mit Bildgebung ist keine zuverlässige Risikoeinschätzung möglich. Vor allem gelingt mit Bildgebung keine sichere Identifizierung der echten Risikomastopathien (Faktor 5). Klinisch führen Mastopathien zu Schmerzen, selten zu Sekretion und häufig zu Tastbefunden. Mammographisch finden sich vor allem Dichteerhöhung und Mikroverkalkungen. Sonographisch findet sich meist eine echoreiche Gewebetextur, oft mit Zysten. Es kommen aber auch echoarme Strukturen oder Schattenbildungen vor. MR-tomographisch nehmen nicht proliferierende Mastopathien meist unwesentlich, Adenosen und proliferierende Mastopathien (mit und ohne Atypien gleichermaßen) sehr variabel Kontrastmittel auf. Je nach Ausprägung der Veränderungen ergibt sich bei allen Methoden ein Überlappungsbereich vor allem zu Veränderungen, wie sie bei präinvasiven und frühinvasiven Karzinomen zu finden sind. Diffuse mastopathische Veränderungen werden im Allgemeinen als solche erkannt, schränken aber oft die Beurteilbarkeit ein. Herdförmige Veränderungen, die sich vom meist ebenfalls mastopathischen Umgebungsgewebe qualitativ oder quantitativ unterscheiden, bedürfen besonders sorgfältiger Abklärung. Nicht selten sind diese Befunde mit Bildgebung nicht sicher von Malignomen zu unterscheiden und führen als „falsch positive Befunde" zu perkutaner Biopsie oder Exzisionsbiopsie benigner Veränderungen. Für die Beurteilung der Mastopathie im Rahmen des Screenings sind klinische Untersuchung und Mammographie die Methoden der Wahl und ausreichend. Ergänzende Methoden sind bei mammographisch oder klinisch fraglichem oder verdächtigem Befund einzusetzen,

- um zu hohe Zahlen an Abklärungsexzisionsbiopsien bei benignen Veränderungen zu vermeiden und
- um bei hohem Malignomrisiko und eingeschränkter Beurteilbarkeit die Früherkennung von primären oder weiteren Malignomherden zu verbessern.

Bei uncharakteristischen Herdbefunden können ergänzende Sonographie und/oder transkutane Biopsie eingesetzt werden. Bei uncharakteristischen Befunden ohne sicheren Herdbefund (Asymmetrie, Narben) bei hohem Malignomrisiko und erschwerter Beurteilbarkeit kann die MRT sinnvoll angewendet werden. Die Exzisionsbiopsie mit ausreichendem Volumen ist weiterhin die sicherste Methode zur Abklärung von Borderline-Läsionen (z.B. mastopathische Veränderungen mit Atypien) oder bei widersprüchlichen Befunden. Im Falle von Malignität ist sie weiterhin unumgänglich.

Literatur

[1] Prechtel K. Mastopathie. Histologische Formen und Langzeitbeobachtungen. Zentralbl Pathol. 1991; 137:210

[2] Prechtel K, Gehm O, Geiger G, Prechtel P. Die Histologie der Mastopathie und die kumulative ipsilaterale Mammakarzinomsequenz. Pathologe. 1994; 15:158

[3] Dupont WD, Page DL. Risk factors for breast cancer in women with proliferative disease. N Engl J Med. 1985;312:146

[4] Dupont WD, Page DL. Relative risk of breast cancer varies with the time since diagnosis of atypical hyperplasia. Hum Pathol. 1989;20:723

[5] Consensus Meeting: Is fibrocystic disease of the breast pre-cancerous? Arch Pathol Lab Med. 1986;110:171

[6] van Gils CH, Otten JD, Verbeck AL et al. Effect of mammographic breast density on breast cancer screening performance: a Study in Nijmegen, The Netherlands. J Epidemiol Community Health 1998;52:267–71

[7] Young KC, Wallis MG, Blanks RG, Moss SM. Influence of number of views and mammographic film density on the detection of invasive cancers: results from the NHS Breast Screening Programme. Br J Radiol. 1997; 70:482–8

[8] Adler DO, Helvie MA, Obermann HA. Radial sclerosing lesion of the breast: mammographic features. Radiology. 1990;176:737

[9] Dessole S, Meloni GB, Capobianco G et al. Radial scar of the breast: mammographic enigma in pre- and postmenopausal women. Maturitas. 2000; 34:227–31

[10] Orel SG, Evers K, Yeh IT, Troupin RH. Radial scar with microcalcifications: radiologic – pathologic correlation. Radiology. 1992;183:479

[11] Alleva DQ, Smetherman DH, Farr GH, Cederbom GJ. Radial scar of the breast: radiologic-pathologic correlation in 22 cases. Radiographics 1999;19:S27–35

[12] Lanyi M. Diagnostik und Differentialdiagnostik der Mammaverkalkung. Berlin: Springer; 1986

[13] Linden SS, Sickles EA. Sedimented calcium in benign breast cysts: the full spectrum of mammographic presentations. AJR. 1989;152:967

[14] American College of Radiology: Breast imaging reporting and data system (BI-RADS™) 3rd ed. Reston, Va: 1998

[15] Bassett LW, Kimme-Smith C. Breast sonography. AJR. 1991;156:449

[16] Jackson VP, Hendrick RE, Feig FA. Imaging of the radiographically dense breast. Radiology. 1993; 188:297

[17] Pamilo M, Soiva M, Anttinen I et al. Ultrasonography of breast lesions detected in mammography screening. Acta Radiol. 1991;32:220

[18] Stavros AT, Thickman D, Rapp CL et al. Solid breast nodules: use of sonography to distinguish between benign and malignant lesions. Radiology 1995; 196:123–134

[19] Cohen MA, Sferlazza SJ. Role of sonography in evaluation of radial scars of the breast. AJR. 2000; 174:1075–8

[20] Heywang-Köbrunner SH. Contrast-enhanced MRI of the Breast. Heidelberg, New York: Springer; 1996

[21] Kuhl C et al. Fokale und diffuse KM-anreichernde Läsionen in der MR-Mammographie bei gesunden Probandinnen: Bandbreite des Normalverhaltens und Zyklusphasenabhängigkeit. Radiologe. 1995; 35:86

[22] Müller-Schimpfle M, Ohmenhäuser K, Stoll P. Menstrual cycle and age. Radiology. 1997;203:145–9

[23] Brenner RJ, Fajardo L, Fisher PR, Dershaw DD et al. Percutaneous core biopsy of the breast: effect of operator experience and number of samples or diagnostic accuracy. AJR. 1996;166:341–6

[24] Liberman L, Dershaw DD, Glassman JR et al. Analysis of cancers not diagnosed at stereotactic core breast biopsy. Radiology. 1997;203:151–7

[25] Mainiero MB, Philpotts LE, Lee CH et al. Stereotaxic core needle biopsy of breast microcalcifications: correlation of target accuracy and diagnosis with lesion size. Radiology. 1996;198:665–9

[26] Brenner RJ, Fajardo L, Fisher PR et al. Percutaneous core biopsy of the breast: effect of operator experience and number of samples on diagnostic accuracy. AJR. 1996;166:341–6

[27] Meyer JE, Smith DN, Dipiro PJ et al. Stereotactic breast biopsy of clustered microcalcifications with a directional, vacuum-assisted device. Radiology. 1997; 204:575–6

[28] Jackmann RJ, Marzoni FA, Nowels KW. Percutaneous removal of benign mammographic lesions: comparison of automated large-core and directional vacuum-assisted biopsy techniques. AJR. 1998; 171:1325–30

[29] Heywang-Köbrunner SH, Schaumlöffel U, Viehweg P et al. Minimally invasive stereotactic vacuum core breast biopsy. Eur Radiol. 1998;8:377–85

11 Zysten

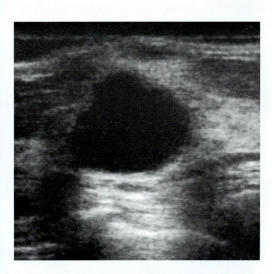

Histologie ⇢ *240*

Anamnese und klinischer Befund ⇢ *240*

Ziele der Diagnostik ⇢ *241*

Diagnostische Strategie ⇢ *241*

Sonographie ⇢ *242*

Zystenpunktion ⇢ *245*

Mammographie ⇢ *247*

Magnetresonanztomographie ⇢ *247*

Galaktozelen ⇢ *249*

Ölzysten ⇢ *249*

Zusammenfassung ⇢ *251*

11 Zysten

> Zysten können – vor allem wenn sie nicht ganz scharf begrenzt sind – Tumoren vortäuschen oder kleine Malignome verdecken.

Zysten sind die bei weitem häufigste Raumforderung in der weiblichen Brust. Jenseits des 30.–40. Lebensjahrs entwickelt ca. jede 2. Frau kleinere oder größere, einzelne oder multiple Zysten im Rahmen mastopathischer Veränderungen. Größere Zysten finden sich bei 20–25% der Frauen (1, 2). Die einfache Zyste, die einem flüssigkeitsgefüllten, epithelausgekleideten Hohlraum entspricht, ist eine gutartige Läsion.

Ihre klinische Bedeutung erlangen Zysten dadurch, dass sie entweder Schmerzen verursachen oder dass sie als Tastbefund auffallen, der abzuklären ist. Selbstverständlich werden Zysten oft auch anlässlich einer Mammographie oder einer Sonographie erstmalig festgestellt.

Zysten können – vor allem wenn sie nicht ganz scharf begrenzt sind – Tumoren vortäuschen oder kleine Malignome verdecken. Deshalb kann sowohl klinisch wie mammographisch der Nachweis oder Ausschluss von Malignomen durch Zysten beeinträchtigt werden.

Histologie

Zysten entsprechen lokalen Erweiterungen der peripheren Gangsegmente, die mit Flüssigkeit gefüllt sind. Sie entstehen meist im Bereich des terminalen duktulo-lobulären Systems im Rahmen mastopathischer Veränderungen. Grundsätzlich wird zwischen einfachen und komplizierten Zysten unterschieden, von denen die komplizierten Zysten unter Umständen einen malignen Befund darstellen.

Einfache Zysten. Diese Zysten bestehen aus einem zweireihigen Epithel mit innerer Epithel- und äußerer Myoepithelschicht. Sie sind gutartige Mammaveränderungen, die kein erhöhtes Krebsrisiko beinhalten.

In der Regel sind einfache Zysten von linearem Epithel ausgekleidet, das von einem verdichteten Bindegewebe umgeben wird. Das Zystenepithel kann bei proliferativen Mastopathien unterschiedliche und auch atypische Hyperplasien aufweisen. Das Entartungsrisiko wird jedoch durch die Gesamtheit der zugrunde liegenden mastopathischen Veränderungen und nicht allein durch das Verhalten der Zystenwand bestimmt.

Komplizierte Zysten. Komplizierte Zysten stellen pathogenetisch eine heterogene Gruppe dar, die auf präformierte (Milchgänge, Zysten) oder auf nekrose- oder blutungsbedingte Hohlräume zurückzuführen sind (3, 4). Somit werden unter diesem Begriff radiomorphologisch und klinisch Zysten oder Zystenkonglomerate zusammengefasst, die durch entzündliche Veränderungen oder durch Einblutung „kompliziert" sind oder neoplastische Veränderungen in ihrer Wand bzw. ihrem Lumen enthalten.

Im weitesten Sinne können hierzu auch Blutungshöhlen und nekrotisch zerfallende Karzinome (z.B. bei intraduktalen Papillomen und papillären Karzinomen) gezählt werden.

Inflammatorische Veränderungen von Zysten entstehen bei Retentionszysten oder chronischer Mastitis.

Anamnese und klinischer Befund

Zysten können völlig unbemerkt bleiben. Wenn sie größer werden, fallen sie als schmerzloser oder häufiger als schmerzhafter Tastbefund auf.

Anamnestisch typisch ist, dass Zysten plötzlich auftreten, aber auch wieder verschwinden können. Dabei ist das „plötzliche" Auftreten nicht immer zu unterscheiden vom erstmaligen Bemerken einer schon länger bestehenden Raumforderung durch die Patientin.

Altersverteilung. Im Allgemeinen treten Zysten erst ab dem 30.–40. Lebensjahr auf. Der Häufigkeitsgipfel liegt prä- und perimenopausal um das 40.–45. Lebensjahr. Während Fibroadenome vor dem 40. und vor allem vor dem 30. Lebensjahr häufiger auftreten als Zysten, ist dies nach dem 40. Lebensjahr umgekehrt. Aufgrund des in dieser Altersgruppe gleichfalls erhöhten Karzinomrisikos ist ein Karzinomausschluss immer sorgfältig vorzunehmen.

Tastbefund. Zysten sind im Allgemeinen glatt begrenzt und verschieblich zu tasten. Meist sind sie prall elastisch, sie können aber auch sehr derb imponieren. Vor allem bei Zystenkonglomeraten und bei entzündlicher Umgebungsreaktion kann eine Differenzierung vom Malignom problematisch sein (3, 4). Da auch einige Malignome relativ glatt begrenzt und verschieblich sind, ist eine weitere Abklärung klinisch vermuteter Zysten immer indiziert.

Ziele der Diagnostik

Ziele der Diagnostik sind bei Zysten insbesondere:
- Differenzierung von einfachen Zysten und nicht zystischen Veränderungen, wie z. B. benignen Tumoren oder Karzinomen (häufigste Fragestellung).
- Abgrenzung einfacher Zysten von anderen zystischen Raumforderungen. Hierzu gehören komplizierte Zysten mit entzündlichen, papillomatösen, ggf. proliferativen Veränderungen oder mit einem malignen Prozess in der Zystenwand sowie zentral zerfallende Karzinome, die als zystische Raumforderung imponieren können.

Kann eine einfache Zyste nachgewiesen werden, ist eine weitere Abklärung nicht notwendig. Komplizierte Zysten oder solide Raumforderungen sind unbedingt weiter abzuklären, ggf. durch Exzision.

> Kann eine einfache Zyste eindeutig nachgewiesen werden, ist eine weitere Abklärung nicht notwendig.

Diagnostische Strategie

Zum Nachweis und zur Differenzierung von Zysten ist die *Sonographie* die Methode der Wahl (5, 6, 7). Bei jeglicher diagnostischer Unsicherheit oder bei klinisch manifesten Beschwerden durch die Zyste sollte eine Punktion mit Aspiration des Zysteninhalts angestrebt werden. Eine anschließende Luftinsufflation in die Zyste durch die nach Aspiration noch liegende Nadel (Pneumozystographie) erlaubt die ergänzende mammographische Beurteilung der Zysteninnenwand (s. Kapitel 3, S. 100 ff → Kap. 3 → Pneumozystographie).

Die Mammographie dient dazu, ein sonographisch okkultes Karzinom auch an anderer Stelle, z. B. durch den Nachweis von Mikrokalk, zu erfassen. Sie ist deshalb großzügig einzusetzen. Besonders ab dem 40. Lebensjahr ist sie wegen der dann zunehmenden Häufigkeit des Mammakarzinoms erforderlich.

Diagnostischer Ablauf. Für den diagnostischen Ablauf wird folgendes Vorgehen empfohlen: Wird eine punktionswürdige Zyste aufgrund eines Tastbefundes oder wegen Schmerzen vermutet, so sollte zuerst eine Sonographie durchgeführt werden. Ihr kann – wenn indiziert (s. u.) – eine Zystenpunktion, ggf. mit anschließender Luftfüllung folgen. Erst im direkten Anschluss daran sollte die Mammographie bzw. Pneumozystographie erfolgen. Grund für dieses Vorgehen ist, dass das Gewebe nach Punktion (ohne die Überlagerung durch die Zyste) weniger dicht und somit besser beurteilbar ist und dass – falls eine Pneumozystographie erfolgte – die Innenwand der Zyste sowie die Vollständigkeit der Entleerung beurteilt werden können.

Sonographie

Geräteeinstellung und Untersuchungstechnik

Gerade bei der Zystendiagnostik kommt der optimalen Geräteeinstellung eine besondere Bedeutung zu. Ist nämlich die Verstärkung („gain") zu niedrig eingestellt, so können solide, echoarme Prozesse als echofrei erscheinen, was zu schwerwiegenden Fehldiagnosen führt.

Bei Unsicherheit kann es hilfreich sein, die Schallverstärkung am Gerät langsam zu erhöhen, bis Echos im fraglichen Prozess erscheinen (Abb. 11.1 e–g):

Abb. 11.1 a–j **Sonographisches Erscheinungsbild von Zysten.**

a Schemazeichnung einer typischen Zyste: Die typische Zyste ist echofrei, bei gleichzeitig starker dorsaler Schallverstärkung. An den Seitenrändern können feine laterale Schallschatten entstehen.

b Sonographie einer kleinen Zyste, die mammographisch im dichten Gewebe nicht erkennbar war (vgl. 11.**2 a – d**).

c Darstellung einer großen Zyste (schwarzer Pfeil) sowie einer darunter liegenden, halb angeschnittenen Zyste (offener Pfeil). Eine weitere, nur teilweise in der Schicht enthaltene, sehr kleine Zyste (Pfeilspitze) ist zu vermuten.

d Entstehung von Reverberationsechos an der Zystenwand: Zwischen Schallkopf und Zystenvorderwand werden in diesem Beispiel Echos mehrfach reflektiert. Das Sonographiegerät registriert Echos, die 2-mal (3-mal) reflektiert wurden so, als ob sie von der doppelten (3fachen) Tiefe im Gewebe kämen.

e Wird die Empfangsverstärkung („gain") hochgedreht, so treten bei echten Zysten zuerst zusätzliche Echos in der Peripherie auf, d. h. die Zyste „wächst von außen zu". Bei einem soliden Befund hingegen treten Echos gleichzeitig an verschiedenen Stellen auf.

Fortsetzung →

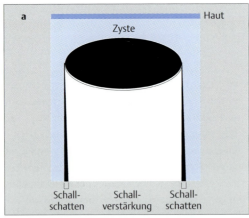
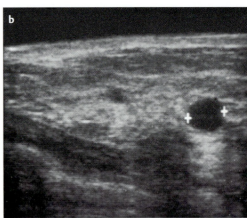
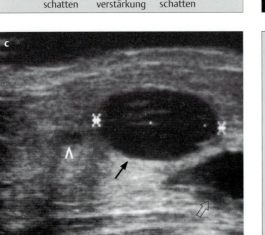
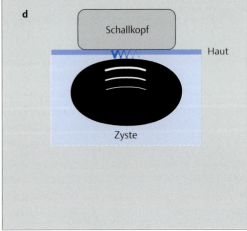
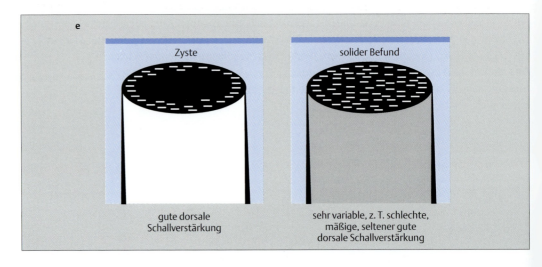

Ziele der Diagnostik

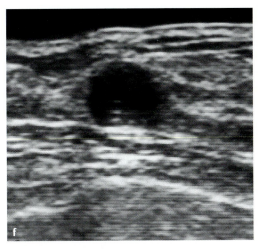
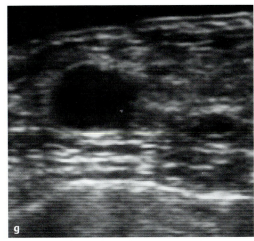
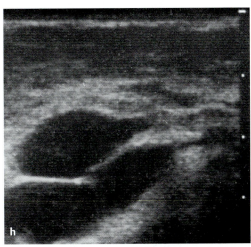
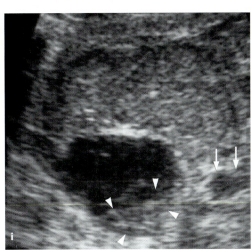
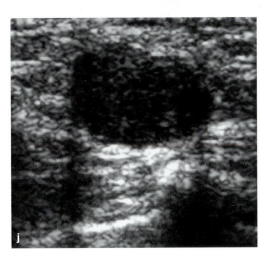

Abb. 11.1 f–j Fortsetzung

f Zyste, dargestellt mit hochgedrehter Empfangsverstärkung: Zuerst treten Echos an der Zystenperipherie auf. Außerdem fallen einige Reverberationsechos schallkopfnah in der Zyste auf. Die Zyste wird durch die von peripher zunehmenden Echos scheinbar kleiner (im Vergleich zu 11.**1 g**).

g Dieselbe Zyste mit reduzierter (normaler) Empfangsverstärkung. In der Zyste sind keinerlei Echos erkennbar. Die dorsale Schallverstärkung bleibt jedoch gut sichtbar.

h Bei geeigneter Schallkopfdrehung können Septen in einer Zyste sichtbar gemacht werden.

i Raumforderung mit zentralen Echos, die zum Boden hin zunehmen (Darstellung mit 13 MHz). Mäßige Schallverstärkung. Zusätzlich fällt eine echoarme, duktale Struktur auf (Pfeile). Verdacht auf Zyste mit Sedimentation (Pfeilspitzen), pneumozystographisch bestätigt. Mammographisch in der Umgebung kein Anhalt für intraduktalen Prozess.

j Raumforderung mit schwachen, relativ homogenen Echos, guter dorsaler Schallverstärkung und angedeutetem Randschatten. Da die Echos zentral homogen verteilt sind, ist eine solide Struktur zu vermuten. Mäßige Kompressibilität. *Histologie:* medulläres Karzinom.

243

- Typischerweise füllen sich Zysten von der Peripherie her mit Echos, während die Echos in soliden Befunden an verschiedenen Stellen im Herd gleichzeitig zunehmen.
- Bisweilen werden auch schallkopfnah Reverberationsechos sichtbar, die parallel zum Schallkopf angeordnet sind.

Septen können durch eine Schallkopfdrehung in voller Länge abgebildet und somit von intrazystischen Prozessen unterschieden werden (Abb. 11.1 h). Zur Differenzierung von Sedimentationen, die am Boden der Zyste als echoarme Strukturen auffallen und der Schwerkraft folgen, kann eine Umlagerung der Patientin (nochmalige Untersuchung nach Aufsetzen) hilfreich sein.

Schließlich soll auch mit dem unter dem Schallkopf palpierenden Finger die Elastizität der Zyste sonographisch überprüft werden. Zysten sind in der Regel elastisch und gut komprimierbar.

Typisches Erscheinungsbild
(Abb. 11.1 a–j)

Die einfache Zyste ist charakterisiert durch einen echofreien Zysteninhalt und eine deutliche dorsale Schallverstärkung. Die Zystenwände sind glatt. Von den Seitenwänden können feine Wandschatten ausgehen. Einige der einfachen Zysten in der Brust sind im Sonogramm allerdings nicht immer als solche zu erkennen.

Folgende Besonderheiten sind zu beachten:
- Tritt an der Seitenwand der Zyste ein breiter Schatten auf, der nicht durch eine mammographisch sichtbare, benigne Verkalkung verursacht ist, muss an einen Prozess in oder direkt neben der Zystenwand gedacht werden (Abb. 11.3 e).
- Ist der Zysteninhalt nicht ganz echofrei oder tritt keine adäquate Schallverstärkung hinter der Zyste auf, darf nicht von einer einfachen Zyste gesprochen werden.

Abb. 11.2 a–d **Mammographisches Erscheinungsbild von Zysten.**

a Brust mit dichter Mastopathie oben außen. Eine sehr große Zyste grenzt sich mit einem Halosaum ab (Pfeile). Weitere kleine Zysten sind sonographisch sichtbar (11.1 b u. c), aber mammographisch im dichten Gewebe nicht abgrenzbar.

b Sonographie der großen Zyste.

c Schmerzhafte Raumforderung, sonographisch nicht ganz echofrei. Vermutlich Zyste, (Differenzialdiagnose: zentral nekrotischer Tumor), mammographisch unscharf begrenzt.

d Die Pneumozystographie zeigt eine glatte Innenkontur der Wand. Operation nach weiter zunehmender Symptomatik.
Histologie: entzündete Zyste.

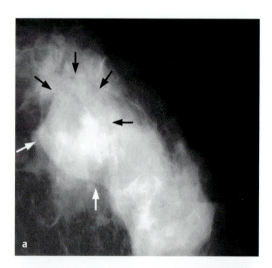

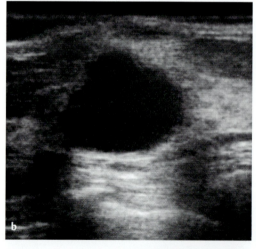

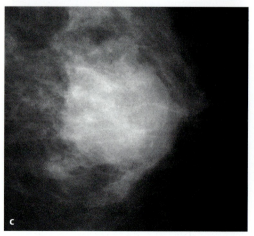

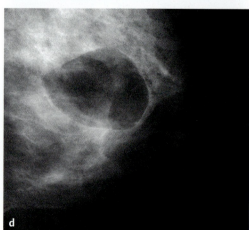

Innerhalb der Zyste nachweisbare Echos müssen vor allem zu folgenden Überlegungen veranlassen:
- Lassen sich Sedimentationen bzw. Blutkoagel oder Septen nachweisen?
- Liegt ein intrazystischer tumoröser Prozess vor?
- Handelt es sich gar nicht um eine Zyste, sondern um einen soliden Prozess?

Die Differenzialdiagnose umfasst in diesen Fällen vorwiegend:
- eiweißreiche, entzündliche oder eingeblutete Zysten (Abb. 11.**2 c** u. **d**),
- die Zyste (teilweise) ausfüllende intrazystische Papillome (s. a. Abb. 12.**7 a–d**) oder Malignome,
- sehr echoarme gutartige Tumoren wie Fibroadenome,
- echoarme Malignome, besonders das medulläre Karzinom, das sich z.T. sehr echoarm darstellt (Abb. 11.**1 j**, Abb. 11.**3 a – e**; 8).

Wertigkeit der Sonographie

Bei sorgfältiger Untersuchungstechnik ist die Treffsicherheit der Sonographie in der Zystendiagnostik sehr hoch. Je nach Gerät und Schallkopf lassen sich auch kleinste Zysten von bis zu 1–2 mm Durchmesser erkennen und diagnostizieren. Es dürfen aber nur typische Befunde als Zysten klassifiziert werden. Bei jeglichem Zweifel ist eine weiterführende Diagnostik indiziert. Bei kleinen, allein sonographisch entdeckten, nicht ganz charakteristischen Zysten ist bei unauffälliger Mammographie eine sonographische Kontrolle sinnvoll. So lassen sich bei schwieriger oder nicht möglicher Punktion unnötige Biopsien vermeiden.

> Zum Nachweis und zur Differenzierung von Zysten ist die Sonographie die Methode der Wahl.

Zystenpunktion

Wenn sonographisch kein typischer Zystenbefund erbracht werden kann oder eine Zyste wegen Beschwerden entlastet werden soll, ist die Zystenpunktion der nächste Schritt. Nicht notwendig ist eine Zystenpunktion dagegen, wenn eindeutig ein intrazystischer Tumor nachzuweisen ist. In diesem Fall ist die operative Abklärung indiziert (3).

Vorgehen bei unklarem oder suspektem Punktionsergebnis

Je nach dem Befund einer Punktion kann weitere Abklärung erforderlich werden:
- Liegt die Nadel unter sonographischer Kontrolle im Herd, und es kann keine Flüssigkeit aspiriert werden, so ist ein solider Tumor zu vermuten. Es sollte dann eine weitere stanzbioptische oder operative Klärung folgen.
- Wenn der klinische Befund oder die Flüssigkeit nicht zu einer einfachen Zyste passen (keine grünliche oder gelbliche Flüssigkeit; bisweilen kann Zystenflüssigkeit auch bräunlich oder schwarz tingiert sein), sollte in jedem Fall eine weitere histologische Klärung erfolgen.
- Bei Verdacht auf intrazystische solide Läsionen oder einen nekrotisierenden Tumor darf eine negative Zytologie nicht von einer Exzisionsbiopsie abhalten.
- Ist der Zysteninhalt blutig, so muss neben einer iatrogen verursachten Blutaspiration auch an ein intrazystisches Papillom oder Karzinom gedacht werden.
- Bei sonographisch unklarem oder suspektem Befund oder einem nicht eindeutig gutartigen Pneumozystographiebefund muss die Diagnose durch eine Exzisionsbiopsie erfolgen.
- Wenn die Zytologie atypische Zellen erbringt, sollten weitere diagnostische Schritte erfolgen.
- Das gleiche gilt für sonographisch diagnostizierte intrazystische Tumoren.
- Die Differenzierung der verschiedenen papillären Veränderungen kann für einige Pathologen problematisch sein, da nur wenig durch perkutane Biopsie gewonnenes Gewebe zur Verfügung steht. Daher sollte, wenn papilläre Zellverbände vorliegen, eine Exzisions- oder bei kleineren Zysten zumindest eine Vakuumbiopsie angestrebt werden, da die Mehrzahl der intrazystischen Raumforderungen aus papillären Läsionen besteht.

Wertigkeit der Zytologie

Es wird teils kontrovers diskutiert, ob jede aspirierte Flüssigkeit zytologisch untersucht werden sollte. Der Grund dafür ist darin zu suchen, dass die überwiegende Mehrzahl der zytologischen Befunde ne-

> Die Treffsicherheit der Zytologie ist im Falle eines Zystenwandkarzinoms bzw. eines nekrotisch zerfallenden Tumors gering.

gativ ist und etliche, durch nekrotische Zellen bedingte unklare zytologische Befunde unnötige diagnostische Schritte nach sich ziehen. Die Treffsicherheit der Zytologie im Falle eines Zystenwandkarzinoms bzw. eines nekrotisch zerfallenden Tumors ist jedoch nur gering. Deshalb darf bei Verdacht auf eine intrazystische Läsion oder auf einen zystisch-nekrotisierenden Tumor eine negative Zytologie nicht von einer Exzisionsbiopsie abhalten.

Pneumozystographie

Eine Pneumozystographie (s.a. Abb. 3.**41**) kann nach Aspiration bei noch liegender Punktionsnadel angeschlossen werden (zur Untersuchungstechnik s. Kapitel 3, S. 100ff). Gelingt nach einer diagnostischen Aspiration die Luftinsufflation nicht, so ist durch eine Mammographie ein nach Aspiration verbliebener Weichteiltumor auszuschließen (3, 9).

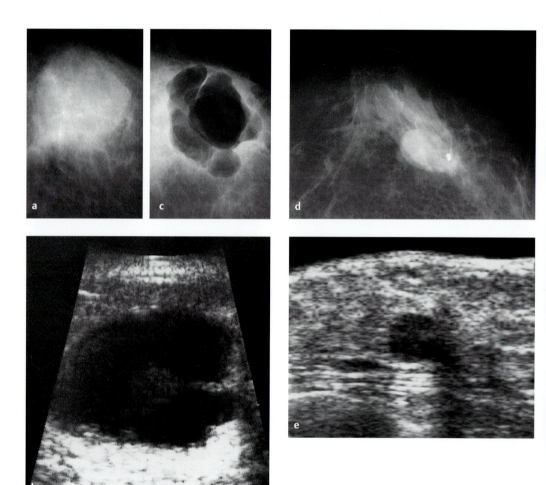

Abb. 11.3 a–e Differenzialdiagnose zystischer Veränderungen.

a Rundliche, vor allem dorsal nicht scharf abgrenzbare Raumforderung.
b Sonographisch finden sich in der Raumforderung trotz sehr guter Schallverstärkung zentrale Echos und septenähnliche Strukturen. Bereits die Sonographie ist suspekt.
c Die Pneumozystographie, die im Vergleich zur Sonographie keine weiteren Informationen liefert und nicht notwendig gewesen wäre, zeigt mehrere Kammerungen in der Raumforderung.
Histologie: nekrotisch zerfallendes, medulläres Karzinom.
d Mammographisch ventral und seitlich glatt begrenzte Raumforderung mit partiellem Halosaum. Dorsal findet sich neben einer dystrophen Verkalkung eine sternförmige Verschattung, suspekter Befund.
e Sonographisch echoarme glatt begrenzte Raumforderung mit sehr guter Schallverstärkung. Wegen den in der gesamten Raumforderung vorhandenen Echos Verdacht auf soliden Prozess. Auffälliger seitlicher Schallschatten. Der Schallschatten entsprach histologisch einem kleinen sternförmigen Karzinom, was wohl die eingeblutete Zyste aufgestaut hatte.

Wertigkeit. Wegen der hohen Treffsicherheit der Sonographie hat der Stellenwert der Pneumozystographie abgenommen. Sie ist jedoch hilfreich bei sonographisch unklaren Befunden und beinhaltet, wenn sie (entsprechend dem vorgeschlagenen zeitlichen Ablauf) anstelle der Mammographie durchgeführt wird, auch keine erhöhte Strahlenbelastung. Ihre Vorteile sind die gute Darstellung der Zysteninnenwand, die überlagerungsfreie mammographische Beurteilung des im Strahlengang vor und hinter der Zyste gelegenen Gewebes (besonders bei großen Zysten vorteilhaft) sowie ihr günstiger therapeutischer Effekt auf die Zystenrückbildung (Verhinderung des Nachlaufens und bessere Verklebung) (s. a. Kapitel 3, S. 100 ff → Kap. 3 → Pneumozystographie).

Typisches Erscheinungsbild von Zysten. Die einfache Zyste zeigt typischerweise eine glatte und zarte Wand. Bei entzündlichen Veränderungen kann die Wand verdickt sein, weist aber dennoch an der Innenwand keine wesentlichen Unregelmäßigkeiten auf. Papillome, Zystenwandkarzinome oder auch zerfallende Karzinome hingegen werden durch knollige Wandunregelmäßigkeiten auffällig (Abb. 11.2 d, Abb. 11.3 c; 3, 9).

Mammographie (Abb. 11.2 a – d)

Sind Zysten von fettreichem Gewebe umgeben, bilden sie sich mammographisch im Allgemeinen als rundliche oder ovale, glatt begrenzte Raumforderung ab.

Sind sie teilweise oder ganz von dichtem Drüsengewebe oder mastopathischem Gewebe umgeben, so können sie als unspezifische Verdichtung oder als glatt begrenzte Raumforderung sichtbar werden, die sich mehr oder weniger gut, manchmal als halbkreisförmiger Schatten, manchmal mit einem vollständigen oder partiellen Halosaum (s. a. S. 257 → Kap. 12 → Mammographie) vom umgebenden Gewebe abgrenzt. Sollte sich ein Befund wie eine Zyste palpieren lassen, kann es hilfreich sein, eine Bleimarkierung auf die Haut zu kleben, um eine leichtere Zuordnung zu dem mammographischen Befund zu ermöglichen.

In mammographisch sehr dichtem Gewebe sind Zysten manchmal gar nicht erkennbar. Ein weiteres, aber nicht beweisendes Kriterium für das Vorliegen einer Zyste ist die Orientierung der Raumforderung entlang der Drüsengänge. Zysten richten sich nämlich im Allgemeinen parallel zu den Drüsengängen aus, während Tumoren unabhängig von diesen wachsen.

Fällt mammographisch eine schalenförmige dünne Verkalkung auf, so ist dies ein Hinweis für einen zystischen Prozess (z. B. verkalkte Ölzyste, Kalkmilchzyste). Da sehr selten auch in komplizierten Zysten eine Wandverkalkung in Folge von Einblutungen vorkommt, ist ein kleiner intrazystischer Tumor sonographisch und – falls notwendig – pneumozystographisch mit besonderer Sorgfalt auszuschließen.

Magnetresonanztomographie

Indikation und Wertigkeit

Der Nachweis oder Ausschluss von Zysten stellt keine Indikation für eine Mamma-MRT dar. Fallen Zysten bei einer aus anderen Gründen durchgeführten Kontrastmittel-MRT auf, so ist bei einfachen Zysten ein Malignomausschluss anhand der fehlenden Anreicherung problemlos möglich.

Untersuchungstechnik

Entgegen einer manchmal üblichen Praxis sehen wir kaum eine Notwendigkeit für den Einsatz T2-gewichteter Doppelechosequenzen bei der Mamma-MRT. Diese Pulssequenzen sind zwar besonders sensitiv für die Entdeckung von Zysten, da diese im T2-gewichteten Bild typischerweise homogene, sehr hohe Signalintensität zeigen. Zum sicheren Ausschluss anderer, sehr wasserreicher, glatt begrenzter Läsionen (z. B. muzinöses Karzinom,

> Der Nachweis oder Ausschluss von Zysten stellt keine Indikation für eine Mamma-MRT dar.

Abb. 11.4a u. b **Galaktozele.**
a Klinisch glatt begrenzter Knoten 4 Monate nach Ende der Stillzeit. Mammographisch glatt begrenzte, große, ovale Aufhellung mit zartem Randsaum und einem Durchmesser von 3 cm. Die Aufhellung entspricht fettigem Inhalt. Innerhalb dieser Aufhellung in der unteren Hälfte grobfleckige, teilweise kalkdichte Verschattungen: Galaktozele, verseifend.
b Sonographisch stellt sich diese mammographisch in dichtem Gewebe nicht abgrenzbare Galaktozele bei einer weiteren Patientin wie eine gekammerte Zyste dar (aus 14).

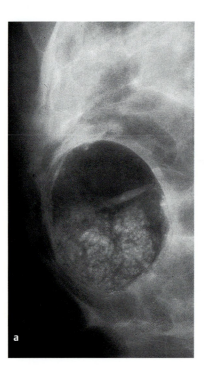
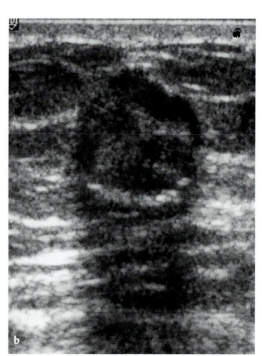

Phylloidestumor), die ein ähnliches Erscheinungsbild haben können, ist der gezielte Einsatz einer T2-gewichteten Multiechosequenz oder die übliche T1-gewichtete Pulssequenz vor und nach i.v. Kontrastmittelinjektion ohnehin erforderlich und wichtiger.

Typisches Erscheinungsbild

Bei den üblichen T1-gewichteten Pulssequenzen vor und nach i.v. Injektion von Kontrastmittel zeigen einfache Zysten MR-tomographisch folgendes Erscheinungsbild: Im Nativbild haben sie üblicherweise eine glatte Kontur und eine sehr niedrige Signalintensität. Sind in einer Zyste ältere Blutprodukte (vor allem Methämoglobin) enthalten, so kann der Zysteninhalt auch sehr signalintensiv erscheinen oder eine Spiegelbildung aufweisen. Entscheidendes Kriterium ist das Kontrastmittelverhalten. Eine Kontrastmittelanreicherung in einer vermuteten Zyste schließt diese Diagnose aus. Ein Wandenhancement ohne knotige Verdickung spricht für entzündliche Veränderungen.

Papillome oder Karzinome in der Zystenwand fallen im Allgemeinen als Unregelmäßigkeit in der Wandkontur mit mäßiger bis starker Kontrastmittelanreicherung auf (15).

Galaktozelen

Die Galaktozele entspricht einer ein- oder mehrkammerigen, milchgefüllten Retentionszyste. Galaktozelen entstehen während der Laktation sowie bei Säuglingen und Kleinkindern als Folge einer Resorptionsstörung der sog. Hexenmilch (infantile Galaktozele).

Mammographie. Mammographisch können Galaktozelen (Abb. 11.4 a)
- im dichten Drüsengewebe verborgen sein oder
- als rundliche oder ovale Verschattung (ähnlich einer Zyste) auffallen. Diese weisen eher die Dichte von Fett als die von Wasser auf.

Als typisch, aber nicht häufig, wurde ein Flüssigkeitsspiegel in der streng lateralen Aufnahme beschrieben (11–14). Der Flüssigkeitsspiegel stellt sich als horizontal verlaufende Grenze zwischen transparenter fetthaltiger und nicht fetthaltiger Flüssigkeit dar.

Sonographie. Das typische sonographische Erscheinungsbild von Galaktozelen umfasst folgende Merkmale:
- sonographische Darstellung wie Zysten als ein- oder mehrkammerige Hohlräume, die gut komprimierbar sind (Abb. 11.4 b),
- je nach Konsistenz der in der Galaktozele enthaltenen Milch kann der Inhalt echofrei oder echoarm sein. Dorsal ist eine gute Schallverstärkung oder aber auch Schallabschwächung zu finden.

Ölzysten

Als Ölzyste bezeichnet man einen zystischen Befund, der ölhaltiges, nekrotisches Material enthält. In den meisten Fällen lässt sich in der Anamnese ein vorangegangenes Trauma oder eine Operation feststellen. Einige der Galaktozelen können sich in Ölzysten umwandeln. Klinisch lassen sich Ölzysten meistens als schlecht verschiebliche Knoten in verdichtetem Gewebe palpieren. Somit rufen sie häufig eine Beunruhigung hervor.

Mammographie. Die Mammographie ist die führende Methode zur Diagnose einer Ölzyste. Hierbei (16–19) stellen sich Ölzysten wie folgt dar (Abb. 11.5 a u. b):
- transparente Läsion mit glatter Kontur,
- umgeben von einer Kapsel, die immer glatt erscheint, manchmal verdickt und gelegentlich überlagert vom umgebenden Gewebe,
- in der Kapsel können sich typische eierschalenartige Verkalkungen entwickeln.

Das beschriebene Erscheinungsbild ist als typisch anzusehen und erfordert keine weiteren diagnostischen Schritte, auch wenn der klinische Eindruck suspekt erscheint oder die Sonographie den Befund als unklaren Herdbefund einstuft. Neu entstehende Mikrokalzifikationen können unklar bis suspekt erscheinen, bis sie ihre charakteristische Eierschalenform annehmen.

Sonographie. In der Sonographie (20, 21) erscheinen Ölzysten wie folgt (Abb. 11.5 c u. d):
- relativ glatt begrenzte, echoarme Läsion,
- selten echoreiche Läsion (Abb. 11.5 c u. d).
- manchmal enthalten Ölzysten echoreiches Material und können so einen intrazystischen Tumor vortäuschen. Dieses sonographische Erscheinungsbild kann durch nekrotisches Material oder fibrinbedingt sein;
- das Schallverhalten hinter der Ölzyste kann unverändert, verstärkt oder abgeschwächt sein.

Ein dorsaler Schallschatten kann durch schallabsorbierende Anteile in dem nekrotischen Material wie Blut oder durch Kalzifikationen in der Zystenwand bedingt sein (Abb. 11.5 c u. d). Obwohl einige der sonographischen Erscheinungsbilder für sich gesehen beunruhigend erscheinen, sind trotzdem keine weiteren diagnostischen Schritte erforderlich, wenn die Mammographie das typische Erscheinungsbild einer Ölzyste bietet.

> Die Mammographie ist die Methode der Wahl zur Diagnose einer Ölzyste.

11 Zysten

Abb. 11.5 a–f Darstellung einer Ölzyste mit Mammographie, Sonographie und MRT.

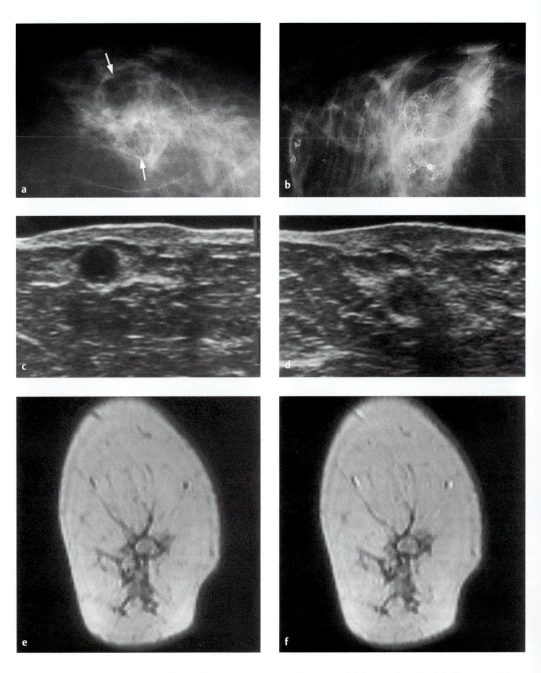

a Mammographie 1 Jahr nach Reduktionsplastik. Es lassen sich 2 Ölzysten als scharf begrenzte, transparente Läsionen in der Narbenregion erkennen (Pfeile).

b Mammographie 12 Monate später: Beide Ölzysten sind nun umgeben von polymorphen, linearen oder ringähnlichen Mikrokalzifikationen, die z. T. eine Eierschalenform bilden. Abgesehen von der Polymorphie einiger der Mikroverkalkungen erscheint der Befund charakteristisch.

c Sonographisch erscheint die subkutane Ölzyste als glatt begrenzte und schlecht eindrückbare, echofreie Herdbildung innerhalb echoreichen Narbengewebes.

d Diese etwas tiefer gelegene Ölzyste stellt sich dar als eine isoechogene, ovale Herdbildung (die Echogenität ist vergleichbar mit der des subkutanen Fettgewebes) ohne dorsalen Schallschatten des linken Anteiles und mit einem definitiven dorsalen Schallschatten hinter dem rechten Anteil des Befundes. Der Herdbefund ist von echoreichem Narbengewebe umgeben wie von einer Kapsel. Beide sonographischen Befunde sind vereinbar mit Ölzysten. Sie lassen sich aber nur im Zusammenhang mit der Mammographie eindeutig diagnostizieren. Eine reduzierte Elastizität und Beweglichkeit sind charakteristisch für eine Ölzyste. Sie kann aber als Karzinom fehlinterpretiert werden, wenn lediglich die Sonographie durchgeführt wird.

e Die Ölzyste stellt sich als ovale Raumforderung im T1-gewichteten Nativbild mit feinem signalarmem Rand und signalintensem (öligem) Inhalt dar.

f Nach Kontrastmittelgabe ist hier keine Kontrastmittelanreicherung zu beobachten. Ein Teil der Ölzysten zeigt aber auch eine feine Randanreicherung.

MRT. In der MRT-Untersuchung (15; Abb. 11.**5 e** u. **f**) lässt sich der ölige Inhalt durch die hohe Signalintensität in allen Pulssequenzen identifizieren (ausgenommen fettgesättigte Pulssequenzen). Die innere Wand ist glatt begrenzt. Die Kapsel kann das Kontrastmittel moderat anreichern. Wenn ein typischer mammographischer Befund vorliegt, sollte dies nicht als Zeichen von Malignität interpretiert werden, es sei denn, ein kleiner Knoten lässt sich in oder ganz dicht in der Nähe der Kapsel nachweisen.

Zusammenfassung

Die Sonographie ist die Methode der Wahl zum Nachweis von Zysten. Mit ihr ist in der Regel die für das weitere Vorgehen entscheidende Differenzierung zwischen einfachen und komplizierten Zysten möglich.

Einfache Zysten stellen sich als glatt begrenzte, echofreie Raumforderung mit dorsaler Schallverstärkung dar.

Bei nicht eindeutig als einfache Zyste einzuordnenden Befunden ist die Sonographie durch Aspiration und anschließende Pneumozystographie zu ergänzen, die auch therapeutischen Effekt hat.

Die Mammographie dient dem Malignomausschluss in der restlichen Brust und ist deshalb im Rahmen des Screenings bei über 40-jährigen Patientinnen sowie bei jeder diagnostischen Unklarheit unbedingt durchzuführen. Sie sollte als erster diagnostischer Schritt zur Abklärung eines Tastbefundes bei allen Patientinnen, die älter als 35 Jahre sind, erfolgen. Bei Patientinnen unter 35 Jahren wird die Diagnostik mit einer Sonographie begonnen und durch eine Mammographie vervollständigt, es sei denn, die Sonographie beweist z. B., dass der palpable Knoten eine einfache Zyste darstellt.

Die MRT ist für die Diagnostik von Zysten nicht notwendig.

Bei einfachen Zysten sind die (im Rahmen der Früherkennung) üblichen, meist 1- bis 2-jährigen Kontrollen ausreichend. Falls nach Aspiration oder Pneumozystographie einer unverdächtigen Zyste klinisch keine Rückbildung erreicht wird, empfiehlt sich eine Wiedervorstellung der Patientin zur Kontrollsonographie oder erneuten Aspiration.

Eine Excision ist indiziert, wenn

- ein Malignom am Ort der Zyste oder in der Umgebung (z. B. wegen eines verbleibenden soliden Befundes nach Aspiration bzw. wegen suspekten Mikrokalks oder einer suspekten Gewebsverdichtung) nicht sicher auszuschließen oder zu vermuten ist,
- sonographisch, pneumozystographisch oder zytologisch intrazystische Proliferationen vermutet oder nachgewiesen werden,
- der Zysteninhalt blutig ist, es sei denn, diese Veränderung ist iatrogen bedingt.

Literatur

1. Bässler R. Pathologie der Brüste. In: Doerr W, Seifert G, Uehlinger E. Spezielle pathologische Anatomie. Berlin: Springer; 1978
2. Hughes LE, Mansel RE, Webster DJT. Benign disorders and diseases of the breast: concepts and clinical management. London: Baillière Tindall; 1989
3. Barth U, Prechtel K. Atlas der Brustdrüse und ihrer Erkrankungen. Stuttgart: Enke; 1990
4. Haagensen CD. Diseases of the breast. 2nd ed. Philadelphia: Saunders; 1986
5. Jackson VP. The role of ultrasound in breast imaging. Radiology. 1990;177:305-11
6. Pamilo M, Soiva M, Anttinen I et al. Ultrasonography of breast lesions detected im mammography screening. Acta Radiol. 1991;32:22
7. Venta LA, Dudiak CM, Salomon CG et al. Sonographic evaluation of the breast. Radiographics. 1994;14:29
8. Khalegian R. Breast cysts; pitfalls in sonographic diagnosis. Australas Radiol. 1993;37:192
9. Dyreborg U, Blichert-Toft M, Boeght M, Kiaer H. Needle puncture followed by pneumocystography of palpable breast cysts: a clinical trial. Acta Radiol Diagn. 1985;26:277
10. Ikeda D, Helvie M, Adler D et al. The role of fine needle aspiration and pneumocystography in the treatment of inpalpable breast cysts. AJR. 1992;158:1239-41
11. Gomez A, Mata JM, Donoso L et al. Galactocele: three distinctive radiographic appearances. Radiology. 1986;126:95
12. Salvador R, Salvador M, Jimenez JA et al. Galactocele of the breast: radiologic and ultrasonographic findings. Br J Radiol. 1990;63:140
13. Sickles EA, Vogelaar PW. Fluid level in a galactocele seen on lateral projection mammogram with horizontal beam. Breast Dis. 1981;7:32
14. Heywang SH, Lipsit ER, Glassman LM, Thomas MA. Specificity of ultrasound in the diagnosis of benign breast masses. J Ultrasound Med. 1984;3:453
15. Heywang-Köbrunner SH, Beck R. Contrast-enhanced MRI of the breast. Heidelberg, New York: Springer; 1996
16. Eidelman Y, Liebling RW, Buchbinder S et al. Mammography in the evaluation of masses in breasts reconstructed with TRAM flaps. Ann Plast Surg. 1998;41:229-33
17. Hogge JP, Zuurbier RA, de Paredes ES. Mammography of autologous myocutaneous flaps. Radiographics 1999;19(Spec. No):63-72
18. Beer GM, Kompatscher P, Hergan K. Diagnosis of breast tumors after breast reduction. Aesthetic Plast Surg. 1996;20:391-7
19. Mandrekas AD, Assimakopoulos GJ, Mastorakos DP, Pantzalis K. Fat necrosis following breast reduction. Br J Plast Surg. 1994;47:560-2
20. Soo MS, Kornguth PJ, Hertzberg BS. Fat necrosis in the breast: sonographic features. Radiology. 1998;206:261-9
21. Harvey JA, Moran RE, Maurer EJ, De Angelis GA. Sonographic features of mammary oil cysts. J Ultrasound Med. 1997;16:719-24
22. Bassett LW, Kimme-Smith C. Breast sonography. AJR. 1991;156:449
23. Stavros AT, Dennis MA. An introduction to breast ultrasound. In: Parker SH, Jobe WE. Percutaneous Breast Biopsy. New York: Raven Press;1993

12 Benigne Tumoren

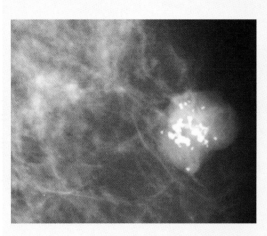

Hamartom oder Adenofibrolipom ⇢ 254

Fibroepitheliale Mischtumoren ⇢ 255

Fibroadenom, Adenofibrom, juveniles oder Riesenfibroadenom ⇢ 255

Papillom ⇢ 268

Seltene gutartige Tumoren ⇢ 274

Lipom ⇢ 274

Leiomyom, Neurofibrom, Neurilemmom, gutartiger Spindelzelltumor, Chondrom, Osteom ⇢ 275

Angiome ⇢ 276

Granularzelltumor (Myoblastom) ⇢ 276

Benigne Fibrosen ⇢ 277

Diabetische Mastopathie oder Fibrose ⇢ 277

Fokale Fibrose oder Fibrosis mammae ⇢ 278

Intramammäre Lymphknoten ⇢ 279

Zusammenfassung ⇢ 279

Hamartom oder Adenofibrolipom

Das Hamartom der Mamma ist eine benigne, tumorförmige Fehlbildung von organoider Differenzierung, die pseudokapsulär begrenzt und chirurgisch enukleierbar ist.

Histologie

Hamartome grenzen sich durch einen Spaltraum und nicht durch eine bindegewebige Kapsel vom umliegenden Gewebe ab – einer kleinen Mamma in der Mamma entsprechend. Sie bestehen aus den gewöhnlichen Komponenten, die den Drüsenkörper aufbauen. Hamartome können mastopathische Zysten aufweisen. Es kommen parenchymreiche Formen (Adenolipome) und nur selten myoide Hamartome mit glatter Muskulatur, Drüsen- und Fettgewebe vor. Maligne Neoplasien in Hamartomen wurden nur in Einzelfällen beobachtet. Die Frequenz von Neoplasien in Hamartomen liegt nicht über der für das entsprechende Mammagewebe zu erwartenden Häufigkeit.

Klinischer Befund

Hamartome sind in der Regel nicht palpabel, können aber wie Lipome als weiche, glatt begrenzte Tumoren tastbar sein. Oft fallen sie nur mammographisch auf. Entspricht der Mammographiebefund einem derben Tastbefund, sollte die Diagnose eines Hamartoms kritisch überprüft werden.

Diagnostische Strategie

Für die Diagnose des Hamartoms ist die Mammographie die Methode der Wahl. Bei mammographisch pathognomonischem Bild, was bei der Mehrzahl der Hamartome zu erwarten ist, ist keine weitere Abklärung notwendig.

Bei mammographisch atypischem Erscheinungsbild ist eine weitere Abklärung durch die Sonographie, eine Stanzbiopsie oder bei suspektem Erscheinungsbild auch durch eine Exzisionsbiopsie notwendig. Eine Stanzbiopsie ist jedoch nicht in der Lage, die Diagnose eines Hamartoms zu stellen, da histologisch lediglich normales Drüsengewebe auffällt.

Bei diesem Bild ist keine weitere Abklärung notwendig. Nur wenn innerhalb eines mammographisch eindeutigen Hamartoms verdächtige Veränderungen (z.B. suspekter Mikrokalk) auffallen, so müssen diese natürlich weiter abgeklärt werden.

Nicht typisch ist der mammographische Befund, wenn bei geringerem Fettgehalt keine Fettläppchen erkennbar sind oder wenn der umgebende Spaltraum nicht zu erkennen ist. Dann ist das Hamartom von anderen Ursachen einer mammographischen Asymmetrie, manchmal auch von unregelmäßig begrenzten Verschattungen abzugrenzen (1).

Mammographie

Die meisten Hamartome sind mammographisch eindeutig zu diagnostizieren (Abb. 12.1 a).

Mammographisch pathognomonisch ist folgendes Bild:
- glatt begrenzter Knoten, der fett- und weichteildichte Anteile in unterschiedlicher Zusammensetzung enthält,
- die glatte Begrenzung des Knotens bzw. die dünne Pseudokapsel kann ganz oder teilweise erkennbar sein.

Sonographie

Bei mammographisch eindeutigem Bild ist die Sonographie nicht indiziert. Ist ein mammographisch vermutetes Hamartom teilweise von dichtem Gewebe überlagert, so kann die ergänzende Sonographie hilfreich sein.

Für die sonographische Diagnose des Hamartoms (Abb. 12.1 b), die nur zusammen mit der Mammographie gestellt werden darf, müssen folgende Voraussetzungen erfüllt sein:

Fibroepitheliale Mischtumoren

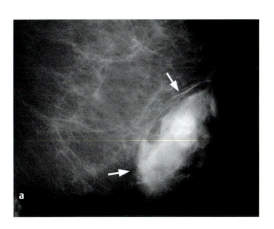
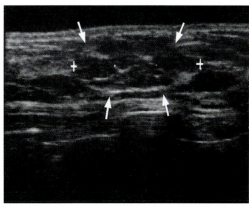

Abb. 12.1 a u. b **Hamartom.**

a Mammographie: Das Hamartom stellt sich mit unterschiedlicher Dichte dar, wobei darin enthaltene fettdichte Areale sowie die dünne Pseudokapsel aus verdrängtem Umgebungsgewebe charakteristisch sind.

b Sonographisch sind fetthaltige Lobuli echoarm dargestellt. Sie sind durch echoreichere Bindegewebssepten getrennt und von der vor allem im dorsalen Anteil gut sichtbaren Pseudokapsel (Pfeile) umgeben. Eine gute Komprimierbarkeit unterstützt diese Diagose. Das hier recht charakteristische Bild ist sonographisch nicht immer so eindeutig. Bei mammographisch typischem Bild ist die Sonographie nicht notwendig.

- vollständig glatt begrenzter Knoten mit oder ohne zarten Schatten an der Seitenwand,
- innerhalb des Knotens sind echoarme, glatt begrenzte fetthaltige Inseln erkennbar,
- der Knoten muss gut komprimierbar und gut verschieblich sein.

Transkutane Biopsie

Die transkutane Biopsie unterstützt zwar den Malignomausschluss. Die Diagnose eines Hamartoms ist aber nicht möglich, da die geweblichen Komponenten dem normalen oder mastopathischen Gewebe entsprechen. Die Diagnose „Hamartom" ist nur histologisch aus einem Exzisionspräparat sicher zu stellen.

Magnetresonanztomographie

Für die Diagnose des Hamartoms ist die MRT nicht notwendig.

> Die Diagnose eines Hamartoms ist mit einer transkutanen Biopsie nicht möglich

Fibroepitheliale Mischtumoren

Fibroadenom, Adenofibrom, juveniles oder Riesenfibroadenom

Das Fibroadenom ist der bei weitem häufigste gutartige Tumor der Brust. Wichtig ist, dass das Fibroadenom zwar in allen Altersgruppen vorkommt, aber vorwiegend eine Erkrankung der jungen Frau ist und auch während der Pubertät und Adoleszenz auftritt. Fibroadenome sind hormonell induzierte, hyperplasiogene Tumoren des lobulären Bindegewebes mit einem Inzidenzmaximum zwischen dem 25.– 35. Jahr.

Da die Inzidenz des Fibroadenoms also ab einem Alter von 40 Jahren abnimmt, die des Karzinoms dann aber gleichzeitig zunimmt, muss gerade bei einem neu aufgetretenen, glatt begrenzten, soliden Knoten der über 40-jährigen Frau auch an ein zirkumskriptes Malignom gedacht werden (2, 3).

Das Fibroadenom ist ein eindeutig gutartiger Tumor. Nur in ganz seltenen Fällen (0,1 – 0,3 %) können – wie auch im normalen Mammagewebe – vorwie-

> Die diagnostische Bedeutung des Fibroadenoms beruht in seiner Abgrenzung von glatt begrenzten malignen Tumoren.

gend In-situ-Karzinome in Fibroadenomen lokalisiert sein (4).

Die meisten Fibroadenome (ca. 80%) zeigen eine glatte, rundliche oder ovale Kontur. Abweichungen von diesem Bild kommen aber nicht selten vor. Es können auch einige bösartige Neoplasien ein dem Fibroadenom sehr ähnliches oder selten gleiches Erscheinungsbild haben.

Die diagnostische Bedeutung des Fibroadenoms beruht damit nicht auf der Erkennung einer malignen Entartung, sondern in seiner Abgrenzung von glatt begrenzten malignen Tumoren.

Histologie

Fibroadenom

Das Fibroadenom ist ein gutartiger fibroepithelialer Mischtumor, der von einer Pseudokapsel umgeben ist und gewöhnlich eine ovale, runde oder knollige Form mit glatter Oberfläche aufweist. Histopathologisch werden 2 Formen unterschieden:
- adulte Fibroadenome,
- juvenile Fibroadenome.

Adulte Fibroadenome. Diese kommen meist bei jungen Frauen als solitäre Tumoren von 1–3 cm Größe vor. Entsprechend der Anordnung von Stroma- und epithelialer Komponente wird histologisch zwischen intra- und perikanalikulären Tumoren unterschieden. Diese Unterscheidung ist klinisch und prognostisch unwichtig. Auch für die Bildgebung hat sie untergeordnete Bedeutung. Lediglich im Verkalkungsmuster wurden geringe Unterschiede beschrieben. Übergänge zwischen intra- und perikanalikulären Fibroadenomen sind häufig.

Formen, die durch die frische Stromaverquellung gekennzeichnet sind, entsprechen radiomorphologisch den *„jungen" Fibroadenomen*. Sie treten vor allem bei der jungen Frau und unter hormoneller Stimulation auf und entsprechen Fibroadenomen in der Wachstumsphase. Sie zeigen häufig einen hohen Anteil von lockerem, wasserhaltigem und mukopolysaccharidhaltigem Stroma und sind meist gut durchblutet. Das wasserhaltige Stroma kann die epithelialen Komponenten komprimieren. Es kommen aber auch Fibroadenome mit zellreichen, adenomatösen Komponenten vor. Das „junge" Fibroadenom ist im Allgemeinen weich und gut komprimierbar.

Fokale oder totale Sklerosierungen des Stromas sind Ausdruck der *„älteren Fibroadenome"*. Sie werden vor allem bei älteren Patientinnen peri- und postmenopausal diagnostiziert.

Juvenile Fibroadenome. Diese Veränderung der Pubertät und Adoleszenz kommt häufig als sog. Riesenfibroadenom vor, in der Regel vor dem 20. Lebensjahr. Es zeigt eine starke Wachstumstendenz. Der Tumor ist histologisch vom phylloiden Tumor abzugrenzen. Das juvenile Fibroadenom ist ein gutartiger Tumor. Auch wenn floride Zellhyperplasien im juvenilen Fibroadenom auftreten, ist die Prognose gut und die alleinige Exzision ausreichend.

Adenom

Adenome der Mamma (5, 6) sind keine fibroepithelialen Mischtumoren, sondern seltene, benigne, in der Regel solitäre und hochdifferenzierte Neubildungen, die durch eine dominierende duktulo-lobuläre Komponente gekennzeichnet sind. Die Adenome unterliegen hormonalen Regulationen in Gravidität und Laktation und werden in tubuläre, laktierende, duktale Adenome und einige Sonderformen subklassifiziert. Da Adenome mit der Bildgebung nicht von Fibroadenomen unterscheidbar sind, werden sie – bezogen auf die Bildgebung – im Folgenden mit den Fibroadenomen zusammen behandelt und nicht eigens erwähnt.

Anamnese

Fibroadenome fallen meist als Tastbefund auf, manchmal werden sie mammographisch entdeckt, selten sind sie durch eine Sekretion symptomatisch.

Durch hormonelle Einflüsse können Fibroadenome wachsen, an Größe abnehmen oder stationär bleiben.

Klinischer Befund

Das „junge" adulte Fibroadenom tastet sich wie das juvenile Fibroadenom als glatt begrenzter, elastischer und gut verschieblicher Knoten. „Alte" Fibroadenome können sehr hart zu tasten sein. Da einige glatt begrenzte Malignome auch weich zu tasten sein können, ist unabhängig von der Konsistenz eine exakte Abklärung jedes nicht zystischen, glatt begrenzten Knotens notwendig.

Bildgebung

Mammographie

Erscheinungsbild – Weichteilverschattung

Mammographisch stellt sich das Fibroadenom wie folgt dar (Abb. 12.2 a – h):
- meist findet sich eine glatt begrenzte, ovale, gelappte oder rundliche Verschattung (Abb. 12.2 a – h),
- typisch ist eine scharfe Abgrenzung zur Umgebung oder ein Halosaum (Abb. 12.2 b).

Unter Halosaum versteht man einen transparenten Streifen, der häufig um ganz glatt begrenzte Läsionen zu sehen ist. Nach Sickles (7) wird ein rundlicher oder ovaler Knoten als „glatt begrenzt" bezeichnet, wenn sein Rand scharf begrenzt ist und wenn dieser Rand in über 75 % überlagerungsfrei beurteilbar ist.

Ist ein rundlicher oder ovaler Knoten mit oder ohne Halosaum derart glatt begrenzt, kann mit sehr hoher Sicherheit (über 98 %) von einem gutartigen Tumor, im Allgemeinen einem Fibroadenom, ausgegangen werden.

Ist scharfe Begrenzung bzw. ein Halosaum nicht bereits auf der Übersichtsaufnahme zu erkennen, so ist zur besseren Konturbeurteilung die Vergrößerungsaufnahme indiziert.

Aber nicht alle Fibroadenome zeigen eine scharfe Begrenzung (Abb. 12.2 d u. e, Abb. 12.5 a – d, Abb. 12.6 a – d):
- Ist ein Fibroadenom teilweise von dichtem Gewebe umgeben bzw. überlagert, kann es auch nur als Halbschatten sichtbar oder zu vermuten sein.
- Ist ein Fibroadenom vollständig von dichtem Gewebe umgeben, kann es eine uncharakteristische Verdichtung verursachen oder gar nicht abgrenzbar sein.
- Ältere Fibroadenome können schrumpfen und damit Konturunregelmäßigkeiten oder Unschärfen zeigen. Diese können zu differenzialdiagnostischen Problemen führen (Abb. 12.2 d, i).

Bezüglich der Sonderformen gilt:
- Das juvenile oder Riesenfibroadenom unterscheidet sich mammographisch nicht von anderen zellreichen Fibroadenomen. Da es meist bei der jugendlichen Patientin vorkommt, ist es nicht selten von dichtem Drüsengewebe überlagert. Wegen seines meist raschen Wachstums hat es bei Diagnosestellung oft große Ausmaße (Abb. 12.3 a – c).
- Das Adenom ist mammographisch oft nicht so glatt begrenzt wie die meisten Fibroadenome.

Erscheinungsbild – Verkalkungen

Ein Teil der älteren Fibroadenome kann verkalken. Folgende Verkalkungen sind bei Fibroadenomen zu sehen (8, 9):
- Pathognomonisch ist die vollständige oder fast vollständige Verkalkung eines Fibroadenoms. Ein umgebender Weichteilschatten kann, muss aber nicht erkennbar sein (Abb. 12.2 g u. h).
- Ebenfalls pathognomonisch sind grobschollige, popkornförmige oder bizarre Verkalkungen (> 2 mm! Abb. 12.2 i, Abb. 12.2 k u. l) sowie Verkalkungen, die sich schalenartig ausbilden (Abb. 12.2 h u. i).
- Beginnende Verkalkungen in einem Fibroadenom können aber z. T. auch uncharakteristisch sein. Sie umfassen (Abb. 12.2 n, o u. p):
  – rundliche oder stippchenförmige Verkalkungen,
  – strichförmige Verkalkungen,
  – bizarre Verkalkungen < 2 mm.

Nur wenn derartige beginnende Verkalkungen innerhalb eines scharf begrenzten Weichteilschattens vorhanden sind oder wenn sich zusätzlich mindestens eine schalenartige Verkalkung findet, so entspricht der Befund mammographisch mit hoher Wahrscheinlichkeit einem Fibroadenom, und Kontrolluntersuchungen erscheinen gerechtfertigt. Stromaverkalkungen von Fibroadenomen beginnen typischerweise in der Peripherie. Ansonsten ist bei beginnenden, meist uncharakteristischen Verkal-

> Ein Teil der älteren Fibroadenome kann verkalken.

kungen weitere Abklärung durch Stanzbiopsie oder Exzisionsbiopsie indiziert.

Verkalkungsmuster bei verschiedenen Subtypen. Entsprechend ihrem histologisch unterschiedlichen Aufbau scheinen auch geringe Unterschiede im Verkalkungsmuster perikanalikulärer und intrakanalikulärer Fibroadenome (Abb. 12.2 n u. o) zu bestehen.

- Beginnende Verkalkungen beim *perikanalikulären* Fibroadenom entstehen häufig in den Milchgängen. Sie können deshalb strich-, y- oder v-förmig sein wie die Ausgussformen beim Komedokarzinom.
- Die Verkalkungen beim *intrakanalikulären* Fibroadenom hingegen, wo das Epithel meist durch das myxoide Stroma komprimiert und atrophiert ist, sind häufiger rundlich oder feinpunktförmig.

Diese beiden Muster von Verkalkungen erklären sich durch ihre Histologie. Sie sind aber keinesfalls spezifisch. Wenn keine zusätzlichen, mammographisch typischen Zeichen eines Fibroadenoms vorhanden sind (scharfer und glatt begrenzter Weichteilschatten oder zusätzliche charakteristische Verkalkungen), so kann die sichere Abgrenzung gegenüber malignomtypischen Verkalkungen unmöglich sein. Auch Adenome können Mikroverkalkungen aufweisen, die üblicherweise punktförmig, gruppiert und gelegentlich polymorph imponieren können (10).

Treffsicherheit und Prozedere

- Liegen mammographisch typische Verkalkungen vor, kann die Diagnose eines Fibroadenoms mit hoher Verlässlichkeit gestellt werden. Eine weitere Abklärung ist nicht notwendig.
- Bei mammographisch glatter Begrenzung mit oder ohne Verkalkungen (glatt begrenzter Knoten s. Definition auf S. 257) ist mit einer ca. 98%igen Sicherheit von einem gutartigen Tumor, im Allgemeinen von einem Fibroadenom, auszugehen (7). Kontrolluntersuchungen nach 6, 12, 24 und 36 Monaten sind aber unbedingt zu empfehlen.
- Bei den übrigen Varianten ist die Treffsicherheit geringer. Je nach Erscheinungsbild, Anamnese und klinischem Bild sind zumindest Kontrolluntersuchungen, ansonsten eine weitere Abklärung durch transkutane Biopsie, notwendig.
- Wegen des höheren Risikos sollte bei Frauen über 40 die perkutane Biopsie großzügig eingesetzt werden, wenn ein nicht sicher gutartiger Befund vorliegt. Sie ist immer angezeigt, wenn die Läsion unscharf berandet ist, suspekten Mikrokalk enthält oder wenn sie im Verlauf an Größe zugenommen hat.
- Bei Größenzunahme sollte eine Exzisionsbiopsie erwogen werden.

Sonographie

Indikationen

Die Sonographie ist bei der Diagnose des Fibroadenoms indiziert, wenn bei einer glatt begrenzten Raumforderung zwischen Zyste und nicht zystischer, d. h. solider Raumforderung zu unterscheiden ist oder wenn in mammographisch dichtem Gewebe ein fraglicher Tastbefund weiter abzuklären ist.

Die Sonographie ist aber nicht indiziert zur Differenzierung zwischen gut- oder bösartigen soliden Tumoren bei mammographisch oder klinisch unsicherem Befund.

Erscheinungsbild

Typisches Erscheinungsbild. Folgende sonographische Merkmale sind typisch für ein Fibroadenom (Abb. 12.4 a u. b; 11, 12):
- ovaler Knoten, der sich parallel zum Schallkopf einstellt (horizontal mindestens 1,5fach längere Ausdehnung als vertikal),
- vollständig glatte Begrenzung mit oder ohne zarte Seitenwandschatten,
- homogene Binnenechos,
- sehr gute Verschieblichkeit,
- scharfe echoreiche Randbegrenzung.

Auch eine gute Schalltransmission ist hinweisend auf das Vorliegen eines Fibroadenoms, aber keineswegs ein unbedingt erforderliches Kriterium für diese Diagnose. Eine gute Komprimierbarkeit wurde von einigen Untersuchern gefordert, ist aber ebenfalls kein allgemein anerkanntes Kriterium.

Atypisches Erscheinungsbild. Im Gegensatz zu diesem typischen sonographischen Bild, das vor allem bei jungen, wasserreichen Fibroadenomen vorkommt, zeigen mindestens $2/3$ der Fibroadenome folgende Abweichungen (Abb. 12.4 c–g, Abb. 12.5 b, Abb. 12.6 b):
- ein grobgelappter (nicht mikroundulierter!) Knoten ist relativ charakteristisch, aber nicht beweisend für ein Fibroadenom,
- eine rundliche Konfiguration kommt vor allem bei kleineren Fibroadenomen vor (Abb. 12.6 b);

Fibroepitheliale Mischtumoren

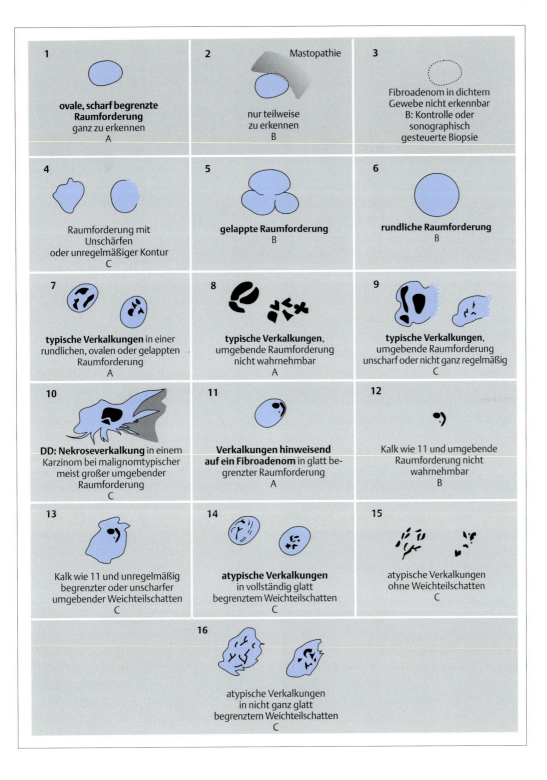

Abb. 12.2 a–o **Fibroadenome.**
a Mammographisches Erscheinungsbild von Fibroadenomen mit der dazugehörenden üblichen Therapieempfehlung:
A Kontrolle ausreichend
B Kontrolle oder Biopsie (in der Regel zunächst Nadelbiopsie)
C Biopsie (in der Regel zunächst Nadelbiopsie)
Fortsetzung →

12 Benigne Tumoren

Abb. 12.2 b–g
Fortsetzung

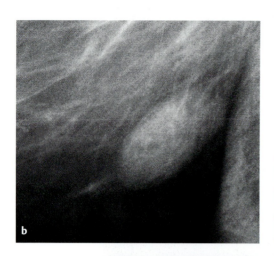
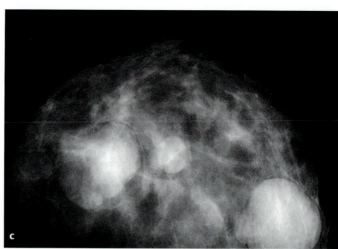
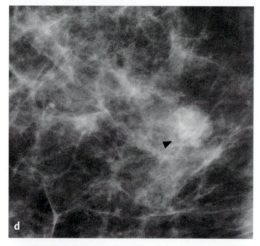
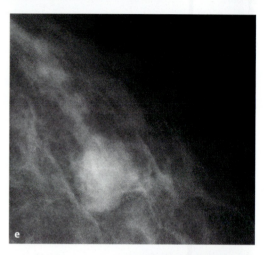
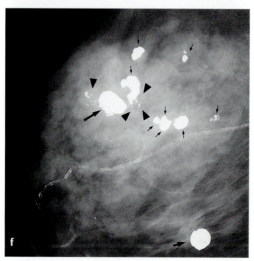
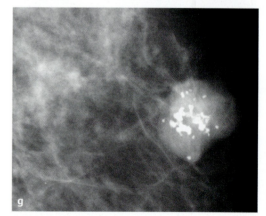

b Mammographisch vollständig glatt begrenzte Raumforderung (entfernt auf Wunsch der Patientin).
Histologie: wasserreiches Fibroadenom.

c Junge Patientin mit multiplen, glatt begrenzten Raumforderungen mit typischen groben Lappungen. *Stanzbiopsie:* Fibroadenome.

d Ovale Raumforderung, lateral scharf begrenzt, medial (Pfeilspitze) nicht ganz scharf begrenzt bzw. nicht vollständig beurteilbar. (Sonographie s. 12.4 e)

e Noduläre Raumforderung, nicht ganz glatt begrenzt, bei Screeningmammographie entdeckt. *Histologie:* größtenteils fibrotisches Fibroadenom.

f Neben Fibroadenomen mit typischen grobschollligen Verkalkungen (Pfeile) finden sich Fibroadenome mit kleineren und teils bizarren Verkalkungen (Pfeilspitzen). Die dazugehörigen (wegen der Fibrosierung nicht mehr scharf begrenzten) Weichteilschatten sind im dichten Umgebungsgewebe nur teilweise sichtbar.

g Gelapptes Fibroadenom mit typischen grobscholligen, bizarren Verkalkungen.

Fortsetzung →

Fibroepitheliale Mischtumoren

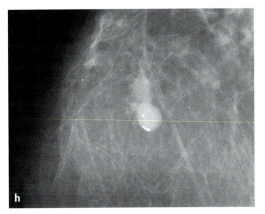

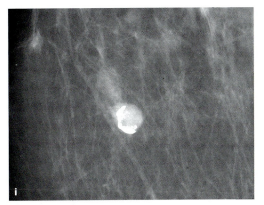

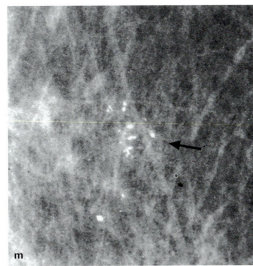

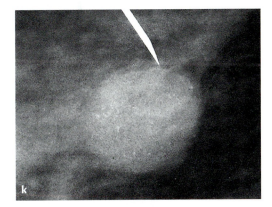

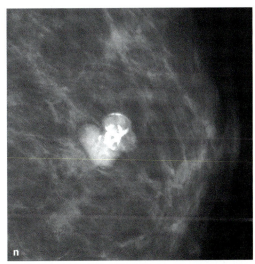

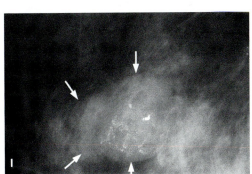

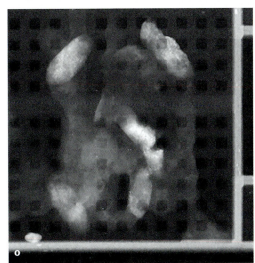

Abb. 12.2 h–o Fortsetzung

- **h** u. **i** Häufig beginnt die Verkalkung eines Fibroadenoms in der Peripherie. Diese eierschalenartigen Verkalkungen sind charakteristisch und nehmen häufig im Laufe der Zeit zu. Die 2. Läsion entspricht einem Fibroadenom mit etwas irregulärer Kontur. Dieser Befund blieb über Jahre unverändert.
- **k** Runder bis ovaler Herdschatten mit vielen feinen, punktförmigen Verkalkungen. Obwohl derartige Mikrokalzifikationen in Fibroadenomen vorkommen können, ist eine weitere Abklärung zum Ausschluss eines Malignoms (z. B. DCIS) notwendig. *Histologie:* intrakanalikuläres Fibroadenom.
- **l** Gelappter, aber scharf begrenzter Herdschatten (Pfeile) mit multiplen feinsten, vereinzelt auch linear angeordneten Verkalkungen (sowie 2 gröberen Verkalkungen). *Histologie:* perikanalikuläres Fibroadenom.
- **m** Oft ist der Herdschatten eines Fibroadenoms in dichtem Parenchym nicht abzugrenzen. Bei einigen älteren Fibroadenomen kann der Herdschatten völlig verschwinden, nur die Verkalkung persistiert. Nur wenn die Verkalkungen ein typisches Muster (12.2 **f–i**) zeigen, ist die Diagnose eines Fibroadenoms gerechtfertigt. Im vorliegenden Fall wurde eine Biopsie empfohlen aufgrund atypischer und teils auch länglicher Mikrokalzifikationen.
- **n** u. **o** Anliegend an ein typisches Fibroadenom zeigt sich ein ovaler, glatt begrenzter Herdschatten (**n**). Diese Verschattung ist auf multiple feine Mikrokalzifikationen zurückzuführen, die sich mit der Präparatradiographie nach durchgeführter Vakuumbiopsie deutlich besser darstellen lassen (**o**). Trotz der glatten Begrenzung und dem Halo wurde eine Biopsie aufgrund der sehr feinen Verkalkungen durchgeführt. *Histologie:* niedrig differenziertes DCIS.

12 Benigne Tumoren

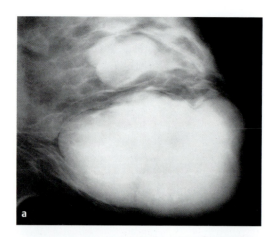
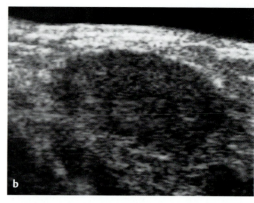
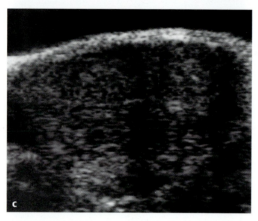

Abb. 12.3 a–c Sonderformen von Fibroadenomen.
Juvenile Fibroadenome bei einer 19-jährigen Patientin.
a Ein größeres und ein „kleineres" grob gelapptes Fibroadenom mit glatter Begrenzung, die aber beim kleineren Fibroadenom teilweise vom dichten Drüsengewebe überlagert ist. Die rasch wachsenden juvenilen Fibroadenome enthalten typischerweise keine Verkalkungen.
b u. c Sonographisch sind die juvenilen Fibroadenome typischerweise mit homogener Binnenstruktur, glatter Begrenzung, mit guter Schalldurchlässigkeit und guter Kompressibilität dargestellt. Die Schalldurchlässigkeit ist hier bei beiden juvenilen Fibroadenomen nur mäßig. Das große (**c**) zeigt sogar Inhomogenitäten.

hier muss aber auch an andere, vor allem maligne Herdbefunde gedacht werden;
- einige Fibroadenome sind sonographisch nicht erkennbar. Sie haben die gleiche Echogenität wie das Umgebungsgewebe, das in diesen Fällen häufig fettreich, manchmal aber auch mastopathisch bzw. drüsengewebsreich ist.

Mit zunehmender Fibrosierung eines Fibroadenoms treten vor allem auf:
- Konturunregelmäßigkeiten,
- Inhomogenitäten der Binnenechos,
- Bildung von kompletten oder teilweisen Schallschatten hinter der Läsion,
- verminderte Kompressibilität.

Fibroadenome, die diese sonographischen Veränderungen zeigen, sind nicht von Malignomen zu differenzieren.

Verkalkungen. Verkalkungen in Fibroadenomen führen oft zur Bildung eines Schallschattens. Wenn die Verkalkungen größer sind, geht der Schallschatten oft von einer gut erkennbaren echogenen Struktur aus (Abb. 12.4 g). Dieses Bild ist zwar sonographisch für einen benignen Tumor atypisch, aber in Zusammenschau mit der Mammographie bei Vorliegen von typischen Verkalkungen unproblematisch.

Treffsicherheit und Prozedere

Sind alle oben als typisch aufgeführten Merkmale vorhanden – was aber nur bei 20–30% der Fibroadenome zutrifft –, so erscheint die sonographische Diagnose eines Fibroadenoms mit recht hoher Sicherheit möglich. Einheitliche Prozentangaben zur Treffsicherheit, wie sie für mammographisch glatt begrenzte Tumoren existieren, liegen hierzu in der sonographischen Literatur aber nicht vor.

Fibroepitheliale Mischtumoren

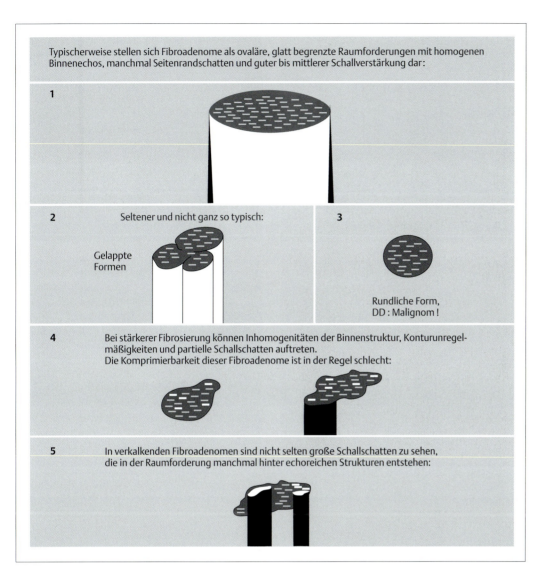
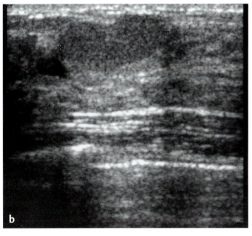
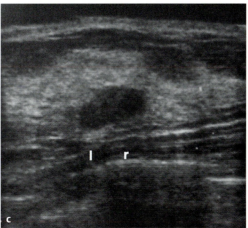

Abb. 12.4 a – g Sonographisches Erscheinungsbild von Fibroadenomen.
a Schema
b Typisches Fibroadenom mit glatter Randbegrenzung, zarter Kapsel und homogenen Binnenechos. Die horizontale Ausdehnung ist mehr als 1,5fach länger als vertikal und die lange Achse ist parallel zum Schallkopf ausgerichtet. Am linken unteren Rand stellt sich eine kleine Zyste dar.
c Glatt begrenztes Fibroadenom. Nicht charakteristisch sind die etwas inhomogene Binnenechostruktur sowie die unterschiedliche Schalltransparenz. Links bessere dorsale Schallverstärkung (l), als rechts (r).

Fortsetzung →

Abb. 12.4 d–g **Fortsetzung**
d Atypisches Fibroadenom. Obwohl eine echoreiche Kapsel vorliegt, findet sich eine etwas irreguläre Begrenzung. Die Binnenstruktur ist inhomogen und eine dorsale Schallauslöschung liegt vor. *Histologie:* fibrosiertes Fibroadenom.
e Fibroadenom mit unregelmäßiger Begrenzung und inhomogener Binnenstruktur. Dieser Befund ist sonographisch nicht sicher von einem Malignom zu unterscheiden.
f Fibrosiertes Fibroadenom. Das fibrosierte Fibroadenom (Pfeile) ist stark schallabsorbierend. Es zeigt damit einen starken Schallschatten und ist sonographisch von einem Malignom nicht zu differenzieren.
g Bei diesem Fibroadenom mit mammographisch schalenartiger Verkalkung sind echoreiche Strukturen im schallkopfnahen Bereich durch die Verkalkung (Pfeile) zu erkennen, dahinter eine dorsale Schallabschwächung. Feinere Verkalkungen sind sonographisch nicht aufzulösen.

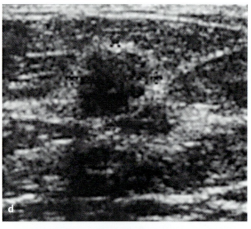
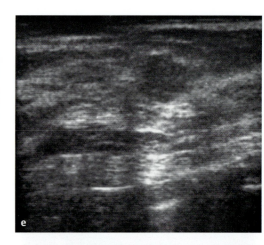
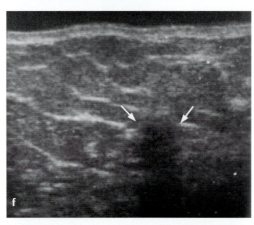
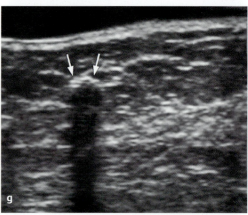

Abb. 12.5 a–d **Bildgebung beim „alten" Fibroadenom.**
a Mammographisch stellen sich fibrosierte Fibroadenome oft, wie auch in diesem Fall, nicht ganz scharf begrenzt dar.
b Sonographisch ebenfalls unregelmäßige Kontur (Pfeile). Die größere Höhen- als Breitenausdehnung ist bei alleiniger Betrachtung der Sonographie Besorgnis erregend.
c MRT (FLASH-3 D) vor Kontrastmittelgabe: Das Fibroadenom stellt sich im umgebenden Fett als noduläre, nicht ganz glatte, signalarme Raumforderung (Pfeil) dar.
d Nach Kontrastmittelgabe keine wesentliche Anreicherung im Tumor. MR-tomographisch kann hier mit sehr hoher Sicherheit ein Malignom ausgeschlossen werden. Mammographisch und klinisch ist dieser Befund inzwischen durch Nachkontrollen seit über 3 Jahren bestätigt.

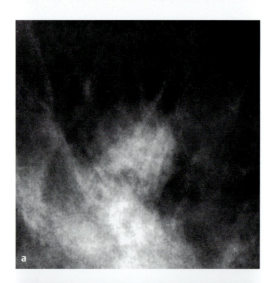
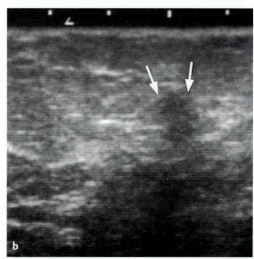
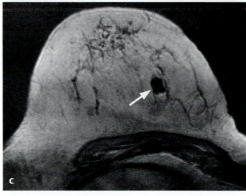
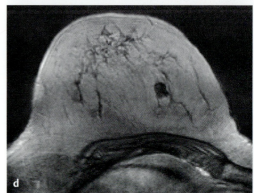

Fibroepitheliale Mischtumoren

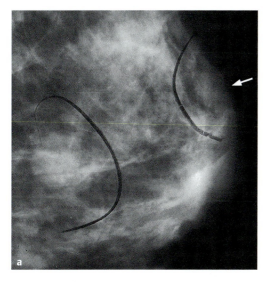

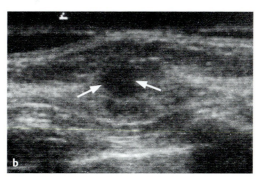

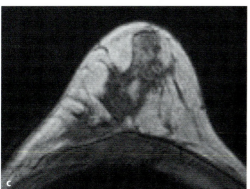

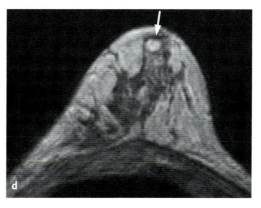

Abb. 12.6 a–d Bildgebung beim nicht fibrosierten Fibroadenom.
Da die meisten nicht fibrosierten Fibroadenome Kontrastmittel deutlich anreichern und damit nicht sicher von glatt begrenzten Karzinomen zu unterscheiden sind, sollte bei einem vermuteten nicht fibrosierten Fibroadenom (junge Frau, palpatorisch weich, sonographisch ohne Schallschatten) der Stanzbiopsie als kosteneffektivsten Methode vor der MRT der Vorzug gegeben werden.

a Mammographisch ventral scharf begrenzter, dorsal nicht ganz scharf begrenzter, tastbarer, verschieblicher, retromamillär gelegener Knoten von ca. 8 mm Durchmesser (sowie ein weiterer Rundherd zentral).
b Sonographisch nicht zystische rundliche, echoarme Raumforderung (Pfeil) mit mäßiger Schalltransparenz, nicht ganz glatt begrenzt.
c u. d MRT vor (**c**) und nach (**d**) i.v. Applikation von Kontrastmittel. Der Knoten stellt sich – wie für „junge" Fibroadenome typisch, aber nicht beweisend – als glatt begrenzter Knoten mit starker Anreicherung dar.
Histologie: nicht fibrosiertes intrakanalikuläres Fibroadenom.

Folgendes Vorgehen wird empfohlen:
- Kontrolluntersuchungen (in Abständen von 6 Monaten) sind gerechtfertigt beim sonographisch typischen Bild eines Fibroadenoms (komprimierbar, sehr gut verschieblicher Knoten mit glatter Kontur und homogener Binnenstruktur sowie mit Schallverstärkung oder unveränderter dorsaler Schallintensität), wenn bei der jungen Frau (unter 35 Jahren) weder anamnestisch noch klinisch oder mammographisch ein Malignomhinweis besteht.
- Bei neu entdeckten tastbaren Befunden führen wir die ergänzende Sicherung durch Stanzbiopsie durch.
- Da selten auch Malignome ein für das Fibroadenom typisches Bild aufweisen können, entkräftet ein sonographisch typisches Erscheinungsbild einen Malignomverdacht nicht.

Sind *Abweichungen vom typischen Bild* vorhanden, gilt:
- Auch bei sonographisch atypischem Bild sind Kontrolluntersuchungen ausreichend, wenn mammographisch die Diagnose anhand typischer Verkalkungen eindeutig gestellt werden kann oder wenn der Knoten unverändert seit Jahren bekannt ist. Dann handelt es sich mit hoher Sicherheit um ein Fibroadenom.
- Bei mammographisch und sonographisch nicht typischen Befunden ist eine weitere Abklärung indiziert.

> Da auch Malignome ein für das Fibroadenom typisches Bild aufweisen können, entkräftet ein sonographisch typisches Erscheinungsbild einen Malignomverdacht nicht.

Transkutane Biopsie

Die transkutane Biopsie ist eine bewährte und kostengünstige Methode zur Sicherung der Diagnose eines Fibroadenoms, wenn ausreichend Gewebe gewonnen werden kann. Bei zell- und wasserreichen Fibroadenomen gelingt mithilfe einer Nadelbiopsie im Allgemeinen eine verlässliche Diagnose.

Bei *hyalinisierten Fibroadenomen* ist die Diagnose – wegen des meist geringen Zellgehaltes – schwieriger und nicht immer sicher zu stellen.

Mit der Vakuumbiopsie ist in zweifelhaften Fällen eine sichere Diagnose möglich.

Magnetresonanztomographie

Erscheinungsbild

Das MR-tomographische Erscheinungsbild hängt von der Zusammensetzung des Fibroadenoms ab (13–15):

- *Fibrosierte Fibroadenome* (Abb. 12.**5a–d**) reichern Gd-DTPA nicht oder nur unwesentlich an. Da es Hinweise dafür gibt, dass einzelne muzinöse Karzinome auch eine relativ geringe Kontrastmittelanreicherung aufweisen können (die Mehrzahl der muzinösen Karzinome reichert Gd-DTPA sehr stark an), erscheint bei fehlender Anreicherung eines nicht zystischen Tumors die ergänzende Anwendung einer T2-gewichteten Pulssequenz sinnvoll. Zeigt der nicht anreichernde glatt begrenzte Knoten (der auch geringe Konturunregelmäßigkeiten aufweisen darf) eine niedrige Signalintensität im T2-gewichteten Bild, so kann mit sehr hoher Sicherheit ein Malignom ausgeschlossen und ein fibröses Fibroadenom angenommen werden. Aufgrund ihres hohen Wassergehaltes haben muzinöse Karzinome im T2-gewichteten Bild eine hohe Signalintensität.
- Das *wasser- oder zellreiche junge Fibroadenom* hingegen reichert Gd-DTPA deutlich an, meist langsam, selten auch rasch (Abb. 12.**6a–d**). Die einzigen Kriterien, die eine zuverlässige Diagnose erlauben, sind glatte Begrenzung, ovale Form und gelapptes Erscheinungsbild mit signalarmen Septen. Zwar spricht eine langsame Anreicherungsgeschwindigkeit ebenso wie eine glatte Kontur für das Vorliegen eines Fibroadenoms. Eine Malignität lässt sich aber nicht mit letzter Sicherheit ausschließen, da einige der glatt begrenzten Malignome ebenfalls eine verzögerte Anreicherung aufweisen (z. B. papilläre, medulläre, einige duktale Karzinome und DCIS). Dieses Phänomen ist üblicherweise auf eine sehr langsame Tumorwachstumsgeschwindigkeit zurückzuführen.

Da einerseits *anreichernde Fibroadenome* mit der MRT hochsensitiv und bereits sehr klein nachgewiesen werden können, andererseits die aufwendige bioptische Klärung all dieser MR-tomographisch entdeckten, z.T. sehr kleinen Fibroadenome zur Abgrenzung von den wenigen glatt begrenzten Karzinomen nicht sinnvoll erscheint, empfehlen wir für MR-tomographisch nachgewiesene, glatt begrenzte, anreichernde Läsionen folgendes Vorgehen:

- Ist die Läsion mit anderen Methoden (Mammographie, Sonographie, klinisch) ebenfalls erkennbar und nicht eindeutig benigne, so sollte diese durch perkutane oder Exzisionsbiopsie weiter abgeklärt werden.
- Ist die Läsion bei asymptomatischer Patientin allein MR-tomographisch entdeckt worden, so empfehlen wir MR-tomographische Kontrollen (z. B. nach 6, 12–18 sowie ggf. 24–30 Monaten). Bestehen Zweifel bezüglich der Diagnose oder handelt es sich um eine Hochrisikopatientin, sollte eine MR-geführte Stanzbiopsie erwogen werden.

Ergänzend sei darauf hingewiesen, dass ein *ringförmiges Enhancement* – falls vorhanden – gegen ein Fibroadenom spricht. Ein derartiges Erscheinungsbild sollte *deshalb zur weiteren Abklärung* Anlass geben (Biopsie).

Treffsicherheit und Prozedere

Wegen der anerkannt hohen Sensitivität der MRT für Malignome und der daraus resultierenden hohen Verlässlichkeit der negativen MRT beim fibrosierten Fibroadenom (Kontrastmittel-MRT kombiniert mit T2-gewichteter Pulssequenz) scheint MRT gut geeignet für die Differenzialdiagnose des fibrosierten Fibroadenoms. Die hohe Sensitivität der MRT für den Nachweis junger anreichernder Fibroadenome und die hier unzureichende Spezifität bei der Abgrenzung gegenüber glatt begrenzten Malignomen ist jedoch problematisch.

Deshalb erscheint die transkutane Biopsie für die Abklärung des vermuteten Fibroadenoms und vor allem des jungen Fibroadenoms am besten geeignet.

Bei vermutetem fibrösem Fibroadenom (ältere Frau, mammographisch gewisse Konturunregelmäßigkeiten ohne direkten Malignomhinweis, sonographisch verringerte Elastizität, mäßige Schalltransmission oder sogar Schallabschwächung) ist MRT hingegen sinnvoll. Sie erscheint vor allem bei sehr kleinen Befunden, tief liegenden oder multiplen Befunden vorteilhaft.

> Die transkutane Biopsie ist für die Abklärung eines vermuteten Fibroadenoms, vor allem eines jungen Fibroadenoms, am besten geeignet.

Diagnostische Strategie im Überblick

Wichtigste Aufgabe der bildgebenden Methoden bei der Diagnose des Fibroadenoms ist die Abgrenzung gegenüber glatt begrenzten malignen Veränderungen mit ähnlichem Erscheinungsbild. Hierzu gehören neben dem mammographisch glatt begrenzten duktalen das muzinöse, das medulläre und das papilläre Karzinom, insbesondere auch das intrazystisch papilläre Karzinom, einige Lymphome, Sarkome sowie Metastasen. Der phylloide Tumor wird je nach seinem histologischen Bild als benigne oder seltener als maligne eingestuft. All diese Tumoren treten bisweilen auch vollständig glatt begrenzt, sogar mit einem mammographisch sichtbaren Halosaum auf.

Eine „sicherheitshalber" durchgeführte Exzision sämtlicher glatt begrenzten oder rundlichen Herde in der Absicht, alle seltenen, glatt begrenzten Malignome zu erfassen, erscheint dennoch weder für die Patientin noch aus Kostengründen vertretbar. Selbst wenn Läsionen mit einer Benignitätswahrscheinlichkeit über 98 % nicht biopsiert werden, würden bei Biopsien der übrigen glatt oder relativ glatt begrenzten Läsionen Biopsieraten weit über 1 : 10 resultieren. Dies bedeutet, dass weniger als 1 Karzinom in mehr als 10 empfohlenen Biopsien enthalten ist. Deshalb sollen die bildgebenden diagnostischen Möglichkeiten inklusive der transkutanen Biopsie soweit als möglich ausgeschöpft werden.

- Mammographisch pathognomonisch ist das Bild des typisch verkalkten Fibroadenoms. Hier ist keine weitere Abklärung und keine weitere Kontrolluntersuchung notwendig.
- Mammographisch scharf und glatt begrenzte Tumoren (Definition s. S. 257 → Kap. 12 → Mammographie), die großenteils Fibroadenomen entsprechen, sind zu über 98 % benigne. In diesen Fällen erscheint – wenn kein Malignitätshinweis existiert – die alleinige mammographische Kontrolle in Abständen von 6, 12, 24 und 36 Monaten sinnvoll.
- Bei den übrigen glatt begrenzten, eher benignen Verschattungen, die die o.g. Kriterien nicht vollständig erfüllen, können je nach Befundgröße und mammographischem Erscheinungsbild eine weitere Abklärung durch perkutane Biopsie oder eine Exzision durchgeführt werden. Aufgrund der typischen Verdoppelungszeiten von Mammakarzinomen und der vor allem bei glatt begrenzten Malignomen teils besonders langsamen Wachstumsgeschwindigkeit sollten die Kontrollintervalle nicht unter 6 Monaten liegen. Der Kontrollzeitraum sollte nicht unter 3 Jahren betragen, wobei die aktuelle Abbildung jeweils mit der ersten und nicht mit der letzten Abbildung zu vergleichen ist.
- Bei Herdschatten ohne Verkalkungen ist die Sonographie einzusetzen zur Differenzierung zwischen Zyste und solidem Tumor sowie für den Nachweis von Fibroadenomen, die mammographisch in dichtem Gewebe verborgen sind.
- Eine sichere Abgrenzung von mammographisch nicht ganz glatt begrenzten Fibroadenomen gegenüber Malignomen gelingt auch sonographisch nicht. Die Sonographie ist deshalb für diese Fragestellung nicht geeignet.
- Bei nur sonographisch sichtbarer Raumforderung mit den typischen Kriterien des Fibroadenoms (s. S. 258 → Kap. 12 → Sonographie → Erscheinungsbild) erscheinen regelmäßige Kontrolluntersuchungen oder eine transkutane Biopsie sinnvoll, wenn weder anamnestisch, noch klinisch oder mammographisch Malignitätshinweise bestehen.
- Für die weitere Abklärung des vermuteten Fibroadenoms, das neu aufgefallen ist und das radiologisch und klinisch benigne erscheint, aber nicht alle Kriterien erfüllt, eignet sich die transkutane Biopsie. Wenn die transkutane Biopsie die Diagnose „Fibroadenom" ergibt, kann auf die Exzision verzichtet werden. Kontrolluntersuchungen bleiben weiter notwendig.
- Wird ein fibröses Fibroadenom vermutet, so kann als weiterführende Methode vor allem bei sehr kleinen, bei für transkutane Biopsie ungünstig gelegenen oder bei multiplen Tumoren auch die MRT (Kontrastmittel-MRT kombiniert mit T2-gewichteter Pulssequenz) angewendet werden.
- Bei Größenzunahme eines glatt begrenzten Tumors oder bei Malignomverdacht (Konturunregelmäßigkeiten, suspekter Mikrokalk) ist eine Exzisionsbiopsie indiziert.

Papillom

Das Papillom ist ein seltener, gutartiger, fibroepithelialer Tumor der Brust. Es macht 1–1,5% der Mammatumoren aus. Meist werden Papillome bereits als relativ kleine Tumoren durch eine wässrige oder blutige Sekretion symptomatisch. Aufgabe der klinischen und bildgebenden Diagnostik (inklusive Galaktographie, s. S. 93 ff Kap. 3 → Galaktographie) ist es dann, die Lokalisation und Ausdehnung des Papilloms oder der Papillome zu bestimmen. Seltener fällt ein Papillom als Tastbefund oder als mammographisch entdeckte Verschattung auf. Dann ist es von anderen rundlich wachsenden Raumforderungen zu differenzieren.

Selten können Papillome entarten. Wichtig ist aber, dass Papillome je nach Vorkommen (singulär oder multipel) und Lokalisation (retroareolär oder peripher) mit einem unterschiedlich erhöhten Karzinomrisiko einhergehen.

Deshalb und wegen der mit der Bildgebung schwierigen Unterscheidung zwischen Papillom, papillärem Karzinom oder anderen rundlich wachsenden Tumoren ist die Exzision von Papillomen aus diagnostischen und therapeutischen Gründen anzustreben.

Histologie

Es werden unterschieden (2, 16–19):
1. *Das intraduktale, subareoläre, solitäre Papillom:* Es dehnt sich in der Regel über 0,5–3,5 cm Länge aus und unterliegt regressiven Veränderungen. Diese Tumoren gelten übereinstimmend als benigne und sind infolge der seltenen Ausbildung von atypischen Hyperplasien oder von Herden eines In-situ-Karzinoms nach Exzision in 4% von papillären oder anderen Karzinomen gefolgt.
2. *Intraduktale periphere kleine Papillome:* Sie sind in peripheren Gangsegmenten lokalisiert und in der Regel Teilbefund einer Mastopathie. Allerdings sind sie mit einer erhöhten Rezidivfrequenz und einer Karzinominzidenz von 12% assoziiert.
3. *Das papilläre Adenom der Mamille:* Dieses ist ein benigner Tumor, der häufig zu Erosionen führt und ein- oder beidseitig auftritt. In 12% der Fälle ist es mit koexistierenden oder subsequenten ipsi- und kontralateralen Karzinomen in der Mamma assoziiert.
4. *Juvenile Papillomatose:* Sie ist eine Erkrankung, die sich bereits in der Pubertät und Adoleszenz mit rasenförmigen papillären Epithelhyperplasien manifestiert. Sie tritt in Familien mit erhöhter Karzinominzidenz auf. Ein erhöhtes Karzinomrisiko für die Patientinnen selbst wurde bisher nicht nachgewiesen.

Differenzierung

Die histologische Abgrenzung vom *papillären Karzinom* ist nicht immer leicht. Das Auftreten singulärer oder multipler Papillome ist von der *Papillomatose* abzugrenzen. Im Gegensatz zu singulären oder multiplen Papillomen, die abgegrenzten Tumoren entsprechen, entspricht die Papillomatose einer flächenhaften Epithelhyperplasie. Sie kann eine Komponente einer Mastopathie sein. Bei der Papillomatose wird das Karzinomrisiko – wie bei Mastopathien mit Proliferationen – durch Grad und Ausmaß von Zellatypien bestimmt.

Klinischer Befund

> Symptomatisch treten Papillome meist durch eine Sekretion in Erscheinung.

80% der Papillome fallen durch Sekretion auf. Einerseits sind sie meist sekretorisch aktiv (wässriges bis gelbliches Sekret). Außerdem sind sie äußerst vulnerabel und bluten leicht (bräunliche oder blutige Sekretion). Papillome neigen zudem zur Infarzierung. Ältere Papillome können auch komplett fibrosieren und Verkalkungen aufweisen.

Durch ihre intraduktale Lage und ihre hohe Vulnerabilität können sie
- zu wässriger bis blutiger Sekretion führen,
- Gänge aufstauen,
- Zysten aufstauen,
- von einer Blutungshöhle umgeben sein.

Eine blutige Sekretion weist stark auf ein Papillom hin. Andererseits kann eine blutige Sekretion bisweilen (in bis zu 25% der Fälle) und eine wässrige Sekretion selten (ca. 2–3% der Fälle) auch mit einem Karzinom verbunden sein. Deshalb ist eine sorgfältige Abklärung notwendig.

Nicht selten kann die Lokalisation des oder/der Papillome bereits klinisch vermutet werden, wenn die Sekretion durch Druck auf sog. *Triggerpunkte*, die dem Areal des Papilloms entsprechen, auszulösen ist.

Nur wenige Papillome fallen primär als Tastbefund, mammographisch oder sonographisch auf. Meist handelt es sich dann um größere Papillome oder um Papillome, die durch Gangverschluss zu einer Stauungszyste führen oder eine „Blutungszyste" verursachen.

Sekretzytologie

Wegen der einfachen und die Patientin nicht belastenden Durchführung ist die Sekretzytologie eine wichtige und sinnvolle Ergänzung der klinischen Untersuchung. Ein positiver Befund (Nachweis papillärer Zellverbände, Nachweis suspekter Zellen, Nachweis von Blut) soll unbedingt Anlass zur weiteren Abklärung sein.

Ein negativer Befund hingegen kann einen bestehenden Verdacht auf ein Papillom oder Karzinom nicht ausräumen. Ursache ist die nur mäßige Sensitivität der Sekretzytologie, bedingt durch die oft nekrotischen Veränderungen der im Sekret befindlichen Zellen. Auch kann eine sichere Differenzierung zwischen Karzinom und Papillom nicht von der Sekretzytologie erwartet werden.

> Eine sichere Differenzierung zwischen Karzinom und Papillom kann von der Sekretzytologie nicht erbracht werden.

Diagnostische Strategie und Ziele

Da die meisten Papillome primär durch Sekretion auffallen, betreffen die zu beantwortenden diagnostischen Fragen:
- Bestätigung einer papillären Raumforderung. Neben papillären Tumoren gibt es auch eine Reihe anderer Ursachen für eine Sekretion (zur Differenzialdiagnose bei pathologischer Sekretion s. Kapitel 22).
- Lokalisation (Suche nach dem Ausgangsort der Sekretion).
- Ausdehnung (ein Papillom oder mehrere Papillome).

Hierfür werden als erste nicht invasive Untersuchungen die Mammographie und eine sorgfältige klinische Untersuchung eingesetzt.

Die *klinische Untersuchung* (Triggerpunkt) wie die *Mammographie* (bei größeren Papillomen in der fettreichen Brust) erlauben in einigen Fällen bereits die korrekte Diagnose der Lokalisation. Selten kann die Befundausdehnung bereits mammographisch und klinisch ausreichend sicher erfasst werden.

In Einzelfällen (bei intrazystischen oder größeren Papillomen, sehr selten bei kleineren Papillomen in den retromamillären Gängen) gelingt auch *sonographisch* der Nachweis eines Papilloms.

Meist sind aber Befundlokalisation und Beurteilung der Befundausdehnung mit nicht invasiven Methoden nicht ausreichend sicher. Dies ist vor allem bei kleinen Papillomen und in nicht fettreichem Umgebungsgewebe der Fall. Dann ist die ergänzende *Galaktographie* indiziert. Sie erlaubt durch den Nachweis von Füllungsdefekten, wie Aussparungen oder seltener Gangabbrüchen, das Auffinden von Papillomen und eine ausreichend genaue Beurteilung der Befundausdehnung. Fehlende Aussparungen oder Gangabbrüche schließen – wenn auch zytologisch keine suspekten Zellen oder papilläre Zellverbände vorliegen – eine intraduktale Raumforderung mit hoher Sicherheit aus.

Somit kann in einem großen Teil der Fälle anhand der Bildgebung bereits ein papillärer Tumor vermutet oder mit hoher Sicherheit ausgeschlossen werden.

Die wichtige Differenzierung zwischen einem Papillom und einem Karzinom ist aber radiologisch nicht möglich. Deshalb ist bei vermuteter papillärer Läsion die Bildgebung für die Dignitätseinschätzung nicht ausreichend. Sie muss vielmehr die Planung der damit unumgänglichen diagnostischen Exzision unterstützen.

> Bei einer vermuteten papillären Läsion ist die Bildgebung für die Dignitätseinschätzung nicht ausreichend. Eine diagnostische Exzision ist unumgänglich.

Mammographie

(Abb. 12.7 a – d)

In der Standardmammographie (20, 21) fallen kleine Papillome, wenn sie von dichtem Gewebe umgeben sind, meist nicht auf. Werden sie aufgrund einer blutigen Sekretion vermutet, können sie ggf. retromamillär als kleine noduläre Verdichtung bzw. als isolierte Gangerweiterung durch Vergrößerungs- oder Kompressionsaufnahmen herausgearbeitet werden. Liegt aber keine fettreiche Brust mit einer isolierten papillomverdächtigen Raumforderung vor, so kann auf eine Galaktographie, die auch weitere Papillome im Gangsystem ausschließen soll, nicht verzichtet werden.

Sind Papillome – wie dies bei älteren Patientinnen der Fall sein kann – von fettreichem Gewebe umgeben, so fallen sie als noduläre, rundliche oder ovale Verdichtung (von wenigen Millimetern bis selten 2 – 3 cm Größe) auf. Sie sind– vor allem, wenn sie größer sind – meist nicht so scharf begrenzt wie Fibroadenome und sind dann von nodulär wachsenden Karzinomen nicht mit Sicherheit zu unterscheiden.

Durch eine vollständig glatt begrenzte Raumforderung mit oder ohne Halosaum können aber diejenigen Papillome auffallen, die ein Gangsegment zu einer Zyste aufstauen bzw. eine Blutungszyste verursachen. Die glatte Kontur entspricht der Zystenwand.

Fallen solitäre Papillome als noduläre Verschattung auf, kann die richtige Diagnose manchmal aufgrund ihrer retromamillären Lokalisation vermutet werden.

Nur ein kleiner Teil der Papillome sklerosiert und kann dann verkalken. Typische Verkalkungen finden sich intraduktal entlang eines (manchmal verdickten) Gangs. Sie können – ähnlich den Fibroadenomverkalkungen – grobschollig und schalenförmig, aber auch punktförmig in einer dicht gepackten rundlichen Gruppe auftreten (Abb. 22.47 a). Nur bei diesem typischen Erscheinungsbild ist die Diagnose eines papillären Tumors bereits mammographisch möglich.

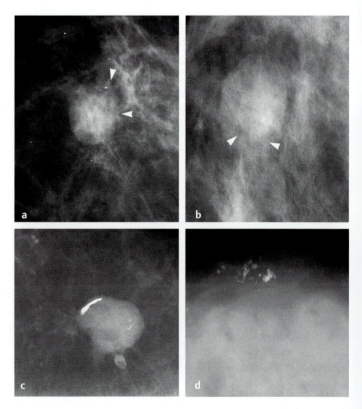

Abb. 12.7 a – d **Mammographisches Erscheinungsbild eines Papilloms.**

a Wie in diesem Fall stellt sich das Papillom oft als noduläre Verschattung dar, die häufig nicht ganz scharf begrenzt ist oder sogar Konturunregelmäßigkeiten (Pfeilspitzen) aufweist. Das Vorliegen eines Papilloms kann bisweilen aufgrund der Lokalisation im Bereich der retromamillären Gänge vermutet werden.

b Intrazystische Papillome stellen sich oft – bedingt durch die glatte Wand der umgebenden Zyste – glatt konturiert dar. In diesem Fall ist der dorsale Anteil der Zyste (Pfeilspitzen) durch dichtes Umgebungsgewebe überlagert (Sonographie dieser Läsion s. Abb. 12.9 a). Die das Papillom umgebende Zyste kann einer echten Zyste oder einer Blutungshöhle um das Papillom entsprechen.

c Noduläre Raumforderung mit einer schaligen Verkalkung. Außerdem finden sich einzelne uncharakteristische sowie eine v-förmige Mikroverkalkung. Die Unschärfe am dorsalen Rand erschien malignomverdächtig ebenso wie die v-förmige Verkalkung. Die schalenförmige Verkalkung ist gut vereinbar mit einer Zystenwandverkalkung bei z. B. eingebluteter Zyste.
Histologie: intrazystisches benignes Papillom mit einzelnen Verkalkungen und teilweise wandverkalkter Blutungszyste.

d Einige Papillome können typisch verkalken: In diesem Fall teils typische grobe und bizarre Verkalkungen sowie einzelne länglich feine, suspekt erscheinende Verkalkungen in den retromamillären Gängen. Wegen Letzteren wurde eine Exzisionsbiopsie durchgeführt.
Histologie: benigne, größtenteils verkalkte Papillome retromamillär.

Galaktographie

(Abb. 12.8)

Galaktographisch (21, 22) fallen Papillome als Gangaussparung oder Gangabbruch auf. Während auch kleine Blutkoagel oder Detritus ähnliche Füllungsdefekte verursachen können, sprechen besonders multiple, wurmförmige Aussparungen und Gangabbrüche stark für das Vorliegen intraduktaler papillärer Tumoren. Bei Unklarheiten kann eine verbesserte Differenzierung zwischen Blutkoageln, Detritus oder sogar kleinen Luftbläschen erreicht werden, wenn das Gangsystem nochmals entleert und erneut mit Kontrastmittel gefüllt wird, da nur Papillome konstant an derselben Stelle bleiben (s. a. Kapitel 3, S. 93 ff).

Die Galaktographie dient der Bestätigung einer intraduktalen Läsion sowie der exakten Lokalisierung und der Erfassung der Ausdehnung. Die Differenzierung von einem papillären Karzinom ist galaktographisch nicht möglich und die Exzision des suspekten Gangsegments immer indiziert.

Sonographie

(Abb. 12.9 a – e)

Sonographisch (23–25) können zwar selten auch größere intraduktale Papillome in den retromamillären Gängen identifiziert werden. Die Sonographie kann aber gerade wegen des unsicheren Nachweises kleinerer und peripher sitzender Papillome die Galaktographie keineswegs ersetzen.

Vorteilhaft ist, dass durch Sonographie *intrazystische Papillome* sehr zuverlässig erkannt werden können. Diese werden als echoarme Raumforderungen im echofreien Zysteninhalt sichtbar und sind – im Gegensatz zu Sedimentationen – bei Lageänderung konstant.

Füllt ein Papillom eine Zyste vollständig oder fast vollständig aus oder ist der manchmal blutige Zysteninhalt eingedickt und echoarm bis echoreich, so kann die insgesamt echoarme bis echoreiche Raumforderung nicht immer von einem anderen soliden Prozess differenziert werden.

Papillome imponieren in der Regel als benigne, solide, glattrandig scharf begrenzte Rundherde. In einigen Fällen kann die Begrenzung jedoch auch partiell unscharf sein. Bei verkalkten Papillomen ist eine dorsale Schallauslöschung zu finden.

Eine Unterscheidung des benignen Papilloms von einem papillären Karzinom gelingt sonographisch ebenso wenig wie mit anderen bildgebenden Methoden.

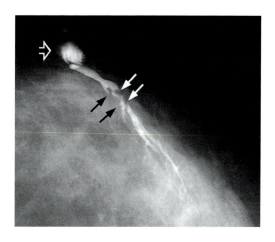

Abb. 12.8 **Galaktographie beim Papillom.** Die galaktographische Darstellung des gering erweiterten retromamillären Ganges zeigt mehrere Millimeter kleine Füllungsdefekte (Pfeile), die durch ein dem Gang entlang wachsendes benignes Papillom verursacht sind (kleines Paravasat retromamillär [offener Pfeil]).

Magnetresonanztomographie

(Abb. 12.10 a – d)

Für die MRT gilt beim Nachweis von Papillomen dasselbe wie für Fibroadenome:

Sklerosierte Papillome reichern kein oder nur wenig Kontrastmittel an, nicht sklerosierte Tumoren fallen – auch bei geringer Größe – durch ihre Anreicherung sehr sensitiv auf. Eine Differenzierung kleiner anreichernder, also nicht sklerosierter Papillome von anderen mastopathischen anreichernden Proliferationen oder Malignomen ist nicht möglich.

Da zudem bei Sekretion (wohl wegen begleitender entzündlicher Veränderungen) oft diffuse oder fleckige Anreicherungen im gesamten Drüsenkörper auftreten, die dann zu differenzialdiagnostischen Problemen führen, wird die MRT zur Abklärung der sezernierenden Mamma nicht empfohlen.

Perkutane Biopsie

Die Differenzierung zwischen Papillom und papillärem Karzinom ist schwierig und kann deshalb nicht von allen Pathologen und bei allen Gewebsproben mit ausreichender Sicherheit anhand eines kleinen Zylinders oder anhand weniger Zellen erfolgen. Finden sich bei einer transkutanen Biopsie papilläre Zellverbände, ist die Korrelation mit der Bildgebung essenziell (26). Besteht eine Diskrepanz zwischen den Befunden oder ist anhand des vorliegenden Biopsiematerials eine weitere histologische Aufarbeitung erforderlich, ist eine Exzisionsbiopsie unbedingt indiziert.

Abb. 12.9 a–e Sonographie beim Papillom.

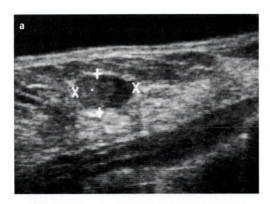
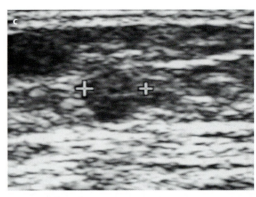
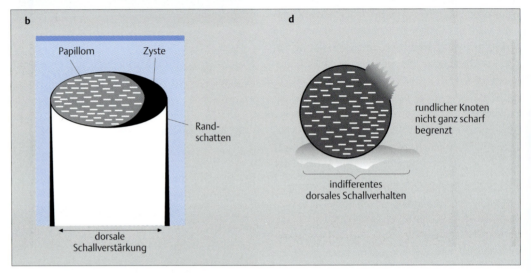
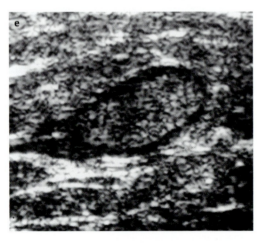

a Typischerweise stellt sich das intrazystische Papillom als echoarme bis echoreiche (wie hier) Raumforderung innerhalb einer meist echoarmen, glatt begrenzten und eingebluteten „Zyste" dar.
b Skizze.
c Wenn der Zysteninhalt eingedickt ist und damit die gleiche Echogenität wie das Papillom aufweist oder wenn das Papillom nodulär ohne umgebende Zyste wächst, dann findet sich nur eine echoarme, nicht ganz glatt begrenzte Raumforderung.
d Skizze.
e Bei dieser Patientin fand sich eine intraduktale Raumforderung mit Dilatation der umgebenden Gangstrukturen.
Histologie: Papillom.

Fibroepitheliale Mischtumoren

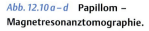

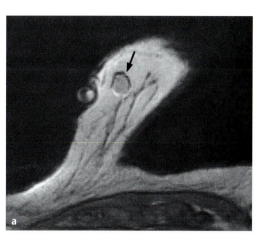

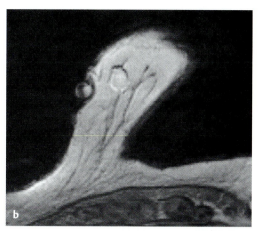

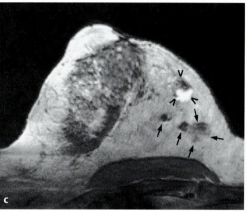

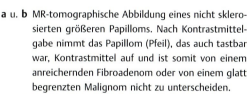

Abb. 12.10 a–d **Papillom – Magnetresonanztomographie.**

a u. b MR-tomographische Abbildung eines nicht sklerosierten größeren Papilloms. Nach Kontrastmittelgabe nimmt das Papillom (Pfeil), das auch tastbar war, Kontrastmittel auf und ist somit von einem anreichernden Fibroadenom oder von einem glatt begrenzten Malignom nicht zu unterscheiden.

c u. d Bei dieser Patientin mit multiplen, nicht ganz glatt begrenzten Noduli findet sich vor Kontrastmittelgabe bei 3 der Noduli (Pfeile) eine mäßig niedrige Signalintensität im T1-gewichteten Bild, vereinbar mit soliden Tumoren. Der 4. Knoten (Pfeilspitzen) stellt sich als komplexe Raumforderung dar. Die sehr helle Signalintensität, die bereits im Nativbild (**c**) sichtbar ist, ist für eine eingeblutete Zyste charakteristisch. Die signalärmere ventrale Zystenwand ist nodulär stark verdickt. Dieser Befund weist bereits im Nativbild auf ein intrazystisches Papillom hin. Nach i.v. Kontrastmittelapplikation nehmen alle Papillome nur gering und langsam Kontrastmittel auf. Da auch papilläre Karzinome langsam und mäßig anreichern können, wurde zur Exzision geraten.

Histologie: teilweise fibrosierte, nodulär und „intrazystisch" wachsende Papillome.

Seltene gutartige Tumoren

Folgende seltene gutartige Tumoren der Mamma seien kurz angesprochen:

- Lipom,
- Leiomyom, Neurofibrom, Neurilemnom, gutartiger Spindelzelltumor, Chondrom, Osteom,
- Angiome,
- Granularzelltumor.

Lipom

> Die wichtigste Methode für die Diagnose des Lipoms ist die Mammographie.

Vorkommen. Lipome als intramammäre, aber auch als paramammäre, d.h. in der Subkutis lokalisierte Tumoren sind sehr selten.

Abgrenzung. Lipomatöse Metaplasien des Stützgewebes treten insbesondere im Alter auf. Sie sind Ausdruck einer lipomatösen Atrophie des Drüsenkörpers. Bisweilen werden diese lipomatösen Strukturen unkorrekt als Lipome bezeichnet, entsprechen aber nicht solchen. Liegt ein fettgewebsreicher und pseudokapsulär begrenzter Tumor in der Mamma vor, dann handelt es sich in der Regel um ein

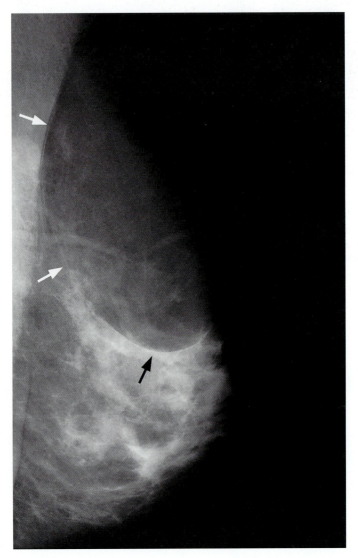

Abb. 12.11 **Lipom.** Glatt begrenzter Knoten mit Fettdichte und zarter Bindegewebskapsel. Die zarten Verdichtungen dürften bei einem reinen Lipom Überlagerungen mit Drüsengewebe entsprechen. Eine Biopsieindikation besteht bei diesem eindeutig gutartigen Erscheinungsbild nicht.

Adeno-(fibro-)Lipom oder Hamartom und nicht um ein reines Lipom.

Klinischer Befund. Klinisch können Lipome als weiche, glatt begrenzte, manchmal aber auch festere, glatt begrenzte und verschiebliche Tumoren imponieren. Bisweilen fallen sie aber auch nur mammographisch auf.

Diagnostische Strategie

Die wichtigste Methode für die Diagnose des Lipoms ist die Mammographie. Eindeutige Diagnosestellung und sicherer Malignomausschluss ist allein durch die Mammographie bei allen Lipomen möglich.

Mammographie. Mammographisch sind Lipome eindeutig zu diagnostizieren (Abb. 12.**11**):
- Pathognomonisch ist die Fettdichte des Knotens, der ausschließlich aus Fettläppchen besteht, die von dünnen Bindegewebssepten durchzogen werden.
- Die zarte Bindegewebskapsel um den Knoten kann ganz oder teilweise erkennbar sein. Dieses mammographische Bild ist derart eindeutig, dass sich eine weitere Abklärung erübrigt.

Sonographie, Magnetresonanztomographie oder Stanzbiopsie. Diese Methoden sind für die Diagnose des Lipoms nicht indiziert.

Leiomyom, Neurofibrom, Neurilemmom, gutartiger Spindelzelltumor, Chondrom, Osteom

(Abb. 12.**12**)

Vorkommen. Diese gutartigen Tumoren sind alle sehr selten (27–29). Das *Leiomyom* (27) geht aus der glatten Muskulatur von Gefäßen, Mamillenregion oder Gangstrukturen hervor. Das *Neurofibrom* geht wie das noch seltenere *Neurilemmom* von den Nervenscheiden peripherer Nerven aus. Meist ist es intrakutan lokalisiert (s. Kapitel 19), seltener subkutan (28). Der äußerst seltene gutartige *Spindelzelltumor* geht von Mesenchymzellen aus (29), ähnlich wie das metaplastisch entstandene *Chondrom* und das *Osteom*. Häufiger finden sich *Epithel- und Dermoidzysten* im kutanen oder subkutanen Binde- oder Fettgewebe.

Diagnostik. Entsprechend ihrer histologisch nodulären Wachstumsform stellen sich diese Tumoren auch in der Bildgebung meist als glatt begrenzt, oval bis rundlich konfiguriert dar.

Abgesehen von ihrer überwiegend subkutanen Lage bestehen für die meisten dieser Tumoren keine Unterscheidungskriterien gegenüber Fibroadenomen oder anderen glatt begrenzten Raumforderungen. Lediglich beim Chondrom und Osteom kön-

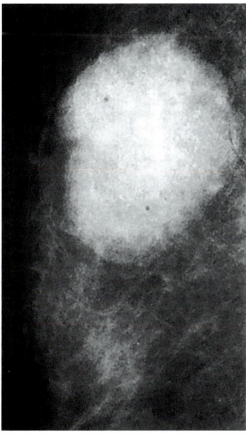

Abb. 12.12 **Leiomyom.** Dieser schmerzlose, gut verschiebliche Knoten in der Brust eines 58-jährigen Mannes erwies sich als Leiomyom (aus 27).

nen charakteristische Matrixverkalkungen auftreten, die aber den sehr variablen und ebenfalls bizarren Fibroadenomverkalkungen ähneln können.

Wegen dieses unspezifischen Erscheinungsbildes kann die endgültige Diagnose der genannten Tumoren nicht anhand der Bildgebung gestellt werden. Das diagnostische Prozedere entspricht dem bei anderen nodulär wachsenden Raumforderungen, (z. B. des Fibroadenoms). Ein benigner Befund kann zwar bei vollständig glatt begrenzten und fetthaltigen Veränderungen mit großer Sicherheit gestellt werden. Die endgültige spezifische Diagnose wird jedoch nur histologisch festgelegt.

Angiome

Intramammäre Angiome, die nicht der Kutis oder Subkutis angehören, sind selten. Zu ihnen gehören (2, 30–32):
- verschiedene Formen von Hämangiomen,
- das Angiolipom,
- das Lymphangiom,
- die Angiomatose.

Bei diesen Tumoren handelt es sich um gutartige Tumoren. Das Hämangiom, das Angiolipom sowie die Angiomatose sind gut durchblutet.

Klinik. Klinisch fallen sie, wenn sie nicht intra- oder subkutan liegen, oft gar nicht auf. Sie können zu Spannungsgefühl oder Schmerzen führen, langsam wachsen oder thrombosieren und erst dann Schmerzen hervorrufen. Bei subkutaner Lage können sie bläulich durch die Haut schimmern und auch mit der Kutis verwachsen sein. Wenn sie ertastet werden, fühlen sie sich weich und schwammartig an.

Diagnostik. Die meisten Hämangiome sind glatt begrenzt, oval bis gelappt. Unscharfe Begrenzung ist selten. Lymphangiome, Angiolipome – welche immer auch Fettgewebseinschlüsse enthalten – und die Angiomatose wachsen oft gelappt und flächig diffus. In der Bildgebung stellen sie sich entsprechend dar. Selten können rundliche Verkalkungen in Angiomen auftreten.

Sonographisch ist ein variables, durch den Gefäßreichtum z. T. auch echoreiches Muster zu erwarten.

Beim klinisch typischen Bild eines intra- oder subkutanen Hämangioms ist die diagnostische Biopsie nicht notwendig. Bei tiefer liegendem Knoten ist die histologische Diagnose nach der Exzision ausschlaggebend. Bei einer Größenzunahme ist immer die Exzision indiziert, da die wichtige Differenzierung vom Angiosarkom nur histologisch möglich ist.

Granularzelltumor (Myoblastom)

(Abb. 12.13)

Abb. 12.13 **Mammographisch unscharf begrenzte noduläre Läsion oben außen.**
Wegen der unscharfen Begrenzung wurde die diagnostische Exzision veranlasst.
Histologie: Granularzelltumor.

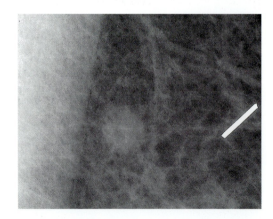

Der Granularzelltumor ist ein sehr seltener, gutartiger, neurogener Tumor, der von den Schwann-Zellen ausgeht und histologisch durch die Granularität des Zellzytoplasma auffällt (4). Von den anderen gutartigen Tumoren unterscheidet sich der Granularzelltumor dadurch, dass er in der Regel unscharf und unregelmäßig begrenzt ist.

Mammographisch ebenso wie sonographisch zeigt er ein entsprechendes Bild und ist auch makroskopisch einem invasiv duktalen und desmoplastischen Karzinom sehr ähnlich (33–35).

Ein einzelner uns bisher bekannter, mit Kontrastmittel-MRT untersuchter Granularzelltumor (36) war anhand seiner unscharfen Begrenzung und seines Anreicherungsverhaltens nicht von einem szirrhösen Karzinom unterscheidbar.

Benigne Fibrosen

Diabetische Mastopathie oder Fibrose

Die diabetische Mastopathie ist eine relativ unbekannte Erkrankung, die in einem Kollektiv jugendlicher Diabetikerinnen (Typ I) in 13% festgestellt worden ist und vor dem 40. Lebensjahr auftritt (37). Durch die Entstehung tastbarer Knoten, mammographischer Asymmetrien und Verdichtungen kann sie ein Malignom vortäuschen und damit zu diagnostischen Problemen führen. Derartige Knotenbildungen können in unterschiedlichen Arealen immer wieder erneut auftreten.

Histologie. Mikroskopisch handelt es sich um eine uni- oder plurifokale Fibrose in Verbindung mit einer lymphozytischen Lobulitis oder Perivaskulitis. Diese Veränderungen werden als eine Autoimmunreaktion durch diabetogene Matrixsubstanzen interpretiert.

Klinischer Befund. Klinisch fallen neu aufgetretene tastbare Knoten oder Verdichtungen auf, die oft nicht von malignombedingten Veränderungen zu unterscheiden sind.

Diagnostische Strategie

Von der Bildgebung ist eine sichere Unterscheidung zwischen diabetischer Mastopathie und Karzinom nicht zu erwarten. Suspekte Mikroverkalkungen sprechen aber gegen diabetische Mastopathie. Bei bekanntem Diabetes Typ I sollte bei wiederkehrenden suspekten Knotenbildungen an die Möglichkeit einer diabetischen Mastopathie gedacht werden.

Mammographie

(Abb. 12.**14a**)

Aufgrund der bisherigen Erfahrungen reicht das mammographische Spektrum von röntgendichtem Gewebe wie bei Mastopathie über uncharakteristische Verdichtungen oder Asymmetrien bis zu unscharf begrenzten Knoten mit radiären Ausläufern und Retraktion. Eine mammographische Unterscheidung vom Karzinom ist damit in der Regel nicht möglich (38–40).

Sonographie

(Abb. 12.**14b**)

Sonographisch findet sich im fraglichen Areal meist eine ausgeprägte Schallschattenbildung (38, 41, 42).

Magnetresonanztomographie

Bei einem von uns untersuchten Fall (40) fand sich eine frühzeitige und starke Anreicherung in einem unregelmäßig begrenzten, palpatorisch suspekten Areal. Sie bildete sich innerhalb eines Jahres zurück. Die starke Anreicherung dürfte durch den Entzündungsprozess erklärt sein. Damit besteht auch mit der MRT im akuten Stadium keine Differenzierungsmöglichkeit gegenüber Malignomen.

Transkutane Biopsie

Bei vermuteter diabetischer Mastopathie ist die perkutane Biopsie eine Möglichkeit, um bei erneutem Auftreten (meist an anderer Stelle) sonst immer wieder notwendig werdende diagnostische Exzisionsbiopsien zu vermeiden.

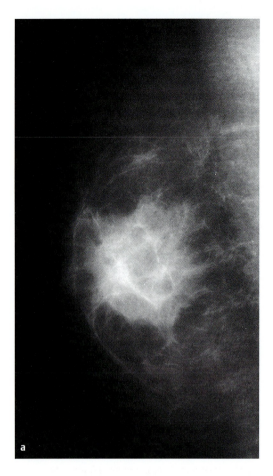
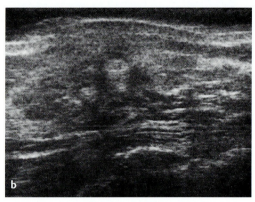

Abb. 12.14 a u. b **Diabetische Mastopathie, 39-jährige Patientin mit Jugenddiabetes.**
a Mammographisch und klinisch hochsuspekte Verdichtung retromamillär.
b Sonographisch stellt sich die Raumforderung echoarm mit mäßiger Schallabsorption dar.
Histologie: Fibrose mit Entzündungszeichen. Im Folgejahr erneute Vorstellung mit ähnlichem Befund der Gegenseite. Auch MR-tomographisch starke Anreicherung. Unter der Annahme einer diabetischen Mastopathie wurden Stanzbiopsien durchgeführt und die Patientin beobachtet. Der mammographisch-klinische Befund ebenso wie die MR-tomographische Anreicherung bildeten sich innerhalb 1 Jahres zurück.

Fokale Fibrose oder Fibrosis mammae

Die bei jungen Frauen vorkommende territoriale Vermehrung des Stützgewebes in Verbindung mit einer herdförmigen Atrophie des lokalen Parenchyms wird als Fibrosis mammae bezeichnet. Die mittlere Herdgröße beträgt 1–3 cm, die Frequenz in Biopsien 4–8 %.

Mammographie. Eine fokale Fibrose kann als glatt begrenzter Knoten oder als unregelmäßig begrenzte Verschattung auffallen (43).

Sonographie. Sonographisch ist eine Schallschattenbildung zu erwarten.

MRT. MR-tomographisch ist keine Anreicherung und damit eine sehr gute Differenzierung vom Karzinom zu erwarten.

Perkutane Biopsie. Hierbei kann die Akquisition von ausreichendem Material bei ausgeprägter Fibrose erschwert sein. Kleinere Befunde sind meist durch die Vakuumbiopsie zu klären. Bei unsicherer Korrelation kann die Exzisionsbiopsie notwendig sein.

Zusammenfassend stellt sich die herdförmige Fibrose mammographisch als glatt oder unregelmäßig begrenzte, isolierte Verschattung dar. Zur Differenzierung vom Karzinom kommen die transkutane Biopsie, MRT oder Exzisionsbiopsie infrage.

Intramammäre Lymphknoten

Als intramammäre Lymphknoten werden Lymphknoten bezeichnet, die im Drüsenkörper der Brust, d.h. zwischen dem Drüsen- oder Stützgewebe der Mamma liegen. Lymphknoten im axillären Ausläufer gelten noch als intramammär, wenn sie in Bereichen liegen, wo sie von Drüsengewebe umgeben sind. Außerhalb dieser Bereiche werden sie der Axilla zugerechnet.

Häufigkeit

Intramammäre Lymphknoten werden mammographisch häufig gesehen. Kleinere intramammäre Lymphknoten werden wegen ihrer geringen Größe und Dichte vor allem in mammographisch etwas dichterem Gewebe meist nicht registriert.

Bedeutung

Bei *asymptomatischen Patientinnen* ist der unauffällige intramammäre Lymphknoten als *Normalstruktur* anzusehen. Seine korrekte Diagnose – die oft anhand der Bildgebung möglich ist – ist wichtig, um unnötige Biopsien zu vermeiden.

Liegt eine maligne Grunderkrankung vor, so können die intramammären Lymphknoten metastatisch befallen sein. Bei makroskopischer Metastasierung verlieren sie dann die mammographisch typische Lymphknotenmorphologie. Ein mikroskopischer Befall kann mit Bildgebung nicht festgestellt werden.

Histologie

Histologisch unterscheidet sich der intramammäre Lymphknoten nicht von jedem anderen Lymphknoten.

Klinik

Klinisch wird der unauffällige intramammäre Lymphknoten in der Regel nicht bemerkt.

Diagnostik

Bildgebung. Die Bildgebung normaler Lymphknoten sowie von Lymphknoten mit benignen und malignen Veränderungen ist im Kapitel 16 beschrieben. Die Bildgebung intramammärer Lymphknoten entspricht derjenigen der axillären Lymphknoten.

Perkutane Biopsie. Bei diagnostischen Unklarheiten kann ergänzend die perkutane Biopsie eingesetzt werden. Normale Lymphknoten sowie makroskopisch befallene Lymphknoten können bei guter Technik in einem hohen Prozentsatz diagnostiziert werden. Ist Ausschluss mikroskopischer Metastasierung (z.B. Staging bei bekanntem Karzinom) gefragt, so ist eine Exzisionsbiopsie notwendig.

Zusammenfassung

Fibroadenom: Wichtigste Aufgabe der diagnostischen Methoden bei der Diagnose des Fibroadenoms ist die möglichst sichere Differenzierung von den seltenen, aber wichtigen glatt begrenzten Malignomen und die Vermeidung zu hoher Raten an ausschließlich diagnostisch durchgeführten Exzisionsbiopsien.

Der mammographisch pathognomonische Befund des verkalkten Fibroadenoms ist leider selten. Typisch, aber ebenfalls nicht allzu häufig, ist mammographisch das Bild eines vollständig glatt begrenzten Knotens (s. Definition S. 257) mit oder ohne Halosaum. Läsionen mit diesen Charakteristika haben ein verbleibendes Malignitätsrisiko von unter 2%.

Die Sonographie dient der Abgrenzung gegenüber Zysten und dem Nachweis von Fibroadenomen, die mammographisch in dichtem Gewebe verborgen sind, nicht aber der weiteren Charakterisierung mammographisch unklarer Befunde. Das sonographisch typische Bild eines Fibroadenoms (vollständig glatte Begrenzung, feiner echogener Randsaum, homogenes Echomuster, sehr gute Mobilität) schließt bei fehlenden Malignomhinweisen ebenfalls mit hoher Sicherheit ein Malignom aus. Bei neu entdeckten Tastbefunden sichern wir bei jeglichem Zweifel die Diagnose durch ergänzende Stanzbiopsie ab.

Ausnahmen und Variationen vom typischen Erscheinungsbild sind mammographisch und sonographisch häufig. Hier ist eine weitere Abklärung notwendig. Sie kann vorgenommen werden durch Kontrolluntersuchungen, transkutane Biopsie oder Exzision. Die transkutane Biopsie ist als die kostengünstigste Methode zuerst einzusetzen.

Kontrolluntersuchungen sollen zunächst alle 6 Monate, später im Abstand von 12 Monaten über mindestens 3 Jahre durchgeführt werden. Bei verbleibenden Unklarheiten oder bei Größenzunahme sollte eine Exzision durchgeführt werden.

Papillom. Mit der Standardmammographie sind meist nur die etwas größeren und von Fett umgebenen Papillome sichtbar. Eine sichere Diagnosestellung ist nur selten möglich. In wenigen Fällen finden sich typische Verkalkungen in sklerosierten Papillomen.

Für die Entdeckung oder den Ausschluss von intraduktalen Papillomen, die durch eine Sekretion symptomatisch werden, ist weiterhin die Galaktographie die Methode der Wahl. Sie erlaubt die Verifikation eines intraduktalen Prozesses, die Bestimmung der exakten Lokalisation und Ausdehnung sowie ggf. den Nachweis weiterer Papillome.

Intrazystische Papillome können sonographisch erkannt und diagnostiziert werden, wenn sie die Zyste nicht komplett ausfüllen. Ansonsten sind sie nicht sicher von soliden, rundlich wachsenden Raumforderungen zu unterscheiden.

Da eine sichere Abgrenzung des benignen Papilloms gegenüber einem nodulär wachsenden Karzinom mit keiner Methode möglich ist und zudem ein Teil der Papillome ein erhöhtes Entartungsrisiko hat, ist aus therapeutischen und diagnostischen Gründen bei Verdacht auf eine papilläre Läsion die Indikation zur operativen Biopsie großzügig zu stellen.

Seltene benigne Tumoren: Lipome und seltene benigne Tumoren werden meist als Tastbefund oder mammographisch apparent. Während Lipome ein pathognomonisches mammographisches Bild erzeugen, bieten die seltenen benignen Tumoren wie Leiomyome oder Neurofibrome ein uncharakteristisches Bild und bedürfen zur Diagnosesicherung histologischer Abklärung. Der Granularzelltumor ähnelt sonographisch und mammographisch einem Karzinom.

Diabetische Mastopathie oder Fibrose: Die diabetische Mastopathie führt zur Ausbildung tastbarer Knoten und Asymmetrien, die histologisch einer entzündlich infiltrierten Fibrose entsprechen.

Das mammographische Bild zeigt dichtes Gewebe mit/ohne fokaler Verdichtung bzw. Knotenbildung, ggf. Retraktionen und radiäre Ausläufer. Das sonographische Bild geht meist mit ausgeprägter Schattenbildung einher, und MR-tomographisch finden sich starke Anreicherungen. Damit ist keine sichere Differenzierung von einem Karzinom oder der Ausschluss eines solchen möglich.

Intramammäre Lymphknoten: Intramammäre Lymphknoten kommen als Normalbefund häufig vor und werden nur z. T. durch die Bildgebung entdeckt. Bei typischem Bild kann ein großer Teil der intramammären Lymphknoten bereits korrekt mammographisch erkannt werden. Ggf. kann ein normaler Lymphknoten sonographisch anhand des typischen echogenen Hilus diagnostiziert werden. MRT ist für die weitere Differenzierung vermuteter intramammärer Lymphknoten im Allgemeinen nicht indiziert.

Literatur

1. Helvie MA, Adler DD. Rebner et al. Breast hamartomas: variable mammographic appearance. Radiology. 1989;170:417
2. Bässler R. Pathologie der Brustdrüse. In: Doerr W, Seifert G, Uehlinger E. Spezielle pathologische Anatomie. Berlin, Heidelberg, New York: Springer; 1995
3. Bauer BS, Jones KM, Talbot CW. Mammary masses in the adolescent female. Surg Gynecol Obstet. 1987;165:63
4. Dupont WD, Page DL, Parl FF et al. Long-term risk of breast cancer in women with fibroadenoma. N Engl J Med. 1994;331:10
5. Azzopardi JG, Salm R. Ductal adenoma of the breast: a lesion which can mimic carcinoma. J Pathol. 1984;144:15
6. Hertel BG, Zaloudek C, Kempson RL. Breast adenomas. Cancer. 1976;37:2891
7. Sickles EA. Nonpalpable, circumscribed, noncalcified solid breast masses: likelihood of malignancy based on lesion size and age of patient. Radiology. 1994;192:439
8. Lanyi M. Diagnostik und Differentialdiagnostik der Mammaverkalkungen. Berlin: Springer; 1986
9. Travade A, Isnard A, Gimbergues H. Imagerie de la pathologie mammaire. Paris: Masson; 1995
10. Soo MS, Dash N, Bentley R et al. Tubular adenomas of the breast. AJR. 2000;174:757–61
11. Jackson VP, Rothschild PA, Kreipke DL et al. The spectrum of sonographic findings of fibroadenoma of the breast. Invest Radiol. 1986;21:34
12. Stavros AT, Thickman D, Rapp CL at al. Solid breast nodules: use of sonography to distinguish between benign and malignant lesions. Radiology. 1995;196:123–34
13. Heywang-Köbrunner SH, Beck R. Contrast-enhanced MRI of the breast. Heidelberg, New York: Springer; 1996
14. Hochman MG, Orel SG, Powell CM et al. Fibroadenomas: MR imaging appearances with radiologic-histopathologic correlation. Radiology. 1997;204: 123–9
15. Brinck U, Fischer U, Korabiowska M et al. The variability of fibroadenoma in contrast-enhanced dynamic MR mammography. AJR. 1997;168:1331–4
16. Murad T, Contesso G, Mouriesse H. Papillary tumors of large lactiferous ducts. Cancer. 1981;48:122
17. Ohuchi N, Abe R, Kasai M. Possible cancerous change in intraductal papillomas of the breast: a 3 D reconstruction study of 25 cases. Cancer. 1984;54:605
18. Rosen PP, Caicco J. Florid papillomatosis of the nipple: a study of 51 patients, including nine with mammary carcinoma. Am J Surg Pathol 1986;10:87
19. Rosen PP, Holmes G, Lesser M et al. Juvenile papillomatosis and breast carcinoma. Cancer. 1985;55:1345
20. Cardenosa G, Eklund GW. Benign papillary neoplasms of the breast: mammographic findings. Radiology. 1991;181:751
21. Woods ER, Helvie MA, Ikeda DM et al. Solitary breast papilloma: comparison of mammographic, galactographic and pathologic findings. AJR. 1992;159:48
22. Gregel A. Color atlas of galactography. Stuttgart: Schattauer; 1980
23. Hackelöer BJ, Duda V, Hüneke P et al. Ultraschallmammographie: Entwicklung, Stand und Grenzen. Ultraschall. 1982;3:94
24. Reuter R, D'Orsi CJ, Reale F. Intracystic carcinoma of the breast: the role of ultrasonography. Radiology. 1984;26:277
25. Yang WT, Suen M, Metreweli C. Sonographic features of benign papillary neoplasms of the breast: review of 22 patients. J Ultrasound Med. 1997;16:161–8
26. Liberman L, Bracero N, Vuolo MA et al. Percutaneous large core biopsy of papillary breast lesions. AJR. 1999;172:331–7
27. Barth V. Mammographie: Intensivkurs für Fortgeschrittene. Stuttgart: Enke. 1994
28. Krishan MM, Krishnan SR. An unusual breast lump: neurilemnoma. Aust N Z J Surg. 1982;52:612
29. Toker C, Tang CK, Whitely JF et al. Benign spindle cell breast tumor. Cancer. 1981;48:1615
30. Brown RW, Bhathal PS, Scott Pr. Multiple bilateral angiolipomas of the breast: a case report. Aust N Z J Surg. 1982;5:614
31. Josefcyk MA, Rosen PP. Vascular tumors of the breast. II. Perilobular hemangiomas and hemangiomas. Am J Surg Pathol. 1985;9:491
32. Rosen PP. Vascular tumors of the breast. III. Angiomatosis. Am J Surg Pathol. 1985;9:652
33. Bassett LW, Cove HC. Myoblastoma of the breast. AJR. 1979;132:122
34. D'Orsi CJ. Zebras of the breast. Contemp Diagn Radiol. 1987;10:1
35. Durante E. Benign disease assessment. In: Jellins J, Madjar H, eds. International breast ultrasound seminar. Basel: IBUS Publ; 1994
36. Allgayer B. Personal communication, Jan. 1995
37. Tomaszewski JE, Brooks JS, Hicks D et al. Diabetic mastopathy: a distinctive clinicopathologic entity. Hum Pathol. 1992;23:780
38. Garstin WIH, Kaufmann Z, Michell MJ et al. Fibrous mastopathy in insulin dependent diabetes. Clin Radiol. 1991;44:89
39. Logan WW, Hofmann NY. Diabetic fibrous breast disease. Radiology. 1989;172:667
40. Viehweg P, Heywang-Köbrunner SH, Bayer U, Friedrich T, Spielmann, RP. Simulation of breast carcinoma by diabetic mastopathy. Roe Fo 1996;164:519
41. Tohno E, Cosgrove DO, Sloane JP. Ultrasound Diagnosis of Breast Diseases. Edinburgh: Churchill Livingstone; 1994
42. Engin G, Acunas G, Acunas B. Granulomatous mastitis: gray scale and color Doppler sonographic findings. J Clin Ultrasound. 1999;27:101–6
43. Hermann G, Schwartz IS. Focal fibrous disease of the breast: mammographic detection of an unappreciated condition. AJR. 1983;140:1245

13 Entzündliche Erkrankungen

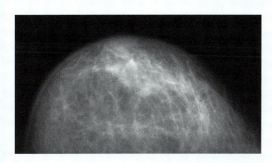

Mastitis ···▶ *284*

Ätiologie ···▶ *284*

Klinik ···▶ *285*

Diagnostische Strategie und Ziele ···▶ *285*

Abszesse und Fisteln ···▶ *290*

Ätiologie ···▶ *290*

Histologie ···▶ *290*

Klinik ···▶ *290*

Diagnostische Strategie ···▶ *290*

Granulomatöse Veränderungen ···▶ *293*

Histologische und mikrobiologische Befunde ···▶ *293*

Klinik ···▶ *294*

Diagnostische Strategie ···▶ *294*

Zusammenfassung ···▶ *299*

13 Entzündliche Erkrankungen

In den letzten Jahrzehnten hat sich das ätiologische und das pathologische Spektrum der Mastitisformen insofern verändert, als die Häufigkeit der bakteriellen puerperalen Mastitis abgenommen hat. Heute stehen chronische Entzündungen, die nicht mit einer Gravidität oder Geburt im Zusammenhang stehen, im Vordergrund der klinischen und radiologischen Diagnostik.

Die Mastitis ist häufig mit einem inflammatorischen Pseudotumor (Infiltrat, Abszess, Granulom) verbunden. So kann eine maligne Neoplasie und insbesondere ein inflammatorisches Karzinom imitiert werden.

Nach pathogenetischen und klinischen Kriterien werden unterschieden:
- puerperale Mastitis,
- non-puerperale Mastitis (bakterielle, eitrige und granulomatöse Formen),
- spezifische granulomatöse Mastitis,
- Mykosen und parasitäre Erkrankungen.

Mastitis

Ätiologie

Die *akute puerperale Mastitis* kommt in Schwangerschaft und Stillzeit vor. Sie ist bakteriellen Ursprungs und entsteht durch eine Infektion über das Milchgangsystem und die Lymphspalten beim Stillen, vor allem bei Milchretention.

Bei unzureichender Therapie kann die akute Mastitis in ein subakutes oder in ein chronisches Stadium übergehen und zu Abszedierung oder Fistelbildung führen.

Akute nonpuerperale Mastitis

Außerhalb der Stillzeit sind akute Mastitiden selten. Sie können entstehen durch (1):
- Infektion von aufgestauten subareolären Gängen *(subareoläre Abszedierung);* diese kann durch Plattenepithelmetaplasie und Hyperplasie in retromamillären Gängen ausgelöst werden, die zu Verstopfungen, Sekretstau und Infektion führen;
- Infektion bei bestehender Sekretion und/oder Duktektasie,
- hämatogenen bakteriellen (oder mykotischen) Befall (selten),
- weitere seltene Ursachen.

Subakute und chronische Mastitis

Jede akute Mastitis kann in ein subakutes und/oder chronisches Stadium übergehen, vor allem bei unzureichender Therapie.

Einzelne der genannten Mastitiden können zu einer Abszedierung und Fistelbildung führen und ausgesprochen therapieresistent sein, persistieren oder rezidivieren.

Die chronische abakterielle Mastitis wird häufig fälschlicherweise als „Plasmazellmastitis" bezeichnet, wenngleich Plasmazellen weder häufig noch regelhaft bei ihr vorkommen. Eigentlich handelt es sich um eine chronische granulomatöse Mastitis. Sie kommt meist bei älteren Frauen und in der Regel beiderseits vor. Sie ist die Folge einer durch eine Duktektasie entstehenden Sekretretention, die zur Druckatrophie des Epithels und zum Sekretaustritt ins periduktale Bindegewebe führt. Es kommt zur Galaktophoritis bis hin zur vollständigen Gangobliteration. Fibrose und Retraktion von Drüsengewebe und Mamille können auftreten (1, 2).

Häufigkeit und Bedeutung

Abgesehen von der puerperalen Mastitis sind akute und subakute Mastitiden selten. Deshalb muss die Diagnose einer non-puerperalen akuten oder subakuten Mastitis besonders sorgfältig geprüft werden. Dabei ist insbesondere das inflammatorische Karzinom auszuschließen. Treten bei der „Plasmazellmastitis" Retraktionen von Mamille oder Drüsenkörper oder tastbare Verdichtungen im Drüsenkörper auf, ist die Abgrenzung vor allem von diffus wachsenden Malignomen notwendig.

Klinik

Akute Mastitis

Die akute Mastitis fällt auf durch:
- Schmerzen,
- Rötung,
- Schwellung,
- Überwärmung der Brust.

Die verdickte Haut kann einer Peau d'Orange ähneln und fixiert sein. Die axillären Lymphknoten sind oft ebenfalls angeschwollen und schmerzhaft. Anhand dieses Bildes sowie anhand der erhöhten BSG, der Leukozytose und der Allgemeinsymptomatik kann die Diagnose der typischen akuten Mastitis meist ohne weitere Abklärung bereits klinisch gestellt werden und die geeignete Therapie (Antibiotika, Pravidel, Inzision) eingeleitet werden. Wichtig ist die Überwachung des Therapieerfolges.

Bei untypischem Bild wie auch bei fehlender Assoziation zu einer Schwangerschaft oder Stillzeit und bei unzureichender Rückbildung müssen die verschiedenen diagnostischen Methoden eingesetzt werden, um ein *inflammatorisches Karzinom* auszuschließen.

Subakute und chronische Mastitiden

Subakute und chronische Mastitiden können je nach Ausprägung
- unbemerkt bzw. mit geringen Entzündungssymptomen ablaufen,
- zu chronisch retraktiven Veränderungen wie Mamillenretraktion oder diffuser Verdichtung führen. Symmetrisches Auftreten spricht für „Plasmazellmastitis" und im Allgemeinen gegen ein Malignom,
- zu Kutisverdickung und Rötung führen,
- zu einem mehr oder weniger abgrenzbaren Tastbefund mit/ohne Rötung bzw. Überwärmung führen,
- durch eine chronische Fistelung oder Abszedierung imponieren.

Wichtig ist es, durch eine klinische Verlaufsbeobachtung und ergänzende Diagnostik ein *inflammatorisches oder diffus wachsendes* Karzinom auszuschließen.

Diagnostische Strategie und Ziele

Akute Mastitis

- Durch Bildgebung (im Allgemeinen Sonographie) können solche *Abszedierungen*, die einer operativen Therapie bedürfen, dieser frühzeitig zugeführt werden. Auch kann die Ausdehnung für den Operateur erfasst werden.
- Durch engmaschige (im Allgemeinen sonographische) Kontrollen kann der Therapieerfolg objektiv überwacht und damit ein fehlendes Ansprechen früher erkannt werden.
- Eine Mammographie und eine weitere Abklärung (insbesondere auch eine Gewebsentnahme mit Hautspindel) ist bei unzureichendem Ansprechen auf Therapie notwendig zum Ausschluss eines inflammatorischen Karzinoms.

Subakute oder chronische Mastitis

- Bildgebung kann eingesetzt werden, um präoperativ die Ausdehnung von Fistelbildungen und Abszedierungen besser zu erfassen.
- Bildgebung und histologische Abklärung sind unbedingt notwendig, um ein diffus wachsendes oder inflammatorisches Karzinom auszuschließen.

Mammographie

Akute Mastitis. Bei der akuten Mastitis ist Mammographie bei fehlendem Therapieerfolg oder bei Fällen, die auch sonographisch unklar sind, einzusetzen.

Mammographisch ist die akute Mastitis gekennzeichnet durch (Abb. 13.**1 a – c**; 1):
- Hautverdickung, die oft in den kaudalen Brustabschnitten und periareolär besonders stark ausgeprägt ist,
- diffuse Dichtevermehrung und ödembedingt schlechtere Strukturerkennbarkeit (typischerweise peri- und retroareolär besonders ausgeprägt),
- ödembedingte streifig-retikuläre Verdichtungen im gesamten Stützgewebe sowie den Cooper-Ligamenten,
- ggf. Ausbildung von Abszessen, die meist als noduläre, unscharfe Herde imponieren.

Obwohl besonders die peri- und retroareolär zunehmende Dichte typisch für eine akute Mastitis ist, existieren *keine pathognomonischen Zeichen für die akute Mastitis*, die bei fehlendem Therapieerfolg ein Malignom ausschließen können.

> Bei unzureichendem Therapieerfolg ist bei der akuten Mastitis eine Mammographie und weitere Abklärung zum Ausschluss eines inflammatorischen Karzinoms notwendig.

> Bei der subakuten oder chronischen Mastitis muss ein diffus wachsendes oder inflammatorisches Karzinom ausgeschlossen werden.

13 Entzündliche Erkrankungen

Abb. 13.1 a–c Akute Mastitis.

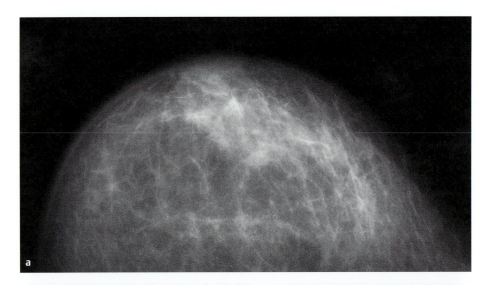

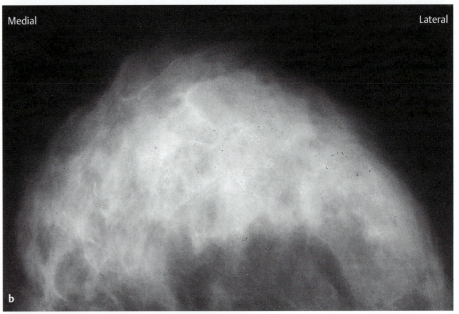

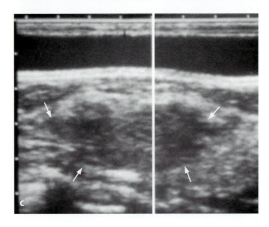

a Mammographisch finden sich bei einer akuten diffusen Mastitis eine diffuse Hautverdickung, verwaschene Septen und unscharfe Strukturen, die vor allem retromamillär besonders ausgeprägt sind.
b Diese herdförmige Mastitis fiel als tastbare Verdichtung auf. Mammographisch ist das medial gelegene, entzündliche Areal vom dichten Gewebe nicht sicher abzugrenzen. Es ist lediglich eine für die medialen Quadranten unübliche Röntgendichte erkennbar (entgegen der sonst üblichen Verteilung, wo das dichtere Drüsengewebe oben außen lokalisiert ist).
c Sonographisch stellt sich das entzündete Areal aufgetrieben und echoarm dar (Pfeile). Im eingeengten Subkutanraum ist die Echogenität vermehrt. Eine wesentliche Hautverdickung ist noch nicht vorhanden. *Histologie:* herdförmige Mastitis.

Die *Mammographie* ist wichtig zum Nachweis oder Ausschluss malignomtypischer *Mikroverkalkungen*. Sind diese vorhanden, so besteht starker Verdacht auf ein *inflammatorisches Karzinom*. *Fehlen Mikroverkalkungen*, so kann ein Malignom mammographisch nicht ausgeschlossen werden, da keine sicheren Unterscheidungskriterien zwischen einem inflammatorischen Karzinom ohne Mikrokalk und einer Mastitis bestehen.

Subakute bzw. chronische Mastitis. Die subakute bzw. chronische Mastitis (Abb. 13.2 a–e) kann mammographisch auffallen durch
- Hautverdickung,
- netzige Verdichtung im subkutanen oder präpektoralen Fettgewebe,
- diffuse oder auch lokalisierte Dichtevermehrung (Seitendifferenz!),
- Retraktion von Ligamenten oder Mamille,
- Vernarbungen und Fistelgänge (längliche Verdichtungsstrukturen).

Bisweilen kann eine subakute oder chronische Mastitis im dichten Gewebe aber auch kaum bzw. nicht erkennbar sein (1, 2).

Die chronische Mastitis kann mammographisch (Abb. 13.2 e) zu typischen Verkalkungen führen („Plasmazellmastitis"; 3, 4). Diese liegen *intraduktal, in der Wand* der Milchgänge (intramural) und typischerweise *periduktal*.

Pathognomonisch sind
- grobe, längliche (mehrere Millimeter messende) Verkalkungen,
- längliche Verkalkungen mit zentraler Aufhellung,
- rundliche Verkalkungen mit/ohne Aufhellung.

Die Anordnung folgt dabei den Gangstrukturen (wie bei intraduktalen Karzinomverkalkungen).

Während die beschriebenen typischen Verkalkungen pathognomonisch sind, können *Differenzierungsprobleme* gegenüber dem *intraduktalen Karzinom* auftreten, wenn die Verkalkungen klein und zart sind. Dies kommt aber selten vor. Verkalkungen können bisweilen auch fehlen.

„Plasmazellmastitis": Außerdem kann die chronische Mastitis („Plasmazellmastitis") auffallen durch (Abb. 13.2 a; 1, 2):
- diffuse Dichtevermehrung,
- streifige Zeichnungsvermehrung im Fettgewebe (reaktive Fibrosestränge),
- Retraktionen (im Drüsenkörper, Verdickung und Verkürzung von Cooper-Ligamenten),
- Mamillenretraktion.

Der Nachweis typischer Verkalkungen ist pathognomonisch (3, 4). Wegen der Möglichkeit eines innerhalb einer „Plasmazellmastitis" gelegenen Karzinoms ist auch bei typischen Verkalkungen eine weitere Abklärung notwendig, wenn zusätzlich eine *suspekte Gewebeverdichtung*, suspekte Retraktionen im Gewebe, eine zunehmende Mamillenretraktion oder suspekte Mikroverkalkungen vorliegen. Die Unterscheidung malignombedingter von chronisch entzündlichen Verdichtungen und Retraktionen ist aber bisweilen äußerst schwierig.

Sonographie

Akute Mastitis. Die akute Mastitis ist sonographisch gekennzeichnet (Abb. 13.1 c) durch:
- Hautverdickung,
- vermehrte Echodichte im Subkutanraum und schlechtere Abgrenzung zwischen Subkutanraum und Drüsenkörper,
- Abnahme der Echodichte im Parenchym (nicht immer),
- Schallschattenbildungen im Parenchym (geringen bis mäßigen Grades),
- Nachweis dilatierter Gänge (echofrei bis echoarm) im Falle eines Sekretstaus. Ihre Begrenzung ist wegen der Entzündungsreaktion oft unscharf. In den Gängen können aufgrund der erhöhten Eiweißdichte des entzündlichen Exsudats Echos vorhanden sein;
- evtl. Nachweis von konfluierenden echoarmen Hohlräumen,
- evtl. Nachweis von größeren echoarmen Abszedierungen.

Bei der akuten Mastitis dient die Sonographie der Kontrolle des Therapieerfolges und dabei vor allem dem Nachweis oder Ausschluss größerer Abszesse, die im Allgemeinen einer operativen Therapie bedürfen, sowie der präoperativen Ausdehnungsbeurteilung (5, 6).

Subakute bzw. chronische Mastitis. Bei der subakuten und chronischen Mastitis finden sich in der Sonographie (Abb. 13.2 b):
- dilatierte Gänge (die aber ohne Entzündung auch im Rahmen der Mastopathie vorkommen),
- Fisteln und Abszesse als echoarme oder -freie Hohlräume bzw. Hohlraumsysteme.

Bei der subakuten und chronischen Mastitis kommen – je nach Stadium und Ausprägung – außerdem vor (5, 6):
- Hautverdickung (meist gering und z. T. nicht vorhanden),
- uncharakteristische Strukturveränderungen im Parenchym,

> Bei der akuten Mastitis dient die Sonographie der Kontrolle des Therapieerfolges und vor allem dem Nachweis oder Ausschluss größerer Abszesse. Ein sonographischer Malignomausschluss ist in der Regel nicht möglich.

13 Entzündliche Erkrankungen

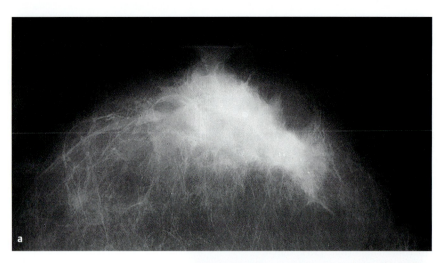

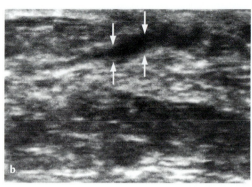

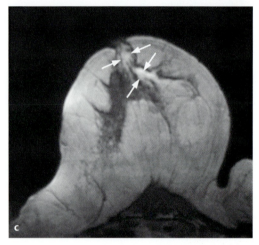

Abb. 13.2 a–e
Chronische Mastitis.
Patientin mit mammographisch unklarer Verdichtung bei Screeningmammographie. Keine akuten Entzündungszeichen.

a Im Rahmen der chronischen Mastitis können durch eine zunehmende Fibrosierung Retraktionen und unspezifische Verdichtungen entstehen. Mammographisch ist in diesem Stadium eine Unterscheidung vom diffus wachsenden Karzinom äußerst schwierig. Gegen ein diffus wachsendes Karzinom sprach in diesem Fall, dass die klinischen Veränderungen (Tastbefund) bezogen auf das mammographische Bild diskret waren.

b Auch die sonographisch erweiterten Gangstrukturen (Pfeile) sprechen für eine sog. chronische Komedomastitis, die durch Sekretstau entsteht.

c Auf dem MR-tomographischen Schichtbild vor Gabe von Gd-DTPA stellen sich erweiterte, sehr signalintensive Gangstrukturen (Pfeile) dar. Das übrige signalarme Drüsengewebe stellt sich wie auf der Mammographie unregelmäßig konfiguriert dar.

d Nach Gabe von Gd-GTPA findet sich keine wesentliche Anreicherung im gesamtem dargestellten Drüsengewebe.
Diagnose: „ausgebrannte" Komedomastitis mit Fibrosierung, kein Malignomanhalt.

Fortsetzung →

- ggf. Nachweis dilatierter Gangstrukturen mit echoarmem (selten echofreiem) Inhalt,
- Schallschattenbildung (mit zunehmender Fibrosierung),
- echoarme Strukturen (durch lokale Fibrosierung oder Granulome),
- ggf. Fisteln oder Abszesse (selten).

Der sonographische Malignomausschluss ist in der Regel nicht möglich.

Magnetresonanztomographie

- Entzündliche Veränderungen reichern – je nach Aktivität – Kontrastmittel
  - im akuten Stadium mäßig bis stark, z.T. rasch mit oder ohne frühzeitigen „wash-out", z.T. auch verzögert an,
  - im subakuten bis chronischen Stadium meist verzögert und mäßig an,

Abszesse und Fisteln

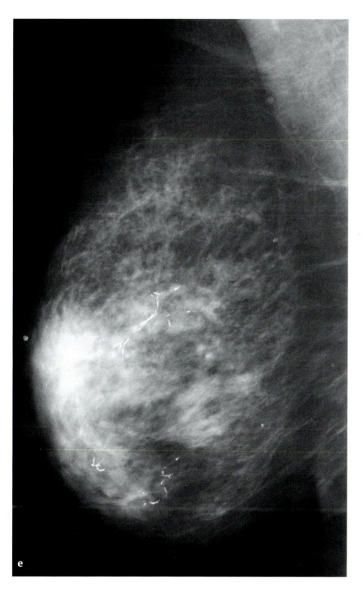

Abb. 13.2 a–e **Fortsetzung**
e Bilden sich im Rahmen einer „Plasmazellmastitis" periduktale Verkalkungen, so haben diese in der Regel ein typisches Erscheinungsbild: Die Einzelverkalkung ist grob und relativ groß, nadelförmig oder rundlich, manchmal mit zentraler Aufhellung. Entsprechend ihrer peri- und intraduktalen Lage sind die typischen Verkalkungen bei der „Plasmazellmastitis" entlang den Gangstrukturen orientiert.

- im chronischen Stadium mit geringerer Aktivität gering bis unwesentlich an (Abb. 13.**2 c** u. **d**).
- Abszedierungen fallen als nicht anreichernde Hohlräume auf, die von einer anreichernden Wand umgeben sind (7).
- Diffuse mastitische Veränderungen führen im Allgemeinen zu einer diffusen Anreicherung des gesamten Drüsengewebes, die retromamillär meist besonders ausgeprägt ist.

Da die Anreicherung in entzündlichen Prozessen auch unter Berücksichtigung von Anreicherungshöhe und -dynamik nicht von der ebenfalls variablen Anreicherung von Malignomen zu unterscheiden ist, ist die MRT nicht für die Differenzialdiagnose zwischen entzündlichen und malignen Veränderungen geeignet.

Biopsiemethoden

Entscheidend für das weitere Prozedere ist bei allen entzündlichen Prozessen ihr Ansprechen auf eine antibiotische Therapie.

Besteht bei entzündlichen Veränderungen wegen unzureichendem Ansprechen auf die antibiotische Therapie ein Malignomverdacht, so ist die Exzisionsbiopsie mit Hautspindel aus dem verdächtigsten Bezirk indiziert. Hierdurch soll ein Malignom (inflammatorisches Karzinom, Lyphom, Leukämie) als Ursache der diffusen Veränderungen ausgeschlossen werden.

> Die MRT ist nicht für die Differenzialdiagnose zwischen entzündlichen und malignen Veränderungen geeignet.

Abszesse und Fisteln

Ätiologie

Abszesse können entstehen:
- auf dem Boden einer akuten oder chronischen Mastitis, auch als Folge einer Galaktophoritis,
- aus einer lokalen Infektion, z. B. auch nach Infektion von Montgomery-Drüsen, Schweißdrüsen etc.,
- per continuitatem (von Pleura- oder Thoraxwandabszessen ausgehend).

Als Ursachen kommen infrage (1, 8, 9, 10):
- bakterielle Infektionen,
- Tbc, (Aktinomykose, Lues),
- Pilzinfektionen,
- Parasitosen wie Hydatiden, die zu Hohlraumbildungen führen können (absolute Rarität).

Histologie

Abszess. Ein Abszess ist ein ein- oder mehrkammeriger, eitergefüllter Hohlraum, der von einer Abszesskapsel aus Granulationsgewebe mit Entzündungszellen und Fibroblasten umgeben ist. Zur Umgebung grenzt sich der meist rundliche oder ovale Abszess oft mit gewissen Unregelmäßigkeiten und unscharf ab und ist meist von einem entzündlichen Ödem umgeben.

Fistel. Fisteln können bei subakut oder chronisch verlaufenden entzündlichen Prozessen auftreten. Das Fistelsystem selbst entspricht gangartigen, oft verzweigten Nekrosestraßen, die von Granulationsgewebe umgeben sind.

Klinik

Abszess. Meist sind Abszesse als herdförmige, oft fixierte Raumforderung, ggf. mit Fluktuation, zu tasten. Eine Hautverdickung und -fixierung kann vorkommen. Die typischen Entzündungszeichen umfassen:
- Hautverfärbung über dem Abszess (bläulich-rot),
- Überwärmung,
- Schmerzen.

Selten können diese typischen Entzündungszeichen fehlen oder gering ausgeprägt sein (z. B. „kalter Abszess" bei Tbc). Mitunter können derartige Entzündungszeichen auch von einem Karzinom mit inflammatorischer Komponente imitiert werden.

Fistel. Fisteln werden in der Regel diagnostiziert als auf der Haut oder Mamille endende Gänge mit zeitweiser (oder ständiger) Entleerung von Eiter.

Das die Fistelgänge umgebende Gewebe ist in der Regel diffus induriert und kann – je nach Aktivität der Entzündung – Entzündungszeichen aufweisen (Hautverfärbung, Rötung, Schmerzen).

Diagnostische Strategie

Bei *klinisch eindeutigem Bild* ist eine Mammographie nicht notwendig. Im akuten Stadium eines Abszesses soll vielmehr aufgrund der Schmerzen eine unnötige Mammographie bei eindeutigem Befund vermieden werden.

Eine Sonographie ist sinnvoll zur Beurteilung, ob es sich um einen ein- oder mehrkammerigen Abszess oder um einen Abszess mit noch größeren soliden Anteilen handelt sowie zur Ausdehnungsbeurteilung von Fistelungen.

Bei *diagnostischen Unklarheiten*, wie sie vor allem im subakuten oder chronischen Stadium und bei rezidivierenden Abszessen und Fisteln auftreten, ist eine ergänzende Mammographie sinnvoll zum Ausschluss malignomtypischer Veränderungen. Darüber hinaus sind Mammographie und Sonographie hilfreich zur präoperativen Ausdehnungsbestimmung.

Da ein Malignomausschluss bei uncharakteristischen entzündlichen Prozessen in der Regel mit Bildgebung nicht möglich ist, ist bei unzureichendem Therapieerfolg die Exzision aus diagnostischen – oft auch aus therapeutischen Gründen – unumgänglich.

Therapie. Je nach klinischem Bild, Sonographiebefund und der Größe des Prozesses wird der Kliniker entscheiden zwischen
- antibiotischer Therapie
  (z. B. multiple kleine Abszesse),
- Punktion,
- Inzision und evtl. Drainage,
- Exzision.

Wird eine konservative Therapie durchgeführt, so ist zur Therapiekontrolle
- die Sonographie als Methode der Wahl einzusetzen,
- die Mammographie bei verbleibenden Unklarheiten sinnvoll.

Sonographie

Abszess. Sonographisch stellt sich ein Abszess folgendermaßen dar (Abb. 13.3 b; 5, 6):
- echoarme, meist rundliche oder ovale Raumforderung,
- glatte oder unregelmäßige Begrenzung,
- gute bis mäßige Schalltransmission.

Die zentralen Binnenechos sind im reifen Abszess meist regelmäßig, es können aber auch nicht ortsständige Sedimentationen oder Septierungen vorkommen. Einzelne, sehr starke Echos, die bei Lagewechsel nach oben wandern, können ein Hinweis auf Gasbläschen sein.

Der Abszess ist in der Regel von ödematösem echoärmerem Gewebe umgeben.

Fistel. Fistelgänge sind als echoarme, wurmförmige Strukturen innerhalb eines indurierten Areals zu verfolgen.

Wertigkeit. Für die Beurteilung der Ausdehnung und Morphologie von Abszessen und Fisteln ebenso wie für die Therapiekontrolle ist die Sonographie die Methode der Wahl.

Mammographie

Abszess. Ein Abszess weist in der Mammographie folgende Merkmale auf (Abb. 13.3 a; 1):
- meist rundliche, nicht ganz glatt begrenzte Raumforderung,
- typisch ist eine unscharfe, verschwommene Abgrenzung zur Umgebung, die bedingt ist durch das Umgebungsödem,
- ebenfalls typisch, aber nicht immer vorhanden ist eine Fortsetzung der ödembedingten unscharfen Verdichtung bis nach retroareolär,
- in dichtem Gewebe können Abszesse auch nur als unspezifische Dichteerhöhung oder gar nicht abgrenzbar sein,
- zusätzlich können eine vermehrte retikuläre Zeichnung und Hautverdickung sichtbar sein,
- bisweilen finden sich Gaseinschlüsse oder ein Gas-Flüssigkeitsspiegel. Letzterer ist nur in der mediolateralen Ebene sichtbar.

Fistel. Fisteln stellen sich mammographisch nicht dar, wenn sie keine Luft enthalten oder nicht mit Kontrastmittel gefüllt werden. Die Teile von Fisteln, die Luft enthalten (unter Kompression selten sichtbar), können als hypodense wurmförmige Strukturen auffallen.

Meist fallen fistelnde Entzündungen nur durch die sie umgebende Gewebeverdichtung auf. Diese führt zu einer unregelmäßig begrenzten Verschattung. In dichtem Gewebe kann sie auch nur als Asymmetrie oder gar nicht sichtbar sein.

Je nach Entzündungsaktivität und Ausdehnung können wie beim Abszess ödematöse Veränderungen, verdickte Cooper-Ligamente und eine Hautverdickung Hinweis auf ein entzündliches Geschehen sein.

Wertigkeit. Bei diagnostischen Unklarheiten ist die Mammographie ergänzend einzusetzen. Dabei sprechen die ödembedingte unscharfe Abgrenzung zur Umgebung ebenso wie die entzündlich bedingte Fortsetzung des Ödems nach retromamillär für ein entzündliches Geschehen. Kriterien, die einen sicheren Malignomausschluss erlauben, existieren mammographisch nicht.

Finden sich aber im fraglichen Areal oder an anderer Stelle suspekte Mikroverkalkungen, ist unbedingt an ein Malignom zu denken.

> Bei diagnostischen Unklarheiten ist die Mammographie ergänzend einzusetzen. Mammographische Kriterien, die einen sicheren Malignomausschluss erlauben, gibt es jedoch nicht.

> Für die Beurteilung von Abszessen und Fisteln und die Therapiekontrolle ist die Sonographie die Methode der Wahl.

13 Entzündliche Erkrankungen

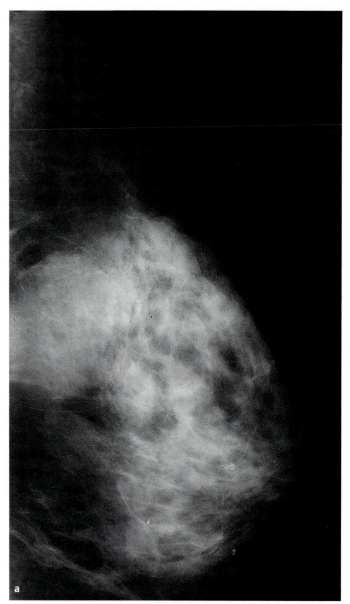

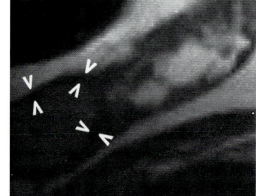

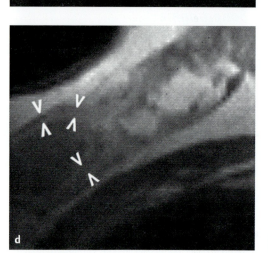

Abb. 13.3 a–d **Abszess.**
Präoperative Darstellung im Rahmen einer Studie.
a Mammographisch (mediolaterale Aufnahme) stellt sich der Abszess als ovale, unscharf begrenzte Raumforderung dar.
b Sonographisch erweist er sich als ovale, echoarme Raumforderung mit variablem Schallabsorptionsverhalten (links ein diskreter Randschatten, mittig leichte Schallverstärkung, rechts breiter Seitenwandschatten). Typisch für die liquide Raumforderung ist ihre gute Komprimierbarkeit.
c Im T1-gewichteten Bild vor Kontrastmittelgabe stellt sich die Abszesskapsel (Pfeilspitzen) sehr signalarm, der Abszessinhalt etwas signalintensiver dar.
d Nach Gabe von Gd-DTPA findet sich eine geringe Anreicherung in der Kapsel (Pfeilspitzen) und im Umgebungsgewebe. Der Abszessinhalt zeigt nach Gd-DTPA keine wesentliche Signaländerung.

Magnetresonanztomographie

Die Kontrastmittel-MRT kann in Sonderfällen in mammographisch und sonographisch schwer beurteilbarem Gewebe (z.B. nach multiplen Silikon- oder Wachsinjektionen) für die präoperative Ausdehnungsbeurteilung von Abszessen oder Fistelsystemen eingesetzt werden.

- MR-tomographisch stellen sich Abszesse (Abb. 13.3 c u. d) als rundlich oder unregelmäßig konfigurierte Flüssigkeitsräume mit variabler Signalintensität ohne Anreicherung dar.
- Sie sind in der Regel von einer dünnen, nach innen scharf begrenzten, stark und frühzeitig anreichernden Kapsel umgeben.
- Das den Abszess umgebende entzündlich-ödematöse Gewebe nimmt das Kontrastmittel Gd-DTPA meist langsam und mäßig stark auf.

Transkutane Biopsie

Eine transkutane Biopsie erübrigt sich im Allgemeinen sowohl bei Ansprechen auf die Behandlung als auch bei fehlendem Ansprechen wegen der dann ohnehin notwendigen operativen Therapie.

Transkutane Drainageeinlage. Sie kann sonographisch gesteuert durchgeführt werden. Bei mehrkammerigen Abszessen wird in der Regel die operative Therapie vorgezogen.

Granulomatöse Veränderungen

Granulome als eine weitere Form entzündlicher Prozesse kommen bei verschiedenen Erkrankungen vor. Zu den für die Mamma wichtigsten gehören

- die chronisch granulomatöse Mastitis und Lobulitis, die bereits in Kapitel 12, S. 277 (→ Diabetische Mastopathie) dargestellt wurde,
- Fremdkörpergranulome (inklusive Granulome um Wachs- oder Silikondepots; 7, 8, 11),
- Tbc (12),
- seltene Pilzinfektionen (z.B. Histoplasmose; 1, 9),
- die seltene Sarkoidose (12–14),
- selten Autoimmunerkrankungen (Wegener-Granulomatose, Riesenzellarteriitis, Polyarteriitis nodosa; 15, 16),
- seltene Parasitosen (Zystizerkose; 12).

Bei Fremdkörpergranulomen kann die Diagnose oft anhand von Anamnese, Tastbefund und Verlauf vermutet werden. Bei den übrigen Erkrankungen ist bei bekannter Grundkrankheit auch ein sehr seltener Befall der Brust zu erwägen. Wegen fehlender Unterscheidungskriterien und der viel größeren Häufigkeit ist aber immer zuerst ein Malignom (Karzinom, Lymphom) auszuschließen.

> Bei granulomatösen Veränderungen kann die Diagnose oft anhand von Anamnese, Tastbefund und Verlauf vermutet werden. Immer ist jedoch ein Malignom auszuschließen.

Histologische und mikrobiologische Befunde

Fremdkörpergranulome. Fremdkörpergranulome werden histologisch diagnostiziert. Die Ursachen für Fremdkörpergranulome können von Handschuhpuder über Nahtmaterial bis zu Wachs- oder Silikondepots reichen und werden histologisch erkannt.

Histologisch haben Fremdkörpergranulome meist eine noduläre Kontur. Sie bestehen im Anfangsstadium aus stark durchblutetem Granulationsgewebe mit rundzelligen Infiltraten und Fremdkörperriesenzellen. Der Entzündungsprozess kann sich aber auch zurückbilden, wobei das Granulationsgewebe dann durch ein dichtes Narbengewebe mit Einschlüssen von Fremdmaterial ersetzt wird.

Autoimmunerkrankungen. Die Diagnose eines sehr seltenen Befalls der Brust durch Autoimmunerkrankungen wie Wegener-Granulomatose, Riesenzellarteriitis oder Polyarteriitis nodosa wird aus dem histologischen Befund gestellt, unterstützt durch das klinische Erscheinungsbild (bei Multiorganbefall) und durch spezifische Labortests (12–16).

Infektionsbedingte granulomatöse Erkrankungen. Die Diagnose einer *Tbc* oder einer anderen infektionsbedingten granulombildenden Erkrankung wie *Pilzinfektionen* oder *Parasitosen* wird vom Pathologen gestellt. Beweisend für die Erregerdifferenzierung ist der mikrobiologische Befund.

Sarkoidose. Die Sarkoidose wird anhand des Granulomtyps vom Pathologen diagnostiziert. Infektiöse Ursachen mit ähnlichen Granulomen werden bei der Differenzialdiagnostik einbezogen. Der Kveim-Test unterstützt die Diagnose einer Sarkoidose.

Klinik

Fremdkörpergranulome. Diese finden sich üblicherweise in Narben. Sie fallen als kleine, mäßig bis schlecht verschiebliche Knötchen ohne Hautrötung oder Schmerzen auf. Damit sind sie klinisch oft nicht von kleinen Narbenrezidiven zu unterscheiden.

Treten Fremdkörpergranulome um größere Silikon- oder Wachsdepots auf (nach Injektion mit dem Ziel der Brustaugmentation oder nach Prothesenruptur), so tastet man die Depots mit umgebender Fremdkörperreaktion als mäßig bis schlecht verschiebliche Knoten.

Eine sterile oder superinfizierte abszedierende oder fistelnde Entzündung kann auch Jahre nach Silikon- bzw. Wachsinjektionen auftreten.

Tuberkulöse Mastitis. Die Symptome der tuberkulösen Mastitis umfassen:
- „kalte" Abszessbildung: fluktuierender Knoten, mit oder ohne Hautverdickung oder Hautinfiltration, typischerweise ohne Rötung oder Überwärmung,
- fortgeleitete Mastitis bei bestehender Pleuritis,
- Befall der Brust durch einen oder multiple große oder kleine granulomatöse Herde.

Granulomatöse Herde. Diese Herde tastet man als schlecht verschiebliche(n) Knoten mit oder ohne Hautfixierung. Selten kann ein solcher Herd aus einem befallenen (z. B. Tbc) intramammären Lymphknoten entstehen.

Diffuse Ausbreitung. Eine diffuse Ausbreitung führt wie beim diffus wachsenden Karzinom zu einer schlecht abgrenzbaren Konsistenzerhöhung mit oder ohne Hautverdickung oder Fixierung.

Autoimmunerkrankungen und Sarkoidose. Auch bei den wenigen beschriebenen Fällen mit Sarkoidose oder Autoimmunerkrankungen (12–16) der Brust wurden Erscheinungsbilder wie bei der Tbc beobachtet. Insgesamt ist sowohl beim Auftreten eines oder multipler Herde wie auch bei diffuser Ausbreitung eine Unterscheidung vom Karzinom klinisch nicht möglich.

Diagnostische Strategie

Fremdkörpergranulome. In Narben können Fremdkörpergranulome aufgrund ihrer Lokalisation, ihres postoperativen Entstehens und wegen der stagnierenden Größe klinisch vermutet werden.
- Bestehen klinische Abgrenzungsprobleme zum Malignom oder Narbenrezidiv, so ist die Bildgebung und vor allem die *Mammographie* zum Ausschluss eines Malignoms an anderer Stelle indiziert.
- Die Unterscheidung zwischen einem Narbengranulom und einem Rezidiv gelingt in der Regel nur beim fibrotischen Granulom durch eine *Kontrastmittel-MRT*. In allen übrigen Fällen ist die Unterscheidung zwischen Granulom und Narbenkarzinom bzw. -rezidiv mit allen Methoden, auch MR-tomographisch, schwierig.
- Bei Größenzunahme oder klinischem Verdacht ist die *diagnostische Exstirpation* unvermeidbar. Bei unveränderter kleiner Größe und klinisch vermutetem Granulom ist kurzfristige Kontrolle vertretbar.

Andere granulomatöse Erkrankungen. Infektionsbedingte sowie durch Sarkoidose oder Autoimmunerkrankung bedingte granulomatöse Herde sind in der Regel weder klinisch noch mit der Bildgebung sicher von einem Karzinom zu unterscheiden. Selbst wenn ein tastbarer Knoten in der Mamma bei bekannter Tbc, Sarkoidose etc. auftritt, muss das Karzinom an erster Stelle vor einem viel selteneren Sekundärbefall der Mamma durch die entsprechende Grunderkrankung ausgeschlossen werden.

Granulomatöse Veränderungen

Die Diagnose wird durch eine transkutane oder operative Biopsie, ergänzt durch eine weitere Abklärung (Mikrobiologie, Klinik), gestellt.

Mammographie

Narbengranulome. Diese Granulome können folgende Merkmale aufweisen:
- nicht sichtbar innerhalb der durch die Narbe bedingten Verdichtungen,
- mehr oder weniger scharf begrenzte noduläre Verschattung (Abb. 13.**4 a** u. **b**),
- dystrophe Verkalkungen kommen im Rahmen der Narbenbildung vor, sind aber in Narbengranulomen selbst eher selten,
- um ältere Silikon- oder Wachsdepots bilden sich oft typische schalenartige Verkalkungen.

Sowohl bei einer fehlenden Abgrenzbarkeit wie auch beim Nachweis einer nodulären Verdichtung kann mammographisch nicht mit ausreichender Sicherheit zwischen einem Narbengranulom und einem kleinen Narbenkarzinom unterschieden werden. Deshalb ist unabhängig vom mammographischen Bild bei einem klinischen Verdacht die diagnostische Exstirpation unvermeidbar.

Wichtigste Aufgabe der Mammographie sind die Erkennung eines evtl. vorhandenen Malignoms in der Narbe (z. B. durch Mikrokalk) sowie der präoperative Ausschluss eines malignen Befundes an anderer Stelle.

Granulome um Silikon- oder Wachsdepots. Ältere Granulome um Silikon- oder Wachsdepots sind anhand schalenartiger Verkalkungen eindeutig zu erkennen. Wegen der Vielzahl der sich überlagernden nodulären Verschattungen und Verkalkungen ist aber die mammographische Beurteilbarkeit und damit der Malignomausschluss in Brüsten mit multiplen Silikon- oder Wachsinjektionen erheblich beeinträchtigt.

Andere granulomatöse Erkrankungen. Entzündliche, durch Autoimmunerkrankung (Abb. 13.**6 a** u. **b**) oder Sarkoidose bedingte granulomatöse Veränderungen zeigen mammographisch folgende Besonderheiten:
- ein oder mehrere unscharf begrenzte Herdschatten,
- diffuse Dichtevermehrung,
- rundlich ovale Verschattungen (selten), z. B. ausgehend von einem involvierten Lymphknoten,

> Die Mammographie dient insbesondere der Erkennung eines evtl. Malignoms in der Narbe sowie dem präoperativen Ausschluss eines malignen Befundes an anderer Stelle.

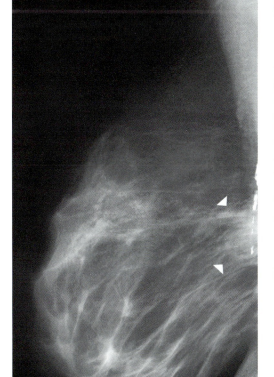

Abb. 13.4 a u. b **Narbengranulome.**
Narbengranulome um einen älteren ventrikuloperitonealen Shunt, der subkutan medial der Brust verlief.

a Mammographisch findet sich eine unscharf begrenzte Verschattung (Pfeilspitzen), die vom verkalkten Shuntmaterial durchzogen wird. Größenmäßig entsprach die mammographische Verschattung dem Tastbefund.
b Sonographisch stellt sich der Tastbefund (Pfeilspitzen) echoarm dar. Das verkalkte Shuntmaterial durchzieht als echoreiche Struktur (Pfeil) den Tastbefund.
Histologie: Narbengranulom.

- bei dichtem Gewebe bisweilen nicht abgrenzbar,
- eine begleitende Hautverdickung kann vorhanden sein,
- Verkalkungen sind selten; Mikroverkalkungen gehören nicht zum Bild des entzündlichen Granuloms.

Aufgrund des mammographischen und klinischen Erscheinungsbildes imponieren diese granulomatösen Erkrankungen meist wie Malignome, was in der Regel ihre Exstirpation notwendig macht.

Sonographie

Narbengranulome. Diese (Abb. 13.4 b) stellen sich sonographisch meist als uncharakteristisches echoarmes Knötchen mit oder ohne dorsale Schallauslöschung dar. Sie sind damit sonographisch nicht sicher vom kleinen Narbenkarzinom zu unterscheiden.

Silikongranulome. Bei diesen Granulomen erkennt man in der Sonographie (Abb. 13.5 b) folgende Merkmale:
- echoreiche Raumforderung mit deutlicher Schallabsorption; ein dünner, sichelförmiger, echoreicher Rand schallkopfnah kann bei Verkalkung des Granuloms vorhanden sein;
- typisch ist, dass der Schallschatten in und hinter der Läsion deutlich sichtbar Echos enthält, die mit zunehmendem Abstand vom Schallkopf allmählich abnehmen („Schneegestöber").

Trotz dieses typischen Bilds kann im Einzelfall die Differenzierung von einem Karzinom schwierig sein. Bei multiplen Silikon- oder Wachsgranulomen ist die Beurteilbarkeit durch die starken Auslöschungsphänomene z. T. erheblich beeinträchtigt.

Andere granulomatöse Erkrankungen. Die übrigen entzündlich-granulomatösen Erkrankungen wie Tbc, Pilzinfektionen, Parasitosen, Sarkoidose oder Autoimmunerkrankungen wurden nur vereinzelt sonographisch beschrieben. Eine sonographische Unterscheidung vom Karzinom ist nicht zu erwarten.

Magnetresonanztomographie

Narbengranulome. Die Narbengranulome zeigen ebenso wie Granulome um kleinere Silikonaustritte (Abb. 13.5 c–f; 7, 17) stadienabhängig ein unterschiedliches Bild:

- *frühes und entzündlich-granulierendes Stadium:* starke und frühzeitige Kontrastmittelaufnahme meist ohne, selten mit frühem „wash-out",
- *zunehmende Fibrosierung:* mäßige und verzögerte Kontrastmittelanreicherung,
- *komplette Fibrosierung:* keine Kontrastmittelanreicherung.

Die MR-tomographische Kontur ist bei fibrotischen Granulomen meist nodulär-rundlich und mehr oder weniger scharf begrenzt. Damit ist eine sehr gute Unterscheidung vom Karzinom oder Narbenrezidiv möglich. Beim nicht-fibrosierten Granulom ist dies nicht der Fall.

Silikon- oder Wachsgranulome. Diese Granulomformen nach Injektionen können infolge einer chronisch granulierenden Entzündung randständig oder in ihrer Gesamtheit Kontrastmittel anreichern und sind dann nicht von Abszessen oder von Malignomen zu unterscheiden. Im Stadium der Fibrosierung nehmen sie kein Kontrastmittel auf.

Da in etwa $2/3$ der Fälle keine Kontrastmittelanreicherung zu erwarten ist (18), ist die Kontrastmittel-MRT als Ergänzungsmethode vorteilhaft für den Malignomausschluss oder -nachweis, zumal nach Silikon- oder Wachsinjektionen die Beurteilbarkeit mit anderen Methoden erheblich eingeschränkt sein kann.

Granulome neben Silikonprothesen. Solche Granulome werden durch kleinste, durch die Prothesenwand oder durch Rupturen ausgetretene Silikonmengen (Silikongranulome), durch Nahtmaterial oder auch Handschuhpuder verursacht.

Der kleinere Teil dieser Granulome nimmt Kontrastmittel unwesentlich auf, während die meisten anderen Kontrastmittel deutlich aufnehmen (7, 17). Je nach Befund erscheint folgendes Vorgehen empfehlenswert:
- Bei *klinischem oder mammographischem Verdacht* ist die Exstirpation anreichernder Granulome unumgänglich.
- Bei *fehlender Anreicherung* sind Kontrolluntersuchungen nach unserer Erfahrung vertretbar.
- Wurde ein kleiner, ansonsten unverdächtiger, glatt begrenzter anreichernder Nodulus neben einer Prothese *allein mit der MRT* entdeckt, erscheinen unseres Erachtens zunächst kurzfristige Kontrollen (nach 3, 6 und 12 Monaten) vertretbar, um unnötige Biopsien an kleinsten Granulomen zu vermeiden. Nach unserer Erfahrung zeigen Granulome im Gegensatz zu Karzinomen *keine* Größenveränderung.

Granulomatöse Veränderungen

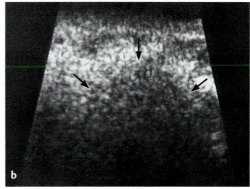
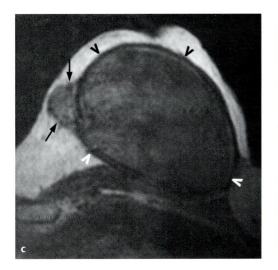
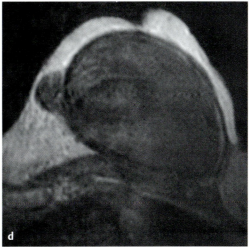
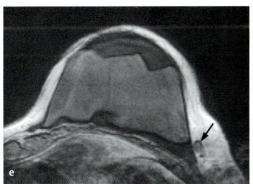
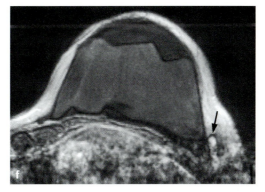

Abb. 13.5 a–f **Silikongranulome.**

a–d 50-jährige Patientin, 10 Jahre nach Wiederaufbauplastik. Seit 6 Monaten Tastbefund neben der Prothese.

a Mammographisch sehr dichte Verschattung medial der Silikonprothese. Die hohe Dichte ist hinweisend für ein Silikongranulom (Pfeile).

b Sonographisch ist der Tastbefund (Pfeile) echoarm mit Schallschatten. Proximal sind im Schallschatten Echos, die nach distal abnehmen („Schneegestöber"). Auch dieser Befund weist auf ein Silikongranulom hin.

c MR-tomographisch stellt sich medial der Prothese (Pfeilspitzen) im Bereich des Tastbefundes (Pfeile) eine noduläre, signalarme Raumforderung dar.

d Nach Gabe von Gd-DTPA findet sich keine wesentliche Anreicherung im Tastbefund. (Spezielle Pulssequenzen für die Erkennung von außerhalb der Prothese gelegenem Silikon wurden damals noch nicht angewendet.)
Histologie: fibrosiertes Granulom mit Silikoneinschlüssen.

e–f 54-jährige Patientin. Zustand nach Wiederaufbauplastik vor 2 Jahren.

e Neben der Doppellumenprothese wurde ein kleiner signalarmer Nodulus (Pfeil) entdeckt.

f Nach Gd-DTPA reichert der kleine Nodulus stark und frühzeitig an. Der MR-tomographisch entdeckte Nodulus wurde zunächst nach 3, dann nach weiteren 6 Monaten kontrolliert und zeigte auch über weitere 3 Jahre keine Größenveränderung.

Abb. 13.6 a – b **Wegener-Granulomatose.**
(Fall von H.K. Deininger mit freundlicher Genehmigung)
a Kraniokaudale Mammographie einer Patientin mit bekannter Wegener-Granulomatose. Der Befall der Brust wurde durch Feinnadel-Aspirationszytologie gesichert.
b Die Patientin erhielt eine immunsuppressive Therapie. Die hier gezeigte Kontrollmammographie 3 Jahre später ist unauffällig.

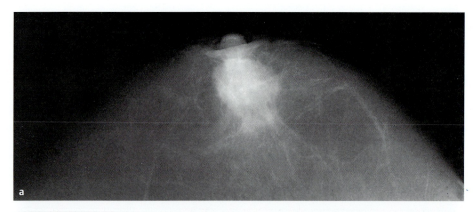

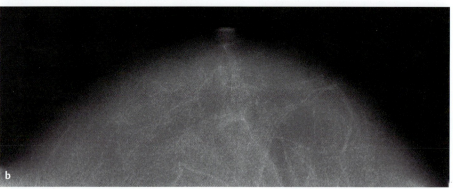

Andere granulomatöse Erkrankungen. Über die MR-tomographische Abbildung seltener granulomatöser Erkrankungen durch *Tbc, Pilz- oder Parasiteninfektionen, Sarkoidose, Autoimmunerkrankungen* liegen bisher keine Berichte vor. Eine Kontrastmittelanreicherung in diesen Veränderungen ist zu erwarten, weshalb die diagnostisch wichtige Abgrenzung von Malignomen auch durch die Kontrastmittel-MRT nicht möglich ist.

Transkutane Biopsie

Narbengranulome. Die Diagnose eines Narbengranuloms kann wegen ausgeprägter Fibrosierung und der damit schwierigen Gewinnung von ausreichend Material erschwert sein. Deshalb ist bei nicht eindeutig diagnostizierbaren Narbengranulomen die Exstirpation der Stanzbiopsie immer vorzuziehen.

Granulomatöse Entzündungen. Die zytologische Diagnose einer granulomatösen Entzündung ist schwierig. Die Diagnose aus einer Stanzbiopsie ist dagegen möglich, wobei aber für die Differenzialdiagnose einer granulomatösen Entzündung die Exzisionsbiopsie anzuraten ist.

Zusammenfassung

Abszesse und Fisteln: Meist sind Abszesse und Fisteln klinisch als solche diagnostizierbar. Die Sonographie ist die Methode der Wahl für deren morphologische Beurteilung (Verflüssigungsgrad), Ausdehnungsbestimmung und Therapiekontrolle.

Die ergänzende Mammographie ist indiziert bei diagnostischen Unklarheiten. Ein unscharfer, verschwommener Übergang zur Umgebung und eine unscharfe Gewebeverdichtung retromamillär sprechen mammographisch für eine Entzündung. Vor allem bei suspektem Mikrokalk kann ein (evtl. auch zusätzlich) bestehendes Malignom entdeckt werden.

Ein verlässlicher Malignomausschluss bei klinischem Verdacht ist aber in der Regel nicht möglich. Bei unzureichendem Theapieansprechen ist aus diagnostischen wie therapeutischen Gründen die Exzision indiziert.

Granulomatöse Veränderungen: *Narbengranulome* fallen klinisch als Knötchen im Narbenbereich auf und können aufgrund der Anamnese und des Verlaufs vermutet werden. Mammographisch (noduläre Verdichtung) und sonographisch (echoarmer Nodulus mit oder ohne Schallschatten) ist eine Differenzierung von einem Malignom nicht möglich. Deshalb ist bei klinischem Verdacht bei der meist oberflächlichen Lage die diagnostische Exstirpation die Methode der Wahl. Bei vermutetem Narbengranulom kann z. B. bei Zustand nach multiplen Operationen zur Vermeidung einer weiteren Operation die Kontrastmittel-MRT erwogen werden. Fibrosierte Granulome, die kein Kontrastmittel aufnehmen, können gut von Malignomen unterschieden und kontrolliert werden.

Granulome um Silikon- oder Wachsdepots können vor allem nach länger zurückliegenden kosmetischen Injektionen typisch verkalken. Durch die erhöhte Dichte und die vielen sich überlagernden Verkalkungen ist die mammographische Beurteilbarkeit solcher Brüste eingeschränkt. Dasselbe gilt für die sonographische Beurteilbarkeit. Da bei ca. $2/3$ dieser Patientinnen MR-tomographisch keine wesentliche Anreicherung zu erwarten ist, erscheint hier Kontrastmittel-MRT als ergänzende Methode für den Malignomausschluss oder -nachweis sinnvoll.

Für *größere Silikongranulome* ist das sonographische Erscheinungsbild eines echoreichen bis echoarmen Knotens mit einem Schallschatten mit „Schneegestöber" charakteristisch.

Kleinste Silikongranulome um Mammaprothesen werden höchst sensitiv MR-tomographisch entdeckt, können aber vom kleinen Malignom oft nur durch die fehlende Größenzunahme im Verlauf unterschieden werden. Nur bei fehlender Anreicherung ist eine Differenzierung vom Karzinom gut möglich.

Granulomatöse Brusterkrankungen kommen sehr selten vor bei Tbc, Pilzbefall, Parasitose, Sarkoidose oder bei Autoimmunerkrankungen.

Literatur

[1] Barth VK, Prechtel K. Atlas der Brustdrüse und ihrer Erkrankungen. Stuttgart: Enke; 1990
[2] Rees BI, Gravelle IH, Hughes LE. Nipple retraction in ductectasia. Br J Surg. 1977;64:577
[3] Lanyi M. Diagnostik und Differentialdiagnostik der Mammaverkalkungen. Berlin: Springer; 1986
[4] Sickles EA. Breast calcifications: mammographic evaluation. Radiology. 1986;160:289
[5] Blohmer JU, Bollmann R, Chaoui R et al. Die Mastitis nonpuerperalis in der Realtime- und Farbdopplersonographie. Geburtshilfe Frauenheilk. 1994;54:161
[6] Harris VJ, Jackson VP. Indications for breast imaging in women under age 35 years. Radiology. 1989;172:445
[7] Heywang-Köbrunner SH, Beck R. Contrast-Enhanced MRI of the Breast. Heidelberg; New York: Springer; 1996
[8] Miller CL, Feig SA, Fox JW. Mammographic changes after reduction mammoplasty. AJR. 1987;149:35
[9] Seymour EQ. Blastomycosis of the breast. AJR. 1982;139:822
[10] Tabar L, Kett K, Nemeth A. Tuberculosis of the breast. Radiology. 1976;118:587
[11] Stigers KB, King JG, Davey DD, Stelling CB. Abnormalities of the breast caused by biopsy: spectrum of mammographic findings. AJR. 1991;156:287
[12] D'Orsi CJ. Zebras of the breast. Contemp Diagn Radiol. 1987;10:1
[13] Gansler TS, Wheeler JE. Mammary sarcoidosis: two cases and literature review. Arch Pathol Lab Med. 1984;108:673
[14] Ross MJ, Merino MJ. Sarcoidosis of the breast. Hum Pathol. 1985;16:185
[15] Deininger, HK. Wegener's granulomatosis of the breast. Radiology. 1985;154:59
[16] Jordan JM, Rowe WT, Allen NB. Wegener's granulomatosis involving the breast: report of three cases and review of the literature. Am J Med. 1987;83:159
[17] Heinig A, Heywang-Köbrunner SH, Viehweg P et al. Value of contrast-enhanced MRI of the breast in patients after breast reconstruction with silicon implant. Radiologe. 1997;37:710-7
[18] Yang WT, Suen M, Ho WS, Metreweli C. Paraffinomas of the breast: mammographic, ultrasonographic and radiographic appearances with clinical and histopathologic correlation. Clin Radiol. 1996;51:130-3

14 In-situ-Karzinome

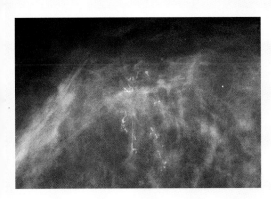

Lobuläres Carcinoma in situ (LCIS) ⇢ 302

Vorkommen ⇢ 302

Bedeutung ⇢ 302

Histologie ⇢ 302

Klinisches Bild und Anamnese ⇢ 303

Apparative Diagnostik ⇢ 303

Diagnostische und therapeutische Strategie ⇢ 304

Duktales Carcinoma in situ (DCIS) ⇢ 304

Vorkommen ⇢ 304

Bedeutung ⇢ 305

Histologie ⇢ 305

Klassifikation ⇢ 305

Klinisches Bild und Anamnese ⇢ 306

Apparative Diagnostik ⇢ 306

Therapie ⇢ 314

Zusammenfassung ⇢ 315

In-situ-Karzinome sind Läsionen, deren Zellen typische Veränderungen eines Karzinoms zeigen, die aber die Basalmembran an keiner Stelle überschritten haben. In-situ-Karzinome können daher auch nicht metastasieren.

Man geht davon aus, dass ein großer Teil der invasiven Karzinome aus In-situ-Karzinomen entsteht. Dennoch sind In-situ-Karzinome keine unbedingte Vorstufe für ein invasives Karzinom. Sie sind vielmehr der Indikator für ein hohes Risiko, an einem invasiven Karzinom zu erkranken.

Entsprechend dem Ursprungsort wird unterschieden zwischen dem lobulären (LCIS) und dem duktalen Carcinoma in situ (DCIS). Mischtypen sind selten.

Lobuläres Carcinoma in situ (LCIS)

Vorkommen

Das lobuläre In-situ-Karzinom wird im gesamten Biopsiematerial mit einer Inzidenz von 0,8–6% angegeben. Es ist sowohl klinisch wie mammographisch schwer diagnostizierbar, denn es existieren keine sicheren Unterscheidungskriterien gegenüber mastopathischen Veränderungen oder sogar normalem Drüsengewebe. Daher stellt es in der Regel einen zufälligen histologischen Befund dar, der anlässlich einer aus anderem Grunde durchgeführten Biopsie gestellt wird. Oft wird ein LCIS zufällig in der Nachbarschaft mammographisch uncharakteristischer Mikroverkalkungen gefunden. Auch in Fibroadenomen kann selten ein LCIS gefunden werden. Nur in Einzelfällen finden sich Mikroverkalkungen in einem LCIS, die denen eines Non-Komedo-DCIS ähneln. In diesen Fällen kann ein LCIS mammographisch detektierbar sein (1). Das LCIS kommt gehäuft (50–85%) multizentrisch vor, in 30–67% bilateral (2–6).

Bedeutung

> Das LCIS stellt mehr einen Risikofaktor an sich für eine Karzinomerkrankung als eine eigentliche Vorläuferläsion dar.

Risikoabschätzungen nach Biopsie wegen eines LCIS haben gezeigt, dass das LCIS ein neoplastischer Proliferationsprozess des duktulobulären Epithels ist, der sich offensichtlich langsam entwickelt, ausdehnt und viele Jahre unverändert persistieren kann. Das kumulative Risiko für die Ausbildung eines invasiven Karzinoms beträgt innerhalb von 15 Jahren nach Diagnose ipsilateral 5–23%; kontralateral ist es vergleichbar hoch bei 9–20% (2–6). Diese Daten verdeutlichen, dass das LCIS mehr einen Risikoindikator für beide Brüste als eine eigentliche Vorläuferläsion darstellt. Das relative Risiko für die Ausbildung eines invasiven Karzinoms ist damit gegenüber einer vergleichbaren Population um den Faktor 5–12 erhöht (7–10). Als zusätzliche Risikofaktoren werden diskutiert:
- Alter unter 45 Jahre,
- Ausdehnung der Läsion,
- wiederholte Diagnose eines LCIS,
- Kerngröße und -polymorphie (2, 7–11)

Invasive Karzinome, die nach vorangegangenen LCIS entstehen, können duktalen (60%), lobulären (25%) oder tubulären (15%) Ursprungs sein (6).

Histologie

Das LCIS stellt eine solide, die duktulo-lobulären Einheiten ausfüllende Neoplasie von kleinen isomorphen Zellen dar, die häufig extralobuläre Gangsegmente sowie Gruppen von Lobuli im Sinne eines multifokalen oder multizentrischen Wachstums einbeziehen. Nach Haagensen wird ein monomorphzelliger Typ A von einer pleomorphzelligen (hyperdiploiden) Variante (Typ B) unterschieden, die Ausdruck eines erhöhten malignen Potenzials sein soll (2).

Klinisches Bild und Anamnese

Klinisch fehlt ein charakteristisches Symptom. Einige LCIS werden im Rahmen von Exzisionsbiopsien diagnostiziert, die wegen eines uncharakteristischen Tastbefundes oder wegen einer uncharakteristischen Asymmetrie erfolgten. Andere werden histologisch zufällig entdeckt bei Biopsien, die z.B. wegen Fibroadenomen oder wegen in der Nachbarschaft liegender Mikroverkalkungen durchgeführt werden. In Einzelfällen kann ein LCIS auch mit Mikroverkalkungen einhergehen, wie sie beim Non-Komedo-DCIS typischerweise gefunden werden (1).

Apparative Diagnostik

Mammographie

Mammographisch gibt es keinen für das LCIS charakteristischen Befund. Dies bedeutet, dass das LCIS im Allgemeinen nicht von mastopathischem oder auch normalem Drüsengewebe unterschieden werden kann. Selten finden sich mammographisch eine Asymmetrie oder Mikroverkalkungen. In den meisten Fällen, bei denen ein LCIS in Arealen mit mammographisch nachweisbaren Mikroverkalkungen entdeckt wird, befindet es sich aber nur in der Nachbarschaft solcher Mikroverkalkungen und entspricht damit einer Zufallsdiagnose (Abb. 14.1).

Sonographie

Sonographisch ist das LCIS nicht erkennbar.

Magnetresonanztomographie

Bisher existieren nur sehr begrenzte Erfahrungen. In den wenigen bisher untersuchten Fällen fand sich eine meist mäßige, diffuse, in unserem Patientengut 2-mal auch eine fokale Anreicherung, ähnlich den Anreicherungen bei Mastopathie.

> Mammographisch gibt es keinen für das LCIS charakteristischen Befund, sonographisch ist es nicht erkennbar.

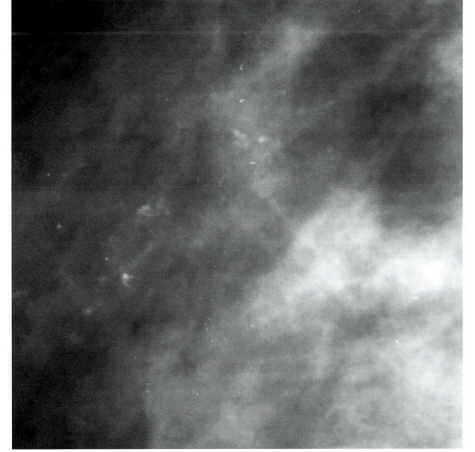

Abb. 14.1 **Mikroverkalkungen bei LCIS.**
Bei dieser Patientin wurde eine Vakuumbiopsie durchgeführt wegen der 2 dargestellten benachbarten Areale mit Mikroverkalkungen. Sie erscheinen eher benigne, hatten sich aber neu entwickelt. Histologisch ergaben sich proliferative Veränderungen mit Sekretkalk. Zusätzlich wurde in einigen der 25 entnommenen Zylinder ein LCIS diagnostiziert. Nach Korrelation von Histologie und Bildgebung ist das LCIS als inzidenzieller Befund zu werten. Eine weitere Abklärung ist nicht indiziert. Die Patientin wird aufgrund ihres erhöhten Risikos engmaschig (jährlich) mit Bildgebung sowie klinisch überwacht.

> Die Feinnadelpunktion ist zum Nachweis oder Ausschluss eines LCIS nicht geeignet. Die stanzbioptische Diagnose eines LCIS ist dagegen möglich.

Transkutane Biopsie

Die Dignitätsbestimmung von Zellen im Feinnadelpunktat ist schwierig und diagnostisch unsicher. Daher ist Feinnadelpunktion nicht zum Nachweis oder Ausschluss eines LCIS geeignet. Die stanzbioptische Diagnose eines LCIS ist möglich. Es handelt sich aber in der Regel um einen Zufallsbefund. Deshalb muss besonders kritisch geprüft werden, ob das histologische Ergebnis die ursprüngliche Fragestellung völlig erklärt bzw. ob ein benachbartes DCIS oder invasives Karzinom ausgeschlossen ist. Wenn dies der Fall ist, kann nach derzeitigem Wissensstand auf eine Nachexzision verzichtet werden.

Diagnostische und therapeutische Strategie

Diagnostik. Der Einsatz diagnostischer Methoden mit dem Ziel, ein LCIS zu entdecken oder auszuschließen, ist aufgrund der fehlenden Erkennungsmerkmale des LCIS derzeit nicht möglich. Damit beschränkt sich der Einsatz diagnostischer Methoden auf die möglichst rechtzeitige Erkennung eines invasiven Karzinomherdes.

Ob auch andere Verfahren wie die MRT oder eine transkutane Biopsie für die frühzeitige Erkennung von invasiven Herden bei diesen Risikopatientinnen kosteneffektiv eingesetzt werden können, wird derzeit in Studien geprüft.

Therapie. In Anbetracht der noch unsicheren Einschätzung der klinischen Bedeutung und Prognose des LCIS variiert auch noch die Behandlung. Sie besteht derzeit meist in der einfachen Exzision und einer regelmäßigen klinisch-mammographischen Verlaufsbeobachtung, um die Entstehung eines invasiven Karzinoms rechtzeitig zu entdecken.

Duktales Carcinoma in situ (DCIS)

Die DCIS sind histopathologisch wie auch nach ihrem klinischen und prognostischen Verhalten eine heterogene Gruppe von Karzinomen. Ihre Frequenz in Biopsien ist unter dem Einfluss von Mammographie und Screening von früher ca. 2–4% auf bis zu 30% der Karzinome angestiegen (12–16).

Definitionsgemäß kommen bei diesen Tumoren maligne Zellen ausschließlich innerhalb des Milchgangsystems, also intraduktal vor, ohne Zerstörung der Basalmembran.

Sie breiten sich kontinuierlich oder diskontinuierlich im Gangsystem wie auch in den Drüsenläppchen aus, wodurch sich die häufigen multifokalen und multizentrischen Tumormanifestationen erklären. Diese sind im Mittel in 30%, bei großer Ausdehnung in mehr als 60% festzustellen.

Vorkommen

Der Altersgipfel für das Auftreten des DCIS liegt zwischen dem 40.–60. Lebensjahr. Da 70–90% der DCIS Mikroverkalkungen enthalten und damit der mammographischen Diagnostik gut zugänglich sind, hat die Entdeckungsrate mit dem zunehmenden Einsatz der Mammographie stark zugenommen. Während der Anteil an DCIS an allen entdeckten Karzinomen bei Patientinnen mit klinischen Symptomen bei nur 3–5% liegt, macht er bei Screeningkollektiven inzwischen 20–30% aus (6–9). Besonders für diejenigen Subtypen des DCIS, die in einem hohen Prozentsatz mit dem (späteren) Auftreten eines invasiven Karzinoms assoziiert sind (s.u.), bedeutet die mammographische Entdeckung eine echte Früherkennung im eigentlichen Sinn.

Daneben werden aber auch einige nicht verkalkte DCIS als Zufallsbefund histologisch im Rahmen von Biopsien anderer Ursache entdeckt.

Bedeutung

Wie retrospektive Langzeitbeobachtungen von unbehandelten Einzelfällen zeigen, verhält sich das DCIS als echte Präkanzerose, denn in 30–50% ist mit der Entwicklung eines invasiven Karzinoms zu rechnen (20).

Bezüglich der Prognose scheint es wichtige Unterschiede zwischen den DCIS-Formen zu geben. Während beim Komedokarzinom in bis zu 50% mit der Entwicklung eines invasiven Karzinoms zu rechnen ist, ist die Rate bei Non-Komedokarzinomen geringer (21, 22).

> Das DCIS verhält sich als echte Präkanzerose, denn in 30–50% ist mit der Entwicklung eines invasiven Karzinoms zu rechnen.

Histologie

Nach der klassischen histomorphologischen Einteilung werden 5 Typen unterschieden:
- Komedo-DCIS (mit einem Vorkommen von 30–50% das häufigste DCIS),
- solides DCIS,
- kribriformes DCIS,
- mikropapilläres DCIS,
- papilläres DCIS.

Unter ihnen ist im Wesentlichen das Komedo-DCIS den anderen gegenüberzustellen, die als Non-Komedo-DCIS zusammengefasst werden. Sehr häufig (30–50%) finden sich, insbesondere bei ausgedehnten DCIS, jedoch Mischtypen aus 2 oder mehr Komponenten.

ding unter Ausbildung pleomorpher hyperchromatischer Zellkerne auszeichnet.

Es besteht ein Zusammenhang zwischen der Tumorgröße und der Wahrscheinlichkeit der Mikroinvasion (17), gleichermaßen zwischen der Tumorgröße und der Wahrscheinlichkeit ipsilateraler Residualtumoren (18). Die Mikroinvasionsherde sind Ausgangsort der in 1–3% vorkommenden axillären Lymphknotenmetastasen (15, 18, 19).

Prognostisch wichtig sind die zytomorphologischen Kriterien und die vor allem bei Komedo-DCIS ausgeprägte Überexpression des Onkogens c-erbB-2.

Komedo-DCIS

Dieser Typ des intraduktalen Karzinoms ist gekennzeichnet durch eine dominierende solide intraduktale Tumorkomponente mit Ausbildung zentraler Nekrosen, die typisch verkalken und über 50% des Querschnitts eines Gangs einnehmen.

Dem Komedo-DCIS ist ein erhöhtes malignes Potenzial eigen, das sich im Vergleich zu den anderen Subtypen durch eine gesteigerte Proliferationsrate der Tumorzellen mit einem hohen nuklearen Gra-

Non-Komedo-DCIS

Der *solide Subtyp* und das *kribriforme Karzinom* sind überwiegend auf einen Quadranten begrenzt und weisen einen höheren Differenzierungsgrad auf. *Mikropapilläre Karzinome* breiten sich generell in mehreren Quadranten aus und zeigen in einem hohen Prozentsatz ein multizentrisches Wachstum. Bei den *papillären In-situ-Karzinomen* werden das typische intraduktale, d. h. nicht invasive Karzinom und das intrazystische papilläre Karzinom unterschieden.

Klassifikation

Aufgrund deutlicher Überlappungen zwischen den histomorphologisch unterteilten DCIS-Typen, dem häufigen Auftreten von Mischtypen und einer nicht ausreichend befriedigenden Korrelation mit dem klinischen Verlauf wurde nach neuen Klassifikationen gesucht. Wenngleich bislang ein internationaler Konsens bezüglich der Wahl einer einzigen Klassifikation noch aussteht (23), scheint die von Silverstein u. Mitarb. vorgeschlagene Van-Nuys-Klassifikation (24, 25) neben einer weiteren von Holland u. Mitarb. erarbeiteten (26) zunehmende Verbreitung zu finden. Beide Klassifikationen lösen sich von der Beurteilung histopathologischer Muster und Entitäten zugunsten zytonukleärer Differenzierungen (Grading), der Bewertung besonderer Textu-

ren und des Vorkommens von unterschiedlichen Nekroseformen.
- **Van-Nuys-Klassifikation.** In dieser Klassifikation stehen als Kriterien das nukleare Grading und die Nekrosen im Vordergrund. Danach werden unterschieden:
- *High-grade-DCIS:* große Zellkerne und deutliche Zellkernpolymorphie; ungünstige Prognose,
- *Intermediate DCIS:* monomorphes Erscheinungsbild, besteht aus Zellen mit kleineren Zellkernen und enthält definitionsgemäß intraluminale Nekrosen; intermediäre Prognose,
- *Low-grade-DCIS:* wie das intermediäre DCIS monomorphes Erscheinungsbild mit kleineren Zellkernen, aber keine Nekrosen; günstige Prognose.
- **Klassifikation nach Holland u. Mitarb.** Diese Klassifikation hebt die konventionelle Beurteilung der Terminologie völlig auf und ersetzt diese durch zytonukleäre und Architekturkriterien. Die Autoren verstehen hierunter besondere Proliferationsmuster mit polar angeordneten Zellen und Zellkernen in 3 Differenzierungsgraden, die mit besonderen Verkalkungstypen korrelieren und unterscheiden:
- schlecht differenziertes DCIS mit amorphem Verkalkungstyp und ungünstiger Prognose,
- intermediär-differenziertes DCIS mit amorphem, laminarem, grob- und feingranulärem Verkalkungstyp und intermediärer Prognose,
- gut differenziertes DCIS mit laminarem, psammösem und feingranulärem Verkalkungstyp und günstiger Prognose.

Die morphologischen Merkmale einer schlechten Differenzierung der o. g. Klassifikationen korrelieren auch mit anderen Charakteristiken, die auf eine schlechtere Prognose hinweisen wie mit erhöhten Zellproliferationsraten, erniedrigtem Östrogenrezeptorgehalt, vermehrten p53-Abnormitäten und Überexpression von c-erbB-2 (27, 28).

Klinisches Bild und Anamnese

> In Screeningpopulationen sind nur ca. 10% der DCIS klinisch auffällig.

In Screeningpopulationen sind nur ca. 10% der DCIS klinisch auffällig. Die klinischen Symptome betreffen meist einen Tastbefund, seltener eine pathologische Sekretion oder einen Morbus Paget. Sehr selten wird das DCIS durch lokalisierte (einseitige und im Allgemeinen zyklusunabhängige) Schmerzen oder Missempfindungen wie Brennen, Jucken oder „Ameisenlaufen" symptomatisch.

Apparative Diagnostik

Wertigkeit und Ziele

Mammographie. Erst durch die Mammographie wurde es vorwiegend durch den Nachweis von Mikroverkalkungen möglich, das DCIS bereits bei asymptomatischen Patientinnen zu entdecken. Dies bringt aber auch Probleme mit sich, denn:
- Nur ein Teil der DCIS ist ein echter Indikator für ein später entstehendes invasives Karzinom. Wird als Methode der Wahl die Ablatio empfohlen, so werden mindestens 50% der Patientinnen übertherapiert.
- Nur ein Teil der beim DCIS vorkommenden Mikroverkalkungen (vorwiegend Mikroverkalkungen beim Komedo-DCIS) zeigen ein relativ charakteristisches Bild und können daher mit vertretbarer Treffsicherheit von den häufigen Verkalkungen bei benignen Erkrankungen unterschieden werden. Würden alle Mikroverkalkungen operativ entfernt, die ein Hinweis auf ein DCIS (auch vom Non-Komedotyp) sein könnten, könnte zwar die Sensitivität für die Erkennung des DCIS noch gesteigert werden. Es würden aber unvertretbar hohe Biopsieraten (mehr als 10 Exzisionen benigner Befunde pro gefundenem Karzinom) resultieren.

Nach derzeitigen Erkenntnissen kann eine gute Sensitivität und akzeptable Spezifität am besten erreicht werden durch
- sorgfältige Analyse der mammographischen Mikroverkalkungen,
- den Einsatz ergänzender Methoden. Er sollte erst nach gründlicher Mikrokalkanalyse erfolgen, wobei die Grenzen der ergänzenden Methoden kritisch zu berücksichtigen sind (s. S. 509–510).

Sonographie. Die Sonographie spielt für Erkennung und Diagnose des DCIS keine wesentliche Rolle.

Kontrastmittel-MRT. Die Kontrastmittel-MRT kann einerseits nur einen Teil der DCIS darstellen, die mammographisch apparent sind. Andererseits können durch sie aber auch DCIS entdeckt und diagnostiziert werden, die bislang für andere Methoden okkult waren. Aus dem hohen Kostenaufwand der MRT und weiterhin bestehenden Spezifitätsproblemen ist ein Einsatz im Sinne eines Screening nicht möglich. Bei der Ausdehnungsdiagnostik vor einer brusterhaltenden Therapie sowie bei der Rezidivdiagnostik kann die MRT aber in Zusammenschau mit der Mammographie wichtige Zusatzinformationen in mammographisch dichtem Gewebe liefern. Diese können auch die Ausdehnung und Multizentrizität eines DCIS-Befalls betreffen. Für die Differenzierung mammographisch unklarer, DCIS-verdächtiger Befunde hat die MRT aber keine Bedeutung.

Biopsie. Aufgrund des bei DCIS häufigeren „Sampling Error" ist die Aussagekraft der konventionellen Nadelbiopsie eingeschränkt und nur im positiven Falle als sicher zu werten. Seitdem perkutane Biopsiemethoden wie die Vakuumbiopsie verfügbar sind, die die kontinuierliche Akquisition größerer Gewebsvolumina über einen Einstich ermöglichen, scheint dieses Problem gelöst zu sein. Die Detektion evtl. vorhandener Mikroinvasionsherde ist im Vergleich zur konventionellen Nadelbiopsie bei der Vakuumbiopsie ebenfalls deutlich verbessert. Auf eine operative Exzision der Biopsiehöhle mit ausreichendem Sicherheitsraum kann im Falle einer nachgewiesenen atypisch duktalen Hyperplasie (intraduktale Neoplasie), eines DCIS oder eines invasiven Karzinoms nicht verzichtet werden.

Mammographie

Das Leitsymptom des DCIS sind Mikroverkalkungen. Es gibt aber auch DCIS, die keinen Mikrokalk enthalten. Diese DCIS können mammographisch als Herdbefund, als Verdichtung oder als Asymmetrie imponieren. Außerdem können sie durch klinische Symptome auffällig werden, oder sie werden zufällig histologisch (anlässlich einer aus anderem Grunde durchgeführten Probeexzision) diagnostiziert.

Mammographisches Erscheinungsbild

Mammographisch kann das DCIS durch eines oder mehrere folgender Merkmale erkennbar werden (37–45):

- Mikroverkalkungen sind bei ca. 80% der mammographisch entdeckten DCIS meist als alleiniges Kennzeichen, seltener mit umgebender Weichteilverdichtung, vorhanden. Die umgebende Weichteilverdichtung beim DCIS ohne Invasion erklärt sich durch die reaktive periduktale Fibrose,
- sternförmige Verdichtung oder Architekturstörung, meist ohne zentrale Verdichtung (10% der DCIS),
- unregelmäßig begrenzte oder uncharakteristische Verdichtung (ca. 5% der DCIS),
- glatt begrenzte Verdichtung (< 5% der DCIS),
- Füllungsdefekt oder Gangabbruch bei Galaktographie (46, 47).

Mikroverkalkungen
Bedeutung von Mikroverkalkungen beim DCIS

Mammographische Mikroverkalkungen sind zwar das wichtigste Erkennungsmaterial des DCIS. Das Vorhandensein von Mikroverkalkungen ist aber keineswegs gleichzusetzen mit dem Vorliegen eines DCIS.

Tatsächlich erweisen sich – je nach technischer Qualität der Mammographie und Erfahrung des Untersuchers – immer noch bis zu 80% der biopsierten Mikroverkalkungen als gutartig. Deshalb stellt die Analyse der Mikroverkalkungen und vor allem die Abgrenzung maligner Verkalkungen gegen Verkalkungen im Rahmen benigner Erkrankungen (vor allem Mastopathie) eine große diagnostische Herausforderung dar (s.a. Kapitel 22, S. 510ff).

Erscheinungsbild von Mikroverkalkungen beim DCIS

Folgende Verkalkungen kommen bei DCIS vor:

Komedotyp. Beim *Komedotyp* verkalken die einer Nekrose unterliegenden zentralen Zellformationen. Am makroskopischen Präparat kann man diese Nekrosepfröpfe wie Komedonen ausdrücken, was zu der Namensgebung geführt hat. Da sich dieses nekrotische Zellmaterial immer innerhalb des Milchgangsystems findet, führt dies zu folgenden typischen Erscheinungsformen:
- Segmentale Anordnung der duktalen Verkalkungen entlang dem Gangsystem (Abb. 14.2 a–c). Je nach Lokalisation in der Brust sieht

> Das mammographische Leitsymptom des DCIS sind Mikroverkalkungen. Es gibt aber auch DCIS, die keinen Mikrokalk enthalten.

Abb. 14.2 a–c **Segmentale Mikrokalkanordnung bei DCIS.**

a Typisch segmentale Mikrokalkanordnung, von präpektoral bis zur Mamille ziehend, Komedotyp des DCIS.

b Die länglichen Ausgussformen der Einzelverkalkungen sowie die ästchenförmigen Verzweigungen sind besonders deutlich auf der Präparatradiographie (Vergrößerung) zu sehen.

c Charakteristische dreieckige Gruppenform, wobei die Spitze des Dreiecks zur Mamille (Pfeilspitze) zeigt. *Histologie:* Komedotyp des DCIS.

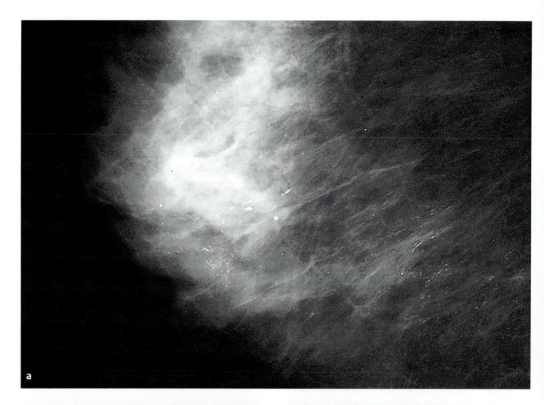

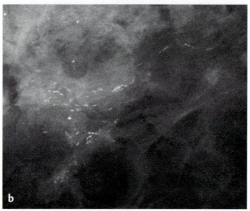

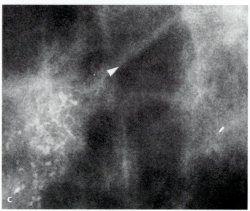

man eine längliche, straßenförmige Anordnung mit oder ohne astförmige Verzweigungen oder ein dreieckiges Gruppenmuster mit zur Mamille hin orientierter Spitze, wobei die segmentale Anordnung je nach Projektion mehr oder weniger deutlich erkennbar ist.
- Längliche Einzelformen der Mikroverkalkungen, sog. Ausgussformen der kleinen Milchgänge mit Verzweigungsfiguren (Y-, V-Formen), linien- und/oder kommaförmige Verkalkungen (Abb. 14.3).
- Stark polymorphe, grobgranuläre Mikroverkalkungen bis zu 2 mm Durchmesser (Abb. 14.4).

Diese Verkalkungen gelten als typisch, da sie je nach Anzahl und Aussehen mit hoher Spezifität Zeichen eines DCIS, meist vom Komedotyp, sind. Es sei aber auch darauf hingewiesen, dass nicht alle Komedo-DCIS verkalken und dass bei ca. 20–25 % der verkalkten Komedo-DCIS die Verkalkungen nicht dieses typische Muster aufweisen.

Kribriformer und mikropapillärer Subtyp des Non-Komedokarzinoms. Bei diesen Subtypen des Non-Komedokarzinoms (Abb. 14.5 a–h) werden die sehr kleinen Hohlräume, die durch das entsprechende histomorphologische Baumuster entstehen, mit

Duktales Carcinoma in situ (DCIS)

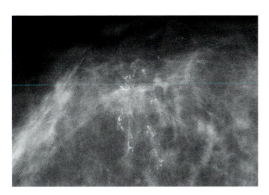

Abb. 14.3 **Vergrößerungsmammographie.**
Typische wurmartige, längliche Einzelformen und Verzweigungsfiguren beim Komedotyp des DCIS.

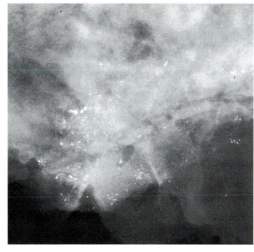

Abb. 14.4 **Grobgranuläre Mikroverkalkungen.**
Überwiegend grobgranuläre, polymorphe Mikroverkalkungen neben einzelnen länglichen Ausgussformen.
Präparatradiographie: randliche Lage der Verkalkungen.

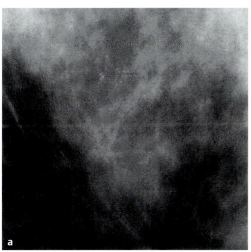
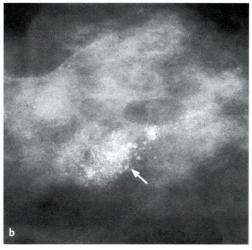

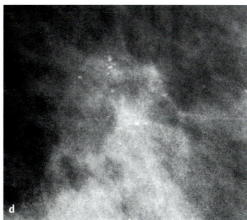

Abb. 14.5 a–h **Feingranuläre Verkalkungen.**
a Die Vergrößerungsmammographie zeigt 2 Gruppen feingranulärer Verkalkungen.
b In der Präparatradiographie erkennt man deutlicher die feingranuläre Einzelform sowie auch die länglich-straßenförmige Ausbreitung.
Histologie: mikropapillär-kribriform wachsendes DCIS.
c Feingranulär-polymorphe Mikroverkalkungen, rundlich gruppiert, aber auch straßenförmig verzweigt.
Histologie: kribriformes DCIS.
d Zarter radiärer Strukturumbau mit multiplen, feingranulären Verkalkungen.
Histologie: kribriform-papilläres DCIS.

Fortsetzung →

Abb. 14.5 e–h **Fortsetzung**
e Klein oval spitz ausgezogene Gruppe feingranulärer Mikroverkalkungen.
Histologie: DCIS von papillären Typ.
f Auf der Vergrößerungsmammographie des Präparats sind 2 Areale mit sehr kleinen, teils punktförmigen, teils länglichen Mikroverkalkungen in bäumchenartig verzweigter Anordnung markiert.
Histologie: mikropapillär und solid-obstruierend wachsendes DCIS.
g Kleine Gruppe überwiegend feingranulärer Mikroverkalkungen randlich einer herdförmigen, zart radiär strukturierten Verschattung.
Histologie: 5 mm großes, kleinzelliges DCIS mit desmoplastischer Reaktion.
h Vergrößerungspräparatradiographie.

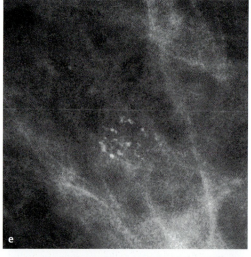
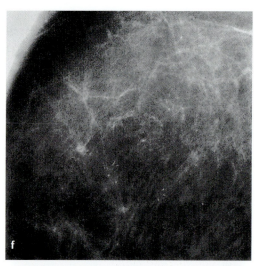
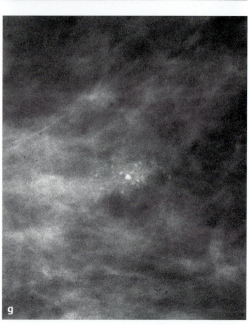
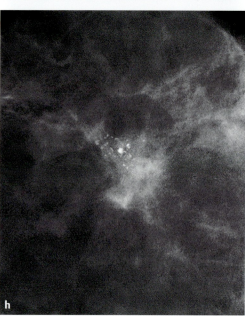

Sekret angefüllt. Dieses staut sich in den mehr oder weniger rundlichen Hohlräumen und verkalkt. Daher erscheint die Einzelform beim Non-Komedotyp folgendermaßen:
- häufig sehr fein und punktförmig,
- manchmal feingranulär, unregelmäßig bis bizarr,
- manchmal aber auch feingranulär, relativ monomorph.

Dies bedeutet, dass die für das Komedo-DCIS typischen Ausgussformen oft fehlen. Die Anordnung der Verkalkungen ist aber auch hier oft duktal oder segmental.

Diese Verkalkungen gelten – vor allem, wenn eine segmentale Anordnung nicht sicher zu erkennen ist – als weniger typisch, da sie sehr häufig auch in benignen, vor allem mastopathischen Veränderungen vorkommen und nur in 5–20% Hinweis auf ein Malignom sind.

Beim Non-Komedo-DCIS können neben diesen Verkalkungen auch andere und z.T. auch komedotypische Verkalkungen auftreten, was dann die frühzeitige Erkennung und Differenzierung von benignen Veränderungen erleichtert.

Insgesamt gelingt eine mammographisch exakte Zuordnung zu einem bestimmten histologischen Subtyp nur in einem Teil der Fälle. Die o.g. Aufstellung sei als Grundlage für eine bessere Erklärung der Mikrokalkform verstanden, kann aber keineswegs die Histologie ersetzen. Zudem wird ein Subtyp selten allein manifest. Viel häufiger kommen verschiedene Subtypen gemischt vor.

Duktales Carcinoma in situ (DCIS)

In einer prospektiven Untersuchung (16) war der Komedotyp in 78% mit linienförmigen Verkalkungen verbunden, im Gegensatz zu den Non-Komedo-Subtypen, die in 53% mit feingranulären Verkalkungen assoziiert waren.

Da mammographisch die Intaktheit der Basalmembran nicht beurteilbar ist, weil einerseits DCIS auch als Verdichtung imponieren und andererseits reaktiv-entzündliche Verdichtungen ein DCIS umgeben können, ist eine Unterscheidung zwischen einem reinen DCIS, einem DCIS mit Mikroinvasion oder einem invasiven Karzinom anhand der Bildgebung nicht möglich.

Methodische Voraussetzungen für die Mikrokalkanalyse

Für die korrekte Beurteilung von Mikroverkalkungen ist eine Mammographie in mindestens 2 Ebenen sowie eine hohe Bildqualität, d.h. guter Kontrast, optimale Belichtung und hohe Auflösung bei gutem Signal-Rausch-Verhältnis unabdingbare Voraussetzung.

Zur Abgrenzung von benignen Teetassenformen sollte hierbei, ggf. ergänzend (s. S. 230), eine Aufnahme in streng lateraler Ebene, nach Möglichkeit mit Vergrößerung, vorliegen.

Die Vergrößerungsmammographie ist für eine verbesserte Analyse der Einzelformen sowie für die Ausdehnungsbeurteilung von großer Bedeutung.

Weitere mammograpische Erscheinungsformen des DCIS

(Abb. 14.**6 a – d**)

Weitere mammographische Erscheinungsformen des DCIS umfassen:
- sternförmige Verdichtung oder radiäre Architekturstörung,
- Verdichtung oder Herdbefund mit unregelmäßiger oder glatter Kontur oder Gangabnormität im Galaktogramm, das wegen einer pathologischen Sekretion durchgeführt wurde.

Sehr selten kann ein DCIS lediglich durch einen prominenten Gang auffallen (Abb. 14.**6 c**). Einige DCIS jedoch zeigen keine der genannten Erscheinungsformen und sind damit mammographisch okkult. Sie können durch eine MR-tomographische Anreicherung, selten als sonographischer Herdbefund auffallen oder werden als Zufallsbefund anlässlich einer aus anderem Grund durchgeführten Biopsie histologisch entdeckt.

Treffsicherheit der Mammographie

Erst die Mammographie hat die Erkennung von In-situ-Karzinomen in großem Umfang ermöglicht. Die Mammographie ist damit die entscheidende Methode für Entdeckung und Diagnose des In-situ-Karzinoms. Da In-situ-Karzinome, die mammographisch nicht auffallen, in der Regel auch klinisch asymptomatisch sind, ist die exakte Sensitivität nicht bekannt.

Die DCIS mit „typischen Verkalkungen" sowie diejenigen DCIS, die als sternförmige Verdichtung auffallen, werden mammographisch in sehr hoher Sensitivität und guter Spezifität erkannt. DCIS mit weniger typischen Verkalkungen in sehr kleinen Gruppen, wo die Gruppenanalyse noch nicht möglich ist, sowie DCIS, die lediglich eine uncharakteristische oder glatt begrenzte Verdichtung verursachen, werden nur zum Teil erkannt. Da diese Veränderungen zu uncharakteristisch sind, führen sie meist nicht zur sofortigen Biopsie, da auch eine vertretbare Spezifität gewahrt bleiben muss.

Dass DCIS existieren, die mammographisch nicht erkennbar sind und nur zufällig histologisch entdeckt werden, ist bekannt. Ihre Häufigkeit sowie ihre Bedeutung sind zur Zeit nicht einzuschätzen.

Weitere Aufgaben der Mammographie beim DCIS

Neben der Entdeckung eines DCIS (meist anhand von Mikroverkalkungen) ist die möglichst genaue Erfassung seiner Ausdehnung (soweit durch Mikrokalk zu erfassen) eine weitere wichtige Aufgabe der Mammographie. Dies ist notwendig, da eine vollständige Entfernung des DCIS von großer prognostischer Bedeutung ist und da das DCIS in der Regel weder tastbar noch makroskopisch begrenzbar ist.

Die mammographische Größenbestimmung entspricht jedoch nur einer groben Abschätzung, da nicht verkalkte DCIS-Anteile mammographisch nicht zu erfassen sind.

Dies bedeutet: Intraduktale Karzinome können in ihrer Ausdehnung mammographisch unterschätzt werden. Um die Ausdehnung so gut wie möglich mammographisch zu erfassen,
- ist die präoperative Mammographie mit optimaler Technik (Vergrößerungen) durchzuführen,
- ist die Präparatradiographie regelmäßig und mit optimaler Technik, d.h. als Übersichts- und Vergrößerungsmammographie einzusetzen,
- sind am Präparat alle Herde mit Mikroverkalkungen (vor allem solche, die schnittrandnah liegen) für den Pathologen zu markieren,

> Intraduktale Karzinome können in ihrer Ausdehnung mammographisch unterschätzt werden.

Abb. 14.6 a–d **Weitere Erscheinungsbilder des DCIS.**

a Selten präsentiert sich das DCIS als Herdbefund, der eine glatte (wie in diesem Fall), eine unscharfe oder auch unregelmäßige Kontur haben kann. Dieser Herdbefund war neu aufgetreten.
Histologie: hochdifferenziertes DCIS vom papillären Typ.

b Einige DCIS entstehen in radiären Narben. Diese radiäre Narbe hat ein röntgendichtes Zentrum („weißer Stern") und enthält peripher einige Mikroverkalkungen. Beides erhöht den Verdacht.
Histologie: low-grade DCIS in einer radiären Narbe.

c u. d Einige DCIS fallen durch eine pathologische Sekretion auf. Hier ist zur weiteren Abklärung eine Galaktographie indiziert.

c Kurz hinter der Mamille findet sich ein Gangabbruch. Der dilatierte, nicht kontrastierte Gang ist über weitere 2 cm sichtbar (Pfeile).

d Bei dieser Patientin fällt eine diskrete retromamilläre Architekturstörung auf, die nach lateral zieht. Galaktographisch finden sich in diesem Areal mehrere Füllungsdefekte und Gangabbrüche.

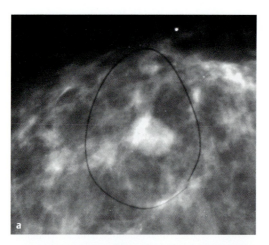
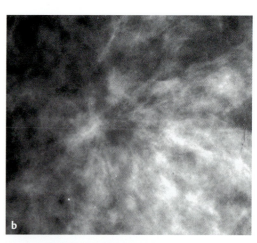
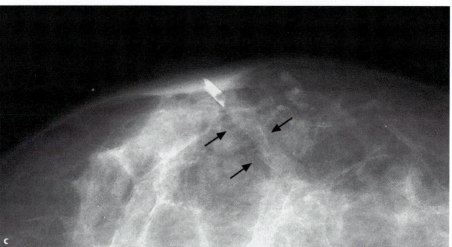
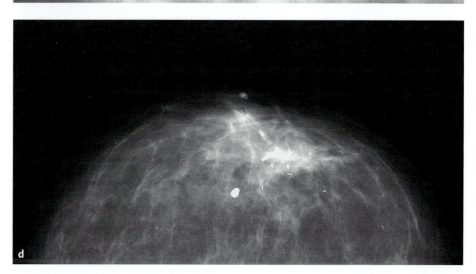

- ist die postoperative Mammographie bei geplanter Brusterhaltung mit Übersichts- und zusätzlichen Vergrößerungsaufnahmen des Operationsgebiets durchzuführen. Dies ist wichtig, um einerseits verbliebene Verkalkungen zu erkennen, die eine Nachresektion oder auch sekundäre Ablatio erforderlich machen, und um andererseits verbliebene gutartige Verkalkungen für spätere Kontrollen im Rahmen der Nachsorge zu dokumentieren.

Sonographie

(Abb. 14.7)

Sonographisches Erscheinungsbild

Das Gros der In-situ-Karzinome hat sonographisch kein typisches Erscheinungsbild. Es ist sonographisch also nicht von normalem oder mastopathischem Drüsengewebe zu unterscheiden. Nur in einem geringen Prozentsatz können – vor allem mit hochauflösenden Schallköpfen – Mikroverkalkungen durch relativ kräftige Echos meist retrospektiv dargestellt bzw. vermutet werden, oder es können erweiterte echoarme Gangstrukturen ebenfalls retrospektiv als Hinweis für ein DCIS gewertet werden. Eine prospektive Detektion von DCIS anhand erweiterter Gangstrukturen ist nicht möglich und sinnvoll, da wegen der vielen anderen Ursachen für Gangerweiterungen eine inakzeptabel geringe Spezifität resultieren würde.

Bisweilen kann sonographisch ein herdförmig wachsendes DCIS entdeckt werden, das mammographisch in dichtem Gewebe verborgen ist (50, 51).

Treffsicherheit und Bedeutung

Insgesamt gelingt aber durch die Sonographie die zuverlässige Diagnose des DCIS nicht. Damit hat die Sonographie keine Bedeutung für Nachweis, Ausschluss oder Differenzialdiagnose des DCIS.

Magnetresonanztomographie

MR-tomographisches Erscheinungsbild

In den letzten Jahren haben die Erfahrungen über das Erscheinungsbild des DCIS in der MRT stetig zugenommen (52–56). Entgegen früherer Erwartungen reichern die meisten DCIS (80–90%) MR-tomographisches Kontrastmittel an. Das Anreicherungsverhalten ist aber bei etwa der Hälfte der DCIS unspezifisch und zeigt Überlappungen mit dem Anreicherungsverhalten gutartiger Veränderungen.

Folgende Zeichen können bei einem DCIS auftreten und sollten als suspekt gewertet werden:
- frühzeitig anreichernder Herdbefund mit irregulärer oder unscharfer Kontur,
- jegliche Anreicherung, bei der ein frühzeitiger Auswascheffekt („wash-out") auftritt, unabhängig von ihrer Morphologie,
- zentripetale Anreicherung eines soliden Herdes (meist jedoch beim invasiven Karzinom zu beobachten),

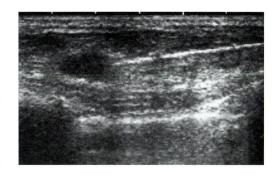

- duktale Anreicherung (unabhängig von der Anreicherungsdynamik),
- segmentale Anreicherung (unabhängig von der Anreicherungsdynamik).

Tritt eines der o.g. Zeichen auf, sollte eine Biopsie erwogen werden, auch wenn konventionelle Bildgebung und klinischer Befund unauffällig sind. Eine Unterscheidung zwischen DCIS und invasivem Karzinom ist dabei ebenso wenig möglich wie eine sichere Unterscheidung zwischen verschiedenen DCIS-Typen (Komedo- und Highgrade-Karzinome zeigen eine Tendenz zu stärkerer Anreicherung und zu einer Anreicherungsdynamik, die eher invasiven Karzinomen gleicht. 50–80% der DCIS erfüllen zumindest eines der o.g. Zeichen und sind damit durch eine MRT als suspekt diagnostizierbar.

Eine Biopsieempfehlung ist auch dann auszusprechen, wenn eine uncharakteristische MRT-Anreicherung in einem Areal liegt, das mit konventioneller Diagnostik zumindest als fraglich suspekt eingestuft ist. Auch wenn keine Anreicherung im MRT-Bild erkennbar ist, sind Befunde, die in der konventionellen Bildgebung suspekt sind, abzuklären. Letzteres zu beachten ist wichtig, um Fehldiagnosen bei den 10–20% MR-negativen DCIS sowie bei den ca. 2% nicht anreichernden invasiven Karzinomen zu vermeiden.

Treffsicherheit

Je nach der Patientenauswahl und den Befundungskriterien wurde über Sensitivitäten von 50–90% für die Detektion von DCIS mittels MRT berichtet (52–56). Im Allgemeinen führen Befundungskriterien, die eine hohe Sensitivität erzielen, zu schlechterer Spezifität und umgekehrt. Es muss aber betont werden, dass einerseits wegen fehlender Anreicherung 10–20% der DCIS für die MRT okkult sind, während andererseits mit der MRT auch DCIS erkannt werden können, die mit den übrigen diagnostischen Methoden okkult sind.

Abb. 14.7 **Sonographisch echoarmer Herd.** Diese Patientin stellt sich mit einem sonographisch echoarmen Herd vor, der von der Patientin als diskreter Tastbefund wahrgenommen wurde. Mammographisch war der Drüsenkörper dicht. Von rechts kommend Darstellung einer 13-G-Koaxialkanüle, die zur stanzbioptischen Klärung eingeführt wurde.

> Das Gros der In-situ-Karzinome hat sonographisch kein typisches Erscheinungsbild. Insgesamt gelingt durch die Sonographie die zuverlässige Diagnose eines DCIS nicht.

Bedeutung

Um falsch negative Diagnosen bei DCIS zu vermeiden, die bereits mit anderen Methoden als suspekt erkannt wurden, wird die MRT generell nicht zur weiteren Differenzierung mammographisch, klinisch oder sonographisch unklarer oder suspekter Veränderungen empfohlen. Wenn Veränderungen (z. B. suspekter Mikrokalk oder radiäre Architekturstörungen), die Hinweis auf ein DCIS sein können, anhand anderer Methoden vorliegen, ist eine weitere histologische Klärung angezeigt – unabhängig vom MR-tomographischen Erscheinungsbild.

Die MRT ist aber fähig, DCIS zu entdecken, die mit anderen Methoden okkult sind. Diese Information kann von Bedeutung sein beim präoperativen Staging vor einer brusterhaltenden Therapie sowie in der Nachsorge bei der Erkennung von Residualtumoren oder Rezidiven nach Brusterhaltung oder Wiederaufbau mit Silikonimplantat. Da die MRT (wie die anderen bildgebenden Methoden) auch einen beachtlichen Anteil falsch positiver Befunde produziert, müssen MR-tomographische Befunde histologisch abgeklärt werden, bevor weit reichende therapeutische Entscheidungen (z. B. Mastektomie) gefällt werden. Des Weiteren soll aus demselben Grund eine MRT im Wesentlichen auf die empfohlenen Indikationen beschränkt bleiben.

Perkutane Biopsie

Die Treffsicherheit der konventionellen Nadelbiopsie ist für das DCIS niedriger als für das invasive Karzinom (57–59). Gründe hierfür umfassen die Tatsache, dass viele DCIS diskontinuierlich wachsen und dass Mikroverkalkungen auch neben malignen Zellen liegen können. Dies führt zur erhöhten Gefahr eines „Sampling Error". Veränderungen, bei denen der „Sampling Error" gehäuft auftritt, betreffen Mikroverkalkungen, aber auch Architekturstörungen, beides mögliche Anzeichen für ein DCIS.

Insbesondere für Mikroverkalkungen konnte für die Vakuumbiopsie eine deutlich bessere Treffsicherheit belegt werden als für die konventionelle Nadelbiopsie (60–62). Der Wert der Vakuumbiopsie bei radiären Läsionen ist jedoch noch nicht geklärt und bedarf noch umfangreicher Untersuchungen. Der Grund dafür ist, dass gerade bei radiären Architekturstörungen ein DCIS in der Peripherie auftreten kann. DCIS, die als Herdbefunde imponieren, können wie andere Herdbefunde – je nach Größe – mit konventioneller Nadelbiopsie (unter sonographischer oder stereotaktisch-mammographischer Steuerung) oder auch mit Vakuumbiopsie durchgeführt werden.

Wann auch immer bei einer Biopsie ein DCIS vermutet wurde, sich dieser Verdacht aber nicht bestätigt hat, ist eine sorgfältige retrospektive Korrelation von Bildgebung und Histologie erforderlich, um zu überprüfen, ob die Biopsie repräsentativ ist.

Wird bei einer perkutanen Biopsie ein DCIS gefunden, muss eine adäquate operative Therapie folgen. Diese besteht in einer Exzision mit Sicherheitssaum mit oder ohne nachfolgende Radiatio oder bei größerer Ausdehnung in einer Mastektomie. Wird eine Mikroinvasion bewiesen, ist ein Axillastaging notwendig bzw. anzuraten, ebenso bei einer großen Ausdehnung. Während eine (Mikro-)Invasion zytologisch nicht beweisbar ist, gelingt dies zum Teil mit der konventionellen Stanzbiopsie und in 80–90% der Fälle mit Vakuumbiopsie (64, 65).

> Die Vakuumbiopsie ist die Methode der Wahl für die Abklärung unklarer kleiner Herdbefunde und Mikroareale.

Therapie

Die sicherste Therapie des DCIS und frühere Standardtherapie ist die einfache Mastektomie. Nur bei ausgedehnten Befunden wird ein Axilla-Sampling empfohlen, da mit zunehmender Tumorausdehnung mit Mikroinvasionsherden zu rechnen ist, die auch Ursache von Therapieversagern bei Mastektomie sind (29).

Um die Mastektomie als einschneidende Therapie und zum Teil auch Übertherapie (bei den DCIS, die nie zu einem invasiven Karzinom fortschreiten) zu vermeiden, wird in zunehmendem Maße Brusterhaltung mit oder ohne Nachbestrahlung angestrebt. Die Therapiewahl orientiert sich dabei an den prognostischen Kriterien, die entsprechend großen randomisierten und nicht-randomisierten Studien (30–35) Einfluss auf die Rezidivrate haben.

Die wichtigsten Faktoren, die hierbei Berücksichtigung finden, sind die Größe des DCIS, die Tumorfreiheit der Resektionsränder und der Malignitätsgrad entsprechend der Van-Nuys-Klassifikation (1 = low grade, 2 = intermediate grade, 3 = high grade). Dabei wird für die Wahl der Therapie in zunehmendem Maß der von Silverstein und Lagios vorgeschlagene Van-Nuys-Prognostic-Index (VNPI)

Tab. 14.1 ⋯▸ *Van-Nuys-Prognostic Index*

	Tumorgröße	Tumorfreier Schnittrand	Grading
1	≤ 15 mm	≤ 10 mm	low grade (= 1)
2	16–40 mm	1–9 mm	intermediate grade (= 2)
3	> 50 mm	< 1 mm	high grade (= 3)

angewendet. Der VNPI ist ein Summen-Score, der sich aus der Bewertung der o.g. 3 Hauptkriterien ergibt, wobei ein Score von 3–4 einem niedrigen Rezidivrisiko, ein Score von 5–7 einem mittleren und ein Score von 8–9 einem hohen Rezidivrisiko entspricht (Tab. 14.1).

Entsprechend den Ergebnissen der o.g. Studien wird bei einem Score von 3–4 eine Exzision ohne Radiatio empfohlen, da die Patienten von der zusätzlichen Radiatio nicht profitieren. Bei einem Score von 5–7 wird eine Exzision und Nachbestrahlung, bei einem höheren Score die Mastektomie empfohlen.

Zusammenfassung

Das LCIS ist weder klinisch noch durch Bildgebung diagnostizierbar. Es wird meist zufällig entdeckt im Rahmen von Exzisionsbiopsien, die wegen fraglicher Palpationsbefunde oder unklarer Mammographiebefunde durchgeführt werden. Die therapeutische Konsequenz besteht darin, eine Patientin mit histologisch gesichertem LCIS als Risikopatientin zu behandeln, sie also jährlich klinisch und mammographisch zu untersuchen, um die Entstehung eines invasiven Karzinoms früh zu erkennen.

Unter dem Begriff DCIS wird eine Gruppe histologisch und prognostisch heterogener, nicht invasiver Karzinome zusammengefasst. Seine Entdeckung ist mit dem zunehmenden Einsatz der Mammographie angestiegen. Leitsymptom des DCIS sind Mikroverkalkungen. Es gibt aber auch nicht verkalkte DCIS, die als Herdbefund oder Architekturstörung auffallen, die aufgrund pathologischer Sekretion galaktographisch diagnostizierbar oder auch mammographisch okkult sind.

Für Mikroverkalkungen ist die Mammograpie die wegweisende bildgebende Methode. Nur sie erlaubt die für eine akzeptable Spezifität unverzichtbare Analyse der Mikroverkalkungen.

Während der Komedosubtyp meist zu einem mammographisch typischen (duktalen) Muster von Einzelform und Verteilung führt, sind die Non-Komedo-Subtypen differenzialdiagnostisch meist schwieriger von anderen Mikroverkalkungen oder Mikrokalkgruppen, die bei der Mastopathie vorkommen, abzugrenzen. Der konsequente Einsatz der Vergrößerungsmammographie trägt entscheidend zur Erhöhung der Treffsicherheit bei.

Die Sonographie hat keine Bedeutung für den Nachweis, Ausschluss oder die Differenzialdiagnose des DCIS.

Die Kontrastmittel-MRT entdeckt zwar nicht alle mammographisch diagnostizierbaren DCIS, kann aber auch solche erkennen, die mammographisch okkult sind. Daher kann sie bei geeigneter Indikationsstellung als Ergänzungsmethode (z. B. beim Staging oder in der Nachsorge) die Detektion verbessern. Bei der Differenzialdiagnose mammographisch unklarer DCIS-verdächtiger Befunde kommt ihr keine Bedeutung zu.

Durch die Verfügbarkeit neuer perkutaner Biopsieverfahren wie der Vakuumbiopsie, die die Akquisition ausreichend großer Gewebevolumina und damit eine deutliche Reduktion bzw. sogar Vermeidung von „Sampling Error" ermöglichen, wurden entscheidende Fortschritte erzielt. Diese Verfahren können bereits heute als Methode der Wahl für die Abklärung unklarer kleiner Herdbefunde und Mikroareale angesehen werden. Eine sorgfältige retrospektive Korrelation von Bildgebung und Biopsieergebnis bleibt unverzichtbar.

Literatur

1. Sapino A, Frigerio A, Peterse JL, Arisio R, Coluccia C, Bussolati G. Mammographically detected in situ lobular carcinomas of the breast. Virchows Arch. 2000; 436(5):421–30
2. Beute BJ, Kalisher L, Hutter RV. Lobular carcinoma in situ of the breast: clinical, pathologic and mammographic features. AJR . 1991;157:257–65
3. Ringberg A, Andersson J, Aspegren K, Linelli R. Breast carcinoma in situ in 167 women: incidence, mode of presentation, therapy and follow-up. Eur J Surg Oncol. 1991;17:466–76
4. Goldschmidt, RA, Victor TA. Lobular carcinoma in situ of the breast. Semin Surg Oncol. 1996;12:314–20
5. Schnitt SJ, Silen W, Sadowsky NL, Conolly JL, Harris JR. Ductal carcinoma in situ (intraductal carcinoma of the breast). N Engl J Med. 1988;318:898–903
6. Rosen P, Oberman HA. Tumors of the mammary gland. Atlas of tumour pathology. 1993;3rd ser., Fasc. 7. AFIP, Washington D.C.
7. Page DL, Kidd TE, Dupont WD et al. Lobular neoplasia of the breast: Higher risk for subsequent invasive cancer predicted by more extensive disease. Hum Pathol. 1991;22:1232–9
8. Haagensen CD, Lane N, Lattes R et al. Lobular neoplasia (so-called lobular carcinoma in situ) of the breast. Cancer. 1978;42:737–69
9. Bodian CA, Perzin KH, Lattes R. Lobular neoplasia. Long term risk of breast cancer and relation to other factors. Cancer. 1996;78:1024–34
10. Bässler R. Mamma. In: Remmele W, ed. Pathologie, Bd. 4. Berlin Heidelberg, New York: Springer; 1979
11. Ottesen GL, Graversen HP, Blichert-Toft M et al. Lobular carcinoma in situ of the female breast. Short-term results of a prospective nationwide study. Am J Surg Pathol. 1993;17:14–21
12. Evans AJ, Pinder SE, Ellis IO;Wilson AR: Screen detected ductal carcinoma in situ (DCIS): overdiagnosis or an obligate precursor of invasive disease? J Med Screen 2001;8:149–51
13. Idvall I, Andersson C, Fallenius G, Ingvar C, Ringberg A, Strand C et al. Histopathological and cell biological factors of ductal carcinoma in situ before and after the introduction of mammographic screening. Acta Oncol. 2001;40(5):653–9
14. Ernster VL. Epidemiology and natural history of ductal carcinoma in situ. In: Silverstein MJ, ed. Ductal carcinoma in situ of the breast. Baltimore: Williams 1997:23–33
15. Holland R, Hendriks JHCL, Verbeek ALM, Schuurmans Stekhoven JH. Extent, distribution and mammographic/histological correlations of the breast ductal carcinoma in situ. Lancet. 1990;335:519–22
16. Stomper PC, Conolly JL. Ductal carcinoma in situ of the breast: correlation between mammographic calcification and tumour subtype. AJR. 1992; 159:483–5
17. Lagios MD, Margolin FR, Westdahl PR, Rose MR. Mammographically detected duct carcinoma in situ: frequency of local recurrence following tylectomy and prognostic effect of nuclear grade on local recurrence. Cancer 1989;63:618–24
18. Silverstein MJ. Intraductal breast carcinoma (DCIS). Clinical factors influencing treatment choice. Abstract; 7th International Congress on Senology, Island of Rhodes; 1992
19. Lagios MD, Westdahl PR, Margolin FR, Rose MR. Duct carcinoma in situ: relationship of extent of noninvasive disease to the frequency of occult invasion, multicentricity, lymph node metastases and short-term treatment failures. Cancer. 1982;50:1309–14
20. Frykberg ER, Land K. Overview of the biology and management of ductal carcinoma in situ of the breast. Cancer. 1994;350–61
21. Bellamy COC, McDonald C, Salter DM, Chetty U, Anderson J. Noninvasive ductal carcinoma of the breast: the relevance of histologic categorization. Hum Pathol. 1993;24:16–23
22. Schwartz GF, Finkel G, Garcia JC, Patchefsky AS. Subclinical ductal carcinoma in situ of the breast. Treatment by local excision and surveillance alone. Cancer. 1992;70:2468–74
23. Schwartz GF, Lagios MD, Carter D et al. Consensus conference on the classification of ductal carcinoma in situ (Philadelphia, Pennsylvania, April 25–28, 1997) – Communication. Cancer 80:1798–802
24. Poller DN, Silverstein MJ, Galea M et al. Ductal carcinoma in situ of the breast: a proposal for a new simplified histological classification association between cellular proliferation and c-erb B 2 protein expression. Mod Pathol. 1994;7:257–62
25. Silverstein MJ, Poller DN, Waisman JR et al. Prognostic classification of the breast ductal carcinoma in situ. Lancet 1995;345:1145–7
26. Holland R, Hendriks JHCL. Microcalcifications associated with ductal carcinoma in situ: mammographic-pathologic correlation. Semin Diagn Pathol. 1994;11:181–92
27. Allred DC, Berardo MD, Prosser J et al. Biologic and genetic features of in situ breast cancer. In: Silverstein MJ, ed. Ductal carcinoma in situ of the breast. Baltimore: Williams 1997:37–49
28. Ravdin PM. Biomarkers, In: Silverstein MJ, ed. Ductal carcinoma in situ of the breast. Baltimore: Williams 1997:51–7
29. Lagios MD, Westdahl PR, Margoli FR, Rose MR. Duct carcinoma in situ. Relationship of extent of noninvasive disease to the frequency of occult invasion, multicentricity, lymph node metastases, and short-term treatment failures. Cancer. 1989;50:1309–14
30. Fisher B, Dignam J. Wolmark N et al. Lumpectomy and radiation therapy for the treatment of intraductal breast cancer: findings from National Surgical Adjuvant Breast and Bowel Project B-17. Clin Oncol. 1998;16:441–52
31. Fisher ER, Dignam J, Tan-Chiu E et al. Pathologic findings from National Surgical Adjuvant Breast Project (NSABP) eight-year update of Protocol B-17: intraductal carcinoma. Cancer. 1999;86:429–38

32 Lagios MD, Silverstein MJ. Ductal carcinoma in situ. The success of breast conservation therapy: a shared experience of two single institutional nonrandomized prospective studies. Surg Oncol Clin N Am. 1997;6:385–92

33 Silverstein MJ, Lagios MD, Groshen S. The influence of margin width on local control of ductal carcinoma in situ of the breast. New Engl J Med. 1999; 340:1455–61

34 Hetelekidis S, Collins L, Silver B, et al. Predictors of local recurrence following excision alone for ductal carcinoma in situ. Cancer. 1999;85:427–31

35 Solin LJ, Kurtz J, Fourquet A, Amalric R, Recht A, Bornstein BA, et al. Fifteen-year results of breast conserving surgery and definitive irradiation for intraductal carcinoma in situ of the breast. J Clin Oncol. 1996;(3):754–63

36 Silverstein MJ, Lagios MD, Craig PH et al. A prognostic index for ductal carcinoma in situ of the breast. Cancer. 1996;77:2267–74

37 Tabar L, Gad A, Parson WC, Neeland DB. Mammographic appearances of in situ carcinomas. In: Silverstein MJ (ed) Ductal carcinoma in situ of the breast. Baltimore: Williams 1997; 95–117

38 Sng KW, NG EH, Ng FC, et al. Spectrum of abnormal mammographic findings and their predictive value for malignancy in Singaporean women from a population screening trial. Ann Acad Med Singapore 2000; 29: 457–62

39 Holland R, Hendriks JH. Microcalcifications associated with ductal carcinoma in situ: mammographic-pathologic correlation. Semin Diagn Pathol. 1994,11:181–92

40 Hermann G, Keller RJ, Drossman S et al. Mammographic pattern of microcalcifications in the preoperative diagnosis of comedo ductal carcinoma in situ: histopathologic correlation. Can Assoc Radiol J. 1999;50:235–40

41 Hassell P, Klein-Parker H, Worth A, Poon P. Radial sclerosing lesions of the breast: mammographic and pathologic correlation. Can Assoc Radiol J 1999;50:370–5

42 Evans AJ, Wilson AR, Burrell HC et al. Mammographic features of ductal carcinoma in situ (DCIS) present on previous mammography. Clin Radiol. 1999; 54:644–6

43 De Piro PJ, Meyer JE, Denison CM et al. Image-guided core breast biopsy of ductal carcinoma in situ presenting as a non-calcified abnormality. Eur Radiol. 1999;30:231–6

44 Dessole S, Meloni GB, Capobianco G et al. Radial scar of the breast: mammographic enigma in pre- and postmenopausal women. Maturitas. 2000;34: 227–31

45 Alleva DQ, Smetherman DH, Farr GH, Cederbom GJ. Radial scar of the breast: radiologic-pathologic correlation in 22 cases. Radiographics. 1999;19:27–35

46 Ciatto S, Bravetti P, Berni D, Catarzi S, Bianchi S. The role of galactography in the detection of breast cancer. Tumori. 1988;149:31–8

47 Dinkel HP, Gassel AM, Muller T, Lourens S, Rominger M, Tschammler A. Galactography and exfoliative cytology in women with abnormal nipple discharge. Obstet Gynecol. 2001 Apr;97(4):625–9

48 Thomson JZ, Evans AJ, Pinder SE, et al. Growth pattern of ductal carcinoma in situ (DCIS): a retrospective analysis based on mammographic findings. Br J Cancer 2001;85:225–7

49 Fisher F, Constanino J, Fisher B, Palekar A, Redmond D, Mamounas E. Pathologic findings from the National Surgical Adjuvant Breast Project (NSABP) Protocol B-17. Intraductal carcinoma (ductal carcinoma in situ). Cancer. 1995;75:1310–19

50 Skaane P. The additional value of US to mammography in the diagnosis of breast cancer. A prospective study. Acta Radiol. 1999;40:486–90

51 Berg WA, Gilbreath PL. Multicentric and multifocal cancer: whole-breast US in preoperative evaluation. Radiology. 2000;214:59–66

52 Gilles R, Zafrani B, Guinebretiere JM et al. Ductal carcinoma in situ. MR imaging: histopathologic correlation. Radiology. 1995;196:415–9

53 Soderstrom CE, Harms SE, Copit DS et al. Three-dimensional RODEO breast MR imaging of lesions containing ductal carcinoma in situ. Radiology. 1996;201:427–32

54 Westerhof JP, Fischer U, Moritz JD, Oestman JW. MR imaging of mammographically detected clustered microcalcifications: is there any value? Radiology. 1998;207:675–81

55 Orel SG, Medonca MH, Reynolds C et al. MR imaging of ductal carcinoma in situ. Radiology. 1997; 202:413–20

56 Viehweg P, Lampe D, Buchmann J, Heywang-Köbrunner SH. In situ and minimally invasive breast cancer: morphologic and kinetic features on contrast-enhanced MR imaging. MAGMA 2000;11(3):129–37

57 Liberman L, Dershaw DD, Glassman JR et al. Analysis of cancers not diagnosed at stereotactic core breast biopsy. Radiology. 1997;203:151–7

58 Mainiero MB, Philpotts LE, Lee Ch et al. Stereotactic core needle biopsy of breast microcalcifications: correlation of target accuracy and diagnosis with lesion size. Radiology. 1996:198:665–9

59 Brenner RJ, Fajaro L, Fisher PR et al. Percutaneous core biopsy of the breast: effect of operator experience and number of samples on diagnostic accuracy. AJR. 1996;166:341–6

60 Meyer JE, Smith DN, Dipiro PJ et al. Stereotactic breast biopsy of clustered microcalcifications with a directional, vacuum-assisted device. Radiology. 1997;204:575–6

61 Jackman RJ, Marzoni FA, Nowels KW. Percutaneous removal of benign mammographic lesions: comparison of automated large-core and directional vacuum-assisted biopsy techniques. AJR. 1998;171: 1325–30

62 Heywang-Köbrunner SH, Schaumlöffel U, Viehweg P et al. Minimally invasive stereotactic vacuum core breast biopsy. Eur Radiol. 1998. 8:377–85

63 Götz L, Amaya B, Häntschel G et al. Comparison between histologic outcome in vacuum biopsy and re-excision. Eur Radiol. 2000;10[Suppl1]:2–10

64 Burbank F. Stereotactic breast biopsy of atypical hyperplasia and ductal carcinoma in situ: improved accuracy with a directional, vacuum-assisted biopsy instrument. Radiology. 1997;202:843–8

65 Brem RF, Behrndt VS, Sanow L, Gatewood OMB. Atypical ductal hyperplasia: histologic underestimation of carcinoma in tissue harvested from impalpable breast lesions using 11-gauge stereotactically guided directional vacuum-assisted biopsy. AJR. 1999; 172:1405–7

15 Invasives Karzinom

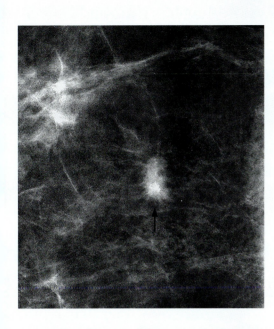

Vorkommen ⇢ 320

Definition und Problemstellung ⇢ 320

Spektrum und Erkennbarkeit ⇢ 320

Diagnostische Strategie und Ziele ⇢ 321

Screening ⇢ 321

Abklärung unklarer Befunde ⇢ 322

Staging ⇢ 323

Histologie ⇢ 326

Wachstumsformen ⇢ 326

Karzinomtypen ⇢ 326

Klinisches Erscheinungsbild ⇢ 328

Anamnese ⇢ 328

Klinischer Befund ⇢ 329

Apparative Diagnostik ⇢ 330

Mammographie ⇢ 330

Sonographie ⇢ 350

Magnetresonanztomographie ⇢ 358

Transkutane Biopsiemethoden ⇢ 363

Zusammenfassung ⇢ 365

Vorkommen

Das invasive Mammakarzinom ist der bei weitem häufigste maligne Tumor der weiblichen Brust. Es stellt die überhaupt häufigste bösartige Erkrankung der Frau dar. Aus ungeklärter Ursache nimmt die Inzidenz des Mammakarzinoms stetig weiter zu. Derzeit ist damit zu rechnen, dass etwa jede 9. Frau im Laufe ihres Lebens an einem Mammakarzinom erkrankt. Bei Bevölkerungen, bei denen bisher kein Screening durchgeführt wird, ist trotz verbesserter Therapie die Letalität am Mammakarzinom weiterhin hoch. Insgesamt stellt das Mammakarzinom die häufigste Todesursache bei Frauen zwischen 39 und 58 Jahren dar (1, 2).

Definition und Problemstellung

Da mit dem Beginn der Invasion – erkennbar am Durchbruch von Tumorzellen durch die Basalmembran – die Möglichkeit der Metastasierung besteht, ist anzustreben, das invasive Mammakarzinom so klein wie möglich zu erkennen. Dies gilt weiterhin, auch wenn inzwischen Studien (3) darauf hinweisen, dass die Prognose vor allem ab einer Tumorgröße von über 15 mm deutlich schlechter wird. Denn einerseits steht fest, dass auch Mammakarzinome mit einer Größe von unter 15 mm metastasieren können und dass durch frühzeitiges Erkennen zumindest bei einem Teil dieser Karzinome die Metastasierung zu verhindern ist. Andererseits muss man davon ausgehen, dass eine verzögerte Diagnose erst bei größeren Tumorvolumen zu einer Entdeckung und damit zu einer schlechten Prognose führt.

Spektrum und Erkennbarkeit

Während die Entdeckung des bereits größeren Karzinoms und des Karzinoms mit typischen Merkmalen mit allen Methoden unproblematisch ist, ist die rechtzeitige Erkennung im frühen Stadium ebenso wie die Erkennung einiger untypischer Karzinomformen weiterhin eine diagnostische Herausforderung. Sowohl die Mammakarzinome wie auch die verschiedenen benignen Mammaveränderungen zeigen nämlich eine erhebliche Variationsbreite in ihrem Erscheinungsbild. Dabei überlappt sich gerade das Erscheinungsbild des Frühkarzinoms häufig mit dem verschiedener benigner Veränderungen, was seine Erkennung und Diagnose erschwert. Bei allen Methoden hängt die Erkennbarkeit von Mammakarzinomen von ihrer Größe, ihrer Histologie (z. B. schwierige Erkennung des lobulären Karzinoms), von ihrer Wachstumsform (schwierige Erkennung des diffus wachsenden Karzinoms) und vom Umgebungsgewebe (erschwerte Erkennung von Karzinomen in dichtem mastopathischem Gewebe) ab.

Es ist wichtig zu wissen, dass bisher keine klinisch-diagnostische Methode existiert, mit der alle invasiven Mammakarzinome entdeckt werden können. Falsch negative Befunde können bei diffus wachsenden Karzinomen, selten auch bei größeren herdförmigen Karzinomen, vor allem aber bei kleinen Karzinomen, die von mastopathischem Gewebe umgeben sind, vorkommen.

Der positive Vorhersagewert, der angibt, bei wie viel Prozent der empfohlenen Biopsien ein Karzinom gefunden wird, variiert. Wesentlichen Einfluss auf den positiven Vorhersagewert haben:

- die Alterszusammensetzung der untersuchten Population,
- die Untersuchungsintervalle (bei sehr langen Screeningintervallen steigt die Zahl der größeren und damit eindeutigen Befunde im Vergleich zu kürzeren, z. B. jährlichen Intervallen),
- das Ausmaß, in dem Ergänzungsmethoden wie z. B. Sonographie, perkutane Biopsie und MRT eingesetzt werden,
- die individuelle Schwelle des Untersuchers (4–9).

Insgesamt besteht ein umgekehrt proportionaler Zusammenhang zwischen Sensitivität und positivem Vorhersagewert (Zahl der Karzinome pro Zahl der empfohlenen Biopsien). Wird man die Schwelle für eine positive Diagnose sehr niedrig ansetzen (Biopsieempfehlung auch bei Befunden mit geringer Malignitätswahrscheinlichkeit), so wird die Zahl der gefundenen Malignome um einige Prozent an-

> Bisher existiert keine klinisch-diagnostische Methode, mit der alle invasiven Mammakarzinome entdeckt werden können.

zuheben sein. Der positive Vorhersagewert wird sich aber deutlich verschlechtern, da hierfür eine hohe Zahl gutartiger Veränderungen sicherheitshalber entfernt werden. Setzt man die Schwelle für eine positive Diagnose sehr hoch an, so kann der positive Vorhersagewert verbessert werden. Es werden aber auch Karzinome unentdeckt bleiben, die mit niedrigerer Schwelle entdeckt worden wären.

Unter Berücksichtigung der Möglichkeiten und Grenzen der bildgebenden Methoden ist es auch heute von großer Bedeutung, die Bildgebung regelmäßig mit Tastbefund, Inspektion und anamnestischen Daten zu kombinieren.

Für die Interpretation der bildgebenden Methoden muss vor allem bei asymptomatischen Patientinnen ein Kompromiss zwischen möglichst hoher realisierbarer Entdeckungsrate und medizinisch sowie finanziell vertretbarer Anzahl dafür notwendiger Abklärungsuntersuchungen und Biopsien gefunden werden.

Bei der Abklärung der symptomatischen Patientin sind bei unklarem Befund ergänzende Methoden einzusetzen, damit unnötige Biopsien vermieden werden bei gleichzeitig höchstmöglicher Sicherheit für die Patientin.

Diagnostische Strategie und Ziele

Den diagnostischen Methoden kommen bei der Entdeckung und Abklärung des Mammakarzinoms folgende Aufgaben zu:
- Bei asymptomatischen Patientinnen werden diagnostische Methoden im Sinne des Screenings zur Früherkennung des Mammakarzinoms eingesetzt. Die einzige derzeit für das *Screening* anerkannte Methode ist die Mammographie mit bzw. ohne klinische Untersuchung. Die Effektivität des mammographisch-klinischen Screenings, das durch eine verbesserte Früherkennung eine Mortalitätsreduktion von 30–50% erlaubt, ist durch zahlreiche Studien belegt (s. Kapitel 21).
- Bei klinisch symptomatischen Patientinnen oder bei Patientinnen mit einem beim Screening erhobenen Befund ist eine weitere *Abklärung* sinnvoll, um unnötige Biopsien zu verhindern und um möglicherweise vorhandene Zweitbefunde zu finden oder auszuschließen. Für diese Abklärungsdiagnostik stehen spezielle ergänzende Mammographietechniken (Vergrößerungsaufnahme, ergänzende Einstellungen, Galaktographie), andere bildgebende Methoden wie Sonographie oder MRT, aber auch transkutane Biopsietechniken zur Verfügung.
- Bei suspektem Befund werden die vorhandenen bildgebenden Methoden zum präoperativen *Staging* eingesetzt. Bezogen auf die Brust bedeutet dies: Ausdehnungsdiagnostik, Nachweis oder Ausschluss von Multifokalität oder Befall der gegenseitigen Brust (sowie ggf. Nachweis eines Lymphknotenbefalls, s. S. 370). Befunde, die das

therapeutische Prozedere entscheidend beeinflussen können (z. B. Nachweis des ersten Zweitherdes), müssen wie der Erstbefund histologisch gesichert werden.

Screening

Unter Screening wird die regelmäßige Untersuchung asymptomatischer Patientinnen verstanden mit dem Ziel der Früherkennung von Mammakarzinomen. Aufgrund ihrer hohen Sensitivität, der akzeptablen Spezifität, ihrer raschen und gut reproduzierbaren Durchführung und Interpretation sowie der begrenzbaren Kosten ist die Mammographie derzeit das einzige für ein Screening geeignete bildgebende Verfahren.

Treffsicherheit und positiver Vorhersagewert. Aufgrund der zusätzlichen, durch die klinische Untersuchung entstehenden falsch positiven Befunde sowie der hohen Kosten für die klinische Untersuchung wurde bei den meisten Screeningprogrammen die Mammographie ohne gleichzeitige Erhebung des klinischen Befundes durchgeführt. Es ist aber zu berücksichtigen, dass
- 10–15% der tastbaren Karzinome mammographisch nicht zu erkennen sind und
- ein mammographisch negativer Screeningbefund bei klinisch symptomatischen Patientinnen die erhebliche Gefahr einer Therapieverzögerung in sich birgt.

> Die Mammographie ist derzeit das einzige für ein Screening geeignete bildgebende Verfahren.

Deshalb sprechen unsere heutigen Erfahrungen dafür, die Mammographie weiterhin mit dem klinischen Befund zu kombinieren und zu korrelieren, auch in der Früherkennungssituation.

Eine wichtige Aufgabe der Mammographie ist es, suspekte Befunde so sensitiv wie möglich zu erkennen. Obligatorisch ist die Anforderung von Voraufnahmen und deren detaillierter Vergleich mit den neuesten Mammographien. Dieser Vergleich ermöglicht eine deutliche Verbesserung der Treffsicherheit.

Wird im Sinne der Frühentdeckung nach diskreten Befunden gefahndet, so ist zunächst ein positiver Vorhersagewert für klinisch okkulte Befunde von nur 10–30% zu erwarten. Weitere Abklärungsuntersuchungen dienen dazu, diagnostische Exzisionsbiopsien benigner Befunde so gut wie möglich zu vermeiden und dadurch den positiven Vorhersagewert anzuheben.

Stellenwert der Biopsie. Eine zu hohe Zahl diagnostischer Biopsien, die „sicherheitshalber" an asymptomatischen Patientinnen durchgeführt würden, ist für ein Screeningprogramm weder medizinisch noch finanziell vertretbar. Deshalb wurde nach vollständiger Abklärung ein positiver Vorhersagewert für empfohlene operative Biopsien von über 50% in europäischen Screeningprogrammen und über 20% in den USA angestrebt. Seit der Verfügbarkeit der Vakuumbiopsie als weiterer präoperativer Abklärungsmethode ist es unseres Erachtens möglich, den positiven Vorhersagewert auf deutlich über 50% anzuheben. Gleichzeitig muss aber auch die Rate der Intervallkarzinome überprüft werden und so gering wie möglich gehalten werden. Intervallkarzinome sind Karzinome, die klinisch im „Intervall" nach einer Screeninguntersuchung, aber noch vor der vorgesehenen nächsten Screeninguntersuchung auffällig werden.

Qualitätskontrolle. Wegen der hohen Bedeutung, die die Güte des Screenings für die Mortalitätsreduktion hat (10, 11), werden von allen Einrichtungen, die Screeninguntersuchungen durchführen, eine strenge Qualitätskontrolle und eine Überwachung der eigenen Treffsicherheit erwartet.

Abklärung unklarer Befunde

Vor jeder weiteren Abklärung eines potenziell malignen Befundes müssen eine qualitativ gute 2-Ebenen-Mammographie und ein vollständiger klinischer Befund vorliegen.

Unabhängig davon, ob ein unklarer oder sogar suspekter Befund klinisch oder mammographisch erhoben oder im Rahmen einer Screeninguntersuchung entdeckt wurde, ist es Aufgabe der Abklärungsdiagnostik, mit möglichst hoher Sicherheit zwischen benignen und potenziell malignen Befunden zu unterscheiden.

Ziel der Abklärungsdiagnostik ist es,
- unnötige Exzisionsbiopsien (z.B. von einfachen Zysten) zu vermeiden,
- alle potenziell malignen Befunde einer operativen Therapie zuzuführen.

Für diese schwierige Aufgabe stehen zur Verfügung: mammographische Ergänzungsaufnahmen, Sonographie, MRT, Galaktographie und die perkutanen Biopsiemethoden.

- *Mammographisch* sind weitere Ebenen und die Vergrößerungsmammographie einzusetzen bei Tastbefunden, die auf der Routinemammographie wegen atypischer Lage nicht erfasst wurden, bei mammographisch uncharakteristischen, möglicherweise überlagerungsbedingten Verdichtungen und vor allem bei Mikroverkalkungen. Für die Beurteilung von Mikroverkalkungen ist die Mammographie (laterale Aufnahme und Vergrößerungsaufnahme) die entscheidende bildgebende Methode.
- Die *Sonographie* ist als ergänzendes Verfahren einzusetzen bei tastbaren Veränderungen in mammographisch dichtem Gewebe und bei allen Veränderungen, die durch Zysten erklärbar sein könnten. Die Sonographie erlaubt außerdem eine ergänzende Beurteilung der Randkontur bei soliden Herdbefunden, die von mammographisch dichtem Gewebe teilweise oder ganz überlagert sind. Wichtig ist, dass eine negative Sonographie ein vermutetes Malignom nicht ausschließt, da gerade kleine und präinvasive Karzinome sonographisch übersehen werden können.
- Eine *perkutane Biopsie* ist sinnvoll für die weitere Abklärung von Tastbefunden, von mammographisch, sonographisch oder MR-tomographisch unklaren Veränderungen. Eine standardisierte Technik, ausreichende Materialgewinnung und die am eigenen Patientengut überprüfte Treffsicherheit sind wichtige Voraussetzungen für den Einsatz dieser Methode. Ein bei einer transkuta-

nen Biopsie positiver Befund ist für das diagnostische Prozedere hilfreich. Ein negativer Befund muss kritisch überprüft werden bezüglich der Genauigkeit der Entnahme sowie der Gewinnung von ausreichendem Gewebe („Sampling Error"). Sind histologisches Ergebnis und Bildgebung nicht voll kompatibel, so ist eine erneute perkutane Biopsie oder eine offene Biopsie erforderlich.

- *Die Kontrastmittel-MRT* ist derzeit die sensitivste Methode zur Detektion eines invasiven Mammakarzinoms. Sie kann invasive Tumorherde darstellen, die mit anderen bildgebenden Verfahren nicht sichtbar sind. Aufgrund der relativ hohen Anzahl an falsch positiven Befunden, bedingt durch proliferative benigne Veränderungen, ist die Kontrastmittel-MRT nicht zur Abklärung unklarer Läsionen einzusetzen, die auch mit der perkutanen Biopsie abgeklärt werden können. Außerdem ist sie nicht geeignet zur Differenzialdiagnose unklarer Mikrokalzifikationen. Als ergänzende Methode zur Mammographie hat sich die Kontrastmittel-MRT auch bei Risikopatientinnen mit eingeschränkt beurteilbarem Drüsenparenchym als hilfreich erwiesen. Die Indikationen umfassen: ausgeprägte narbige Veränderungen, Zustand nach Radiatio oder Silikonimplantat, Ausschluss von Multizentrizität in mammographisch dichtem Gewebe vor brusterhaltender Therapie sowie Primärtumorsuche bei axillärem Lymphknotenbefall, falls andere bildgebende Methoden keinen Tumornachweis ergeben. In ausgewählten Fällen kann die MRT auch zur genauen Lokalisation oder Ausdehnung eines Tumors eingesetzt werden, wenn dies mit anderen bildgebenden Methoden nicht möglich ist (zunehmende Mamillenretraktion, unklare Sekretion mit erfolgloser Galaktographie, unklare Verschattung, die lediglich in einer Ebene abgrenzbar und in der Sonographie nicht sichtbar ist). Die Wertigkeit der Kontrastmittel-MRT bei Patientinnen mit genetischer Belastung wird derzeit in verschiedenen, groß angelegten Studien evaluiert. Obwohl bei fehlender Kontrastmittelanreicherung der Ausschluss eines invasiven Karzinoms mit einer hohen Treffsicherheit (> 95%) möglich ist, können bei einem konkreten Verdacht weder die alleinige MRT noch die alleinige perkutane Biopsie einen solchen widerlegen.
- Die *Galaktographie* ist nach erfolgter Mammographie die Methode der Wahl für die weitere Abklärung der Mamma mit pathologischer Sekretion.

Rechtliche Aspekte. Wegen der zunehmenden Zahl von Klagen aufgrund zu spät erkannter Karzinome ist nicht nur für das Screening, sondern auch für die Abklärungsdiagnostik die gute Dokumentation der eigenen Treffsicherheit von großer Bedeutung (11). Dies ist besonders wichtig, wenn man bedenkt, dass mammographisch bei einem hohen Anteil von Intervallkarzinomen und bei bis zu 50% aller im Screening entdeckten Karzinome (12–17) eine diskrete Veränderung retrospektiv bereits auf den Voraufnahmen vorhanden war. Die Grenze zwischen Veränderungen, die unbedingt abzuklären sind und Veränderungen, die von gutartigen Läsionen auch vom Erfahrenen nicht sicher zu differenzieren sind, ist fließend. Die gute Dokumentation der eigenen Treffsicherheit ist besonders im Falle eines Gutachtens vorteilhaft.

Staging

Im Hinblick auf das therapeutische Prozedere ist zu achten auf
- Befundausdehnung,
- Ausschluss/Nachweis weiterer Herde in derselben oder der gegenseitigen Brust,
- Lymphknotenbefall.

Ergibt sich anhand der bildgebenden Diagnostik ein Verdacht auf eine größere Befundausdehnung oder das Vorhandensein von Zweitherden, so ist diesem unbedingt nachzugehen (z. B. durch transkutane Biopsie oder Exzision nach Markierung).

Eine Therapieänderung darf nur nach ausreichender Sicherung erfolgen.

Befundausdehnung

Auf folgende Zeichen ist zu achten, da bei deren Bestätigung von einer brusterhaltenden Therapie abgeraten wird:
- der Tumor ist so groß, dass eine Resektion mit gutem kosmetischen Ergebnis nicht möglich ist,
- Multifokalität oder -zentrizität,
- Einwachsen in die Mamille oder die retromamillären Gänge oder ein zu geringer Abstand zwischen Tumor und diesen Strukturen, sodass eine Exzision mit ausreichendem Abstand bei gleichzeitigem Erhalt der Mamille nicht mehr möglich ist;
- Einwachsen in die Haut oder Pektoralismuskulatur.

> Wegen der zunehmenden Zahl von Klagen aufgrund zu spät erkannter Karzinome ist die Dokumentation der eigenen Treffsicherheit bei Screening und Abklärungsdiagnostik von großer Bedeutung.

> Eine Therapieänderung darf nur nach ausreichender Sicherung erfolgen.

- Für die *Ausdehnungsbeurteilung* in fettreichen oder normalen Brüsten ist die Untersuchung mit den Standardmethoden meist ausreichend. Bei mammographisch dichten, kleinen und normalen Brüsten ist die ergänzende Sonographie hilfreich. Mit hochauflösendem Ultraschall können oft zusätzliche Herde oder eine größere Tumorausdehnung als mammographisch vermutet nachgewiesen werden (18, 19). Die Therapie wird durch eine Multizentrizität entscheidend beeinflusst. Kann eine Multizentrizität nicht sicher ausgeschlossen werden, insbesondere bei dichtem, schwer beurteilbarem Gewebe, ist eine weitere Abklärung erforderlich. Die Kontrastmittel-MRT ist derzeit die sensitivste Methode für den Nachweis invasiver Herde und für die Abschätzung der gesamten Tumorausdehnung. Obwohl nur ca. 80–90 % der In-situ-Karzinome Kontrastmittel anreichern (die Hälfte davon protrahiert oder diffus), hat sich die MRT auch zur Darstellung zusätzlicher In-situ-Komponenten als derzeit beste Ergänzungsmethode zur Mammographie beim präoperativen Staging erwiesen (20–24). Da sowohl die MRT als auch die Sonographie auch falsch positive Befunde aufweisen, ist jeder Befund, der hinweisend auf ein In-situ- oder invasives Karzinom ist und eine Änderung der Therapieentscheidung zur Folge hätte, histologisch zu sichern (z. B. durch eine sonographisch oder MRT-geführte Biopsie).
- Für die Ausdehnungsbeurteilung in die Retromamillärregion in mammographisch dichtem Gewebe bietet die MRT ebenfalls Vorteile. Die Sonograpie ist für diese Fragestellung aufgrund der retromamilläen Schallauslöschung nur eingeschränkt einsetzbar.
- Für die Erfassung von In-situ-Karzinomen, die durch Mikroverkalkungen auffallen, ist die Mammographie die entscheidende Methode. Um die vollständige Ausdehnung von Mikroverkalkungen zu erfassen, sind ergänzende Vergrößerungsaufnahmen notwendig.
- Wenn Mikroverkalkungen in einiger Entfernung vom Primärtumor vorliegen, sollte eine präoperative Vakuumbiopsie durchgeführt werden. Normalerweise ermöglicht sie eine zuverlässige histologische Diagnostik bzw. den Nachweis oder Ausschluss eines zusätzlichen Herdes und damit eine optimale Therapieplanung.

Bei der Operation ist darauf zu achten, dass alle suspekten Mikroverkalkungen entfernt werden. Sie sollten dann auch im Präparat so markiert werden, dass der Pathologe alle Areale, die für die Ausdehnungsbestimmung wichtig sein können, wie z. B. randständige Mikroverkalkungen, auffinden und damit begutachten kann.

Kleine Herde mit Mikroverkalkungen können sonst – da sie nicht tastbar sind – sowohl dem Operateur wie auch dem Pathologen entgehen (25)! Andererseits können aber auch mit einer Bildgebung okkulte In-situ-Karzinome vom Pathologen aufgefunden werden.

Fallen bei der Präparatradiographie randständige, evtl. inkomplett exzidierte Areale mit Mikroverkalkungen auf, so sollte bereits intraoperativ eine ergänzende Nachresektion erwogen werden.

- Bei vermuteter inkompletter Exzision bzw. bei erfolgloser Nachresektion kann auch eine frühzeitige postoperative Mammographie (bereits ab dem 4. oder 5. postoperativen Tag) oder auch eine frühzeitige MRT innerhalb der ersten 10 Tage postoperativ (vor der Entwicklung von Granulationsgewebe) durchgeführt werden. Beide Methoden können zwar mikroskopische Reste nicht ausschließen, können aber durchaus einen makroskopischen Resttumor ab 3–5 mm Durchmesser nachweisen.

Dabei ist die Mammographie für Mikrokalknachweis einzusetzen. Die MRT eignet sich meist gut zum Nachweis von nicht verkalktem invasiven Tumor im Operationsgebiet und in mammographisch dichtem Umgebungsgewebe.

Ausschluss/Nachweis weiterer Herde

Die präoperative Diagnostik mit dem Ziel, weitere Herde nachzuweisen oder auszuschließen, ist aus 3 Gründen wichtig:

- Jeder weitere suspekte Herd sollte, sofern nicht durch präoperative Stanz- oder Vakuumbioopsie eine Malignität ausgeschlossen wurde, nach Möglichkeit während derselben Operation entfernt werden ebenso wie ein kontralateraler suspekter Befund.
- Wird multizentrisches Wachstum bestätigt (!), so wird von einer brusterhaltenden Therapie wegen einer sonst zu erwartenden erhöhten Rezidivrate abgeraten. Die Definition von Multizentrizität ist allerdings variabel. In einigen Fällen werden unter multizentrischen Herden solche Herde verstanden, die in anderen Quadranten als der Primärtumor liegen. Andere Autoren de-

finieren multizentrische Läsionen als Herde, die mehr als 4 cm vom Primärtumor entfernt sind. In jedem Fall aber befinden sich bei der Multizentrizität Herde in mehr als einem Gangsystem, während bei der Multifokalität alle Herde auf ein Gangsystem begrenzt sind.
- Sollte der Erstbefund keinem Karzinom entsprechen, kann ein vermuteter Zweitbefund zum entscheidenden Erstbefund werden.

Aus diesen Gründen ist vor jeder geplanten Mammaoperation eine vollständige diagnostische Abklärung beider Brüste indiziert:
- Die Operation von Tastbefunden ohne weitere Abklärungsdiagnostik entspricht nicht mehr dem heutigen Standard.
- Für den präoperativen Ausschluss/Nachweis von weiteren Herden wird zunächst die Standarddiagnostik eingesetzt.
- Mikroverkalkungen als Hinweis für weitere Herde werden durch ergänzende Vergrößerungsaufnahmen erfasst bzw. ausgeschlossen.
- Die Sonographie ist als ergänzende Methode zum Ausschluss oder Nachweis mammographisch nicht erkennbarer zusätzlicher Herde sinnvoll.
- Die Kontrastmittel-MRT ist vor brusterhaltender Therapie die sensitivste Methode zur Erfassung eventuell vorhandener Zweitherde. Nach der aktuellen Literatur können mit dieser Methode zusätzliche Herde bei ca. 15 % der Patientinnen mit Mammakarzinom diagnostiziert werden.
- Ein vermuteter Zweitherd ist entweder durch perkutane Biopsie (wertbar bei positivem Ergebnis oder bei sicher gutartigem Befund, z. B. Fibroadenom) oder intraoperativ nach entsprechender Befundmarkierung zu sichern, bevor eine Therapie geändert wird.

Lymphknotendiagnostik

Axilläre Lymphknoten. Eine gezielte bildgebende Diagnostik der regionären Lymphknotenregion wird in der Regel deshalb nicht durchgeführt, da der prognostisch wichtige Nachweis oder Ausschluss einer mikroskopischen Metastasierung in die Lymphknoten mit keiner bildgebenden Methode möglich ist. Stattdessen werden üblicherweise – abhängig vom durchführenden Operator, vom klinischen Befund und von der Histologie des Tumors (präoperative Diagnostik!) – die komplette Axilladissektion mit Lymphknotenausräumung bis zur V. axillaris oder eine Sentinel-Lymphknotenbiopsie durchgeführt. Vor dieser Operation ist eine bildgebende Diagnostik der axillären Lymphknoten ggf. lediglich zum Nachweis/Ausschluss eines makroskopischen Befalls sinnvoll (s. Kap. 16).

Mammaria-interna-Lymphknoten. Der Nachweis einer mikroskopischen Metastasierung in die Mammaria-interna-Lymphknoten (bei medialem oder zentralem Tumorsitz) ist mit Bildgebung ebenfalls nicht möglich. Ob der Nachweis makroskopischer Metastasen mit ausreichender Sicherheit mit diagnostischen Tests erfassbar ist und ob er dann wesentliche prognostische Bedeutung hat, ist umstritten.

Intramammäre Lymphknoten. Selten können auch Lymphknoten, die intramammär liegen, metastatisch befallen sein. Makrometastasen imponieren als Herdbefund; Mikrometastasen sind mit der Bildgebung nicht zu diagnostizieren.

Übliches Prozedere. In der Regel werden die regionären Lymphknoten klinisch untersucht. Eine mikroskopische Metastasierung, die für das therapeutische Vorgehen von erheblicher Bedeutung ist, kann mit keiner bildgebenden Methode nachgewiesen werden. Deshalb haben alle bildgebenden Methoden bei der Beurteilung von Lymphknoten nur eine untergeordnete Rolle. Die für das exakte Staging notwendige operative histologische Abklärung kann somit nicht ersetzt werden.

Wird bei einem klinisch vermuteten axillären Lymphknotenbefall eine präoperative Bestätigung gewünscht, so ist die Sonographie Methode der Wahl (26–28).

Mammographische Hinweise auf einen Lymphknotenbefall (Axillazielaufnahme) liegen vor bei malignomsuspekten Mikroverkalkungen innerhalb des Lymphknotens, bei unscharfer Randbegrenzung, Größen-/Dichtezunahme und Verlust des hilären Fettanteils (29–31).

Die Bestätigung eines sonographischen Verdachts ist – wenn präoperativ im Sonderfall indiziert – mittels Nadelbiopsie möglich. Ein negatives Ergebnis der Nadelbiopsie kann aber einen Lymphknotenbefall nicht ausschließen.

Bei der Rezidivdiagnostik (vor allem axilläres, supra- oder infraklavikuläres Rezidiv) sind Sonographie, Kontrastmittel-CT oder Kontrastmittel-MRT vorteilhaft einzusetzen.

> Vor jeder geplanten Mammaoperation ist eine vollständige diagnostische Abklärung beider Brüste indiziert. Die Operation von Tastbefunden ohne weitere Abklärungsdiagnostik entspricht nicht mehr dem heutigen Standard.

> Die für das exakte Staging notwendige operative histologische Abklärung kann durch bildgebende Verfahren nicht ersetzt werden.

Histologie

Ein wichtiger Grund für die schwierige Erkennung und Differenzierung des Mammakarzinoms ist die Vielfalt an Wachstumsformen und Karzinomtypen. Deshalb ist die Kenntnis der histologischen Wachstumsformen und der Karzinomarten von besonderer Bedeutung für die Diagnostik des Mammakarzinoms.

Wachstumsformen

Nach der Wachstumsform werden unterschieden:
- sternförmig sowie polyzyklisch wachsende Karzinome mit unregelmäßiger Begrenzung,
- knotig und lobuliert wachsende Karzinome,
- rundliche sowie glatt begrenzte Karzinome,
- diffus wachsende Karzinome.

Das intrazystische Karzinom gehört, wenn es die Zystenwand nicht überschreitet, definitionsgemäß den In-situ-Karzinomen an. Wenn es die Zystenwand überschreitet, zählt es zu den invasiven Karzinomen.

Karzinomtypen

Die bei weitem häufigste Karzinomart ist das invasive duktale Karzinom (ca. 60–80% der Karzinome), gefolgt vom invasiven lobulären Karzinom (ca. 15%) sowie von den Sonderformen, zu denen das medulläre Karzinom (3–4%), das muzinöse (ca. 3%), das papilläre (ca. 2%) sowie das tubuläre Karzinom (ca. 2–3%) gehören. Daneben gibt es noch weitere sehr seltene Karzinomarten. Der Morbus Paget und das inflammatorische Mammakarzinom zählen zu Erscheinungsbildern des Mammakarzinoms, die durch ihre Besonderheiten klinisch auffallen.

Duktales Karzinom

Das duktale Karzinom ist die häufigste Karzinomart. Es entsteht im Bereich des terminalen duktulolobulären Segments. Der Großteil dieser Karzinome weist keine spezifischen histologischen Eigenschaften auf und wird deshalb als NOS (= not otherwise specified) klassifiziert.

Es finden sich große Variationen in der Morphologie der Tumorzellen, die von relativ uniform kleinzellig bis polymorph und großzellig reichen. Diese Zellen können in drüsigen Formationen, in Nestern oder Strängen oder ähnlich dem intraduktalen Karzinom entlang der bestehenden Gangstrukturen wachsen, wo sie an einzelnen oder mehreren Stellen die Basalmembran durchbrechen. Oft findet sich eine ausgeprägte fibrotische Komponente. Nicht selten sind neben dem invasiv duktalen Karzinom mehr oder weniger ausgedehnte Areale mit In-situ-Karzinomen vorhanden, wobei eine ausgeprägte In-situ-Komponente bei brusterhaltender Behandlung prognostisch ungünstiger zu sein scheint. Der histologische Malignitätsgrad hat einen wichtigen Einfluss auf die Prognose.

Die Wachstumsformen, die das Erscheinungsbild mit bildgebenden Methoden prägen, variieren erheblich:
- Am häufigsten fällt das duktale Karzinom durch ein *sternförmiges und knotiges Wachstum* mit unregelmäßiger Begrenzung auf. Histologisch zeigen diese Tumoren meist eine starke Fibrosierung, die auch im Tumorzentrum stark ausgeprägt sein kann.
- Typischerweise rundlich knotig oder polyzyklisch wachsen die medullären, muzinösen und papillären Karzinome. Sie kommen zahlenmäßig seltener vor. Ähnliche Wachstumsformen werden aber auch beim duktalen Karzinom gesehen.
- Mit Bildgebung sind besonders die *diffus wachsenden* Formen schwierig zu erkennen, da sich hier die Karzinomzellen im Drüsenkörper oder Fettgewebe ausbreiten, ohne zu umschriebenen Knoten zu führen. Daher sind sie mammographisch oder sonographisch oft nicht sichtbar. Sind keine Mikroverkalkungen enthalten, fallen die Karzinome oft erst durch eine mehr oder weniger deutlich erkennbare diffuse Dichtevermehrung im Gewebe auf, bedingt durch die begleitende Fibrosierung. Letztere kann zur Retraktion und sogar zur Verkleinerung der gesamten Brust führen.
- Etwa 30–40% der invasiven duktalen Karzinome enthalten *Mikroverkalkungen*. Diese können wie beim DCIS typischerweise Ausgussformen des Gangsystems entsprechen. Aber auch weniger typische Verkalkungsformen kommen vor. In zentralen Nekrosen von größeren zerfallenden Tumoren können auch grobschollige Nekroseverkalkungen enthalten sein.

Lobuläres Karzinom

Das lobuläre Karzinom ist der zweithäufigste Karzinomtyp. Typischerweise zeigt es eine diffuse Wachstumsform, einhergehend mit einer mammographischen Strukturunregelmäßigkeit bzw. Architekturstörung. Selten wächst es auch knotig, sodass ein sternförmiger, bisweilen polyzyklisch oder rundlich begrenzter Herd entsteht.

Die Zellen des invasiv lobulären Karzinoms sind klein, rund und uniform. Sie enthalten oft Muzinvakuolen. Werden diese Muzinvakuolen groß und dominieren ein derartiges Zellmuster, so handelt es sich um ein prognostisch ungünstiges *Siegelringkarzinom*. Die Zellen des lobulären Karzinoms wachsen oft diffus, einzeln oder klettenförmig in das Stroma ein (sog. „Indianfile-Pattern" oder Gänsemarschform). Häufig enthalten invasive lobuläre Karzinome auch Areale mit lobulärem In-situ-Karzinom (LCIS).

Das invasive lobuläre Karzinom bildet keinen Mikrokalk. Wenn sich sehr selten in einem Teil der LCIS Mikroverkalkungen mit sehr variablem Erscheinungsbild finden, dann liegen diese Verkalkungen meist dem LCIS enthaltenden Gewebe unmittelbar benachbart.

Die Prognose des lobulären Karzinoms soll stadienbezogen ungefähr der des invasiven duktalen Karzinoms entsprechen. Wegen seines häufig diffusen Wachstums wird es aber nicht selten später entdeckt. Wichtig ist auch, dass das lobuläre Karzinom besonders häufig multifokal oder bilateral auftritt.

Medulläres Karzinom

Das medulläre Karzinom gehört zu den Sonderformen und ist ein sehr zellreicher Tumor, der in allen Altersgruppen vorkommt. Das *typische medulläre Karzinom* besteht aus großen Tumorzellen mit prominenten Kernen, häufigen Mitosen und Kernatypien (ein Bild, das in scheinbarem Widerspruch zu einer relativ günstigen Prognose steht). Diese Zellen liegen, ohne Drüsenformationen zu bilden, eng beieinander und sind charakteristischerweise von ausgeprägten Infiltraten mit Entzündungszellen (Lymphozyten und Plasmazellen) umgeben.

Typischerweise ist der Tumor an sich glatt begrenzt, manchmal lobuliert. Unschärfen, die mit Bildgebung auffallen, können beim typischen medullären Karzinom durch Überlagerungen mit Umgebungsgewebe entstehen oder durch die entzündlichen Infiltrate bedingt sein. Nicht selten treten bei großen medullären Karzinomen zentrale Nekrosen auf, die auch verkalken können.

Erfüllt ein Karzinom einen Teil, aber nicht alle genannten Kriterien eines medullären Karzinoms, so wird es als *atypisches medulläres Karzinom* bezeichnet. Seine Prognose entspricht weitgehend der eines duktalen NOS-Karzinoms.

Muzinöses Karzinom

Auch das muzinöse Karzinom, ebenfalls eine Karzinomsonderform, hat bei histologisch typischem Bild eine günstige Prognose, während das *atypische muzinöse Karzinom* als ein duktales Karzinom mit muzinöser Komponente zu verstehen ist. Dessen Wachstumsform und Prognose entspricht der des duktalen Karzinoms. Das *typische muzinöse (gelatinöse oder kolloide) Karzinom* kommt vor allem im hohen Alter vor. Es besteht aus Zellgruppen und -strängen oder Einzelzellen, die in großen Seen von extrazellulärem Muzin schwimmen. Die Einzelzellen sind klein und uniform und zeigen nur geringe Atypien. Das typische muzinöse Karzinom wächst glatt begrenzt, manchmal auch lobuliert. Verkalkungen kommen in muzinösen Karzinomen vereinzelt vor.

Papilläres Karzinom

Das papilläre Karzinom ist die dritte, ebenfalls seltene Sonderform, die vorwiegend nodulär wächst. Histologisch finden sich papilläre Epithelformationen mit mehr oder weniger deutlich ausgebildetem fibrovaskulären Stroma. Papilläre Karzinome können, müssen aber nicht Mikrokalk enthalten. Die hier vorkommenden Mikroverkalkungen sind – entsprechend ihrer Entstehung in den kleinen Hohlräumen des Tumors – typischerweise feingranulär wie beim papillären DCIS.

Tritt das papilläre Karzinom intrazystisch auf, so kann es durch die es umgebende Zystenwand eine vollständig glatte Begrenzung haben. Erst wenn es die Zystenwand überschreitet, handelt es sich um ein invasives papilläres Karzinom. Eine Invasion jenseits der Zystenwand kann – wenn diese mammographisch tangential abgebildet wird – als Unschärfe sichtbar werden. Die Zyste selbst enthält oft Blut.

Kribriformes Karzinom

Das kribriforme Karzinom ist ein seltener, gut differenzierter Tumor. Wie beim kribriformen DCIS bilden sich solide Zellverbände mit typischen siebartigen Zwischenräumen.

> Das invasive lobuläre Karzinom bildet keinen Mikrokalk.

Tubuläres Karzinom

Das tubuläre Karzinom ist ein hoch differenziertes Karzinom mit günstiger Prognose. Es entsteht häufig im Bereich sog. radiärer Narben (s.a. S. 482 ff). Histologisch ist es charakterisiert durch seine hoch differenzierten, drüsenartig angeordneten Tubuli. Häufig führt es zu einer sehr starken fibrotischen Reaktion mit langen Spikulae, die dann mammographisch für diesen Subtyp des Karzinoms hinweisend sein können. Mikroverkalkungen können, müssen aber nicht vorhanden sein. Sie finden sich häufiger in einer das tubuläre Karzinom begleitenden intraduktalen Komponente (üblicherweise Nonkomedo-DCIS).

Weitere sehr seltene Karzinome

Diese Gruppe umfasst das adenoidzystische Karzinom, Plattenepithelkarzinome, Mukoepidermoidkarzinome sowie metaplastische Karzinomarten wie das Karzinosarkom, Spindelzellkarzinome etc. Da sich diese ohnehin seltenen Karzinomarten – soweit bekannt – mit Bildgebung nicht von den übrigen Karzinomarten unterscheiden lassen und da ihre Diagnose somit eine ausschließlich histologische ist, sei hier nicht näher auf sie eingegangen.

Morbus Paget

Der Morbus Paget ist charakterisiert durch das Auftreten histologisch nachweisbarer Tumorzellen in der Epidermis von Mamille und Areola. Klinisch führt dies zu einer Entzündungsreaktion mit Rötung, Nässen und Ulzeration. Entgegen seiner ursprünglichen Definition entspricht der Morbus Paget häufiger einem invasiven als einem reinen In-situ-Karzinom. Der Haupttumor kann sich in der Mamille oder Areola befinden, sehr häufig auch in den retromamillären Gängen oder an beliebiger anderer Stelle in der Brust. Die malignen Zellen in der Epidermis der Mamille entsprechen dann Absiedelungen dieses Tumors.

Diagnostiziert wird der Morbus Paget der Mamille durch einen zytologischen Abstrich vom nässenden Mamillenekzem oder durch eine Exzisionsbiopsie aus dem suspekten Bereich. Diese Diagnose muss aber unbedingt Anlass zu einer genauen Suche nach einem mamillenfern im Drüsenkörper gelegenen Karzinom sein.

Inflammatorisches Karzinom

Das inflammatorische Karzinom, das eine außerordentlich schlechte Prognose besitzt, kann von jedem wenig differenzierten Mammakarzinom ausgehen. Die Diagnose wird durch eine Exzisionsbiopsie mit Hautspindel oder durch die Biopsie eines im Drüsengewebe identifizierbaren Karzinoms gestellt. Häufig finden sich Tumoremboli in den Lymphgefäßen der Haut, die auch für das klinische Bild (Ödem, Rötung und Erwärmung) verantwortlich sind. Das inflammatorische Karzinom wird primär nicht chirurgisch angegangen, sondern meist zunächst mit Chemotherapie.

Klinisches Erscheinungsbild

Entsprechend der Vielfalt der histologischen Erscheinungsbilder variiert auch die klinische Präsentation des Mammakarzinoms erheblich.

Da die Mammographie als einziges bildgebendes Screeningverfahren, ebenso wie die anderen bildgebenden Methoden, nicht alle Mammakarzinome erfasst, kommt der klinischen Untersuchung eine wichtige Rolle bei der Entdeckung des Mammakarzinoms zu. Wichtig ist, dass auch ein Teil der Karzinome mit einem Durchmesser von unter 1 cm und sogar einige In-situ-Karzinome durch klinische Symptome bzw. einen Tastbefund auffallen (ca. 10%). Dies bedeutet, dass der klinische Befund auch für die Früherkennung von Karzinomen von Bedeutung sein kann.

Anamnese

Neben den Fragen nach Risikofaktoren ist vor allem auf jegliche von der Patientin bemerkte Änderung (Tastbefund, neu auftretende Schmerzen, Sekretion, Mamillenveränderung) zu achten.

Während zyklusbedingte ziehende Schmerzen bei benignen Veränderungen weit verbreitet sind, ist besonders auf lokalisierte einseitige Schmerzen zu achten, die meist nicht zyklusabhängig sind. Sie sollten immer Anlass zu sorgfältiger Abklärung sein.

Klinischer Befund

Inspektion

Hauteinziehungen. Bei der Inspektion ist besonders auf Retraktionen der Haut zu achten. Diese können durch eine reaktive Fibrose, ausgehend auch von kleinen Karzinomen, verursacht sein. Wichtig ist, dass Retraktionen bisweilen sichtbar werden, noch bevor ein eindeutiger Tastbefund existiert.

Bei der klinischen Untersuchung muss versucht werden, Retraktionen zu provozieren, indem man die Patientin die Arme heben und danach kräftig aufstützen lässt. Dies führt zur Anspannung des M. pectoralis und kann dadurch eine diskrete Retraktion verdeutlichen. Schließlich muss die Brust systematisch nach einem evtl. vorhandenen Jackson-Phänomen (s. S. 16 u. 17) abgesucht werden. Jede Hautretraktion muss bis zum Beweis des Gegenteils als suspekt angesehen und sorgfältig abgeklärt werden.

Deviation, Erektionsstörungen oder Retraktion der Mamille. Auf diese Veränderungen ist sorgfältig zu achten. Besonders einseitige Mamillenveränderungen sind suspekt, wenn kein eindeutiger anamnestischer Zusammenhang mit einer Narbenbildung oder Mastitis besteht. Beidseitige Mamillenretraktionen kommen bei der sog. Plasmazellmastitis vor.

Ekzematöse Mamillen- oder Areolaveränderungen. Hierbei ist ein Morbus Paget durch einen zytologischen Abstrich sowie durch Mammographie inklusive einer Vergrößerungsaufnahme der retromamillären Region auszuschließen.

Lokale Hautveränderungen. Ein Ödem, eine Rötung, Verhärtung oder Peau d'Orange über einem Tastbefund können Hinweis auf eine Tumorinfiltration sein.

Diffuse Hautveränderungen. Bei Hautverdickung, -ödem, -rötung, Peau d'Orange und Brustverhärtung muss ein inflammatorisches Karzinom ausgeschlossen werden, wenn keine eindeutig benigne Erkrankung (Mastitis) zugrunde liegt.

Palpation

Bei der Palpation (Technik s. S. 16) ist auf alle Areale zu achten, die sich anders als die Umgebung oder das entsprechende Areal der Gegenseite tasten. Wichtig ist, dass Mammakarzinome nicht immer als isolierte Knoten imponieren. Oft findet sich lediglich eine diffuse, zähe (gummiartige) Konsistenzvermehrung und schlechtere Verschieblichkeit des Gewebes. Einige medulläre und muzinöse Karzinome tasten sich sogar relativ weich ebenso wie der noch kleine phylloide Tumor. Einige dieser Malignome sind auch verschieblich.

Jeder auffällige Tastbefund muss mit der Bildgebung korreliert werden. Umgekehrt müssen alle mammographisch oder sonographisch auffälligen Areale nochmals mit dem Tastbefund verglichen werden.

Ist ein Tastbefund größer als das entsprechende mammographische Korrelat, so erhöht dies den Verdacht auf ein Karzinom, da viele szirrhöse Karzinome eine tastbare Umgebungsreaktion hervorrufen. Findet sich hingegen mammographisch direkt subkutan eine große, unregelmäßig begrenzte Verschattung bei absolut unauffälligem Tastbefund, so ist ein Malignom weniger wahrscheinlich.

Pathologische Sekretion

Jede spontane pathologische Sekretion, die blutig, zytologisch auffällig oder einseitig ist, und vor allem die Sekretion aus einem Gang (s. S. 93) ist abklärungsbedürftig. Wir empfehlen trotz der bekannten Unsicherheit eines zytologisch negativen Befundes und der Sekretionszytologie, jede pathologische Sekretion ergänzend zytologisch zu untersuchen. Die Abstrichzytologie kann jederzeit wiederholt werden und entdeckt bisweilen auch nichtmaligne Ursachen für eine persistierende Galaktorrhö.

Unabhängig vom Ergebnis der Zytologie muss bei jeder pathologischen Sekretion ergänzend eine Galaktographie durchgeführt werden.

> Retraktionen werden bisweilen sichtbar, noch bevor ein eindeutiger Tastbefund existiert. Jede Hautretraktion muss bis zum Beweis des Gegenteils als suspekt angesehen und sorgfältig abgeklärt werden.

> Jeder auffällige Tastbefund muss mit der Bildgebung korreliert werden. Umgekehrt müssen alle mammographisch oder sonographisch auffälligen Areale mit dem Tastbefund verglichen werden.

> Jede pathologische Sekretion sollte ergänzend zytologisch und galaktographisch untersucht werden.

Apparative Diagnostik

Mammographie

Mammographisch hat das invasive Mammakarzinom – entsprechend der Vielfalt der feingeweblichen Muster – verschiedene Gesichter. Da die Mammographie als einzige Screeningmethode das primäre bildgebende Verfahren darstellt, ist es besonders wichtig, auch auf diskrete mammographische Zeichen eines Mammakarzinoms zu achten.

Während das sternförmig und knollig wachsende Mammakarzinom in der fettreichen Brust unproblematisch zu diagnostizieren ist, sind die Erkennung des Karzinoms im frühen Stadium mit oft noch uncharakteristischen Merkmalen, die Entdeckung von Karzinomen ohne Mikrokalk in dichtem Umgebungsgewebe und besonders die Diagnostik des diffus wachsenden Mammakarzinoms auch für den Erfahrenen eine Herausforderung.

Tabelle 15.1 gibt einen Überblick über direkte und indirekte Zeichen für die Erkennung von *herdförmig* wachsenden invasiven Mammakarzinomen.

Die genannten Zeichen treten alleine oder kombiniert auf (Abb. 15.1 a – e).

Röntgendichte von Mammakarzinomen

Alle als Verschattung sichtbaren Mammakarzinome zeigen eine höhere Dichte als Fett. Auch im Vergleich zu Drüsengewebe kann die Dichte erhöht sein. Dies trifft aber leider nur auf einen Teil der Karzinome zu.

Tatsächlich ist bekannt, dass *nur ungefähr die Hälfte der Karzinome eine höhere Dichte als Drüsengewebe* aufweist. Allerdings zeigt auch Drüsengewebe (vor allem bei fibröser oder fibrozystischer Mastopathie) erhebliche Variationen in der Dichte. Die *übrigen* Karzinome zeigen im Vergleich zu Drüsengewebe und mastopathischem Gewebe *nur eine gleiche oder sogar geringere Dichte* (32; Abb. 15.2 b, c, f – m).

Insbesondere haben gerade Frühkarzinome häufig nur die gleiche Dichte wie das Drüsengewebe (33). Für ihre ohnehin schwierige Entdeckung sind meist andere morphologische Kriterien (Konfigura-

Tab. 15.1 ⤳ Mammographische Zeichen für Mammakarzinome

Direkte Zeichen für ein herdförmig wachsendes, invasives Mammakarzinom
1. *Herdförmige Verschattung mit vermehrter Dichte im Vergleich zum Drüsengewebe*
2. *Herdförmige Verschattung mit gleicher Dichte im Vergleich zum Drüsengewebe*

   zu 1. und 2.:
   Die Begrenzung der Verdichtung kann sein:
   - *sternförmig, polyzyklisch, irregulär*,
   - ähnlich wie Drüsengewebe, lobuliert, flächig unscharf begrenzt (=*uncharakteristische Verdichtung*),
   - rundlich oder selten vollständig glatt
3. Mikroverkalkungen (mit oder ohne umgebende Weichteilverschattung)
4. Gestörte Architektur
5. Asymmetrie im Vergleich zur Gegenseite
6. (Singulärer, verdickter Gang)

Indirekte Zeichen für ein herdförmig wachsendes Mammakarzinom (sekundäre Malignitätszeichen)
1. Retraktion der Mamille (manchmal erst durch Mammographie auffällig)
2. Lokale Einziehung der Haut oder des Drüsenkörpers über dem Befund
3. Verdickung von Cooper-Ligamenten in Nachbarschaft zum Befund (subkutan oder präpektoral)
4. Lokale Verdickung der Haut über dem Befund
5. Streifig-netzige Verdichtungen im Subkutanraum oder im präpektoralen Fettsaum
6. Retraktion oder Fixierung am M.pectoralis
7. Vergrößerte, multiple, homogen dichte, glatte oder unscharf begrenzte Lymphknoten
   (ggf. mit suspekten Mikrokalk) im axillären Ausläufer

Zeichen für ein diffus wachsendes Karzinom
1. Diffuse Mikroverkalkungen
2. Diffuse Verdichtung, hyperdens im Vergleich zum Drüsengewebe der Gegenseite
3. Diffuse Verdichtung (isodens im Vergleich zum Drüsengewebe),
   aber im Vergleich zur Gegenseite an asymmetrischer Lokalisation
4. Retraktionen
5. Verdickte Cooper-Ligamente
6. Gestörte Architektur
7. Unschärfe der im Mammagewebe vorhandenen Strukturen
8. Trabekulär-netzige Zeichnungsvermehrung im subkutanen und präpektoralen Fettgewebe
9. Hautverdickung (meist beim inflammatorischen Karzinom)

Apparative Diagnostik

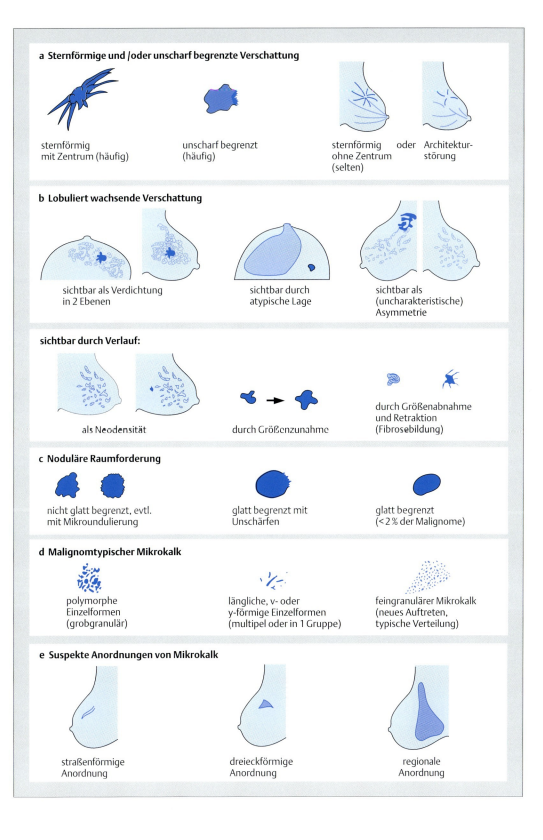

Abb. 15.1 a–e Häufigste mammographische Erscheinungsbilder des herdförmig wachsenden Mammakarzinoms.
a Sternförmig und/oder unscharf begrenzte Verschattung.
b Lobuliert wachsende Verschattung.
c Noduläre Verschattung.
d Malignomtypischer Mikrokalk.
e Suspekte Anordnungen von Mikrokalk.

▸ Herde mit einer tatsächlich erhöhten Röntgendichte müssen in mehreren Ebenen identifizierbar sein.

tion, Architekturstörung, Asymmetrie, sekundäre Malignitätskriterien etc.) hinweisend.

Außerdem kann mammographisch erhöhte Dichte auch technische Ursachen haben:

Am häufigsten werden Areale mit erhöhter Dichte im normalen Mammogramm durch die Summation mehrerer Drüsengewebsläppchen mit oder ohne mastopathische Transformation verursacht.

Herde mit einer tatsächlich erhöhten Röntgendichte müssen in mehreren Ebenen identifizierbar sein. Ansonsten handelt es sich nur um das Ergebnis von Überlagerungen.

Direkte Zeichen für herdförmige invasive Karzinome

(Abb. 15.2 a – t)

Einen schematischen Überblick über die häufigsten Erscheinungsbilder des herdförmigen Mammakarzinoms gibt Abb. 15.1.

Verschattung. Die herdförmig unregelmäßig begrenzte und sternförmige Verschattung ist ein sehr wichtiges und häufiges Zeichen eines invasiven Mammakarzinoms. Im fettreichen Umgebungsgewebe können derartige Verschattungen die Diagnose bereits kleinster Karzinome erlauben (Abb. 15.2 a).

Morphologie und erhöhte Dichte. Im mammographisch dichten Gewebe fallen diese Karzinome oft durch ihre sternförmigen Ausläufer, d. h. ihre typische Morphologie auf (Abb. 15.2 b u. d). Einige sind auch an einer – im Vergleich zum umgebenden Drüsengewebe bzw. mastopathischen Gewebe – erhöhten Dichte zu erkennen. Diese ist aber weder notwendige Voraussetzung noch sicherer Hinweis.

Lobulierte Wachstumsform. Ein Teil der Karzinome, die ebenfalls zu den unscharf begrenzten Herdbefunden zählen, weist eine lobulierte, dem Drüsengewebe ähnliche Wachstumsform auf. Diese Karzinome fallen also weniger durch die Bildung von Spikulae auf, sondern sie ahmen mehr oder weniger gut dukto-lobuläre Drüsengewebsformationen nach. Teils sind diese Karzinome durch eine erhöhte Dichte, teils aber auch nur durch eine Störung des normalen Verteilungsmusters des Drüsengewebes, eine Architekturstörung, Asymmetrie oder atypische Lokalisation zu erkennen (Abb. 15.2 f – k, m).

Je nach dem Ausprägungsgrad der Veränderungen, der Größe des Befundes und der Dichte des umgebenden Gewebes können diese unscharf begrenzten Herde gut bis schwierig und manchmal nicht erkennbar sein. Vergrößerungsmammographie, Tastbefund, Sonographie und ggf. Kontrastmittel-MRT unterstützen ihre Entdeckung und Differenzierung ebenso wie transkutane Biopsietechniken.

Noduläre Wachstumsform. Auch nodulär wachsende und rundliche Karzinomherde sind, abhängig von der Dichte des umgebenden Gewebes, mehr oder weniger gut sichtbar. Zu den nodulär oder auch glatt begrenzt wachsenden Karzinomen gehören das medulläre, das muzinöse, das papilläre und das intrazystisch-papilläre Karzinom. Aber das duktale Karzinom ist aufgrund seiner Prävalenz das häufigste glatt begrenzte Karzinom. Als weitere nicht karzinomatöse Malignome, die als Rundherde auffallen können, seien noch das maligne Lymphom, der phylloide Tumor, maligne befallene Lympknoten, seltene Sarkome der Brust sowie Metastasen genannt.

Wegen des sehr häufigen Auftretens rundlicher gutartiger Veränderungen (Mastopathieknoten, Fibroadenome etc., s. a. S. 226 und 257) ist die Differenzierung der nodulär wachsenden Karzinome von den vielen gutartigen Befunden mit ähnlichem Erscheinungsbild und damit ihre Erkennung bisweilen schwierig (Abb. 15.2 l – p u. 15.8 d).

Unter den ca. 5 – 10 % der Malignome, die ein noduläres Wachstum zeigen, findet sich meist eine gewisse Unschärfe der Kontur, aufgrund derer ein Malignom bis zum Beweis des Gegenteils zu vermuten ist. Selten treten aber auch Karzinome mit vollständig glatter Begrenzung und sogar Halosaum auf (Abb. 15.2 p und 15.9 b).

Tatsächlich sind weniger als 2 % der vollständig glatt begrenzten Läsionen tatsächlich maligne (33).

Dies bedeutet, dass alle nodulären oder rundlichen Veränderungen mit nicht ganz scharfer Kontur bis zum sicheren Ausschluss eines Malignoms weiter abgeklärt werden müssen. Besteht ein Verdacht (z. B. Größenzunahme), so sind auch ganz glatt begrenzte Veränderungen weiter abzuklären. Kontrolluntersuchungen bei glatt begrenzten Herbefunden sind prinzipiell zu empfehlen (Intervall 6, 12, 24 und 36 Monate).

▸ Alle nodulären oder rundlichen Veränderungen mit nicht ganz scharfer Kontur müssen bis zum sicheren Ausschluss eines Malignoms weiter abgeklärt werden.

Apparative Diagnostik

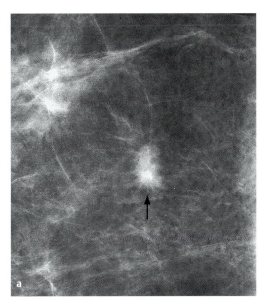
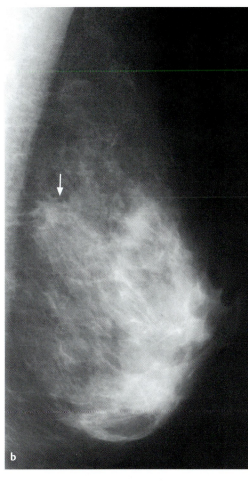
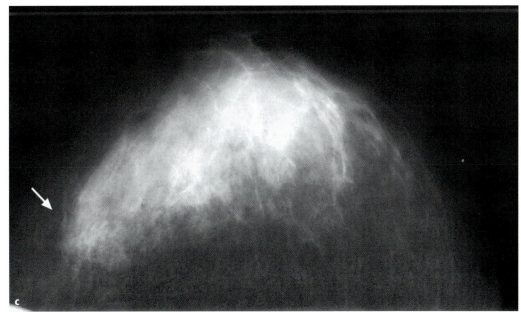

Abb. 15.2 a–t **Herdförmig wachsende Karzinome mit unregelmäßiger Begrenzung.**

a 2 sternförmige Verdichtungen bei verschiedenen Patientinnen. Die größere Läsion (oben) zeigt typische ausgedehnte Spiculae und nur wenige feine Mikrokalzifikationen. Die Dichte ist im Vergleich zum umgebenden Fettgewebe deutlich höher. Die zweite, sehr kleine Verdichtung (unten) kann ebenfalls sehr gut vom umgebenden Fett abgegrenzt werden. Sie zeigt eine unscharfe Begrenzung, jedoch keine Spiculae. Die Dichte ist vergleichbar mit der Dichte der retromamillär vorhandenen Drüsengewebsläppchen. Auch diese Läsion ist sehr suspekt und ergab histologisch ein duktales Karzinom mit tubulärer Differenzierung.

b–c Schrägaufnahme und kraniokaudale Aufnahme eines sternförmig wachsenden duktal-szirrhösen Karzinoms (Pfeile) am dorsolateralen Drüsenkörperrand. Das Karzinom ist aufgrund seiner Spiculae und der für normales Gewebe atypischen Lokalisation am Drüsenkörperrand (zwischen bereits aufgelockerten Drüsenstrukturen) gut erkennbar. Die erhöhte Dichte auf der kraniokaudalen Aufnahme erklärt sich durch Überlagerung, nicht aber durch eine wesentlich erhöhte Röntgendichte des Tumors im Vergleich zum Drüsengewebe, wie aus dem Vergleich mit der Schrägaufnahme zu sehen ist. Die Aufhellungen im Karzinom selbst auf der Schrägaufnahme erklären sich ebenfalls durch eine Überlagerung mit Fettläppchen, sprechen aber nicht gegen eine Malignität.

Fortsetzung →

15 Invasives Karzinom

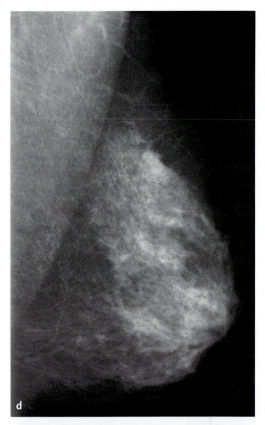

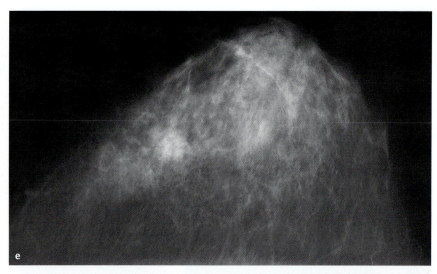

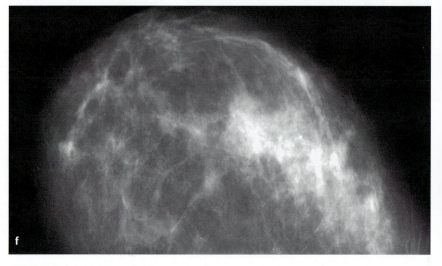

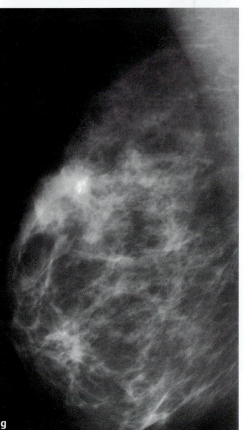

Abb. 15.2 d–g **Fortsetzung**

d–e Schrägaufnahme und kraniokaudale Aufnahme eines die Lobuli nachahmenden duktalen Karzinoms mit mammographisch erhöhter Dichte in beiden Ebenen. Auf der Schrägaufnahme fällt es im Wesentlichen durch die erhöhte Dichte und vereinzelte Spiculae auf. Das Drüsenparenchym kranial des Befundes zeigt eine diskrete Retraktion. Auf der kraniokaudalen Aufnahme scheinen die duktalen Strukturen zum Tumor hin zu verlaufen und nicht, wie normalerweise üblich, zur Mamille.

f–g Diese Patientin stellte sich mit einer tastbaren Verdickung medial der Mamille vor. Obwohl das Gewebe im oberen äußeren Quadranten dichter ist als im Bereich des Tastbefundes, ist letzterer suspekt. Während auf der kraniokaudalen Aufnahme die Dichte des Gewebes nicht erhöht ist, scheinen die duktalen Strukturen auf mindestens 2 Herde hin zu konvergieren (etwa 3 cm retroareolär lokalisiert). Der regelmäßige Verlauf zur Mamille hin ist somit gestört. Auf der mediolateralen Ebene erscheint der fragliche Befund dicht, bedingt durch Überlagerung der 2 Herde. Abgesehen von der Architekturstörung ist dieses lobuläre Karzinom vom umgebenden Drüsengewebe nicht gut abzugrenzen.

Fortsetzung →

Apparative Diagnostik

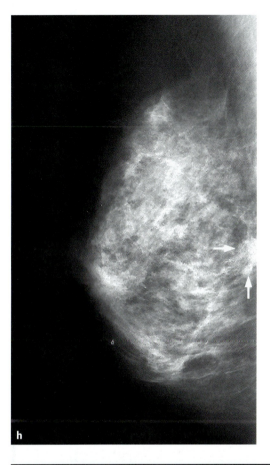
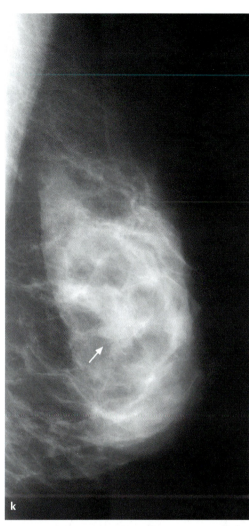
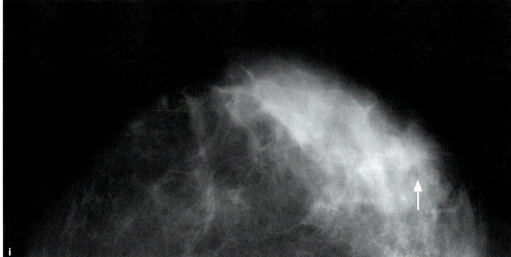

Abb. 15.2 h – k **Fortsetzung**

h Ein weiteres, lobuliert wachsendes duktales Karzinom, das in seiner Wuchsform das Drüsengewebe nachahmt. Das im Vergleich zum Drüsengewebe isodense Karzinom ist durch eine Verdichtung der dukto-lobulären Strukturen am dorsalen Drüsenkörperrand zu vermuten (Pfeile). Die Schrägaufnahme ist nicht korrekt eingestellt. Dadurch, dass der M. pectoralis nicht bis in Mamillenhöhe erkennbar ist, wird das in den Retromammärraum reichende Karzinom nur angeschnitten. Im kaudalen Teil wird vorwiegend medial liegendes Gewebe nicht vollständig erfasst (vermutlich war die Patientin nicht ausreichend gut zum Gerät hin gedreht). Kleine Gruppe intraduktaler Verkalkungen am Rand des Karzinoms.

i – k Im dichten Gewebe können Karzinome vollständig verborgen sein. In diesem Fall ist das Karzinom auf beiden Ebenen als irregulär begrenzte Verschattung zu erkennen (Pfeile). Es ist jedoch sehr schwer abzugrenzen, da es im Vergleich zum umgebenden Parenchym eine ähnliche Dichte aufweist. Wiederum ist der reguläre Verlauf der duktalen Strukturen zur Mamille hin gestört.
Histologie: invasives duktales Karzinom (NOS).

Fortsetzung →

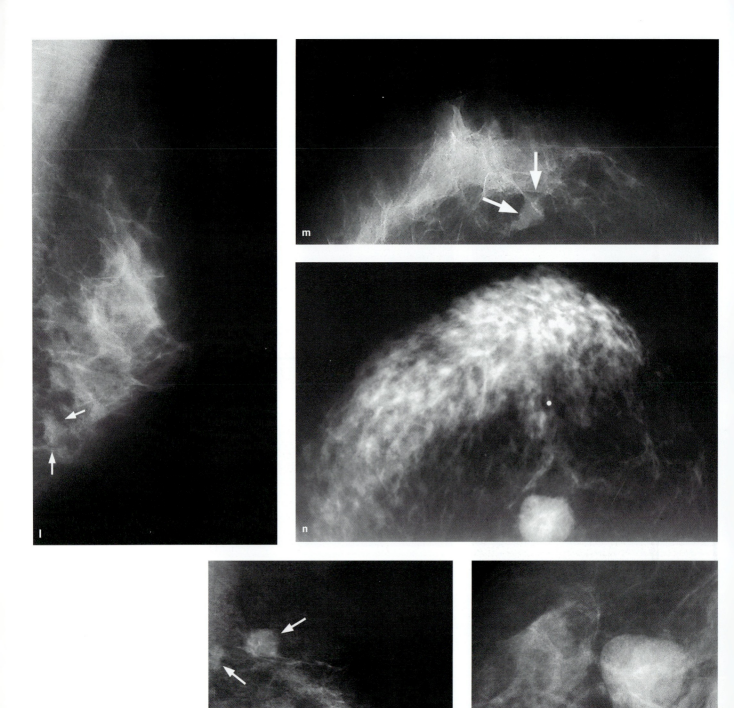

Abb. 15.2 l–p Fortsetzung

l–m Nodulär wachsendes, duktal invasives Karzinom, isodens zum Drüsengewebe. Das nodulär wachsende Karzinom (Pfeile) ist von anderen Noduli im mastopathischen Drüsengewebe auf der Schrägaufnahme nicht sicher zu unterscheiden. Auf der kraniokaudalen Aufnahme (innen betont) ist es durch seine Lokalisation dorsal des Drüsenkörpers auffällig. Asymmetrische Verschattungen im retromammären Fettsaum werden bis zum Beweis des Gegenteils als suspekt angesehen.

n Dieser rundliche, relativ glatt begrenzte Herdschatten wurde der Biopsie zugeführt, da er neu aufgetreten war.

Histologie: invasiv duktales Karzinom (NOS). Invasiv duktale Karzinome sind die häufigsten histologischen Befunde unter den glatt begrenzten Karzinomen.

o–p Weitere glatt begrenzte Karzinome. Papilläre Karzinome erscheinen häufig nodulär, relativ glatt umschrieben.

p Vollständig glatt begrenztes Karzinom mit Halosaum. Trotz der glatten Begrenzung und eines relativ weichen, verschieblichen Tumorbefundes handelte es sich nicht um einen benignen Tumor, sondern um ein muzinöses Karzinom. Der Befund war bei dieser 63-jährigen Patientin neu aufgetreten.

Fortsetzung →

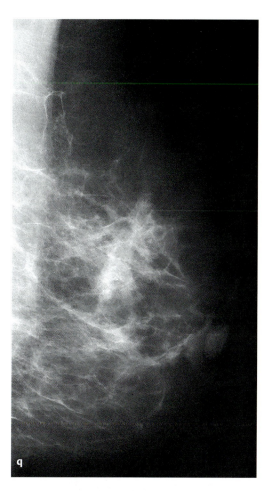
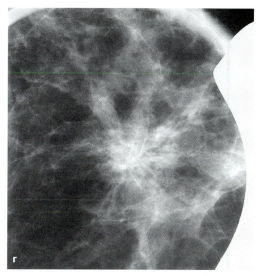
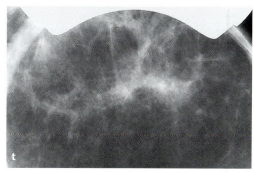
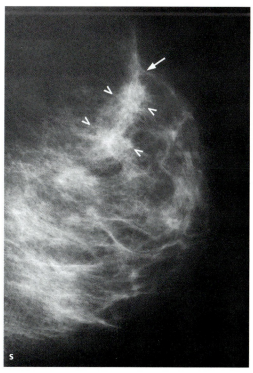

Abb. 15.2 q – t **Fortsetzung**

q – r Duktales Karzinom mit Störung der Architektur. Auf der Schrägaufnahme fällt eine vermehrte Dichte auf. Der Verlauf der duktalen Strukturen in Richtung Mamille ist gestört. Es scheint, dass die Strukturen in diesem Areal wie auf ein Zentrum zusammenlaufen. Diese Vermutung wird durch die Vergrößerungsaufnahme (**r**) bewiesen.

s – t Lediglich auf der mediolateralen Mammographie fiel ein verdichtetes suspektes Areal (Pfeilspitzen) kranial auf, das in der kraniokaudalen Aufnahme nicht sicher zuzuordnen war). Im Bereich der Verdichtung ist die Subkutisfaszie umschrieben retrahiert. Die cc-Vergrößerung bestätigt das Vorhandensein einer diskreten Verdichtung, die erst bei Spotkompression erkennbar wird. Die Exzisionsbiopsie ergab ein DCIS mit früher Invasion.

> Mikroverkalkungen sind ein wichtiger Hinweis für die Diagnose eines Karzinoms, aber keineswegs eine Voraussetzung dafür.

Architekturstörungen und Asymmetrien. Abhängig von Röntgendichte und Aufbau sowohl des Umgebungsgewebes als auch des Karzinoms selbst müssen nicht alle herdförmigen Karzinome auch als Herdschatten identifizierbar sein. Sie können vom dichten Umgebungsgewebe überlagert sein oder diesem nicht unterscheidbar gleichen. Deshalb ist es wichtig, auch auf diskrete Zeichen wie auf eine gestörte Architektur, Asymmetrie, das (sehr seltene) Vorhandensein eines singulären verdickten Ganges sowie auf evtl. vorhandene sekundäre Malignitätsmerkmale zu achten (Tab. 15.1).

Das Auffinden von Architekturstörungen und Asymmetrien bedeutet das Fahnden nach Störungen in der normalen Struktur:

- Verdichtungen, die auch drüsengewebsähnlich sein können, außerhalb der normalen Drüsengewebsverteilung. Dabei ist das meiste Drüsengewebe im oberen äußeren Quadranten vorhanden und zieht zur Mamille. Jegliche auch drüsenähnliche Verdichtung an atypischer Lokalisation (Asymmetrie im Vergleich zur Gegenseite, Verdichtung vor, medial oder vor allem auch dorsal des Drüsenkörpers) bedürfen einer sorgfältigen Beurteilung, ggf. durch Vergrößerungsmammographie, weitere Ebenen oder durch Ergänzungsmethoden (Abb. 15.**2b, h, l, m**).
- Jede Störung im harmonischen Verlauf des Drüsengewebes in Richtung Mamille ist suspekt, unabhängig davon, ob ein eigentliches Zentrum erkennbar ist oder nicht (Abb. 15.**2f, g, h, i, k**).
- Jede Form retraktiver Veränderungen im Drüsenkörper (Abb. 15.**2c, d, f, g** u. 15.**6a**).
- Sekundäre Malignitätshinweise in Kutis und Subkutis (Tab. 15.1 und Abb. 15.4).

Die Malignomwahrscheinlichkeit aufgrund dieser Zeichen hängt stark von ihrer Ausprägung ab. In jedem Fall muss bei Entdeckung derartiger Veränderungen eine weitere Abklärung erfolgen (mammographische Kompressions- oder Vergrößerungsaufnahmen, weitere Ebenen, erneutes gezieltes Tasten, Sonographie, MRT oder Stanzbiopsie).

Verdickter Milchgang. Ein sehr seltenes Zeichen für Malignität ist schließlich das Auftreten eines einzelnen verdickten Ganges. Multiple verdickte Gänge sind hingegen meist durch benigne Veränderungen wie Duktektasien oder Papillome verursacht. Die Malignomwahrscheinlichkeit erhöht sich, wenn zusätzliche Verdachtsmomente hinzukommen (Mikroverkalkungen, Sekretion aus einem Gang, zunehmende Nodularität oder Retraktion im zeitlichen Verlauf; Abb. 15.**3g** u. 14.**6c**).

Mikroverkalkungen. Wie für die Entdeckung und Diagnose intraduktaler Karzinome ist auch für einen Teil der invasiven Karzinome der Nachweis von Mikroverkalkungen von großer Bedeutung. Insgesamt ist der Prozentsatz der invasiven Karzinome, die Mikrokalk enthalten, geringer als bei intraduktalen Karzinomen. Je nach Patientenauswahl findet man nur bei 30–40% der invasiven Karzinome Mikroverkalkungen. Dies bedeutet, dass Mikroverkalkungen ein wichtiger Hinweis, keineswegs aber eine Voraussetzung für die Diagnose eines Karzinoms sind.

Die Malignitätskriterien für Mikroverkalkungen bei invasiven Karzinomen entsprechen denen bei In-situ-Karzinomen und seien deshalb hier nur kurz angesprochen (Tab. 15.1 und Abb. 15.**3a–g**):

- Strichförmige, v- und y-förmige Verkalkungen sind als intraduktale Ausgussformen hochgradig malignomverdächtig.
- Grobgranulär polymorphe Verkalkungen sind stark malignomverdächtig, aber auch feingranulär polymorphe Verkalkungen oder sehr feine Verkalkungen mit segmentaler Verteilung, insbesondere bei neuem Auftreten.
- Jedes Verteilungsmuster (segmental, straßenförmig, Gangstrukturen oder -verläufen folgend), das auf einen duktalen Ursprung der Mikroverkalkungen schließen lässt, ist malignitätsverdächtig.
- Auch weniger charakteristische Mikroverkalkungen (relativ monomorphes Bild, lobuläre Anordnung) sollten dann weiter abgeklärt werden, wenn sie eindeutig lokalisiert und asymmetrisch zur Gegenseite auftreten oder wenn sie im Vergleich zur Voruntersuchung zunehmen (Abb. 15.**3d – g**).
- Eine zusätzliche Weichteilverschattung (wenn sie im dichten Gewebe abgrenzbar ist), kann als weiteres Malignitätskriterium hilfreich sein, vor allem, wenn sie unregelmäßig begrenzt ist oder den zu vermutenden Gangstrukturen folgt (Abb. 15.**3e**).
- Wann immer die Verschattung, die Mikroverkalkungen oder beides suspekt erscheinen, ist weitere Abklärung indiziert.

Zu erwähnen ist an dieser Stelle, dass selbst eine umgebende Weichteilverschattung, die in 2 Ebenen keiner Überlagerung entspricht, noch keine sichere Differenzierung zwischen In-situ-Karzinom und invasivem Karzinom zulässt. Zwar kann eine umgebende Weichteilverschattung auf Invasivität hinweisen. Sie kann aber auch als reaktive Fibrose beim DCIS ohne Invasion vorkommen. Eine fehlende Weichteilverschattung schließt ein invasives Wachstum nicht aus.

> Wann immer die Verschattung, die Mikroverkalkungen oder beides suspekt erscheinen, ist weitere Abklärung indiziert. Eine fehlende Weichteilverschattung schließt ein invasives Wachstum nicht aus.

Apparative Diagnostik

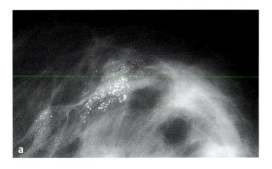
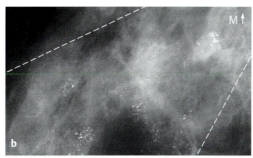
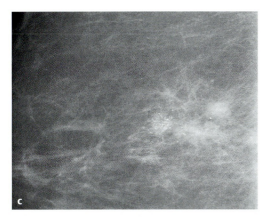
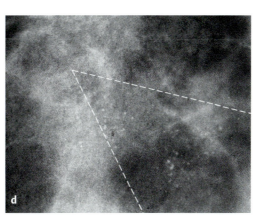
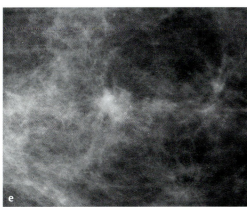
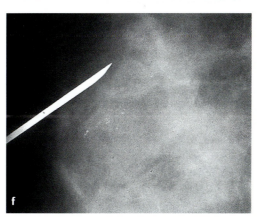
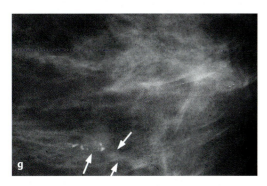

Abb. 15.3 a–g Malignomtypische Mikroverkalkungen als Hinweis auf ein Karzinom.

a Ausgeprägt polymorpher Mikrokalk mit einzelnen sehr feinen, teils aber auch sehr groben, grobgranulären Mikroverkalkungen mit Größen bis 2 mm. Dieser Mikrokalk ist malignomtypisch. Selten können beginnend verkalkende Fibroadenome ähnliche Einzelformen aufweisen. Zu beachten ist aber die typische Verteilung in Richtung der Gänge (segmental): Histologisch duktales Komedokarzinom mit großer In-situ-Komponente. Umgebende Weichteilverdichtungen sind im dichten Umgebungsgewebe nicht auszumachen.

b Ebenfalls stark polymorpher Mikrokalk. Trotz der annähernd rundlichen Konfiguration einzelner Gruppen ist das Gesamtbild eindeutig malignomtypisch: Ausgeprägte Polymorphie, mehrere längliche, teils sehr feine Verkalkungen (Ausgussformen) und eine segmentale Anordnung (Dreiecksform) mit der Spitze in Richtung Mamille (M).
Histologie: ausgedehntes In-situ-Karzinom mit Mikroinvasion.

c Feiner Mikrokalk mit typischen länglichen Ausgussformen. Auch hier Ausrichtung der Verkalkungen entlang des Gangsystems in Richtung zur (nicht abgebildeten) Mamille. Beachte die beginnenden Retraktionen und Weichteilverschattungen.
Histologie: Komedo-DCIS.

d Extrem feiner Mikrokalk (feingranulär), kaum wahrnehmbar (doppelte Vergrößerung im Vergleich zu 15.**3a, c**) mit geringer Polymorphie, sog. feingranulärer Mikrokalk. Er ist weniger malignomtypisch als der in **a–c** gezeigte. Wegen der angedeutet segmentalen Verteilung ist eine Biopsie notwendig. Ähnliche Mikroverkalkungen finden sich aber auch bei verschiedenen Mastopathieformen.
Histologie: duktales Karzinom mit ausgedehnter intraduktaler Komponente.

e Ist eine unregelmäßig begrenzte, suspekte Verschattung vorhanden, die Mikroverkalkungen enthält, so besteht Malignomverdacht, auch wenn es sich um wenige oder nicht charakteristische Kalkformen handelt.
Histologie: duktales Karzinom mit 6 mm Durchmesser.

f–g Weniger charakteristische Mikrokalkgruppen als Malignomhinweis: Besonders wenn sehr wenige (noch) kleine Mikroverkalkungen vorhanden sind, gelingt die Analyse nur bedingt. Hier ist immer sorgfältig zwischen einer Kontrolluntersuchung und einer sofortigen Biopsie abzuwägen.

f Intraduktales Nonkomedokarzinom mit Mikroinvasion (beachte die angedeutet segmentale Anordnung sowie einzelne längliche Formen).

g Diskrete Gangverdickung und typische Anordnung von sehr wenigen polymorphen Verkalkungen entlang dieser duktalen Struktur:
Histologie: kleines duktales Mammakarzinom.

15 Invasives Karzinom

Indirekte Zeichen für herdförmige invasive Karzinome

Sekundäre Malignitätskriterien (Tab. 15.1) sind oft als *begleitende Veränderungen bei bereits fortgeschritteneren Mammakarzinomen* zu sehen. Ihr Vorliegen zusammen mit einem Herdbefund macht ein Malignom noch wahrscheinlicher (Abb. 15.4) und *weist oft auf eine weiterreichende Ausbreitung* hin:

- Mamillenretraktion → Ausbreitung in den Retromamillärraum oder sogar in die Mamille,
- netzige subkutane Verdichtung, Verdickung der Cooper-Ligamente → Ausbreitung in den Subkutanraum oder ins präpektorale Fettgewebe,
- Hautverdickung oder -retraktion → Ausbreitung in die Haut,
- Retraktion oder Fixierung an die Muskulatur → Ausbreitung in die Muskulatur,
- Darstellung pathologischer axillärer Lymphknoten (s. a. Kapitel 16).

Die genannten Zeichen sind aber nicht beweisend für eine direkte Infiltration. Sie können auch durch *reaktive Veränderungen* (Retraktion oder Ödem) *in der Umgebung eines Karzinoms* hervorgerufen sein, z. B.:

- Hauteindellung und -retraktion durch reaktive Fibrose in der weiteren Tumorumgebung,
- Retraktion im Drüsenkörper, an der subkutanen oder retromammären Faszie durch reaktive Fibrosestränge,
- Mamillenretraktion durch reaktive Fibrosestränge (Abb. 15.5),

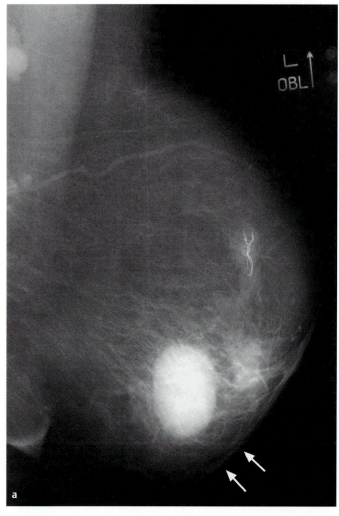

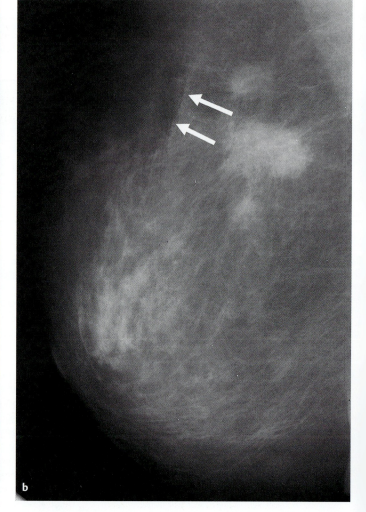

Abb. 15.4 a – b **Malignitätszeichen.**
a Kaudal ist ein großer ovaler Herd mit unscharfem Rand zu sehen. Er ist von einer streifigen Zeichnungsvermehrung umgeben, vereinbar mit einer Lymphangiosis. Im unteren Teil ist die Brustkontur abgeflacht. Die Haut sowie teilweise auch die Cooper-Ligamente sind in diesem Bereich verdickt.

Axillär fallen dichte Lymphknoten auf. Die zarte Verdichtung mit der bizarren dystrophen Verkalkung ist narbigen Ursprungs nach früherem Trauma.
b Ein großes spikuliertes Karzinom hat Haut und darüber liegendes Gewebe eingezogen (Pfeile).

Apparative Diagnostik

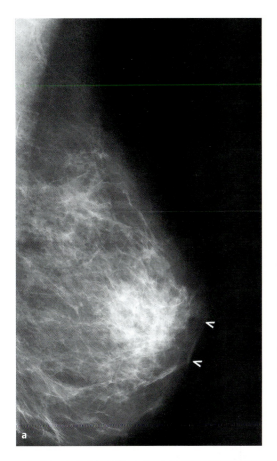
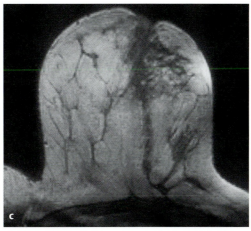
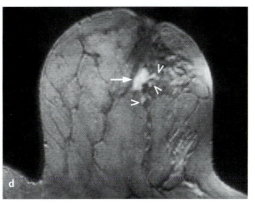
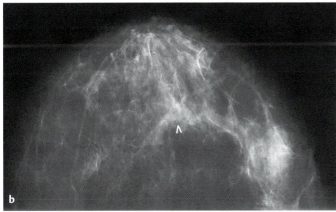

Abb. 15.5 a–d Sekundäre Malignitätskriterien.
Sekundäre Malignitätskriterien können der erste Hinweis auf ein kleines Karzinom sein, wie bei dieser 40-jährigen Patientin, die eine verminderte Erektionsfähigkeit der Mamille bemerkte.

a Lediglich auf der mediolateralen Aufnahme fällt – durch gute Kompression provoziert – eine Abflachung der Areola auf (Pfeilspitzen). Der zentrale Drüsenkörper erscheint diskret verdichtet, aber ohne sicheren Malignomhinweis.

b Diese kraniokaudale Aufnahme wurde von einem erfahrenen Radiologen, ebenso wie die Schrägaufnahme, als negativ beurteilt. Retrospektiv fällt retromamillär hier eine diskrete Architekturstörung (Pfeilspitze) auf, die aber kein sicheres Korrelat in der mediolateralen Aufnahme (b) hat.

c Transversale MRT-Schicht durch die Mamille vor Kontrastmittelapplikation.

d Dieselbe Schicht wie in c nach Kontrastmittelapplikation: Es findet sich eine starke, frühzeitige, fokale Kontrastmittelanreicherung im retromamillären Gewebe, hochgradig malignomverdächtig (Pfeil). Beachte auch die kleinen Satellitenherde (Pfeilspitzen). Das lateral gelegene Drüsengewebe nimmt bei dieser Patientin mäßiggradig diffus Kontrastmittel auf. Bei fehlendem mammographisch-klinischem Verdacht spricht dies für eine anreichernde Mastopathie (z. B. proliferierende Mastopathie). Die Läsion, die mammographisch das Drüsengewebe sehr gut imitiert, wurde nach MR-tomographisch gesteuerter Lokalisation entfernt.
Histologie: lobuläres Karzinom.

15 Invasives Karzinom

▸ Für die Erkennung diffus wachsender Karzinome ist die klinische Korrelation von besonderer Bedeutung.

▸ Sekundäre Malignitätskriterien können auf der Mammographie erkennbar sein, bevor sie klinisch auffallen, und sind daher auch für die Frühdiagnose wichtig.

- Verdickung der Cooper-Ligamente allein durch eine reaktive Fibrose und ein tumornahes Umgebungsödem,
- netzig-streifige Verdichtungen im Subkutanraum oder präpektoralen Fettsaum durch Lymphödem. Schließlich können derartige Veränderungen auch bei nicht malignen Befunden wie Narben, entzündlichen Veränderungen oder Fettnekrose vorkommen.

Ob diese Zeichen bei einem Karzinom im Einzelfall durch reaktive Veränderungen bedingt sind oder einer direkten Tumorinfiltration entsprechen, kann nur histologisch unterschieden werden.

Treten diese Zeichen im Sinne reaktiver Veränderungen bei kleineren Tumoren auf, können sie sogar das alleinige Hinweiszeichen für ein *kleines Malignom in dichtem Umgebungsgewebe* sein. Provoziert durch eine gute mammographische Kompression können sie auf der Mammographie erkennbar sein, bevor sie klinisch auffallen (Abb. 15.**5**, s. a. Abb. 15.**2 s** u. **t**). Deshalb ist das Fahnden nach sekundären Malignitätskriterien wie Retraktionen in Haut, Subkutanraum oder Präpektoralraum oder Mammillenretraktion auch für die *Frühdiagnose* wichtig. Auch bei fehlendem Herdbefund ist derartigen Veränderungen nachzugehen (Vergrößerungsmammographie, ggf. ergänzende Methoden inklusive MRT).

Zeichen für diffus wachsende Karzinome

Besonders schwierig ist die Erkennung von diffus wachsenden Karzinomen, vor allem, wenn diese keinen Mikrokalk enthalten.

Mikroverkalkungen. Sind Mikroverkalkungen enthalten, gelten dieselben Differenzierungskriterien, wie sie immer bei der Beurteilung von Mikroverkalkungen angewendet werden. Allerdings entfällt die herdförmige Konzentration an sich als Malignitätshinweis. Speziell v- und y-förmige Ausgussformen, grobgranuläre oder polymorphe Mikroverkalkungen sowie ein duktales Verteilungsmuster sind stark malignitätsverdächtig. Aber auch sehr feine, monomorphe Verkalkungen müssen weiterer abgeklärt werden, wenn
- sie einem duktalen Verteilungsmuster folgen,
- sie neu auftreten,
- zusätzliche Weichteilveränderungen vorhanden sind,
- ein klinisch suspekter Befund besteht.

Diffus wachsende, nicht verkalkte Karzinome. Die Probleme in der mammographischen Erkennung diffus wachsender, *nicht verkalkter Karzinome* beruhen darauf, dass diese Karzinome sich dispergierend ausbreiten, ohne eine mammographisch wahrnehmbare Dichteerhöhung zu verursachen. Dichteerhöhung und/oder retraktive Veränderungen werden oft erst sichtbar, nachdem bereits ein klinisch auffälliger Befund besteht. Deshalb ist gerade für die Erkennung diffus wachsender Karzinome die klinische Korrelation von großer Bedeutung.

Um diffus wachsende Karzinome ohne Mikrokalk zu erkennen, ist besonders zu achten auf (Abb. 15.**6** sowie 15.**7**):
- vorhandene oder neu entstandene *Asymmetrien* im Vergleich zur Gegenseite (enge Korrelation mit Tastbefund, ggf. Sonographie und MRT),
- vorhandene oder sogar neu entstandene *erhöhte Dichte*,
- vermehrte *Unschärfe* der ligamentären Strukturen im Drüsenkörper (bedingt durch Zellinfiltrate oder Ödem),

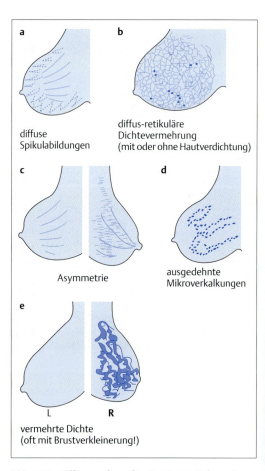

Abb. 15.6 Diffus wachsendes Karzinom (Schema) – mammographisches Erscheinungsbild.

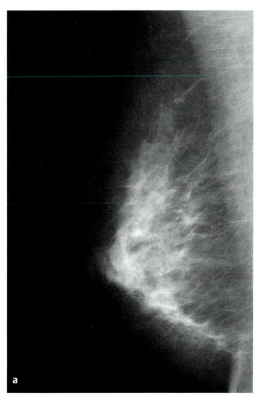
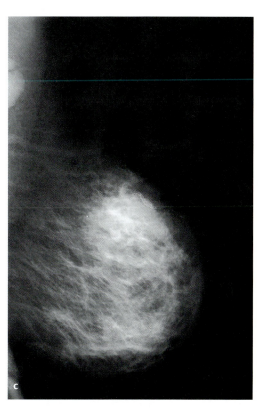
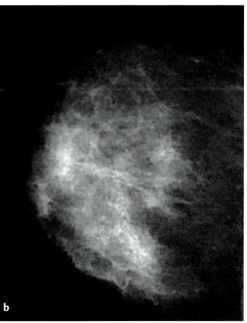
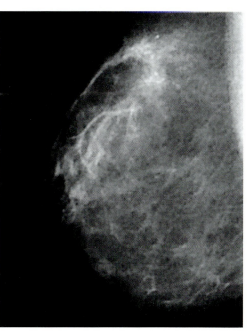

Abb. 15.7 a – c **Diffus wachsendes Karzinom.**

a Dieses diffus wachsende duktale Karzinom ist an den beginnenden Spiculae und Verdichtungen in den Cooper-Ligamenten am Drüsenkörperrand, an den beginnenden Retraktionen sowie an der diskreten Verdichtung zu erkennen.

b Bei diesem diffus wachsenden lobulären Karzinom findet sich links im Vergleich zu rechts asymmetrisch etwas dichteres Gewebe. Dieses Gewebe zeigt im Gegensatz zu rechts in diesem Areal vorhandenen Fettgewebsdichte eine Dichte, die der von Drüsengewebe entspricht. Neben dem asymmetrischen Tastbefund war die mammographische Asymmetrie einziges Kennzeichen dieses diffus wachsenden lobulären Karzinoms, das das normale Drüsengewebe imitiert.

c Inflammatorisches Karzinom: Es findet sich eine diffuse Verdichtung des gesamten Drüsengewebes, eine deutliche Hautverdickung, die in der zentralen periareolären Haut besonders ausgeprägt ist. Die relativ weichen netzigen Verdichtungen im subkutanen und retromammären Fett erklären sich durch eine ödematöse Aufquellung. Da die Brust an der Thoraxwand fixiert war, konnte sie weniger als üblich vorgezogen werden. Axillär sind ein großer sowie ein kleiner sehr dichter Lymphknoten angeschnitten.

- *Verdichtungen im Subkutanraum* und im *retromammären Fettgewebe* (durch begleitende Entzündungen oder direkte Infiltration),
- jede Form *retraktiver Veränderungen,*
- *Verdickung der Cooper-Ligamente,* wobei die Verdickung meist drüsenkörpernah beginnt (Abb. 15.**7 a**).

Inflammatorisches Karzinom. Zeichen eines inflammatorischen Karzinoms, das auch klinisch in der Regel offensichtlich ist, sind:
- Hautverdickung,
- retikulär streifige Verdichtung im Subkutan- und Präpektoralraum,
- Unschärfe der Strukturen durch Ödem (Abb. 15.**7 c**).

All diese Zeichen sind beim inflammatorischen Karzinom typischerweise vorhanden, können aber auch bei Entzündungen vorkommen. Zusätzliche malignomtypische *Verkalkungen* sind dagegen beweisend für ein inflammatorisches Karzinom.

Verlaufsbeurteilung

Vergleich mit Voraufnahmen. Für die frühzeitige Entdeckung diskreter Veränderungen ist ein Vergleich mit mammographischen Voraufnahmen wichtig. Diese sollten, wann immer vorhanden, angefordert und mit dem aktuellen Befund verglichen werden (34).

Größenänderung. Eine *Größenzunahme* oder das *neue Auftreten* eines mammographischen Befundes ist ein wichtiger Hinweis auf ein Malignom (Abb. 15.**8 a – d**).

Aber auch eine *Größenabnahme* kann ein *Hinweis auf eine maligne Retraktion* – bedingt durch eine die Invasion begleitende Fibrosierung – sein. Leider wird dieses Zeichen, das sowohl bei herdförmigen wie bei diffus wachsenden Karzinomen nicht selten zu beobachten ist, oft fehlinterpretiert (Abb. 15.**8 e** u. **f**).

Befundänderungen wie die Zunahme oder das Neuauftreten, aber auch eine Größenabnahme sind also für die frühzeitige Diagnose eines Karzinoms wichtig.

> Befundänderungen wie die Zunahme oder das Neuauftreten, aber auch eine Größenabnahme sind für die frühzeitige Diagnose eines Karzinoms wichtig.

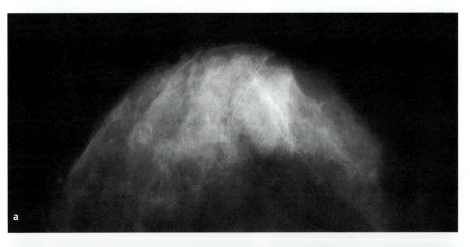
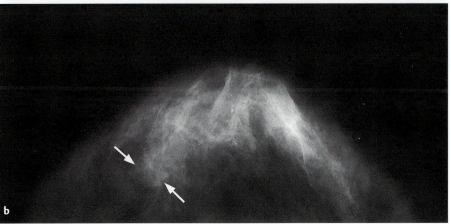

Abb. 15.8 a – h **Verlaufsbeurteilung in der Mammographie.**
a – b Kraniokaudale Aufnahme bei Vorstellung (**b**) und 3 Jahre zuvor (**a**). Am medialen dorsalen Drüsenkörperrand findet sich eine im Vergleich zur Voraufnahme neu aufgetretene Verdichtung, die die gleiche Dichte wie das übrige Drüsengewebe aufweist. Wegen des neuen Auftretens bzw. ihrer leichten Dichtezunahme im Vergleich zur Voruntersuchung ist sie trotz ihrer dem Drüsengewebe ähnlichen Dichte als suspekt anzusehen. Retrospektiv fällt in demselben Areal 3 Jahre zuvor bereits eine gewisse Strukturunruhe auf: In diesem Bereich ist das Drüsengewebe nicht zur Mamille hin orientiert.
Histologie: duktales Karzinom, multifokal.
Fortsetzung →

Apparative Diagnostik

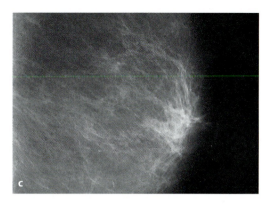
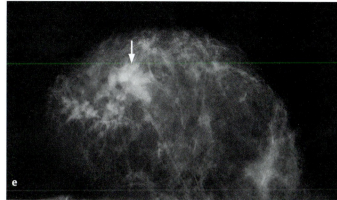
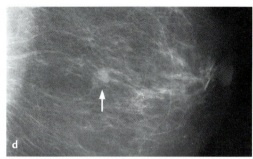
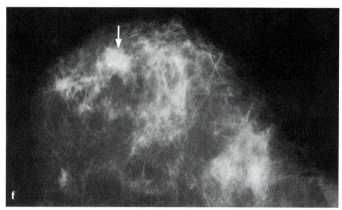

Abb. 15.8 a – h **Fortsetzung**

c – d Eine wenige Millimeter messende rundliche Struktur, die auch einer kleinen Zyste oder einem sehr kleinem Fibroadenom oder Papillom im Drüsengewebe entsprechen könnte. Bei der nächsten Kontrolluntersuchung fiel eine Größenzunahme auf, die diese Struktur (Pfeil) – zumal sie sonographisch keiner Zyste entspricht – hochsuspekt macht (Ausschnitt einer Schrägaufnahme).
Histologie: intraduktales Karzinom mit geringer Invasion (pT1 a).

e Bereits auf dieser Vormammographie einer 46-jährigen Patientin fallen asymmetrische Verdichtungen mit ungeordneter Architektur und etwas erhöhter Dichte medial auf, die aber vom Untersucher damals nicht als suspekt gewertet wurden.

f 3 Jahre später haben diese Verdichtungen an Größe abgenommen. Die Dichte im gesamten Drüsengewebe erscheint höher, da ein kontrastreicherer Film verwendet wurde. Es finden sich jetzt aber beginnend Spiculae. Eine Größenabnahme ist also keineswegs ein sicheres Zeichen für Benignität. Sie kann auch durch eine Retraktion im Sinne einer Infiltration zustande kommen und ist damit nicht selten sogar ein Malignitätszeichen. Zusätzlich kleine neu aufgetretene Verdichtung thoraxwandnah.
Histologie: hochdifferenziertes, langsam wachsendes, tubuläres Karzinom.

g Mammographie mit eindeutig suspekten Mikroverkalkungen (längliche Einzelformen), nur im medialen oberen Quadranten lokalisiert – vom damaligen Untersucher nicht als suspekt erachtet.

h 6 Jahre später zeigen die Mikroverkalkungen ein relativ unverändertes Bild. Die umgebenden Weichteilverdichtungen haben im Rahmen der Involution sogar abgenommen. Aufgrund des suspekten Erscheinungsbildes des Kalks wurde unabhängig vom unveränderten Befund von uns zu einer Probeexzision geraten.
Histologie: ausgedehntes DCIS mit Mikroinvasion. Dieser Befund bestätigt, dass eine Zunahme des Befundes bei der Kontrolluntersuchung zur sofortigen Abklärung zwingen muss, Befundgleichheit – wie in diesem Fall – aber keine Versicherung bei suspektem Befund sein darf.

Fehlende Befundänderung. Der Wert der *Verlaufskontrolle* für den Malignomausschluss ist aber dadurch eingeschränkt, dass gerade In-situ-Karzinome sowie niedriggradige Malignome über Jahre unverändert bleiben können (35). Dies bedeutet, dass ein Malignom durch ein unverändertes Erscheinungsbild zwar unwahrscheinlicher wird, aber erst nach langfristigen Kontrolluntersuchungen ausgeschlossen werden kann (Abb. 15.**8 g – h**). Dies ist vor allem bei der Beurteilung von Mikroverkalkungen und von glatt begrenzten Veränderungen zu berücksichtigen.

Generell sind – auch beim unveränderten Bild im Vergleich zum Vorbefund – suspekte Veränderungen bioptisch abzuklären.

Kontrolluntersuchungen. Sind bei wahrscheinlich benignen Veränderungen Kontrolluntersuchungen angezeigt, so ist Folgendes zu empfehlen:
- Die *Intervalle* sollen – wegen der üblichen Verdoppelungszeit von Mammakarzinomen – im Allgemeinen nicht kürzer als 6 Monate sein.
- Nach einer 1. Kontrolle müssen weitere folgen (in der Regel über einen Zeitraum von mindestens 3 Jahren).
- Die vorliegende Mammographie soll nach Möglichkeit mit einer Voraufnahme verglichen werden, die länger als 2 Jahre zurückliegt. Bei zu kurzen Kontrollintervallen fallen diskrete und allmählich auftretende Veränderungen oft nicht ausreichend auf oder können nicht sicher von technischen Faktoren (andere Einstellung, Kompression, Filmkontakt) unterschieden werden.

Einfluss der Histologie auf das Erscheinungsbild

Das mammographische Erscheinungsbild wird durch den histologischen Karzinomtyp und die Wachstumsform beeinflusst. Die Kenntnis des histologischen Bildes und der unterschiedlichen Erscheinungsformen der einzelnen Karzinomtypen ist wichtig für die Erkennung von Mammakarzinomen, wenngleich von einem bestimmten Erscheinungsbild des Karzinoms nicht oder nur bedingt auf dessen histopathologische Klassifikation geschlossen werden kann.

In diesem Sinne seien nochmals die Zusammenhänge zwischen Histologie und mammographischem Bild zusammengestellt:

Invasives duktales Karzinom. Dieses kann tatsächlich die verschiedensten Erscheinungsbilder aufweisen und jedes der in Tab. 15.**1** genannten Malignitätszeichen einzeln oder in Kombination zeigen (z. B. unregelmäßig begrenzter Herdschatten, rundlich-glatt begrenzter Herdschatten, diffuse Wachstumsform, herdförmige Mikroverkalkungen, diffus verteilte Mikroverkalkungen oder keine Mikroverkalkungen).

Invasives lobuläres Karzinom. Dieser Typ wächst häufig dispergierend und ist dann schwer zu erkennen. Ansonsten findet sich meist eine sternförmige, manchmal eine uncharakteristische herdförmige Verdichtung (nicht selten ähnlich der Dichte des normalen Drüsengewebes). Sehr selten kann es sogar als rundliche herdförmige Verdichtung auftreten. Als Folge des häufig diffusen Wachstums ist der Prozentsatz der mammographisch übersehenen Karzinome unter den lobulären Karzinomen am höchsten. Wichtig ist auch, dass das lobuläre Karzinom an sich keine Mikroverkalkungen bildet. Finden sich Mikroverkalkungen in lobulären Karzinomen, so liegen diese häufiger in begleitenden DCIS-Komponenten oder in begleitenden mastopathischen Arealen.

Tubuläres Karzinom. Dieses Karzinom fällt häufig als sternförmige Verschattung mit besonders langen, reaktiven Fibrosesträngen auf. Es kann, muss aber nicht Mikroverkalkungen enthalten (Abb. 15.**2 a**). Unabhängig von der Einzelform dieser Mikroverkalkungen ist eine Biopsie bereits aufgrund der sternförmigen Verdichtung indiziert. Mikroverkalkungen sind oft Ausdruck eines das tubuläre Karzinom begleitenden DCIS. Sie können mit mehr oder weniger typischer Konfiguration oder Anordnung vorhanden sein.

Medulläres, muzinöses und papilläres Karzinom. Diese Formen gehören zu den rundlich wachsenden Karzinomtypen. Das häufigste Karzinom dieser Form ist aber immer noch das selten auftretende, rundlich wachsende, invasiv duktale Karzinom (Abb. 15.**2 n – p**). Meist zeigen diese rundlich wachsenden Karzinome zumindest in Teilen gewisse Unschärfen oder eine zarte Undulierung (als Mikrolobulierung bezeichnet), die gegen eine Benignität spricht (Abb. 15.**9 a**). Einzelne dieser Karzinome können aber auch ganz glatt begrenzt sein und sogar einen Halosaum zeigen. Hierzu gehört vor allem das *intrazystische papilläre Karzinom*, bei dem eine makroskopische Infiltration nur dann erkannt wird, wenn der entsprechende Anteil der Zystenwand tangential getroffen ist (Abb. 15.**9 b**). Die vollständig

Apparative Diagnostik

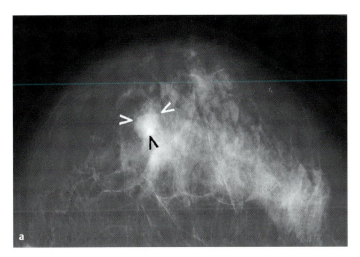
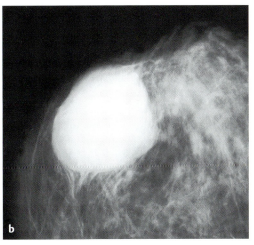
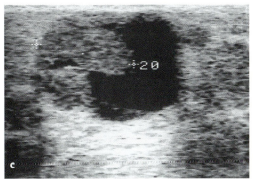

Abb. 15.9 a–c Weitere Sonderformen.
a 1 cm großes medulläres Karzinom. In diesem Fall sind die Ränder des rundlich wachsenden Karzinoms zwar relativ scharf. Es findet sich aber eine Undulierung oder „Mikro"-Lobulierung (Pfeilspitzen), die den Verdacht auf ein Malignom richten muss.
Histologie: medulläres Karzinom (Sonographie s. 15.**12** b).
b–c Mammographisch vollständig glatt begrenzte Raumforderung.
b Gewisse Unschärfen erklären sich durch überlagerndes mastopathisches Restdrüsengewebe.
c Die Sonographie zeigt, dass die glatt begrenzte Läsion mit sehr guter Schalldurchlässigkeit aus einem soliden und einem liquiden Anteil besteht.
Histologie: papilläres Karzinom. *Anmerkung:* Eine kleine Invasion über die Zystenwand hinaus ist nur erkennbar, wenn dieser Teil der Zystenwand (hier nicht abgebildet) mammographisch tangential abgebildet wird. Sonographisch kann eine makroskopische Invasion durch eine unregelmäßige Begrenzung zum Umgebungsgewebe auffallen.

glatt begrenzten Karzinome (z.T. mit Halosaum) machen unter den glatt begrenzten soliden Veränderungen weniger als 2% aus. Während das medulläre und das muzinöse Karzinom nur selten (meist einzelne und untypische) Mikroverkalkungen aufweisen, können das papilläre Karzinom wie das papilläre In-situ-Karzinom in einem Teil der Fälle Mikroverkalkungen enthalten.

Morbus Paget. Der Morbus Paget fällt klinisch durch ein Ekzem der Mamille oder Areola auf, das von malignen Zellabsiedelungen in die Mamille bzw. Areola verursacht wird. Diese können von jedem beliebigen Karzinom innerhalb der Brust ausgehen und durch das Gangsystem in die Areola gelangt sein. Ein direkt retro- oder intramamillärer Entstehungsort ist ebenfalls möglich. Ein auf Morbus Paget verdächtiges Ekzem erfordert immer eine gründliche Abklärung der Brust bis zur Thoraxwand (Mammographie, Vergrößerungsmammographie, Ergänzungsmethoden). Das maligne Ekzem von Mamille und Areola selbst ist mammographisch meist nicht zu erkennen. Selten findet sich lediglich eine lokale Hautverdickung als Korrelat des klinischen Befundes.

Inflammatorisches Karzinom. Dieser Karzinomtyp (Abb. 15.**7** c) ist charakterisiert durch die diffuse Verdichtung der Haut sowie durch die streifig-retikuläre Zeichnungsvermehrung in Subkutis und Drüsenkörper, die durch die Lymphangiosis carcinomatosa bedingt ist. Herdförmige Verdichtungen können ebenso wie malignomtypische Mikroverkalkungen vorkommen.

Mammakarzinom mit begleitender Sekretion. Eine pathologische Sekretion muss immer zunächst Anlass zur Mammographie und einer ergänzenden zytologischen Untersuchung sein. Eine positive Zytologie bestätigt den Befund, eine negative Zytologie

Abb. 15.10 **Galaktographie bei suspekter Sekretion.**
Galaktographie bei einer Patientin mit pathologischer, zytologisch suspekter Sekretion. Mammographie, Sonographie und Tastbefund waren unauffällig. Galaktographie; kraniokaudale Aufnahme: Im Gang finden sich kleinere, im Vergleich mit weiteren Ebenen nicht konstante Aussparungen, die am ehesten kleinen Resten von Detritus entsprechen dürften. 2–3 cm hinter der Mamille deutlicher Kalibersprung bzw. Gangabbruch. Dieser Bereich ist als suspekt zu bewerten.
Histologie: ausgedehntes, teilweise intraduktal, teilweise invasiv wachsendes duktales, gering differenziertes Karzinom.

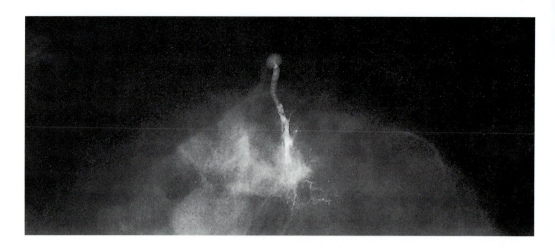

schließt ein Malignom aber nicht aus. Die Mehrzahl der Mammakarzinome, die eine Sekretion verursachen, sind bereits mammographisch erkennbar. Selten können derartige Mammakarzinome aber auch in mammographisch dichtem Gewebe verborgen sein. Um diese zu orten, ist eine *Galaktographie* indiziert.

Auf ein Malignom weisen Aussparungen im Gangsystem und vor allem auch Gangabbrüche hin (Abb. 15.**10**). Eine sichere Differenzierung zwischen Papillomatose, benignen Papillomen oder dem papillären Karzinom gelingt galaktographisch nicht. Dies bedeutet, dass galaktographisch suspekte Veränderungen histologisch abzuklären sind. In seltenen Fällen mit negativer Galaktographie, aber eindeutig positiver Zytologie ist zur weiteren Abklärung die MR-Tomographie möglich.

Sensitivität und Spezifität der Mammographie

Die qualitativ hochwertige Mammographie erreicht eine Sensitivität von bis zu 90 %. Die Sensitivität in fettreichem Umgebungsgewebe liegt bei annähernd 100 %. Mit zunehmender Dichte des Gewebes nimmt allerdings die Treffsicherheit der Mammographie ab. Hier können kleine Karzinome ohne Mikroverkalkungen oder diffus wachsende Malignome verborgen bleiben (36, 37). In Screeningprogrammen, in die nur asymptomatische Frauen eingeschlossen werden, liegt die Sensitivität bei jährlichen Intervallen bei etwa 80 %, bei 2-Jahres-Intervallen bei 60–70 % (16, 17, 37). Nur selten sind größere Karzinome je nach Histologie (lobuläres Karzinom) und Wachstumsform schwer oder nicht erkennbar. Aus diesem Grund ist besonders bei mammographisch dichtem Gewebe einem bestehenden Malignomverdacht (Anamnese, Inspektion, Tastbefund) unbedingt nachzugehen.

Die Spezifität der Mammographie hängt auch vom Befund selbst ab. Insgesamt ist das Erscheinungsbild von Frühkarzinomen wesentlich weniger charakteristisch als das des fortgeschrittenen, oft bereits tastbaren Karzinoms.

Um eine möglichst hohe Zahl von Frühkarzinomen zu entdecken, können operative Biopsien benigner Veränderungen nicht vermieden werden. Eine ausreichende Abklärung, die regelmäßige Überprüfung der eigenen Treffsicherheit und die Wahl eines vertretbaren Schwellenwerts für die Entdeckung von Karzinomen sind Voraussetzung dafür, um die Anzahl an Biopsien gutartiger Veränderungen in Grenzen zu halten.

Differenzialdiagnostische Erwägungen

Je nach Ausprägung und Erscheinungsbild der mammographisch entdeckten Veränderung kommen neben einem Malignom auch verschiedene gutartige Veränderungen mit unterschiedlich großer Wahrscheinlichkeit in Betracht.

Sternförmige Veränderungen. Bei sternförmigen Veränderungen, die eine hohe Malignitätswahrscheinlichkeit haben, sind differenzialdiagnostisch neben der einfachen Überlagerung (abzuklären durch Kompressionsaufnahme oder Aufnahmen in weiteren Ebenen) die radiäre Narbe im Rahmen der Mastopathie, narbige Veränderungen nach Operationen oder Strahlentherapie sowie eine Fettnekrose, ein Hämatom, ein Abszess oder eine chronische Mastitis in Erwägung zu ziehen. Sehr selten können aber auch eine Pilz- oder Autoimmunerkrankung, eine diabetische Mastopathie, ein Desmoid oder ein Granulosazelltumor Ursache für eine sternförmige Veränderung sein (s.a. Kapitel 22 sowie Abb. 12.**13**, Abb. 12.**14**, Abb. 13.**2** u. Abb. 13.**6**).

Lobulierte Verdichtung. Diese Verdichtungsform, die oft normales Drüsengewebe nachahmt und nicht selten uncharakteristisch ist, hat eine geringere Malignitätswahrscheinlichkeit. Differenzialdiagnostisch kommen asymmetrisch angelegtes Drüsengewebe, mastopathische Veränderungen, Überlagerungen, Veränderungen unter Hormonsubstitution, Fettnekrosen und narbige Veränderungen in Betracht.

Rundliche und völlig glatt begrenzte Veränderungen. Auch diese Befunde können Zeichen eines Malignoms sein. Die Malignomwahrscheinlichkeit dieser Läsionen ist aber relativ gering. Bei vollständig glatt begrenzten Veränderungen (nach Sickles werden Läsionen als „vollständig" glatt begrenzt bezeichnet, wenn keine Konturunregelmäßigkeiten existieren und mindestens 75% der Zirkumferenz ohne Überlagerung zu beurteilen sind) liegt sie unter 2%. Differenzialdiagnostisch kommen nach sonographischem Ausschluss einer Zyste vor allem das Fibroadenom, das Papillom oder mastopathische Knoten infrage (s.a. Kapitel 22, S. 473 ff).

Mikroverkalkungen. Diese sind bei ca. 30% der invasiven Karzinome vorhanden und können mit oder ohne umgebende Weichteilverschattung Zeichen der Malignität sein. Je nach Erscheinungsbild kommen verschiedene benigne Krankheitsbilder ebenfalls in Betracht, vor allem Mikrokalk bei mastopathischen Veränderungen mit oder ohne Atypien, seltener atypische Mikroverkalkungen bei Fibroadenomen, bei „Plasmazellmastitis" oder in Vernarbungen (s.a. Kapitel 22, S. 523 ff).

Diffuse Veränderungen. Veränderungen wie *Asymmetrie, vermehrte Dichte oder Unschärfe der Struktur* sind vor allem bei einem begleitenden auffälligen Tastbefund verdächtig. Bei fehlendem Tastbefund handelt es sich häufiger um Zeichen mit geringer Malignitätswahrscheinlichkeit, die aber einer weiteren Abklärung bedürfen (ergänzende Bildgebung, transkutane Biopsie). Differenzialdiagnostisch kommen angeborene Asymmetrien, mastopathische Veränderungen sowie Veränderungen nach Hormongabe, bei (chronisch) entzündlichen Veränderungen, nach Operationen oder Strahlentherapie in Betracht (s.a. Kapitel 12, 13 und 22).

Architekturstörungen oder diffuse Retraktionen. Diese Veränderungen sind insbesondere dann, wenn sie einseitig vorkommen, immer suspekt. Wenn sie durch ein Malignom verursacht sind, gehen sie oft mit einer tastbaren diffusen Konsistenzvermehrung einher. Differenzialdiagnostisch kommt neben narbigen Veränderungen (Anamnese) und einer radiären Narbe vor allem auch die chronische Mastitis infrage. Eine sorgfältige Abklärung (MRT, Stanzbiopsie, operative Biopsie) ist notwendig.

Diffuse Hautverdickung. Bei diesem Befund ist – vor allem, wenn Peau d'Orange, Erwärmung oder Rötung bei einer älteren Patientin vorhanden sind – eher ein inflammatorisches Karzinom als eine nonpuerperale Mastitis zu erwägen. Daneben seien seltenere Ursachen wie Lymphom, metastatischer Befall, venöse Stauung und Lymphstau erwähnt. Eine Hautbiopsie ist als erste diagnostische Methode nach der Mammographie durchzuführen. Nur bei negativer Hautbiopsie ist weiterführende Bildgebung zur Herdsuche und zur anschließenden bildgebungsgesteuerten Biopsie notwendig.

Sonographie

Diagnostische Wertigkeit

Die Sonographie ist die wichtigste bildgebende Ergänzungsmethode zur Mammographie. Sie wird vor allem bei der *Abklärungsdiagnostik* eingesetzt. Dort kann sie folgende wichtige, zur Mammographie *komplementäre Informationen* liefern:

- Da viele tastbare Karzinome sonographisch echoarm sind, während sich mastopathisches, mammographisch dichtes Drüsengewebe echoreich darstellt, erlaubt die Sonographie nicht selten die direkte Darstellung eines in mammographisch dichtem Gewebe verborgenen Karzinoms. Damit kann die Sonographie vor allem bei unklarem Tastbefund in mammographisch dichtem Gewebe zur sofortigen weiteren Abklärung und zur Therapieeinleitung ohne Verzögerung beitragen.
- Außerdem ist sie sinnvoll bei allen Herdbefunden einzusetzen, die durch eine Zyste erklärbar sind. Beim Nachweis einer Zyste als Ursache eines Herdbefundes kann sie unnötige Biopsien vermeiden helfen.

Dennoch darf weder bei sonographisch fehlendem Befund noch beim sonographisch gutartig erscheinenden soliden (nicht zystischen) Befund ein mammographisch oder klinisch vermutetes Malignom ausgeschlossen werden (38–44). Ursache hierfür ist die Tatsache, dass

- das sonographische Erscheinungsbild von gut- und bösartigen Veränderungen zu viele Überlappungen zeigt,
- die Sensitivität der Sonographie vor allem bei kleinen, nicht tastbaren oder präinvasiven Karzinomen begrenzt ist. Diese Veränderungen können aus folgenden Gründen übersehen werden:
  - Echoarme Karzinome haben, wenn sie von echoarmem Fettgewebe umgeben sind, einen geringen Kontrast zur Umgebung, vor allem, wenn sie keinen charakteristischen echoreichen Randsaum oder Schallschatten aufweisen. Echoarme kleine Karzinome können deshalb mit im Drüsengewebe eingelagerten echoarmen Fettläppchen verwechselt werden. Die Unterscheidung zwischen Fettläppchen und kleinen Tumoren (Kompressibilitätstest, Untersuchung in mehreren Ebenen) ist untersucherabhängig, zeitaufwendig und bei kleinen Läsionen unsicher.
  - Gerade kleine und In-situ-Karzinome können auch echoreich sein. Diese sind von echoreichem Drüsengewebe dann nicht zu unterscheiden. Lediglich Elastizitätsunterschiede sowie Schattenbildungen (wie sie auch bei ausgeprägten Mastopathien vorkommen) können auf die Existenz eines solchen Karzinoms hinweisen.

Aus diesen Gründen spielt die Sonographie bei der eigentlichen *Früherkennung* des Mammakarzinoms bisher nur eine *untergeordnete Rolle*. Wegen ihrer begrenzten Sensitivität beim Nachweis *von In-situ-Karzinomen* sowie kleinen invasiven Karzinomen ist sie nicht als Screeningmethode anerkannt – auch *nicht als Screeningmethode* für die mammographisch dichte Brust (38–43).

Indikationen

In der Mammakarzinomdiagnostik hat die Sonographie folgende Indikationen:

- Ausschluss von einfachen Zysten als Ursache eines mammographisch oder klinisch unklaren Herdbefundes (Vermeidung unnötiger Biopsien),
- Malignomnachweis bei uncharakteristischem oder fraglichem Tastbefund in mammographisch dichtem Gewebe. Der sonographische Malignomausschluss hingegen ist außer beim Nachweis einfacher Zysten unsicher.
- Sonographisch gesteuerte Punktion (zur transkutanen Biopsie oder zur präoperativen Markierung) von Herdbefunden. Sie ist oft rascher als die mammographisch gesteuerte Stereotaxie durchzuführen. Zudem ermöglicht sie den direkten Nachweis der korrekten Nadellage (im Gegensatz zur Stereotaxie, die während der Prozedur nur die korrekte Nadelprojektion beweist, s. a. Kapitel 7).

Erscheinungsbild des Mammakarzinoms

Sonographisch stellt sich das Mammakarzinom typischerweise als Raumforderung mit folgenden Merkmalen dar:

- echoarm, oft mit inhomogener Binnenstruktur,
- schlecht bis mäßig komprimierbar bzw. verschieblich,

▸ Die Sonographie spielt bei der eigentlichen Früherkennung des Mammakarzinoms bisher nur eine untergeordnete Rolle.

▸ Weder bei einem sonographisch fehlenden Befund noch bei einem sonographisch gutartig erscheinenden soliden Befund darf ein mammographisch oder klinisch vermutetes Malignom ausgeschlossen werden.

Apparative Diagnostik

- unregelmäßig begrenzt mit oder ohne echoreichen Randsaum,
- mit oder ohne Schallschatten.

Dieses Bild ist aber nicht beweisend. Zudem zeigt nur ein Teil der Mammakarzinome dieses typische Bild. Insgesamt weist das Mammakarzinom auch sonographisch eine große Variationsbreite auf (Abb. 15.**11** – Abb. 15.**13**):

1. **Echogenität:**
- Typischerweise findet sich eine echoarme Raumforderung. Diese ist im Allgemeinen gut erkennbar, wenn sie von echoreichem Drüsengewebe umgeben ist (Abb. 15.**12 a–c**). Ihre Unterscheidung von echoarmen interponierten Fettläppchen ebenso wie ihre Abgrenzung im Fett kann aber schwierig sein, vor allem, wenn kein deutlicher echoreicher Randsaum oder Schallschatten vorhanden ist (Abb. 15.**12 d–g**).

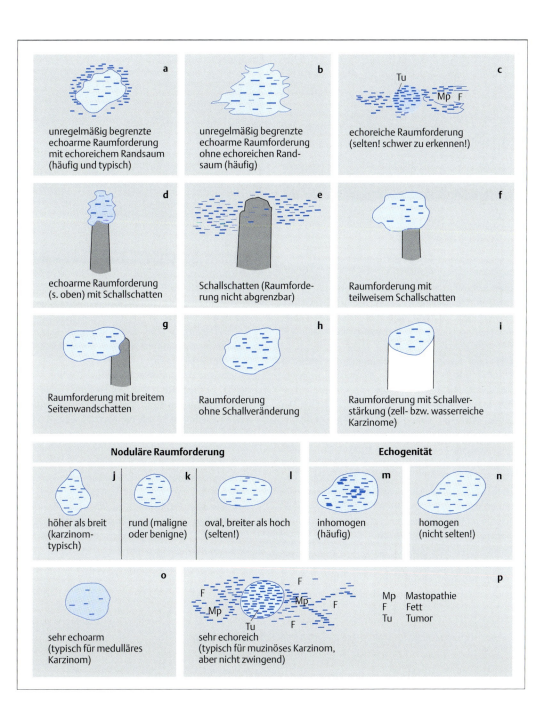

Abb. 15.11 a–p Sonographisches Erscheinungsbild von Mammakarzinomen (Schema).

Abb. 15.12 a–m Sonographisches Erscheinungsbild von Mammakarzinomen.

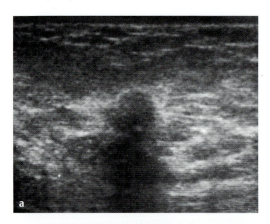
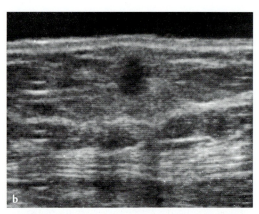
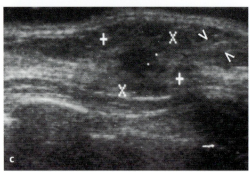
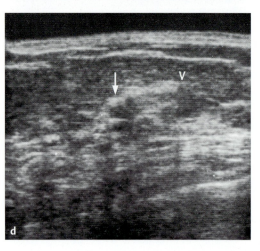

a Typisches echoarmes Mammakarzinom mit Schallschatten. Das Karzinom, das in mäßig echoreichem Gewebe liegt, ist nicht ganz glatt begrenzt („Nase" links) und weist einen feinen hyperreflexiven Saum auf.
Histologie: duktales Karzinom.

b Echoarmes Karzinom, das relativ glatt begrenzt mit sehr homogenen Binnenechos erscheint. Die in der Mammographie erkennbare Mikroundulierung ist sonographisch auflösungsbedingt nicht dargestellt. Der breite, aber hier nur wenig echoreiche Randsaum weist auf Malignität hin. Er korreliert gut mit der um medulläre Karzinome histologisch oft nachweisbaren Entzündungszone. Als weiteres Malignitätskriterium fällt auf, dass sich das Karzinom höher als breit darstellt. Durch das Karzinom mit seinem Randsaum wird das echoarme subkutane Fett im Sinne einer Architekturstörung unterbrochen.
Histologie: medulläres Karzinom
(Mammographie s. 14.8a).

c Typisches echoarmes Karzinom. Das Karzinom führt weder zu einer wesentlichen Schallabschwächung noch zu einer wesentlichen Schallverstärkung. Auch dieses Karzinom ist von einem nur wenig echoreichen Randsaum umgeben. Histologisch gehören sowohl der Randsaum, der hier der Infiltrationszone entspricht, wie der zentrale echoarme Anteil zum Karzinom. Auffällig auch ein mit dargestelltes verdicktes Cooper-Ligament (Pfeilspitzen),
Histologie: duktal invasives Karzinom.

d Kleines echoarmes, invasives duktales Karzinom (mammographisch durch Mikrokalk zu erkennen), das keine wesentliche Schallabschwächung oder -verstärkung verursacht. Ob das echoreiche umgebende Gewebe mastopathischem Gewebe entspricht oder ob ein echoarmer Randsaum vorhanden ist, kann nicht sicher entschieden werden. Insgesamt ist das Karzinom (Pfeil) schwer von einem von Drüsengewebe eingeschlossenen Fettläppchen zu unterscheiden. Unter Kompression erschien es weniger verformbar als das umgebende Gewebe und als ein benachbartes Fettläppchen (Pfeilspitze).

Fortsetzung →

Apparative Diagnostik

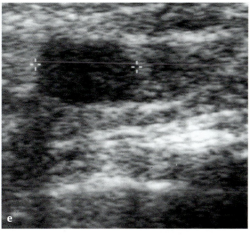
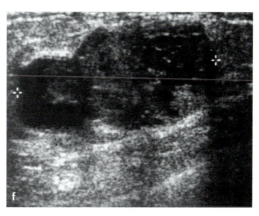
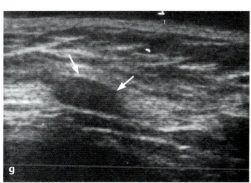
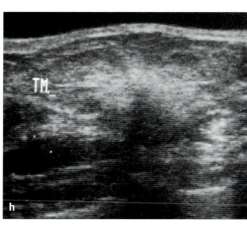
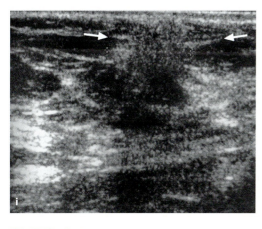
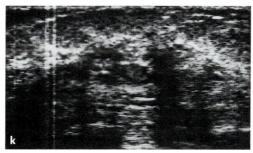

Abb. 15.12 e–k Fortsetzung

e Diese Patientin stellte sich mit einem schnell wachsenden palpablen Knoten vor. Sonographisch zeigt sich eine solide, überwiegend glatt begrenzte Raumforderung. Der horizontale Durchmesser beträgt dabei mehr als das 1,5fache des vertikalen Durchmessers und die Ausrichtung der Raumforderung verläuft parallel zum Schallkopf Es finden sich einige kleine Lobulierungen, eine Kapsel kann nicht abgegrenzt werden.
Histologie: invasiv duktales Karzinom.

f Dieser querovale, inhomogene, echoarme Herdbefund zeigt eine gelappte Kontur und eine distale Schallverstärkung.
Histologie: muzinöses Karzinom.

g Echoarme Raumforderung (Pfeil) im präpektoralen Fett ohne Randsaum, ohne wesentliche Schallveränderung und mit sehr homogener Echostruktur. Das Karzinom war sonographisch lediglich durch die verminderte Kompressibilität in Kenntnis der Mammographie (15.2 l–m) zu vermuten.
Histologie: zellreiches duktales Karzinom.

h Vorwiegend echoreiches Karzinom mit dorsalem Schallschatten. *Histologie:* invasives duktales Karzinom.

i Ein weiteres, überwiegend echoreiches Karzinom in subkutaner Lokalisation (Pfeile).

k Diffus wachsendes lobuläres Karzinom. Das Karzinom ist nicht direkt dargestellt. Es fallen aber die vermehrte Echogenität und diffuse Schattenbildungen im Drüsenkörper auf sowie angedeutete echoarme Strukturen hinter echoreichem Gewebe.
Histologie: diffus wachsendes, ausgedehntes lobuläres Karzinom.

Fortsetzung →

Abb. 15.12 l–m **Fortsetzung**
l Bei diesem G3-Karzinom besteht sonographisch lediglich eine Architekturstörung.
m Im echoreichen Drüsengewebe sind echoarme tubuläre Strukturen zu vermuten mit diskret vermehrter Schattenbildung. Bei diesem ausgedehnten, diffus wachsenden invasiven Komedokarzinom dürften die tubulären Strukturen Gängen entsprechen, die mit malignen Zellen gefüllt sind. Dieser Befund, der ohne Kenntnis der Mammographie übersehen werden könnte, ist unspezifisch. Er kann in ähnlicher Weise durch Gänge mit periduktaler Fibrose, eine ausgeprägte Mastopathie oder durch mit Detritus gefüllte Gänge zustande kommen.

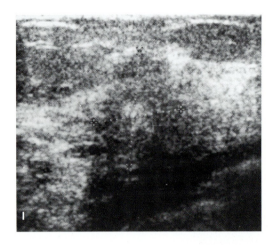
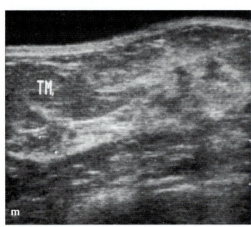

- Etwa 10 % der Karzinome sind echoreich, darunter vor allem Früh- und In-situ-Karzinome (Abb. 15.12 h – i). Sie sind in der Regel nicht von mastopathischem Gewebe unterscheidbar und damit ausschließlich sonographisch nicht zu erkennen.

2. Begrenzung:
- Eine *unregelmäßige Begrenzung* ist ein typisches Merkmal der meisten Karzinome (Abb. 15.12). Die Begrenzung ist aber sonographisch etwas schlechter zu beurteilen als mammographisch. Dies gilt besonders für die Seitenränder von Läsionen.
- Eine *glatte Begrenzung* (Abb. 15.12 e, g u. 15.13 d sowie 17.5 b) kommt bei den histologisch nodulär wachsenden Malignomen und damit in einem vergleichbaren Prozentsatz wie bei der Mammographie vor. Tritt aber ein echoreicher Randsaum auf, so ist auch bei einer relativ glatt begrenzten Raumforderung primär an ein Malignom zu denken.
- Ein *echoreicher, breiter Randsaum* (Abb. 15.12 a u. b), im Gegensatz zu der bei Fibroadenomen häufigen dünnen echoreichen Pseudokapsel, ist ein starkes Indiz für ein Malignom. Er tritt aber keineswegs bei allen Karzinomen auf (Abb. 15.12 d u. g). Der Randsaum dürfte der Infiltrationszone des Karzinoms in das Umgebungsgewebe entsprechen, wo er den durch die Infiltration bedingten häufigen Grenzflächenwechsel darstellt.

3. Orientierung:
- Stellt sich eine Läsion sonographisch *höher als breit* dar, so spricht dies stark für ein Malignom. Dieses Zeichen ist nur bei einem Teil der Malignome vorhanden (Abb. 15.12).
- Richtet sich eine ovale Läsion parallel zum Schallkopf aus (breiter als hoch), so spricht dies bei glatter Begrenzung für ein Fibroadenom, schließt aber ein Malignom nicht aus (Abb. 15.13).

4. Binnenstruktur:
- Bei einem Teil der Karzinome – dies betrifft vor allem die größeren Karzinome – sind die *Binnenechos inhomogen* (Abb. 15.13 b u. 15.12 f, Ausnahmen s. Abb. 15.13 d).

5. Absorptionsverhalten:
- Ein *zentraler Schallschatten* oder ein *exzentrischer Schatten*, der nur hinter einem oder mehreren Anteilen einer Läsion sichtbar ist, aber nicht einem typischen zarten Seitenwandschatten entspricht, ist hochgradig *malignomverdächtig*, wenn mammographisch ein verkalktes Fibroadenom ausgeschlossen ist. Stark fibrosierte, unverkalkte Fibroadenome können auch dieses Erscheinungsbild haben. Sie sind meist nur MR-tomographisch von Malignomen zu unterscheiden. Der Schallschatten erklärt sich durch die Absorption des Schalls in fibrotischem Karzinomgewebe. Dabei lässt sich der dorsale Rand einer Läsion nicht immer vom beginnenden Schallschatten abgrenzen (Abb. 15.11 e u. Abb. 15.12 a).
- Fällt an einer relativ glatt begrenzten Raumforderung ein *verdickter Seitenwandschatten* auf, so spricht dies ebenfalls gegen eine benigne Veränderung (s. a. Abb. 11.3 e).
- Viele Karzinome zeigen keine wesentliche Absorptionsänderung im Vergleich zur Umgebung (Abb. 15.12 c – f).
- Einige duktale, medulläre und muzinöse Karzinome können sogar eine mehr oder weniger ausgeprägte dorsale *Schallverstärkung* aufweisen (Abb. 15.13 d).

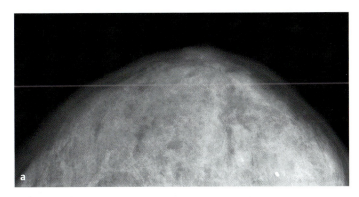
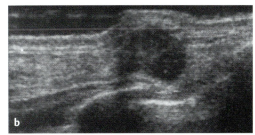
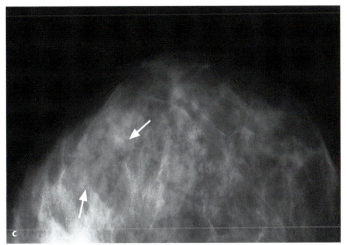
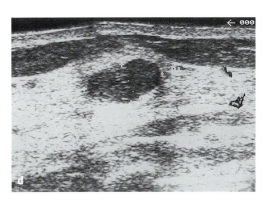

Abb. 15.13 a–d **Vorteile und Grenzen der Sonographie.**
a   Dichte Mammographie, eingeschränkt beurteilbar, ohne Malignomhinweis. Aufgrund des dichten Gewebes und der hierdurch eingeschränkten Beurteilbarkeit muss dem suspekten Tastbefund von ca. 2 cm Durchmesser direkt medial und kaudal der Mamille unbedingt weiter nachgegangen werden.
b   Im Bereich des Tastbefundes sonographisch gut erkennbar eine echoarme Raumforderung. Sie zeigt sehr inhomogene Binnenechos als Malignitätshinweis. Sie ist nicht ganz glatt begrenzt und zeigt eine unterschiedliche Schallabsorption (links im Vergleich zur Umgebung geringer Schallschatten, rechts geringe Schallverstärkung). Im sehr echoreichen umgebenden mastopathischen Gewebe ist die Raumforderung exzellent erkennbar. Die Sonographie ist komplementär zur Mammographie.
Histologie: herdförmig wachsendes lobuläres Karzinom.
c–d   Junge Patientin mit glatt begrenztem, relativ weichem Tastbefund oben außen.

c   In der mammographisch dichten Brust ist im Bereich des Tastbefundes kein sicherer Herd erkennbar. (Die Pfeile zeigen die Lage des sonographischen Befundes.) Eine weitere Abklärung des Tastbefundes ist dennoch unbedingt indiziert.
d   Sonographisch ovale Raumforderung mit Ausrichtung parallel zum Schallkopf; glatt begrenzt. Mittelgradige Komprimierbarkeit. Aufgrund dieser Eigenschaften wurde die Läsion von einem erfahrenen Untersucher als Fibroadenom fehldiagnostiziert. Dieses Beispiel zeigt, dass auch bei Erfüllung (fast) aller Benignitätskriterien der sonographische Ausschluss eines Malignoms bei nicht zystischen Raumforderungen unsicher ist. Retrospektiv könnte die Vorwölbung des Drüsengewebes im Bereich der Raumforderung als Zeichen für eine vermutlich doch mäßige Komprimierbarkeit zu werten sein. Außerdem könnte die etwas vermehrte Echodichte im Subkutanraum über der Läsion ein diskreter Hinweis auf ein die Läsion umgebendes Ödem sein, was gegen eine Benignität spricht.
Histologie: zellreiches, gering differenziertes Karzinom.

- *Schallschatten*, die *ohne Herdbefund* im Gewebe selbst – nicht aber an den Cooper-Ligamenten – entstehen (vgl. auch Abb. 4.**3**), können ein Hinweis auf ein diffus wachsendes, invasives oder präinvasives Karzinom sein. Derartige Schattenbildungen sind aber unspezifisch, da sie häufig auch bei ausgeprägten Mastopathien auftreten können (Abb. 15.**12 k – m**).

6. Architekturstörung:

Auch sonographisch kann die Architekturstörung Hinweis für ein Malignom sein (Abb. 15.**12 b** u. **c**). Sie entspricht einer Unterbrechung

- des zum Schallkopf parallel verlaufenden Drüsenkörpers durch echoarme Strukturen, die aber nicht Fettläppchen entsprechen (Abb. 15.**12**);
- des subkutanen Fettsaums durch echoreichere Strukturen (Abb. 15.**12 b**). Sie entsprechen fibrotischen Reaktionen oder ödematösen Begleitreaktionen in der Nachbarschaft eines Herdes. Die Architekturstörung ist bei der sonographisch sehr variablen Gewebszusammensetzung der normalen Brust z. T. schwer zu erkennen.

7. Elastizität:

- Viele Karzinome zeigen entsprechend ihrem Tastbefund auch eine sonographisch nachweisbare verminderte Elastizität (Elastizitätsprüfung s. S. 117, s. a. Abb. 15.**13 b**). Dies kann hilfreich sein für die Differenzierung zwischen den weniger elastischen Karzinomen und Fettläppchen sowie für den sehr schwierigen Nachweis echoreicher Karzinome.
- Ob „junge" Fibroadenome durch ihre gute Elastizität ausreichend sicher von glatt begrenzten Karzinomen zu trennen sind, bedarf der weiteren Überprüfung, zumal auch einige Karzinome ebenso wie Lymphome sehr gut komprimierbar sind.
- Da derartige Elastizitätsunterschiede nur Unterschieden im Millimeterbereich bei dem Kompressionstest entsprechen, können sie ohnehin nur bei größeren Befunden Anwendung finden.

8. Mobilität:

- Eine *verminderte Mobilität*, d. h. Verschiebbarkeit durch den Finger, ist ebenfalls eine Eigenschaft der meisten Karzinome. Zu den Ausnahmen gehören z. B. das papilläre intrazystische Karzinom oder die Metastase.

9. Sekundäre Malignitätszeichen:

Zusätzlich können sonographisch die *folgenden sekundären Malignitätszeichen* beobachtet werden:

- Verdickung und ggf. Verkürzung von Cooper-Ligamenten (manchmal auch Ursache für die senkrechte Ausrichtung von Malignomen),
- Hautinfiltration, erkennbar an der Unterbrechung der echoreichen Begrenzung zwischen Kutis und echoarmer Subkutis sowie an der Verdickung der Kutis,
- Hautverdickung, die lokal oder (wie beim inflammatorischen Karzinom) diffus auftreten kann.

Sonographisches Erscheinungsbild und Histologie

Die sonographische Erkennbarkeit von Karzinomen wird wie die mammographische beeinflusst durch die Karzinomgröße, den Karzinomtyp, die Wachstumsform und durch das Umgebungsgewebe.

Das Verständnis für die unterschiedlichen Erscheinungsbilder von Mammakarzinomen in Abhängigkeit von deren Histologie ist die wichtige Voraussetzung für die korrekte Interpretation der Sonographie und die sensitive Erkennung von Karzinomen, wenn auch sonographisch ein Rückschluss vom Erscheinungsbild auf die exakte Histologie nur selten möglich ist.

Duktales Karzinom. Entsprechend seiner variablen Zusammensetzung und Wachstumsform hat das duktale Karzinom auch sonographisch die veschiedensten Erscheinungsbilder. Das übliche duktale Karzinom mit deutlicher szirrhöser Komponente weist meist einen deutlichen Schallschatten sowie einen echoreichen Randsaum auf und zeigt eine verminderte Elastiität. Zellreichere Formen können aber auch rundlich, bisweilen sogar oval und ganz glatt begrenzt wachsen mit einem zarten seitlichen Schallschatten. Wegen seines homogenen Aufbaus zeigt das zellreiche Karzinom oft sogar eine dorsale Schallverstärkung, ähnlich wie das zellreiche Fibroadenom. Das diffus wachsende duktale Karzinom ist oft schwer erkennbar. Manchmal finden sich echoarme Herde in Bereichen mit mehr knotigem Wachstum. Manchmal fallen dilatierte, echoarme Gangstrukturen auf. Bisweilen sind aber auch diffuse Schattenbildungen und eine verminderte Elastizität nachweisbar. Wichtig ist schließlich, dass das noch kleine Karzinom sonographisch oft echoreich und damit schwer zu identifizieren ist.

Lobuläres Karzinom. Das lobuläre Karzinom kann herdförmig oder häufig auch diffus wachsen (Abb. 15.**12 k** u. 15.**13 b**). Es stellt sich dann wie die entsprechenden Wachstumsformen des duktalen Karzinoms dar, wobei diffuses Malignomwachstum schwierig zu erkennen ist.

Medulläres, muzinöses und papilläres Karzinom. Zu den typischerweise nodulär oder rundlich wachsenden Karzinomen gehören neben der rundlichen Wachstumsform des duktalen Karzinoms (Abb. 15.**13 d**) das medulläre (Abb. 15.**12**), das muzinöse und das papilläre (Abb. 15.**9 c**) Karzinom. Diese Karzinomarten sind nicht immer leicht von einem Fibroadenom zu unterscheiden, zumal sie neben einer glatten Kontur auch regelmäßige Binnenechos und eine dorsale Schallverstärkung aufweisen können. Zeigt ein glatt begrenzter Herd eine nur mäßige Kompressibilität, mäßige Mobilität oder richtet er sich sogar auf (d.h. er stellt sich höher als breit dar), so ist unbedingt an ein Malignom zu denken. Ist dies nicht der Fall, kann es aber nicht mit letzter Sicherheit ausgeschlossen werden. Bei einer Größenzunahme ist immer eine weitere Abklärung indiziert.

Als Besonderheit ist zu erwähnen, dass das *muzinöse Karzinom* echoarm sein kann, meist aber echoreich ist und sich somit von der Umgebung relativ gering abhebt. Zeigt eine ovale Raumforderung einen sehr echoreichen Inhalt, ist an erster Stelle an ein muzinöses Karzinom und nicht an ein Fibroadenom zu denken.

Das *papilläre Karzinom* kann neben einer soliden rundlichen oder den Gängen folgenden nodulären Wachstumsform auch intrazystisch wachsen und ist dann sonographisch als echoarmes intrazystisches Gebilde gut erkennbar. Eine Differenzierung zwischen intrazystischem Papillom und papillärem Karzinom gelingt im Allgemeinen nicht, wenn keine eindeutigen infiltrativen Zeichen (Fixierung zur Umgebung etc.) erkennbar sind.

Inflammatorisches Karzinom. Das inflammatorische Karzinom ist sonographisch zu vermuten durch die ausgeprägte Hautverdickung, die verdickten Cooper-Ligamente und den häufig ödematös veränderten Subkutanraum. Im Drüsengewebe können, müssen aber nicht zusätzlich herdförmige Tumorknoten erkennbar sein. Der Nachweis solcher Herde kann bei mammographisch sehr dichtem Gewebe hilfreich sein, um für die Exzisionsbiopsie mit Hautspindel die verdächtigsten Bezirke aufzufinden.

Treffsicherheit und Differenzialdiagnose

Nach allgemeiner Ansicht (38–44) reicht die Treffsicherheit der Sonographie bei Patientinnen über 35 Jahren für einen Einsatz als alleinige Methode (ohne Mammographie) nicht aus.

Aufgrund der begrenzten Treffsicherheit, des zu großen Zeitaufwandes und der zu starken Untersucherabhängigkeit eignet sich die Sonographie auch nicht für den Einsatz im Sinne eines Screenings.

Wird die Sonographie gezielt als Ergänzungsmethode bei der Problemlösung eingesetzt, so kann hierdurch die Treffsicherheit verbessert werden:
- Bei uncharakteristischem Tastbefund kann die Sonographie in mammographisch dichtem Gewebe zur korrekten Diagnose und damit auch zur rechtzeitigen Erkennung und Exzision von Karzinomen beitragen (Vermeidung falsch negativer Befunde).
- Bei denjenigen klinischen und mammographischen Befunden, die sonographisch durch eine oder mehrere einfache Zysten zu erklären sind, kann die Sonographie entscheidend zur Reduktion unnötiger Biopsien beitragen (Vermeidung falsch positiver Diagnosen) (27, 28).
- Die Sensitivität der Sonographie ist aber beim Nachweis kleiner und präinvasiver Karzinome deutlich eingeschränkt. Deshalb kann bei nichtzystischem Befund eine negative Sonographie einen mammographischen oder klinischen Verdacht nicht widerlegen.
- Wegen der großen Variationsbreite sowohl benigner wie auch maligner Tumoren (glatte bis unregelmäßige Begrenzung, Schallschatten bis Schallverstärkung, unterschiedliche Kompressibilität benigner und maligner Befunde) bietet die Sonographie gegenüber der Mammographie bei der Differenzierung nicht-zystischer (solider) Befunde keine Vorteile. Ein Einsatz zur Differenzierung solider Befunde ist nicht indiziert.

Differenzialdiagnose. Bei allen sonographisch entdeckten Befunden ist sorgfältig zwischen Fettläppchen und Tumoren zu unterscheiden (Treffsicherheit abhängig vom Untersucher und dessen Erfahrung). Die Differenzialdiagnose echoarmer Befunde beinhaltet neben malignen Tumoren komplizierte, nicht echofreie Zysten, Fibroadenome und Papillome sowie echoarme Areale, die bei ausgeprägter Mastopathie auch multipel vorkommen können.

> Die Treffsicherheit der Sonographie reicht bei Patientinnen über 35 Jahren für einen Einsatz als alleinige Methode nicht aus.

Je nach Verdacht sind Kontrolluntersuchungen nach 3–6 Monaten, eine sonographisch gesteuerte transkutane Nadelbiopsie oder eine Exzisionsbiopsie indiziert.

Insgesamt ist die sonographische Treffsicherheit in homogen echoreichem Gewebe (Mastopathie, dichtes Drüsengewebe) besser als in inhomogenem Gewebe (ausgeprägte Mastopathie mit echoarmen Arealen und Schallschatten). In fettreichem Gewebe, wo ein schlechter Kontrast zwischen echoarmen Tumoren und Umgebung besteht, ist die Mammographie die Methode der Wahl.

Magnetresonanztomographie

Die Kontrastmittel-MRT ist die derzeit sensitivste Methode zum Nachweis des primären invasiven Karzinoms sowie von invasiven Zweitherden. Tatsächlich nehmen 95% der invasiven Karzinome das MR-tomographische Kontrastmittel Gd-DTPA mäßig bis stark auf, sodass eine Kontrastmittel-MRT als Zweitmethode in unklaren Fällen wertvolle ergänzende Informationen liefern kann. Als Screeningverfahren ist die aufwendige Kontrastmittel-MRT aber nicht sinnvoll, zumal eine Reihe gutartiger Veränderungen (Fibroadenome oder Papillome) sehr sensitiv erfasst werden, die ihrerseits wieder eine weitere Abklärung erfordern.

Erscheinungsbild von Karzinomen

Invasive Karzinome können sich in der Kontrastmittel-MRT wie folgt darstellen (45–51; Abb. 15.**14 a–i**).

Morphologie

Fokale Anreicherung. Die fokale, mäßige bis starke Kontrastmittelanreicherung ist das Leitsymptom für die Erkennung von 85–90% der Karzinome. Diese ist
- meist unregelmäßig begrenzt (Abb. 15.**14 a** u. **b**),
- manchmal strichförmig, indem sie Gangstrukturen folgt (dies entspricht histologisch einem teilweise intraduktalen Wachstum [Abb. 15.**14 c–e**]),
- manchmal nodulär (Abb. 15.**14 f** u. **g**),
- selten glatt begrenzt (s. a. Abb. 15.**14 a** u. **b**, Abb. 15.**14 f**).
- bisweilen peripher betont. Ist die Anreicherung in der Peripherie stärker oder frühzeitiger ausgeprägt, so ist dies typisch für ein Karzinom. Die peripher früher oder stärker anreichernden Areale entsprechen in der Regel der zellreichen Wachstumszone des Karzinoms (Abb. 15.**14 g**).

Diffuse Anreicherung. Die milchige oder fleckig konfluierende Anreicherung ohne scharfe Begrenzung, die sich über große Teile des Drüsenkörpers ausdehnt, wird bei ca. 10–15% der Karzinome beobachtet. Etwa die Hälfte der diffusen Anreicherungen bei Karzinomen dürften einem histologisch diffusen Wachstum entsprechen (Abb. 15.**14 h** u. **i**). In den restlichen Fällen findet sich histologisch ein herdförmiger Tumor, der von diffus anreicherndem, meist mastopathischem, seltener entzündlichem Gewebe umgeben ist. Bei diesen Fällen ist dann der Tumor vom anreichernden Umgebungsgewebe nicht sicher abzugrenzen.

Dynamik

Schnelle Anreicherung. Die meisten Karzinome reichern rasch Kontrastmittel an, d. h. sie erreichen ihre maximale Anreicherung in der 1.–3. Minute nach Kontrastmittelinjektion (45). Etwa 50% dieser Karzinome zeigen ab der 3.–5. Minute einen langsamen bis mäßigen Rückgang der Signalintensität, der einem „Wash-out-Effekt" entspricht. Ein „wash-out" ist ein starker Hinweis für ein Karzinom. Aber nur etwa 50% aller Karzinome zeigen diesen Effekt.

Langsame Anreicherung. Eine langsamere Anreicherung, d. h. eine Anreicherung, die innerhalb der ersten 3 Minuten nach Injektion ihr Maximum noch nicht erreicht hat, wurde in unserem Patientengut in 12% der Karzinome gefunden. Aufgrund dieser langsam anreichernden Karzinome darf bei mammographischem, klinischem oder sonographischem Verdacht eine langsame Anreicherung, die sonst typisch für benigne Veränderungen ist, nicht für den Malignomausschluss verwendet werden.

> Bei mammographischem, klinischem oder sonographischem Verdacht darf eine langsame Anreicherung in der MRT nicht als Benignitätskriterium gewertet werden.

Apparative Diagnostik

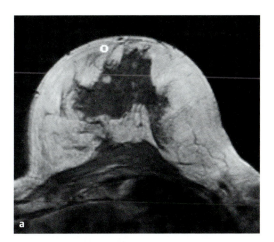
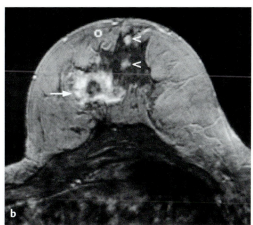
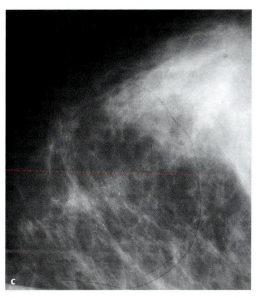
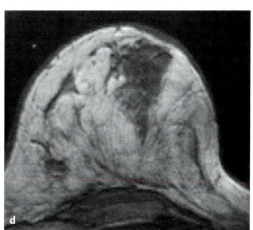
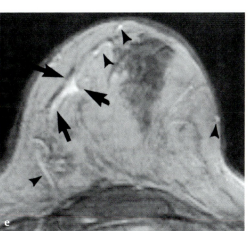

Abb. 15.14 a–i **MR-tomographisches Erscheinungsbild von Karzinomen.**

a–b Präoperative MRT vor (**a**) und nach (**b**) i.v. Applikation des paramagnetischen Kontrastmittels Gd-DTPA bei derselben Patientin wie in 14.7 a–b. Neben dem großen, medial gelegenen Herd (großer Pfeil), der dem mammographischen Befund entspricht, finden sich noch mehrere Zweitherde (Pfeilspitzen), die mammographisch nicht erkennbar sind. Die zentrale Zone mit fehlender Anreicherung entspricht einem zentralen Nekroseareal. *Histologie:* multifokales duktales Karzinom.

c–e Präoperative MRT bei einer Patientin mit suspektem Mikrokalk, aus Studiengründen durchgeführt. (aus Heywang-Köbrunner SH. Contrast-enhanced MRI of the Breast. München: Karger; 1990)

c Mammographisch polymorpher Mikrokalk mit angedeutet straßenförmiger Anordnung.

d Transversale Schicht auf Höhe des suspekten Mikrokalkareals.

e Nach Kontrastmittelgabe starke straßenförmige und rasche Anreicherung im involvierten Gangsystem (Pfeile) mit Fortsetzung auf Nachbarschichten. Im Gegensatz zum anreichernden Gangsegment verlaufen die punkt- oder strichförmig angeschnittenen Gefäße bogig im Subkutanraum, nicht aber in Richtung Mamille. *Histologie:* intraduktales Karzinom mit Mikroinvasion.

Fortsetzung →

Abb. 15.14f–g **Fortsetzung**

f Die Kontrastmittel-MRT (von links oben nach rechts unten) nativ, 1, 3 und 5 Minuten nach i.v. Applikation von Gd-DTPA zeigt einen langsam anreichernden Nodulus medial retromamillär im Bereich eines fraglichen Tastbefundes. Auch bei verzögerter Anreicherung (Maximum 3. Minute p.i.) ist die Biopsie einer mit anderen Methoden oder klinisch vermuteten Läsion indiziert.
Histologie: papilläres Karzinom mit Mikroinvasion (5 mm) (aus Heywang-Köbrunner SH: Contrast-enhanced MRI of the Breast. Karger, München 1990).

g Ringförmige Anreicherung in einem Herdbefund: Die Kontrastmittel-MRT (von links oben nach rechts unten) nativ, 1, 3 und 5 Minuten nach i.v. Applikation von Gd-DTPA zeigt ein ringförmiges Enhancement. Diese Form der Anreicherung ist als starker Malignomhinweis zu werten.
Histologie: duktales Karzinom.
Fortsetzung →

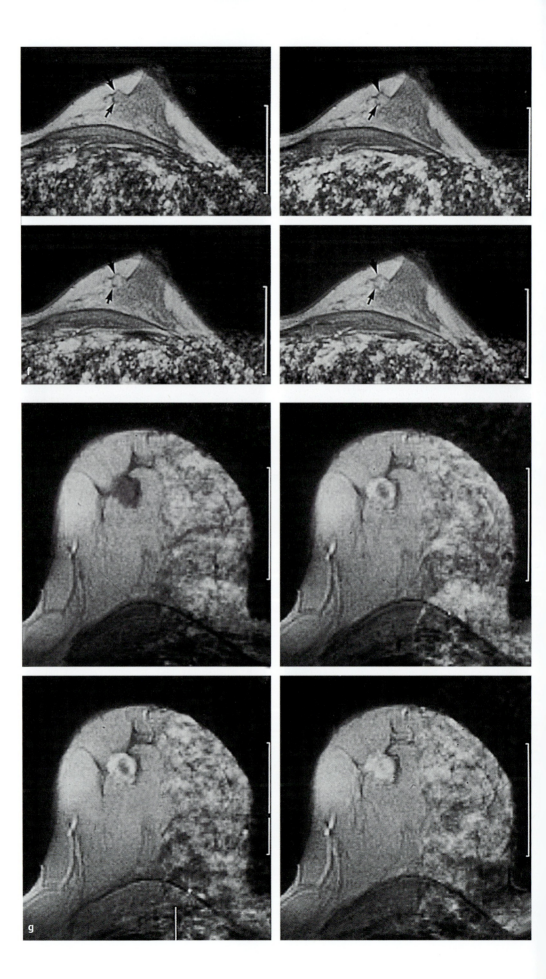

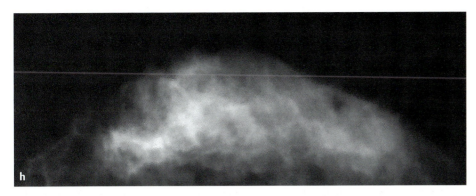
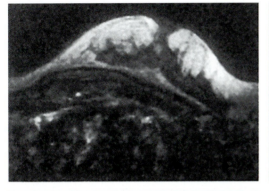
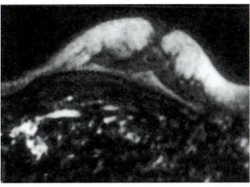
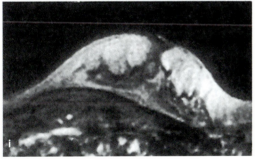
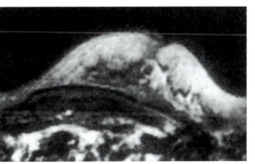

Abb. 15.14 h–i **Fortsetzung**

h–i Diffuse und verzögerte Anreicherung in einem Karzinom, das den oberen äußeren Quadranten diffus durchsetzt.

h Mammographisch ist das Karzinom, das als tastbare Verdichtung auffiel, im dichten Gewebe nicht erkennbar.

i Die MRT vor geplanter Biopsie (von links oben nach rechts unten) vor Kontrastmittelgabe sowie 1, 3, 5 Minuten p.i.) zeigt eine verzögerte Anreicherung im gesamten oberen äußeren Quadranten (Pfeile). Die Exzision eines mit anderen Methoden suspekten Areals, das anreichert, ist immer indiziert – auch wenn die Anreicherung diffus oder langsam ist. *Histologie:* lobulär-szirrhöses Karzinom (aus 45).

Korrelation zwischen MR-Tomogramm und Karzinomausdehnung

Nach derzeitigem Wissen kann Folgendes gesagt werden (20–24):

- Beim fokal wachsenden invasiven Karzinom entspricht das anreichernde Areal im MR-Tomogramm sehr gut der histologisch nachgewiesenen Größe des invasiven Karzinoms.
- Findet sich histologisch neben dem invasiven Karzinom ein Areal mit einem niedrigdifferenzierten In-situ-Karzinom (z.B. Komedokarzinom), so reichert das niedrig differenzierte Karzinom MR-tomographisch meist ähnlich Kontrastmittel an wie das invasive Karzinom und ist von diesem kaum zu unterscheiden. In diesen Fällen entspricht das MR-tomographisch anreichernde Areal oft dem Bereich des invasiven Karzinoms plus dem Bereich des In-situ-Karzinoms.
- Dem invasiven Karzinom benachbarte Anteile eines hochdifferenzierten In-situ-Karzinoms (im Allgemeinen Nonkomedo-DCIS) reichern meist geringer und langsamer an als invasive Karzinome. Sie grenzen sich daher im Allgemeinen vom invasiven Karzinom ab, sodass die fokale, starke Anreicherung dann nur dem invasiven Karzinom selbst entspricht. In einigen Fällen kann aber auch der das In-situ-Karzinom tragende Anteil des Tumors ebenso stark Kontrastmittel aufnehmen wie das invasive Karzinom selbst. Andererseits ist das In-situ-Karzinom bezüglich seiner Kontrastmittelanreicherung häufig von benignen

Proliferationen nicht zu unterscheiden oder zeigt sogar keine Kontrastmittelaufnahme und ist dann nur mammographisch (bei Mikrokalzifikationen) oder histopathologisch erkennbar.
- Eine diffuse Anreicherung kann einem diffusen Karzinomwachstum entsprechen, ist aber hierfür nicht beweisend. Auch ein herdförmiges Karzinom kann im Falle einer deutlichen Anreicherung des Umgebungsgewebes bisweilen von diesem nicht abgegrenzt werden.
- Nach der Erfahrung der meisten Autoren ist die MRT insgesamt die genaueste Methode zur Erfassung der Tumorausdehnung (20–24).

Variationen und Fallstricke

In folgenden Fällen ist Vorsicht geboten:
- Karzinome mit ausgeprägter szirrhöser Komponente wie vor allem das lobulär-szirrhöse Karzinom können mäßig, diffus und verspätet anreichern (Abb. 15.**14 h** u. **i**). Eine derartige Anreicherung darf nicht zum Ausschluss eines Karzinoms führen, wenngleich derartige Anreicherungen meist für benigne, mastopathische Veränderungen sprechen.
- Während die meisten invasiven Karzinome eine sehr starke Kontrastmittelanreicherung zeigen, wurden bisher auch Einzelfälle mit sehr geringer bzw. sogar fehlender Anreicherung bekannt. Histologisch handelte es sich hierbei um muzinöse bzw. lobulär-szirrhöse Subtypen.
- Für die Differenzialdiagnose von Mikroverkalkungen ist weiterhin die Mammographie und nicht die MRT die Methode der Wahl.

Indikationen

Die derzeitigen Indikationsbereiche der MRT umfassen vor allem Fragestellungen, bei denen die MRT im Vergleich zu den konventionellen Methoden wichtige zusätzliche Informationen liefern kann, sowie Fälle, bei denen mit konventionellen Methoden diagnostische Probleme bestehen (51). Dies betrifft:

- Malignomnachweis oder -ausschluss in der stark vernarbten Brust nach (multiplen) Voroperationen, nach konservativer Therapie eines Mammakarzinoms mit oder ohne Bestrahlung sowie bei Silikonprothesen (51–59; Abb. 18.**14**, Abb. 18.**15**, Abb. 18.**20** sowie Abb. 22.**9**).
- Nachweis oder Ausschluss von Multizentrizität oder bilateralem Befall vor geplanter konservativer Therapie eines vermuteten Mammakarzinoms, vor allem bei Patientinnen mit sehr dichtem Drüsengewebe (20–24).
- Primärtumorsuche bei positivem axillären Lymphknotenbefall und negativem mammographischen Befund (z. B. in mammographisch dichtem Gewebe; 60–62).
- Verlauf unter neoadjuvanter Chemotherapie. Da mit der MRT wie mit allen bildgebenden Verfahren mikroskopische Tumorresiduen nicht ausgeschlossen werden können, eignet sie sich vor allem dazu, ein schlechtes Ansprechen auf die Therapie oder makroskopische Residuen präoperativ zu beurteilen (63–64).
- Ergänzender Einsatz bei Fragestellungen, die mit konventionellen Methoden nicht ausreichend zu klären sind und die sich für die transkutane Biopsie weniger eignen (Mamillenretraktion unklarer Genese, Mamillensekretion bei nicht erfolgreicher Galaktographie, multiple unklare Befunde, Befunde die schwierig zu punktieren sind, z. B. Verdichtungen, die mammographisch nur in 1 Ebene genau lokalisiert werden können).
- Die Wertigkeit der MRT bei Hochrisikopatientinnen (genetische Belastung) ist derzeit Gegenstand zahlreicher Studien (65–67).

Wichtig ist, dass alle suspekten, nicht tastbaren, allein MR-tomographisch sichtbaren Befunde entweder durch eine MR-gesteuerte transkutane Biopsie weiter abgeklärt werden oder durch eine MR-gesteuerte Markierung für Operateur und Pathologen sicher markiert werden.

Insgesamt kann die MRT wichtige bzw. entscheidende zusätzliche Informationen in der Karzinomdiagnostik liefern. Prinzipiell ist sie aber ausschließlich als ergänzende Methode indikationsbezogen einzusetzen.

> Die MRT ist bei der Karzinomdiagnostik ausschließlich indikationsbezogen und nur als ergänzende Methode einzusetzen.

Transkutane Biopsiemethoden

Für die Abklärung klinisch, mammographisch, sonographisch oder auch MR-tomographisch unklarer Befunde ist die transkutane Nadelbiopsie die derzeit kostengünstigste Methode.

Treffsicherheit

Entscheidend für ihren angemessenen Einsatz und für die richtige Wertung des zytologischen oder histologischen Ergebnisses beim diagnostischen Prozedere ist die Kenntnis der mit der jeweiligen transkutanen Biopsiemethode erreichbaren Treffsicherheit. Die Treffsicherheit kann zwar anhand von Literaturdaten abgeschätzt werden. Sie sollte aber für das jeweilige diagnostische Team und die unterschiedlichen technischen Voraussetzungen kontinuierlich überprüft werden (Korrelation von Punktionsergebnissen mit Exzisionsbiopsieergebnissen und weiteren Verlaufskontrollen).

Tatsächlich hängt nämlich die erzielbare Treffsicherheit für Diagnose bzw. Ausschluss von Mammakarzinomen von verschiedenen Faktoren ab (s.a. Kapitel 7):
- Erfahrung des diagnostischen Teams,
- methodische Faktoren,
- biologische Faktoren.

Insgesamt werden in der Literatur für mit Bildgebung gesteuerten Stanzbiopsien Sensitivitäten von 92–98% und Spezifitäten von bis zu 100% angegeben. Die Treffsicherheit zur Abklärung von Verschattungen übertrifft die von Mikroverkalkungen oder Architekturstörungen (71–74). Eine Steigerung der Treffsicherheit – vor allen Dingen bezüglich der Abklärung von Mikrokalzifikationen – ist für die Vakuumbiopsie beschrieben worden (75–77). Für die durch Bildgebung gesteuerte Zytologie werden Sensitivitäten von 53–98% und Spezifitäten von 89–100% angegeben (68–71).

Methodische Faktoren mit Einfluss auf die Treffsicherheit

Folgende methodische Faktoren haben Einfluss auf die Treffsicherheit:

Feinnadelpunktion. Die Zytologie hat den Vorteil, dass aufgrund der geringeren Gewebetraumatisierung durch die dünnen Nadeln größere Areale durch fächerförmiges Stechen abgedeckt werden können. Allerdings ist die Beurteilung des Materials für den Zytologen schwieriger als bei anderen Biopsiemethoden. Zudem ist aufgrund des geringen Volumens der „Sampling Error" häufiger, vor allen Dingen bei diffuser oder diskontinuierlicher Tumorausbreitung. Wichtigen Einfluss auf die Güte des aspirierten Materials hat die Stichgeschwindigkeit, aber auch das Gefühl des Punkteurs, der bei hoher Erfahrung an der Konsistenz des durchstochenen Gewebes die korrekte Lage im malignen Befund oft vorhersagen kann.

Stanzbiopsie. Bei Stanzbiopsien hat die Zahl der entnommenen Stanzen großen Einfluss auf die erreichbare Treffsicherheit (s.a. Kapitel 7). Einen wichtigen Einfluss haben auch die Nadeldicke und der Nadelvorschub. Die meisten Literaturdaten beziehen sich dabei auf 3–10 Stanzen pro Läsion, auf Nadeldurchmesser von 14 Gauge (2,1 mm) und einen Nadelvorschub von mindestens 15 mm.

Vakuumbiopsie. Die verbesserte Treffsicherheit durch die Vakuumbiopsie erklärt sich dadurch, dass deutlich mehr Material gewonnen werden kann, indem ausreichend umgebendes Gewebe in das Rotationsmesser angesaugt und ein Verschieben der Läsion während der Intervention vermieden wird. Die Gewinnung von deutlich mehr Gewebsvolumen hilft, den „Sampling Error" zu verringern. Da somit der radiologisch sichtbare Befund oft großenteils oder ganz entfernt werden kann, besteht eine zusätzliche Kontrollmöglichkeit für die repräsentative Gewebsentnahme, die bei konventionellen Nadelbiopsien nicht vorhanden ist.

Mammographisch gesteuerte Stereotaxie. Hierbei können folgende Fehler auftreten:
- Fehler durch Patientenbewegung während oder nach Anfertigung der Zielaufnahmen. Diese sollten aber auf den Dokumentationsaufnahmen auffallen, die immer äußerst kritisch zu bewerten sind, denn Abweichungen im Millimeterbereich auf den Zielaufnahmen können vor allem bei der Tiefenlokalisation zu Fehlplatzierungen von über 1 cm führen.
- Fehler in der Tiefenbestimmung durch Probleme bei der Zielpunktwahl. Sie können vor allem bei unscharf begrenzten Veränderungen oder multiplen Mikroverkalkungen auftreten, da es hier sehr schwierig sein kann, ein und denselben Zielpunkt auf beiden Stereotaxieaufnahmen zu identifizieren. Fehler in der Zielpunktbestimmung machen die Genauigkeit der Tiefenbestimmung zunichte (s.o.).

- Laterale Abweichungen durch Nadeldeviation. Trotz guter Führung der Nadel außerhalb der Brust kann die Nadel durch den für Stanzbiopsie notwendigen einseitig abgeschrägten Schliff – vor allem in dichtem Gewebe – in eine Vorzugsrichtung ausgelenkt werden. Diese Ablenkung ist bei dünnen Nadeln erheblich und kann auch bei dicken Nadeln mehrere Millimeter betragen (Verbesserung durch Verwendung von Koaxialsystemen und durch Drehen der Nadel beim Einführen).

Sonographisch gesteuerte Punktion. Bei dieser Methode ist die korrekte Identifikation einer Läsion ebenso wie ihre korrekte Punktion abhängig von der Untersuchererfahrung. Schwierigkeiten sind vor allem bei kleinen Läsionen (< 1 cm) zu erwarten.

Biologische Faktoren mit Einfluss auf die Treffsicherheit

Sowohl Größe wie Wachstumsform des Karzinoms haben Einfluss auf die Treffsicherheit.

Befundgröße. Bei geringer Größe des Befundes (unter 1 cm) muss davon ausgegangen werden, dass die Treffsicherheit abnimmt (größerer Einfluss von Patientenbewegung, von geräteabhängigen Ungenauigkeiten, Untersuchererfahrung bei der Erkennung und Identifikation des Befundes bei allen Methoden).

Wachstumsform. Bezüglich der Wachstumsform gilt:
- Glatt begrenzte Befunde sind besonders gut für transkutane Biopsien geeignet.
- Unregelmäßig begrenzte Verschattungen sind gut für sonographisch gesteuerte Punktionen geeignet, wenn sie sonographisch eindeutig identifizierbar und größer als 1 cm sind. Bei der mammographisch gesteuerten Punktion können Probleme auftreten, wenn ein und dieselbe Struktur innerhalb der Läsion nicht eindeutig in beiden Stereotaxieaufnahmen identifizierbar ist.
- Bei Mikroverkalkungen ist die Treffsicherheit der konventionellen perkutanen Biopsiemethoden insbesondere wegen des bei In-situ-Karzinomen höheren Risikos eines „Sampling Errors" schlechter als bei Herdbefunden. Für die Abklärung von kleineren Arealen von Mikroverkalkungen (< 2 cm) gilt inzwischen die Vakuumbiopsie als Methode der Wahl.
- Diffus wachsende Karzinome wie das kleinzellige (lobuläre) Karzinom können aufgrund ihres dispergierenden Wachstums dem Nachweis durch Aspiration oder Stanze entgehen. Gerade bei größeren Architekturstörungen oder größeren Arealen mit asymmetrischem Tastbefund sollte zur Vermeidung des „Sampling Errors" auch weiterhin die Exzisionsbiopsie erwogen werden.

Indikationen

Anhand der bisherigen Erfahrungen erscheint – eine gute Treffsicherheit des diagnostischen Teams vorausgesetzt – der Einsatz der transkutanen Biopsiemethoden in der Karzinomdiagnostik in den folgenden Fällen sinnvoll:
- Bei fraglichen oder uncharakteristischen Befunden, die sonst kurzfristig kontrolliert würden, kann durch eine perkutane Biopsie die verzögerte Diagnose eines Karzinoms verhindert werden. Hier liefert der ergänzende Einsatz der perkutanen Methoden wertvolle neue Informationen.
- Bei bereits suspekten Befunden kann eine perkutane Biopsie zur Diagnosesicherung vor Ablatio, einfacher Mastektomie oder vor Beginn einer neoadjuvanten Chemotherapie dienen.
- Für die Entkräftung eines klinisch oder mit Bildgebung suspekten Befundes muss im Falle eines negativen Ergebnisses der perkutanen Biopsie eine sorgfältige Korrelation von Histologie und Bildgebung erfolgen. Sowohl die Treffsicherheit der Lokalisation wie auch die Möglichkeit eines „Sampling Errors" sind kritisch abzuwägen.

Prozedere nach transkutaner Biopsie

Nach einer transkutanen Biopsie ist es die Aufgabe des punktierenden Arztes, das histologische oder zytologische Ergebnis mit allen vorliegenden Informationen aus Bildgebung und klinischem Befund zu korrelieren. Erst danach ist die Empfehlung über das weitere Vorgehen zu geben.

Dabei soll zusammen mit dem Pathologen oder Zytologen entschieden werden, ob das erhaltene Ergebnis repräsentativ ist oder sein kann. Je nach Sicherheit des erhaltenen Ergebnisses ist zu entscheiden zwischen üblichen Kontrolluntersuchungen (zu empfehlen nach 6, 12, 24 und ggf. 36 Monaten), einer Wiederholung der Stanzbiopsie oder einer operativen Exzision des Befundes. Bei diskrepanten Befunden oder unsicherem Ergebnis sollte eine Exzision oder zumindest eine Wiederholung der transkutanen Biopsie erfolgen.

Zusammenfassung

Bedingt durch die histologische Vielfalt der Karzinome und ihrer Wachstumsformen kann das invasive Mammakarzinom sehr unterschiedliche Erscheinungsbilder haben. Die Kenntnis dieser Variationen ist wichtig für die frühzeitige Erkennung.

Als einziges Screeningverfahren ist die Mammographie mit/ohne klinische Untersuchung anerkannt. Beide ergänzen sich. Die Treffsicherheit der Mammographie hängt sowohl von der Tumorart, der Wachstumsform wie vom Umgebungsgewebe ab. Während die Sensitivität der Mammographie im fettreichen Gewebe fast 100% beträgt, sinkt sie deutlich in mammographisch dichtem Gewebe. Hier darf eine negative Mammographie einen klinischen Malignomverdacht keineswegs entkräften. Da die Erstdiagnose oder die Vermutung eines nicht tastbaren Mammakarzinoms meist durch die Mammographie gestellt wird, sind optimale Technik, gewissenhafte Durchführung, stetes Training und die Überprüfung der eigenen Treffsicherheit wichtige Voraussetzungen für gute Ergebnisse.

Während Mammographie und klinische Untersuchung als Screeningmethoden darauf abzielen, suspekte Befunde so früh wie möglich zu entdecken, dienen die ergänzenden Methoden der Abklärung unklarer Befunde.

Die Sonographie kann durch den Nachweis von Zysten unnötige Biopsien bei durch Zysten bedingten unklaren Tastbefunden oder mammographischen Verdichtungen verhindern. In mammographisch dichtem Gewebe kann sie als komplementäre Methode den Karzinomnachweis (vor allem bei tastbaren Veränderungen) verbessern. Der sonographische Malignomausschluss bei sonographisch soliden oder nicht sichtbaren Befunden ist aber nicht sicher.

Die MRT ist die sensitivste Methode zum Nachweis von Zweitherden in mammographisch dichtem Gewebe und eignet sich hervorragend für den Malignomnachweis oder -ausschluss in vernarbtem Gewebe. In mammographisch dichtem Gewebe ohne Vernarbung erscheint ihr Einsatz nur angezeigt bei Befunden, die mit konventionellen Methoden und der transkutanen Biopsie nicht sicher zu klären oder aufzufinden sind (z.B. Primärtumorsuche, starker Verdacht in mammographisch sehr dichtem oder vernarbtem Gewebe, Zweitherdausschluss vor brusterhaltender Therapie).

Mit der transkutanen Biopsie steht uns eine sehr rasche und kosteneffektive Methode für die Abklärung geeigneter Befunde zur Verfügung. Anhand der kleinen Gewebezylinder ist eine komplette histologische Diagnostik möglich. Die Qualität der Stanzzylinder bestimmt die Treffsicherheit der Methode. Sie ist abhängig von Größe, Lage und Morphologie der Läsion, Zielpunktgenauigkeit, Nadeldicke, Nadelvorschub und der Anzahl der Punktionen.

Es muss daher immer kritisch geprüft werden, inwieweit das gewonnene Material repräsentativ und folglich das Untersuchungsergebnis sicher ist. Ein negatives Ergebnis einer transkutan gewonnenen Biopsie darf einen konkreten klinischen, mammographischen oder sonographischen Verdacht nicht widerlegen. Bei verbleibenden Unklarheiten ist weiterhin die Exzisionsbiopsie die sicherste und zuverlässigste Methode.

Literatur

[1] Fentiman IS. Detection and treatment of early breast cancer. London: Dunitz; 1990:58

[2] Seltzer V. Cancer in women: prevention and early detection. J Womens Health Gend Based Med. 2000;9:483–8

[3] Tabár L, Fagerberg G, Day NE et al. Breast cancer treatment and natural history: new insights from results of screening. Lancet. 1992;339 (8790):412

[4] Kopans DB. Mammography screening for breast cancer. Cancer. 1993;72:1809

[5] Meyer J, Timothy J, Stomper P, Sonnenfield M. Biopsy of occult breast lesions: analysis of 1261 abnormalities. JAMA. 1990;263:2341–3

[6] Moskowitz M. The predictive value of certain mammographic signs in screening for breast cancer. Cancer. 1983;51:1007

[7] Sickles EA, Ominski SH, Sollitto RA et al. Medical audit of a rapid throughput mammography screening practice: methodology and results of 27.114 examinations. Radiology. 1990;175:323

[8] Elmore JG, Wells CK, Lee CH et al. Variability in radiologists' acute interpretations of mammograms. N Eng J Med. 1994;331:1493–9

[9] Taplin SH, Rutter CM, Elmore JG et al. Accuracy of screening mammography using single versus independent double interpretation. AJR. 2000; 174:1257–62

[10] Baines CJ, Miller AB, Kopans DB et al. Canadian National Breast Screening Study: assessment of technical quality by external review. AJR. 1990;155:743

11 Sickles EA. Quality assurance: how to audit your own mammography practice? Radiol Clin North Am. 1992;30:265

12 Bird RE, Wallace TW, Yankaskas BC. Analysis of cancers missed at screening mammography. Radiology. 1992;184:613

13 Van Dijck JAAM, Verbeek ALM, Hendricks JHCL, Holland R. The current detectability of breast cancer in a mammographic screening program. Cancer. 1993; 72:1933

14 Harvey JA, Fajardo LL, Innis CA. Previous mammograms in patients with impalpable breast carcinoma: retrospective versus blinded interpretation. AJR. 1993;161:1167

15 Ikeda DM, Andersson I, Wattsgard C et al. Interval carcinomas in the Malmö mammographic screening trial: radiographic appearance and prognostic considerations. AJR. 1992;159:187

16 Saarenmaa J, Salminen T, Geiger U et al. The visibility of cancer on earlier mammograms in a population-based screening programme. Eur J Cancer. 1999;35:1118–22

17 Duncan KA, Needham G, Gilbert FJ, Deans HE. Incident round cancers: what lessons can we learn? Clin Radiol. 1998;53:29–32

18 Skaane P. The additional value of US to mammography in the diagnosis of breast cancer. A prospective study. Acta Radiol. 1999;40:486–90

19 Berg WA, Gilbreath PL. Multicentric and multifocal cancer: whole-breast US in preoperative evaluation. Radiology. 2000;214;59–66

20 Fischer U, Kopka L, Grabbe E. Breast carcinoma: effect of preoperative contrast-enhanced MR imaging on the therapeutic approach. Radiology. 1999;213:881–8

21 Krämer S, Schulz-Wendtland R, Hagedorn K et al. Magnetic resonance imaging and its role in the diagnosis of multicentric breast cancer. Anticancer Res. 1998;18:2163–4

22 Oellinger H, Heins S, Sander B et al. Gd-DTPA-enhanced MR breast imaging: the most sensitive method for multicentric carcinomas of the female breast. Eur Radiol. 1993;3:223–8

23 Mumtaz H, Hall-Craigs MA, Davidson T et al. Staging of symptomatic primary breast cancer with MR imaging. AJR. 1997;169:417–24

24 Drew PJ, Chatterjee S, Thurnbull LW et al. Dynamic contrast-enhanced magnetic resonance imaging of the breast is superior to triple assessment for the pre-operative detection of multifocal breast cancer. Ann Surg Oncol. 1999;6:599–603

25 Kollias J, Gill PG, Beamond B et al. Clinical and radiological predictors of complete excision in breast-conserving surgery for primary breast cancer. Aust N Z J Surg. 1998;68:702–6

26 Bruneton JN, Maestro C, Marcy PY, Padovani B. Echography of the superficial lymph nodes. J Radiol. 1994;75:373

27 Moriggl B, Steinlechner M. Ultrasono-anatomy for evaluation of the local lymphatic groups of the mamma. Surg Radiol Anat. 1994;16:77

28 Turoglu HT, Janan NA, Thorsen MK et al. Imaging of regional spread of breast cancer by internal mammary lymphoscintigraphy, CT and MRI. Clin Nucl Med. 1992;17:482

29 Dershaw DD, Selland DG, Tan LK, Morris EA, Abramson AF, Liberman L. Spiculated axillary adenopathy. Radiology. 1996;201:439–42

30 Walsh R, Kornguth PJ, Soo MS, Bentley R, Delong DM. Axillary lymph nodes: mammographic, pathologic, and clinical correlation. AJR. 1997;168:33–36

31 Leibman AJ, Wong R. Findings on mammography in the axilla. AJR. 1997;169:1385–90

32 Jackson VP, Dines KA, Bassett LW et al. Diagnostic importance of the radiographic density of noncalcified breast masses: analysis of 91 lesions. AJR. 1991;157:25

33 Sickles EA. Nonpalpable, circumscribed, noncalcified solid breast masses: likelihood of malignancy based on lesion size and age of patient. Radiology. 1994;192:439

34 Thurfjell MG, Vitak B, Azavedo E et al. Effect on sensitivity and specificity of mammography screening with or without comparison of old mammograms. Acta Radiol. 2000;41:52–6

35 Lev-Toaff AS, Feig SA, Saitas VL et al. Stability of malignant breast microcalcifications. Radiology. 1994;192:153

36 Rosenberg RD, Hunt WC, Williamson MR et al. Effects of age, breast density, ethnicity, and estrogen replacement therapy on screening mammographic sensitivity and cancer stage at diagnosis: review of 183, 134 screening mammograms in Albuquerque, New Mexico. Radiology. 1998;209:511–8

37 van Gils CH, Otten JD, Verbeek AL et al. Effect of mammographic breast density on breast cancer screening performance: a study in Nijmegen, the Netherlands. J Epidemiol Community Health. 1998;52:267–71

38 Balu-Maestro C, Bruneton JN, Melia P et al. High frequency ultrasound detection of breast calcifications. Eur J Ultrasound. 1994;3:247

39 Bassett LW, Kimme-Smith C. Breast sonography. AJR. 1991;156:449–55

40 Ciatto S, Roselli-del-Turco M, Catarzis M et al. The diagnostic role of breast echography. Radiol Med (Torino). 1994;88:221

41 Heywang SH, Dunner PS, Lipsit ER, Glassman LM. Advantages and pitfalls of ultrasound in the diagnosis of breast cancer. J Clin Ultrasound. 1985; 13:525–532

42 Pamilo M, Soiva M, Anttinen I et al. Ultrasonography of breast lesions detected in mammography screening. Acta Radiol. 1991;32:220–5

43 Potterton AJ, Peakman DJ, Young IR. Ultrasound demonstration of small breast cancers detected by mammographic screening. Clin Radiol. 1994;49:808

44 Skaane P, Sauer T. Ultrasonography of malignant breast neoplasms. Analysis of carcinomas missed as tumor. Acta Radiol. 1999;40:376–82

45 Heywang-Köbrunner SH, Beck R. Contrast-enhanced MRI of the Breast. Berlin, Heidelberg, New York: Springer; 1996

46 Fischer U, Vosshenrich R, Probst A et al. Preoperative MR mammography and patients with breast cancer-useful information or useless extravagance. Fortschr Roentgenstr. 1994;161:300

47 Kuhl CK, Mielcarek P, Klaschik S et al. Dynamic breast MR imaging: are signal intensity time course data useful for

differential diagnosis of enhancing lesions? Radiology. 1999;211:101–10
48 Ikeda O, Yamashita Y, Morishita S et al. Characterization of breast masses by dynamic enhanced MR imaging. A logistic regression analysis. Acta Radiol. 1999;40:585–92
49 Nunes LW, Schnall MD, Orel SG. Breast MR imaging interpretation model. Radiology. 1997;202:833–41
50 Heywang-Köbrunner SH, Bick U, Bradley WG et al. International Investigation of breast MRI: results of a multicenter study (11 sites) concerning diagnostic parameters of contrast-enhanced MRI based on 519 histopathologically correlated lesions. Eur Radiol. 2001; 11:531–46.
51 Heywang-Köbrunner SH, Viehweg P, Heinig A, Küchler Ch. Contrast-enhanced MRI of the breast: accuracy, value, controversies, solutions. Eur J Radiol. 1997;24:94–108
52 Heywang-Köbrunner SH, Schlegel A, Beck R et al. Contrast-enhanced MRI of the breast after limited surgery and radiation therapy. J Comput Assist Tomogr. 1993;7:891–900
53 Gilles R, Guinebretiere JM, Shapeero LG et al. Assessment of breast cancer recurrence with contrast-enhanced subtraction MR imaging: preliminary results in 26 patients. Radiology. 1993;188:473–8
54 Mussurakis S, Buckley DL, Bowsley SJ et al. Dynamic contrast-enhanced magnetic resonance imaging of the breast combined with pharmacokinetic analysis of gadolinium-DTPA uptake in the diagnosis of local recurrence of early stage breast cancer. Invest Radiol. 1995;30:650–62
55 Drew, PJ, Kerin MJ, Turnbull LW et al. Routine screening for local recurrence following breast-conserving therapy for cancer with dynamic contrast-enhanced magnetic resonance imaging of the breast. Ann Surg Oncol. 1998;5:265–70
56 Krämer S, Schulz-Wendtland R, Hagedorn K et al. Magnetic resonance imaging in the diagnosis of local recurrences in the breast cancer. Anticancer Res. 1998;18:2159–62
57 Viehweg P, Heinig A, Lampe D et al. Retrospective analysis for evaluation of the value of contrast-enhanced MRI in patients with breast conservative therapy. MAGMA (Magnetic Resonance Materials in Physics, Biology and Medicine). 1998;7:141–52
58 Heinig A, Heywang-Köbrunner SH, Viehweg P et al. Wertigkeit der Kontrastmittel-Magnetresonanztomographie der Mamma bei Wiederaufbau mittels Implantat. Radiologe. 1997;37:710–7
59 Boné B, Aspelin P, Isberg B et al. Contrast-enhanced MR imaging of the breast in patients with silicon implants after cancer surgery. Acta Radiol. 1995;36:111–6
60 Morris EA, Schwartz LH, Dershaw DD et al. MR imaging of the breast in patients with occult primary breast carcinoma. Radiology. 1997;205:437–40
61 Schorn C, Fischer U, Luftner-Nagel S et al. MRI of the breast in patients with metastatic disease of unknown primary. Eur Radiol. 1999;9:470–3
62 Orel SG, Weinstein SP, Schnall MD. Breast MR imaging in patients with axillary node metastases and unknown primary malignancy. Radiology. 1999;212:543–9

63 Mumtaz H, Davidson T, Spittle M et al. Breast surgery after neoadjuvant treatment. Is it neccessary? Eur J Surg Oncol. 1996;22:335–41
64 Rieber A, Zeitler H, Rosenthal H et al. MRI of breast cancer: influence of chemotherapy on sensitivity. Br J Radiol. 1997;70:452–8
65 Kuhl CK, Schmutzler R, Leutner CC et al. Breast MR imaging screening in 192 women proved or suspected to be carriers of a breast cancer susceptibility gene: preliminary results. Radiology. 2000;215:267–76
66 Tilanus-Linthorst MM, Bartels CC, Obdejin AI, Oudkerk M. Earlier detection of breast cancer by surveillance of women at familial risk. Eur J Cancer. 2000;36:514–9
67 Stoutjesdijk MJ, Boetes C, Van Die LE et al. Magnetic resonance mammography for breast cancer screening of patients from high risk populations: results of a prospective pilot study. Radiology. 1999;213:454
68 Azavedo E, Svane G, Auer G. Stereotactic fine-needle biopsy in 2594 mammographically detected non-palpable lesions. Lancet. 1989;1:1033
69 Pisano ED, Fajardo LL, Tsimikas J et al. Rate of insufficient samples for fine-needle aspiration for nonpalpable breast lesions in a multicenter clinical trial: The Radiologic Diagnostic Oncology Group 5 study. Cancer. 1998;82:678–88
70 NHS Breast Screening Programme. Guidelines for Cytology Procedures and Reporting in Breast Cancer Screening: Report by Cytology Sub-Group of the National Coordinating Committee for Breast Screening Pathology; NHSBSP Publication N. 22; Sept. 1993
71 PD Britton. Fine needle aspiration or core biopsy. The Breast. 1999;8:1–4
72 Liberman L, Dershaw DD, Glassman JR et al. Analysis of cancers not diagnosed at stereotactic core breast biopsy. Radiology. 1997;203:151–7
73 Mainiero MB, Philpotts LE, Lee CH et al. Stereotaxic core needle biopsy of breast microcalcifications: correlation of target accuracy and diagnosis with lesion size. Radiology. 1996;198:665–9
74 Brenner RJ, Fajardo L, Fisher PR et al. Percutaneous core biopsy of the breast: effect of operator experience and number of samples on diagnostic accuracy. AJR. 1996;166:341–6
75 Meyer JE, Smith DN, Dipiro PJ et al. Stereotactic breast biopsy of clusterd microcalcifications with a directional, vacuum-assisted device. Radiology. 1997;204:575–6
76 Jackman RJ, Marzoni FA, Nowels KW. Percutaneous removal of benign mammographic lesions: comparison of automated large-core and directional vacuum-assisted biopsy techniques. AJR. 1998; 171:1325–30
77 Heywang-Köbrunner SH, Schaumlöffel U, Viehweg P et al. Minimally invasive stereotactic vacuum core breast biopsy. Eur Radiol. 1998;8377–85
78 Heywang-Köbrunner SH, Schlegel A, Beck R et al. Contrast-enhanced MRI of the breast after limited surgery and radiation therapy. J Comput Assist Tomogr. 1993;17:891
79 Meyer JE, Kopans DB. Stability of a mammographic mass: a false sense of security. AJR. 1981;137:595–8

16 Lymphknoten

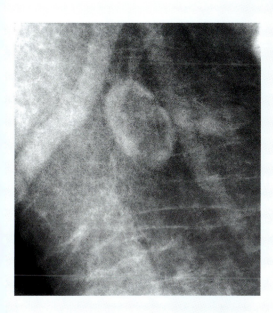

Prognostische Bedeutung ⇢ 370

Anatomie ⇢ 370

Diagnostische Verfahren ⇢ 370

Unauffällige Lymphknoten ⇢ 371

Metastatische Lymphknoten ⇢ 372

Sentinel-Lymphknoten-Technik ⇢ 377

Perkutane Biopsie ⇢ 379

Neuere Verfahren ⇢ 379

Mammaria-interna-Lymphknoten ⇢ 381

Zusammenfassung ⇢ 381

Prognostische Bedeutung

Der regionäre Lymphknotenbefall stellt beim Mammakarzinom den wichtigsten Prognoseparameter dar. Basierend auf einer 30-jährigen Nachbeobachtung beschreibt Adair eine Überlebensrate von 75% bei Patientinnen ohne Lymphknotenbefall, jedoch mit metastatischem Befall der Level-I-Lymphknoten von nur 40% (1). Die Überlebensrate verringert sich weiter bei einem Befall höherer Lymphknotenstationen.

Anzahl befallener Lymphknoten. Die Anzahl der befallenen Lymphknoten ist prognostisch bedeutend. Nach Veronesi (2) betrug in einem Nachbeobachtungszeitraum von 60 Monaten die Überlebensrate von Patientinnen mit Mammakarzinom und 1–3, 4–10 und mehr als 10 befallenen Lymphknoten 80% bzw. 62% und 35%.

Lokalisation befallener Lymphknoten. Die Überlebensrate beim Befall der Level-I-Lymphknoten ist im Vergleich zum Befall höherer Lymphknotenstationen größer. Jedoch treten in 5–10% der Fälle die Lymphknotenmetastasen in höheren Lymphknotenstationen auf, obwohl die Lymphknoten des Levels übersprungen werden. Dies bedeutet, dass bei 90–95% der Patientinnen die Level-I-Lymphknotenstation repräsentativ für den gesamten Lymphknotenstatus ist.

Bei einigen Karzinomen erfolgt die Lymphdrainage in die Mammaria-interna-Lymphknoten. Wie auch beim axillären Lymphknotenbefall verbessert hierbei die Exzision oder Bestrahlung der Mammaria-interna-Lymphknoten das Gesamtüberleben nicht (3). Jedoch scheint dieser Lymphknotenbefall ein unabhängiger zusätzlicher Indikator für eine schlechte Prognose zu sein. Die Biopsie von Sentinel-Lymphknoten im Mammaria-interna-Gebiet wird kontrovers diskutiert (4, 5).

Übereinstimmend wird der axilläre Lymphknotenstatus als wichtiger Prognosefaktor beim Mammakarzinom angesehen (1–7).

→ Der axilläre Lymphknotenstatus ist ein wichtiger Prognosefaktor beim Mammakarzinom.

Anatomie

Die axillären Lymphknoten werden abhängig von ihrer Beziehung zum M. pectoralis minor in 3 Level eingeteilt (s. a. Anhang 2):
- Level I: Lymphknoten kaudal und lateral des M. pectoralis minor,
- Level II: Lymphknoten zwischen dem lateralen und medialen Rand des M. pectoralis minor,
- Level III: Lymphknoten kranial und medial des M. pectoralis minor.

Die Lymphknoten zwischen dem M. petoralis major und minor werden als Rotter-Lymphknoten bezeichnet.

Bei einem geringen Prozentsatz der Mammakarzinome verläuft die Lymphdrainage in die Mammaria-interna-Lymphknoten. Diese liegen extrapleural, parasternal und tief in der interkostalen Muskulatur entlang der Mammaria-interna-Gefäße, in der Regel in den ersten 3 Interkostalräumen.

Diagnostische Verfahren

Bisher hat die gezielte bildgebende Diagnostik der regionären Lymphknoten beim Staging des Mammakarzinoms keine wesentliche Rolle gespielt, da mit keiner bildgebenden Diagnostik der prognostisch wichtige Nachweis oder Ausschluss einer mikroskopischen Metastasierung in die Lymphknoten möglich ist. Lange Zeit galt die Axilladissektion daher zur Bestimmung des Lymphknotenstatus als unerlässlich.

Derzeit wird nach Wegen gesucht, die durch die Axilladissektion verursachte Morbidität zu reduzieren. Dies ist besonders wichtig bei Patienten, bei denen das operative Staging keinen Lymphknotenbefall nachweist. Daher wird die *Sentinel-Lymphknoten-Biopsie* als alternative Methode für das histopathologische Staging getestet. Die im Rahmen dieses Verfahrens notwendige Darstellung der primären Lymphknotenstation mit radioaktivem Tc-Kolloid und/oder Farbstoff (Lymphknotenmapping) erlaubt die Lokalisation der erstdrainierenden Lymphknoten. Eine Aussage zum Tumorbefall der dargestellten Lymphknoten ist aber nicht möglich. Erst die histologische Aufarbeitung der oder des daraufhin biopsierten Sentinel-Lymphknoten gibt Auskunft über einem möglichen Befall.

Ob mit zunehmendem Einsatz der Sentinel-Lymphknoten-Biopsie die Bildgebung an Bedeutung gewinnt, muss abgewartet werden. Derzeit dient die Bildgebung der weiteren Abklärung unklarer axillärer Befunde. Außerdem können die tiefer in der Axilla gelegenen Lymphknoten dargestellt werden. Die Kenntnis typischer Kriterien benigner und maligner Lymphknoten ist daher wichtig. In der Regel ist die Sonographie die Methode der Wahl zur Erfassung unklarer oder suspekter Befunde bzw. zur Durchführung von bildgebungsgestützten Punktionen.

Der Wert aller bildgebenden Methoden ist bezüglich des Nachweises einer mikroskopischen Metastasierung jedoch begrenzt. Eine sichere Abgrenzung einiger benigner Befunde (z. B. entzündliche Veränderungen) von einem malignen Befall ist durch die Bildgebung nicht möglich.

> Der Wert aller bildgebenden Methoden ist bezüglich des Nachweises einer mikroskopischen Metastasierung begrenzt.

Unauffällige Lymphknoten

Mammographie

Form. Das mammographische Bild eines unauffälligen Lymphknotens zeigt eine nieren- oder kaffeebohnenartige Form und eine zentrale Verfettung (Abb. 16.**1**). Diese klassische Konfiguration ist aber nicht auf jeder Projektion zu erkennen. Zeigt ein Herdbefund eine glatte Kontur, kaffeebohnenartige Konfiguration und zentrale Verfettung, kann dieser eindeutig einem Lymphknoten zugeordnet werden.

Größe. Die Größe eines normalen Lymphknotens variiert und besitzt keine klinische Bedeutung. Lymphknoten mit einem ausgedehnten fettigen Hilus können eine Größe bis zu 5 cm haben. Wenn ausschließlich die Parenchymbreite (ohne den verfetteten Hilusbereich) in der kurzen Achse gemessen wird, erlaubt diese eine gewisse Aussage, ob ein maligner Befall vorliegt (Treffsicherheit 70–80%). Eine genaue Diagnose ist jedoch nicht möglich, da die mikroskopische Metastasierung nicht zu einer wesentlichen Vergrößerung des Lymphknotens oder seiner Parenchymbreite führt. Außerdem können auch benigne Lymphknoten aufgrund entzündlicher Veränderungen vergrößert sein. Axilläre Lymphknoten sind bei ca. $^1/_3$ der Mammographien sichtbar.

Dichte. Die Dichte der Lymphknoten entspricht der normalen Drüsengewebes bzw. ist etwas geringer.

Intramammäre Lymphknoten. Einige Lymphknoten liegen im Drüsenkörper und werden als intramammäre Lymphknoten bezeichnet. Sie können zwar im gesamten Drüsenkörper vorkommen, jedoch sind sie meist im dorsalen Anteil des oberen äußeren Quadranten nachweisbar. Werden sie nicht von dichtem Drüsengewebe überlagert, sind sie mammographisch gut abgrenzbar und können bei o. g. Morphologie eindeutig als intramammäre Lymphknoten identifiziert werden.

Axillaspezialaufnahme. Eine bessere Darstellung der Axilla in der Mammographie kann durch eine Axillaspezialaufnahme erreicht werden (8). Hierzu wird ein kleines, rechteckiges Kompressionspaddel mit einer Winkelung von 40° eingesetzt. Jedoch kann auch mit dieser Technik nur der untere Anteil des Levels 1 mammographisch abgebildet werden.

Sonographie

Sonographisch sind normale Lymphknoten wie in der Mammographie kaffeebohnenartig konfiguriert, scharf begrenzt und weisen eine echoarme Kortex und einen echoreichen, fettigen Hilus auf (Abb. 16.**2**).

Ist ein Befund in der Axilla oder Brust mammographisch nicht sicher einem Lymphknoten zuzuordnen, kann die Sonographie als leicht durchzuführende Untersuchung bei der Darstellung der typischen Merkmale durch die Abbildung in mehreren Ebenen hilfreich sein. Das Echomuster der Kortex sollte homogen sein. Im Gegensatz zur Mammographie kann mit der Sonographie die gesamte Axilla abgebildet werden.

16 Lymphknoten

Abb. 16.1 a–c **Mammographie eines normalen Lymphknotens.**

a Die Vergrößerungsaufnahme eines intramammären Lymphknotens zeigt die typische kaffeebohnenartige Konfiguration und die zentrale Aufhellung des Hilus. Der Lympknoten ist glatt begrenzt, die Dichte entspricht der des Drüsengewebes.

b Die zentrale Verfettung ist deutlicher, jedoch ist der Lymphknoten glatt begrenzt, die Dichte ist im Vergleich zum Umgebungsgewebe nicht erhöht.

c Mit zunehmender Verfettung nimmt die Größe des Lymphknotens zu. Der tastbare Lymphknoten ist nahezu vollständig fettig ersetzt und weist nur einen schmalen Parenchymsaum auf. Eine lobulierte Kontur im unteren Anteil wird durch Überlagerung weiterer kleiner Lymphknoten vorgetäuscht.

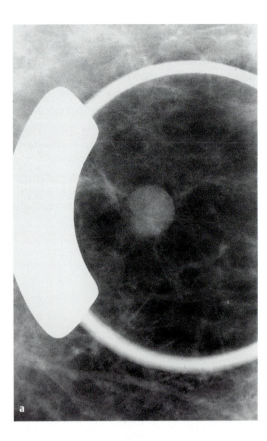
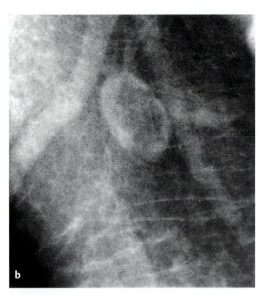
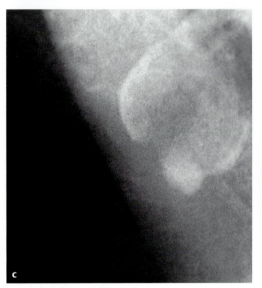

Metastatische Lymphknoten

Bei Patientinnen mit axillären Lymphknotenmetastasen eines Mammakarzinoms ist meist ein Primärtumor der Brust bekannt. Selten sind vergrößerte Lymphknoten die Erstmanifestation eines klinisch, mammographisch und sonographisch nicht nachweisbaren Mammakarzinoms. Hierbei wird der Lymphknotenbefall meist klinisch durch suspekte axilläre Knoten ertastet. Sehr selten wird bei diesen Patientinnen der axilläre oder intramammäre Lymphknotenbefall durch die Bildgebung allein entdeckt.

Metastatisch befallene Lymphknoten sind häufig mit normalen Lymphknoten verbacken. Auch bei unauffälligem Erscheinungsbild der Lymphknoten kann mit keiner bildgebenden Methode ein möglicher Tumorbefall sicher ausschlossen werden.

Wird eine Verbreiterung des Lymphknotenparenchyms oder ein Ersatz des fettigen Hilus diagnostiziert, ist eine Differenzierung zwischen Lymphknotenmetastasen und einer reaktiven Hyperplasie meist nur durch eine Biopsie möglich.

Diagnostische Verfahren

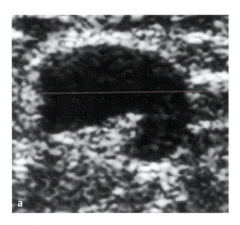 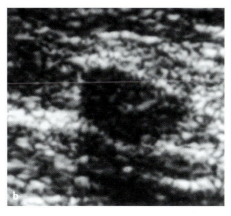 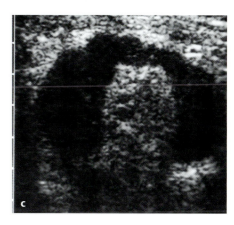

Abb. 16.2 a–c **Sonographie eines normalen Lymphknotens.**
a Diese echoarme Raumforderung besitzt ähnliche Merkmale wie in 16.**1 a**. Der kaffeebohnenartig konfigurierte Befund ist glatt begrenzt, das Echomuster homogen. Die zentrale Verfettung erscheint sonographisch als echoreiches Areal.
b In der 2. Ebene kann der die zentrale Verfettung als echoreicher Fokus abgrenzbar sein. Ansonsten ist der Lymphknoten homogen, echoarm und glatt begrenzt.
c Mit zunehmender Verfettung wird die echoreiche Zone prominenter. Das echoarme Lymphknotenparenchym wird hierbei vom echoreichen Hilus überdeckt.

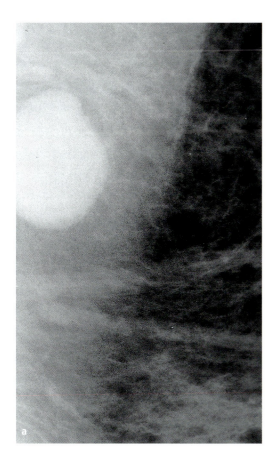 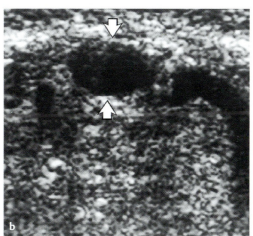

Abb. 16.3 a–b **Metastasen eines Mammakarzinoms.**
a Dieser axilläre Lymphknoten ist metastatisch befallen. Er ist dicht, die zentrale Verfettung ist aufgehoben.
b Das inhomogene Echomuster sowie das Fehlen eines echoreichen Hilus weisen auf den metastatischen Befall dieses kleinen weiteren Lymphknotens hin.

Mammographie

Mammographisch können metastastisch befallene Lymphknoten eine im Vergleich zum normalen Drüsenparenchym höhere Dichte und einen Verlust der normalen, zentralen Verfettung aufweisen (9–12; Abb. 16.3 a).

Metastatisch befallene Lymphknoten sind in der Regel glatt begrenzt. Eine unregelmäßige Begrenzung und strahlige Ausläufer können auftreten (Abb. 16.4 a u. b). Ursache hierfür ist die extranodale Tumorausbreitung in das umgebende Fettgewebe.

Obwohl der Primärtumor häufig Verkalkungen aufweist, sind Verkalkungen in metastatischen Absiedelungen des Mammakarzinoms, einschließlich axillärer Lymphknoten, selten. Enthalten Lymphknoten suspekte Mikroverkalkungen, muss der Verdacht auf einen Tumorbefall geäußert werden (Abb. 16.5).

Sonographie

Sonographisch ist folgendes Erscheinungsbild hinweisend auf einen metastatischen Lymphknotenbefall (13–14):
- partieller oder vollständiger Ersatz des echoreichen, fettigen Hilus (Abb. 16.3 b u. c),
- fokale oder diffuse Verminderung der Echogenität des Lymphknotenkortex (Abb. 16.3 b u. c, Abb. 16.4 b u. c),
- unregelmäßige Begrenzung (Abb. 16.4 b u. c) und Zunahme der Parenchymbreite im Transversaldurchmesser,

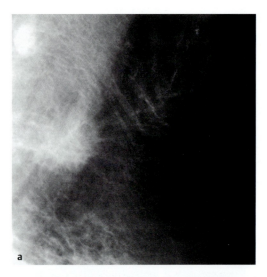
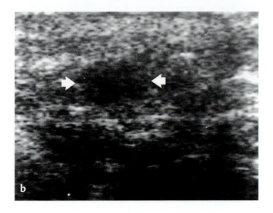
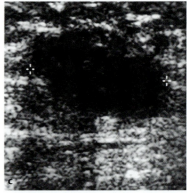

Abb. 16.4 a – c **Axilläre Lymphknotenvergrößerung mit strahligen Ausläufern.**
Unter Berücksichtigung des bekannten Mammakarzinoms sind die strahligen Ausläufer des Lymphknotens Ausdruck einer extranodalen Tumorausbreitung in das umgebende Fettgewebe.
a Dieser Lymphknoten zeigt eine unregelmäßige Begrenzung, verursacht durch eine perinodale Tumorausbreitung bei primärem Mammakarzinom.
b Die Sonographie des Lymphknotens von (a) zeigt einen unregelmäßig begrenzten, echoarmen Herdbefund (Pfeile).
c Die Sonographie eines weiteren Lymphknotens mit strahligen Ausläufern zeigt insbesondere im schallkopfnahen Anteil eine unregelmäßige Kontur. Wiederum wird der Befund durch eine perinodale Tumorausbreitung hervorgerufen. Des Weiteren fällt eine Schallschattenbildung hinter dem linken Anteil des Lymphknotens auf.

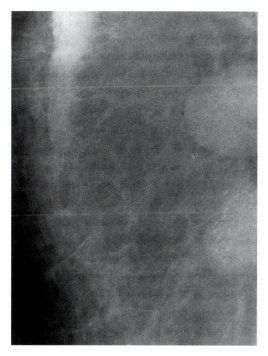

Abb. 16.5 **Metastatischer Befall.**
Bei metastatischem Befall sind im unteren der beiden vergrößerten, sehr dichten Lymphknoten zarte Verkalkungen sichtbar.

- die Gesamtgröße des Lymphknotens hat jedoch keine klinische Bedeutung.

In der Literatur (15) wurde für folgende Merkmale ein statistisch signifikanter Unterschied zwischen benignen und malignen Lymphknoten beschrieben:
- Verhältnis der Längsachse zur Querachse,
- Nachweis eines peripheren versus zentralen Flussmusters.

Diese Unterschiede sind zwar signifikant, jedoch kommen bei diesen Merkmalen auch Überlappungen zwischen benignen und malignen Befunden vor. Weitere Untersuchungen müssen zeigen, ob diese Parameter im Einzelfall für eine prospektive Therapieentscheidung angewendet werden können.

Metastatische Lymphknoten extramammären Ursprungs

Metastatisch befallene Lymphknoten können neben dem Mammakarzinom auch anderen Ursprungs sein. Meist kommt ein maligner axillärer Lymphknotenbefall bei Leukämien vor. Hierbei sind die Lymphknoten in der Regel massiv vergrößert und stellen sich mammographisch sehr dicht und glatt begrenzt dar (Abb. 16.**6**).

Weitere Ursachen für eine axilläre Metastasierung sind Karzinome der kontralateralen Brust, der Lunge, des Gastrointestinaltrakts, der Schilddrüse und des Ovars. Ein spezifisches Erscheinungsbild dieser Metastasen ist nicht bekannt.

Lymphadenopathie anderen Ursprungs

Die häufigste Ursache für axilläre Lymphknotenvergrößerungen ist eine unspezifische, benigne Lymphadenopathie. In einer Untersuchung von Walsh (11) wird sie in 25% als Ursache von Lymphknotenvergrößerungen angegeben; allerdings ist dieser Prozentsatz von der Untersuchungsgruppe abhängig. Ursachen können Haut- und Nagelinfektionen, entzündliche Prozesse des Arms oder der Brust und vorangegangene Brustoperationen sein. Weitere Ursachen sind (Abb. 16.**7**):
- Tuberkulose,
- HIV und AIDS,
- Sarkoidose,
- rheumatoide Arthritis,
- Psoriasis,
- Kollagenosen.

Bei unklaren Lymphknotenvergrößerungen sollte die Patientin daher auch nach systemischen Erkrankungen befragt werden.

In Mammographieverlaufsserien können neu aufgetretene Lymphknotenvergrößerungen Anlass zur Beunruhigung sein, jedoch sind sie nur in seltenen Fällen der erste Hinweis auf eine maligne Erkrankung. Bei Lee (16) wurde in 24 Fällen mit Lymphknotenvergrößerungen (jeweils um 20% bis über 300%) nur bei 2 Patientinnen ein metastatischer Befall nachgewiesen. Bei beiden war anamnestisch ein Karzinom bekannt.

Assoziierte reaktive Lymphknotenvergrößerungen ohne metastatischen Befall wurden beim medullären Karzinom beschrieben (17).

Nach Brustoperationen treten häufig axilläre Lymphknotenvergrößerungen auf. Kurz postoperativ sind axilläre Lymphknotenvergrößerungen ausnahmslos benigne. Zur Vermeidung unnötiger Eingriffe sollten daher zunächst anamnestische Daten erhoben und sonographische Verlaufskontrollen in Betracht gezogen werden (18).

> Bei unklaren Lymphknotenvergrößerungen sollte die Patientin auch nach systemischen Erkrankungen befragt werden.

Abb. 16.6 a–c **Axilläre Lymphknotenmetastasen bei anderen Malignomen.**

a Multiple vergrößerte, sehr dichte Lymphknoten im Fall eines metastasierenden Schilddrüsenkarzinom. Das Erscheinungsbild ist in beiden Axillae ähnlich.

b Diese massiven Lymphknotenpakete waren bereits klinisch tastbar und im Rahmen einer chronisch lymphatischen Leukämie nachweisbar.

c Weiteres Beispiel multipler Lymphknoten bei Lymphomerkrankung. Insbesondere bei lymphoproliferativen Erkrankungen können massive axilläre Lymphknotenvergrößerungen auftreten.

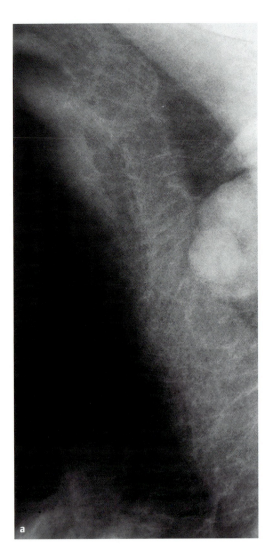
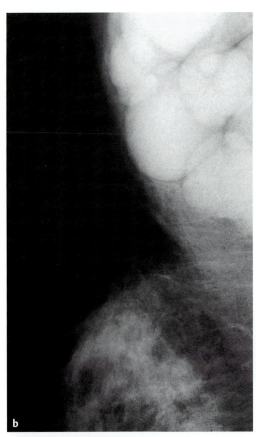
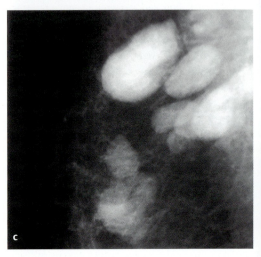

Lymphknotenverkalkungen

Gelegentlich sind Verkalkungen der axillären Lymphknoten nachweisbar (19–21). Ursache hierfür sind benigne oder maligne Veränderungen (Abb. 16.**8**):

- Grobschollige Verkalkungen in axillären Lymphknoten können durch granulomatöse Erkrankungen oder Fettnekrosen bedingt sein.
- Punktförmige Verkalkungen wurden nach Goldinjektionen im Rahmen einer Therapie bei rheumatoider Arthritis beobachtet.
- Silikon wird in die Axilla drainiert und kann von den regionären Lymphknoten aufgenommen werden. Daher sind sehr dichte Lymphknoten (ähnlich wie bei Verkalkungen) nach Silikoninjektionen in die Brust oder nach Rupturen von Silikonprothesen zu beobachten.

Diagnostische Verfahren

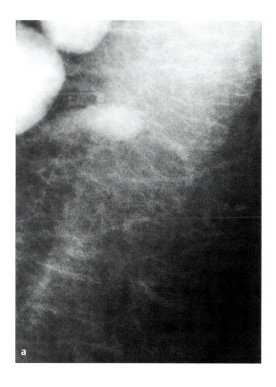
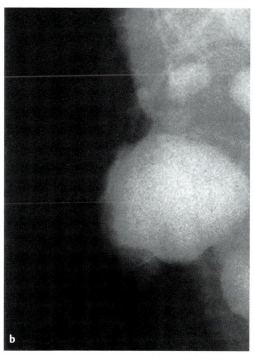

Abb. 16.7 a – b **Gutartige Veränderungen mit Lymphadenopathie.**
Axilläre Lymphknotenvergrößerungen bei gutartigen Veränderungen können nicht sicher von malignen Befunden abgegrenzt werden.
a Multiple dichte Lymphknoten ohne zentrale Verfettung bei HIV-Infektion.
b Deutliche axilläre Adenopathie, bedingt durch Histiozytosis X.

Obwohl beim invasiven Mammakarzinom der Primärtumor mammographisch in ca. 50% Verkalkungen aufweist, sind Verkalkungen in metastatischen Absiedelungen einschließlich axillärer Lymphknoten selten. Die Verkalkungen metastatisch befallener Lymphknoten sind beim Mammakarzinom in der Regel pleomorph und häufig sehr fein (Abb. 16.5). Ein ähnliches Erscheinungsbild findet sich bei Metastasen des Ovarial- oder Schilddrüsenkarzinoms. In der Literatur wurde ein Fall eines medullären Mammakarzinoms mit verkalkten axillären Lymphknoten beschrieben.

> Beim invasiven Mammakarzinom sind Verkalkungen in metastatischen Absiedelungen einschließlich axillärer Lymphknoten selten.

Sentinel-Lymphknoten-Technik

Um die Morbidität der Axilladissektion zu senken, wurde in jüngster Zeit die Technik der Sentinel-Lymphknoten-Biopsie entwickelt. Das Prinzip beruht auf dem Nachweis der erstdrainierenden Lymphknoten eines Mammakarzinoms (22). Ergibt die Biopsie der Sentinel-Lymphknoten ein negatives histologisches Ergebnis, liegt die Wahrscheinlichkeit eines negativen Lymphknotenstatus der gesamten Axilla bei über 90%. Es ist zu hoffen, dass durch die Anwendung dieses Verfahrens die Anzahl von Axilladissektionen verringert und somit die postoperativen Veränderungen einschließlich des Lymphödems reduziert werden können.

Funktionsprinzip. Das Prinzip beruht auf der Injektion eines radioaktiv markierten Tracers und/oder eines Farbstoffs (Blaulösung) in das Brustdrüsengewebe. Beide Substanzen werden über die Lymphgefäße drainiert. Der oder die erstdrainierenden Lymphknoten werden detektiert und als Sentinel-Lymphknoten gekennzeichnet (Abb. 16.9). Bei fehlendem metastatischen Befall kann je nach Studie (derzeit soll die Sentinel-Node-Operation nur in groß angelegten Studien durchgeführt werden) ggf. auf eine weitere Axilladissektion verzichtet werden. Im Fall einer axillären Lymphknotenbeteiligung wird eine komplette Axilladissektion durchgeführt.

16 Lymphknoten

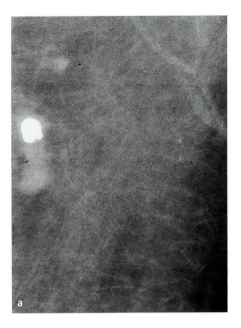 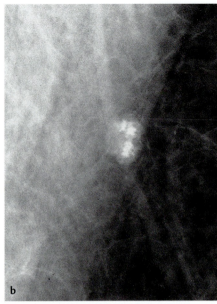 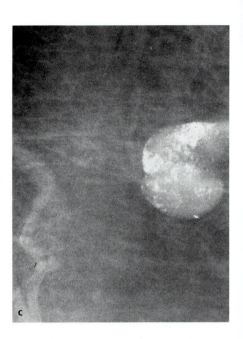

Abb. 16.8 **Benigne Verkalkungen axillärer Lymphknoten.**
a Grobschollige, dystrophe Verkalkungen. Diese Lymphknotenverkalkungen waren über viele Jahre konstant nachweisbar und vermutlich durch eine lang zurückliegende Entzündung verursacht.
b In diesem axillären Lymphknoten sind ebenfalls dystrophe Verkalkungen sichtbar.
c Die zarten Verkalkungen und eine erhöhte Lymphknotendichte wurden bei dieser Patientin durch eine Goldbehandlung wegen rheumatoider Arthritis verursacht.

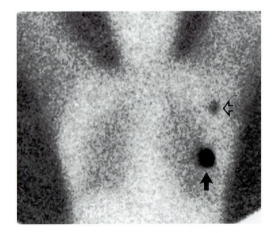

Abb. 16.9 **Sentinel-Lymphknoten.**
Hohe Konzentration des Tc-99m-Tracers an der Injektionsstelle peritumoral (geschlossener Pfeil). Im Sentinel-Lymphknoten (Ort der ersten Drainage) ist die Isotopkonzentration geringer (offener Pfeil).

In der Literatur wird diskutiert, welche Substanz zum Nachweis des Sentinel-Lymphknotens injiziert werden soll. Jedoch scheint anhand der Literaturergebnisse die Treffsicherheit bei Injektion von Farbstoff und Isotop am höchsten zu sein. Weiterhin gibt es unterschiedliche Ansichten, ob die Substanzen in das peritumorale Drüsengewebe oder in die darüber liegende Haut injiziert werden sollen.

Eine Bildgebung kann nur beim Einsatz des Isotops durchgeführt werden. Die Injektion wird einige Stunden vor der geplanten Operation vorgenommen. Die Szintigraphie dient dem Nachweis der erstdrainierenden Lymphknoten, die meist in der Axilla gelegen sind. Gelegentlich sind Sentinel-Lymphknoten im Bereich der Mammaria-interna-Kette oder in intramammären Lymphknoten lokalisiert. Intraoperativ identifiziert der Operateur den Sentinel-Lymphknoten mit einer Handsonde. Hierbei zeigt der exstirpierte Sentinel-Lymphknoten eine hohe Radioaktivität. Die Radioaktivität an der Biopsiestelle geht nach Entfernung des Sentinel-Lymphknotens auf das Niveau des Umgebungsgewebes zurück.

Einsatzgebiete. Das Sentinel-Lymphknoten-Mapping ist insbesondere bei Patientinnen mit kleinem Primärtumor hilfreich. Hier ist die Wahrscheinlichkeit eines negativen Lymphknotenstatus hoch, oder es besteht ausschließlich ein mikroskopischer Tumorbefall.

Ungeeignete Fälle. Bei fortgeschrittenen Karzinomen ist diese Technik weniger zuverlässig. Bei starkem Tumorbefall kann die Filterfunktion und damit die Speicherung des Farbstoffs oder das Isotops gestört sein. Makroskopisch befallene Lymphknoten werden möglicherweise nicht entdeckt, da sich die Lymphabflusswege verändert haben. Aus dem gleichen Grund ist das Sentinel-Lymphknoten-Mapping bei Patientinnen mit vorangegangener Axillaoperation oder mit tastbaren suspekten Lymphknoten nicht hilfreich und auch nicht indiziert. Außerdem sollte der radioaktive Tracer nicht nach einer Lumpektomie in die Biopsiehöhle injiziert werden.

Perkutane Biopsie

Soll ergänzend zur Mammographie und Sonographie eine weitere Abklärung erfolgen, ist die perkutane Biopsie im Allgemeinen der nächste Schritt. Die Stanzbiopsie oder auch die Feinnadelaspirationszytologie ist dabei sehr hilfreich (23–25). Bei negativem zytologischen Befund kann ein maligner Befall zwar nicht sicher ausgeschlossen werden, ein positiver Befund ist jedoch sehr zuverlässig und kann die Therapieentscheidung beeinflussen.

Neuere Verfahren

Magnetresonanztomographie

Die MRT kann bei Patientinnen mit axillären Lymphknotenmetastasen eines unbekannten Primärtumors hilfreich sein, da durch die MRT in einem hohen Prozentsatz der Primärtumor gefunden wird (27–29).

Treffsicherheit. Einige Autoren haben für die MRT unter Verwendung von Gd-Chelat als Kontrastmittel einen hohen positiven Vorhersagewert bezüglich des axillären Lymphknotenbefall nachgewiesen (Abb. 16.**10**). In einer Untersuchung an 75 Patientinnen mit Mammakarzinom erreichte Mumtaz eine Sensitivität von 90% und eine Spezifität von 82% (26). Hierbei wurden folgende Parameter angewendet: Lymphknotengröße >5 mm, im Vergleich zu Weichteilstrukturen höhere Signalintensität („short inversion time inversion recovery technique") und Signalanstieg nach Injektion von Gadolinium-Chelat. Mussurakis (27) untersuchte 51 Patientinnen mit der Kontrastmittel-MRT (Gadolinium-Chelat). Es wird berichtet, dass anhand des Anreicherungsmusters Gruppen definiert werden konnten mit einer Befallswahrscheinlichkeit von unter 5% bzw. über 95%.

Spezifische Kontrastmittel. So genannte spezifische Kontrastmittel, z. B. ultrakleine Eisenoxidpartikel (USPIO) werden derzeit getestet (28, 29). USPIO wird im retikulo-endothelialen System (RES) normaler Lymphknoten gespeichert und verursacht aufgrund seiner ferromagnetischen Eigenschaften in T2-gewichteten Aufnahmen einen Signalverlust. Metastatisch befallene Lymphknoten speichern USPIO nicht. Durch die fehlende Kontrastmittelaufnahme können sie anhand der unveränderten Signalintensität leicht identifiziert werden. Erste Ergebnisse zeigen eine verbesserte Treffsicherheit im Vergleich zu T2-gewichteten Nativaufnahmen. Jedoch besteht auch hier eine Überlappung im Erscheinungsbild befallener und nicht befallener Lymphknoten. Ob diese Technik bei entsprechender Optimierung zur Beurteilung des Lymphknotenstatus beim Mammakarzinom eingesetzt werden kann, muss in weiteren Untersuchungen geprüft werden.

Positronen-Emisions-Tomographie

Die Positronen-Emisions-Tomographie (PET) wird unter Verwendung von FDG ebenfalls zur Beurteilung axillärer Lymphknoten eingesetzt (30, 31;

Abb. 16.10 a–d **Darstellung von Lymphknoten im MRT.**

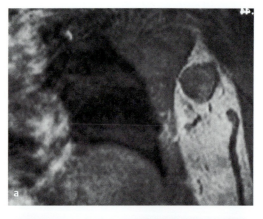
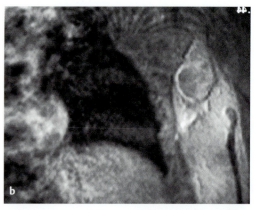
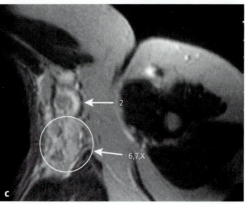
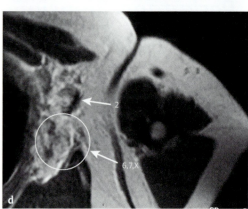

a–b Bild vor und nach i.v. Applikation von Gd-DTPA. Die 2,4 cm große Lymphknotenmetastase reichert das Kontrastmittel inhomogen an (Kurve mit mäßig raschem Anstieg und Plateauphänomen). Aufgrund der unscharfen Kontur am oberen und unteren Pol muss der Verdacht auf Umgebungsinfiltration geäußert werden.

c–d Im T2-gewichteten TSE-Bild (**c**) erscheint der ventrale Lymphknoten (2→) halbmondartig signalintensiv sowie ein dorsales Lymphknotenkonglomerat mäßig signalintensiv. Die erneute Bildgebung 24 Stunden nach USPIO zeigt, dass der dorsale, nicht befallene Teil von Lymphknoten 2 USPIO-Partikel speichert, erkennbar an der niedrigen Signalintensität des dorsalen Parenchymsaums, während die ventral im Parenchym liegende Metastase signalarm bleibt. Im Lymphknotenkonglomerat dorsal (6,7 X), finden sich nur wenige USPIO speichernde Parenchymanteile, vereinbar mit einem massiven Befall. (Histologisch korreliert und bestätigt)

Abb. 16.11 **Axilläre Lymphadenopathie in der PET.** Die FDG-PET zeigt bei dieser Patientin mit bekanntem metastasierenden Mammakarzinom einen metastatisch befallenen axillären Lymphknoten (Pfeil).

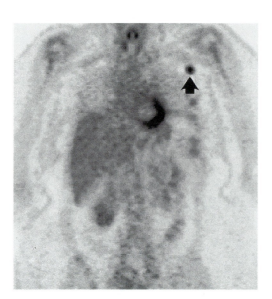

Abb. 16.11). Adler (31) zeigte bei einer Gruppe von 50 Patientinnen mit 52 Axilladissektionen eine Sensitivität und negativen Vorhersagewert von 95 %, eine Spezifität von 66 % und eine Treffsicherheit von 77 %. Vergleichbare Ergebnisse wurden von Scheidhauer erzielt (33). Der Nachweis kleiner oder mikroskopischer Lymphknotenmetastasen ist mittels PET aber nicht möglich. Außerdem ist die Zuverlässigkeit bei adipösen Patientinnen vermindert. Der Hauptvorteil dieser Technik scheint die Möglichkeit des gleichzeitigen Nachweises von Fernmetastasen zu sein. Daher kann die PET bei bestimmten Patientinnen trotz des hohen finanziellen Aufwandes kosteneffektiv sein.

Mammaria-interna-Lymphknoten

Die Abbildung von Mammaria-interna-Lymphknoten erfolgt z. B. beim Sentinel-Lymphknoten-Mapping medial gelegener Karzinome. Stark vergrößerte Lymphknoten sind in der CT abgrenzbar. Gelegentlich werden Mammaria-interna-Lymphknoten in der Kontrastmittel-MRT der Brust oder in PET-Untersuchungen nachgewiesen.

Der Nachweis von Mammaria-interna-Lymphknoten gelingt in erster Linie mit der Sonographie (32, 33). Die histologische Abklärung dieser Lymphknoten ist aufgrund der Nähe zu Mammaria-interna-Gefäßen und zur Lunge mit einem erhöhten Risiko verbunden. Sie sollte daher nur bei therapeutischer Konsequenz in Betracht gezogen werden.

Die Abbildung von Mammaria-interna-Lymphknoten ist beim Staging des Mammakarzinoms nicht notwendig.

> Die Abbildung von Mammaria-interna-Lymphknoten ist beim Staging des Mammakarzinoms nicht notwendig.

Zusammenfassung

Eine gezielte bildgebende Diagnostik regionärer Lymphknoten wird derzeit im Allgemeinen nicht durchgeführt, da nur die histologische Untersuchung den Nachweis prognostisch bedeutender Mikrometasen erlaubt. Die Bildgebung kann jedoch bei der Abklärung klinischer Befunde hilfreich sein. Die Bildgebung der Mamma erlaubt oft die Darstellung von intramammären und axillären (kaudal gelegenen) Lymphknoten. Folgende Befunde sind charakteristisch für normale Lymphknoten:

Mammographisch zeigen normale Lymphknoten typischerweise eine zentrale Verfettung und eine glatte Begrenzung. Die Dichte des Lymphknotenparenchyms entspricht der normalen Drüsengewebes. Die Lymphknotengröße hat nur geringe Bedeutung. Ein Ersatz des fettigen Hilus durch dichtes Gewebe, unregelmäßige Begrenzung des Lymphknotens und in seltenen Fällen der Nachweis von Mikroverkalkungen sind starke Malignomhinweise.

Sonographisch weisen normale Lymphknoten eine glatte Begrenzung, ein homogenes Parenchymmuster und einen echoreichen Hilus auf. Bei malignem Befall sind unregelmäßige Randkonturen und echoarme Areale im Lymphknotenparenchym nachweisbar.

Unklare oder suspekte Befunde können mit einer perkutanen Biopsie weiter abgeklärt werden. Hierbei erfolgt die Punktion in der Regel sonographisch gestützt.

In jüngster Zeit werden neue Techniken wie MRT mit Verwendung unterschiedlicher Kontrastmittel oder PET bei der Beurteilung des makroskopischen Lymphknotenbefalls eingesetzt. Jedoch sind weitere Untersuchungen zur Wertigkeit dieser Techniken notwendig. Außerdem muss der Gesamtnutzen der Bildgebung als Ergänzung zu neuen Operationsmethoden überprüft werden.

Derzeit gibt es keine bildgebende Methode, mit der ein sicherer Nachweis oder Ausschluss mikroskopischer Lymphknotenmetastasen möglich ist.

Literatur

[1] Adair F, Berg J, Joubert J et al. Long-term follow-up of breast cancer patients: the 30-year report. Cancer. 1974;33:1145–50

[2] Veronesi U, Galimberti V, Zurrida S, Merson M, Greco M, Lini A. Prognostic significance of number and level of axillary node metastases in breast cancer. Breast. 1993;2:224–8

[3] Veronesi U, Marubini E, Mariani L et al. The dissection of internal mammary nodes does not improve the survival of breast cancer patients. 30-year results of a randomized trial. Eur J Cancer. 1999;35:1320–5

[4] Freedman GM, Fowble BL, Nicolaou N et al. Should internal mammary lymph nodes in breast cancer be a target for the radiation oncologist? Int J Radiat Oncol Biol Phys. 2000;1;46:805–14

[5] Sugg SL, Ferguson DJ, Posner MC, Heimann R. Should internal mammary nodes be sampled in the sentinel node era? Ann Surg Oncol. 2000;7:188–92

[6] Boora RS, Bonanni R, Rosato PE. Patterns of axillary nodal involvement in breast cancer. Predictability of level I dissection. Ann Surg. 1982;196:642–4

[7] Hartveit F. Axillary metastases in breast cancer: when, how and why? Semin Surg Oncol. 1989;5:126–36

[8] Dershaw DD, Panicek DM, Osborne MP. Significance of lymph nodes visualized by the mammographic axillary view. Breast Dis. 1991;4:271–80

[9] Meyer JE, Ferraro FA, Frenna TH, DiPiro PJ, Denison CM. Mammographic appearance of normal intramammary lymph nodes in an atypical location. AJR. 1993;161:779–80

[10] Dershaw DD, Selland DG, Tan LK, Morris EA, Abramson AF, Liberman L. Spiculated axillary adenopathy. Radiology. 1996;201:439–42

[11] Walsh R, Kornguth PJ, Soo MS, Bentley R, Delong DM. Axillary lymph nodes: mammographic, pathologic, and clinical correlation. AJR. 1997;168:33–6

[12] Leibman AJ, Wong R. Findings on mammography in the axilla. AJR. 1997;169:1385–90

[13] Vaidya JS, Vyas JJ, Thakur MH et al. Role of ultrasonography to detect axillary node involvement in operable breast cancer. Eur J Surg Oncol. 1996;22:140–3

[14] Strauss HG, Lampe D, Methfessel G, Buchmann J. Preoperative axilla sonography in breast tumors suspected of malignancy a diagnostic advantage? Ultraschall Med. 1998;19:70–7

[15] Yang WT, Chang J, Metreweli C. Patients with breast cancer: differences in color Doppler flow and gray scale US features of benign and malignant axillary lymph nodes. Radiology. 2000;215:568–73

[16] Lee CH, Giurescu ME, Philpotts LE, Horwath LJ, Tocino I. Clinical importance of unilaterally enlarging lymph nodes on otherwise normal mammograms. Radiology. 1997;203;329–34

[17] Neuman ML, Homer MJ. Association of medullary carcinoma with reactive axillary adenopathy. AJR. 1996;167:185–6

[18] Dershaw DD. Question and answers. AJR. 1996;166:1491

[19] Hooley R, Lee C, Tocino I, Horowitz N, Carter D. Calcifications in axillary lymph nodes caused by fat necrosis. AJR. 1996;167:627–8

[20] Bruwer A, Nelson GW, Spark RP. Punctate intranodal gold deposits simulating microcalcifications on mammograms. Radiology. 1987;163:87–8

[21] Dunnington GL, Pearce J, Sherrod A, Cote R. Breast carcinoma presenting as mammographic microcalcifications in axillary lymph nodes. Breast Dis. 1995;8:193–8

[22] Giulano AE, Kirgan DM, Guenther JM, Morton DL. Lymphatic mapping and sentinel lymphadenectomy for breast cancer. Ann Surg. 1994;220:391–401

[23] Bonnema J, van Geel AN, van Ooijen B et al. Ultrasound-guided aspiration biopsy for detection of nonpalpable axillary node metastases in breast cancer patients: new diagnostic method. World J Surg. 1997;21:270–4

[24] Verbanck J, Vandewiele I, De Winter H et al. Value of axillary ultrasonography and sonographically guided puncture of axillary nodes: a prospective study in 144 consecutive patients. J Clin Ultrasound. 1997;25:53–6

[25] De Kanter AY, van Eijck CH, van Geel AN et al. Multicentre study of ultrasonographically guided axillary node biopsy in patients with breast cancer. Br J Surg. 1999;86:1459–62

[26] Mumtaz H, Hall-Craggs MA, Davidson T et al. Staging of symptomatic primary breast cancer with MR imaging. AJR. 1997;169:417–24

[27] Mussurakis S, Buckley DL, Horsman A. Prediction of axillary lymph node status in invasive breast cancer with dynamic contrast-enhanced MR imaging. Radiology. 1997;203:317–21

[28] Heywang-Köbrunner SH, Taupitz M, Hamm B et al. Iron oxide enhanced intravenous MR-lymphography in patients with suspected breast cancer: Results of a clinical phase III trial. Eur Radiol. 2000;10(suppl. 1):250

[29] Stets C, Gilbert FJ, Buchmann J, Wallis F, Lautenschläger C, Heywang-Köbrunner SH. Statistical analysis of various qualitative and quantitative parameters in the evaluation of axillary lymph nodes in breast cancer patients. JMRI 2002;16:60–68

[30] Morris EA, Schwartz LH, Dershaw DD, Van Zee KJ, Abramson AF, Liberman L. MR imaging of the breast in patients with occult primary breast carcinoma. Radiology. 1997;205;437–40

[31] Schorn C, Fischer U, Luftner-Nagel S et al. MRI of the breast in patients with metastatic disease of unknown primary. Eur Radiol. 1999;9:470–3

[32] Orel SG, Weinstein SP, Schnall MD. Breast MR imaging in patients with axillary node metastases and unknown primary malignancy. Radiology. 1999; 212:543–9

[33] Scheidhauer K, Scharl A, Pietrzyk U et al. Qualitative 18 F-FDG-positron emission tomography in primary breast cancer: clinical relevance and practicability. Eur J Nucl Med. 1996;23:618–23

[34] Adler LP, Faulhaber PF, Schnur KC, Al-Kasi NL, Shenk RR. Axillary lymph node metastases: screening with [F-18]2-deoxy-2 fluoro-D-glucose (FDG) PET. Radiology. 1997;203:323–7

[35] Konishi Y, Hashimoto T, Okuno T et al. Preoperative diagnosis of internal mammary node metastases in patients with breast cancer by using ultrasonography. Nippon Geka Gakkai Zasshi, 1992;93:1330–6

[36] Bruneton JN, Maestro C, Marcy PY, Padovani B. Echography of superficial lymph nodes. J Radiol. 1994;75:373–81

17 Sonstige semimaligne und maligne Tumoren

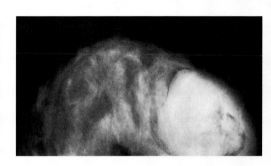

Phylloider Tumor (Cystosarcoma phylloides) ⤏ 384

Histologie ⤏ 384

Klinischer Befund ⤏ 384

Diagnostische Strategie und Ziele ⤏ 385

Sarkome ⤏ 387

Histologie ⤏ 388

Klinischer Befund ⤏ 388

Diagnostische Strategie und Ziele ⤏ 388

Malignome der Brust hämatologischen Ursprungs ⤏ 391

Morphologie ⤏ 392

Klinik ⤏ 392

Diagnostische Strategie und Ziele ⤏ 392

Metastasen ⤏ 395

Histologie ⤏ 395

Klinik ⤏ 395

Diagnostische Strategie und Ziele ⤏ 396

Weitere sehr seltene Tumoren ⤏ 398

Fibromatose (extraabdominelles Desmoid) ⤏ 398

Hämangioperizytom und Hämangioendotheliom ⤏ 398

Zusammenfassung ⤏ 399

Phylloider Tumor (Cystosarcoma phylloides)

Der Phylloidestumor ist ein seltener Tumor (ca. 0,5 % der Mammatumoren). Die histologische Variationsbreite umfasst gutartige Tumoren, die bis zu 30 % rezidivieren und maligne Formen, die metastasieren können. Insgesamt metastasieren nur ca. 5 % der phylloiden Tumoren (überwiegend hämatogen, seltener lymphogen).

Aufgrund ihres biologischen Verhaltens ist eine rechtzeitige Erkennung und vollständige Exzision mit ausreichendem Sicherheitssaum wichtig. Bei großen Tumoren ist die Mastektomie (ohne Axillarevision, denn sie metastasieren hämatogen, nicht lymphogen) notwendig. Klinisch und mit Bildgebung stellt sich der Phylloidestumor meist als glatt begrenzter Knoten dar. Er kommt in fast allen Altersgruppen vor und fällt in der Regel durch sein rasches Wachstum auf.

Histologie

Das Cystosarcoma phylloides ist eine seltene fibroepitheliale Neoplasie mit dem Muster eines Fibroadenoms. Es ist gekennzeichnet durch ein hyperplastisches, d. h. zellreiches Stroma, durch weite, blattartige (phylloide), von Epithel ausgekleidete Spalträume sowie durch epitheliale und mesenchymale Metaplasien (1).

Das Charakteristikum ist ein fibromyxoides zellreiches Stroma, das in gleichmäßiger oder unterschiedlicher Dichte Fibroblasten, Myofibroblasten oder auch Riesenzellen enthält. Der Proliferations- und Differenzierungsgrad des quantitativ dominierenden Stromas bestimmt die Klassifikation (1–4):

- *Benigner phylloider Tumor (Häufigkeit: 60–70 %):* Scharfe Begrenzung, keine Zellatypien, keine Zellpleomorphie, niedrige Mitoserate.
- *Maligner phylloider Tumor (Häufigkeit: 25–30 %):* Infiltratives Wachstum, Zellatypien, Zellpleomorphien, Verlust der Epithel-Stroma-Relation, hohe Mitoserate von über 5/10 HPF.
- *Borderline-Typ des phylloiden Tumors:* Zumeist scharfe Begrenzung, geringe Atypien der Zellpleomorphien, Mitoserate von ca. 5/10 HPF.

Der phylloide Tumor hat aufgrund einer inkompletten Exzision eine hohe Rezidivrate von 20–30 %, wobei der Anteil an Mehrfachrezidiven besonders hoch ist.

Klinischer Befund

Der phylloide Tumor ist in der Regel tastbar als glatt begrenzter, rundlicher oder lobulierter Knoten, der mehr oder weniger elastisch ist.

Kleinere Tumoren sind meist verschieblich, größere oft nicht mehr.

Hinweisend auf den Phylloidestumor ist ein rasches Wachstum. Dabei kann er sich aus einem seit langem bekannten, über lange Zeit bestehenden Fibroadenom entwickeln, das dann durch ein zunehmendes Wachstum auffällt. Er kann auch als eine primär an Größe zunehmende Raumforderung imponieren.

Zur Zeit der Diagnose hat die Mehrzahl dieser Neubildungen eine Größe von 3–5 cm erreicht. Bisweilen werden aber auch kleine phylloide Tumoren entdeckt (s. a. Abb. 19.**17**).

Sehr große phylloide Tumoren können aufgrund der Spannung der darüber liegenden Haut und der Hypervaskularisation zur erythematösen oder lividen Verfärbung der Haut oder sogar zu Ulzerationen führen.

Phylloider Tumor (Cystosarcoma phylloides)

Diagnostische Strategie und Ziele

Hauptziel der Diagnostik ist es, den phylloiden Tumor von anderen nodulären Raumforderungen und vor allem von der bei weitem überwiegenden Zahl der soliden, nodulär wachsenden *benignen* Raumforderungen zu unterscheiden. Nur bei einem Teil der phylloiden Tumoren sind Unterscheidungsmerkmale gegenüber glatt begrenzten, benignen Raumforderungen vorhanden.

Deshalb ist es wichtig, dass bei jedem glatt begrenzten Knoten, der an Größe zunimmt, auch an einen Phylloidestumor gedacht wird. Bei Verdacht ist für die Diagnosestellung unbedingt die Exzision indiziert.

Als definitive Therapie erfolgt bei größeren Tumoren in der Regel die einfache Mastektomie, bei kleineren Tumoren die großzügige Exzision, um tumorfreie Randzonen zu erhalten.

Mammographie

(Abb. 17.**1 a** u. **f**)

Mammographisch (5–7) ähnelt der Phylloidestumor oft einem Fibroadenom. Charakteristika sind daher:

- Ovale, rundliche oder lobulierte Verschattung.
- Ein Teil der phylloiden Tumoren ist scharf begrenzt mit oder ohne Halosaum.
- Je nach Umgebungsgewebe kann der Rand auch teilweise oder ganz überlagert sein. Dann stellt sich der Phylloidestumor als Halbschatten dar oder kann in dichtem Drüsengewebe nicht erkennbar sein (Abb. 22.**17**).
- Randunschärfen kommen häufig, aber nicht immer vor. Sie können durch Überlagerung, Gefäßeinsprossung oder infiltratives Wachstum verursacht sein und unterstützen die Entscheidung gegen ein Fibroadenom.
- Selten können auch bizarre oder grobschollige Verkalkungen (wie bei Fibroadenomen) in Teilen des phylloiden Tumors vorhanden sein.

Insgesamt können bei einigen phylloiden Tumoren Randunschärfen als Hinweis gegen das Vorliegen eines Fibroadenoms dienen.

Sind keine oder nur geringe Randunschärfen vorhanden, so existieren neben der raschen Größenzunahme und der oft größeren Ausdehnung *keine verlässlichen mammographischen Unterscheidungskriterien* zwischen dem Phylloidestumor und anderen glatt oder relativ glatt begrenzten (meist benignen) Raumforderungen.

> Bei jedem glatt begrenzten Knoten, der an Größe zunimmt, muss auch an einen Phylloidestumor gedacht werden.

> Sind keine oder nur geringe Randunschärfen vorhanden, so gibt es keine verlässlichen mammographischen Unterscheidungskriterien zwischen dem Phylloidestumor und anderen glatt begrenzten Raumforderungen.

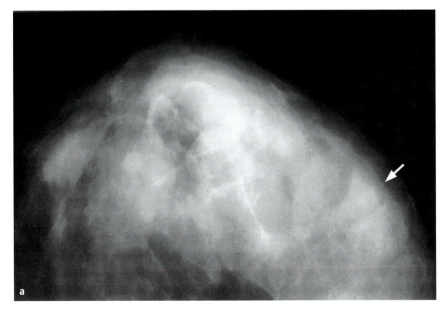
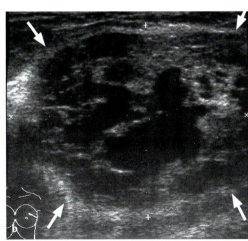

Abb. 17.1 a–e **Phylloide Tumoren.**
a Im sehr dichten Drüsengewebe ist der phylloide Tumor neben zahlreichen sonographisch gesicherten Zysten als ovale, glatt begrenzte Raumforderung nur zu vermuten (Pfeil).
b Sonographisch ist die Raumforderung (Pfeile) inhomogen mit zystischen Spalträumen.

Fortsetzung →

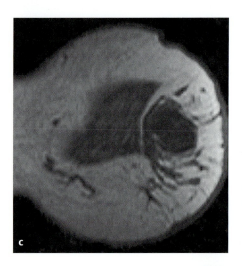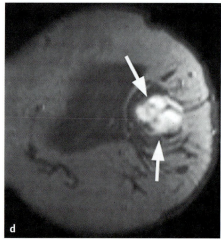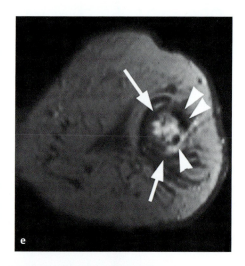

Abb. 17.1 c–e Fortsetzung

c MR-tomographisch (koronare Schicht) stellt sich die Raumforderung vor Kontrastmittelgabe homogen signalarm und relativ glatt begrenzt dar.

d–e Nach i. v. Applikation zeigt sie (Pfeile) eine lobulierte Binnenstruktur (starke Anreicherung innerhalb der Lobuli, geringe Anreicherung in Septen), teils finden sich auch auf benachbarten Schichten (e) einzelne nicht anreichernde Spalträume (Pfeilspitzen).
Histologie: benigner phylloider Tumor. (Mammographie und Sonographie von PD Dr. Langrock, Krankenhaus Torgau.)

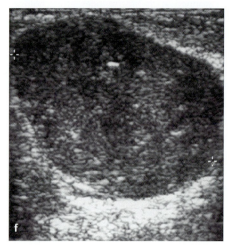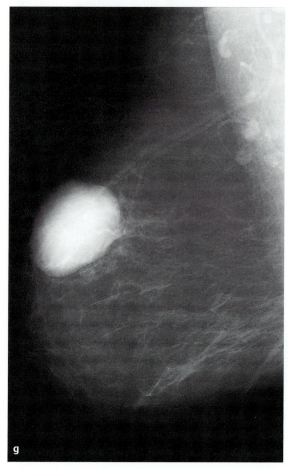

Abb. 17.1 f–g 77-jährige Frau, der ein Knoten in ihrer Brust auffiel.

f Sonographisch glatt begrenzter, solider Herd mit leicht inhomogener Binnenstruktur. *Histologie:* phylloider Tumor.

g Mammographisch ovaler, sehr dichter Herdbefund.

Sonographie

(Abb. 17.1 b u. g)

Auch sonographisch (5–8) kann der Phylloidestumor den anderen glatt oder relativ glatt begrenzten Tumoren und vor allem auch dem „jungen" Fibroadenom ähneln.

Er stellt sich oft wie folgt dar:
- ovale, rundliche oder gelappte Raumforderung,
- gute Schallverstärkung,
- meist gute Kompressibilität und Verschieblichkeit,
- oft glatte Kontur.

Obwohl bisweilen auch beim Fibroadenom vorhanden, können folgende Zeichen auf die richtige Diagnose hinweisen:
- Randunschärfen (bei einem Teil der Phylloidestumoren vorhanden),
- Inhomogenitäten der Binnenechostruktur (bei einem Teil der Phylloidestumoren, oft aber auch bei Fibroadenomen, Hamartomen oder Malignomen vorhanden),
- zystische Hohlräume innerhalb des soliden Tumors (entsprechend den gelatinösen, zystischen oder nekrotischen Arealen) sind sonographisch typisch für den Phylloidestumor und sollten unbedingt an diese Diagnose denken lassen.

Magnetresonanztomographie

(Abb. 17.1 c – e)

Mit der Kontrastmittel-MRT existieren bisher nur geringe Erfahrungen (9, 19). Soweit bekannt, reichert der Phylloidestumor rasch und stark Kontrastmittel an. Das Anreicherungsverhalten erlaubt damit keine sichere Unterscheidung vom zellreichen Fibroadenom oder von glatt begrenzten Malignomen. Inhomogenitäten wie zystische Hohlräume werden wie mit der Sonographie erfasst und sollten unbedingt an diese Diagnose denken lassen.

Insgesamt bietet die Kontrastmittel-MRT bei der Diagnosefindung im Vergleich zu Mammographie und Sonographie keine wesentlichen Vorteile. Lediglich die gute Darstellung der Gesamtausdehnung, insbesondere die Beziehung zur Thoraxwand, kann bei sehr großen Tumoren für den Operateur von Interesse sein.

Transkutane Biopsie

Wegen der unterschiedlich ausgeprägten Stromaveränderungen, deren Erfassung für die Diagnose des phylloiden Tumor ausschlaggebend ist, kann die transkutane Biopsie nicht in allen Fällen zu einer eindeutigen Klassifikation des Tumors führen.

Besteht wegen des raschen Wachstums bei einem glatt begrenzten Knoten der Verdacht auf einen Phylloidestumor, so ist zur Diagnosesicherung die Exzisionsbiopsie anzuraten.

> Besteht wegen des raschen Wachstums bei einem glatt begrenzten Knoten der Verdacht auf einen Phylloidestumor, so ist zur Diagnosesicherung die Exzisionsbiopsie anzuraten.

Sarkome

Sarkome sind seltene Tumoren der Brustdrüse, die etwa 1% aller malignen Neoplasien dieses Organs ausmachen. Gemessen an der Gesamtzahl aller Sarkome sind sie bei Frauen zu 3% und bei Männern zu 0,5% in der Mamma lokalisiert.

Sarkome können in jedem Lebensalter auftreten. Das Durchschnittsalter der breiten Altersverteilung liegt etwas unter dem der Mammakarzinome.

Da das Erscheinungsbild der meisten Sarkome abgesehen vom raschen Wachstum uncharakteristisch ist, wird die Diagnose histologisch gestellt.

Histologie

Die Mammasarkome werden wie folgt klassifiziert:
- Fibrosarkom (17%),
- Stromasarkom (27%),
- Liposarkom (24%),
- Angiosarkom (10–28%),
- Leiomyosarkom,
- Rhabdomyosarkom,
- Osteo-, Chondrosarkom,
- Sarkom nach Strahlentherapie eines Mammakarzinoms, Postmastektomie-Angiosarkom.

Die Häufigkeitsangaben (bezogen auf die Gesamtzahl der Mammasarkome) sind abhängig von der verwendeten histologischen Klassifikation (11). Die Sarkome ohne Häufigkeitsangaben sind sehr selten. Die Prognose der Mammasarkome ist abhängig von der Tumorgröße und zum Teil vom Grading.

Eine genaue Aufarbeitung wie beim Phylloidestumor ist notwendig, da der Malignitätsgrad in den Sarkomen lokal sehr unterschiedlich ausgeprägt sein kann.

Angiosarkome sind gefäßbildende Sarkome mit sehr schlechter Prognose, die vom Malignitätsgrad mitbestimmt wird (12–14).

Während die Wachstumsform der meisten Weichteilsarkome in der Regel nodulär ist (rundlich oval, mit oder ohne Bildung einer Pseudokapsel mit mehr oder weniger ausgeprägten Randunschärfen), können sich Angiosarkome nodulär, multinodulär, aber auch diffus infiltrativ im Stützgewebe ausbreiten. Von differenzialdiagnostischer und radiologischer Bedeutung ist, dass das Liposarkom erwartungsgemäß der einzige maligne mesenchymale Tumor ist, der neoplastisch transformiertes Fettgewebe enthält.

Klinischer Befund

Entsprechend ihrer Wachstumsform fallen die meisten Sarkome als rundlich, oval oder lobuliert wachsende Raumforderung auf, die je nach Infiltrationsgrad glatt oder unscharf begrenzt, verschieblich oder auch fixiert sein kann.

Während Fibrosarkome und das maligne fibröse Histiozytom als feste, tastbare Raumforderung auffallen, sind Leiomyosarkome sowie vor allem Liposarkome elastisch bis weich zu tasten. Ein Teil der Sarkome soll durch Schmerzen klinisch auffallen.

Angiosarkome sind aufgrund ihrer Zusammensetzung aus Gefäßen weich und schwammartig zu tasten und fallen in 15–20% durch eine bläuliche Hautverfärbung auf.

Das Hauptmerkmal aller Sarkome ist ihr rasches Wachstum.

> Das Hauptmerkmal aller Sarkome ist ihr rasches Wachstum.

Diagnostische Strategie und Ziele

Wegen ihres raschen Wachstums werden Sarkome in der Regel nicht im Rahmen von Screeninguntersuchungen, sondern klinisch entdeckt. Sie haben kein charakteristisches Erscheinungsbild. Bei einer rasch wachsenden Raumforderung sollte unter anderem auch an ein Sarkom gedacht werden. Da rasch wachsende Raumforderungen ohnehin chirurgische Intervention erfordern, wird die Diagnose in der Regel histologisch gestellt.

Mammographie

(Abb. 17.2a, d u. e)

Kontur. Mammographisch stellen sich Weichteilsarkome in der Regel als nodulär (rundlich, oval oder lobuliert) wachsende Raumforderungen dar (14–21). Ihre Kontur – soweit überlagerungsfrei zu beurteilen – kann glatt begrenzt sein, aber auch zur Umgebung hin Unschärfen oder sogar ein infiltratives Wachstum zeigen (Abb. 17.2c).

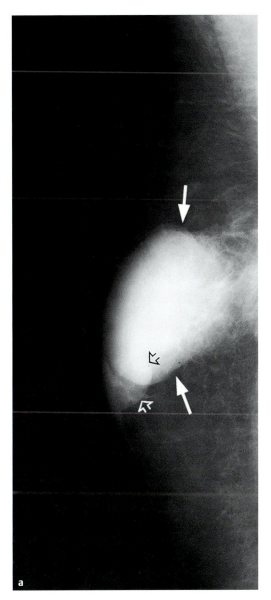

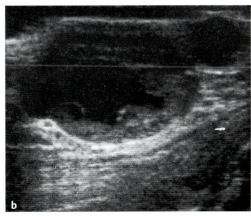

Abb. 17.2 a–e **Malignes fibröses Histiozytom der Mamma bei einem 48-jährigen Mann.**

a Auf der mediolateralen Aufnahme, die wegen Thoraxwandinfiltration schwierig einzustellen war, zeigt sich ein großer Tumor (Pfeile), teils ganz glatt (ventral) und teils unscharf begrenzt (dorsaler Rand). Daneben (offener Pfeil) direkt retromamillär ein zweiter Knoten.

b Sonographisch erscheint der Tumor auf diesem Schnitt glatt begrenzt. Wie erkennbar, stehen der kleine und der große Knoten miteinander in Verbindung. Wie viele Sarkome zeigt auch dieses maligne fibröse Histiozytom ausgedehnte Nekrosen, die sich echofrei darstellen.

Fortsetzung →

Verkalkungen. In Nekrosearealen können gröbere Verkalkungen entstehen. Sehr selten wurden in Sarkomen der Brust auch typische Verkalkungen bei einer osteoplastischen oder eine chondroplastische Transformation beschrieben.

Fettreiche Areale. Das Liposarkom ist der einzige maligne Tumor, der fettreiche Areale enthält. Wegen seines extrem seltenen Auftretens spielt das Liposarkom dennoch in der Differenzialdiagnose fetthaltiger Raumforderungen keine Rolle. Es muss lediglich bei einem rasch wachsenden fetthaltigen Tumor in Betracht gezogen werden.

Angiosarkome und Lymphangiosarkome. Diese Sarkome verursachen meist uncharakteristische Verdichtungen. Bei diffus infiltrativem Wachstum können sie – was bei ca. $1/3$ der Fälle vorkommt – im dichten Gewebe mammographisch nicht abgrenzbar sein. Seltener fallen sie als einzelne glatt oder unscharf begrenzte, noduläre Raumforderung oder durch multiple Knoten auf. Sehr selten (< 10%) sind bizarre Verkalkungen in Angiosarkomen beschrieben (18).

Abb. 17.2 c–e Fortsetzung

c Dieser große, Fett enthaltende Herdbefund wurde exzidiert.
Histologie: Fibroadenom.

d Ein ähnlich aussehender Befund war ebenfalls deutlich tastbar.
Histologie: Leiomyosarkom. Obwohl beide Befunde Fett enthielten, sollte die grundsätzlich benigne Einschätzung eines fetthaltigen Herdbefundes nur aufgegeben werden bei schnellem Wachstum, denn Sarkome und vor allem fetthaltige Sarkome sind sehr selten.

e Ein weicher, unscharf begrenzter Herdbefund im hinteren Anteil der Brust.
Histologie: Angiosarkom.

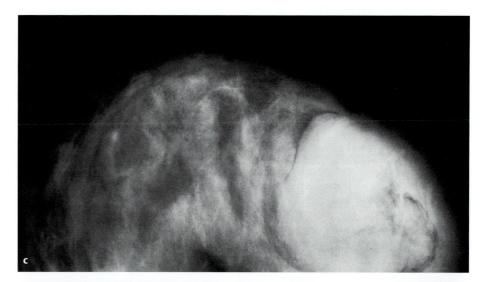

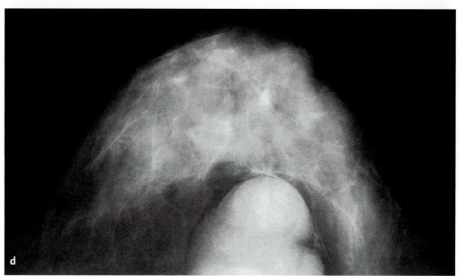

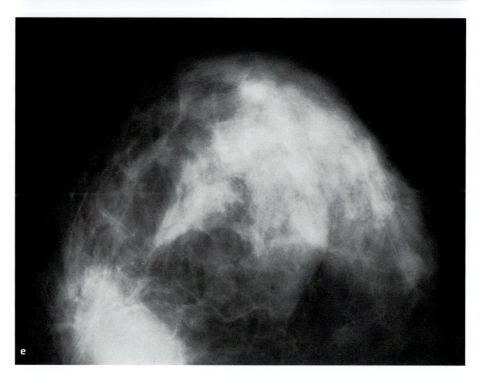

Sonographie

(Abb. 17.2b)

Kontur. Auch sonographisch stellen sich Weichteilsarkome als echoarme, noduläre wachsende Raumforderungen mit glatter bis unscharf begrenzter Kontur dar (17, 19–21).

Komprimierbarkeit. Je nach Konsistenz des zugrunde liegenden Sarkomtyps (Liposarkome und Angiosarkome haben eine weiche Konsistenz, während fibröse Histiozytome und Fibrosarkome eine sehr harte Beschaffenheit aufweisen), kann sonographisch eine sehr gute bis geringe Komprimierbarkeit nachgewiesen werden.

Binnenstruktur. Wegen der häufig vorkommenden zentralen Nekrosen ist die Binnenstruktur oft unregelmäßig mit zentralen, teils sehr echoarmen Nekrosearealen.

Angiosarkome. Für Angiosarkome ist ein sehr variables Echomuster beschrieben: Es können eine noduläre Raumforderung oder mehrere echoarme, glatt oder unscharf begrenzte Noduli auftreten. Das Angiosarkom kann echoreich oder echoarm imponieren oder aus inhomogenen echoarmen und echoreichen Arealen zusammengesetzt sein, wobei die echoreichen Areale Einblutungen entsprechen dürften.

Magnetresonanztomographie

MR-tomographisch existieren bisher nur Einzelbeobachtungen über das Verhalten von Weichteilsarkomen (10, 18).

Das Rezidiv eines fibrösen Histiozytoms in unserem Patientengut reicherte Kontrastmittel in einem ovalen, glatt begrenzten Tumorknoten homogen und deutlich an. Die Anreicherung war verspätet.

Ein von Liberman (18) beschriebenes Angiosarkom stellte sich – wie viele Malignome – im T1-gewichteten Bild signalarm und im T2-gewichteten Bild signalreich dar. Auffällig waren sehr signalreiche tubuläre Strukturen, die Gefäßen mit langsam fließendem Blut entsprechen dürften.

Transkutane Biopsie

Aus onkologischer Sicht sollte auf die transkutane Biopsie eines vermuteten Sarkoms verzichtet werden.

> Aus onkologischer Sicht sollte auf die transkutane Biopsie eines vermuteten Sarkoms verzichtet werden.

Malignome der Brust hämatologischen Ursprungs

Zu den Malignomen der Brust hämatologischen Ursprungs zählen – nach ihrer Häufigkeit genannt – das Non-Hodgkin-Lymphom, die Leukämie, das sehr seltene Hodgkin-Lymphom der Mamma sowie als äußerst seltene Erkrankung das Plasmozytom, das Chlorom und das Pseudolymphom, das Vorläufer eines Jahre später auftretenden Lymphoms sein kann (1, 22–24).

Meist ist die Mamma nur sekundär (1–5% der Malignome) befallen. Sehr selten (unter 0,1–0,5%) manifestiert sich die Erkrankung primär in der Mamma mit oder ohne Befall der axillären Lymphknoten.

Die Altersverteilung ist wie bei den malignen hämatologischen Malignomen mit anderer Manifestation breit und kann daher differenzialdiagnostisch nicht verwendet werden. Bei einem bekannten extramammären Malignom hämatologischen Ursprungs sollte bei suspekten Veränderungen der Brust an eine entsprechende Manifestation gedacht werden. Die Diagnose, die histologisch gestellt wird, ist auch bei diesen Neoplasien die Voraussetzung zur Therapie, die sich erheblich von der des Mammakarzinoms unterscheidet.

Morphologie

Die hämatologischen Malignome der Brust unterscheiden sich nicht von den entsprechenden Malignomen an anderer Stelle im Körper. Makroskopisch fallen die meisten hämatologischen Malignome durch einen herdförmigen Befall auf. Diese Herde (singulär oder multipel) wachsen meist nodulär. Sie sind oval bis rundlich oder lobuliert. Sie können scharf begrenzt (mit komplettem oder teilweisem Halosaum) auftreten. Meist zeigen sie Konturunregelmäßigkeiten oder -unschärfen. Eine sternförmige Konfiguration wie beim szirrhösen Karzinom findet sich nicht. Selten finden sich beim hämatologischen Malignom der Mamma diffuse Infiltrate.

Charakteristische Unterschiede im makroskopischen Ausbreitungsmuster zwischen den einzelnen Arten der hämatologischen Malignome (Non-Hodgkin-Lymphom-[NHL-]Arten, Hodgkin-Lymphome, Leukämie etc.) konnten bei allerdings geringen Zahlen bisher nicht herausgearbeitet werden.

Die Non-Hodgkin-Lymphome der Mamma sind fast ausschließlich B-Zell-Lymphome mit einem hohen Anteil an Keimzentrumslymphomen. Die hochmalignen lymphoblastischen Burkitt-Lymphome kommen bei jungen Frauen bevorzugt während der Gravidität und Laktation vor und imponieren als bilaterale livide Makromastie.

Hodgkin-Lymphome, Plasmozytome, Chlorome oder ein Leukämiebefall der Mamma sind sehr selten. Sie können sich ebenfalls mit nodulärem oder diffusem Wachstum manifestieren.

Sowohl für die Erstdiagnose (insbesondere für die Differenzierung zwischen kleinzelligem Lymphom und lobulärem Karzinom) wie auch für die exakte Typisierung ist die Gewinnung von ausreichendem Material (Exzisionsbiopsie) wichtig. Spezialfärbungen und Immunhistologie sind heute unumgänglich.

Erwähnenswert ist, dass hämatologische Malignome in einigen Fällen auch rezeptorpositiv reagieren können und dass somit ein Östrogenrezeptornachweis keineswegs ein Mammakarzinom beweist.

Klinik

Entsprechend ihrer Wachstumsform können hämatologische Malignome auffallen durch eine diffuse Hautverdickung, Brustverdichtung, -vergrößerung, selten eine Rötung oder als tastbarer Knoten, der folgende Merkmale aufweist:
- mehr oder weniger verschieblich,
- meist elastisch, relativ weich (damit schwierige Differenzierung vom Fibroadenom),
- selten mit Schmerzen oder Rötung einhergehend.

Zudem können Lymphknoten axillär palpabel sein. Kennzeichnend ist jedoch vor allem das rasche Wachstum.

Diagnostische Strategie und Ziele

Bei bekanntem systemischem Lymphom und neu auftretender Veränderung an der Brust sollte auch an eine Lymphommanifestation in der Brust gedacht werden. Ist anamnestisch kein Malignom hämatologischen Ursprungs bekannt, so kann es nur als eine der möglichen Differenzialdiagnosen von nodulär oder diffus wachsenden Veränderungen erwogen werden.

Für die Erstdiagnose und genaue Typisierung ist die Exzisionsbiopsie notwendig.

> Für die Erstdiagnose und genaue Typisierung hämatologischer Malignome der Brust ist eine Exzisionsbiopsie notwendig.

Mammographie

(Abb. 17.**3 a – d**, 17.**4**)

Hämatologische Malignome (22–28) treten meist auf als
- noduläre Raumforderung (rund, oval oder lobuliert, häufiger mit Konturunregelmäßigkeiten als vollständig glatt begrenzt),
- unregelmäßig begrenzte Raumforderung (seltener),
- asymmetrische Verdichtung.

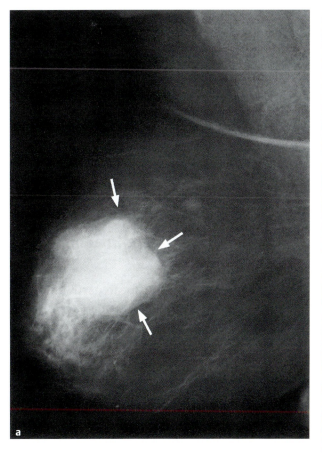
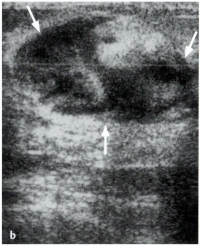
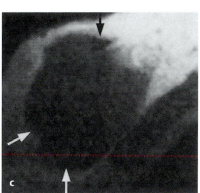
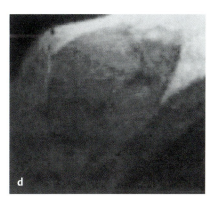

Abb. 17.3 a–d **Nodulär wachsendes Non-Hodgkin-Lymphom.**

a Mammographisch ist das nodulär wachsende Non-Hodgkin-Lymphom im oberen äußeren Quadranten in großen Teilen seiner Zirkumferenz glatt und scharf abgegrenzt (Pfeile). Im retromamillären Bereich Überlagerung durch dichtes Drüsen- und Narbengewebe bei Zustand nach zurückliegenden Probeexzisionen. Die Retraktion ist ebenfalls narbenbedingt.

b Sonographisch stellt sich das Lymphom als lobuliert wachsender, echoarmer Herdbefund dar (Pfeile).

c Im T1-gewichteten Bild ist es sehr signalarm (Pfeile).

d Im T2-gewichteten Bild (es stand damals noch kein Kontrastmittel zur Verfügung) ist eine Lobulierung erkennbar, wobei die signalintensiveren Areale histologisch lymphomzellreichen Gebieten entsprachen. Die signalärmeren Linien erwiesen sich als bindegewebige Strukturen.

Eine ausgeprägte Spikulabildung oder Mikroverkalkungen gehören nicht zum Bild des Malignoms hämatologischen Ursprungs.

Hämatologische Malignome können auch auftreten als
- diffuse Manifestation mit Hautverdickung, verdickten Septen und diffuser Dichteerhöhung,
- eine axilläre Lymphknotenschwellung ist möglich.

Pathognomonische Veränderungen sind bei hämatologischen Malignomen nicht vorhanden.

Der diffuse Befall ist histologisch und therapeutisch zu unterscheiden vom diffusen Lymphödem bei axillärer Lymphknotenmetastasierung. Eine sichere Unterscheidung ist mammographisch jedoch nicht möglich.

> Mikroverkalkungen gehören nicht zum Bild des Malignoms hämatologischen Ursprungs.

Abb. 17.4 **Diffus wachsendes Non-Hodgkin-Lymphom.** Neben der periareolär besonders ausgeprägten Hautverdickung fällt auf dieser älteren mediolateralen Mammographie eine diffuse interstitielle Verdichtung im gesamten Mammagewebe auf.

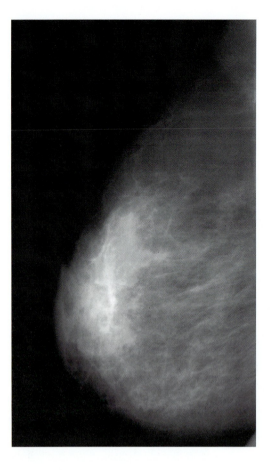

- meist mit homogener Binnenstruktur, manchmal sehr echoarm (Verwechslungsmöglichkeit mit Zyste!),
- oft mit sehr guter dorsaler Schallverstärkung, seltener mit inhomogener oder fehlender Schallverstärkung.

Wegen der oft guten Elastizität und z. T. auch vorhandenen Verschieblichkeit besteht eine Verwechslungsmöglichkeit mit dem Fibroadenom, bei sehr echoarmen Läsionen auch mit Zysten.

Diffuser Befall. Ein diffuser Befall ist gekennzeichnet (26, 29) durch:
- Hautverdickung,
- diffus erniedrigte Echogenität (uncharakteristisch).

Magnetresonanztomographie

(Abb. 17.**3 c** u. **d**)

Nach unseren Erfahrungen mit Lymphomen reichern diese das Kontrastmittel entweder fokal (z. T. glatt begrenzt) oder diffus an.

Die Anreicherung bei unseren Fällen war 2-mal verzögert und einmal mäßig rasch.

Sonographie

(Abb. 17.**3 b**)

Nodulärer Befall. Ein nodulärer Befall ist gekennzeichnet durch einen oder mehrere echoarme Herde (26, 29).

Diese weisen folgende Merkmale auf:
- meist rundlich, oval, lobuliert,
- teils glatt begrenzt, seltener mit Irregularitäten,

Transkutane Biopsie

Mit einer Feinnadel- oder Stanzbiopsie kann bei tumorförmigen Infiltraten in der Regel die Diagnose eines Lymphoms gestellt werden. Meist werden maligne Lymphome durch Exzisionsbiopsie festgestellt. Die immunhistochemische Subklassifikation wird in der Regel anhand des ausreichend vorhandenen Materials einer Exzisionsbiopsie gestellt.

Metastasen

Eine Metastasierung in die Mamma tritt selten auf (ca. 1–5 % der Malignome).

Folgende Lokalisationen können dabei der Ursprung sein:
- extramammärer Tumor jedweden Organs,
- Mammakarzinom der Gegenseite,
- Malignom hämatologischen Ursprungs.

Zwar sollte bei multiplen nodulären Veränderungen, bei diffuser Ausbreitung sowie bei anamnestischen Hinweisen (bekanntes Erstkarzinom oder bekannte Metastasierung) auch an Metastasen gedacht werden. Ein spezifisches Erscheinungsbild ist aber nicht bekannt (30–34).

Die therapeutischen Konsequenzen hängen von der Gesamtprognose ab.

Histologie

Am häufigsten kommen Metastasen des malignen Melanoms vor, gefolgt von Metastasen des Bronchialkarzinoms, des Ovarialkarzinoms und von Sarkommetastasen. Daneben finden sich Metastasen von Magen-Darm-Karzinomen, Cholangiokarzinomen, Schilddrüsenkarzinomen, Kopf-Hals- und Urogenitalkarzinomen (inklusive Zervixkarzinom) und beim Mann vom Prostatakarzinom.

Die Metastasen der meisten *extramammären Malignome* wachsen *nodulär*, eher rundlich als oval oder gelappt.

Metastasen können *singulär oder multipel* auftreten. Ihr Rand ist meist scharf, seltener etwas unscharf. Spikulae kommen nicht vor.

Einige extramammäre Malignome zeigen auch eine *diffuse Wachstumsform* der *Metastasierung*. Häufiger tritt diese beim Ovarialkarzinom auf, sie ist aber auch vereinzelt bei anderen Malignomen beschrieben.

Die Metastasierung durch ein Mammakarzinom der Gegenseite kann im Rahmen einer Generalisierung hämatogen auftreten oder lymphogen über die das Sternum kreuzenden Lymphbahnen fortschreiten.

Klinik

Herdförmige Metastasen tasten sich bei ausreichender Größe und oberflächlicher Lage im Allgemeinen als
- glatt begrenzte, rundliche,
- meist verschiebliche, seltener fixierte,
- weiche bis derbe Raumforderung (je nach Eigenschaften des Primärtumors).

Die Größe des Tastbefundes entspricht in etwa der mammographischen Größe (da keine Umgebungsreaktion wie z. B. beim szirrhösen Karzinom vorhanden ist; 29).

Sichere Unterscheidungskriterien gegenüber Fibroadenomen und Zysten existieren nicht. Gelegentlich weisen Anamnese oder rasches Wachstum auf die Diagnose hin.

Bei *diffusem Befall* werden Hautverdickung und diffuse Schwellung, selten Schmerzen bemerkt.

Die *Metastasierung bei einem Mammakarzinom der Gegenseite* erfolgt meist per continuitatem. Sie ist durch eine Hautverdickung und tastbare Verdichtung, Peau d'Orange, Noduli oder eine Schwellung erkennbar.

Diagnostische Strategie und Ziele

Bei entsprechender Anamnese sollte bei klinisch oder mammographisch gefundenen solitären oder multiplen, bei neu aufgetretenen oder wachsenden Herden sowie bei diffusen Veränderungen unklarer Ätiologie auch an Metastasen gedacht werden.

Ergibt die Biopsie eines Mammabefundes ohne entsprechende Anamnese zufällig den Verdacht auf eine Metastase, so wird eine Primärtumorsuche notwendig. Sie kann durch entsprechende Spezialfärbungen und mithilfe der Immunhistologie an dem gewonnenen Gewebe unterstützt werden.

Mammographie

(Abb. 17.5 u. 17.6)

Herdförmige Metastasen. Mammographisch stellen sich herdförmige Metastasen in der Regel dar (30, 33, 34):
- als rundliche, glatt begrenzte Raumforderung, häufig ohne wesentliche Randunschärfen (hinweisend ist vor allem die ideal runde Form),
- singulär oder multipel.
- Sie können aber auch im dichten Gewebe teilweise oder ganz, verborgen sein.
- Abgesehen von grobschollligen *Nekroseverkalkungen* sind Verkalkungen äußerst selten und nach unserer Kenntnis nur als amorphe Verkalkungen beim Ovarialkarzinom beschrieben.
- Charakteristisch und damit ein wichtiger Hinweis für eine Metastasierung ist, wenn unter multiplen Rundherden jeweils mehrere die gleiche Größe aufweisen entsprechend der schubweise stattfindenden Aussaat.

Sichere Unterscheidungskriterien einzelner Metastasen gegenüber glatt begrenzten benignen Befunden (Fibroadenomen) *existieren nicht.*

Treten andererseits längliche, polymorphe oder duktal angeordnete Mikroverkalkungen oder Spiculae auf, so kann eine Metastase eines extramammären Malignoms praktisch ausgeschlossen werden.

Diffuse Metastasierung. Eine diffuse Metastasierung kann auffallen durch:
- Hautverdickung,
- verdickte Septen,
- diffuse asymmetrische Dichtevermehrung im Parenchym.

Die Metastasierung beim Mammakarzinom der Gegenseite kann diffus die gesamte Brust betreffen oder als eine von medial parasternal nach lateral fortschreitende Verdichtung von Haut und Subkutis auffallen (Abb. 17.6).

Sonographie

(Abb. 17.5b)

Die Sonographie wird eingesetzt, um eine einfache Zyste auszuschließen oder um bei bestehendem Tastbefund in mammographisch dichtem Gewebe eine Raumforderung zu verifizieren.

Herdförmige Metastasen. Sonographisch zeigen herdförmige Metastasen das folgende Bild (32, 34):
- meist glatt begrenzte, rundliche, echoarme Herde mit homogener Binnenstruktur und mit fehlender oder sehr geringer Umgebungsreaktion,
- meist mit dorsaler Schallverstärkung oder indifferentem Schallverhalten, selten mit Schallauslöschung (bei starker Fibrosierung),
- es können gewisse Randunschärfen sichtbar sein,
- Inhomogenitäten der Binnenstruktur können bei zentraler Nekrotisierung auftreten,
- meist relativ gut verschieblich, selten fixiert,
- die Konsistenz variiert von derb bis weich elastisch.

Damit ist *sonographisch keine sichere Unterscheidung* von anderen und insbesondere benignen, glatt begrenzten Raumforderungen wie Fibroadenomen möglich.

Diffuse Metastasierung. Die diffuse Metastasierung ist sonographisch gekennzeichnet durch:
- typischerweise diffuse Hautverdichtung und Störung der echogenen Grenzschicht zur Subkutis,
- die Cooper-Ligamente können verdickt und durch einen tumorzellbedingten Lymphstau echoärmer erscheinen,
- die Veränderungen im Drüsenkörper sind oft uncharakteristisch; insgesamt ist der Drüsenkörper etwas echoärmer.

Magnetresonanztomographie

Es liegen bisher nur Erfahrungen bei Einzelfällen vor. Hierbei stellen sich Metastasen als glatt begrenzte, nodulär wachsende, anreichernde Herde dar.

> Treten längliche, polymorphe oder duktal angeordnete Mikroverkalkungen oder Spiculae auf, so kann eine Metastase eines extramammären Malignoms praktisch ausgeschlossen werden.

Metastasen

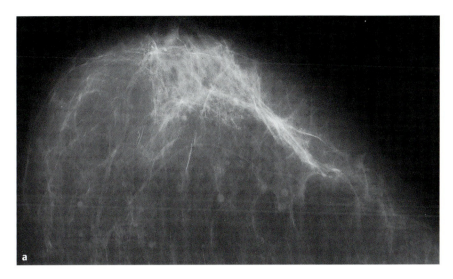
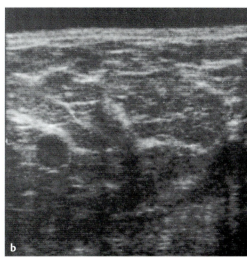

Abb. 17.5 a – b **Multiple kleinnoduläre Metastasen bei bekanntem metastasierenden malignen Melanom.**
a Kraniokaudale Mammographie. Die Vielzahl der Noduli, von denen mehrere jeweils eine vergleichbare Größe haben, lässt (auch ohne die hier bekannte Anamnese) an eine Metastasierung denken. Trotz der scharfen Begrenzung spricht die ideal rundliche Form dieser Metastasen gegen einen benignen Befund.
b Sonographie einer ebenfalls ideal rundlichen, kleinen Metastase.

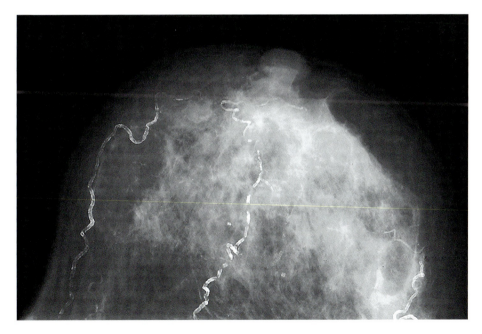

Abb. 17.6 **Metastasierendes Mammakarzinom.** Leicht nach innen gedrehte Aufnahme zur Darstellung der medialen Haut und Subkutis. Auf der innen betonten kraniokaudalen Mammographie fällt medial eine geringe Hautverdickung und etwas vermehrte interstitielle Zeichnung bei lokal metastasierendem Mammakarzinom der Gegenseite auf.

Transkutane Biopsie

Für die Bestätigung der Malignität ist die transkutane Biopsie gut geeignet. Die Diagnose einer Metastase wird in der Regel durch die Exzisionsbiopsie gestellt. Die größere Gewebemenge bei einer Exzisionsbiopsie erlaubt eine bessere histologische Beurteilung und immunhistologische Untersuchung. Auch dann gelingt es aber nur teilweise, die Lokalisation des Primärtumors zu bestimmen.

Weitere sehr seltene Tumoren

Folgende sehr seltene Tumoren, die als semimaligne eingestuft werden, seien genannt:
- Fibromatose,
- Hämangioperizytom,
- Hämangioendotheliom.

Fibromatose (extraabdominelles Desmoid)

Die Fibromatose der Mamma wächst lokal invasiv. Vor allem bei inkompletter Exzision sind Lokalrezidive häufig. Die Fibromatose geht von Faszien aus und ist damit meist auch an die Pektoralismuskulatur fixiert. *Histologisch* besteht sie aus proliferativen Fibroblasten und einer ausgeprägten Fibrose (35).

Mammographisch stellt sie sich dementsprechend als unregelmäßig begrenzte Verdichtung mit Fibrosesträngen und Retraktionen dar und ist von einem flächig wachsenden szirrhösen Karzinom nicht zu unterscheiden (34, 36).

Sonographisch ist – wie beim szirrhösen Karzinom – eine ausgeprägte Schallschattenbildung zu erwarten.

MR-tomographische Erfahrungen existieren nicht. Für Diagnose und Therapie ist die Exzision indiziert.

Hämangioperizytom und Hämangioendotheliom

Beide Tumoren sind sehr selten. Die Diagnose wird histologisch gestellt.

Weitere sehr seltene Tumoren

Zusammenfassung

Phylloider Tumor (Cystosarcoma phylloides): Makroskopisch, klinisch und mit der Bildgebung stellt sich der Phylloidestumor meist als glatt oder relativ glatt begrenzter Knoten dar. Die sichere Unterscheidung von anderen relativ glatt begrenzten Knoten und vor allem von den benignen Raumforderungen ist nicht möglich.

Neben der klinisch auffälligen, meist raschen Größenzunahme können mammographisch oder sonographisch sichtbare Randunschärfen ebenso wie eine sonographisch sichtbare inhomogene Binnenechostruktur Hinweis dafür sein, dass kein Fibroadenom vorliegt. Sonographisch (oder auch MR-tomographisch) nachweisbare zystische Spalträume innerhalb des soliden, glatt begrenzten Tumors gelten als typisch und sollten damit den Verdacht auf einen Phylloidestumor lenken.

Wegen der unsicheren Unterscheidung sollte bei glatt begrenzten, soliden Knoten, die an Größe zunehmen, unbedingt auch an einen Phylloidestumor gedacht werden. Der Ausschluss oder Nachweis eines solchen sollte durch eine Exzisionsbiopsie erfolgen.

Sarkome: Sarkome sind sehr seltene Tumoren der Brust. Sie zeigen meist ein noduläres Wachstum mit glatter bis unscharfer Kontur, selten eine diffuse Ausbreitung. Sie werden fast ausschließlich aufgrund eines auffälligen Tastbefundes entdeckt. Mammographisch und sonographisch existieren keine charakteristischen Unterscheidungsmerkmale gegenüber anderen nodulär bzw. diffus wachsenden Prozessen.

Mammographisch können in zentralen Nekroseaerealen Verkalkungen auftreten. Sehr selten kommen typische Verkalkungen bei chondrogener oder osteogener Transformation oder fetthaltige Areale im Liposarkom vor. Auch sonographisch sind zentrale Nekroseareale typisch, aber nicht beweisend. Relativ charakteristisch für gefäßreiche Tumoren wie das Angiosarkom, aber nicht beweisend und nur in einem Teil der Fälle zu sehen, ist das wechselnde Bild zwischen echoreichen und sehr echoarmen Arealen.

Wenn eine noduläre Raumforderung ein sehr rasches Wachstum zeigt, ist neben einem Sarkom auch an ein schnell wachsendes Karzinom, an einen phylloiden Tumor oder ein Lymphom zu denken. Die Diagnose wird histologisch gestellt.

Hämatologische Malignome: Hämatologische Malignome können sich als herdförmige Raumforderung oder als nicht begrenzbare, diffuse Erkrankung präsentieren.

Morphologische Unterscheidungskriterien zwischen den einzelnen hämatologischen Malignomen existieren ebenso wenig wie sichere Unterscheidungsmerkmale gegenüber gutartigen Tumoren (bei glatt begrenztem nodulären Wachstum), gegenüber Karzinomen (bei unregelmäßig begrenzten Herden) bzw. gegenüber inflammatorischen Karzinomen, Lymphstau oder Entzündung (bei diffuser Ausbreitung).

Die endgültige Diagnose bzw. exakte Klassifizierung erfolgt durch eine Exzisionsbiopsie.

Metastasen: Eine Metastasierung kann sich durch diffuse, nicht begrenzte Veränderungen (Hautverdickung, Verdichtung) oder durch die Bildung einzelner oder mehrerer nodulärer Herde manifestieren.

Sichere Unterscheidungskriterien gegenüber anderen nodulären, oft glatt begrenzten Herden oder gegenüber sonstigen diffusen Veränderungen (Mastitis, inflammatorisches Karzinom) existieren nicht. Haben aber jeweils mehrere der Rundherde die gleiche Größe, kann dies wichtiger Hinweis für eine Metastasierung sein.

Bei bekannter Anamnese sollte bei nodulären oder diffusen Veränderungen auch an eine Metastasierung gedacht werden. Der Beweis und ggf. die Analyse bezüglich des Urprungsorts erfolgt histologisch.

Literatur

1. Bässler R, Zahner J. Über Rezidive und Metastasen des Cystosarcoma phylloides (Phylloide Tumor, WHO). Geburtshilfe Frauenheilkd. 1989;49:1
2. Cohn-Cedermark G, Rutquist LE, Rosendahl I et al. Prognostic factors in cystosarcoma phylloides: clinicopathologic study of 77 patients. Cancer. 1991;68:2017
3. de Roos WK, Kaye P, Dent DM. Factors leading to local recurrence of death after surgical resection of phylloides tumors or the breast. Br J Surg. 1999;86:396–9
4. Barth RJ Jr. Histologic features predict local recurrence after breast conserving therapy of phylloides tumors. Breast Cancer Res Treat.1999;57:291–5
5. Buchberger W, Strasser K, Heim K et al. Phylloides tumor, findings on mammography, sonography and aspiration in 10 cases. AJR. 1991;157:715
6. Blanco JA, Serrano VB, Romero RR, Candejas ME. Phylloides tumor of the breast. Eur Radiol. 1999;9:356–60
7. Liberman L, Bonaccio E, Hamele-Bena D, Cohen MA, Abramson AF, Dershaw DD. Imaging characteristics of benign and malignant phylloides tumors. Radiology. 1996;198:121–4
8. Geisler DB, Boyle MJ, Malnar KF et al. Phylloides tumor of the breast: a review of 32 cases. Am Surg. 2000;66:360–6
9. Grebe P, Wilhelm K, Brunier A, Mitze M. MR-Tomographie des Cystosarcoma phylloides. Ein Fallbeispiel. Akt Radiol. 1992;2:376
10. Heywang-Köbrunner SH, Beck R. Contrast-enhanced MRI of the breast. Heidelberg, New York: Springer; 1996
11. Gutman H, Pallock PE, Ross MJ et al. Sarcoma of the breast: implications for extent of therapy. Surgery. 1994;116:505
12. Chen KTK, Kickegaard DD, Bocean BB. Angiosarcoma of the breast. Cancer. 1980;46:368
13. Rosen PP, Kimmel M, Ernsberger D. Mammary angiosarcoma, the prognostic significance of tumor differentiation. Cancer. 1988;62:2145
14. Ciatto S, Bonardi R, Cataliotti L, Cardona G. Sarcomas of the breast: a multicenter series of 70 cases. Neoplasia. 1992;39:375–9
15. Tunon de Lara C, Roussillon E, Rivel J et al. Liposarcoma of the breast. A case report. J Gynecol Obstet Biol Reprod. 1998;27:201–4
16. Elson BC, Ikeda DM, Anderson I et al. Fibrosarcoma of the breast: mammographic findings in 5 cases. AJR. 1992;158:993
17. Ng CS, Taylor CB, O'Donnell PJ et al. Case report: mammographic and ultrasound appearances of Kaposi's Sarcoma of the breast. Clin Radiol. 1996;51:735–6
18. Liberman L, Dershaw DD, Kaufmann R, Rosen PP. Angiosarcoma of the breast. Radiology. 1992;183:649–54
19. Zincone GE, Perego P, Rossi GM, Bovo G. A case of breast angiosarcoma: diagnostic imaging and review of the literature. Tumori 1995;81:387–96
20. Brown AL, Holwill SD, Thomas VA et al. Case report: primary osteosarcoma of the breast: imaging and histological features. Clin Radiol. 1998;53:920–2
21. Son HJ, Oh KK. Multicentric granulocytic sarcoma of the breast: mammographic and sonographic findings. AJR. 1998;171:274–5
22. Giardini R, Piccolo C, Rilke F. Primary non-Hodgkin's lymphomas of the female breast. Cancer. 1992;69:725
23. Hugh JC, Jackson FJ, Hanson J et al. Primary breast lymphoma: an immunohistologic study of 20 new cases. Cancer. 1990;66:2602
24. Kennedy BJ, Bornstein R, Brunning RD et al. Breast involvement in acute leukemia. Cancer. 1970;25:693
25. Liberman L, Giess CS, Dershaw DD, Deutch BM, Louise DC. Non-Hodgkin's lymphoma of the breast: imaging characteristics and correlation with histopathology. Radiology. 1994;192:157–60
26. Paulus DD. Lymphoma of the breast. Radiol Clin North Am. 1990;28:833
27. Pameijer FA, Beijerinck D, Hoogenboom HH et al. Non-Hodgkin's lymphoma of the breast causing miliary densities on mammography. AJR. 1995; 164:609–10
28. Mussarakis S, Carleton PJ, Turnbull LW. MR imaging of primary non-Hodgkin's breast lymphoma. Acta Radiol. 1997;38:104–7
29. Tohno E, Cosgrove DO, Sloane JP. Ultrasound Diagnosis of Breast Diseases. Edinburgh: Churchill Livingstone; 1994
30. Bohmann LG, Bassett LW, Gold RH et al. Breast metastases from extramammary malignancies. Radiology. 1982;144:30
31. Paulus DD, Libshitz HJ. Metastases to the breast. Radiol Clin North Am. 1982;20:561
32. Derchi LF, Rizzato G, Guiseppetti GM et al. Metastatic tumors in the breast; sonographic findings. J Ultrasound Med. 1985;4:69
33. McCrea ES, Johnston C, Haney PJ. Metastases of the breast. AJR. 1983;141:685
34. Feder JM, de Paredes ES, Hogge JP, Wilken JJ. Unusual breast lesions: radiologic-pathologic correlation. Radiographics. 1999;19 Spec No:11–26
35. Wargotz ES, Norris HJ, Austin KM et al. Fibromatosis of the breast: a clinical and pathological study of 28 cases. Am J Surg Pathol. 1987;11:38
36. Ormandi K, Lazar G, Toszegi A, Palko A. Extraabdominal desmoid mimicking malignant male breast tumor. Eur Radiol. 1999;9:1120–2

18 Posttraumatische, postoperative und posttherapeutische Veränderungen

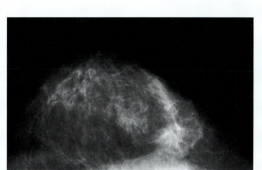

Posttraumatische und postoperative Veränderungen ⇢ *402*

Anamnese und Klinik ⇢ *402*

Diagnostische Strategie und Ziele ⇢ *403*

Veränderungen nach brusterhaltender Operation ohne Radiatio ⇢ *413*

Klinik und Bildgebung ⇢ *413*

Diagnostische Strategie und Ziele ⇢ *413*

Veränderungen nach brusterhaltender Operation und Bestrahlung ⇢ *413*

Klinik ⇢ *414*

Diagnostische Strategie und Ziele ⇢ *415*

Veränderungen nach Rekonstruktion ⇢ *429*

Operationsverfahren ⇢ *429*

Diagnostische Strategie ⇢ *429*

Veränderungen nach Augmentation ⇢ *435*

Operationsverfahren ⇢ *435*

Diagnostische Strategie ⇢ *435*

Veränderungen nach Reduktion ⇢ *437*

Operationsverfahren ⇢ *437*

Diagnostische Strategie ⇢ *437*

Zusammenfassung ⇢ *439*

Posttraumatische und postoperative Veränderungen

Als Folge einer Operation oder eines unfallbedingten Traumas kommt es unabhängig von der auslösenden Ursache zu charakteristischen Gewebeveränderungen.

Man kann akute von späten Veränderungen abgrenzen:
- *Akutfolgen:* Hämatom, Serom, Fettgewebsnekrose (akut),
- *Spätfolgen:* Narbenbildung, Retraktion, dystrophe Verkalkungen, Fettgewebsnekrose (chronisch): Ölzyste, lipophages Granulom.

Hämatome und Serome breiten sich entweder in einem operativ oder traumatisch entstandenen Hohlraum aus oder drängen sich in umgebendes Parenchym, Stütz- und Fettgewebe vor.

Im Laufe der folgenden Tage kommt es zur Resorption sowie zum Abbau. Eine Gewebsnekrose wird allgemein als „Fettgewebsnekrose" bezeichnet, obwohl nicht nur Fettzellen betroffen sind. Fettgewebsnekrosen entstehen infolge einer traumatischen Zellmembranverletzung. Der fettige Inhalt kann zu größeren Tropfen konfluieren.

Der weitere Heilungsprozess ist gekennzeichnet durch das Auftreten von Schaumzellen sowie von leukozytären, rundzelligen und histiozytären Infiltraten, die das betroffene Areal durchsetzen oder am Rand von Hohlräumen für die Resorption und Reparatur verantwortlich sind. Es entwickelt sich vom Rand nach zentral wachsend ein fibroblastenreiches Granulationsgewebe. Dieses ist zunächst stark durchblutet und wandelt sich später in eine schlecht durchblutete, dicht gepackte Narbenfibrose um. Konfluierende Herde von Fett können zentral verflüssigt werden, sodass Ölzysten entstehen. Diese neigen charakteristischerweise zur Verkalkung.

Anamnese und Klinik

Nach Operationen oder größeren Verletzungen sind Lokalisation und Zeitpunkt der Traumatisierung gut bekannt. Sowohl Hämatome wie auch Fettgewebsnekrosen können jedoch auch „spontan" entstehen. Anamnestisch ist dann das auslösende Trauma selbst nicht erinnerlich. Die Patientin bemerkt stattdessen einen Knoten, der im Falle des Hämatoms meist schmerzhaft, im Falle der Fettgewebsnekrose in der Regel nicht schmerzhaft ist. Manchmal weist ein begleitendes Hämatom der Haut auf die Lokalisation der Verletzung oder Blutung hin.

Hämatome werden meist vollständig resorbiert und in Narbengewebe umgewandelt, wohingegen Fettgewebsnekrosen als tumorartiges lipophages Granulom oder als Ölzysten imponieren. Das lipophage Granulom fällt als klinisch suspekter knotiger Tastbefund auf, meist von mittlerer bis fester Konsistenz und schlechter Abgrenzbarkeit. Auch Ölzysten tasten sich trotz ihrer mammographisch meist glatten Begrenzung in der Regel als unscharf begrenzte, fixierte Knoten.

Diagnostische Strategie und Ziele

Frische Hämatome und Serome werden im Kontext mit einer vorangegangenen Operation und dem klinischen Befund durch die Sonographie sicher diagnostiziert (1). Dies ist jedoch selten erforderlich. Ein ovaler, manchmal unscharf begrenzter Herdbefund kann üblicherweise bis zu 1 Jahr postoperativ im ehemaligen Operationsbereich sichtbar sein. Die mammographische Abklärung mit dem Ziel des objektiven Malignomausschlusses sollte in denjenigen Fällen durchgeführt werden, in denen ein vermutetes Hämatom, Serom oder eine vermutete Fettgewebsnekrose nicht eindeutig iatrogen (postoperativ) bedingt ist. Grund hierfür ist, dass die anamnestischen Angaben der Patientin wegen des bekannten Kausalitätsbedürfnisses als Beweis für eine traumatische Genese zu unsicher sind. Viele Patientinnen erklären sich einen neu entdeckten Knoten, indem sie ihn mit einem Trauma in Verbindung bringen.

Ältere Hämatome. Diese lassen sich in Kenntnis der Anamnese durch Mammographie und ergänzende Sonographie meist richtig diagnostizieren. Differenzialdiagnostisch muss aber ein zentral zerfallendes Malignom ausgeschlossen werden.

Fettgewebsnekrosen. Sie sind als Liponecrosis calcificans und als Ölzyste mammographisch eindeutig zu diagnostizieren, nicht dagegen das lipophage Granulom. Hier muss, wenn keine klare Verlaufskontrolle vorliegt, eine operative Abklärung erfolgen.

Narben. Die meisten Narben haben ein charakteristisches mammographisches Bild. Durch die Zuordnung des klinischen Befundes, evtl. durch eine zusätzliche Hautmarkierung, sind typische Narben in der Regel sicher diagnostizierbar. Hin und wieder bedarf es jedoch zusätzlicher Abklärungsschritte, um eine Malignität sicher auszuschließen.

Probleme können in Einzelfällen auftreten, wenn bei einem knotigen Tastbefund oder zäh verdichtetem Gewebe, bei mammographisch hoher Röntgendichte und Retraktionen, bei untypischerweise dichtem Narbenzentrum oder uncharakteristischen Verkalkungsformen ein verbliebenes oder neu aufgetretenes Malignom auszuschließen ist. Hier ist in Ergänzung zur Mammographie vor allem bei ausgeprägten Vernarbungen die MRT einzusetzen. Bei einem verdächtigen Befund kann eine offene Biopsie indiziert sein (5, 6).

Dystrophe Verkalkungen. Diese Verkalkungen sind anhand ihrer Form, Größe und Lokalisation innerhalb oder randlich narbiger Strukturverdichtungen mammographisch meist klar bestimmbar. Nur in statu nascendi können differenzialdiagnostische Probleme auftreten.

Mammographie

Akute Veränderungen

Hämatome und Serome. Frische Hämatome oder Serome stellen sich als unscharf begrenzte, herdförmige Verschattungen dar (Abb. 18.1 a – c), manchmal auch nur als Seitendifferenz. Hämatome in der Operationshöhle fallen meist als rundlich-ovale Verschattungen mit teils glatter, teils unscharfer Begrenzung und vermehrter Dichte auf. Bei frisch zurückliegendem Eingriff findet man zusätzlich Lufteinschlüsse, die als rundliche Aufhellungen (Abb. 18.2 a – c) sichtbar sind. Große Hämatome verursachen zusammen mit der Luft im seitlichen Mammogramm eine Spiegelbildung.

Fettgewebsnekrosen. Frische Fettgewebsnekrosen führen ebenfalls zunächst zu einer unscharfen Verschattung, die mehr oder weniger transparent sein kann und sich dann zu einer Ölzyste oder aber zu einem lipophagen Granulom entwickelt. Häufig sieht man entlang des Narbenverlaufs eine Hautverdickung.

Späte Veränderungen

Hautnarben. Narben der Haut stellen sich tangential getroffen als bandförmige Verschattungen dar (Abb. 18.2 b u. c), en face getroffen als mehr oder weniger dichte, länglich-streifige Verschattungen.

Narben in der Brust. Diese sind meist als radiärer Strukturumbau ersichtlich. Dies kann zu differenzialdiagnostischen Problemen bei der Abgrenzung zum kleinen, stark fibrosierten Karzinom sowie zu einer radiären Narbe führen (Abb. 18.3 a u. b). Während Narben in der Regel keine zentrale Verdichtung besitzen und sich in den verschiedenen Projektionen unterschiedlich darstellen (als Folge ihrer 2-dimensionalen, flächigen Ausbreitung), wachsen Karzinome in der Regel konzentrisch. Folgende Möglichkeiten bestehen für eine möglichst sichere Differenzierung narbenbedingter radiärer Strukturveränderungen:

> Eine mammographische Abklärung sollte in allen Fällen durchgeführt werden, bei denen ein vermutetes Hämatom, Serom oder eine vermutete Fettgewebsnekrose nicht eindeutig iatrogen bedingt ist.

18 Posttraumatische, postoperative und posttherapeutische Veränderungen

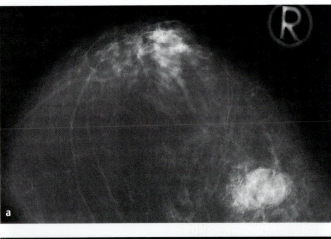
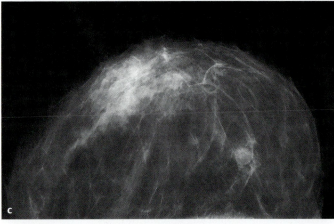
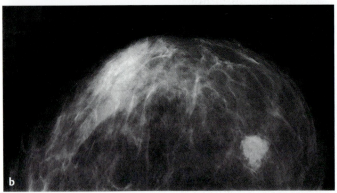
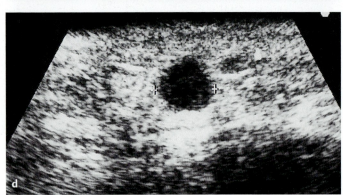

Abb. 18.1 a–d **Traumatische Läsionen.**

a Patientin nach Trauma. Man tastet unter einem Hämatom der Haut eine umschriebene, weiche Resistenz. Dieser entspricht mammographisch eine weichteildichte, polyzyklische, unscharf begrenzte Verschattung: frisches Hämatom.

b–c Trauma bei Gartenarbeit: Unregelmäßig begrenzte, herdförmige Verschattung in der inneren Brusthälfte (b), 9 Tage später (c) deutliche Größenrückbildung.

d Sonographie (13 MHz): 6,5 mm messendes, rundliches, echoarmes Areal mit dorsaler Schallverstärkung.

1. Die Markierung der Narbe auf der Haut mittels eines sehr dünnen Metalldrahtes: In der Regel wird, zumindest bei malignitätsverdächtigen Befunden, vom Operateur der direkteste Zugang gewählt, sodass die parenchymatöse Narbe unmittelbar unter der Hautnarbe zu erwarten ist.
2. Neben der Standardprojektion kann eine weitere Ebene oft Klärung bringen. Typisch für Narben ist ihre flächige Ausdehnung im Gegensatz zur 3-dimensionalen Ausbreitung der Karzinome. Hierdurch zeigen Narben in verschiedenen Projektionsebenen ein sehr wechselndes Bild (Abb. 18.3 a u. b). Karzinome hingegen zeigen meist, aber nicht immer, ein identisches Aussehen in den verschiedenen Projektionen.
3. Die Zieltubuskompression mit Vergrößerung führt meist zu einer besseren Erkennbarkeit interponierter Fettinseln und zum besseren Nachweis einer fehlenden herdförmigen, zentralen Verschattung. Zwar schließt das Fehlen einer solchen ein Karzinom nicht mit letzter Sicherheit aus – einige wenige Karzinome können lediglich zu Retraktionen ohne Ausbildung eines hyperdensen Zentrums führen –, der Nachweis einer neu aufgetretenen zentralen Verdichtung ist aber ein starker Hinweis auf ein in der Narbe entstehendes Neoplasma.
4. Die Interpretation narbiger parenchymatöser Strukturveränderungen ist am eindeutigsten möglich, wenn der gesamte postoperative mammographische Verlauf vorliegt. Für narbige Veränderungen sprechen ein unverändertes Bild sowie eine Dichteabnahme der Veränderungen. Die Länge und Dicke der radiären Ausläufer sind kein differenzialdiagnostisch hilfreiches Kriterium: Stark fibrosierte duktale Karzinome und tubuläre Karzinome können mammographisch sehr lange, dicke, aber auch feine radiäre Ausläufer zeigen.

Posttraumatische und postoperative Veränderungen

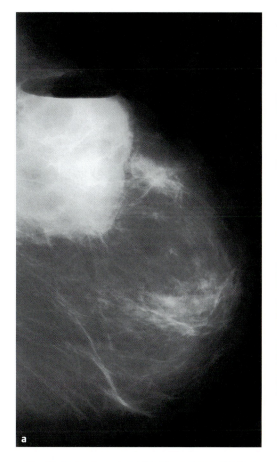
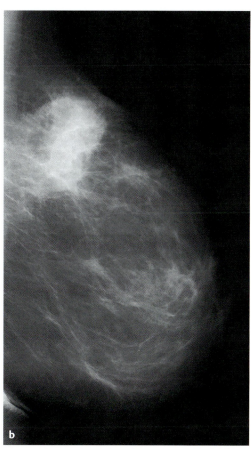
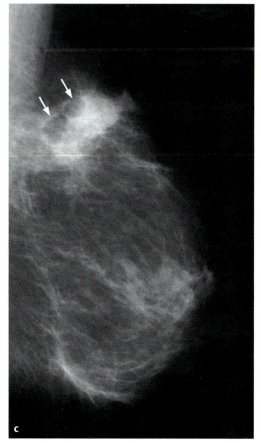

Abb. 18.2 a–c Narbenbildung im Verlauf (mediolaterale Aufnahmen).
a Hämatom bzw. Serom mit Lufteinschluss 5 Tage nach Segmentektomie.
b 5 Wochen später Größenrückbildung der herdförmigen Verschattung, Dichteabnahme und zunehmender radiärer Strukturumbau sowie Hautverdickung und -retraktion.
c Nochmals 3 Monate später Narbenausprägung mit zunehmender Retraktion und Demarkierung zweier Ölzysten (Pfeile).

Abb. 18.3 a–c
Strukturumbau.
a–b Radiärer Strukturumbau oben außen mit Hautretraktion und -verdickung sowie Pektoralisretraktion (Pfeile). Im kraniokaudalen Strahlengang stellt sich eine zentral verdichtete, herdförmige Verschattung dar, die im mediolateralen Strahlengang nicht erkennbar ist (Narbe).
c Granulom. In der oberen Brusthälfte ein 7 mm messender Herdbefund mit relativ plumpen radiären Ausläufern (mediolaterale Aufnahme).

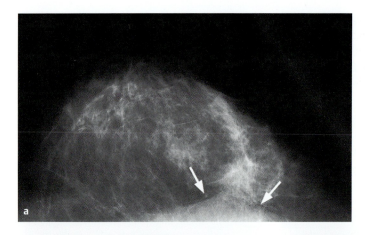
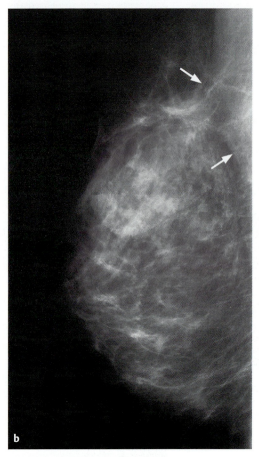
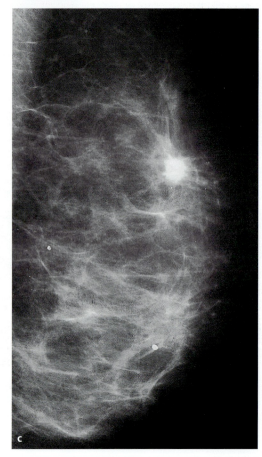

Posttraumatische und postoperative Veränderungen

5. Als besondere Form der granulomatösen Fettgewebsnekrose kommt das lipophage Granulom als unscharf begrenzter Herdbefund mit radiären Ausläufern zur Darstellung (Abb. 18.3 c). Es ist mammographisch nicht von einem malignen Prozess abgrenzbar, muss daher immer operativ abgeklärt werden.

Dystrophe Verkalkungen. Verkalkungen in Narben sind Folge von Kalksalzabscheidungen in nekrotischem Gewebe. Man unterscheidet:

- Stromaverkalkungen,
- Verkalkungen von Fettgewebsnekrosen,
- Verkalkungen von Nahtmaterial.

Stromaverkalkungen haben eine charakteristische grob längliche Form und lassen sich den Narbenzügen zuordnen (Abb. 18.4 a u. e). Sie können auch amorph-plaqueartig erscheinen (Abb. 18.4 b).

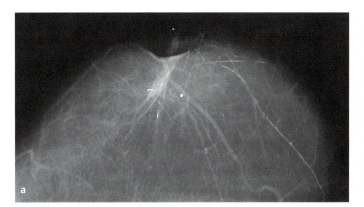

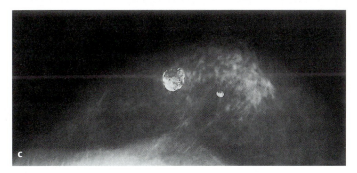

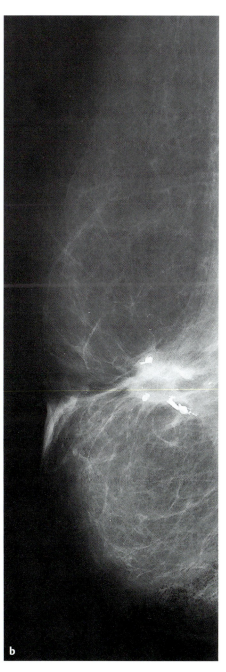

Abb. 18.4 a – i   Verkalkungen nach brusterhaltender Therapie.
a – f   Narbig bedingte Verkalkungen.
a   Narbig bedingte periareoläre Hautverdickung und -retraktion, streifig narbige Parenchymstrukturverdichtung und länglich plumpe Stromaverkalkung, daneben eine Liponecrosis calcificans. Ausgedehnte Gefäßverkalkung (kraniokaudale Aufnahme).
b   Am Rand des narbig bedingten radiären Strukturumbaus plumpe amorphe Stromaverkalkung. Areolaretraktion (mediolaterale Aufnahme).
c   Rundliche, schalenförmige, grobe Verkalkungen: Ölzyste. Narbig bedingte Pektoralisretraktion (kraniokaudale Aufnahme).

Fortsetzung →

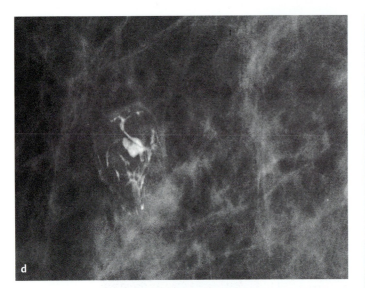
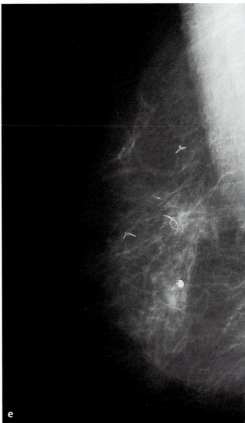
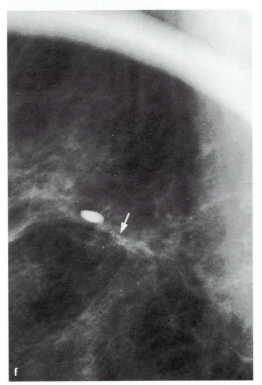
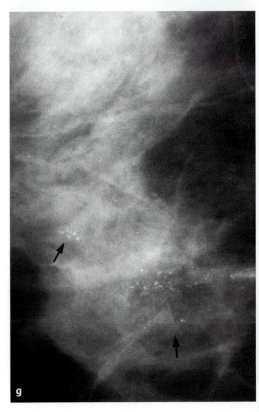

Abb. 18.4 d–g   Fortsetzung

d Vergrößerungsmammographie. Ovale, länglich ausgezogene Aufhellung mit zarter Kapsel und typisch eierschalenförmigen Verkalkungen: Ölzyste.
e Verkalktes Nahtmaterial und Liponecrosis calcificans.
f Im Rahmen der Nachsorge neu aufgetretene kleinste Gruppe länglich polymorpher Mikroverkalkungen: mammographisch exzisionsbedürftig. Die histologische Untersuchung ergab aber Fettgewebsnekrosen sowie ein Fremdkörpergranulom.
g Präoperative Mammographie des Primärtumors in der oberen Brusthälfte: 2 Gruppen granulärer Mikroverkalkungen: 21 mm messendes, invasiv duktales Mammakarzinom sowie DCIS.

Fortsetzung →

Posttraumatische und postoperative Veränderungen

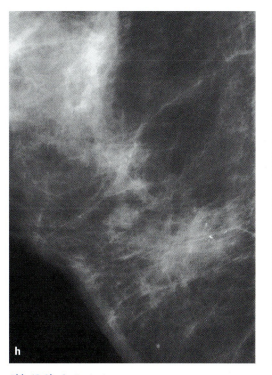

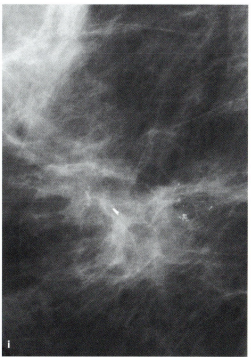

Abb. 18.4 h – i **Fortsetzung**
h – i 4 Jahre nach Primärbehandlung im Exzisionsbereich neue polymorphe Mikroverkalkungen, die sich auf einer Vergrößerungsmammographie (i) eindeutig 2 kleinen Ölzysten zuordnen lassen.

Fettgewebsnekrosen zeigen sich als
- Liponecrosis calcificans, wenn sich kleine Fetttröpfchen abkapseln bzw. verkalken und daher grobe, runde oder ringförmige Verkalkungen hervorrufen (Abb. 18.4 a u. c);
- Ölzyste, wenn ein größeres nekrotisches Fettgewebsareal sich zentral verflüssigt und als rundliche oder ovale Aufhellung mit umgebender Kapsel sichtbar wird. Besonders typisch ist das Bild, wenn charakteristische eierschalenförmige Kapselverkalkungen hinzukommen (Abb. 18.4 d u. g – i);
- kleinste umschriebene verkalkte Fettzellnekrosen in Form polymorph gruppierter Mikroverkalkungen, die in ihrer Form nicht immer von duktalen Verkalkungen zu unterscheiden sind (Abb. 18.4 f).

Liponecrosis calcificans und Ölzyste sind mammographisch eindeutig zu diagnostizieren und nicht weiter abklärungsbedürftig. Beginnende Verkalkungen in Fettnekrosen können aber auch sehr polymorph erscheinen sowie gruppiert vorkommen (Abb. 18.4 f). Die Vergrößerungsmammographie kann die morphologische Beurteilung verbessern, indem beginnende runde und ringförmige Konfigurationen als Zeichen der Benignität besser erkennbar werden. Auch die Beziehung zu einer typisch rundlichen oder ovalen Aufhellungsfigur (Abb. 18.4 i) kann hilfreich sein. Bei verbleibenden Unklarheiten muss operativ abgeklärt werden.

Verkalktes Nahtmaterial ist durch seine längliche Fadenform, manchmal mit Knoten, leicht identifizierbar. Die Doppelkontur ähnelt den periduktalen Verkalkungen und der chronischen Galaktophoritis („Plasmazellmastitis").

Sonographie

Akute Veränderungen

Diffuse Einblutungen. Diffuse Einblutungen ins Gewebe können sonographisch imponieren als Areal mit
- vermehrter Echogenität (meist unscharf begrenzt; Abb. 18.5 b),
- verminderter Echogenität (Abb. 18.5 a, 18.1 d),
- uncharakteristischen Architekturstörungen.

Hämatome. Diese stellen sich im frischen Zustand als unregelmäßig begrenztes echoarmes Areal dar. Mit zunehmendem Alter kommt es zur besseren Demarkierung, die Abgrenzung zur Umgebung wird

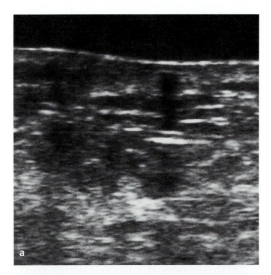
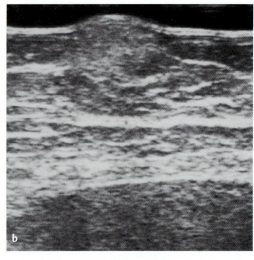

Abb. 18.5 a–c **Sonographische und mammographische Darstellung von Hämatomen.**
a Sonographie: Mehrere echoarme Areale sowie Schallauslöschungen: Einblutung.
b Sonographie: In der Subkutis gelegene, ovale, strukturvermehrte Echogenität mit Vorwölbung der Haut: Hämatom bei Zustand nach Trauma.
c Dieselbe Patientin wie **b**: In der Vergrößerungsmammographie mit Bleimarkierung des Tastbefundes erkennt man subkutan eine weichteildichte, schlierenförmige Verschattung, einem Hämatom entsprechend.

> Eine Unterscheidung zwischen Fettnekrose und Tumor ist sonographisch nicht möglich.

dann meist schärfer. Der Hämatominhalt kann echoarme Flüssigkeit, aber auch echogene Bestandteile (z. B. Koagel) enthalten. Von soliden Veränderungen unterscheiden sie sich durch eine Fluktuation der Echos unter Palpation.

Serome. Diese stellen sich ähnlich wie Hämatome dar. Echoreiche Binnenstrukturen fehlen in der Regel.

Ölzysten. Ölzysten sind durch ihr variables sonographisches Erscheinungsbild gekennzeichnet. Üblicherweise handelt es sich um solide oder komplexe Läsionen mit unterschiedlichen sekundären Schallphänomen und fehlender Mobilität. Trotz ihrer meist glatten Kontur müssen sie sonographisch als unklar bzw. verdächtig klassifiziert werden (7–9). Manchmal täuschen sie eine intrazystische Raumforderung vor. Unabhängig von ihrem sonomorphologischen Bild bedürfen sie bei pathognomonischem mammographischen Befund keiner weiteren Abklärung (Abb. 11.5). Die Diagnose ist in Zusammenschau mit der Mammographie aber eindeutig.

Fettnekrosen. Frische Fettnekrosen, die aus frischen Nekrosen und Granulationsgewebe bestehen, stellen sich in der Regel als unscharf begrenzte Raumforderung mit oder ohne dorsalen Schallschatten dar. Eine Unterscheidung zwischen Fettnekrose und Malignom ist damit anhand sonographischer Kriterien – wie auch mit anderen Methoden – nicht möglich.

Wertigkeit der Sonographie. Als nicht invasive Methode eignet sich die Sonographie hervorragend, um die Rückbildung von bekannten Einblutungen, Hämatomen, Seromen, frischen Fettnekrosen und Granulationsgewebe zu überwachen.

Bei einer unzureichenden Rückbildung von Hämatomen oder Seromen kann die sonographisch gesteuerte Punktion therapeutisch sinnvoll sein. Bei fehlender Rückbildung (oder Größenzunahme) von echoarmen Arealen im Narbenbereich muss neben Wundheilungsstörungen vor allem ein verbliebener Tumor ausgeschlossen werden. Eine Unterscheidung zwischen Fettnekrose und Tumor ist sonographisch nicht möglich.

Späte Veränderungen

Narbenbildung. Mit zunehmender Narbenbildung nehmen die durch eine frische Fettnekrose und Granulationsgewebe verursachten echoarmen Areale an Größe ab.

Im Endstadium verbleibt (Abb. 18.6 a – e):
- eine mehr oder weniger ausgeprägte Hautverdickung in der Hautnarbe,
- eine diskrete bis ausgeprägte Architekturstörung mit bisweilen echodichten Strukturen im Subkutanraum, Schallschattenbildungen, Unterbrechungen oder Verziehung des Drüsenkörpers,

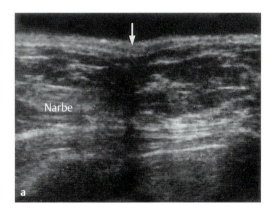
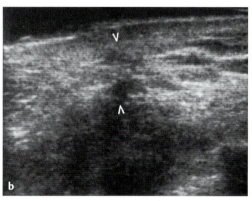
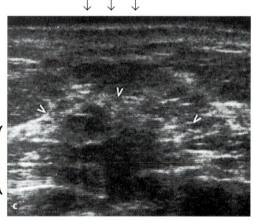
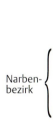
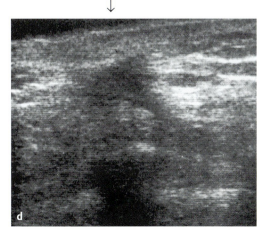
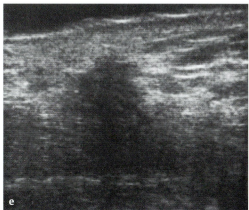

Abb. 18.6 a – e **Sonographische Erscheinungsbilder von Narben.**
a Typische Narbe mit bei der Hautnarbe beginnendem durchgehenden Schallschatten (Pfeil) und Unterbrechung der normalen Strukturen.
b Narbenbedingte Architekturstörung (Pfeilspitzen).
c Ausgeprägte Störung der Architektur mit uncharakteristischen echoärmeren Bezirken (Pfeilspitzen).
d Narbig bedingtes echoarmes Areal, welches wie ein echoarmer Knoten imponiert.
e Narbe mit echoarmer, unregelmäßig begrenzter Erscheinung und dorsalem Schallschatten.

- bisweilen ein oder mehrere echoarme unscharf begrenzte Areal mit oder ohne dorsale Schallauslöschung,
- Areale mit deutlicher Schallauslöschung.

Vor allem bei größeren echoarmen Arealen und ausgeprägter Schallauslöschung kann der sonographische Malignomausschluss oder -nachweis erheblich beeinträchtigt bis unmöglich sein. Ein gut dokumentierter sonographischer Verlauf ist, wenn vorhanden, diagnostisch hilfreich.

Magnetresonanztomographie

Akute Veränderungen

Einblutungen. Einblutungen können je nach Alter im T1-gewichteten Bild vor der Kontrastmittelapplikation eine variable Signalintensität haben. Nach Gd-DTPA-Gabe können geringe bis mäßige, meist verzögerte Anreicherungen auftreten. Frühzeitige und/oder starke Anreicherungen sind selten.

Hämatome und Serome. Diese stellen sich ebenfalls – je nach Alter und Zusammensetzung ihrer Flüssigkeit – als Höhle mit einem Inhalt von niedriger bis hoher Signalintensität dar. Nach Kontrastmittelapplikation bleibt die Signalintensität des nicht anreichernden Serom- oder Hämatominhalts unverändert. Die Kapsel – soweit ausgebildet – und das traumatisierte Umgebungsgewebe nehmen meist gering bis mäßig Kontrastmittel auf. Die Anreicherung ist in der Regel verzögert.

Frisches Granulationsgewebe. Dieses Gewebe innerhalb der Narbe reichert normalerweise mäßig und verzögert an. In einigen Fällen kann es jedoch auch zu einer schnellen Kontrastmittelaufnahme kommen und daher zu einem falsch positiven Befund (5, 6).

Wertigkeit der MRT. Zur Beurteilung der regelrechten Rückbildung von Einblutungen, Seromen oder Hämatomen ist die bei weitem kostengünstigere und stets verfügbare Sonographie sehr gut geeignet und die MRT damit nicht indiziert. Wegen der meist diffusen und mäßiggradigen Anreicherung ist MR-tomographisch der Malignomausschluss im frischen Narbengewebe beeinträchtigt. Ein langsam anreicherndes DCIS wäre nicht erkennbar. Außerdem ist es wichtig zu verstehen, dass verbliebene mikroskopische Tumorreste nie auszuschließen sind. Ein falsch positiver Befund kann entstehen, wenn Granulationsgewebe ein rasches Enhancement verursacht, das durchaus umschrieben sein kann. Daher empfiehlt es sich – wenn möglich – ein Kontrastmittel-MRT 3–6 Monate nach einer Operation oder auch nach einer größeren Intervention (Vakuumbiopsie) anzufertigen.

Wenn jedoch bei mammographisch dichtem Parenchym der Verdacht auf einen Resttumor oder Zweitherde (ohne Mikroverkalkungen) besteht, kann die Kontrastmittel-MRT auch frühzeitig nach der Operation wichtige Hinweise geben trotz der o.g. Einschränkungen; denn die meisten Tumoren reichern schnell an, zeigen ein typisches „Washout"-Phänomen oder eine typische Morphologie, was sogar die Unterscheidung von frischem Narbengewebe ermöglicht. Da verbliebene Tumoranteile oder weitere, nicht verkalkende Tumorherde früh postoperativ mammographisch oder sonographisch noch viel schwieriger zu diagnostizieren sind, sollte im Verdachtsfall eine MRT durchgeführt werden (10, 11; s. Kapitel 5).

Späte Veränderungen

Während frisches Narbengewebe in der Regel gering bis mäßig Kontrastmittel anreichert, nimmt älteres Narbengewebe nach abgeschlossener Fibrosierung nicht mehr wesentlich Kontrastmittel auf (Abb. 18.14 d–e). Dies ist im Allgemeinen ab dem 3.–6. postoperativen Monat der Fall. Damit ist dann MR-tomographisch eine sichere Differenzierung zwischen Narbengewebe und Malignomen möglich.

Wertigkeit der MRT. Als ergänzende Methode bietet die Kontrastmittel-MRT wichtige neue Informationen für den Nachweis oder Ausschluss von Malignomen bei erschwerter Beurteilbarkeit oder diagnostischen Unklarheiten.

Für den Nachweis und die Beurteilung von Mikroverkalkungen bleibt die Mammographie die Methode der Wahl.

Perkutane Biopsie

Die Ergebnisse der perkutanen Biopsie in narbig verändertem Gewebe sind beeinträchtigt durch Nadeldeviation und durch fibrosebedingt erschwerte Materialgewinnung. Dies ist besonders wichtig bei der Feinnadelaspirationszytologie. Besteht klinisch ein eindeutiger Tastbefund oder liegt ein umschriebener mammographischer, sonographischer oder MR-tomographischer Befund vor, kann die perkutane Biopsie diagnostisch hilfreich sein (2, 12).

▶ Für den Nachweis und die Beurteilung von Mikroverkalkungen bleibt die Mammographie die Methode der Wahl.

▶ Zur Beurteilung der regelrechten Rückbildung von Einblutungen, Seromen oder Hämatomen ist die MRT nicht indiziert.

Veränderungen nach brusterhaltender Operation ohne Radiatio

Die brusterhaltende Behandlung besteht aus der operativen Entfernung des Mammakarzinoms, häufig zusammen mit einer Axilladissektion, und sie ist meist gefolgt von einer Strahlenbehandlung. Zahlreiche Studien haben belegt, dass die Überlebensraten für Tumorgrößen ≤ 4 cm vergleichbar denen nach Mastektomie sind. In speziellen Studien wurde die Strahlentherapie durch eine Chemo- oder Hormontherapie ersetzt. Diese Methoden werden jedoch meist als experimentell eingestuft.

Klinik und Bildgebung

Sowohl die klinischen wie auch die in der Bildgebung erkennbaren Veränderungen unterscheiden sich nicht von den bereits oben beschriebenen postoperativen Veränderungen. Das Ausmaß der Narbenbildung und die Deformierung der Brust sind abhängig vom entfernten Gewebevolumen. Veränderungen durch Ödem bzw. Lymphödem infolge der Axilladissektion können hinzukommen.

Diagnostische Strategie und Ziele

Diagnostische Strategie und Ziele sowie die Differenzialdiagnose unterscheiden sich bei Veränderungen nach brusterhaltender Operation ohne Radiatio nicht von denen bei der allgemeinen postoperativen Narbenbildung.

Veränderungen nach brusterhaltender Operation und Bestrahlung

Das brusterhaltende Behandlungskonzept beim invasiven Karzinom sowie bei High-Grade-DCIS besteht aus der operativen Tumorentfernung im Gesunden (Segmentektomie, Quadrantektomie), kombiniert mit einer Strahlenbehandlung der Brust. Der tumorfreie Randsaum sollte bei der Resektion eines DCIS breiter sein als im Falle eines invasiven Karzinoms. Das exakte Ausmaß steht nach wie vor zur Diskussion.

Die brusterhaltende Behandlung hat sich zur Standardbehandlung des Mammakarzinoms bis zu einer Tumorgröße von ≤ 4 cm entwickelt, sodass heute eine zunehmende Zahl von Patientinnen von diesem Behandlungskonzept profitiert. Entscheidend für den Erfolg der Behandlung ist eine optimale interdisziplinäre Kooperation zwischen Operateur, Radiologe und Pathologe.

> Entscheidend für den Erfolg der Behandlung ist eine optimale interdisziplinäre Kooperation zwischen Operateur, Radiologe und Pathologe.

Aufgaben des Radiologen sind:
- möglichst exaktes präoperatives Staging,
- präoperative Lokalisation nicht tastbarer Befunde,
- intraoperative Kontrolle auf Vollständigkeit der zu entfernenden Läsion,
- postoperative Dokumentation vollständig entfernter Verkalkungen,
- Abklärung sich entwickelnder, klinisch auffälliger Veränderungen,
- regelmäßige Nachsorge mittels klinischer Untersuchung und Mammographie, ggf. auch mit weiterer Bildgebung.

Neben den operativ bedingten Veränderungen an der Brust (s.o.) sind auch die Veränderungen als Folge der Axilladissektion und Strahlenbehandlung zu berücksichtigen.

Im Gegensatz zu allen postoperativ bedingten Narben betreffen die Veränderungen nach einer brusterhaltenden Therapie neben dem eigentlichen Operationsgebiet die gesamte Brust. Auch können alle Veränderungen nach einer brusterhaltenden Behandlung wesentlich ausgeprägter sein als nach alleiniger Exzisionsbiopsie. Durch posttherapeutische Veränderungen können Rezidive vorgetäuscht werden, es kann aber auch deren frühzeitige Erkennung beeinträchtigt sein. Um Fehldiagnosen zu vermeiden, sind gute Kenntnisse und ausreichende Erfahrung der zu erwartenden Veränderungen ebenso Voraussetzung wie die Interpretation konsequent durchgeführter Verlaufsuntersuchungen und der gezielte Einsatz von Ergänzungsmethoden.

Klinik

Frühe postoperative Veränderungen. Früh postoperativ ist die Brust, je nach dem Ausmaß des postoperativen Infiltrats, umschrieben oder diffus verdichtet und geschwollen, was den Wert der Palpation einschränkt.

Als Folge der Axilladissektion und der Bestrahlung kann es zu einem akuten Lymphödem der Brust kommen mit Schwellung und Peau d'orange. Auch ein postoperatives Serom der Axilla kann ein Lymphödem der Mamma zur Folge haben.

Durch die Strahlentherapie kommt es zu einer vermehrten Durchblutung, bedingt durch Gefäßerweiterung und Kapillarschäden sowie Mikrozirkulationsstörungen, vermehrter Transsudation, Ödem sowie der Ausbildung mikroskopischer und seltener auch makroskopischer Areale von Fettgewebsnekrosen und Granulationsgewebe. Dies führt zur Hautrötung, Hautverdickung und Schwellung der gesamten Brust. Es kann sich eine trockene Epitheliolyse der Haut und eine ödembedingte Induration entwickeln, eine unterschiedlich ausgeprägte Hyperpigmentation und bei großen Mammae eine feuchte Epitheliolyse in der unteren Umschlagfalte.

Im gesamten bestrahlten Gewebe und in besonderem Maße in der Wundhöhle ist die Resorption von Exsudaten verzögert, sodass Flüssigkeit noch viele Monate nach Therapieende nachweisbar bleibt.

Weiterer Verlauf. In der Regel bilden sich im Laufe des 1. Jahres Erythem, Ödem und Hautverdickung weitgehend zurück. Es können aber erhebliche Schwankungen auftreten. Das Ödem kann wiederkehren und verschwinden, was sich über 2 Jahre und in Ausnahmefällen auch über längere Zeiträume erstreckt.

Die Rückbildung des Ödems geschieht am langsamsten im Areolabereich und in den abhängigen Brustanteilen, d.h. in der unteren Brusthälfte und hier vor allem unten innen.

In den ersten 2 Jahren nach dem Ende der Strahlentherapie kommt es neben der Rückbildung der akuten Behandlungsfolgen zur zunehmenden Narbenbildung, zur Ausbildung dystropher Verkalkungen und in einigen Fällen zu einer Brustfibrose.

Während sich die Narbenregion als flache, plattenförmige Resistenz tastet, kann es durch Entwicklung großer dystropher Verkalkungen und Ölzystenbildung sowie durch die Entstehung von lipophagen Granulomen zu neu auftretenden, knotigen, sehr derben Resistenzen kommen, die klinisch nicht von einem Rezidiv zu unterscheiden sind.

Die Mammafibrose ist als seitendifferente, diffus vermehrte Parenchymkonsistenz palpabel. Besonders ausgeprägt kann diese Fibrose in der unteren Brusthälfte sein, manchmal halbbogig angeordnet in der unteren Umschlagfalte. Sie kann zur Hauteinziehung führen. Sowohl die diffuse Fibrose wie auch die Hautretraktionen können klinisch und auch mammographisch diagnostische Probleme aufwerfen.

In der operierten Axilla tastet man meist deutlich den Substanzdefekt im Vergleich zur Gegenseite, zusätzlich alle Arten narbiger Induration. Wurde supraklavikulär bestrahlt, kann es zu einer diffus vermehrten Festigkeit auch in diesem Bereich kommen.

> Sowohl die diffuse Fibrose wie auch die Hautretraktionen können klinisch und auch mammographisch diagnostische Probleme aufwerfen.

Diagnostische Strategie und Ziele

Ziele. Die wichtigsten Ziele der Diagnostik sind:
- frühzeitige Rezidiverkennung,
- geringstnötige Rate sich als benigne erweisender Exzisionsbiopsien, d.h. ein hoher positiver Vorhersagewert. Die Vermeidung diagnostischer Biopsien benigner, posttherapeutischer Veränderungen ist nach brusterhaltender Behandlung von besonderer Bedeutung, da es infolge der Strahlentherapie zu Wundheilungsstörungen bis hin zu Nekrosen kommen kann.

Verfahren. Die Wertigkeiten und Einsatzbereiche der einzelnen Verfahren stellen sich dar wie folgt:
- Die Mammographie in Kombination mit der klinischen Untersuchung ist die wichtigste diagnostische Methode (13–17). Eine bestmögliche Treffsicherheit wird erreicht durch die Einbeziehung der präoperativen Mammographie und des gesamten postoperativen Verlaufs in die Befundinterpretation.
- Die Sonographie kann zusätzlich Informationen liefern bei mammographisch dichtem Parenchym und trägt zur Klärung früher Behandlungsfolgen bei. Ihre Aussagekraft wird jedoch durch Narbenbildung eingeschränkt, die Schallschatten und hypoechogene Areale hervorruft und damit falsch negative und falsch positive Befunde erzeugen kann. Der Stellenwert der Sonographie nach brusterhaltender Behandlung wird daher von verschiedenen Autoren unterschiedlich eingeschätzt (1, 18).
- Bei mit konventionellen Methoden eingeschränkter Beurteilbarkeit und bei unklaren Befunden kann die ergänzende Kontrastmittel-MRT – vor allem ab dem 1. Jahr nach Therapieende – wichtige Informationen liefern und hierdurch sowohl die frühzeitige Rezidiverkennung als auch eine korrekte Interpretation narbiger Veränderungen ermöglichen.

Mammographie

Technische Besonderheiten

Besonderheiten nach brusterhaltender Therapie. Nach einer brusterhaltenden Behandlung sind die folgenden Besonderheiten zu berücksichtigen:
- Durch die Retraktion von Haut und Brustmuskel in Richtung Tumorbett ist die *vollständige mammographische Erfassung* des Drüsengewebes und speziell des Narbenbereichs oft erschwert.
- Wegen des posttherapeutischen narbigen Strukturbaums kommt der Ausschöpfung aller technischen Möglichkeiten (Zieltubuskompression, Vergrößerungsaufnahme) und der Verlaufsbeobachtung bei möglichst konstanten Aufnahmebedingungen eine hohe Bedeutung zu.

Konsequenzen für die Mammographie. Aufgrund der Besonderheiten nach einer brusterhaltenden Therapie ist bei der Mammographietechnik besonders zu achten auf:
- Konstante Belichtungsbedingungen im gesamten Verlauf (Dokumentation von Röhrenspannung, Anodenmaterial, Kammerposition, Kompressionsdruck). Diskrete Größen- oder Dichtezunahmen von Veränderungen im Narbenbereich könnten sonst als frühzeitiger Hinweis für ein Rezidiv übersehen werden.
- Vollständige Narbendarstellung trotz vorhandener Haut- und Pektoralisretraktion unter Nutzung aller Einstellmöglichkeiten (Zieltubus, Nickbewegung der Röhre, Schrägprojektionen angepasst an die individuelle Situation [19]).
- Wenn nach Radiatio die Dichte des Drüsenparenchyms die Strahlenpenetration einschränkt, kann durch eine entsprechende Wahl des Anoden- oder Filtermaterials die Strahlenenergie optimiert werden, sodass bessere Bildqualität resultiert.
- Großzügige Anwendung der Vergrößerungstechnik, vor allem im Narbenbereich.

Posttherapeutische Veränderungen

Wir unterscheiden an posttherapeutischen Veränderungen (20–29):

- diffuse Parenchymstrukturveränderungen wie verstärkte trabekulär-retikuläre Zeichnung, Hautverdickung, diffus vermehrte Parenchymdichte als Folge der Strahlentherapie sowie eines evtl. Lymphödems nach Axillaoperation;
- umschriebene Haut- und Parenchymstrukturveränderungen als Folge des operativen Eingriffs;
- umschriebene Veränderungen als Folge von Fettnekrosen im Sinne einer Liponecrosis calcificans, einer Ölzyste oder eines lipophagen Granuloms;
- Verkalkungen.

Diese pathogenetisch unterschiedlichen Veränderungen lassen sich nur teilweise trennen, sie bestimmen in ihrer Gesamtheit das mammographische Erscheinungsbild. Aus didaktischen Gründen werden die Veränderungen nacheinander besprochen.

Diffuse Parenchymstrukturveränderungen

Hyperämie und Ödem. Die Hyperämie mit einer vermehrten Transsudation sowie das Ödem als Folge der Axilladissektion und der Strahlenbehandlung (Abb. 18.7 a–c) führen mammographisch zu einer

- diffus vermehrten Parenchymdichte,
- diffus vermehrten trabekulär-retikulären Zeichnung,
- Haut- und Areolaverdickung.

Diese Akutveränderungen bilden sich langsam und mit Schwankungen innerhalb der ersten 2 Jahre nach Behandlung zurück, wobei das chronische Ödem z. T. resorbiert wird und teils in eine individuell unterschiedlich ausgeprägte Fibrose übergeht.

Fibrosierung. Die langsame Umwandlung eines chronisch persistierenden Ödems in eine Fibrose (Abb. 18.8 a–c) erkennt man mammographisch daran, dass

- die diffus vermehrte Parenchymdichte entsprechend des Ersatzes von Flüssigkeit durch Bindegewebe und der teilweisen Resorption des Ödems etwas abnimmt,
- die vermehrte trabekulär-retikuläre Zeichnung sich dünner und schärfer gezeichnet darstellt,
- die initial teils sehr ausgeprägte Haut- und Areolaverdickung sich bis zu einem gewissen Grad zurückbildet,
- zusätzlich können im Rahmen von Zelluntergängen und Fettnekrosen Verkalkungen entstehen.

Verzögerte Rückbildung. Wird die beschriebene Rückbildung bzw. Umwandlung durch eine erneute Zunahme der diffusen Veränderungen gestört oder bleiben erhebliche diffuse Veränderungen ohne erkennbare Rückbildung bestehen, was in Einzelfällen vorkommt, müssen differenzialdiagnostisch folgende Erkrankungen in Betracht gezogen werden:

- sekundäre Mastitis,
- venöse Stauung (Herzinsuffizienz, mediastinale oder axilläre Raumforderung),
- Lymphangiosis carcinomatosa.

Veränderungen nach brusterhaltender Operation und Bestrahlung

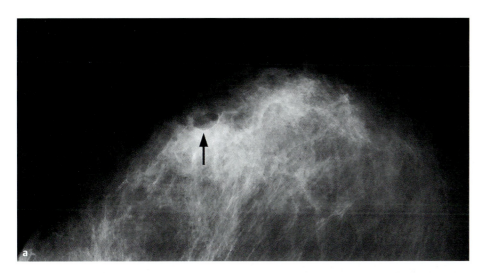

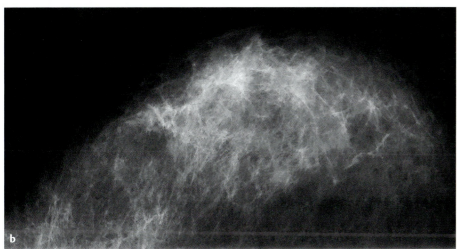

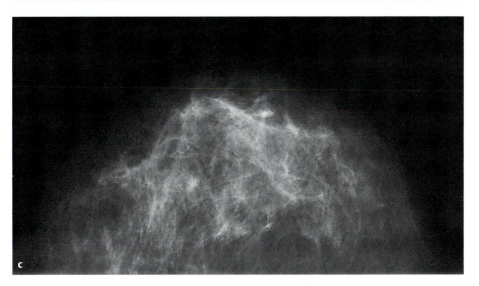

Abb. 18.7 a–c **Diffuse akute Parenchymstrukturveränderungen.**

a Zustand nach Segmentektomie: 5 Tage postoperativ diffuse infiltrative Verschattung in der äußeren Brusthälfte mit Lufteinschluss (Pfeil) und Hautverdickung.

b 3 Wochen nach Abschluss der Strahlentherapie: Haut- und Areolaverdickung, diffus vermehrte retikuläre Zeichnung und zarter, narbig bedingter radiärer Strukturumbau im Exzisionsbereich.

c 4 Jahre nach Abschluss der Strahlentherapie nahezu vollständige Rückbildung, nur noch Hautverdickung im Narbenbereich und darunter gelegener radiärer Strukturumbau.

Abb. 18.8 a–c **Diffuse chronische Parenchymstrukturveränderungen.**
a Lokalisationsaufnahme des Primärtumors (1982).

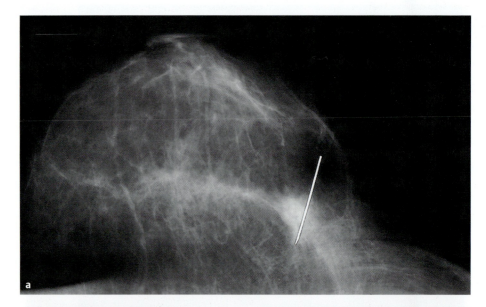

b Mammographie 3 Wochen nach Abschluss der Strahlenbehandlung: Schwellung der gesamten Brust, Haut- und Areolaverdickung, diffus vermehrte retikuläre Zeichnung.

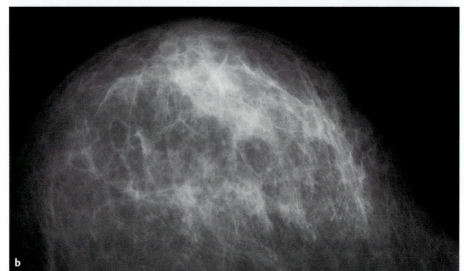

c 6 Jahre nach Primärbehandlung besteht noch eine Haut- und Areolaverdickung. Die diffus vermehrte retikuläre Zeichnung ist schärfer gezeichnet als Ausdruck einer Fibrose. Verkalktes Nahtmaterial im Exzisionsbereich (Pfeilspitzen).

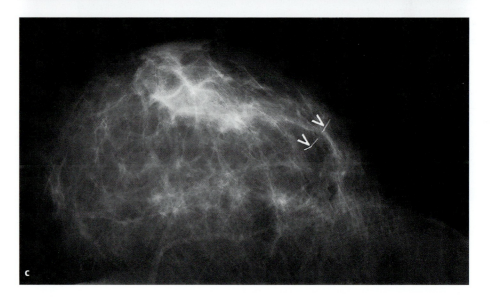

Umschriebene Haut- und Parenchymstrukturveränderungen

Umschriebene Haut- und Parenchymstrukturveränderungen kommen im Rahmen der *lokalen Narbenbildung* nach Operation sowie durch die Entstehung von *Fettnekrosen* vor. Sie entstehen durch therapiebedingte Mikrozirkulationsschäden und können zur *Ölzyste*, zur *Verkalkung* oder zum *lipophagen Granulom* führen.

Narbenbildung. Die Narbenbildung ist gekennzeichnet durch
- Parenchymasymmetrien,
- einen streifig-radiären Strukturumbau, nicht selten mit Ausläufern zur Kutis und Pektoralismuskulatur und entsprechenden Retraktionen (Abb. 18.**9**),
- bisweilen Verschattungen oder Verdichtungen, bedingt durch eine verzögerte Resorption großer Hämatome oder Serome (Abb. 18.**10 a – d**), bzw. durch deren Ersatz durch eine dichte Fibrose sowie durch persistierende lipophage Granulome (Abb. 18.**11**),
- Verkalkungen (s. S. 407 ff),
- eine umschriebene Hautverdickung oder -retraktion im Verlauf der Narbe.

Für die korrekte Interpretation dieser Veränderungen ist wiederum die Beurteilung des Verlaufs von entscheidender Bedeutung.

Eine postoperative Mammographie wird vor Beginn der Strahlenbehandlung angefertigt. Sie ist nur erforderlich, wenn der Tumor Mikroverkalkungen enthielt und dient der Überprüfung der vollständigen Kalkentfernung bzw. im Falle verbliebener Mikroverkalkungen der Indikation zur Nachresektion.

Auf der postoperativen Mammograpie sind häufig Hämatome und Serome erkennbar. Große Hämatome werden häufig nicht vollständig resorbiert, sodass es zu verbleibenden herdförmigen Verschattungen unterschiedlichen Ausmaßes kommt. Charakteristischerweise kann man bei der anschließenden Verlaufskontrolle dann die Größenrückbildung und den zunehmenden radiären Strukturumbau verfolgen.

Nimmt auch die Transparenz des Narbenzentrums ab, so kann ein Rezidiv mit hoher Sicherheit ausgeschlossen werden.

Verbleibt als Ausdruck der Parenchymnarbe eine sternförmige Strukturveränderung ohne zentrale herdförmige Verschattung, ist sie als Narbe daran zu erkennen, dass sie sich in verschiedenen Projektionen morphologisch unterschiedlich darstellt, wohingegen eine tumorbedingte Radiärstruktur sich typischerweise in alle Raumrichtungen ausbreitet. Die narbige Radiärstruktur bleibt nach ihrer endgültigen Ausprägung konstant in Form und Dichte. 3 – 6 Monate nach Abschluss der Strahlentherapie sollte eine Ausgangsmammographie der behandelten Seite durchgeführt werden, nach 12 Monaten eine beidseitige Mammographie. In den ersten 3 Jahren nach Behandlungsende sind halbjährliche Kontrollmammographien ipsilateral erforderlich, die gesunde Seite wird jährlich überwacht.

Ölzysten. Im Rahmen von Fettnekrosen kann es zur Ausbildung von Ölzysten kommen (Abb. 18.**5 a**). Sie sind charakterisiert als
- rundliche, ovale Aufhellungen von Fettdichte (Abb. 11.**5 a** u. **b**),
- mit umgebender glatter Kapsel,
- mit eierschalenförmigen Verkalkungen innerhalb der Kapsel (Abb. 18.**4 c** u. **d**). Diese sind sehr typisch, aber nicht immer vorhanden. In statu nascendi können auch feinere, dann weniger charakteristische Verkalkungen auftreten.

Findet sich das mammographisch typische Erscheinungsbild einer Ölzyste, so ist keine weitere Abklärung notwendig, obwohl sich Ölzysten klinisch oft als mäßig verschiebliche, suspekte Knoten bzw. Induration tasten.

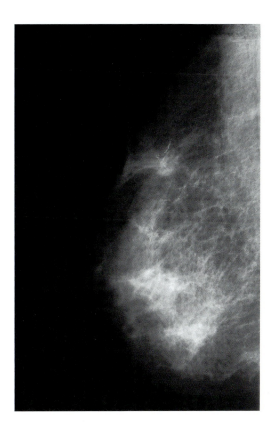

Abb. 18.9 **Umschriebene Haut- und Parenchymstrukturveränderungen nach brusterhaltender Behandlung.** Unscharf begrenzte herdförmige Verschattung rechts in der oberen Brusthälfte mit radiären Ausläufern, Haut- und Pektoralisretraktion sowie dystrophen Verkalkungen. Zusätzlich Haut- und Areolaverdickung sowie diffus vermehrte retikuläre Zeichnung als Folge von Axilladissektion und Strahlentherapie.

> Für die korrekte Interpretation der postoperativen Veränderungen ist die Beurteilung des Verlaufs von entscheidender Bedeutung.

18 Posttraumatische, postoperative und posttherapeutische Veränderungen

Abb. 18.10 a – d Nach brusterhaltender Behandlung können umschriebene oder diffuse Veränderungen auftreten.

a – b ml- und mlo-Aufnahme 6 und 18 Monate nach brusterhaltender Behandlung. Die rundliche Verschattung entspricht einem sich langsam rückbildenden Serom.

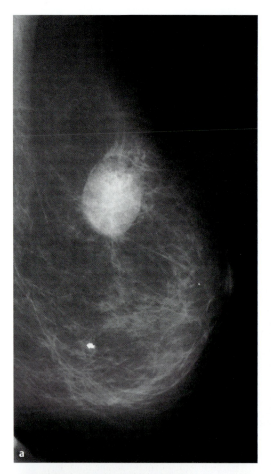
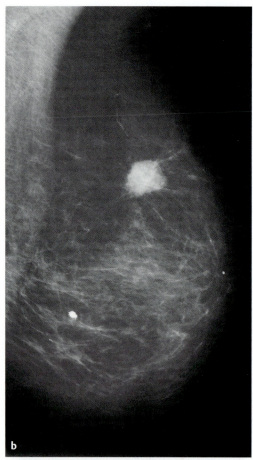

c – d Bei dieser Patientin ist eine diffus vermehrte Dichte zu erkennen 6 Monate nach brusterhaltender Behandlung. Nach 18 Monaten hat diese sich teilweise rückgebildet – und es hat sich im Exzisionsbereich eine narbige Retraktion entwickelt.

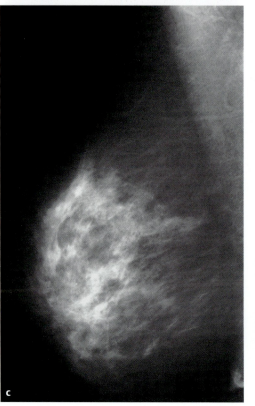
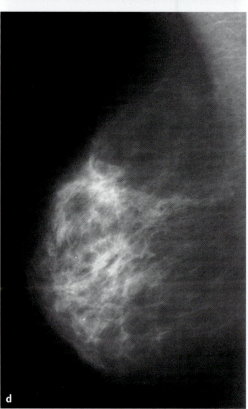

Veränderungen nach brusterhaltender Operation und Bestrahlung

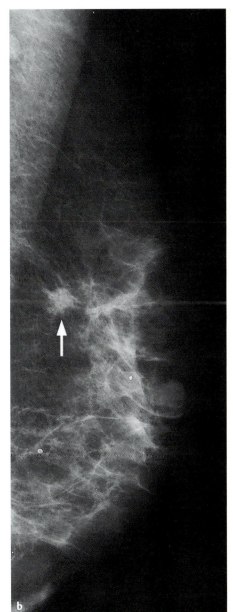
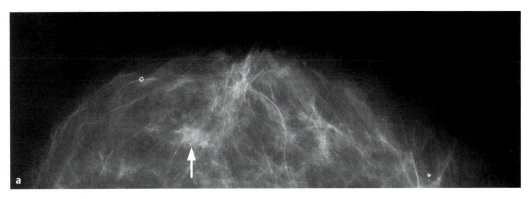
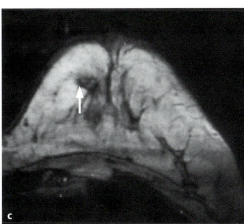
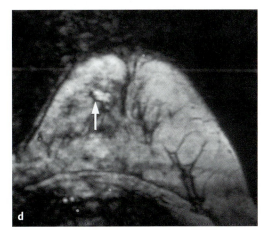

Abb. 18.11 a–d Lipophages Granulom, das ein Malignom vortäuscht.
Bei dieser Patientin wurde 18 Monate nach Biopsie eines suspekten Befundes, der sich histologisch als proliferierende Mastopathie erwies, eine Mammographie durchgeführt. Eine frühere postoperative Mammographie war nicht durchgeführt worden. Diese Mammographie zeigte erneut eine suspekte Verschattung im Narbenbereich (Pfeil).

a Mammographie, kraniokaudale Aufnahme.
b Mammographie, mediolaterale Aufnahme.
c–d Aufgrund dieses suspekten Befundes wurde eine Exzisionsbiopsie empfohlen. Eine ergänzende Kontrastmittel-MRT wurde im Rahmen einer Studie an präoperativen Patientinnen durchgeführt.
c Repräsentative Schicht durch die Läsion vor i.v. Applikation von Kontrastmittel.
d Dieselbe Schicht wie in c nach Gabe des MR-tomographischen Kontrastmittels Gd-DTPA. Die Läsion zeigt eine rasche und starke Anreicherung mit unregelmäßiger Begrenzung, die unbedingt als suspekt zu werten ist. *Histologie:* Lipophages Granulom. (aus Heywang-Köbrunner SH, Beck. Contrast-enhanced MRI of the Breast. Heidelberg, New York: Springer 1996, 2. Aufl.)

Lipophages Granulom. Es kann als Ausdrucksform einer posttherapeutischen Fettgewebsnekrose im Narbenbereich oder auch an anderer Stelle entstehen. Als neu auftretende Verschattung mit unregelmäßiger Begrenzung kann es meist nicht von einem Rezidiv (2, 20,29) unterschieden werden und erfordert daher in der Regel eine Exzisionsbiopsie (Abb. 18.11).

Verkalkungen. Im Rahmen von therapeutisch bedingten Zell- und Gewebsuntergängen entstehen nicht selten dystrophe Verkalkungen. Bezüglich ihrer Einzelform und Anordnung sind folgende Verkalkungen als typisch gutartig (therapiebedingt) zu klassifizieren:

- große, längliche und grobe sowie rundlich-amorphe Stromaverkalkungen (Abb. 18.4a u. b),
- typisch ringförmige (zu Beginn manchmal halbkreisförmig ausgebildete) Verkalkungen im Sinne einer Liponecrosis calcificans,
- feine, punktförmige Verkalkungen im Bereich der Tumorektomie,
- eierschalenförmig angeordnete Verkalkungen um die Aufhellung einer Ölzyste herum (Abb. 18.4c u. d),
- verstreut angeordnete dystrophe Verkalkungen.

Eine beginnende Ölzystenkapselverkalkung, eine lokale Konzentration dystropher Verkalkungen und eine Liponecrosis calcificans in statu nascendi können aber auch eine kleine polymorphe Gruppe von Verkalkungen bilden, die differenzialdiagnostisch schwer von suspekten Verkalkungen zu unterscheiden sind. Hier können die Vergrößerungsmammographie und eine kurzfristige Verlaufskontrolle weiterhelfen.

Die Vergrößerungsmammographie ist notwendig für eine exakte Konturanalyse und zur Erfassung aller Verkalkungen.

Während malignomtypische Verkalkungen (s. Kapitel 19) auch nach brusterhaltender Behandlung sofort entfernt werden müssen, ist bei uncharakteristischen, möglicherweise therapiebedingten Verkalkungen zunächst eine halbjährige Verlaufskontrolle sinnvoll. Sie zeigt, ob es zu einer zahlenmäßigen Zunahme kommt mit klarer duktaler Form und Anordnung als Hinweis für ein Rezidiv, oder aber, ob die einzelnen Verkalkungen sich nur vergröbern und vergrößern, wie es charakteristisch ist für die dystrophen Verkalkungen.

Rezidiverkennung und Differenzialdiagnose

Rezidive werden mammographisch erkennbar
- als noduläre oder unscharf begrenzte herdförmige Verschattung,
- durch eine herdförmig zunehmende Retraktion und eine Verdichtung der Narbe,
- durch suspekte Mikroverkalkungen,
- als diffus zunehmende Dichte (diffus wachsendes Rezidiv).

Herdförmig wachsende Rezidive. Etwa 70% der intramammären Rezidive (Abb. 18.12a u. b) entwickeln sich im unmittelbaren Exzisionsbereich. Wichtigstes Erkennungsmerkmal dieser herdförmigen Rezidive im Narbenbereich und gleichzeitig bestes Kriterium gegenüber posttherapeutisch bedingten Veränderungen ist ihre Veränderung im zeitlichen Verlauf:

1. Neuauftreten eines Herdbefundes und/oder suspekter Verkalkungen.
2. Vergrößerung, Verdichtung, Größenzunahme der Narbe.
3. Dichtezunahme einer Verschattung oder Verdichtung.
4. Zunehmende Retraktion und Kondensation der Verschattung.

Diese Veränderungen können sehr diskret sein und bei im Verlauf wechselnder Belichtung nicht erkannt werden (s. technische Besonderheiten, S. 415).

Neu auftretende herdförmige Verschattungen und suspekte Verkalkungen in anderen Quadranten als dem primären sind meist besser zu erkennen. Differenzialdiagnostisch sind auch gutartige Veränderungen wie z.B. Zysten sonographisch auszuschließen.

Die Unterscheidung eines posttherapeutisch neu auftretenden lipophagen Granuloms von einem Rezidiv ist mit Bildgebung nicht möglich, weshalb eine Exzisionsbiopsie notwendig ist.

Mikroverkalkungen als Rezidivhinweis. Für den Nachweis von Mikroverkalkungen, die ein frühes Zeichen eines Rezidivs sein können, ist die Mammographie unverzichtbar. Da Mikroverkalkungen aber gerade auch posttherapeutisch neu auftreten können, ist hier weniger das neue Auftreten an sich als vielmehr die genaue Analyse von Einzelformen und deren Verteilung von entscheidender Bedeutung (Abb. 18.12c u. d). Dabei gelten die für die Mikrokalkanalyse bekannten Kriterien auch für die Rezidiverkennung (s. Kapitel 22).

▶ Die Unterscheidung eines posttherapeutisch neu auftretenden lipophagen Granuloms von einem Rezidiv ist mit bildgebenden Verfahren nicht möglich.

▶ Bei uncharakteristischen, möglicherweise therapiebedingten Verkalkungen ist zunächst eine halbjährige Verlaufskontrolle sinnvoll.

Veränderungen nach brusterhaltender Operation und Bestrahlung

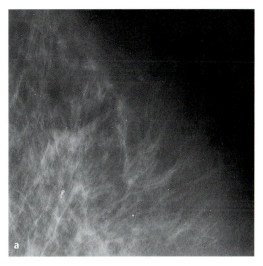
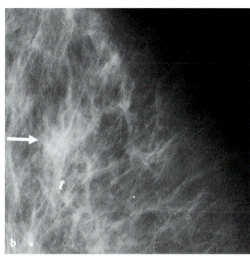
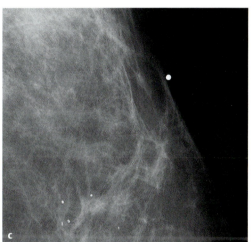
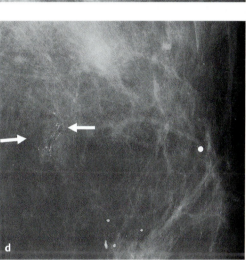
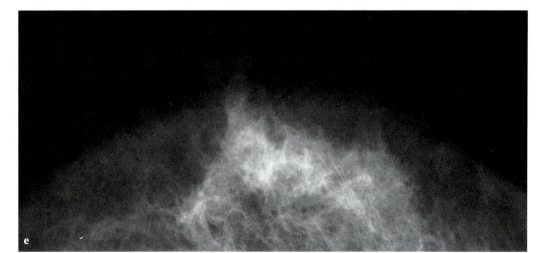

Abb. 18.12 a–f Mammographisches Erscheinungsbild von Rezidiven.
- **a** 4 Jahre nach brusterhaltender Behandlung zeigen sich einzelne grobe Verkalkungen im ehemaligen Operationsbereich als Folge einer Fettnekrose.
- **b** 3 Jahre später hat sich (Pfeil) im Narbenbereich eine neue herdförmige Verdichtung entwickelt, bedingt durch ein 1 cm messendes, invasiv duktales Rezidiv.
- **c** 2 Jahre nach brusterhaltender Behandlung geringe Deformierung im lateralen Bereich der Brust, ein Bleikügelchen markiert die Narbe.
- **d** 1 Jahr später hat sich eine Gruppe polymorpher Mikroverkalkungen (Pfeile) neu entwickelt. Diese waren Ausdruck eines DCIS-Rezidivs.
- **e** 2 Jahre nach brusterhaltender Behandlung narbig bedingte Hautverdickung in der inneren Brusthälfte, im Übrigen kein auffälliger Befund.

Fortsetzung →

Abb. 18.12 a–f **Fortsetzung**
f 11 Monate später: Klinisch Verkleinerung und Konsistenzvermehrung der rechten Brust. Entsprechend mammographische Dichtezunahme des gesamten verbliebenen Drüsenparenchyms und zunehmender radiärer Strukturumbau: diffus wachsendes Rezidiv.

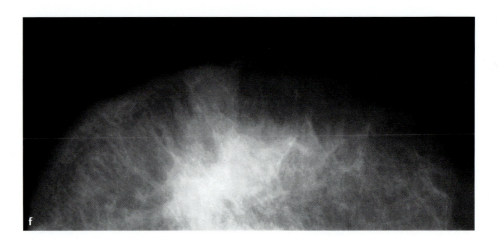

Während suspekte Mikroverkalkungen exzidiert werden müssen, sollte bei uncharakteristischen Mikroverkalkungen die Indikation zur Exzision nur sehr zurückhaltend gestellt werden, da es infolge der Strahlentherapie zu Wundheilungsstörungen bis hin zu Nekrosen kommen kann. Treten neu gruppierte, feine Verkalkungen auf, ist zunächst eine Kontrolle nach 6 Monaten zu empfehlen, um dann die richtige Entscheidung zu treffen:
- Exzision bei Ausbildung eines duktalen Verteilungsmusters, beim Entstehen länglicher oder polymorpher Verkalkungen,
- weitere Kontrolle bei Vergröberung der Verkalkung und bei Entstehen ringförmiger Einzelformen.

Schließlich ist es sinnvoll, auch den *Zeitpunkt des Auftretens* in die differenzialdiagnostischen Erwägungen einzubeziehen. Wurde der Tumor im Gesunden entfernt, die Vollständigkeit der Entfernung dokumentiert durch Präparatradiographie, histopathologische Unteruchung und postoperative Mammographie, so ist das Auftreten eines Rezidivs in den ersten 12–18 Monaten ungewöhnlich. Dies ist dagegen der Zeitraum, in dem sich dystrophe Verkalkungen entwickeln.

Diffus zunehmende Dichte als Rezidivhinweis. Am schwierigsten zu diagnostizieren sind diffus wachsende Rezidive. Sie können sich multizentrisch entwickeln, in Form einer Lymphangiosis carcinomatosa oder auch kleinzellig dispergierend. Sie sind diagnostizierbar durch eine im Verlauf wieder auftretende oder zunehmende diffuse Verdichtung und Vergrößerung der Struktur, eine flächig zunehmende Parenchymverdichtung zusammen mit einer klinischen Konsistenzvermehrung und evtl. einer Verkleinerung und Retraktion der Brust (Abb. 18.12 e u. f). Nach unserer Erfahrung waren mehr als die Hälfte der diffusen Tumorrezidive frühe Rezidive mit ungewöhnlich schnellem Tumorwachstum und betrafen vorwiegend junge Frauen (13).

Sonographie

Diffuse Strukturveränderungen

Frühveränderungen. Nach Radiatio kommt es zu einer individuell unterschiedlichen Hautverdickung, die z. T. erheblich ist. Ödembedingt nimmt im akuten Stadium die Echogenität des subkutanen Raums zu, die des Parenchyms ab, sodass es zu einem Verlust der normalen Echostruktur kommen kann (Abb. 18.13 a u. c).

Rückbildung. Über einen Zeitraum von 1–2 Jahren bilden sich Hautverdickung und Strukturverlust langsam zurück. Eine mäßige Hautverdickung bleibt in der Regel auch länger als 2 Jahre nach Bestrahlung bestehen. Eine vermehrte Fibrosierung des bestrahlten Gewebes führt meist zu einer diffus erhöhten Echogenität.

Umschriebene Strukturveränderungen

Umschriebene Strukturveränderungen kommen vor im Rahmen
- der Narbenbildung,
- von Fettnekrosen als Ölzyste oder lipophages Granulom.

Narbenbildung. Im Narbenbereich findet sich im frühen Stadium ähnlich wie bei unbestrahlten Narben (s. S. 409 ff) oft ein Serom oder Hämatom, dessen Rückbildung sonographisch gut zu kontrollieren ist. Mit zunehmender Granulationsgewebsbildung

Veränderungen nach brusterhaltender Operation und Bestrahlung

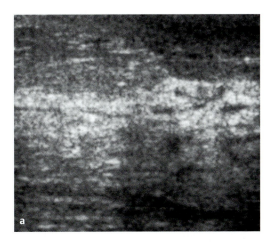
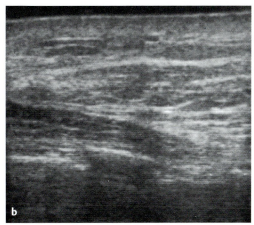
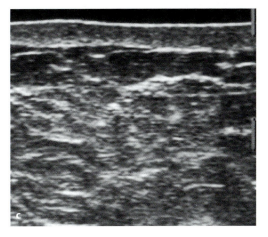

Abb. 18.13 a–c Sonographisches Erscheinungsbild der Brust nach Tumorektomie und Bestrahlung.

a Ausgeprägtes Lymphödem 3 Monate nach Ende der Strahlentherapie: Die Subkutis zeigt eine vermehrte Echogenität ebenso wie das präpektorale Fett. Hierdurch fehlende Abgrenzbarkeit zwischen Subkutis und verdickter Kutis, schlechte Abgrenzung zwischen Drüsengewebe und Fett.

b–c Langsame Rückbildung der vermehrten Echogenität des Fettgewebes mit zunehmend besserer Abgrenzbarkeit der ligamentären Strukturen 9 Monate (b) bzw. 18 Monate (c) nach Therapie. Die sonographischen Veränderungen in der (hier nicht abgebildeten) Narbenregion selbst umfassen das gesamte Spektrum leichterer Schallschatten bis ausgeprägter Schallschatten, geringer bis starker Architekturstörungen sowie geringer bis ausgedehnter, manchmal tumorförmiger, echoarmer Areale.

und Fibrosierung entstehen im Narbenbereich – ähnlich wie nach alleiniger Operation (s.a. Abb. 18.6 u. 18.14 c), meist aber noch stärker ausgeprägt – kleinere oder größere echoarme Areale und Schallschatten, die die Beurteilung einschränken. Für die schwierige Beurteilung kann ein gut dokumentierter Verlauf hilfreich sein.

Ölzysten. Ölzysten (vgl. S. 249) sind in der Zusammenschau mit der Mammographie zu diagnostizieren.

Lipophages Granulom. Das lipophage Granulom, das sich als echoarme Raumforderung mit oder ohne Schallschatten abbildet, ist sonographisch von einem Karzinomherd bzw. Rezidiv nicht zu unterscheiden.

Wertigkeit der Sonographie

In der *akuten posttherapeutischen Phase* ist die Sonographie wichtig zur

- Abgrenzung solider von flüssigen (Hämatom, Serom) Strukturen, die mammographisch oder klinisch auffallen und zweifelhaft sind.
- Rezidivdiagnose (sichtbar als bestehen bleibende, sich nicht verkleinernde oder auflösende fokale Läsionen) bei mammographisch sehr dichtem Drüsenparenchym. Der Einsatz der Sonographie bei sehr dichtem Drüsenparenchym nach Strahlentherapie zur Verlaufsbeobachtung wird jedoch unterschiedlich gehandhabt. Mithilfe der Sonographie können zusätzliche rezidivverdächtige Befunde innerhalb dichten Drüsenparenchyms entdeckt werden. Allerdings sind die Sensitivität und Spezifität durch die hypoechogenen, narbig bedingten Veränderungen und Schallschattenphänome eingeschränkt. Es ist sehr große Erfahrung erforderlich, um unnötige falsch positive Diagnosen zu vermeiden.
- Zystendiagnose im Falle eines neu aufgetretenen Tastbefundes.

Liegt die Therapie mehr als 18 Monaten zurück, ist die Kontrastmittel-MRT der Sonographie beim Nachweis oder Ausschluss vor allem kleiner Rezidi-

18 Posttraumatische, postoperative und posttherapeutische Veränderungen

Abb. 18.14 a–e Unklarer Tastbefund im Narbenbereich 14 Monate nach brusterhaltender Behandlung.

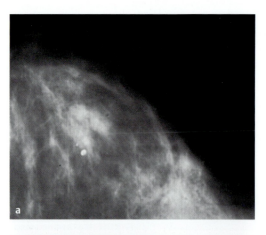
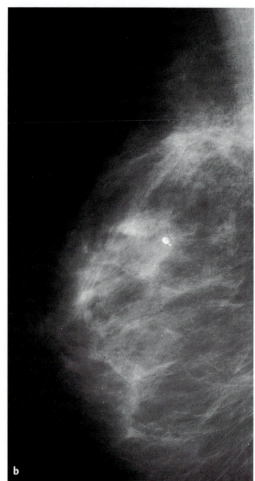
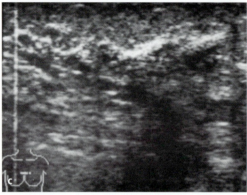
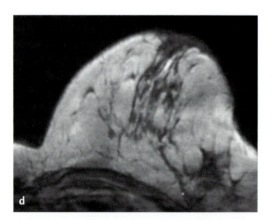
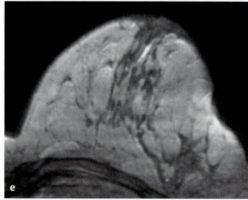

a–b Kraniokaudale und mediolaterale Aufnahme (mäßige Positionierung bei ausgeprägter Vernarbung): Die zentrale Aufhellung innerhalb des radiären Strukturumbaus spricht gegen ein Rezidiv in der Narbe.
c Sonographisch ist der Narbenbereich bei uncharakteristischen Schallschattenbildungen eingeschränkt beurteilbar.
d MRT: Repräsentative Schicht durch die Narbenregion vor Kontrastmittelgabe.
e Dieselbe Schicht wie in **d** nach i.v. Applikation von Gd-DTPA zeigt keine wesentliche Anreicherung: Kein Anhaltspunkt für ein Rezidiv. Befund bestätigt durch klinisch-mammographische Kontrollen über weitere 3 Jahre.

ve als Ergänzung zur Mammographie überlegen und sollte deshalb bei mammographisch schwieriger Beurteilbarkeit bevorzugt werden (30–38).

Magnetresonanztomographie

Akutes Stadium

Direkt nach Radiatio sowie innerhalb der ersten 12 Monate nach Therapie reichern das bestrahlte Gewebe und die Narbe in der Regel mäßig bis stark diffus, manchmal aber auch grobfleckig Kontrastmittel an (5, 32). Diese Anreicherungen nehmen innerhalb der ersten 12 Monate mit starken interindividuellen Schwankungen ab. 12–18 Monate nach Radiatio findet sich teils noch eine diffuse, meist verzögerte Anreicherung im bestrahlten Gewebe, teils findet sich aber auch keine wesentliche Anreicherung mehr.

Die Verdickung und Anreicherung der Haut bildet sich meist langsamer zurück als die Anreicherung im Drüsenkörper. Einige Autoren (39) haben über eine geringere Ausprägung dieser Veränderungen früh nach Strahlentherapie berichtet und wenden daher die MRT bereits früher an (nach 6 Monaten).

Späteres Stadium

Mehr als 12 Monate nach Therapie findet sich nur noch in Einzelfällen eine meist diffuse und verzögerte Anreicherung. In der überwiegenden Mehrzahl der Fälle besteht lediglich noch ein geringfügiges („fehlendes") Enhancement: Noch verbliebene Hautverdickungen sowie diffuse oder fokale narbenbedingte Architekturstörungen können durch die fehlende Kontrastmittelanreicherung als solche diagnostiziert werden und schränken die MR-tomographische Beurteilbarkeit nicht ein (Abb. 18.14 d u. e).

Wertigkeit der MRT

In der frühen Phase (innerhalb der ersten 12 Monate nach Radiatio) ist die MR-tomographische Aussagekraft durch diffus-fleckige Anreicherungen erheblich beeinträchtigt. Mit zunehmender Fibrosierung nimmt diese Anreicherung deutlich ab, sodass nach einem Zeitraum von 12 Monaten nach Radiatio die Erkennbarkeit und der Ausschluss von Rezidiven in bestrahltem Gewebe – je nach individuell noch vorhandener, meist geringer Restanreicherung – deutlich besser wird. Hier kann die Kontrastmittel-MRT bei Problemfällen als ergänzende Methode eingesetzt werden.

Ab 12 Monate nach Radiatio ist die MR-tomographische Beurteilbarkeit in der Regel hervorragend (30–38), da das fibrosierte Drüsengewebe noch weniger anreichert als normales Mammagewebe. Hier kann die ergänzende MRT bereits kleinste Rezidive in dichtem oder auch unregelmäßig strukturiertem Gewebe sehr sensitiv nachweisen (Abb. 18.15 a–d) oder mit hoher Sicherheit ausschließen. Deshalb ist bei schwer beurteilbarem Gewebe und zur Problemlösung 12–18 Monate nach brusterhaltender Behandlung die Kontrastmittel-MRT die ideale Ergänzungsmethode zur Mammographie. Die Mammographie bleibt aber unverzichtbar zum Nachweis oder Ausschluss suspekter Mikroverkalkungen.

Vermutlich als Folge unterschiedlicher Bestrahlungstechnik und individuell unterschiedlicher Reaktionen auf die Strahlentherapie wurden für das 1. Jahr nach Radiatio differierende Beobachtungen publiziert und unterschiedliche Empfehlungen zum Einsatz der MRT gemacht (38, 39). Wir empfehlen den Einsatz der Kontrastmittel-MRT 12 Monate nach Abschluss der Behandlung. Nur bei sehr schwierigen diagnostischen Fragestellungen, bei denen sich ein residualer Tumor mit konventioneller Bildgebung nicht ausschließen lässt, sollte eine MRT zu einem früheren Zeitpunkt erwogen werden.

Perkutane Biopsie

Die perkutane Biopsie kann diagnostisch hilfreich sein, um eine Therapieentscheidung herbeizuführen. Dies ist deshalb von besonderer Bedeutung, da diagnostische Exzisionsbiopsien wegen benigner posttherapeutischer Veränderungen und möglicherweise auftretender Wundheilungsstörungen in jedem Falle vermieden werden sollten.

Die Patientin muss darüber informiert werden, dass postinterventionelle entzündliche Komplikationen in der frühen Phase nach einer Bestrahlung häufiger auftreten können als sonst, dass sie jedoch im Vergleich zur offenen Biopsie geringfügiger sind.

Zu bedenken ist, dass
- im stark fibrosierten Gewebe durch Nadeldeviation und in Folge unzureichenden oder nicht repräsentativen Gewebematerials die Zielgenauigkeit abnimmt,
- die histologische Treffsicherheit reduziert sein kann als Folge kleinerer Gewebeproben bei starker Fibrose oder infolge früher posttherapeutischer zellulärer Veränderungen (Entzündung, Nekrose).

Dennoch zeigen die vorliegenden Daten, dass mit der perkutanen Biopsie zuverlässig zwischen Fibrose und Rezidivtumor unterschieden werden kann.

> In der frühen Phase nach einer Bestrahlung ist die MR-tomographische Aussagekraft erheblich beeinträchtigt. Ab 1 Jahr nach Radiatio jedoch ist sie in der Regel hervorragend.

Abb. 18.15 a–d Zustand nach brusterhaltender Behandlung vor 5 Jahren, keine Änderung des Tastbefundes.

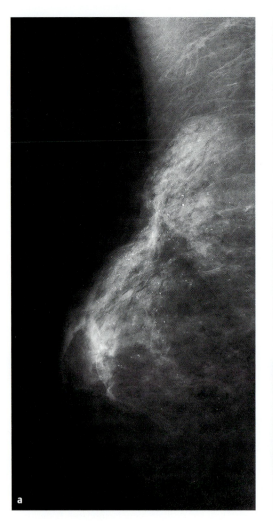
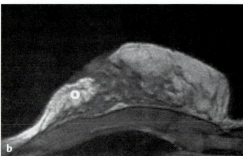
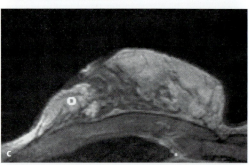
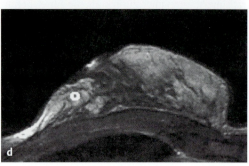

- **a** In der Mammographie narbiger Strukturumbau oben außen, unverändert zur Voruntersuchung. Diffuse Mikroverkalkungen seit Jahren bekannt, unverändert (Primärtumor vor 5 Jahren enthielt keinen Mikrokalk). Ergänzende MRT im Rahmen einer Studie angeboten.
- **b–d** MRT: Repräsentative Schicht durch die Narbe vor (**b**) sowie direkt (0–5 Minuten; **c**) und später (6–11 Minuten; **d**) nach Gd-DTPA. Im Narbenbereich fällt eine suspekte herdförmige Kontrastmittelanreicherung auf (Pfeil). Sie reichert typischerweise frühzeitig an und zeigt einen „washout" (**d**). Der MR-tomographisch entdeckte Herd wurde nach CT-gesteuerter Markierung exzidiert. *Histologie:* Rezidiv eines duktal invasiven Karzinoms.

Veränderungen nach Rekonstruktion

Unter Rekonstruktion versteht man die operative Wiederherstellung der amputierten Mamma, d.h. den kosmetischen Ersatz.

Operationsverfahren

Die Brustrekonstruktion kann durch ein Implantat oder einen myokutanen Lappen erfolgen.

Implantat. Das Implantat wird meist nach vorheriger Expandereinlage zur Vorbereitung eines retropektoralen Raums für die Silikonprothese subpektoral eingebracht. Eine submuskuläre Implantation ist der subkutanen Einlage sowohl hinsichtlich der Kosmetik als auch hinsichtlich der Nachsorge vorzuziehen.

Silikonprothesen können unterschiedlich aufgebaut sein. Die wichtigsten Typen sind (Abb. 18.**16**):
- *Typ 1:* Einfachlumenprothese, die vollständig entweder mit Silikongel oder mit Kochsalzlösung gefüllt ist,
- *Typ 2:* Doppellumenprothese, bei der das innere Lumen mit Silikongel gefüllt ist; diese innere Kapsel befindet sich in einer äußeren Kapsel, die mit Kochsalzlösung gefüllt ist,
- *Typ 3:* selten verwendete Doppellumenprothese, bei der das innere Lumen mit Kochsalzlösung, das äußere mit Silikongel gefüllt ist.

Die Kenntnis dieser Typen ist von Bedeutung, da sie sich in der Bildgebung verschieden darstellen und Einfluss auf die Beurteilbarkeit des umgebenden Gewebes haben.

Myokutaner Lappen. Die Rekonstruktion mit Eigengewebe wird am häufigsten unter Zuhilfenahme gestielter oder freier myokutaner Lappen durchgeführt. Am häufigsten werden der Latissimus-dorsi- und Transversus-rectus-abdominis-Lappen (TRAM-Lappen) verwendet.

Diagnostische Strategie

Die Bildgebung wird nach einer Rekonstruktionsplastik eingesetzt zum
- Malignomausschluss oder -nachweis beim Vorliegen eines klinisch verdächtigen Befundes, der sowohl einem gutartigen Befund als auch postoperativen Veränderungen entsprechen kann,
- Ausschluss oder Nachweis von Prothesendefekten.

Nach Mastektomie und Rekonstruktion ist bei der asymptomatischen Patientin in Deutschland nur die klinische Untersuchung Standard. In den USA und Schweden wird die Bildgebung auch für die Nachsorge bei der asymptomatischen Patientin eingesetzt.

Symptomatische Patientinnen mit myokutaner Lappenrekonstruktion können mammographisch untersucht und diagnostiziert werden (40, 41), denn Röntgenstrahlen durchdringen sowohl Muskel- als auch Fettgewebe.

Die Rolle der Sonographie ist bisher noch nicht ausreichend untersucht. Bei diagnostischen Problemen kann die Kontrastmittel-MRT nützlich sein, da sie äußerst zuverlässig Narbengewebe von Tumorgewebe zu unterscheiden vermag. Unklare Herdbefunde, z.B. durch Fettgewebsnekrose bedingt, müssen histologisch abgeklärt werden. Dies kann in der Regel durch eine perkutane Biopsie geschehen. Die MRT hat sich als diagnostisch wertvoll herausgestellt bei Patientinnen mit ausgeprägter Narbenbildung um die Prothesen herum und bei Patientinnen mit erhöhtem Risiko (vorausgegangenes Rezidiv, Multifokalität).

18 Posttraumatische, postoperative und posttherapeutische Veränderungen

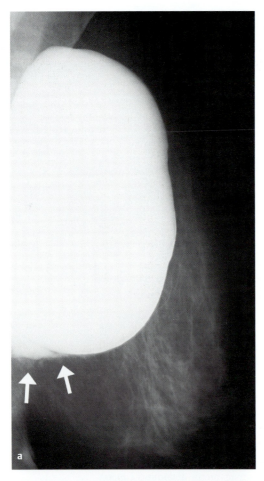

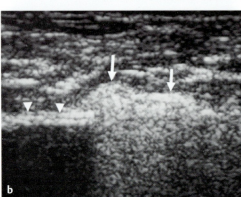

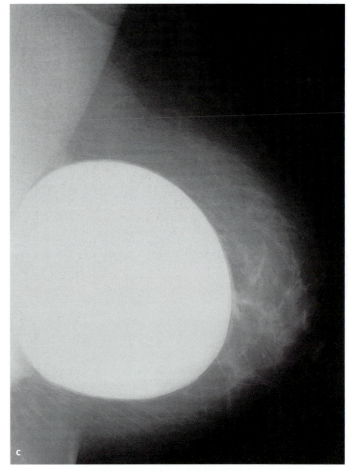

Abb. 18.16 a–e   Darstellung der Prothesenruptur.

a–b   Extrakapsuläre Ruptur.

a   Routinemammographie, 17 Jahre nach Augmentation: extrakapsuläre Ruptur mit Silikonaustritt (Pfeile).

b   Sonographisch lässt sich echoreiches Silikon (Pfeile) jenseits des homogenen Echostrukturmusters des Implantats (Pfeilköpfe) darstellen.

c–e   Intrakapsuläre Ruptur.

c   49 Jahre alte Frau, 12 Jahre nach Augmentation. Mammographisch ist das Silikonimplantat intakt.

Fortsetzung →

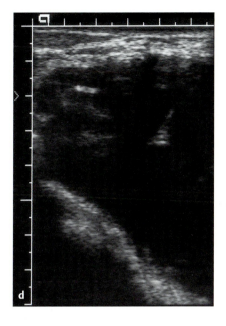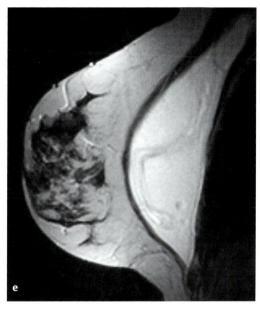

Abb. 18.16 d – e **Fortsetzung**
d Gleiche Patientin wie in **c**. Sonographisch sprechen multiple Echos, einige davon linear, für eine intrakapsuläre Ruptur.
e Intrakapsuläre Ruptur in der MRT (Linguini-Zeichen). Signalarme längliche Strukturen innerhalb des signalreichen Silikons entsprechen der kollabierten Silikonkapsel.

Mammographie

Implantate

Silikonprothesen. Brüste mit Silikonprothesen, die nach einer Mastektomie zur Rekonstruktion implantiert wurden, können mammographisch nicht adäquat untersucht werden, weil die Prothese im Gegensatz zur augmentierten Brust nicht gegen das umgebende Narben- und Fettgewebe verschoben und verlagert werden kann. Es kommt also durch die Prothese zur Überlagerung eines großen Teils des umgebenden Gewebes. Daher besteht die Standarddiagnostik aus klinischer Untersuchung, ggf. Sonographie oder MRT. Bei verdächtigen Tastbefunden sollten gezielt tangentiale Projektionen angefertigt werden, ggf. mit entsprechender Gerätekippung (42 – 46).

Kochsalzprothesen. Die seltenen, mit Kochsalzlösung gefüllten Prothesen sind nicht so röntgendicht wie Silikonprothesen, sodass eine übliche Mammographie durchgeführt werden kann. Allerdings ist mit einer Beeinträchtigung der Abklärung infolge der Kochsalzüberlagerung und durch Narbenveränderungen zu rechnen. In jedem Fall sollte es jedoch möglich sein, Mikroverkalkungen, die ein entscheidender Hinweis auf ein Rezidiv sein können, darzustellen und diagnostisch abzuklären.

Befund. Man erkennt im Normalfall einen schmalen Saum von Narbengewebe um die Prothese, darüber subkutanes Fett und die Haut. Bei submuskulärer Implantation stellt sich der Muskel als unmittelbar der Prothese aufliegende, bandförmige Verschattung dar. Je nach Projektionsrichtung sind nur die jeweils tangential getroffenen Haut- und Subkutisanteile sowie Narbenbildungen beurteilbar, während der Rest durch das Implantat überlagert wird (Abb. 18.**17**).

Wertigkeit. Wegen der nur teilweisen mammographischen Erfassbarkeit des die Prothese umgebenden Gewebes ist die Aussagekraft der Mammographie sowohl bezüglich narbiger Veränderungen wie auch bezüglich der Rezidiverkennung erheblich beeinträchtigt.

Ein mammographischer Malignomausschluss ist vor allem bei klinischem Verdacht meist nicht möglich (Ausnahme: Ölzyste). Der Wert der Mammographie gegenüber der MRT besteht hier vor allem im Nachweis von suspekten Mikroverkalkungen (Abb. 18.**18**).

> Ein mammographischer Malignomausschluss ist vor allem bei klinischem Verdacht meist nicht möglich.

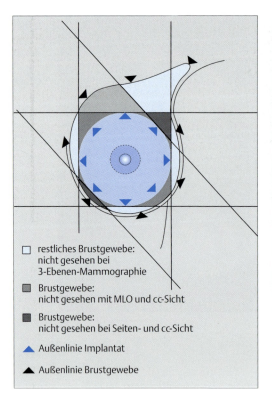

Abb. 18.17 Implantatüberlagerung.
Die verschiedenen Schraffierungen zeigen die durch das Implantat überlagerten Parenchymanteile, wenn die Standardprojektionen (kraniokaudal, mediolateral, schräg) durchgeführt werden. (nach 19)

Myokutane Lappen

Nach Brustrekonstruktion mit Eigengewebe kann die Mammographie wie bei jeder postoperativen Brust durchgeführt werden (40, 41). Areale mit dichteren Vernarbungen oder Muskelgewebe sind nur eingeschränkt beurteilbar (Abb. 18.19). Man findet häufig regressiv-dystrophe Fett- und Bindegewebsveränderungen im Sinne von Ölzysten, die dann klinisch auffällige Palpationsbefunde hervorrufen. Sie können durch die Mammographie jedoch sicher als gutartig abgeklärt werden. Im Allgemeinen gilt für die Beurteilung der narbigen Veränderungen nach Eigenaufbau das für die postoperativen Narben Gesagte.

Mikroverkalkungen sind sicher zu erkennen, ebenso herdförmige Verschattungen in fettreichen Arealen. Dennoch können dystrophe Verkalkungen, Fettgewebsnekrosen und Narbenbildungen einen malignen Befund vortäuschen. Die Verlaufsbeurteilung ist auch hier von besonderer Bedeutung.

> Dystrophe Verkalkungen, Fettgewebsnekrosen und Narbenbildungen können einen malignen Befund vortäuschen.

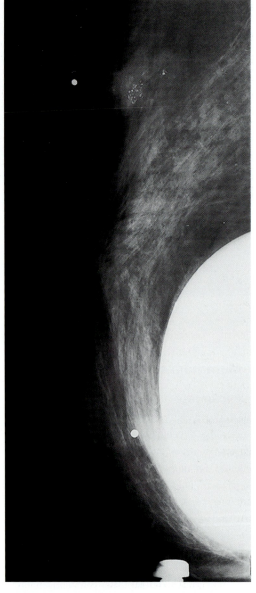

Abb. 18.18 Rezidiv bei einer Patientin mit Brustrekonstruktion mittels submuskulärer Protheseneinlage.
Mammographie schräg: Im Prolongement axillaire bleimarkiert ein auffälliger Palpationsbefund, dem mammographisch eine unregelmäßig begrenzte, herdförmige Verschattung entspricht mit zentral hochsuspekten Verkalkungen: Intraduktal und papillär-endozystisch wachsendes Karzinomrezidiv (Pfeilmarkierungen: M. pectoralis).

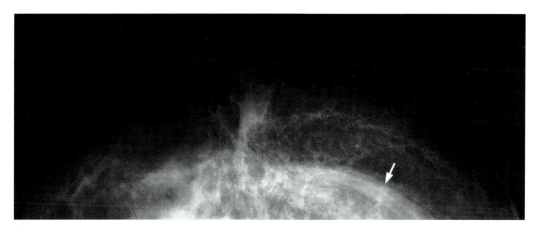

Abb. 18.19 **Myokutaner Lappen.** Im kraniokaudalen Strahlengang ist die grobfaserige Muskelstruktur des oben außen implantierten myokutanen Lappens deutlich erkennbar, ebenso die gröbere retikuläre Bindegewebsstruktur der Subkutis im Vergleich zur Gegenseite.

Sonographie

Die Sonographie erlaubt zwar die Erfassung des die Prothese umgebenden Gewebes. Wegen ihrer limitierten Treffsicherheit bei kleinen, nicht tastbaren Befunden und der schwierigen Differenzierung narbig bedingter Veränderungen wird sie in der Regel nicht routinemäßig bei Prothesenpatientinnen, sondern gezielt zur Diagnostik bei Tastbefunden eingesetzt. Sie kann ggf. einen Malignomverdacht erhärten.

Auch bei fehlendem mammographischen und sonographischen Korrelat oder bei uncharakteristischem Erscheinungsbild ist aber ein klinischer Malignomverdacht nicht auszuräumen. Abgesehen von größeren Silikongranulomen, die sonographisch ein charakteristisches Bild zeigen können (s. Abb. 13.**5**), sind kleinere Granulome mammographisch und sonographisch nicht von kleinen Malignomherden zu unterscheiden.

Sonographisch können tastbare Pseudotumoren, die durch eine ungewöhnliche Prothesenfältelung hervorgerufen werden, diagnostiziert werden. Auch können Prothesenlecks oder Silikonome (47, 48, 49, 50) dargestellt werden. Nach unserer Erfahrung ist die sonographische Abklärung häufig schwieriger als die mit der MRT, vor allem bei Implantaten mit multiplen Falten.

Narbengewebe und kleinen Malignomherden (Abb. 18.**20 a–d**).

Durch ihre hohe Sensitivität beim Nachweis invasiver Herde kann sie hier sowohl ergänzend bei Risikopatientinnen eingesetzt werden als auch zur weiteren Abklärung von Herdbefunden. Vergleichende Untersuchungen zwischen konventioneller Bildgebung und MRT haben gezeigt, dass Rezidive um die Prothese herum mit der MRT früher entdeckt werden können als mit anderen bildgebenden Methoden (51, 52). Bei fehlender Anreicherung kann zwar nicht absolut, jedoch mit sehr hoher Wahrscheinlichkeit ein maligner Befund ausgeschlossen werden. Daher ist die MRT diagnostisch hilfreich bei der Abklärung anderweitig schwieriger Areale.

Bei anreichernden Granulomen oder diffus-entzündlicher Reaktion können Probleme entstehen, wobei kleine (oft nur MR-tomographisch entdeckte) Granulome durch kurzfristige Kontrolluntersuchungen von Malignomen unterschieden werden können.

Die MRT ist die Methode der Wahl bei der Detektion selbst kleinster Prothesendefekte. Unter Benutzung einer Kombination von Pulssequenzen (53–60) können selbst kleine Defekte mit hoher Sensitivität (etwa 90%) und Spezifität (etwa 90%) aufgedeckt werden.

Magnetresonanztomographie

Die MRT eignet sich hervorragend für die Beurteilung der Brust nach Silikonprotheseneinlage. Sie erlaubt die vollständige Abbildung des gesamten, die Prothese umgebenden Gewebes und eine sehr gute Differenzierung zwischen nicht anreicherndem

Perkutane Biopsie

Die perkutane Biopsie kann nur dort gezielt eingesetzt werden, wo eine Verletzung der Prothese durch eine zur Prothese parallele Nadelführung ausgeschlossen ist.

Abb. 18.20 a–d Karzinomentdeckung bei Silikonprothese.

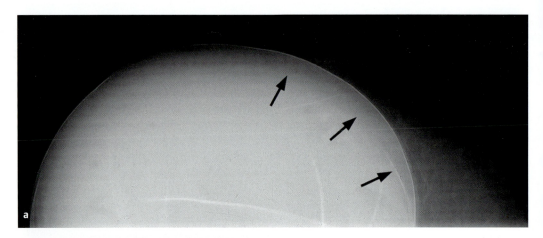

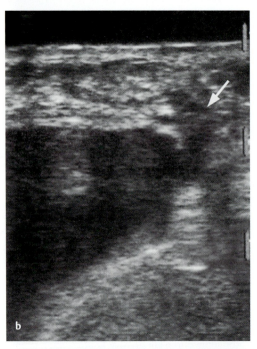

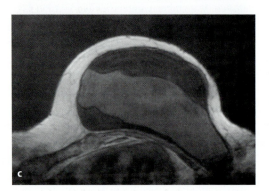

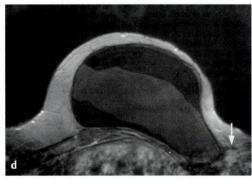

a Bei geringem Weichteilmantel um die Prothese ist mammographisch die Beurteilbarkeit erheblich eingeschränkt. Narbenbedingt schlechte Mobilisierung von der Thoraxwand. Kein Nachweis malignomtypischer Verschattungen oder Verkalkungen auf mehreren Ebenen, hier kraniokaudale Ebene (Pfeil weist auf Innenteil der Doppellumenprothese).

b Sonographie: Der kleine Karzinomherd am dorsolateralen Prothesenrand wurde weder klinisch noch sonographisch bemerkt. Offensichtlich wurde er mit dem Prothesenrand selbst verwechselt. Erst retrospektiv konnte ein entsprechendes Areal aufgefunden werden (Pfeil).

c Repräsentative Schicht vor Kontrastmittelgabe auf Höhe der MR-tomographisch suspekten Anreicherung (**d**).

d Nach Kontrastmittelapplikation hochsuspekte Anreicherung neben der Prothese (Pfeil).

Histologie: Rezidiv eines duktalen Karzinoms. (aus Heywang-Köbrunner u. Mitarb.: Stellenwert der Kontrastmittelkernspintomographie bei der Diagnostik des Lokalrezidivs. In: Schmidt L, Willmans W (eds): Praktische Onkologie, Teil III. München: Zugschwerdt; 1993)

Veränderungen nach Augmentation

Die Augmentation ist eine Brustvergrößerung zur Korrektur einer angeborenen oder erworbenen Anisomastie oder Mikromastie sowie die Brustvergrößerung aus kosmetischen Gründen.

Operationsverfahren

Zur Brustvergrößerung werden Silikon- oder Silikon-Kochsalz-Prothesen eingesetzt. Wegen des Risikos der Fibrose- oder Kontrakturentwicklung werden submuskuläre Einlagen gegenüber den retroglandulären bevorzugt. Die Einlage erfolgt über einen lateralen, kaudalen (untere Umschlagfalte) oder perimamillären Zugang. Die Implantation von freiem Silikon ist in den USA und bei uns verboten, die Wachs- und Eigenfetteinspritzung sind ebenfalls nicht lege artis.

Diagnostische Strategie

Bei submuskulärer Prothesenlage gelingt die vollständige Erfassung des Drüsengewebes mammographisch manchmal bereits mit Eklund-Aufnahmen in 2 Ebenen. Ist dies nicht möglich, sind ergänzende Aufnahmen in weiteren Ebenen notwendig.

Bei retroglandulärer Prothesenlage ist meist eine kombinierte mammographische Aufnahmetechnik (Eklund- und Ergänzungsaufnahmen) erforderlich.

Kann das Drüsengewebe überlagerungsfrei beurteilt werden, so ist das diagnostische Prozedere für einen Malignomnachweis oder -ausschluss dem der nicht augmentierten Brust identisch. Als Ergänzungsmethode im dichten Gewebe kommt die Sonographie in Betracht. Bei ausgeprägten Vernarbungen, die aber nach Augmentation selten sind, ist eine ergänzende Kontrastmittel-MRT hilfreich.

Sind Teile des Gewebes auch bei kombinierter Mammographietechnik nicht beurteilbar, so können diese durch eine ergänzende Sonographie oder Kontrastmittel-MRT erfasst werden. Größere Prothesendefekte werden selten mammographisch, meist aber sonographisch gesehen. Größere Silikondepots zeigen ein sonographisch typisches Bild.

Die zuverlässigste Methode für den Nachweis oder Ausschluss von Prothesendefekten ist die MRT, die für diese Fragestellung ohne Kontrastmittelapplikation durchgeführt wird.

Mammographie

Technische Besonderheiten

- Die Notwendigkeit einer kombinierten Aufnahmetechnik wurde oben diskutiert. Nach einer Augmentation wird das Drüsenparenchym vor der Prothese in der Regel mit „prothesenverlagernden Ebenen" untersucht (s. S. 65 und Abb. 3.**28**). Befinden sich größere Anteile von Drüsengewebe sehr thoraxwandnah oder werden durch die Prothese überlagert, können sie mit dieser Aufnahmetechnik nicht ausreichend gut untersucht werden. In solchen Fällen sind ergänzende Ziel- oder Tangentialaufnahmen ohne Verlagerung des Implantats erforderlich.
- Da nach einer Augmentation Teile der Prothese die Belichtungskammer überlagern können (Abb. 18.**17**), ist eine freie Belichtung notwendig.
- Fehlen Voraufnahmen, so sollte zur Abschätzung der besten Technik erst eine Probeaufnahme in einer Ebene gemacht werden.
- Da bei der Eklund-Aufnahme die Prothese nicht komprimiert wird, ist hierbei eine normale Kompression des Brustgewebes möglich.
- Wird die Prothese mitkomprimiert, so muss auf eine moderate Kompression geachtet werden. Kapselsprengungen kommen – wenn auch selten – vor.

Befunde

Kontur. Die Prothese selbst ist mammographisch nur hinsichtlich ihrer Kontur beurteilbar. Eine intrakapsuläre Ruptur (Ruptur der Prothese bei intakter fibröser Kapsel und ohne Silikonaustritt) kann mammographisch nicht diagnostiziert werden, nur eine extrakapsuläre Ruptur, bei der Silikon jenseits der Kapsel innerhalb der Brust erkennbar ist. Eine zirkuläre Fibrose zeigt sich als der Prothese angelagerte, bandförmige Verschattung unterschiedlicher Breite, ggf. findet man zusätzlich Kalkeinlagerungen. Dies ist jedoch nicht gleichbedeutend mit einer Kapselfibrose: Sie wird überwiegend klinisch diagnostiziert. Bei submuskulärer Lage grenzt sich der M. pectoralis als breites, die Prothese umgebendes Verschattungsband ab.

Findet sich eine umschriebene Vorwölbung oder polylobulierte Prothesenkontur, kann mammographisch nicht unterschieden werden zwischen einem Defekt oder einer einfachen Formveränderung, es sei denn, es findet sich ausgetretenes Silikon außerhalb der Prothese als Hinweis auf eine extrakapsuläre Ruptur.

Herdbefunde. Die Erkennung von Herdbefunden ist dann beeinträchtigt, wenn Teile des Drüsengewebes durch die Prothese überlagert sind und nicht frei projiziert werden können oder wenn ausgeprägte Vernarbungen vorhanden sind.

Verkalkungen. Diese kommen vor als postoperative dystrophe Verkalkungen, als Kapselverkalkungen und als Verkalkungen um freies Silikon vor. Es finden sich teilweise sehr ausgedehnte, plaqueförmige, teils aber auch eierschalenförmige sowie grobe Kalkeinlagerungen.

Zur Differenzialdiagnose von Mikrokalk kann auch nach einer Augmentation mit gleich guter Treffsicherheit die Vergrößerungsmammographie eingesetzt werden.

Bei allen symptomatischen Patientinnen sollte eine gezielte tangentiale Projektion, ggf. mit Vergrößerung, erfolgen.

Sonographie

Das sonographische Bild und die zu erwartende Treffsicherheit hängen ab
- von der Art des Drüsengewebes,
- der Ausprägung von Vernarbungen.

Die dorsal des Drüsengewebes oder der Muskulatur liegende Prothese beeinträchtigt die sonographische Beurteilbarkeit nicht.

Magnetresonanztomographie

Die MRT kann zur Darstellung von Veränderungen dorsal der Prothese oder bei ausgeprägten Vernarbungen hilfreich sein.

Perkutane Biopsie

Die perkutane Biopsie besitzt eine schlechtere Treffsicherheit bei Narbengewebe, sei es, dass die Nadel abgelenkt wird oder nicht repräsentatives bzw. unzureichendes Material gewonnen wird.

Soll dennoch eine perkutane Biopsie durchgeführt werden, ist auf Nadelführung parallel zur Prothese zu achten, um eine Verletzung zu vermeiden. Auf dem Aufklärungsformular sollte Erwähnung finden, dass die Patientin über eine mögliche Prothesenruptur während der Biopsie informiert wurde.

Wenn Teile des Drüsengewebes durch die Prothese oder Narben überlagert sind und nicht frei projiziert werden können, ist die Erkennung von Herdbefunden beeinträchtigt.

Veränderungen nach Reduktion

Eine Reduktion wird durchgeführt zur Brustverkleinerung mit dem Ziel einer Symmetrieanpassung nach Ablatio mammae und Rekonstruktion oder bei Anisomastie. Auch die Makromastie ist eine häufige Indikation zur Reduktionsplastik. Ebenso wird im Zusammenhang mit einem Lifting oft eine Reduktionsplastik durchgeführt.

Operationsverfahren

Zur Brustverkleinerung werden Teile des Parenchyms und der Haut entfernt sowie die Mamille gestielt nach kranial versetzt. Dies geschieht durch eine charakteristische „Schlüsselloch"-Schnittführung (Abb. 18.21 a–b) und hat Narben periareolär, in der unteren Umschlagfalte sowie vertikal in 6-Uhr-Position als Verbindung von periareolärer und inframammärer Narbe zur Folge (Abb. 18.21 c–d).

Diagnostische Strategie

Knotige Tastbefunde, die Ölzysten entsprechen oder typische Verkalkungen enthalten, sind mammographisch sicher zu diagnostizieren. Als hilfreich erweist sich eine mammographische Ausgangsdokumentation. Sie ist gleichermaßen hilfreich bei der richtigen Bewertung mammographischer Parenchymasymmetrien. Für die Differenzialdiagnose von Verkalkungen, die auch narbenbedingt sein können, ist eine genaue Mikrokalkanalyse entscheidend.

Bei ausgeprägten Vernarbungen und hierdurch erschwerter Beurteilung kann die Kontrastmittel-MRT ab etwa 3 Monaten postoperativ wertvolle Ergänzungsinformation liefern.

Für die bildgebende Beurteilung von Narben nach Reduktion, ebenso wie für darin enthaltene Herdbefunde (Ölzyste, lipophages Granulom, Verkalkungen), gilt dasselbe wie für Narben anderer Genese (s. S. 403).

18 Posttraumatische, postoperative und posttherapeutische Veränderungen

Abb. 18.21 a–e **Narbenverläufe nach Reduktionsplastik.**

a–b Schnittführung bei der Reduktionsplastik: Zirkumareoläre Inzision, vertikaler Schnitt, der diese mit der inframammären Inzision verbindet. Zum Abschluss der Operation wird die Brustwarze, die auf einem Gefäßstiel verblieb, nach kranial versetzt und reimplantiert (**b**).

c Kraniokaudale Aufnahme mit typischen Narben (Pfeile).

d Typisches mammographisches Bild (mediolaterale Aufnahme) nach Reduktionsplastik beidseits: Kranialverlagerung der Mamille, narbig streifige Strukturverdichtungen im Bereich der unteren Umschlagfalte. Insgesamt unharmonische und unphysiologische Parenchymanordnung.

Fortsetzung →

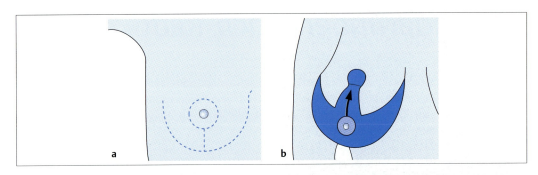
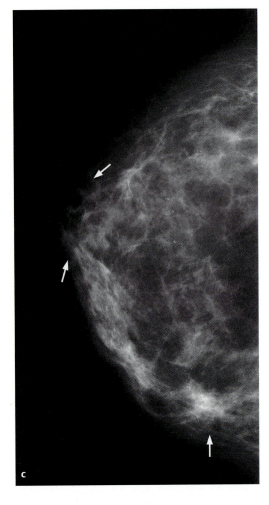
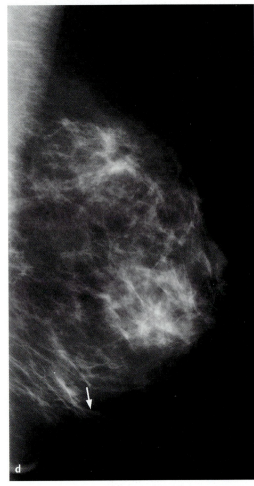

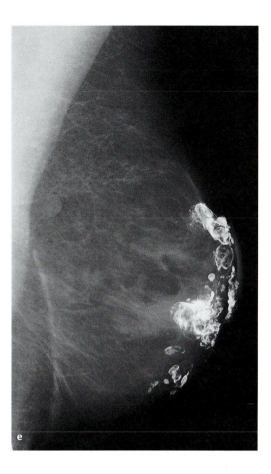

Abb. 18.21 e **Fortsetzung**
e Ausgedehnte Verkalkungen durch Fettgewebsnekrose nach Reduktion.

Zusammenfassung

Veränderungen nach Trauma und nach brusterhaltender Operation: Je nachdem, ob ein Hämatom, ein Serom oder eine Fettnekrose vorliegt, können akute posttraumatische oder postoperative Veränderungen ein unterschiedliches mammographisches oder sonographisches Bild präsentieren. Die Rückbildung dieser Veränderungen lässt sich meist gut sonographisch überwachen.

Ist in frisch traumatisiertem oder operiertem Gewebe ein Malignom (Resttumor) auszuschließen, so ist aber immer die Mammographie einzusetzen, ggf. ergänzt durch die Sonographie.

Narbige Veränderungen können im Spätstadium nach Trauma bzw. Operation (> 3 Monate) oder nach Radiatio (> 3 Monate) z.T. zu charakteristischen mammographischen Verschattungen (flächige, sternförmige Verdichtungen ohne Zentrum, grobe oder ringförmige, dystrophe Verkalkungen) oder Schallphänomenen (Schallschatten, echoarme Areale) führen. Aufgrund von postoperativen Architekturstörungen oder einer vermehrten Dichte nach Radiatio kann die allgemeine Beurteilbarkeit ebenfalls beeinträchtigt sein, was differenzialdiagnostische Probleme aufwerfen kann. In der narbig veränderten Brust nach (multiplen) Operationen ist ebenso wie nach Radiatio die Mammographie zusammen mit der klinischen Untersuchung weiterhin die wichtigste und primäre diagnostische Methode.

Neben dem gezielten Einsatz zusätzlicher Projektionen, der Zieltubus- und der Vergrößerungsaufnahme kommt der Beurteilung des Verlaufs die entscheidende diagnostische Bedeutung zu, wobei die Treffsicherheit durch konstante Belichtungsbedingungen verbessert wird. In der schwer beurteilbaren Brust ist der gezielte Einsatz von Ergänzungsmethoden (Sonographie, Kontrastmittel-MRT) wichtig. Insbesondere die Kontrastmittel-MRT erlaubt bei multiplen postoperativen Vernarbungen sowie bei durch hohe Dichte und Narben beeinträchtigter Beurteilbarkeit ab 1 Jahr nach Radiatio eine deutlich verbesserte und frühzeitigere Rezidiverkennung sowie die korrekte Einordnung narbig-fibrotischer Veränderungen.

Die perkutane Biopsie kann als weiterer diagnostischer Schritt in Problemfällen erwogen werden.

Veränderungen nach Rekonstruktion, Augmentation und Reduktion: Nach einer Reduktion, Rekonstruktion bzw. Augmentation mit körpereigenem Gewebe finden sich je nach Operationstechnik typische Narbenverläufe bzw. Architekturveränderungen. Für die Diagnostik dieser Narben gelten dieselben Grundsätze wie für Narbengewebe im Allgemeinen.

Nach einer Augmentation bzw. Rekonstruktion mit Silikonprothesen wird die Beurteilbarkeit zusätzlich dadurch erschwert, dass klinisch, mammographisch und sonographisch das hinter der Prothese gelegene Gewebe nicht erfasst bzw. überlagert wird. Mit der Mammographie ist nur das jeweils tangential neben der Prothese dargestellte Gewebe beurteilbar. Zusatzebenen sowie die Technik nach Eklund können Verbesserungen – vor allem bei der augmentierten Brust – erreichen. Bei Risikopatientinnen sowie bei diagnostischen Problemen erweist sich die Kontrastmittel-MRT wegen ihrer hohen Sensitivität als wichtigste Ergänzungsmethode.

Eine perkutane Biopsie darf nur angewandt werden, wenn durch eine entsprechende Technik und Befundlage eine Prothesenverletzung vermieden werden kann.

Für den Nachweis von Prothesendefekten ist die Nativ-MRT die Methode der Wahl.

Literatur

[1] Balu-Maestro C, Bruneton JN, Geoffray et al. Ultrasonographic posttreatment follow-up of breast cancer patients. J Ultrasound Med. 1991;10:1–7

[2] Harrison RL, Britton P, Warren R, Bobrow L. Can we be sure about a radiological diagnosis of fat necrosis of the breast? Clin Radiol. 2000;55:119–23

[3] Beer GM, Kompatscher P, Hergan K. Diagnosis of breast tumors after breast reduction. Aesthetic Plast Surg. 1996;20:391–7

[4] Mandrekas AD, Assimakopoulos GJ, Mastorakos DP, Pantzalis K. Fat necrosis following breast reduction. Br J Plast Surg. 1999;47:560–2

[5] Heywang-Köbrunner SH, Beck R. Contrast-enhanced MRI of the breast. Heidelberg, New York: Springer; 1996

[6] Fischer U, Kopka L, Grabbe E. Magnetic Resonance guided localization and biopsy of suspicious breast lesions. Topics in Magnetic Resonance Imaging. 1998;9:44–59

[7] Soo MS, Kornguth PJ, Hertzberg BS. Fat necrosis in the breast: sonographic features. Radiology. 1998;206:261–9

[8] Harvey JA, Moran RE, Maurer EJ, De Angelis GA. Sonographic features of mammary oil cysts. J Ultrasound Med. 1997;16:719–24

[9] Stavros AT, Thickman D, Rapp CL et al. Solid breast nodules: use of sonography to distinguish between benign and malignant lesions. Radiology. 1995;196:123

[10] Soderstrom CE, Harms SE, Farell RS et al. Detection with MR imaging of residual tumor in the breast soon after surgery. AJR. 1997;168:485–88

[11] Orel SG, Reynolds C, Schnall MD et al. Breast carcinoma; MR imaging before reexcisional biopsy. Radiology. 1997;205:429–36

[12] Parker SH, Burbank F, Jackman RJ et al. Percutaneous large-core breast biopsy: a multiinstitutional study. Radiology. 1994;193:359–64

[13] Schreer I. Radiodiagnostic aspects of the conservative treatment of malignant breast disease. Eur Radiol 1994;4:95–101

[14] Berenberg AL, Levene MB, Tonnesen GL. Mammographic evaluation of the post-irradiated breast. In: Harris JR, Hellmann S, Silen W eds. Conservative Management of Breast Cancer: New Surgical and Radiotherapeutic Techniques. Philadelphia: Lippincott; 1983:265–72

[15] Dershaw DD. Mammography in patients with breast cancer treated by breast conservation (lumpectomy with or without radiation). AJR. 1995;164:309–16

[16] Orel SG, Troupin RH, Patterson EA, Fowble BL. Breast cancer recurrence after lumpectomy and irradiation: role of mammography in detection. Radiology. 1992;183:201–6

[17] Voogd AC, von Tienhoven G, Peterse HL et al. Local recurrence after breast conservation therapy for early stage breast carcinoma: detection, treatment, and outcome in 266 patients. Dutch Study Group on Local Recurrence after Breast Conservation (BORST). Cancer. 1999;85:437–46

[18] Bock E, Bock C, Belli P et al. Role of diagnostic imaging of the breast in patients treated with postsurgical radiotherapy or presurgical radiotherapy or chemotherapy. Radiol Med (Torino). 1998;95:38–43

[19] Eklund GW, Cardenosa G. The art of mammographic positioning. Radiol Clin North Am. 1992;30:21–53

[20] Dershaw DD. Evaluation of the breast undergoing lumpectomy and radiation therapy. Radiol Clin North Am. 1995;33:1147–60

[21] Dershaw DD, McCormick B, Cox L, Osborne MP. Differentiation of benign and malignant local tumor recurrence after lumpectomy. AJR. 1990;155:35–8

[22] Gluck BS, Dershaw DD, Liberman L, Deutch BM. Microcalcifications on postoperative mammograms as an indicator of adequacy of tumor excision. Radiology. 1993;188:469–72

[23] Harris KM, Costa-Greco MA, Baratz AB, Britton CA, Ilkhanipour ZS, Ganott MA. The mammographic features of the post-lumpectomy, post irradiated breast. Radiographics. 1989;9:253–68

[24] Dershaw DD, McCormick B, Osborne MP. Detection of local recurrence after conservative therapy for breast carcinoma. Cancer. 1992;46:186–90

[25] Solin LJ, Fowble BL, Troupin RH, Goodman RL. Biopsy results of new calcifications in the post-irradiated breast. Cancer. 1989;63:1956–61

[26] Dershaw DD, Abramson A, Kinne DW. Ductal carcinomas in situ: mammographic findings and clinical implications. Radiology. 1989;170:411–5

[27] Krishnamurty R, Whitman GJ, Stelling CB, Kushwaha AC. Mammographic findings after breast conservation therapy. Radiographics. 1999;19 Spec No.:S53–62

[28] Giess CS, Keating DM, Osborne MP, Rosenblatt R. Local tumor recurrence following breast conservation therapy: correlation of histopathologic findings with detection method and mammographic findings. Radiology. 1999;212:829-35

[29] Holli K, Saaristo R, Isola J et al. Effect of radiotherapy on the interpretation of routine follow-up mammography after conservative breast surgery: a randomized study. Br J Cancer. 1998;78:524-5

[30] Lewis-Jones HG, Whitehouse GH, Leistner SJ. The role of magnetic resonance imaging in the assessment of local recurrent breast carcinoma. Clin Radiol. 1991;43:197-204

[31] Dao, TH, Rahmouni A, Campana F et al. Tumor recurrence versus fibrosis in the irradiated breast: differentiation with dynamic gadolinium-enhanced MR imaging. Radiology. 1993;187:751-5

[32] Heywang-Köbrunner SH, Schlegel A, Beck R et al. Contrast-enhanced MRI of the breast after limited surgery and radiation therapy. J. Comput Assist Tomogr. 1993;7:891-900

[33] Gilles R, Guinebretiere JM, Shapeero LG et al. Assessment of breast cancer recurrence with contrast-enhanced subtraction MR imaging: preliminary results in 26 patients. Radiology. 1993;188:473-8

[34] Mussurakis S, Buckley DL, Bowsley SJ et al. Dynamic contrast-enhanced magnetic resonance imaging of the breast combined with pharmacokinetic analysis of gadolinium-DTPA uptake in the diagnosis of local recurrence of early stage breast cancer. Investigative Radiology. 1995;30:650-62

[35] Drew, PJ, Kerin MJ, Turnbull LW et al. Routine screening for local recurrence following breast-conserving therapy for cancer with dynamic contrast-enhanced magnetic resonance imaging of the breast. Ann Surg Oncol. 1998;5:265-70

[36] Krämer S, Schulz-Wendtland R, Hagedorn K et al. Magnetic resonance imaging in the diagnosis of local recurrences in breast cancer. Anticancer Research. 1998;18:2159-62

[37] Rieber A, Merkle E, Zeitler H et al. Value of MR mammography in the detection and exclusion of recurrent breast carcinoma. J Comput Assist Tomogr. 1997;21:780-4

[38] Viehweg P, Heinig A, Lampe D et al. Retrospective analysis for evaluation of the value of contrast-enhanced MRI in patients with breast conservative therapy. MAGMA (Magnetic Resonance Materials in Physics, Biology and Medicine). 1998;7:141-52

[39] Müller RD, Barkhausen J, Sauerwein W, Langer R. Assessment of local recurrence after breast conserving therapy with MRI. JCAT. 1998;22:408-12

[40] Eidelman Y, Liebling RW, Buchbinder S et al. Mammography in the evaluation of masses in breasts reconstructed with TRAM flaps. Ann Plast Surg. 1998;41:229-33

[41] Hogge JP, Zuurbier RA, de Paredes ES. Mammography of autologous myocutaneous flaps. Radiographics. 1999;19 Spec. No.: S63-72

[42] Dershaw DD, Chaglassian TA. Mammography after prosthesis placement for augmentation or reconstructive mammoplasty. Radiology. 1989;170:69-74

[43] Eklund GW, Busby RC, Miller SH et al. Improving imaging of the augmented breast. AJR. 1988;151:469-73

[44] Handel N, Silverstein MJ, Gamagami P, Jensen JA, Collins A. Factors affecting mammographic visualization of the breast after augmentation mammoplasty. JAMA. 1992;268:1913-7

[45] Leibman AJ, Styblo TM, Bostwick J 3rd. Mammography of the postreconstruction breast. Plast Reconstr Surg. 1997;99:698-704

[46] Fajardo LL, Harvey JA, McAleese KA et al. Breast cancer diagnosis in women with subglandular silicone gel-filled augmentation implants. Radiology. 1995;194:859-65

[47] Park AJ, Walsh J, Reddy PS et al. The detection of breast implant rupture using ultrasound. Br J Plast Surg. 1996;49:299-301

[48] Lorenz R, Stark GB, Hedde JP. The value of sonography for the discovery of complications after the implantation of silicone gel prostheses for breast augmentation or reconstruction. RoeFo. 1997; 166:233-7

[49] Harris KM, Ganott MA, Shestak KC, Losken HW, Tobon H. Silicone implant rupture: detection with US. Radiology. 1993;187:761-8

[50] Leibman AJ, Kruse B. Breast cancer: mammographic and sonographic findings after augmentation mammoplasty. Radiology. 1990;174:195-8

[51] Heinig A, Heywang-Köbrunner SH, Viehweg P et al. Wertigkeit der Kontrastmittel-Magnetresonanztomographie der Mamma bei Wiederaufbau mittels Implantat. Radiologe. 1997;37:710-7

[52] Boné B, Aspelin P, Isberg B et al. Contrast-enhanced MR imaging of the breast in patients with silicone implants after cancer surgery. Acta Radiol. 1995;36:111-6

[53] Everson LI, Parantainen H, Detlie T et al. Diagnosis of breast implant rupture: imaging findings and relative efficacies of imaging techniques. AJR. 1994; 163:57-60

[54] Gorczyca DP, Sinha S, Ahn CY et al. Silicone breast implants in vivo: MR imaging. Radiology. 1992;185:407-10

[55] Gorczyca DP, Schneider E, DeBruhl ND et al. Silicone breast implant rupture: comparison between three-point Dixon and fast spin-echo MR imaging. AJR. 1994;162:305-10

[56] Monticciolo DL, Nelson RC, Dixon WT et al. MR detection of leakage from silicone breast implants: value of a silicone-selective pulse sequence. AJR. 1994;163:51-6

[57] Mund DF, Fartia DM, Gorczyca DP et al. MR imaging of the breast in patients with silicone-gel implants: spectrum of findings. AJR. 1993; 161:773-8

[58] Ahn CY, DeBruhl ND, Gorczyca DP et al. Comparative silicone breast implant evaluation using mammography, sonography and magnetic resonance imaging: experience with 59 implants. Plast Reconstr Surg. 1994;94:620-7

[59] Chilcote WA, Dowden RV, Paushter DM et al. Ultrasound detection of silicone gel breast implant failure: a prospective analysis. Breast Dis. 1994; 7:307-16

[60] Drake DB, Miller L, Janus CL. Magnetic resonance imaging of in situ mammary prosthesis. Ann Plast Surg. 1994;33:258-62

19 Hautveränderungen

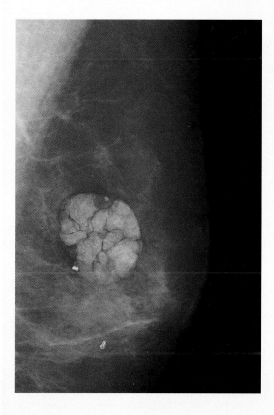

**Noduläre Veränderungen
von Haut und Subkutis** ⋯▶ 444

Klinik ⋯▶ 444

Diagnostische Strategie ⋯▶ 444

Hautverdickung ⋯▶ 447

Vorkommen ⋯▶ 447

Klinik ⋯▶ 448

Diagnostische Strategie ⋯▶ 448

Zusammenfassung ⋯▶ 451

Noduläre Veränderungen von Haut und Subkutis

Alle nodulären Haut- und Subkutisveränderungen können grundsätzlich auf der Mammographie mitabgebildet sein und – en face getroffen – zur Verwechslung mit intramammären Herden führen. Daher muss die endgültige Befundinterpretation einer Mammographie immer die Inspektion und Palpation der Haut einschließen.

Am häufigsten kommen vor:
- Fibroepitheliome (meist an Areola/Mamille),
- Warzen,
- Epithelzysten (Atherome),
- Lipome,
- Keloide.

Selten kommen als knotige, kutane bzw. subkutane Neubildungen Hämangiome und Lymphangiome, Neurofibrome, Histiozytome und Leiomyome vor.

Klinik

Während die Fibroepitheliome am häufigsten als kleine, manchmal gestielte Neubildungen an der Brustwarze vorkommen, können Warzen und Epithelzysten an beliebiger Stelle der Brusthaut auftreten. Epithelzysten (Atherome) bilden unterschiedlich große, knotige Tumoren in der Haut, die sich gelegentlich auch entzünden können. Lipome führen zu unterschiedlich großen, weichen, subkutanen Knoten, die die Haut mehr oder weniger vorwölben.

Diagnostische Strategie

Alle nodulären Haut- und Subkutisveränderungen sind der klinischen Untersuchung zugänglich und durch diese abzuklären. Da sie intramammäre Herdbefunde vortäuschen können, ist dies einer von vielen Gründen, die Bildgebung immer im Zusammenhang mit der klinischen Untersuchung zu interpretieren.

Mammographie

Typischerweise lassen sich Warzen und Epithelzysten dadurch als auf der Haut lokalisiert erkennen, dass sie als herdförmige Verschattungen von einem Aufhellungssaum umgeben sind, der durch die Luft zwischen Tumor, Haut und Kompressorium entsteht (Abb. 19.1 a – d). Dies ist auch der Hintergrund für das typische Aussehen von Warzen. Größe und Dichte der Herdbefunde unterliegen einer großen, individuellen Vielfalt. Warzen können auch kalkdichte Partikel enthalten, sodass sie einen intramammären Herdbefund mit Mikrokalk imitieren können.

In der Regel gelingt die Zuordnung durch die Zusammenschau von klinischem Befund und Mammographie. In Zweifelsfällen kann eine erneute Abbildung nach vorheriger Markierung des Befundes auf der Haut Klärung bringen.

Noduläre Veränderungen von Haut und Subkutis

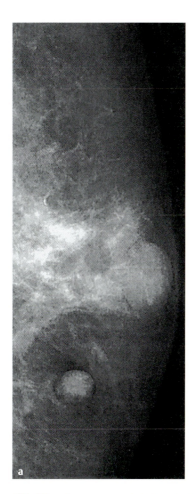
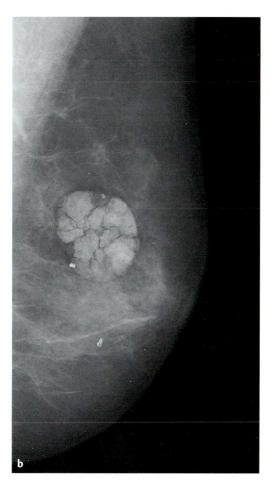
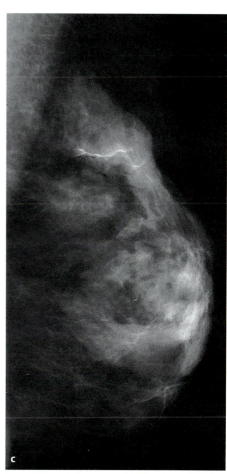

Abb. 19.1 a–f   Mammographisches Erscheinungsbild verschiedener Hautveränderungen.

a 10 mm messende, ovale, glatt begrenzte, herdförmige Verschattung mit deutlicher umgebender Aufhellung (Luft) in Projektion auf die untere Brusthälfte: Hautwarze.

b Blumenkohlartige herdförmige Verschattung von 15 mm Durchmesser: Hautwarze.

c Auf das Prolongement axillaire projiziert sich eine glatt begrenzte, 14 mm messende, herdförmige Verschattung mit zentralen Mikroverkalkungen: Verruca senilis.

Fortsetzung →

Abb. 19.1 d–f **Fortsetzung**

d Sehr dichte, runde, glatt begrenzte, 23 mm messende Verschattung in Projektion auf die innere Brusthälfte: innen unten gelegenes Atherom.

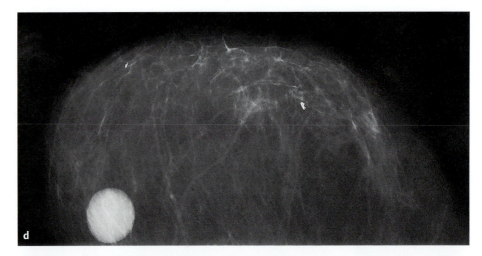

e Bei diagnostischer Unklarheit kann eine kleine Hautmarkierung mittels Bleikügelchen die Verdachtsdiagnose sichern.

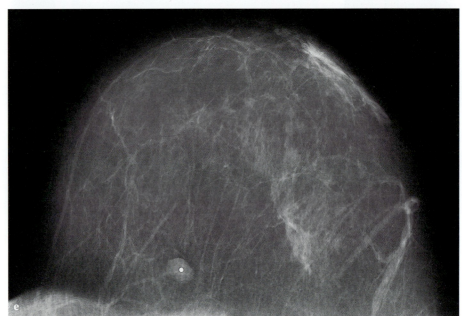

f In Projektion auf die innere Brusthälfte thoraxwandnah halbkugelige Verschattung mit 2 zentral gelegenen, partiell dargestellten rundlichen Aufhellungen: Nasenspitze der Patientin.

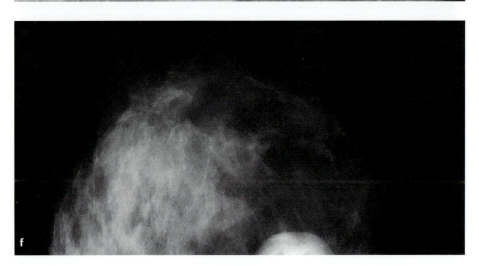

Hautverdickung

Anlagebedingt kann die Hautdicke variieren. Auch soll die Haut bei kleineren Brüsten generell etwas dicker als die bei größeren Brüsten sein. Nach Wilson sowie Pope u. Mitarb. (1, 2) sollte die Hautdicke im normalen Mammogramm lateral (auf der cc-Aufnahme) sowie kranial (auf der ml-Aufnahme) 2,5 mm nicht überschreiten. Medial bzw. kaudal kann die Hautdicke bis zu 3 mm betragen.

Am besten lässt sich die Hautdicke im Seitenvergleich beurteilen, da eine Hautverdickung selten bilateral auftritt und in der Regel im Zusammenhang mit klinischen oder mammographischen Auffälligkeiten zu erwarten ist. Diskrete pathologische Hautverdickungen sind damit nicht immer von Normvarianten zu differenzieren.

Hinweisend für einen pathologischen Prozess sind:
- lokale Hautverdickung,
- Asymmetrie zur Gegenseite,
- Änderung im Verlauf (gleiche Mammographietechnik vorausgesetzt),
- Assoziation mit einer interstitiellen Zeichnungsvermehrung in der Subkutis oder in der übrigen Brust.

Vorkommen

Eine Hautverdickung kann in der Brust umschrieben (auf ein Areal begrenzt) oder diffus auftreten (3–7).

Umschriebene Hautverdickung. Als wichtigste Ursachen der umschriebenen Hautverdickung sind zu nennen:
- dermatologische Hauterkrankungen wie zirkumskripte Sklerodermie, Psoriasis etc.
- strangförmige Hautverdickung im Rahmen eines Morbus Mondor. Sie ist Folge einer Thrombophlebitis einer oberflächlichen Vene und fällt durch eine dem (ehemaligen) Verlauf der Vene folgende strangförmige Hautverdickung auf, die im Narbenstadium mit einer leichten Retraktion einhergehen kann;
- narbenbedingte Hautverdickung.
- begleitende Verdickung der über einem lokalen Prozess liegenden Haut (reaktiv bedingt oder durch direkte Infiltration), z.B. bei Abszess, Fettnekrose, Karzinom, Metastase, hämatologischem Malignom (s.a. Abb. 14.4a).

Diffuse Hautverdickung. Als wichtigste Ursachen der diffusen Hautverdickung seien genannt:
- Mastitis,
- inflammatorisches Karzinom, diffuse Metastasierung in die Brust, diffuse Infiltration der Brust bei hämatologischem Malignom,
- iatrogen bedingtes postoperatives Ödem, nach Strahlentherapie (s. S. 416, später übergehend in ein Narbenstadium), nach Cumarintherapie (als Zeichen einer akut auftretenden Mammanekrose),
- Lymphstau bei Unterbrechung der Lymphbahnen (vor allem axillär) sekundär durch eine axilläre Metastasierung, einen entzündlichen axillären Prozess sowie auch bei Zustand nach Axilladissektion oder -radiatio ohne Komplikationen,
- generalisiertes Ödem bei Herzinsuffizienz, Überwässerung, Niereninsuffizienz, schwerer Lebererkrankung, Hypoalbuminämie.

Klinik

Für die Differenzialdiagnose sind eine sorgfältige Anamnese (maligne Grunderkrankung, Zusammenhänge mit Operation oder Radiatio) ebenso wie eine Inspektion (bei dermatologischen Hauterkrankungen), allgemeine klinische Untersuchung (bei generalisiertem Ödem) und die klinische Beurteilung der Brust (Rötung, Überwärmung, Peau d'Orange) von großer Bedeutung.

Beim Nachweis einer Hautverdickung ist die Bildgebung der klinischen Untersuchung überlegen, da z. B. beim inflammatorischen Karzinom mit bildgebenden Verfahren die Hautverdickung bereits Wochen vor der klinischen Manifestation zu erkennen ist (2).

Diagnostische Strategie

Die durch Haut- oder Subkutiserkrankungen bedingten umschriebenen Hautverdickungen sind in der Regel der klinischen Untersuchung und Differenzialdiagnose zugänglich. Wichtig ist, dass die klinische Information für die Interpretation der Bildgebung herangezogen wird, um zur korrekteren Diagnose einer auch mit Bildgebung dokumentierten umschriebenen Hautverdickung zu gelangen. Bei umschriebenen Hautverdickungen, die einen Herdbefund begleiten, ist die Differenzialdiagnose des zugrunde liegenden Herdbefundes entscheidend.

Die diffusen Hautverdickungen sind mit Ausnahme der ausschließlich dermatologischen Hauterkrankungen alle mit einem Ödem im Stützgewebe verbunden. Bezüglich ihrer Einordnung gilt:

- Ein symmetrisches Auftreten in beiden Mammae kann ein wichtiger Hinweis auf ein generalisiertes Ödem (Herzinsuffizienz, Überwässerung etc.) sein, was durch die klinische Untersuchung zu bestätigen ist. Wichtige Ausnahmen betreffen ein asymmetrisches generalisiertes Ödem nach bevorzugter Patientenlagerung auf einer Seite oder ein beiderseitiges Ödem, z. B. bei beidseitigem Lymphstau wegen axillärer Metastasierung beidseits oder oberem Einflussstau.
- Anamnestische und klinische Informationen sind von entscheidender Bedeutung (kurz zurückliegende Operation oder Radiatio, Ausschluss von Erkrankungen, die zu generalisiertem Ödem führen können etc.). Die nach Radiatio regelmäßig auftretende Hautverdickung mit interstitiellem Ödem ist in ihrem Rückgang klinisch und mit Bildgebung zu überwachen. Eine erneute Zunahme von Hautverdickung und interstitiellem Ödem muss Anlass für eine sorgfältige Diagnostik zum Rezidivausschluss bzw. -nachweis sein.
- Für die schwierige Differenzialdiagnose zwischen inflammatorischem Karzinom und Mastitis (s. S. 285–287, 342–344 und Abb. 13.1 u. Abb. 15.7) ist die Bildgebung ebenso einzusetzen wie für die Abklärung eines vermuteten, neu aufgetretenen Lymphstaus (Sonographie, Kontrastmittel-CT oder MRT stehen zur Abklärung des axillären Befundes zur Verfügung).
- Ist auch mit Bildgebung keine eindeutige Diagnose (wie dies z. B. bei Vorliegen von malignitätsverdächtigem Mikrokalk der Fall ist) möglich, so kann die Bildgebung helfen, das für die Exzisionsbiopsie mit Hautspindel geeignetste (d. h. suspekteste) Areal zu wählen (s. S. 289)
- Bei vermuteter entzündlicher Genese einer Hautverdickung kann auch eine probatorische Entzündungstherapie erwogen werden (Erfolgskontrolle mit Bildgebung).

Mammographie

Eine Hautverdickung ist bei korrekter Belichtung mammographisch zuverlässig und frühzeitig zu erkennen.

Neben dem Nachweis bzw. der exakten Dokumentation einer Hautverdickung (wichtig z. B. für die Verlaufsbeobachtung nach Radiatio) wird die Mammographie vor allem eingesetzt zum Nachweis eindeutiger Malignitätszeichen (suspekter Mikrokalk, suspekter Herdbefund). Ein fehlender Herdbefund oder die Abwesenheit von Mikrokalk schließt aber bei entsprechendem Verdacht ein Malignom nicht aus.

Sonographie

Auch die Sonographie wird eingesetzt zum Nachweis bzw. zur Dokumentation einer Hautverdickung. Differenzialdiagnostisch bedeutsam kann der Nachweis eines echoarmen Herdes in mammographisch dichtem Gewebe sein.

Kontrastmittel-MRT

Auch MR-tomographisch ist eine Hautverdickung nachweisbar. Wurmförmige Anreicherungen in/um Tumornester in subkutanen Lymphgefäßen können auf eine Lymphangiosis hinweisen, sind aber nicht in allen Fällen sichtbar. Ansonsten sind Hautdicke und Anreicherung in der verdickten Haut unspezifisch. Wichtigster Beitrag der Kontrastmittel-MRT zur Differenzialdiagnose kann der Nachweis bzw. Ausschluss von Herdbefunden in mammographisch dichtem Gewebe (z. B. nach Radiatio) sein. Für die Differenzierung zwischen Mastitis und inflammatorischem Karzinom erscheint die Kontrastmittel-MRT aber wegen der bei beiden Erkrankungen vorhandenen Anreicherungen wenig geeignet.

Biopsiemethoden

Zur weiteren Abklärung einer auch nach Bildgebung unklaren Hautverdickung ist die Exzisionsbiopsie mit Hautspindel die geeignetste Methode. Der Nachweis von Tumorzellen in Lymphspalten der Haut ist beweisend für das Vorliegen eines inflammatorischen Karzinoms. Die Bildgebung kann zu abklärungsbedürftigen Arealen in der Brust hinführen.

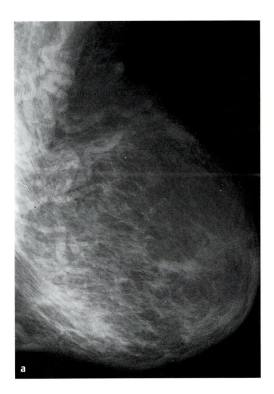

Abb. 19.2 a–e
Hautverdickung.
a Bei dieser Patientin war es infolge eines zentralen Venenkatheters zu einer Obstruktion der V. cava superior gekommen. Hautverdickung, trabekulär-retikuläre Zeichnungsvermehrung und multiple erweiterte Venen (Kollateralkreislauf).

Fortsetzung →

Abb. 19.2 b–c   Fortsetzung

b–c Hautverdickung und diffus vermehrte Parenchymdichte der linken Mamma im Vergleich zur rechten Seite als Folge einer bakteriellen Mastitis, die sich unter Antibiotikatherapie rückbildete.

Fortsetzung →

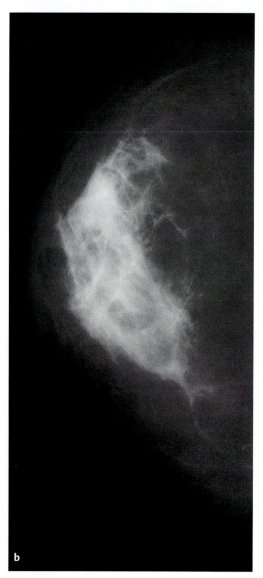
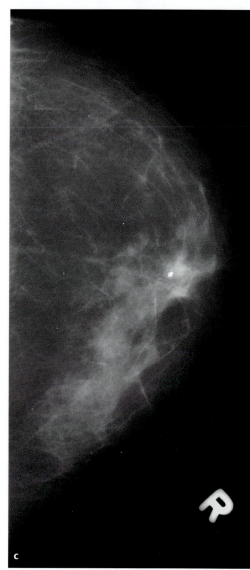

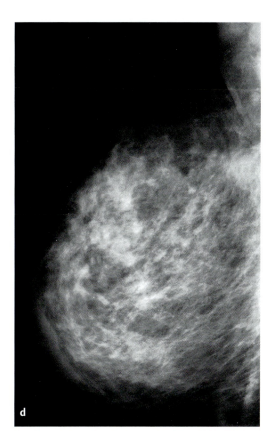
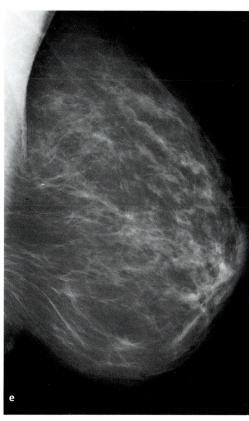

Abb. 19.2 d–e Fortsetzung
d–e Inflammatorisches Mammakarzinom rechts (**d**) mit massiver Hautverdickung, diffus vermehrter Parenchymdichte und grober retikulärer Zeichnungsvermehrung. Zu vermutender axillärer Lymphknotenbefall. Das Bild unterscheidet sich nicht von dem der Mastitis. Gegenseite zum Vergleich (**e**).

Zusammenfassung

Eine Hautverdickung kann mit allen bildgebenden Methoden erkannt und dokumentiert werden. Für die differenzialdiagnostische Einordnung sind Anamnese, Verlauf der Hautverdickung (z.B. nach Radiatio), klinische Daten (Hinweise auf generalisiertes Ödem) und Inspektion (dermatologische Ursache) von besonderer Bedeutung.

Während eine Hautverdickung mit/ohne Ödem im Allgemeinen unspezifisch ist, werden die bildgebenden Methoden eingesetzt, um eindeutige Malignitätszeichen wie suspekten Mikrokalk oder hochverdächtige zusätzliche Herdbefunde aufzudecken oder um die Biopsie zu den suspekten Arealen zu leiten.

Literatur

[1] Wilson SA, Adam EJ, Tucker AK. Patterns of breast skin thickness in normal mammograms. Clin Radiol. 1982;33:691–3

[2] Pope TL Jr, Read ME, Medsker T et al. Breast skin thickness: normal range and causes of thickening shown on film screen mammography. J Can Assoc Radiol. 1984;35:365–8

[3] Skaane P, Bautz W, Metzger H. Circumscribed and diffuse skin thickening (peau d'orange) of the female breast. RoeFo 1985;14:212–9

[4] Britton CA. Mammographic abnormalities of the skin and subcutaneous tissues. Crit Rev Diagn Imaging. 1994; 35:61–83. Review

[5] Pluchinotta AM, De Min V, Presacco D et al. Unilateral edema of the breast secondary to congestive heart failure. Report of 2 cases. Minerva Chir. 1994;49:1171–4

[6] Crowe DJ, Helvie MA, Wilson TE. Breast infection. Mammographic and sonographic findings with clinical correlation. Invest Radiol. 1995;30:582–7

[7] Kushwaha AC, Whitman GJ, Stelling CB et al. Primary inflammatory carcinoma of the breast: retrospective review of mammographic findings. AJR. 2000; 174:535–8

20 Männliche Mamma

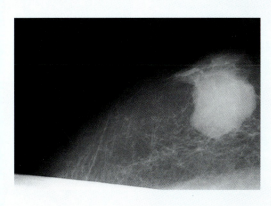

Gynäkomastie ⇢ *454*

Histologie ⇢ *455*

Klinik ⇢ *455*

Bildgebende Diagnostik ⇢ *455*

Das Mammakarzinom des Mannes ⇢ *456*

Histologie ⇢ *457*

Klinik ⇢ *457*

Bildgebende Diagnostik ⇢ *458*

Zusammenfassung ⇢ *458*

20 Männliche Mamma

Abb. 20.1 a–c **Männliche Mamma.**
a Normale männliche Mamma (mediolaterale Aufnahme).
b Umschriebene retromamilläre Gynäkomastie (Schrägaufnahme).
c Knotig mastopathisch strukturierte Gynäkomastie (kraniokaudale Aufnahme).

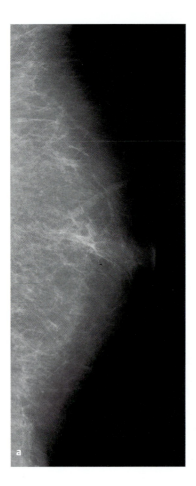
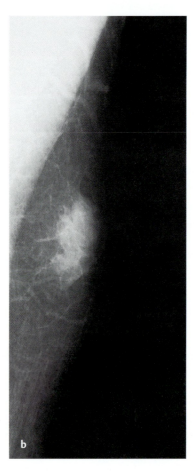
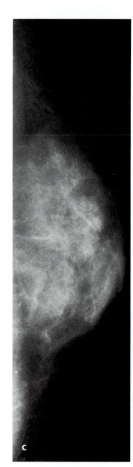

Beim Mann besteht der Drüsenkörper aus einer kleinen retroareolären Knospe, die sich zusammensetzt aus einem sich verzweigenden Milchgangsystem und aus kollagenem Bindegewebe.

Da auch die männliche Brustdrüse hormonellen Proliferationsreizen unterliegt, kommt es im Laufe des Lebens zu vorübergehenden oder bleibenden Organvergrößerungen, z.B. während der Pubertät oder im Senium.

Klinik. Die normal entwickelte Brustdrüse ist je nach ihrer individuellen Ausprägung palpatorisch entweder gar nicht von der Areola selbst abzugrenzen oder als kleine, retroareoläre umschriebene Resistenz tastbar. Nur bei einer Hyperplasie kommt es zur Schmerzhaftigkeit und Vergrößerung des Drüsengewebes.

Mammographie. Die Drüsenknospe stellt sich mammographisch als kegelförmige retroareoläre Verschattung dar, wobei die Basis des Kegels zur Thoraxwand zeigt (Abb. 20.1 a). Substrukturen sind nicht differenzierbar. Sie wird umgeben von individuell unterschiedlich ausgeprägtem Fettgewebe.

Gynäkomastie

Unter Gynäkomastie versteht man die ein- oder beidseitige Vergrößerung der männlichen Brust unter dem Einfluss von Östrogenen oder Wirkstoffen mit Östrogeneffekt.

Es kommen physiologische Formen (Neugeborenengynäkomastie, Pubertätsgynäkomastie, Involutionsgynäkomastie) sowie die Gynäkomastie bei Endokrinopathien und Lebererkrankungen vor. Weiterhin tritt eine Gynäkomastie häufig medikamentös bedingt auf (z.B. Prostatakarzinomtherapie mit Östrogenen, Diuretikatherapie) oder ist Ausdruck eines paraneoplastischen Syndroms.

Histologie

Es kommt zu einer Proliferation des Gangsystems mit Ausbildung von Adventivsprossen, zu einer Hyperplasie des Drüsenepithels sowie zur Stromavermehrung.

Klinik

Meist geht die Gynäkomastie mit einer Schmerzhaftigkeit des Drüsenkörpers einher, die oft der Anlass für die diagnostische Abklärung ist. Die Pseudogynäkomastie wird hervorgerufen durch eine Lipomatose der Subkutis. Sie ist beidseitig und durch die dem Fettgewebe eigene weiche Konsistenz gekennzeichnet. Bei der „echten" Gynäkomastie tastet man das proliferierte Drüsengewebe als ein- oder beidseitige, entweder diffuse oder knotig-umschrieben vermehrte Resistenz. Bei ca. 60 % der Patienten mit Gynäkomastie lässt sich anamnestisch eine mögliche Ursache erheben, z.B. eine Haupterkrankung, die mit Gynäkomastie einhergeht, oder eine Einnahme entsprechender Medikamente (1).

Bildgebende Diagnostik

Die wichtigste Untersuchungsmethode ist neben der klinischen Untersuchung die Mammographie. Der Sonographie kommt nur begrenzte Bedeutung zu, einerseits wegen des sehr seltenen Auftretens von Zysten in der männlichen Brust, andererseits kann sie nicht spezifisch genug solide benigne von malignen Befunden differenzieren. Mit MRT liegen bisher keine Erfahrungen vor.

verkalkungen kommen bei der Gynäkomastie selten vor (2, 3).

Bei der Pseudogynäkomastie (Abb. 20.**2**) findet sich in der vergrößerten Brust lediglich Fettgewebe. Abgesehen von der geringen Verschattung durch die kleine Brustknospe direkt retromamillär findet sich kein Drüsengewebe. Dieser Befund ist beweisend und schließt eine Gynäkomastie ebenso wie ein Karzinom aus.

Mammographie

(Abb. 20.**1 b** u. 20.**2**)

Die Mammographie sollte generell beidseits durchgeführt werden. Auch wenn die Gynäkomastie nur auf einer Seite auffällt, ist sie mammographisch oft beidseits nachweisbar.

Je nach Ausprägung der Gynäkomastie erkennt man eine kleine umschriebene Verschattung retromamillär. Bei stärkerer Proliferation sieht man auch baumartig sich verzweigende duktale Strukturen, in größerer Ausprägung fleckförmig konfluierende parenchymatöse Verschattungen, die bis zum Bild eines „weiblichen" Drüsenkörpers oder sogar der Mastopathie reichen können (Abb. 20.**1 c**). Mikro-

Weitere Methoden

In mammographisch dichten Arealen kann die Sonographie ergänzende Informationen liefern. Bei dichtem Drüsengewebe und dem meist kleinen Drüsenkörper kann die Sensitivität der Sonographie oft die der Mammographie übertreffen. Sie ist in der Regel vergleichbar mit der Sensitivität der Mammographie und des Tastbefundes (4). Die Sonographie erlaubt aber keine sichere Differenzierung zwischen soliden benignen und malignen Prozessen. Deshalb muss bei klinischem oder mammographischem Malignitätsverdacht eine weitere Abklärung erfolgen. Der Einsatz weiterer bildgebender Methoden bei Gynäkomastie ist nicht indiziert.

> Die Mammographie sollte generell beidseits durchgeführt werden, auch wenn eine Gynäkomastie nur auf einer Seite auffällt.

Abb. 20.2 **Pseudogynäkomastie.** Die Vergrößerung der männlichen Mamma wird ausschließlich durch Fettgewebe hervorgerufen.

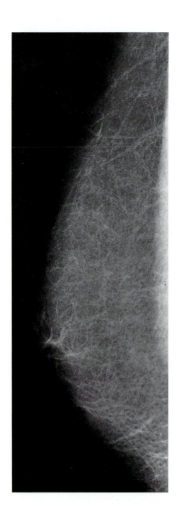
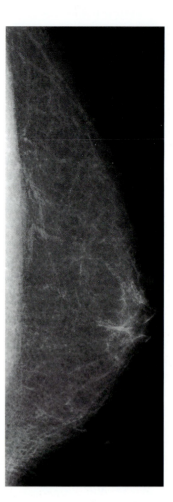

Das Mammakarzinom des Mannes

(Abb. 20.3)

Das Mammakarzinom des Mannes ist selten. Die Gesamtzahl der männlichen Mammakarzinome liegt unter 1 % der Gesamtzahl. Stadienbezogen entspricht die Prognose in etwa der des weiblichen Mammakarzinoms. Die Erkrankung soll bei Männern mit erhöhtem Östrogenspiegel, wie dies auch bei der Gynäkomastie vorkommt, häufiger sein. Mammakarzinom und Gynäkomastie können daher gleichzeitig auftreten. Die Gynäkomastie ist aber keine Vorstufe eines männlichen Mammakarzinoms. Auch beim Mann kann das Mammakarzinom nach einer vorangegangenen Thoraxwandbestrahlung auftreten. Mammakarzinome sind häufiger beim Klinefelter-Syndrom. Auch das männliche Mammakarzinom kann familiär gehäuft auftreten. Es ist häufig mit dem BRCA-II-Gen assoziiert.

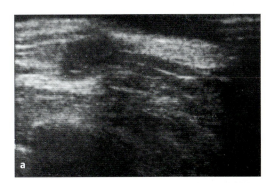

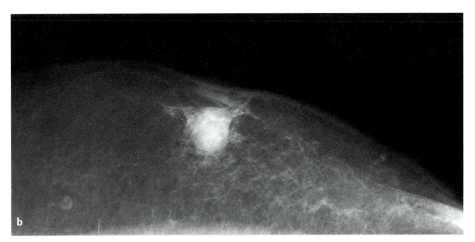

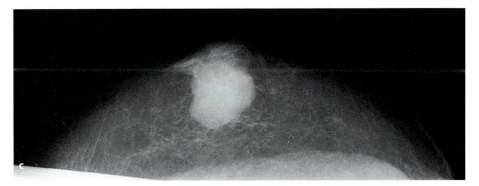

Abb. 20.3 a – c **Tastbares Mammakarzinom bei einem 57-jährigen Mann.**
a Sonographie.
b Mammographie.
c Mammographie eines weiteren Patienten. Die als harter, nicht schmerzhafter Knoten tastbare Raumforderung retromamillär ist zur Mamille nicht verschieblich und bezieht diese mammographisch mit ein (typischer Befund).

Histologie

Im männlichen Drüsengewebe sind keine Lobuli enthalten. Daher ist das männliche Mammakarzinom duktalen Ursprungs. Auch das duktale In-situ-Karzinom kann bei Männern vorkommen (5).

Klinik

Das männliche Mammakarzinom ist meist subareolär lokalisiert. Die Mamille wird häufig eingezogen. Im Gegensatz zur Gynäkomastie ist das Mammakarzinom als nicht schmerzhafte Verhärtung tastbar. Eine blutige Mamillensekretion, Retraktion oder Paget-artige Hautveränderungen sind verdächtig und müssen Anlass für weitere Abklärung sein.

Bildgebende Diagnostik

Mammographie

Das männliche Mammakarzinom befindet sich im Gegensatz zum Karzinom der Frau meist retromamillär und steht in Verbindung zur Mamille. Der Tumorschatten ist häufiger lobuliert oder relativ glatt begrenzt. Eine Spikulierung kommt nur selten vor, ebenso wie Mikroverkalkungen. Letztere sollen, wenn sie vorkommen, seltener polymorph sein. Häufig fallen eine Mamillenretraktion oder Hautverdickung auf (6).

Eine Gynäkomastie kann ein Karzinom verdecken. Deshalb ist eine Biopsie immer indiziert, wenn ein unklarer oder verdächtiger klinischer Befund vorliegt, auch wenn das mammographische Bild mit einer Gynäkomastie vereinbar ist. Erfahrungen betreffend einer Früherkennung des männlichen Mammakarzinoms (z. B. regelmäßige Mammographie nach gegenseitigem Mammakarzinom oder bei BRCA-II-Positivität) liegen nur sehr begrenzt vor.

Sonographie

Sonographisch stellt sich das männliche Mammakarzinom meist als rundliche, echoarme Raumforderung dar. Eine glatte oder unregelmäßige Begrenzung sowie teilweise eine distale Schallschattenbildung kommen vor (Abb. 20.**3a**). Dopplersonographisch kann oft eine vermehrte Vaskularisierung dargestellt werden.

> Eine Gynäkomastie kann ein Karzinom verdecken. Deshalb ist eine Biopsie immer indiziert, wenn ein unklarer oder verdächtiger klinischer Befund vorliegt.

Zusammenfassung

Die Gynäkomastie wird meist bereits klinisch vermutet. Obwohl klinisch unilateral, ist sie mammographisch oft bilateral nachweisbar. Sie ist meist asymmetrisch. Eine Biopsie ist indiziert, wann immer ein unklarer oder suspekter Befund besteht, auch wenn das Erscheinungsbild mammographisch mit einer Gynäkomastie vereinbar ist. Die mammographischen und sonographischen Zeichen einer Malignität ähneln denen des weiblichen Mammakarzinoms.

Literatur

[1] Volpe CM, Rafferto JD, Collure DW et al. Unilateral male breast masses: cancer risk and their evaluation and management. Am Surg. 1999;65:250–3
[2] Dershaw DD. Male mammography. AJR. 1986;146:127–31
[3] Chantra PK, So GJ, Wollman JS, Bassett LW. Mammography of the male breast. AJR 1995;164:853–8
[4] Ambrogetti D, Ciatto S, Catarzi S, Murala MG. The combined diagnosis of male breast lesions: a review of a series of 748 consecutive cases. Radiol Med (Torino). 1996;91:356–9
[5] Dershaw DD, Borgen PI, Deutch BM, Liberman L. Mammographic findings in men with breast cancer. AJR. 1993;160:267–70
[6] Cooper RA, Gunter BA, Ramamurthy L. Mammography in men. Radiology. 1994;191:66

21 Screening

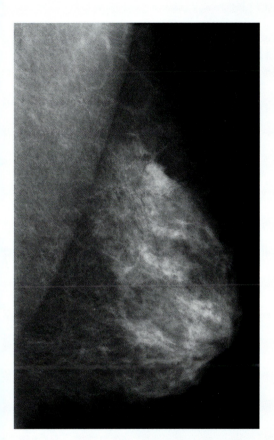

Ergebnisse internationaler Studien ⇢ 460

Randomisierte Studien ⇢ 460

Fallkontrollstudien ⇢ 462

Weitere Screeningstudien ⇢ 462

Kontroversen und Antworten ⇢ 464

Nutzen/Risiko und Nutzen/Kosten ⇢ 465

Nutzen/Risiko ⇢ 465

Nutzen/Kosten ⇢ 466

Empfehlungen aufgrund der Studien ⇢ 467

Zusammenfassung ⇢ 468

21 Screening

Unter Screening versteht man die regelmäßige Durchuntersuchung einer asymptomatischen Bevölkerungsgruppe mit dem Ziel, klinisch noch nicht evidente Brustkrebsfrühstadien zu entdecken. In Europa ist dies gleichbedeutend mit einem Einladungsprogramm, welches Frauen auf der Basis eines Bevölkerungsregisters zur Teilnahme einlädt und ein umfassendes Qualitätsmanagement, eine vollständige Dokumentation sowie eine systematische Nachbeobachtung beinhaltet. Aufgabe eines Screeningprogramms ist also die Suche nach einem möglicherweise malignitätsverdächtigen Befund und erst sekundär die Diagnose.

Ergebnisse internationaler Studien

Randomisierte Studien

HIP-Studie. Die älteste randomisierte Studie ist die Studie „Health Insurance Plan of New York" (HIP-Studie; 1, 2, 3, 4). Zwischen 1963 und 1970 wurde 31.000 Frauen zwischen 40 und 64 Jahren einmalig eine Mammographie in 2 Ebenen zusammen mit einer klinischen Untersuchung angeboten, gefolgt von 3 Kontrollen in jährlichem Abstand. Einer Kontrollgruppe von 31.000 Frauen wurde dieses Screening nicht angeboten. 5 Jahre nach Eintritt in die Studie konnte bei den 50- bis 64-Jährigen eine 50%ige Mortalitätsreduktion nachgewiesen werden. Dieser Gewinn ließ sich bis 18 Jahre danach noch zeigen, allerdings auf 23% abgesunken, weil die Frauen nur 4 Jahre lang teilnehmen konnten. Für Frauen zwischen 40 und 49 Jahren ließ sich eine Mortalitätsreduktion erst nach längerer Verlaufsbeobachtung nachweisen: Sie liegt jetzt bei 24,6%.

Two-County-Studie. In Schweden wurden 3 randomisierte Screeningstudien durchgeführt. Die erste (Two-County-Studie) lief ab 1977 in Kopparberg County und ab 1978 in Östergotland County (5–8). Es wurden 77.080 Frauen eingeladen, 55.985 Frauen waren in der Kontrollgruppe, d. h. passives Studienkollektiv. Durchgeführt wurde eine 1-Ebenen-Mammographie ohne klinische Untersuchung für Frauen zwischen 40 und 49 Jahren in 2-jährlichem Abstand, für die Älteren im Abstand von 33 Monaten. Es konnte eine Mortalitätsreduktion bei den 50- bis 74-Jährigen von 40%, bei den 40- bis 74-Jährigen von 30% erzielt werden. Bis 12 Jahre nach Studienbeginn war für die 40- bis 49-jährigen Frauen keine statistisch signifikante Mortalitätsreduktion messbar.

Malmö-Studie. Die zweite schwedische Studie in Malmö (9, 1) umfasste ein Screeningkollektiv von 21.000 Frauen ab dem 45. Lebensjahr, denen eine Mammographie in 2 Ebenen in den ersten beiden Runden, gefolgt von einer 1-Ebenen-Mammographie für die folgenden 3 Runden angeboten wurde, jeweils ohne klinische Untersuchung. Die Intervalle betrugen 18–24 Monate. Es konnte bei einer Verlaufsbeobachtung von 12 Jahren eine Mortalitätsreduktion von 19% gegenüber der Kontrollgruppe erzielt werden. Zur richtigen Interpretation dieser eher enttäuschenden Behandlungsergebnisse muss darauf hingewiesen werden, dass auch in der Kontrollgruppe 24% der Frauen mindestens einmal eine Mammographie erhielten, davon 13% der 65- bis 69-Jährigen und 34% der 45- bis 49-Jährigen, und dass auch in der Kontrollgruppe 20% der Mammakarzinome mittels Mammographie diagnostiziert wurden. Wenn man weiterhin bedenkt, dass in der Studiengruppe 26–30% der Frauen keine Mammographie erhielten, ist der für die 45- bis 49-Jährigen nicht nachweisbare Benefit nicht verwunderlich. Der ersten Kohorte (MMST 1, Malmö Mammographie-Screening Trial 1) wurde eine zweite Kohorte (MMST 2) hinzugefügt, die 17.786 Frauen umfasste. Von diesen wurden 54% als Studiengruppe zur Mammographie eingeladen. Die gepoolten Daten zeigten für die Frauen unter 50 Jahren der Studiengruppe eine statistisch signifikante 36%ige Mortalitätsreduktion.

Stockholm-Studie. Die dritte schwedische randomisierte Studie in Stockholm begann 1981 (11, 12). Es wurden 40.000 Frauen zwischen 40 und 64 Jahren mittels 1-Ebenen-Mammographie ohne klinische Untersuchung in 2,5-jährlichem Abstand untersucht. Die Mortalitätsreduktion betrug 7 Jahre nach Studienbeginn 30% insgesamt und 43% bei den über 50-Jährigen, 11,4 Jahre nach Studienbeginn 20% für die gesamte Studiengruppe.

Weitere randomisierte Studien wurden in Schottland (Edinburgh; 14, 15) und Kanada (16, 17) durchgeführt (Tab. 21.1).

Edinburgh-Studie. In der Edinburgh-Studie wurden 23.000 Frauen zwischen 45 und 64 Jahren eingeladen. Dieses Programm beinhaltete ein jährliches Screening mit einer klinischen Untersuchung sowie einer Mammographie zu Beginn und später in 2-jährlichem Intervall (ausgewertete Laufzeit: 7 Jahre). 14 Jahre nach Studienbeginn konnte, nachdem Dysbalancen in sozio-ökonomischen Status in der statistischen Analyse berücksichtigt wurden, eine Mortalitätsreduktion von 21% publiziert werden, die ein grenzwertiges Signifikanzniveau erreichte (95% Konfidenzintervall 0,60–1,02).

Ein wesentliches Ergebnis der Edinburgh-Studie war die Erkenntnis, dass in den Jahren, in denen zusätzlich mammographiert wurde, die Intervallkarzinomrate niedriger war als in den Jahren, in denen nur klinisch untersucht wurde.

Kanadische Studien. In Kanada wurden 2 randomisierte Studien durchgeführt, eine von ihnen ausschließlich auf eine junge Altersgruppe konzentriert (40–49 Jahre). Von 1980 an wurden 25.000 Frauen mittels 2-Ebenen-Mammographie und klinischer Untersuchung mit jährlichem Abstand 5 Jahre lang untersucht. Es konnte keine Mortalitätsreduktion nachgewiesen werden im Vergleich zur Kontrollgruppe, die nur eine einmalige klinische Untersuchung erhielt. Dieses enttäuschende Ergebnis findet seine Ursache in mehreren Unzulänglichkeiten des Studiendesign: Es wurden nur Freiwillige untersucht, was zu einer „Pseudocompliance" von 100% führte. Symptomatische Patientinnen, von denen einige auch fortgeschrittene Tumorstadien aufwiesen, wurden in den Mammographie-Arm der Studie einbezogen. Weiterhin konnte durch neutrale Gutachter nachgewiesen werden, dass in den ersten 4 Jahren mehr als 50% der Mammographien schlecht bis inakzeptabel waren, was zur fälschlichen Versicherung führte, es sei alles in Ordnung und damit zu einer Diagnoseverzögerung. 42% der Intervallkarzinome, d.h. nicht im Screening diagnostizierte Kar-

Tab. 21.1 ⋯⋯> Übersicht zu Design, Teilnahmerate, Verlauf und Mortalitätseffekten der 8 randomisiert kontrollierten Screeningstudien

Studie (Start)	Alter (Jahre)	Modalität	Intervall (Monate)	Teilnahme (%)	Follow-up (Jahre)	Relatives Risiko (95% Konfidenzintervall)	
						Alle	< 50 Jahre
HIP (1963)	40–64	2-E-Mgr. + KU	12	67	10	0,71 (0,55–0,93)	0,77 (0,50–1,16)
Two County (1977)	40–74	1-E-Mgr.	24 (< 50)	89	15,2	K⁺ 0,68 (0,52–0,98)	0.73 (0,37–1,4)
			33 (50 +)		14,2	O⁺> 0.82 (0,64–1,05)	1,02 (0,52–1,99)
Malmö (1976)	45–69	2-E-Mgr.	18–24	74	12	0,81 (0,62–1,07)	0,64 (0,45–0,89)
Stockholm (1981)	40–64	1-E-Mgr.	24	81	11,4	0,80 (0,53–1,22)	1,08 (0,54–2,17)
Goeteborg (1982)	39–59	2-E-Mgr.	18	84	12		0,56 (0,31–0,99)
Alle Schwedischen Studien (Update 1997)	40–49		18–24		12,8 (median)		0,71 (0,57–1,89)
Edinburgh (1978)	45–64	2-E-Mgr. + KU (später 1-E-Mgr.)	12 (KU) 24 (Mgr.)	61	14	0,79 (0,60–1,02)	0,75 (0,48–1,18)
Kanada 1 (1980) (NBSS 1)	40–49	2-E-Mgr. + KU	12	100	10,5		1,14 (0,83–1,56)
Kanada 2 (1980)	50–59	2-E-Mgr.+ KU/SU vs. KU/SU	12	100	13	1,02 (0,78–1,33)	

KU = Klinische Untersuchung
SU = Selbstuntersuchung
2-E-Mgr = Mammographie in zwei Ebenen
1-E-Mgr. = Mammographie in einer Ebene
K+ = Kopparberg
O+ = Östergötland

zinome waren retrospektiv auf der Vormammographie diagnostizierbar. Außerdem waren vergleichbar der Malmö-Studie auch in der Kontrollgruppe 20% Frauen enthalten, die eine Mammographie bekommen hatten. Von den empfohlenen Biopsien wurden letztlich 25% nicht durchgeführt (18, 19).

Daher darf gerade die für den *Effektivitätsnachweis* bei den 40- bis 49-jährigen Frauen konzipierte Kanada-Studie und deren negatives Ergebnis *nicht als Beweis* für die grundsätzliche Ineffektivität eines Screenings jüngerer Frauen *herangezogen* werden.

Fallkontrollstudien

Neben randomisierten Studien wurden 3 Fallkontrollstudien, in Holland (Nijmegen, Utrecht) sowie Italien (Florenz), durchgeführt (24, 25, 26). Hierbei werden nur tatsächliche Teilnehmerinnen mit Nicht-Teilnehmerinnen verglichen im Gegensatz zu den randomisierten Studien. Bei letzteren hingegen enthält die Studiengruppe alle Frauen, denen ein Screening angeboten wurde, unabhängig davon, ob sie dieser Empfehlung gefolgt sind. Das Ergebnis randomisierter Studien wird also durch eine geringe Beteiligungsrate in der Studiengruppe ebenso verfälscht wie durch die Anwesenheit mammographisch untersuchter Patientinnen in der Kontrollgruppe. Deshalb wird bei randomisierten Studien der Screeningeffekt unterschätzt, während er aus den Fallkontrollstudien unverfälscht zu erkennen ist. Dennoch werden derzeit gut randomisierte Studien als statistisch am höchsten eingestuft (Evidenz-Level I).

Nijmegen-Studie. In Nijmegen wurde mittels 1-Ebenen-Mammographie alle 2 Jahre eine weibliche Bevölkerungsgruppe zwischen 35 und 65 Jahren untersucht und eine Mortalitätsreduktion von 50% nachgewiesen.

Utrecht-Studie. In Utrecht konnte durch 2-Ebenen-Mammographie und klinische Untersuchung im Abstand von 12, dann 18, dann 24 Monaten bei Frauen von 50–64 Jahren eine Mortalitätsreduktion von 70% erzielt werden.

Florenz-Studie. In Florenz betrug für Frauen von 40–70 Jahren, die mittels 2-Ebenen-Mammographie alle 2,5 Jahre gescreent wurden, die Mortalitätsreduktion 68%.

Da sowohl die randomisierten wie auch alle Fallkontrollstudien keine ausreichende Anzahl jüngerer Frauen (40–49 Jahre) enthalten, steht der Nachweis der statistisch signifikanten Mortalitätsreduktion bei diesen Studien noch aus. Er lässt sich jedoch anhand der Ergebnisse der BCDDP-Studie (s. u.) abschätzen. Diese Ergebnisse stehen in guter Übereinstimmung mit denen der Malmö- und der Göteborg-Studie, für die eine statistisch signifikante Mortalitätsreduktion von 36% bzw. 44% in der jüngeren Altersgruppe publiziert wurde.

Ganz offensichtlich kann mit einer qualitativ hochwertigen 2-Ebenen-Mammographie die Entdeckungsrate kleinerer Mammakarzinome gesteigert werden, und dies ist von ganz besonderer Bedeutung bei jungen Frauen mit dichtem Drüsengewebe (27–31).

Weitere Screeningstudien

BCDDP-Studie

Die BCDDP-Studie (Breast Cancer Detection Demonstration Project) ist die zahlenmäßig größte, nicht randomisierte Multicenterstudie (32, 33). Sie wurde von 1973–1981 in den USA durchgeführt. An ihr nahmen etwa 280.000 Frauen teil. Sie wurden in jährlichem Abstand durch eine 2-Ebenen-Mammographie in Kombination mit einer klinischen Untersuchung gescreent. Die entscheidenden Ergebnisse sind in Gegenüberstellung zu den HIP-Daten in Tab. 21.2 zusammengestellt.

Eine doppelt so hohe Entdeckungsrate von Karzinomen (BCDDP vs. HIP), deutlich niedrigere Intervallkarzinomrate sowie eine erhöhte Anzahl kleiner Karzinome weisen eindrücklich auf die höhere Sensitivität als Folge der verbesserten Mammographiequalität bei der BCDDP-Studie hin. Dies zeigt sich vor allem bei den jüngeren Frauen, bei denen 45%

Tab. 21.2 Vergleichende Gegenüberstellung von Ergebnissen der (älteren) HIP- und (jüngeren) BCDDP-Studie

	BCDDP	HIP
Karzinomerkennungsrate*		
1. Runde	5,54‰	2,73‰
2. Runde	2,65‰	1,49‰
Intervallkarzinome+	13%	34%
Nur mammographisch diagnostizierte Karzinome+		
40–49 Jahre	45%	20%
50–59 Jahre	47%	38%

* bezogen auf Screeningpopulation
+ bezogen auf Karzinomzahl

Tab. 21.3 Ergebnisse der amerikanischen Multicenterstudie BCDDP (Breast Cancer Detection Demonstration Project): Karzinome bei 280.000 Frauen, aufgeschlüsselt nach Patientenalter und Tumorstadium

Histologie	Anzahl			
	40–49 Jahre	50–59 Jahre	60–69 Jahre	Gesamt
In situ	166 (15%)	232 (15%)	130 (13%)	528 (15%)
Invasiv	742 (75%)	1180 (76%)	761 (76%)	2683 (75%)
N-	544 (54%)	866 (56%)	599 (60%)	2009 (56%)
N+	198 (20%)	314 (20%)	162 (16%)	674 (19%)
Unbekannt	96 (10%)	148 (9%)	110 (11%)	354 (10%)
Gesamt	1004 (100%)	1560 (100%)	1001 (100%)	3565 (100%)
Tumorgröße				
< 10 mm	78 (12%)	117 (11%)	106 (16%)	301 (13%)
10–19 mm	211 (32%)	362 (35%)	269 (40%)	842 (35%)
20–49 mm	181 (27%)	286 (27%)	144 (21%)	611 (26%)
> 50 mm	27 (4%)	49 (5%)	25 (4%)	101 (4%)
Gesamt	663 (100%)	1046 (100%)	674 (100%)	2382 (100%)

der Karzinome in der BCDDP-Studie ausschließlich mammographisch diagnostiziert wurden gegenüber 20% bei der HIP-Studie. Vergleicht man die Tumorstadien in den verschiedenen Altersgruppen, so zeigt sich bei den 40- bis 49-jährigen Frauen eine prozentual gleiche Stadienverteilung (Tab. 21.3). Daraus lässt sich schließen, dass auch für junge Frauen mit einer deutlichen Mortalitätsreduktion zu rechnen ist.

Die letzte Ergebniszusammenstellung mit einer 15-jährigen Verlaufsbeobachtung weist keine Unterschiede im Überleben für die 40- bis 49-Jährigen im Vergleich zu den 50- bis 59-Jährigen auf.

United Kingdom Trial of Early Detection of Breast Cancer (TEDBD)

In Großbritannien wurde 1979 eine nicht randomisierte Studie aufgelegt, die zum Ziel hatte, den Effekt eines Screenings (mit Mammographie sowie Selbstuntersuchung nach entsprechendem Training) auf die Brustkrebssterblichkeit zu evaluieren (34). 8 Zentren wurden eingeschlossen: 2 Screeningzentren (in Guilford und Edinburgh), 2 Selbstuntersuchungszentren (in Huddersfield und Nottingham) und 4 Vergleichszentren. Frauen im Alter von 45–64 Jahren wurde eine Mammographie in Verbindung mit einer klinischen Untersuchung alle 2 Jahre sowie eine klinische Untersuchung im Intervall angeboten. Die Mortalitätsraten wurden errechnet durch den Vergleich der erwarteten mit der beobachteten Anzahl von Todesfällen. Nach einem

16-jährigen Beobachtungszeitraum wurde in der Kohorte 1 (Guilford, Edinburgh) eine 27%ige Mortalitätsreduktion (RR 0,73, 95% Konfidenzintervall 0,63–0,84) nachgewiesen. In den beiden Selbstuntersuchungszentren konnte kein mortalitätsreduzierender Effekt beobachtet werden. Für die Gruppe von 45- bis 46-Jährigen bei Studienbeginn betrug die Mortalitätsreduktion 34% (RR 0,64, 95% Konfidenzintervall 0,50–0,86), sodass das abschließende Statement der Autoren lautete: "Es gab keine Evidenz für weniger Nutzen in der Altersgruppe von 45–46 Jahren bei Studienbeginn; der Screeningeffekt in dieser Altersgruppe beginnt sichtbar zu werden nach 3–4 Jahren".

Weitere regionale Screeningprogramme

Weitere regionale Screeningprogramme (Universität von Kalifornien, San Francisco [35], Mobile Mammography-Screening-Program, New Mexico [35]; British Columbia Program SMPBC [36]; Uppsala-Studie [37]) erbrachten ebenfalls altersunabhängige Studienergebnisse auf der Basis sog. Surrogat-Parameter (Tumorgröße, Lymphknotenstatus, Anzahl DCIS, Anzahl fortgeschrittener Tumorstadien, Sensitivität, Spezifität). Sie bestätigten die alten BCDDP-Ergebnisse.

Kontroversen und Antworten

3 kürzlich publizierte Studien treten an, die Evidenz der Mortalitätsreduktion randomisierter Studien infrage zu stellen. 1999 wurde zunächst der mortalitätsreduzierende Effekt des Nationalen Schwedischen Screeningprogramms hinterfragt (38). Die Annahmen und Voraussetzungen, die Grundlage der Studienberechnungen waren, wurden jedoch von epidemiologischen Experten als unhaltbar bewertet.

2 weitere Publikationen (39, 40), die jüngste, ein Cochrane-Review, stellen den Nutzen der Screening-Mammographie, nämlich die günstige Beeinflussung der Brustkrebssterblichkeit infrage. Die Autoren unterzogen alle randomisierten Screeningstudien einer formalen Analyse ihrer methodischen Qualität mit Fokus auf Randomisationsart (individuelle vs. Cluster-Randomisation), Basisdaten-Vergleichbarkeit (Gruppengröße, Alter), Ausschluss von Fällen nach Randomisation und Bewertungsart der Todesursache, um sie dann zu kategorisieren als Studien „mittlerer Qualität" (frühe Malmö-Studie, Kanada-Studien), „schlechter Qualität" (Two County, Stockholm, Göteborg) bzw. „schwer fehlerhaft" (HIP, Edinburgh). Es wurde z. B. eine Differenz der Basisvariable „Alter" von 5 Monaten zwischen Studien- und Kontrollgruppe in der Two County-Studie als Ausdruck „schlechter Qualität" bewertet, verbunden mit der Vermutung, dass dann auch mit weiteren Ungenauigkeiten zu rechnen sei, während Kritiker entgegenhalten, dass die Cluster-Randomisation (ein übliches Verfahren) immer mit Altersdifferenzen einhergehen muss und daher einer entsprechenden statistischen Adjustierung unterzogen wird (39, 41). Ein geringer Altersunterschied kann bei großen Kollektiven durchaus statistisch signifikant sein, ohne gleichbedeutend zu sein mit einem schwerwiegenden Studienfehler. Eine auch noch so gute individuelle Randomisation darf nicht dazu führen, dass andere gravierende Probleme übersehen werden, nämlich dass eine geringe Beteiligung in der Studiengruppe und die Kontamination der Kontrollgruppe (frühe Malmö-Studie) jeglichen positiven Screeningeffekt verwässert.

Kontamination bedeutet hierbei, dass Frauen, denen ein mammographisches Screening empfohlen wurde (Studiengruppe), dieses nicht wahrgenommen haben, während Frauen der Kontrollgruppe (kein mammographisches Screening empfohlen) sich Mammographien unterzogen.

Der Effekt der Mammographie wird bei randomisierten Studien ausschließlich beurteilt durch den Vergleich von Studien- und Kontrollgruppen entsprechend der ursprünglichen Einteilung, während die durch Patientinnen vorgenommene Selbstselektion (Nicht-Befolgen der Randomisation) bei der Auswertung unberücksichtigt bleibt.

Ebenso kann für die Einbeziehung Freiwilliger mit entsprechender Selbstselektion, eine primär ungleichgewichtige Stadienverteilung in Studien- und Kontrollgruppe sowie für eine schlechte Bildqualität und -interpretation (Kanada-Studien) das Ergebnis stark verfälschen. Eine randomisierte Mammographie-Screeningstudie darf nicht mit gleichen Maßen wie eine Therapiestudie gemessen werden, denn sie setzt das Verständnis der Komplexität der Interaktionen vielfältiger Variablen und der damit verbundenen störenden Einflussgrößen voraus (insbesondere Alterszusammensetzung, Be-

Tab. 21.4 ⇢ *Surrogatparameter zur Abschätzung der Screeningergebnisse*

Screening-Programm	Alter (Jahre)	Mediane Größe bzw. % invasiver Karzinome	Nodale Metastasierung (%)
UCSF*	40–49 50–64 ≥65	12 mm 13 mm 12 mm	12 12
Uppsala	40–74	1. Runde: 16 mm (29% G₃) 2. Runde: 13 mm (35% G₃)	20
SMPBC*	<50 ≥50	72% (Stadium 0,1) 73% (Stadium 0,1)	11 14

* UCSFm University of California, San Francisco
  SMPBC Screening Mammography Program of British Columbia

teiligungsrate, Screeningintervall, Güte der Bildqualität und -interpretation, Kontamination).

Dass die Prognose des Mammakarzinoms vom Tumorstadium abhängt, ist kürzlich wieder einmal mehr bestätigt worden durch finnische Daten (42) mit 20-Jahres-Überlebensraten von 92% für Frauen mit pT1a-bN0-Tumoren und von 75% für pT1c-Erkrankte. Diese kleinen, meist asymptomatischen Karzinome können nur durch den regelmäßigen Einsatz der Mammogaphie entdeckt werden (vgl. hierzu die derzeit in Deutschland erzielten Ergebnisse, s. S. 468, mit denen aus Screeningstudien, Tab. 21.**4**). Voraussetzung für eine hohe Treffsicherheit der Mammographie ist allerdings ein umfassendes Qualitätsmanagement.

> Die kleinen, meist asymptomatischen Karzinome können nur durch den regelmäßigen Einsatz der Mammographie entdeckt werden.

Nutzen/Risiko und Nutzen/Kosten

Nutzen/Risiko

Unser Wissen um die karzinogene Wirkung von Strahlung auf die Brust stammt von Populationen, die sehr viel höheren Dosen (1–20 Gy) ausgesetzt waren im Vergleich zu der gegenwärtig mittleren absorbierten Parenchymdosis von etwa 2,5 mGy durch eine Mammographie in 2 Ebenen. Es handelt sich um die Atombombenopfer von Hiroshima und Nagasaki, Tuberkulosepatientinnen, deren eine Thoraxseite zur Therapiekontrolle häufiger als die Gegenseite dunkeldurchleuchtet wurde (Massachusetts, Kanada) und Mastitispatientinnen, die therapeutisch entzündungsbestrahlt wurden (New York, Schweden).

Spricht man über ein Strahlenrisiko der Mammographie, so handelt es sich um ein *hypothetisches und theoretisch geschätztes Risiko* (44–47). Bei der Schätzung spielen die Dosis, die Fraktionierung, das Alter bei Exposition sowie das zugrunde gelegte Risikomodell eine Rolle ebenso wie Dosiswirkungsmodelle und die Latenzzeit, d. h. ein komplexes Zusammenwirken von Faktoren. Der letzte BEIR-Report (National Research Council Committee on the Biological Effects of Ionizing Radiation 1990) legt die Ergebnisse der Atombombenüberlebenden, die kanadische und Massachussets-Fluoroskopie-Studie und die New-York-Mastitis-Studie zugrunde. Die Latenzzeit wird mit 10 Jahren post expositionem berechnet und eine Altersabhängigkeit zugrunde gelegt sowie ein lineares Dosiswirkungsmodell angenommen, weil mit diesem Modell das *größte* theoretische Risiko erfasst wird. Dies bedeutet, dass Reparaturmechanismen, die üblicherweise bei geringen Noxen wie der täglichen Sonnen- und Erdstrahlung zum Tragen kommen, unberücksichtigt bleiben. Die resultierenden Abschätzungen entsprechen somit dem schlimmsten Fall.

Es ergeben sich folgende Abschätzungen: Würde man 100 000 Frauen im 45. Lebensjahr mit einer Mammographie (2,5 mGy) untersuchen, so entstünde während der gesamten Lebenszeit dieser Frauen hierdurch höchstens 1 Brustkrebserkrankung, die in 50% zum Tode führen kann. Dieses lebenslange Todesrisiko entspricht dem Risiko, welches durch das

> Ein Brustkrebsscreening mittels Mammographie und klinischer Untersuchung ist die einzige und beste Methode, den biologischen Ablauf dieser Erkrankung günstig zu beeinflussen.

> Für die einzelne Frau ist das theoretische Strahlenrisiko als Nachteil eines regelmäßigen Brustkrebsscreenings zu vernachlässigen.

Rauchen von 3 Zigaretten entsteht oder auch dem Todesrisiko, wäre man 15 Minuten lang 60 Jahre alt.

Dem steht die Tatsache gegenüber, dass entsprechend der natürlichen Inzidenz des Mammakarzinoms 1 Million 45 Jahre alte Frauen der USA innerhalb des nächsten Lebensjahres 1500 Mammakarzinome entwickeln, woran 50% sterben, d.h. bei 1 Million Frauen entstehen jährlich 750 Brustkrebstote. Würde man diese einmal screenen, so könnten unter Zugrundelegung einer 20%igen, 40%igen bzw. 60%igen Mortalitätsreduktion durch je eine 2-Ebenen-Mammographie 150, 300 bzw. 450 Brustkrebstote vermieden werden. Unter der Annahme einer Basismammographie mit 35 Jahren und jährlicher Mammographiekontrollen ab dem 40. Lebensjahr erhöht sich das theoretische Risiko für eine Frau, während ihres gesamten Lebens Brustkrebs zu bekommen von 9,3% (natürliche Inzidenz) im ungünstigsten Fall auf 9,32–9,4%.

Daher ist für die einzelne Frau das *theoretische Strahlenrisiko* als Nachteil eines regelmäßigen Brustkrebsscreenings zu *vernachlässigen* im Vergleich zu dem immensen Vorteil der Früherkennung, der neben der Mortalitätsreduktion noch die Möglichkeit einer brusterhaltenden Behandlung eröffnet sowie den möglichen Verzicht auf eine adjuvante Chemotherapie. Solange weder eine primäre Brustkrebsprävention noch eine 100%ige Heilung möglich sind, ist ein Brustkrebsscreening mittels Mammographie und klinischer Untersuchung die einzige und beste Methode, den biologischen Ablauf dieser Erkrankung zum Günstigen zu beeinflussen.

Nutzen/Kosten

Durch mammographisches Screening ist es möglich, Leben zu retten. Wenngleich der Wert eines vom Brustkrebs geretteten Frauenlebens sicher nicht durch eine Kosten-Nutzen-Abschätzung erfassbar ist, so sind Kosten-Nutzen-Abwägungen dennoch notwendig, gerade um die Finanzierbarkeit vor der Gesellschaft zu belegen und damit ein Screening durchzusetzen.

Tatsächlich ist eine realistische Einschätzung der Kosten bezogen auf den Nutzen, der bei diesen Rechnungen in Zahl der geretteten Lebensjahre ausgedrückt wird, äußerst schwierig, da viele der Einflussgrößen selbst variabel und schwer abschätzbar sind.

Folgende Faktoren gehen in die Kostenrechnung ein:

- Die eigentlichen Kosten des mammographischen Screenings (Materialkosten für 1- bzw. 2-Ebenen-Mammographie, Kosten für Geräteamortisation, Lohnkosten für MTRA- und Arztleistung, Frequenz der Screeninguntersuchungen, z.B. jährlich, 2-jährlich oder 3-jährlich).
- Die Kosten (Zahl multipliziert mit Einzelkosten) der durch suspekte oder unklare Screeningbefunde veranlassten Abklärungsuntersuchungen (Bildgebung, Punktionen, operative Exzisionen). Bei allen Screeningprogrammen liegen abklärungsbedürftige Befunde um ein Vielfaches höher als die schlussendlich gefundene Zahl an Karzinomen. Die Kosten durch die weitere Abklärung werden damit stark von der Falsch-Positiv-Rate im primären Screening beeinflusst.
- Die Effektivität der erzielbaren Früherkennung (Zahl der durch Screening tatsächlich früh erkannten Karzinome, die sich aus der Stadienverteilung der Karzinome in einem Screeningprogramm und aus der stadienabhängigen Überlebensrate ergibt).
- Die natürliche Prävalenz und Sterblichkeit am Mammakarzinom in der untersuchten Population.
- Die Beteiligungsrate. Da die meisten Kosten durch die Untersuchung selbst sowie die o.g. Folgekosten entstehen, hat die Beteiligungsrate nur einen geringen Einfluss auf die Kosteneffektivitätsberechnung.
- Die Kosten der primären Karzinomtherapie (Prozentsatz der brusterhaltend durchgeführten Therapien). Leider sind die brusterhaltenden Therapien, die durch die Früherkennung erfreulicherweise zunehmen, teurer als die Ablatio und gehen somit als kostenerhöhender Faktor ein.
- Die eingesparten Kosten durch eine reduzierte Zahl kostenintensiver Therapien im fortgeschrittenen Stadium.
- Einfluss gewonnener Lebensjahre auf das Bruttosozialprodukt, den Einkommens- und Steuergewinn (kostensenkend nur für gewonnene Lebensjahre vor dem Rentenalter!).

Dass diese Faktoren – je nach Gesundheitssystem – von Land zu Land sehr stark schwanken (48), ist ebenso offensichtlich wie die Tatsache, dass das kosteneffektivste Screeningprogramm nicht das Screeningprogramm mit der höchsten Entdeckungsrate an Mammakarzinomen sein kann. So werden z. B. mehr und frühere Karzinome bei einem jährlichen Screening im Vergleich zum 2-jährlichen Screening entdeckt. Die Zahl der bei einem doppelt so häufig durchgeführten Screening erkannten Karzinome wächst aber naturgemäß weniger als die zusätzlich entstehenden Kosten an (49). Von großer Bedeutung ist die technische wie die Befundqualität des mammographischen Screenings. Hierdurch wird nicht nur die Zahl der prognostisch relevanten Frühstadien bestimmt, sondern auch die Falsch-Positiv-Rate mit den daraus resultierenden kostenintensiven Abklärungsuntersuchungen. Dabei existieren Studien, die einerseits sehr hohe Schwankungen der Falsch-Positiv-Rate von Land zu Land und andererseits wesentlich geringere Falsch-Positiv-Raten bei einem zentralisierten Screening belegen.

Die derzeit kostengünstigsten Screeningprogramme scheinen in den Niederlanden und in Großbritannien zu bestehen (48, 50). Aber selbst dort liegen die Unkosten (des Screenings selbst, der Abklärungsuntersuchungen und der teureren brusterhaltenden Therapien) deutlich über den eingesparten Kosten (reduzierte Ausgaben durch weniger palliative Therapien). Dies bedeutet, dass dort ca. 3000–5000 US-Dollar pro gerettetem Lebensjahr ausgegeben werden. Obwohl diese Kosten durchaus beachtlich sind, so halten sie einem Vergleich mit anderen Gesundheitsausgaben in unserer Gesellschaft sehr wohl stand, wenn man bedenkt, dass das Screening nach Zervixkarzinomen in denselben Ländern um ca. den Faktor 3 teurer ist (48).

Wie bereits erwähnt, ist eine direkte Übertragbarkeit dieser Ergebnisse aus den Niederlanden und Großbritannien auf andere Länder mit anderen Populationen und vor allem anders strukturiertem Gesundheitssystem nicht möglich.

Zusammenfassend werden die durch Screening und Frühdiagnose entstehenden Kosten nicht durch die Kosteneinsparungen in der Palliativtherapie kompensiert. Das heißt, je nach Effektivität des Screeningprogramms entstehen pro gerettetem Frauenjahr Kosten. Diese bewegen sich allerdings im Vergleich zu anderen Gesundheitskosten in einem vertretbaren Rahmen. Damit ist zu hoffen, dass auch in weiteren Ländern lebensrettende Screeningprogramme eingeführt werden können.

▶ Die durch Screening und Frühdiagnose entstehenden Kosten werden nicht durch die Kosteneinsparungen in der Palliativtherapie kompensiert. Sie bewegen sich allerdings im Vergleich zu anderen Gesundheitskosten in einem vertretbaren Rahmen.

▶ Die derzeit kosteneffektivsten Screeningprogramme scheinen diejenigen in den Niederlanden und in Großbritannien zu sein.

Empfehlungen aufgrund der Studien

Ein Konsortium amerikanischer ärztlicher Organisationen einschließlich der amerikanischen Krebsgesellschaft hat folgende Empfehlungen herausgegeben:

„Beginnend mit dem 40. Lebensjahr sollten sich Frauen einer jährlichen Screening-Mammographie unterziehen. Die klinische Untersuchung sollte Teil dieser Früherkennungsstrategie sein."

In Europa gelten von Land zu Land für das jeweilige nationale Screeningprogramm sehr unterschiedliche Empfehlungen. In England werden in 3-jährlichen Intervallen Frauen zwischen 50 und 64 mittels 1-Ebenen-Mammographie untersucht. In Holland werden Frauen zwischen 50 und 70 Jahren mit einem Intervall von 2 Jahren gescreent, in der ersten Runde mit 2-Ebenen-, in den folgenden Runden mit 1-Ebenen-Mammographie. In Schweden beträgt das Intervall für die 40- bis 54-jährigen Frauen 1,5 Jahre, für die 55- bis 74-Jährigen 2 Jahre. Die erste Runde wird ebenfalls mittels 2-Ebenen-Mammographie durchgeführt, gefolgt von einer 1-Ebenen-Mammographie. Finnland untersucht seine 50- bis 62-Jährigen in 2-jährlichem Abstand mittels Mammographie in 2 Ebenen, Island die 40- bis 69-jährigen Frauen mit dem gleichen Schema.

Allgemein soll ein Screening nur unter höchsten Qualitätsansprüchen durchgeführt werden. Die Intervalle sollten dem individuellen Risiko, der zu erwartenden Tumorverdoppelungszeit und der Inzidenz angepasst sein:

- Da in der Altersgruppe zwischen 40 und 49 Jahren Subgruppen von Mammakarzinomen mit hoher Wachstumsgeschwindigkeit auftreten, sollten diese Frauen für eine optimale Früherkennung *jährlich* klinisch und mammographisch untersucht werden.
- *Ab dem 50. Lebensjahr* steigt die Brustkrebsinzidenz linear an. Dieses ist Grund für ebenfalls

jährliche mammographische und klinische Untersuchungen dieser Altersgruppen.
- Bei den älteren Frauen *(ab dem 65. Lebensjahr)* sowie bei Frauen mit partieller oder vollständiger Drüsenkörperinvolution kann auf *2-jährliche* Intervalle übergegangen werden.
- Zur Bestimmung einer oberen Altersgrenze fehlen Studienergebnisse.

Aus diagnostischen Gründen (höhere Treffsicherheit, weniger Einbestellungen von Patientinnen wegen diagnostischer Unklarheiten) sollte die Mammographie mit 2 Ebenen durchgeführt und mit einer klinischen Untersuchung kombiniert werden. Dies leitet sich aus den Erfahrungen der Zentren mit 1-Ebenen-Mammographie und deren Intervallkarzinomrate ab.

Die Früherkennungsstrategie in Deutschland sieht im Rahmen der kassenärztlichen Versorgung die klinische Untersuchung und Anleitung der Selbstuntersuchung ab dem 30. Lebensjahr vor, eine Mammographie nur bei Risikopatientinnen (Symptome, Z. n. Mammakarzinom, familiäres Brustkrebsrisiko, histologische Risikoläsionen). Die fehlende effiziente Früherkennungsstrategie spiegelt sich in der Stadienverteilung (51, 52): Das saarländische Krebsregister weist für 1996–1997 4,5% In-situ-Karzinome auf, 33,1% invasive Karzinome des Stadiums 1, 38,8% im Stadium 2 und 14,6% im Stadium 3 und 4. Die vergleichenden Zahlen des nationalen holländischen Screeningprojektes lauten: 15% DCIS, 61% < 20 mm, in der Gruppe aller invasiven Mammakarzinome nur 27% nodal positiv (50). Diese Ergebnisse sind zu vergleichen mit den Resultaten von qualitätsgesicherten Screeningstudien (Tab. 21.**4**). Die von 1989–1993 durchgeführte Deutsche Mammographie-Studie, die zum Ziel hatte, Umsetzungsstrategien eines Mammographie-Screenings innerhalb unseres Gesundheitssystems zu erproben, konnte die erforderlichen qualitätssichernden Strukturen in 2 Regionen Deutschlands erfolgreich implementieren und die notwendigen Maßnahmen zur Umsetzung des Qualitätsmanagements erarbeiten (53).

Die 1998 vom Bundesausschuss der Ärzte und Krankenkassen gemeinsam mit den Spitzenverbänden der Krankenkassen und der Kassenärztlichen Bundesvereinigung ausgeschriebenen 3 Modellprojekte (54) haben im Sommer 2001 in 2 Regionen mit dem Mammographie-Screening begonnen. Parallel hierzu wurden von der kassenärztlichen Bundesvereinigung Qualitätssicherungsmaßnahmen gem. §35 Abs. 2 SGBV fertig gestellt. Die Konzepte der Deutschen Röngtengesellschaft und des Berufsverbandes der Radiologen zur Qualitätssicherung bei Mammographie sind publiziert (55) ebenso wie eine Stufe-3-Leitlinie zur Brustkrebsfrüherkennung in Deutschland (56).

Gemeinsames Ziel aller genannten Aktivitäten ist die dringlich notwendige, flächendeckende Verbesserung der Brustkrebsfrüherkennung in Deutschland. Holland, England, die Two County-Region Schwedens sowie das Screeningprogramm von British Columbia haben zeigen können, dass die Ergebnisse der alten randomisierten Studien in den Versorgungsalltag umzusetzen sind. Es bedarf jedoch erheblicher Anstrengungen aller in unserem Gesundheitssystem Tätigen und Verantwortlichen, um die hierfür notwendigen strukturellen, logistischen und finanziellen Voraussetzungen zu schaffen.

Zusammenfassung

10 der 11 großen internationalen Studien belegen eine deutliche Mortalitätsreduktion von bis zu 70% durch ein Screening für Frauen über 50 Jahre. Die einzige Studie, die bisher diesen Nachweis nicht erbracht hat, ist die kanadische Studie, deren Ergebnisse jedoch sehr kritisch interpretiert werden müssen (schlechte bzw. sehr schlechte Mammographiequalität, schlechte Ausbildung der Ärzte, entsprechende Diagnoseverzögerung, insuffizientes Studiendesign). Der Vergleich älterer mit neueren Studien, ebenso die Ergebnisse der kanadischen Studie belegen die hohe Bedeutung einer exzellenten Bildqualität und einer guten ärztlichen Ausbildung. Weiterhin kann aus dem Vergleich der Ergebnisse der verschiedenen Studien geschlossen werden, dass ein Screening, bestehend aus der Kombination von Mammographie und klinischer Untersuchung auch die Mortalität der 40- bis 49-jährigen Patientinnen senken kann, auch wenn von einigen Seiten dieser Effekt noch bezweifelt wird. Die häufig erheblichen Unterschiede der Ergebnisse der Studien sind Folge eines unterschiedlichen Studiendesigns (Mammographie alleine vs. Mammographie und klinische Untersuchung, 1-Ebenen-Mammographie vs. 2-Ebenen-Mammographie, Unter-

suchungsintervalle von 1–3 Jahren, Randomisation vs. Fallkontrollstudie und anderes mehr).

Insgesamt belegen diese Studien jedoch eine hervorragende Effektivität. Durch eine weitere Optimierung der Bildqualität und Ausbildung, durch die regelmäßige 2-Ebenen-Mammographie, die nach Möglichkeit mit der klinischen Untersuchung kombiniert werden sollte, und durch kürzere Screeningintervalle sind noch weitere Verbesserungen zu erwarten.

Literatur

[1] Shapiro S, Venet L, Strax P, Roeser R. Ten to fourteen-year effect of screening on breast cancer mortality. J Natl Cancer Inst. 1982;69: 349–55

[2] Chu KC, Smart CR, Tarone RE. Analysis of breast cancer mortality and stage distribution by age for the Health Insurance Plan Study: a randomized trial with breast cancer screening. J Natl Cancer Inst. 1988;80: 1125–32

[3] Chu KC, Connor RJ. Analysis of the temporal patterns of benefits in the Health Insurance Plan of Greater New York trial by stage and age. Am J Epidemiol. 1991;133: 1039–49

[4] Shapiro S. Periodic screening for breast cancer: The HIP randomized controlled trial. J Natl Cancer Inst Monographs. 1997;22: 27–30

[5] Tabár L, Fagerberg G, Day NE. What is the optimal interval between mammographic screening examinations? An analysis based on the latest results of the Swedish Tow-County breast cancer screening trial. Br J Cancer. 1987;55: 547–51

[6] Tabár L, Fagerberg G, Suffy SW. Update of the Swedish Tow-County program of mammographic screening for breast cancer. Radiol Clin North Am. 1987;30

[7] Tabár L, Fagerberg G, Chen HH et al. Efficacy of breast cancer screening by age: new results from the Swedish Two-County Trial. Cancer. 1995;75: 2507–17

[8] Tabár L, Fagerberg G, Chen HH et al. Tumor development, histology and grade of breast cancers: Prognosis and progression. Int J Cancer. 1996;66: 413–9

[9] Andersson I, Aspegren K, Janzon L et al. Mammographic screening and mortality from breast cancer: the Malmö mammographic screening trial. Br Med J. 1991;297: 943–8

[10] Andersson I, Janzon L. Reduced breast cancer mortality in women under age 50: Updated results from the Malmö mammographic screening program. J Natl Cancer Inst Monographs. 1997;22: 63–7

[11] Frisell J, Eklund G, Hellstrom L et al. Randomised study of mammography screening – preliminary report on mortality in the Stockholm trial. Breast Cancer Res Treat. 1991;18: 49–56

[12] Frisell J, Lidbrink E. The Stockholm Mammographic Screening Trial: Risks and benefits in age group 40–49 years. J Natl Cancer Inst Monographs. 1997;22: 49–51

[13] Bjurstam N, Björneld L, Duffy SW et al. The Gothenburg breast screening trial. First results on mortality, incidence, and mode of detection for women ages 39–49 years at randomisation. Cancer. 1997;80: 2091–9

[14] Alexander FE, Anderson TJ, Brown et al. The Edinburgh randomised trial of breast cancer screening: results after 10 years of follow-up. Br J Cancer. 1994;70: 542

[15] Alexander FE, Anderson TJ Brown HK et al. 14 years follow-up from the Edinburgh randomised trial of breast-cancer screening. Lancet. 1999;353: 1903–8

[16] Miller AB, To T, Baines CB. The Canadian National Breast Screening Study: update on breast cancer mortality. Monogr Natl. Cancer Inst. 1997;22: 37–41

[17] Miller AB, To C, Baines JC, Wall C. Canadian National Screening Study 2: 13-year results of a randomized trial in women aged 50–59 years. J Natl Cancer Inst. 2000;92: 1490–9

[18] Tarone RE. The excess of patients with advanced breast cancer in young women – screened with mammography in the Canadian National Breast Screening Study. Cancer. 1994;75, No.4: 997–1003

[19] Warren-Burhenne L, Kopans DB, Moskowitz M (1993). J Natl Cancer Inst [Correspondence]. 1993;85: 1772

[20] Sickles EA, Kopans DB. Deficiencies in the analysis of breast cancer data. J Natl. Cancer. Inst. 1993;85: 1621–4

[21] Mettlin CJ, Smart CR. The Canadian National Breast Screening Study: an appraisal and implications for early detection policy. Cancer. 1993;72: 1461–5

[22] Cohen MA, Kaufert PA, MacWilliam L, Tate RB. Using an alternative data source to examine randomization in the Canadian National Screening Study. J Clin Epidemiol. 1996;49: 1039–44

[23] Baines CJ, Miller AB, Kopans DB et al. Canadian National Breast Screening Study: assessment of technical quality of external review. Am J Roentgenol. 1990;155: 743–7

[24] Otten JDM, v. Deyck J, Peer PGM et al. Long-term breast cancer screening in Nijmegen, the Netherlands – The nine rounds from 1975–1992. J Epidemiol Commun Health. 1996;50: 353–8

[25] Schreer I. Screening. In: Textbook of Breast Cancer, ed. Bonadonna G, Hortobagyi GN, Gianni AM. London: Martin Dunitz Publishers;2001: 19–31

[26] Schreer I. Auswertung der bisherigen Mammographie-Screening-Studien in Europa und in Nordamerika. Radiologe. 2001;41: 344–51

[27] Blanks RG, Moss SM, Wallis MG. Use of two-view mammography compared with one-view in the detection of small invasive cancers: Further results from the National Health Service Breast Screening Programme. J Med Screening. 1997;4: 98–101

[28] Hunt KA, Rosen EL, Sickles EA. Outcome analysis for women undergoing annual versus biennial screening mammography: a review of 24, 211 examinations. Am J Roentgenol. 1999;173: 285–9

[29] Young KC, Wallis MG, Blanks RG, Moss SM. Influence of number of views and mammographic film density on the detection of invasive cancers: results from the NHS

Breast Screening Programme. BR J Radiol. 1997;70:482–8

30 Anttinen I, Pamilo M, Sovia M et al. Double reading of mammography screening films: one radiologist or two? Clin Radiol. 1993;48:414–21

31 Wald NJ, Murphy P, Major P et al. UKCCCR multicentre randomized controlled trial of one and two view mammography in breast cancer screening. BMJ. 1995;311:1189–93

32 Smart CR, Hendrick RE, Rutledge III MS, Smith RA. Benefit of mammography screening in women 40 to 49 years. Cancer. 1995;75:1619–26

33 Smart CR, Byrne C, Smith RA et al. Twenty-year follow-up of the breast cancers diagnosed during the Breast Cancer Detection Demonstration Project. CA Cancer J Clin. 1997;47:134–49

34 UK Trial of Early Detection of Breast Cancer Group. 16-year mortality from breast cancer in the UK Trial of Early Detection of Breast Cancer. Lancet. 1999;353:1909–14

35 Sickles EA. Breast cancer screening outcomes in women ages 40–49: clinical experience with service screening using modern mammography. J Natl Cancer Inst Monographs. 1997;22:99–104

36 Olivotto IA, Mates D, Kan L, Fung J, Samant R, Warren-Burhenne LD. Prognosis, treatment and recurrence of breast cancer for women attending or not attending the Screening Program of British Columbia. Breast Cancer Res Treat. 1999;54:73–81

37 Thurfjell EL, Lindgren JA. Breast cancer survival rates with mammographic screening: similar favorable survival rates for women younger and those older 50 years. Radiology. 1996;201:421–6

38 Sjönell G, Ståhle L. Mammography screening does not significantly reduce breast cancer mortality in Swedish daily practice. http://www.famnetdoc.com. Läkartidningen. 1999;96:904–13

39 Gøtsche PC, Olsen O (2000) Is screening for breast cancer with mammography justifiable? Lancet. 2000;355:129–34 and Lancet [Correspondence] 2000;355:747–52

40 Olsen O, Gøtzsche PC. Screening for breast cancer with mammography (Cochrane Review). In: The Cochrane Library, Issue 4. Oxford: Update Software;2001

41 Duffy SW. Interpretation of the breast screening trials: a commentary of the recent paper by Gøtzsche and Olsen. The Breast. 2000;9:1–4

42 Joensuu H, Pylkkänen L, Toikkanen S. Late mortality form pT1 N0 M0 breast carcinoma. Cancer. 1999;85:2183–9

43 EU. European Guidelines for Quality Assurance in Mammography Screening. Brussels;2001

44 Law J. Risk and benefit associated with radiation dose in breast screening programmes – an update. Radiology. 1995;68:870–6

45 Beemsterboer P MM, Warmerdam PG, Boer R, de Koning HJ. Radiation risk of mammography related to benefit in screening programmes: a favourable balance? J Med Screen. 1998;5:81–7

46 Jung H. Abschätzung von Nutzen und Risiko eines Mammographie-Screenings unter ausschließlichem Bezug auf das Strahlenrisiko. Radiologe, 2001;41:385–95

47 Jung H. Is there a real risk of radiation-induced breast cancer for postmenopausal women? Radiat Environ Biophys. 2001;40:169–74

48 v. Ineveld BM, v. Oortmarssen GJ, de Konig HJ et al. How cost-effective is breast cancer screening in different EC countries? Eur J Cancer. 1993;29:1663

49 Rosenquist CJ, Lindfors KK. Screening mammography beginning at age 40 years. A reappraisal of cost-effectiveness. Cancer. 1998;88:2235–40

50 Landelijke evaluatie van bevolkingsonderzoek naar borstkanker in Nederland, LETB (VIII). Rotterdam: Instituut Maatschappelijke Gezondheidszorg;2000

51 Ziegler H. Epidemiologisches Krebsregister Saarland. 2002;persönliche Mitteilung

52 Arbeitsgemeinschaft bevölkerungsbezogener Krebsregister in Deutschland, in Zusammenarbeit mit dem Robert-Koch-Institut, eds. Krebs in Deutschland, Häufigkeit und Trends. Saarbrücken; 1999

53 Frischbier HJ, Hoeffken W, Robra B. Mammographie in der Krebsfrüherkennung – Qualitätssicherung und Akzeptanz. Stuttgart: Enke; 1994

54 Planungsstelle „Mammografie-Screening". Förderung von Modellprojekten zur Erprobung des qualitätsgesicherten Mammografie-Screenings in der Bundesrepublik Deutschland. Deutsches Ärzteblatt 1998;95 C:1935.

55 Heywang-Köbrunner SH. Mammographiescreening: Planungen der Deutschen Röntgengesellschaft und des Berufsverbandes zur Qualitätssicherung bei Mammografie. Radiologe. 2001;41:352–8

56a Schulz K, Kreienberg R, Albert US, Fischer R. Konzertierte Aktion zur Brustkrebsfrüherkennung in Deutschland. Forum DKG. 2001;6:21–5

56b S3-Leitlinie Brustkrebsfrüherkennung 2002. www.senologie.org

57 Blanks RG, Moss SM, McGahan CE, Quinn MJ, Babb PJ. Effect of NHS breast screening programme on mortality from breast cancer in England and Wales, 1990–8: comparison of observed with predicted mortality. BMJ. 2000;321:665–9

58 Tabár L, Chen HH, Duffy SW, Yen MF, Chiang CF, Dean PB, Smith AR. A novel method for prediction of long-term outcome of women with T1a, T1b and 10–14 mm invasive breast cancers: a prospective study. Lancet. 2000;355:429–33

59 Tabár L, Vitak B, Chen HH T, Yen MF, Duffy SW, Smith RA. Beyond randomized controlled trials. Cancer. 2001;91, No.9:1724–31

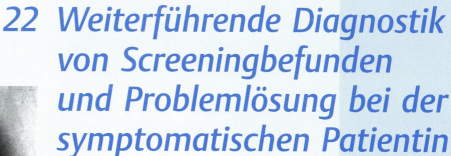

22 Weiterführende Diagnostik von Screeningbefunden und Problemlösung bei der symptomatischen Patientin

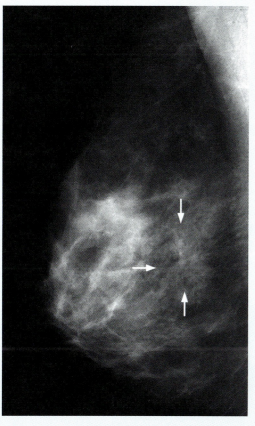

Pathognomonische Bilder ⇢ 472

Befundkonstellationen ⇢ 473
Glatt begrenzte Verschattung ⇢ 473
Nicht glatt begrenzte Verschattung ⇢ 479
Radiärer Strukturumbau ⇢ 482
Asymmetrie ⇢ 489
Mammographisch dichte Brust ⇢ 495
Mikroverkalkungen ⇢ 509
Sezernierende Mamma ⇢ 528
Entzündliche Veränderungen ⇢ 530

Die junge Patientin ⇢ 531
Spezielle Überlegungen und Probleme ⇢ 531
Veränderungen bei jungen Frauen und deren Histologie ⇢ 531
Diagnostische Strategie ⇢ 533

Anhang 1 ⇢ 543
TNM-Klassifikation der Mammakarzinome ⇢ 543

Anhang 2 ⇢ 544
Anatomie der Lymphknotenstationen ⇢ 544

Zusammenfassung ⇢ 545

Pathognomonische Bilder

Definition. Von pathognomonischen Bildern spricht man bei Befunden, die ohne weitere diagnostische Maßnahmen beweisend sind für einen bestimmten histologischen Befund und daher auch keiner operativen Abklärung bedürfen (Tab. 22.1).

Vorkommen. Pathognomonische Befunde sind selten. So zeigt z. B. die Mehrzahl der Fibroadenome mammographisch nicht die typischen Verkalkungen.

Typische Befunde und diagnostische Strategie. Abzugrenzen von pathognomonischen Befunden sind *typische* Befunde, die einen starken Hinweis auf die zugrunde liegende Histologie geben, jedoch weiterer diagnostischer Absicherung bedürfen. Bei benignen Befunden ist dies in der Regel durch eine Vergleichsbeurteilung mit Voraufnahmen oder durch eine Verlaufskontrolle in halbjährlichem Abstand möglich. Bei typisch malignen Befunden sollte die Sicherung durch eine Exzision oder perkutane Biopsie erfolgen, bevor eine weitere Therapie eingeleitet werden kann.

Tab. 22.1 ⇢ *Pathognomonische Bilder*

Histologische Diagnose	Mammographische Erkennungsmerkmale
Lipom	Herdförmige, rundliche oder ovale Läsion von Fettdichte mit zartem Randsaum (Kapsel)
Hamartom	Herdförmige, glatt begrenzte Läsion aus fettdichten und wasserdichten Anteilen (Fettgewebe und Drüsengewebe)
Ölzyste	Herdförmige Aufhellung mit umgebendem Randsaum (Kapsel) ohne/mit eierschalenförmigen Kapselverkalkungen
Lymphknoten	Herdförmige, ovale, glatt begrenzte Verschattung mit je nach Projektion zentraler oder randständiger, rundlicher Aufhellung (Hilus)
Galaktozele	Herdförmige, glatt begrenzte Läsion, zusammengesetzt aus fettdichten Komponenten und Strukturanteilen (Fett und Eiweiß der Milch) mit wasseräquivalenter Röntgendichte (evtl. Schichtung), Anamnese!
Verkalktes Fibroadenom	Glatt begrenzte, herdförmige Verschattung mit/ohne Halo, oval oder polylobuliert, wenn typische grobe Verkalkungen vorhanden sind
Kalkmilchzyste	Glatt begrenzte, herdförmige, rundliche Verschattung mit kraniokaudal sich zentral projizierenden, seitlich basal sedimentierenden Verkalkungen
Warze	Glatt begrenzter Herdbefund mit blumenkohlartiger Struktur (multilobuliert)
	Sonographische Erkennungsmerkmale
Zyste	Echofreie, glatt begrenzte Raumforderung mit guter, homogener dorsaler Schallverstärkung und guter Komprimierbarkeit

Befundkonstellationen

Glatt begrenzte Verschattung

(Abb. 22.1)

Diagnostische Problematik

In der Regel spricht die glatte Begrenzung einer herdförmigen Verschattung für deren Gutartigkeit.

Im Screening liegen glatt begrenzten Herdbefunden am häufigsten Zysten oder Fibroadenome zugrunde. Es ist jedoch in 2–7 % aller Mammakarzinome mit einem nodulären Wachstum mit mehr oder weniger glatter Berandung zu rechnen.

Beim medullären, papillären oder muzinösen Karzinom kann infolge des verdrängenden Wachstums der Eindruck einer Kapsel entstehen, d. h. es ist sogar ein Halozeichen möglich (Abb. 15.2 e). Das gleiche Phänomen kann bei einem Teil der medullären Karzinome (Typ I) hervorgerufen sein durch eine den Tumor vom übrigen Drüsenparenchym abgrenzende, bindegewebige, kapselartige Hüllzone. Auch das intrazystische Karzinom, die Metastase, der befallene Lymphknoten, ein Lymphom oder Sarkom können sich als glatt begrenzter Herdbefund darstellen.

Diagnostische Strategie

1. Dem ersten Abklärungsschritt gilt die Frage: Liegt der Herdbefund innerhalb oder außerhalb des Parenchyms?
   - Dies ist durch Inspektion und Palpation zu klären.
   - Bei Zweifeln ist nach Markierung auf der Haut eine tangentiale Zielaufnahme durchzuführen (Abb. 22.2).
   - Zu Hautveränderungen s. Kapitel 17.
   - Die zufällig mitabgebildete Mamille der Gegenseite (Abb. 22.3) oder gar die Nasenspitze (Abb. 19.1 f) sind charakteristischerweise als Artefakte nur in einer Ebene thoraxwandnah als halbrunde Verschattungen zu erkennen.
2. Der innerhalb des Parenchyms gelegene, glatt begrenzte Herdbefund wird weiter differenziert hinsichtlich seiner Dichte:
   - Die Fett enthaltenden Herdbefunde sind pathognomonisch (Lipom, Ölzyste, Hamartom, Galaktozele, Lymphknoten) und bedürfen keiner weiteren diagnostischen Abklärung.
   - Pathognomonisch sind auch solitäre, glatt begrenzte Herdbefunde, wenn sie die für Fibroadenome typischen Verkalkungen zeigen. Dies trifft aber nur bei einem kleinen Teil der Fibroadenome zu. Es werden übliche altersentsprechende Früherkennungsuntersuchungen empfohlen. Existieren kein Voraufnahmen, sind Kontrollen nach 6, 12, 24 und 36 Monaten empfehlenswert.
3. Der ausschließlich weichteildichte Herdbefund dagegen erfordert weitere diagnostische Abklärung.
   - Der einfachste und für die Patientin schonendste Weg ist die Beschaffung von Voraufnahmen zum Vergleich, wobei sich zur Befundkontrolle auch ältere Voraufnahmen (ggf. minderer Qualität) eignen – im Gegensatz zum Mikrokalkvergleich (1–4).
   - Bei Größenkonstanz über 3 Jahre erübrigt sich eine weitere Diagnostik. Da einzelne glatt begrenzte Malignome sehr langsam an Größe zunehmen können, empfiehlt es sich, falls ein kontrollbedürftiger Herd erst kürzlich entdeckt wurde, diesen in 6-, dann 12-monatigen Abständen zu kontrollieren, um eine Konstanz über etwa 3 Jahre nachzuweisen. Dabei sollten die Aufnahmen immer auch mit den ersten Mammographien und nicht nur mit der aktuellen Voraufnahme verglichen werden.
   - Bei einem an Größe zunehmenden Herdbefund oder einer neu aufgetretenen, glatt begrenzten Läsion sollte zunächst die Sonographie zur Differenzierung eines zystischen von einem soliden Befund eingesetzt werden.
   - Die einfache Zyste bedarf keiner weiteren Abklärung.
   - Bei nicht sicher zystischem Befund ist ein Aspirationsversuch indiziert (5).
   - Ist ein solider Herdbefund glatt begrenzt und sind mehr als 75 % der Kontur überlagerungs-

Abb. 22.1 Der glatt begrenzte Herdbefund.

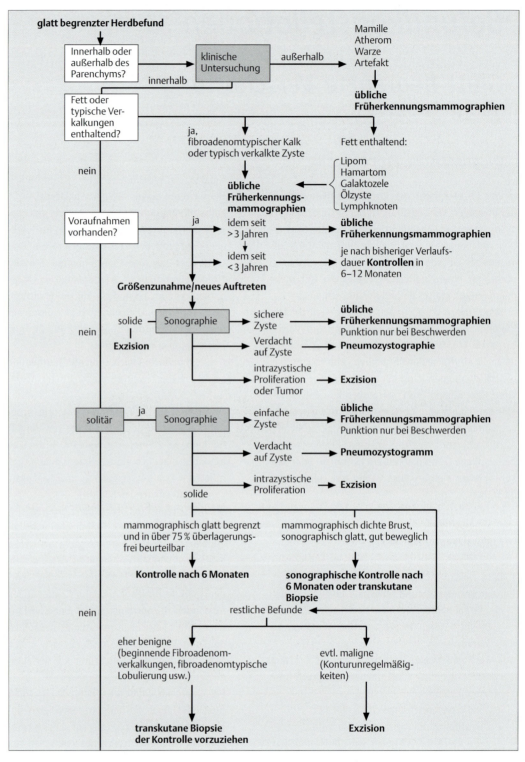

Befundkonstellationen

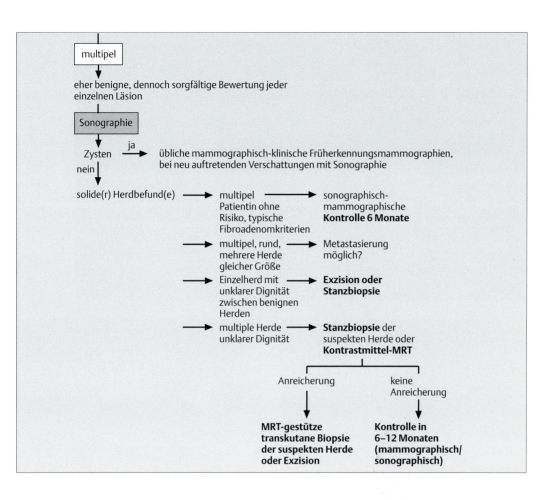

Abb. 22.1 **Fortsetzung**

frei sichtbar, sind weitere Kontrolluntersuchungen ausreichend.
- Bei allen übrigen glatt begrenzten, solitären Herdbefunden, die solide sind, sollte eine weitere Abklärung erfolgen. Die meisten Herde, vor allem die > 5 mm, sollten punktionshistologisch, sonographisch oder mammographisch stereotaktisch gesteuert weiter abgeklärt werden. Erweist sich der Befund histologisch als Fibroadenom, sind weitere Kontrollen ausreichend. Bei anderen nicht malignen Diagnosen ist klinisch zu überprüfen, ob das Gewebe repräsentativ ist. Danach muss entschieden werden, ob eine Exzision, eine Wiederholung der Stanzbiopsie oder kurzfristige Kontrollen erforderlich sind.
- Multiple glatt begrenzte Herdbefunde sprechen für Benignität. Dies ist aber nicht beweisend, da Rundherde selten auch Ausdruck einer intramammären Metastasierung sein können. Weiterhin muss die sorgfältige mammographische und sonographische Analyse erfolgen, um z.B. bei bekannter zystischer Mastopathie ein kleines Karzinom zwischen benignen Herdbefunden nicht zu übersehen (Abb. 22.**4**). Im Einzelfall kann eine MR-tomographische Abklärung sinnvoll sein (Abb. 22.**5 a – d**) (7).

22 Weiterführende Diagnostik

Abb. 22.2 a–c **Atherom.**

a–b Im kraniokaudalen Strahlengang (a) erkennt man in Projektion auf die innere Brusthälfte eine 10 mm messende, rundliche, herdförmige Verschattung, welche sich in der mediolateralen Aufnahme (b) in die obere Brusthälfte lokalisieren lässt.

c Eine tangentiale Zieltubuskompressionsaufnahme nach Markierung des tastbaren Atheroms zeigt die Übereinstimmung der Befunde (unterbelichtete Aufnahme zur Darstellung der Haut).

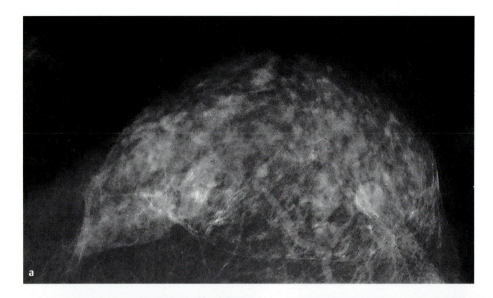
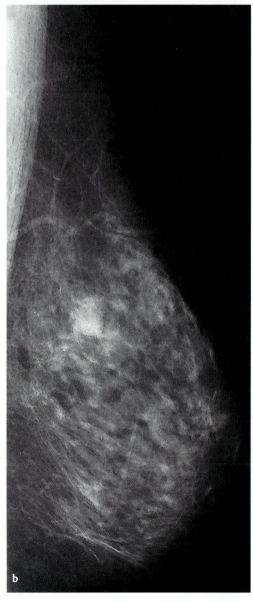
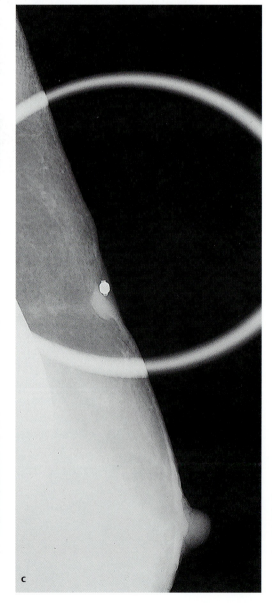

Befundkonstellationen

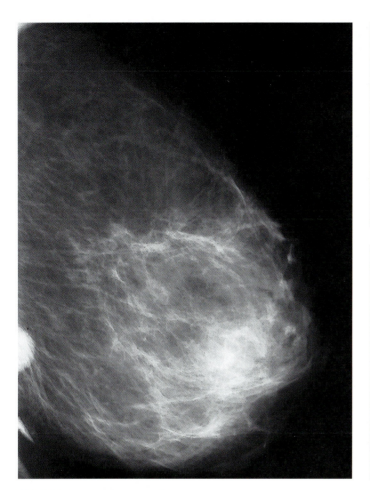

Abb. 22.3 **Projektion der Mamille.**
Mitabbildung der kontralateralen Mamille, die sich als halbkugelige, thoraxwandnah projizierende Verschattung darstellt (mediolaterale Aufnahme).

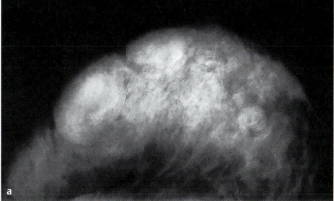

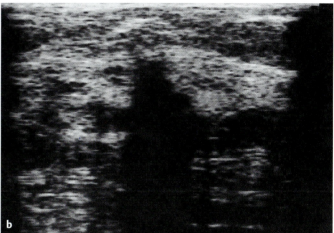

Abb. 22.4 a – b **Zysten und lobuläres Karzinom.**
a Bei der Patientin ist eine zystische Mastopathie bekannt. Mammographisch finden sich multiple rundliche, herdförmige Verdichtungen, die sich bei der ergänzenden Sonographie als einfache Zysten bestätigen.
b Sonographisch erkennt man zwischen multiplen echofreien, glatt begrenzten Läsionen mit deutlicher homogener dorsaler Schallverstärkung einen 9 mm messenden, unregelmäßig begrenzten, echoarmen Herdbefund.
Histologie: infiltrierend wachsendes, lobuläres Karzinom.

Abb. 22.5 a–d **Multiple Rundherde.**
Diese Patientin stellte sich bei supraklavikulären Lymphknotenmetastasen zur Primärtumorsuche vor.

- **a–b** Mammographisch (kraniokaudal und schräg) stellen sich mehrere Noduli unklarer Dignität in den äußeren Quadranten dar.
- **c–d** Eine repräsentative MRT-Schicht zeigt 2 der Noduli vor (**c**) und nach (**d**) i. v. Gabe von Gd-DTPA. Keiner der Noduli zeigte eine wesentliche Anreicherung. Die Befunde sind am ehesten vereinbar mit älteren Fibroadenomen. Von einer Exzisionsbiopsie wurde abgesehen. Eine Kontrollmammographie zeigte keine Größenänderung. Die weitere Tumorsuche ergab ein Magenkarzinom.

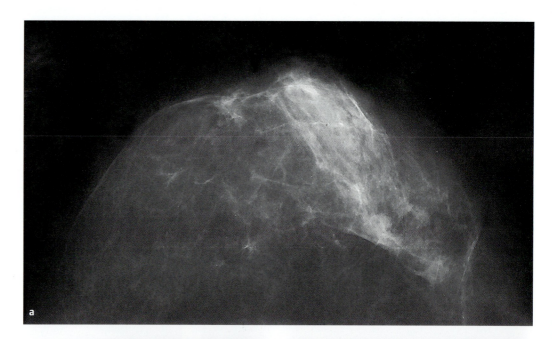
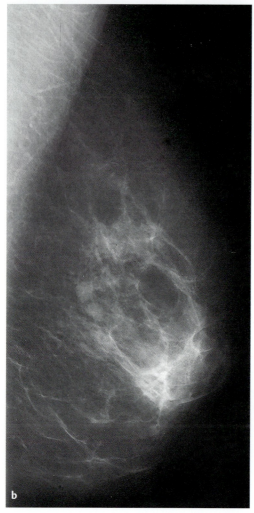
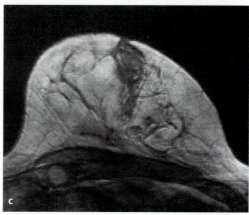
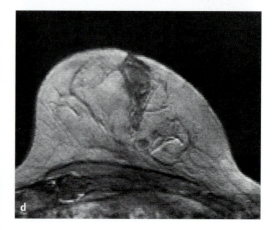

Nicht glatt begrenzte Verschattung

(Abb. 22.6)

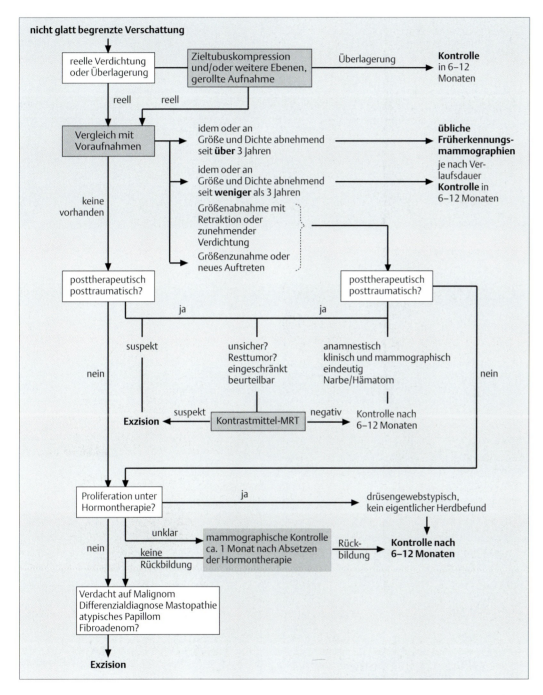

Abb. 22.6 a–c Nicht glatt begrenzte Verschattung.

Fortsetzung →

Abb. 22.6 b–c Fortsetzung

b–c Bei jeder irregulären Verschattung muss abgeklärt werden, ob es sich tatsächlich um einen Herdbefund handelt oder aber um einen Summationseffekt.

b Die kraniokaudale Aufnahme zeigt eine auffällige Verschattung, ca. 6 cm hinter der Mamille.

c Die Schrägaufnahme verdeutlicht, dass die Verdichtung, die in der kraniokaudalen Ebene auffiel, durch Summation vorgetäuscht wird. Wenn sich Verschattungen in ergänzenden Ebenen vollständig auflösen, ist keine weitere Abklärung notwendig (Die Diagnose wurde durch 3-jährige Kontrollen bestätigt).

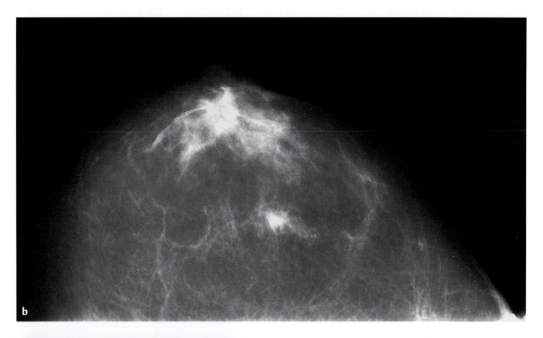
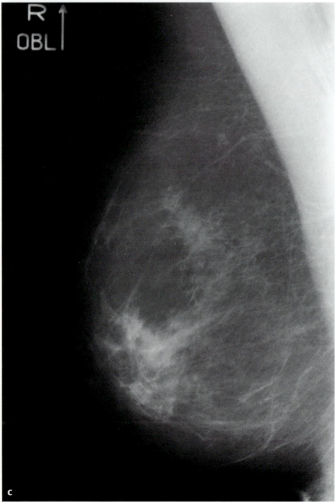

Diagnostische Problematik

Die Spannbreite nicht glatt begrenzter Verschattungen reicht vom Drüsenläppchen über die parenchymüberlagerten gutartigen Tumoren (Zyste, Fibroadenom, phylloider Tumor, Papillom, noduläre Adenose) sowie umschriebene posttraumatische und posttherapeutische Veränderungen (Hämatom, Fettgewebsnekrose, Narbe) bis hin zu den Karzinomen.

Diagnostische Strategie

1. Zunächst muss abgeklärt werden, ob es sich wirklich um eine herdförmige Verschattung handelt oder um einen Überlagerungs- oder Summationseffekt.
   - Ein wirklicher Herdbefund muss in beiden Ebenen räumlich eindeutig zuzuordnen sein.
   - Ist er nur in einer Ebene sichtbar, kann durch eine oder weitere Zieltubuskompressionsaufnahmen sein herdförmiger Charakter bestätigt oder ausgeschlossen werden.
   - Auch weitere Projektionsebenen können hilfreich sein, vor allem die sog. gerollte Aufnahme.
2. Bestätigt sich der nicht glatt begrenzte Herdbefund, sind Voraufnahmen zur Beurteilung von Größe und Dichte heranzuziehen (1–3).
   - Ein seit mehr als 3 Jahren gleich bleibender Befund macht eine Gutartigkeit sehr wahrscheinlich. Bei kürzerer Verlaufsbeobachtung sollten weitere 6- bis 12-monatige Kontrolluntersuchungen erfolgen.
   - Eindeutig malignomsuspekte Läsionen bedürfen immer einer weiteren Abklärung (perkutane oder chirurgische Biopsie, auch wenn im kurzfristigen Verlauf keine Befundänderung vorliegt.
   - Jede Größenzunahme zwingt zur weiteren Abklärung.
3. Bevor eine unnötige Operation indiziert wird, muss anamnestisch eine hormonelle Substitution erfragt werden.
   - Hierunter kann es bei einer älteren Patientin zu einem Größenwachstum von Zysten und Fibroadenomen kommen, was sonst in diesem Alter nicht auftritt (8, 9). Ein Absetzen der Hormontherapie führt sehr schnell zur Involution des hormonell stimulierten Drüsenkörpers und zur mammographisch nachweisbaren Größen- und Dichterückbildung von hierdurch verursachten oder zunehmenden Herdbefunden.
   - Bleibt der Herdbefund nach Absetzen der Hormontherapie bestehen, muss wegen der nun offenen Differenzialdiagnose, die von der nodulär mastopathischen Gewebsverdichtung über gutartige Tumoren (Papillom, Fibroadenom) bis zum Karzinom reicht, die Exzisionsbiopsie erfolgen.
4. Anamnese und klinische Untersuchung klären, ob es sich um posttraumatische oder posttherapeutische Veränderungen handeln kann. Für narbige Veränderungen wird empfohlen:
   - Stimmen klinisches und mammographisches Bild überein, so reichen Kontrolluntersuchungen aus.
   - Zeigen sich bei der Verlaufsbeurteilung eine Größen- oder Dichtezunahme, eine zunehmende radiäre Konturierung oder suspekte Mikroverkalkungen, so muss exzidiert werden.
   - Bei fraglichem Befund und/oder eingeschränkter mammographischer Beurteilbarkeit erlaubt die Kontrastmittel-MRT eine sehr sichere Abgrenzung z.B. zwischen verbliebenem Tumor und Narbengewebe (7, 10–13).

Radiärer Strukturumbau

(Abb. 22.7)

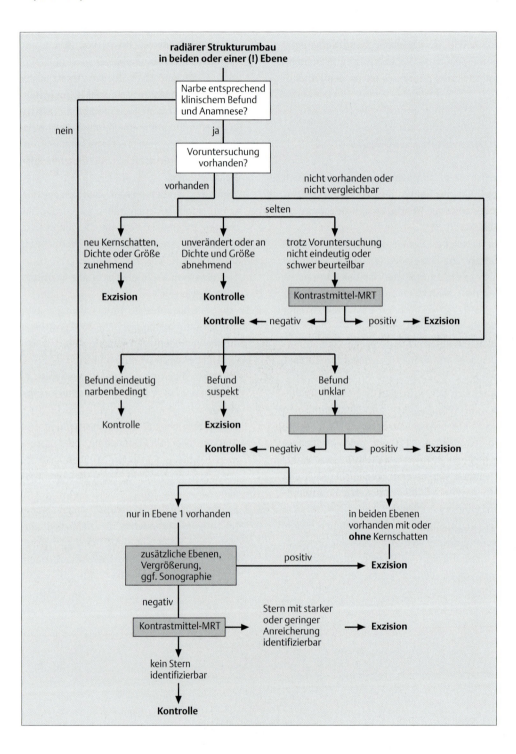

Abb. 22.7 Radiärer Strukturumbau.

Diagnostische Problematik

Im Screening suchen wir nach kleinen und kleinsten Karzinomen. Ein radiärer Strukturumbau kann einziges und frühes Malignitätszeichen eines fibrosierend wachsenden, duktalen oder lobulären Karzinoms sein. Ein Tumorkernschatten kann, muss aber keineswegs vorhanden sein. Auch die seltenen tubulären Karzinome stellen sich charakteristischerweise sternförmig dar. Die o. g. Karzinome müssen von Summationsphänomenen infolge sich kreuzender Cooper-Ligamente, von narbigen posttraumatischen bzw. posttherapeutischen Radiärstrukturen sowie der radiären Narbe (Synonyme: Strahlennarbe, infiltrierende Epitheliose, obliterierende Mastopathie) abgegrenzt werden. Dabei ist zu beachten, dass in der radiären Narbe ein DCIS, ein tubuläres Karzinom oder ein anderes invasives Karzinom entstehen kann (14–16).

Diagnostische Strategie

(Abb. 22.**8** u. 22.**9**)

1. Als erstes gilt es, mittels Anamnese und klinischem Befund eine Narbe auszuschließen. Selbst kleine Stichinzisionen in der Folge einer abszedierenden Mastitis können zu intraparenchymatösen Radiärstrukturen führen.
   – Bei nicht eindeutiger Korrelation von klinischem Befund und Mammographie sollten – wenn möglich – Voruntersuchungen zum Vergleich sowie die präoperative Mammographie herangezogen werden. Die Kenntnis der ursprünglichen Lokalisation eines exzidierten Befundes ist von Bedeutung. Zu berücksichtigen ist auch, dass bei Zugang über einen perimamillären Randschnitt die Narbe im Parenchym deutlich enfernt von der kutanen Narbe liegen kann.
   – Fehlen Voraufnahmen, ist die interessierende Region auf diesen nicht erfasst oder entspricht die Sternfigur nicht sicher der Narbe, kann die

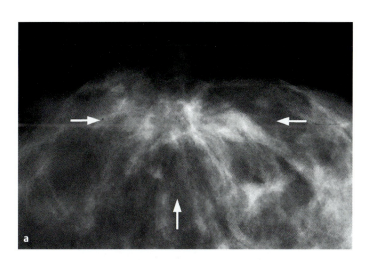

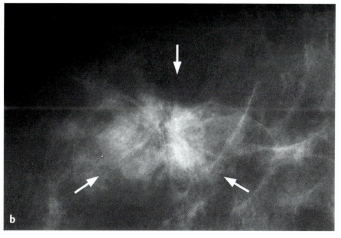

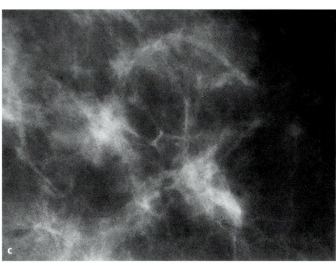

Abb. 22.8 a–p Differenzialdiagnose des radiären Strukturumbaus.
a Patientin A: Zarter radiärer Strukturumbau retroareolär, zentral interponierte Fettläppchen, Areolaverdickung: periareoläre Narbe.
b Patientin B: Radiärer Strukturumbau ohne zentrale herdförmige Verschattung, randständig 2 rundlich monomorphe Verkalkungen. Zwischen den bindegewebigen zarten Radiarstrukturen erkennt man ebenfalls radiär angeordnetes Fettgewebe als streifige, radiär strukturierte Aufhellungen.
Histologie: Skleradenose.
c Patientin C: Von einer sehr transparenten, ungleichförmig konturierten Verschattung gehen relativ plumpe radiäre Ausläufer aus.
Histologie: regressiv verändertes Fibroadenom.

Fortsetzung →

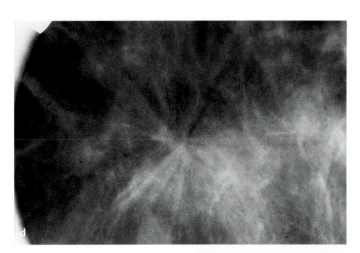
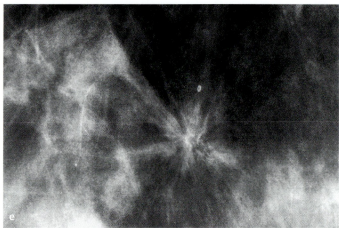

Abb. 22.8 d–g Fortsetzung

d Patientin D: Diese Verschattung mit Spicualae zeigt das typische Erscheinungsbild einer radiären Narbe. Der Befund wurde histologisch bestätigt.

e Patientin E: Diese Verschattung mit Spiculae zeigt zentral eine vermehrte Dichte und relativ breite Ausläufer. Aus diesen Gründen wurde die Diagnose eines invasiv duktalen Karzinoms gestellt. Die sichere Abgrenzung eines Malignoms gegenüber einer radiären Narbe ist mit bildgebenden Methoden nicht möglich. Zur eindeutigen Abklärung ist eine Biopsie erforderlich.

f Patientin F: Klinisch kein Tastbefund. Mammographisch sehr deutlicher radiärer Strukturumbau, zentral interponierte Fettläppchen.

g Patientin wie in **f**: Mammographie 6 Jahre später: Die radiären Ausläufer sind etwas länger geworden, nach wie vor keine zentrale herdförmige Verschattung.
Histologie: radiäre Narbe.

Fortsetzung →

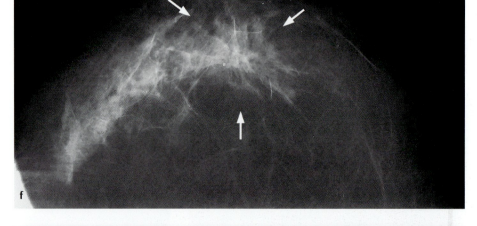
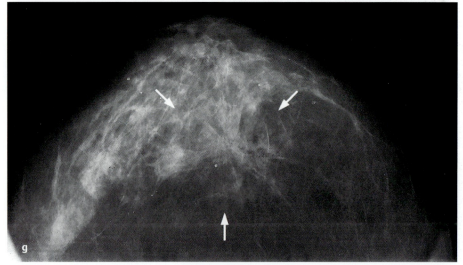

Befundkonstellationen

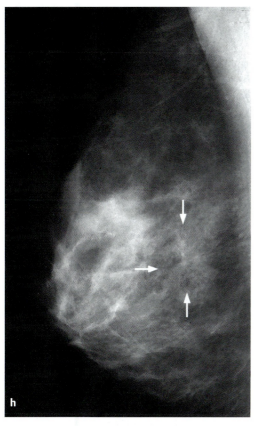

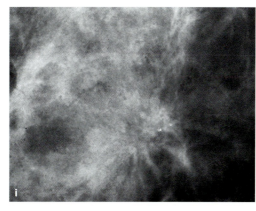

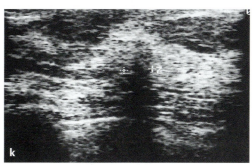

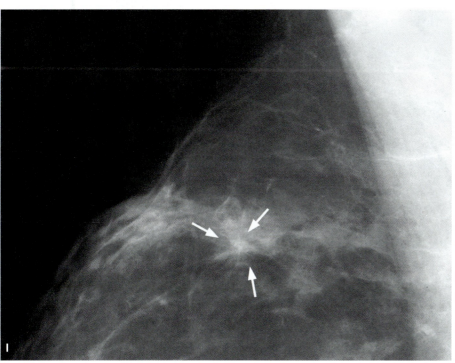

Abb. 22.8 h–l **Fortsetzung**

h Patientin G: Sehr zarter radiärer Strukturumbau in der oberen Brusthälfte thoraxwandnah mit ganz vereinzelten rundlichen Verkalkungen.

i Patientin wie in **h**: Präparatradiographie: Hier sind der radiäre Strukturumbau sowie die Mikroverkalkungen deutlich erkennbar.

k Patientin wie in **h**: Sonographisch entspricht dem mammographischen Befund ein 9 mm messendes, echoarmes, unregelmäßig konfiguriertes Areal mit dorsaler Schallauslöschung.
Histologie: atypische duktale Epithelhyperplasie mit einem 7 mm messenden DCIS, Läppchenkanzerisierung.

l Patientin H: Sehr kleine Sternfigur in der oberen Brusthälfte.
Histologie: 5 mm messendes, undifferenziertes, duktales Mammakarzinom.

Fortsetzung →

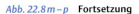

Abb. 22.8 m–p Fortsetzung

m Patientin I: Hier fällt ein ca. 1,5 cm großer radiärer Strukturumbau mit Spiculae und deutlicher zentraler Transparenzvermehrung auf. Obwohl die zentrale Aufhellung eher auf eine radiäre Narbe hinweist als auf einen malignen Befund, ist eine histologische Abklärung erforderlich.
Histologie: um einen Fettlobulus wachsendes Karzinom.

n Patientin K: Radiärer Strukturumbau in der inneren Brusthälfte ohne zentrale herdförmige Verdichtung.

o Patientin wie in **n**: Präparatradiographie.

p Patientin wie in **n**: Sonographisch entspricht dem mammographischen Befund eine 10 mm messende, echoarme, unregelmäßig begrenzte Herdbildung mit dorsaler Schallauslöschung.
Histologie: 13 mm messendes, kleinzellig solide wachsendes infiltrierendes lobuläres Karzinom.

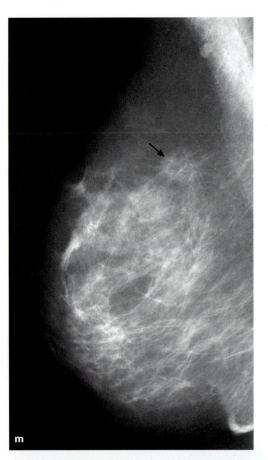
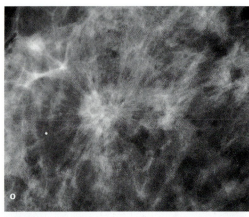
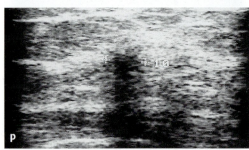
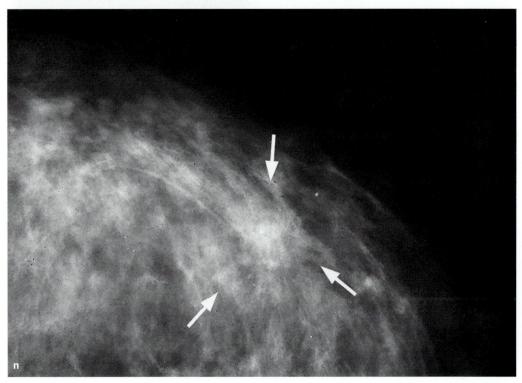

Abb. 22.9 a – h **Ausgeprägte Vernarbungen.**

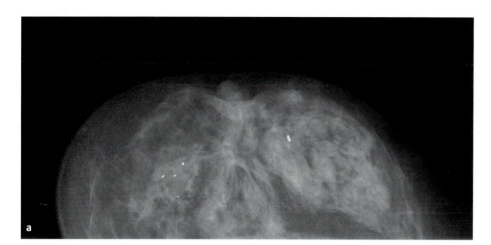

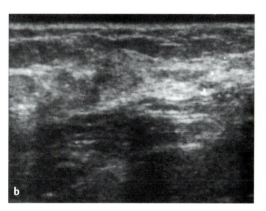

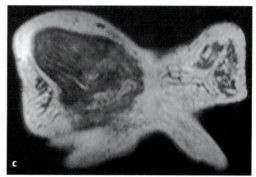

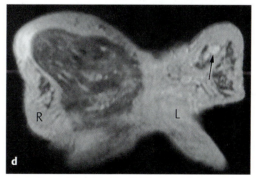

a – d Patientin A.
a Neben den ausgeprägten Vernarbungen retromamillär fiel ganz thoraxwandnah, dem M. pectoralis aufsitzend, eine suspekte Verschattung auf. Trotz mehrfacher Versuche konnte diese in keiner weiteren Ebene reproduziert werden bei wegen Narben erschwerter Einstelltechnik. Auf den Vormammographien war der Bezirk nicht erfasst. Eine MRT wurde zur Befundlokalisation empfohlen, nachdem auch sonographisch – bei durch Narben eingeschränkter Beurteilbarkeit – der Befund nicht aufzufinden war.

b Sonographisch schwer beurteilbares Narbengewebe, kein Herdbefund.

c – d Kontrastmittel-MRT nativ (**c**) und nach Kontrastmittelgabe (**d**), koronare Schicht präpektoral: Während rechts vorwiegend der M. pectoralis erkennbar ist, findet sich links im direkt präpektoral gelegenen Drüsengewebe eine hochsuspekte Anreicherung (Pfeil). Diese konnte nach MRT-gesteuerter Lokalisation exzidiert werden.
Histologie: duktales Karzinom, 1 cm.

Fortsetzung →

22 Weiterführende Diagnostik

Abb. 22.9 e–h Fortsetzung

e–h Patientin B. Wert der Kontrastmittel-MRT bei unklarem Narbenbefund und nicht vergleichbarer Vormammographie. Diese Patientin wurde 1 Jahr nach Tumorexstirpation und Radiatio wegen eines in 2 Ebenen sichtbaren sternförmigen Herdbefundes überwiesen. (Das Erstkarzinom enthielt keinen Mikrokalk.)

e Jetzige Mammographie mit sternförmiger Verschattung, die vereinbar ist mit einer Narbe, aber keinen sicheren Malignomausschluss zulässt.

f Vormammographie. Sie ist wenig hilfreich, da dieser Bereich nicht ausreichend erfasst wurde.

g Kontrastmittel-MRT, entsprechende Schicht vor Gd-DTPA. Es zeigt sich eine signalarme Raumforderung mit Ausläufern, die zentral bereits vor der Kontrastmittelapplikation signalintensiv ist. Diese hohe zentrale Signalintensität ist auf Blutabbauprodukte zurückzuführen.

h Dieselbe Schicht wie in **c** nach i. v. Applikation von Gd-DTPA. Es zeigt sich keine wesentliche Signalzunahme, wodurch ein Malignom mit hoher Sicherheit ausgeschlossen ist. Der Befund entspricht narbigen Veränderungen, in denen zentral abgelagerte Blutabbauprodukte zu einer erhöhten Signalintensität führen.

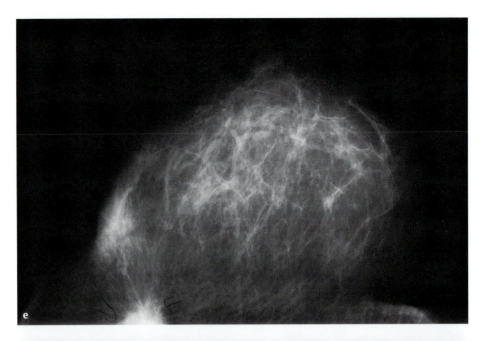
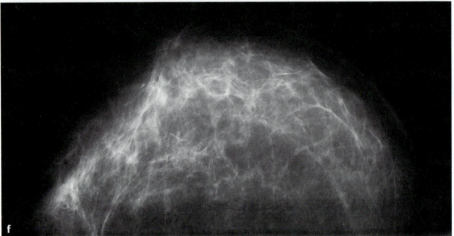
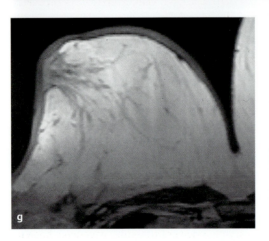
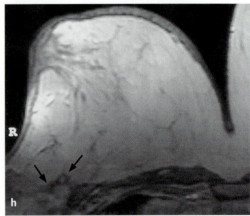

Kontrastmittel-MRT die Verdachtsdiagnose einer Narbe sichern (Abb. 22.**9**).
- Eine im Verlauf entstehende oder zunehmende zentrale Verschattung ist Indikation zur Exzisionsbiopsie. Neben einem Karzinom ist auch an eine posttraumatische Fettgewebsnekrose zu denken. Sie kann sich nicht nur als Ölzyste (d.h. glatt begrenzter, fettdichter Herdbefund mit oder ohne Kapselverkalkungen), sondern auch als radiärer Strukturumbau mit oder ohne zentrale Verdichtung darstellen.

2. Lässt sich eine Narbe ausschließen, sollte, selbst wenn Voraufnahmen keine Änderung zeigen, eine Exzisionsbiopsie folgen, da
   - tubuläre Karzinome, aber auch andere Karzinome sehr langsam wachsen können,
   - radiäre Narben in Kombination mit einem DCIS vorkommen können.
3. Ist die Sternfigur nur in einer Ebene vorhanden, muss zunächst eine Überlagerung mittels Zieltubuskompression bzw. gerollter Aufnahmen ausgeschlossen werden. Bleibt sie bestehen, ist jedoch in einer 2. oder 3. Ebene nicht aufzufinden, so muss sie durch Zieltubuskompression und Vergrößerung in weiteren Ebenen gesucht werden.
   - Ist sie in der 2. Ebene nicht zu identifizieren, ist eine ergänzende Sonographie erforderlich (17): Kleine, radiär strukturierte Karzinome sind sonographisch meist als unregelmäßig begrenzte, echoarme Herdbefunde mit dorsalem Schallschatten zu erkennen.
   - Sollten nach Zieltubuskompression und Sonographie immer noch Unklarheiten über die exakte Lokalisation einer Sternfigur bestehen, kann auch die Kontrastmittel-MRT eingesetzt werden. Dabei ist aber zu beachten, dass auch gering anreichernde, nicht narbige Sternfiguren exzidiert werden sollten. Grund hierfür ist die Tatsache, dass gerade in radiären Narben In-situ-Karzinome vorhanden sein können, die nur zum Teil gut anreichern (1).

Asymmetrie

(Abb. 22.**13**)

Diagnostische Problematik

Einerseits kann eine Asymmetrie im Seitenvergleich ein diskretes Zeichen für Malignität sein, bisweilen auch das einzige (18). Andererseits kommen Asymmetrien unterschiedlicher Ausprägung häufig als Normvariante vor (Abb. 22.**10 a – d**).

Diagnostische Strategie

1. Ist eine Asymmetrie vorhanden, ist dieser sorgfältig nachzugehen.
   - Dabei können Voraufnahmen, wenn vorhanden, besonders hilfreich sein.
   - Die Korrelation mit dem *klinischen Befund* – der in Kenntnis der Mammographie nochmals überprüft werden soll – ist von großer Bedeutung. Grund hierfür ist, dass die meisten Karzinome, die durch diffuses Wachstum zu einer mammographischen Asymmetrie führen, in diesem Stadium auch tastbar sind. Dabei ist zu beachten, dass diffus wachsende Karzinome, wie z. B. ein Teil der lobulären Karzinome, nicht zu einem herdförmigen Tastbefund, sondern zu einer diffusen, zähen Verdichtung des Gewebes führen können.
   - Ist bei bekannter Asymmetrie keinerlei Tastbefund vorhanden (weiche Brust), so ist ein Malignom wenig wahrscheinlich.
   - In der insgesamt knotigen oder dichten Brust kann aber die Einordnung des Tastbefundes durchaus schwierig sein.
2. Die *Sonographie* (4 – 5) ist eine wertvolle Ergänzungsmethode durch den Nachweis (oder Ausschluss) von Zysten, wenn diese die Ursache einer Asymmetrie sind, sowie evtl. vorhandener Herdbefunde in mammographisch dichtem Gewebe.
3. Die Frage nach einer postmenopausalen *Hormontherapie* (19 – 21) ist unbedingt zu stellen, da diese bei einem Teil der Patientinnen zu einer ausgeprägten Proliferation des Drüsengewebes mit Bildung von Zysten, mastopathischen Knoten und zum erneuten Wachstum von Fibroadenomen führen kann (8, 9). Damit können bestehende Asymmetrien betont werden oder durch Knoten- und Zystenbildungen erst entstehen (22). Da diese Veränderungen sich unter Hormonentzug wieder zurückbilden, kann durch das Absetzen der Hormonmedikation bei diagnostischen Problemen eine Klärung erreicht werden (Abb. 22.**11 a** u. **b**).

Abb. 22.10 a–d **Mammographie.**
a Schrägaufnahme rechts.
b Schrägaufnahme links.
c kraniokaudale Aufnahme rechts.
d kraniokaudale Aufnahme links.

Auf dieser Routinemammographie fällt eine deutliche Asymmetrie medial zentral links auf. Die Tatsache, dass innerhalb der Asymmetrie regelmäßig verteilte Fettläppchen vorhanden sind und dass sonographisch sowie bei klinischem Nachtasten keine Auffälligkeit besteht, spricht mit hoher Sicherheit gegen ein Malignom. Im Zweifelsfall kann auch eine Kompressionsaufnahme die Diagnose bestätigen.

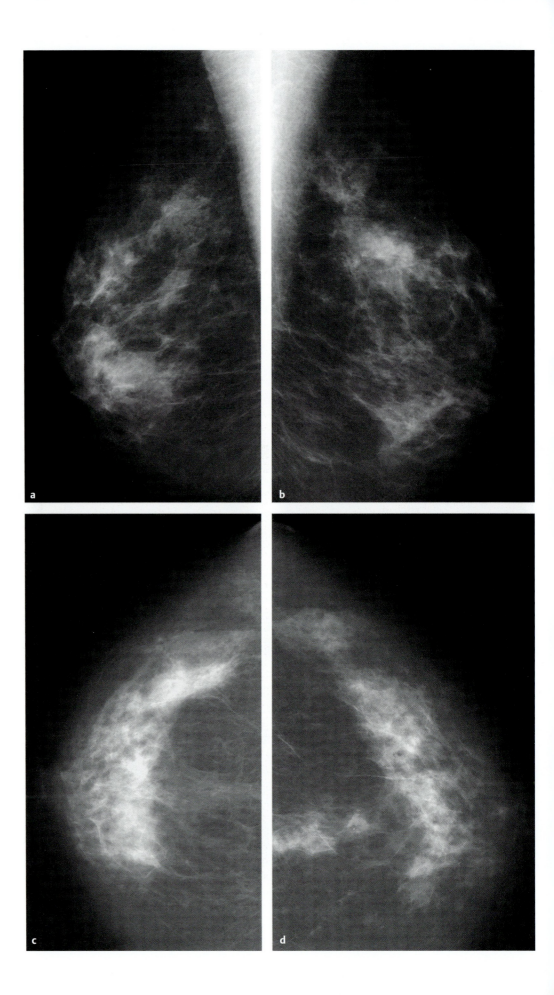

Befundkonstellationen

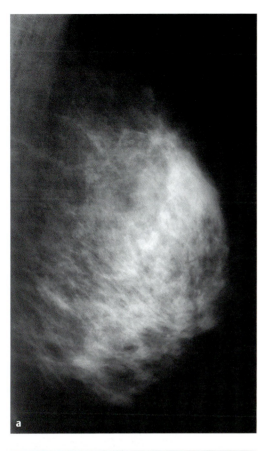
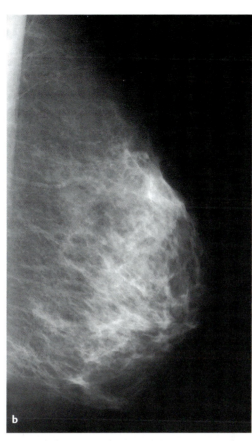
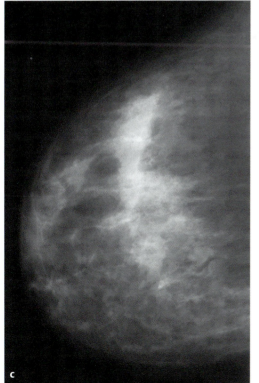
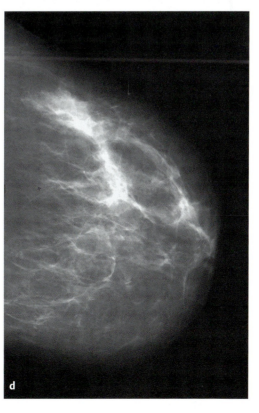

Abb. 22.11 a – d **Asymmetrien.**

a – b Bei dieser Patientin hatte eine Asymmetrie unter postmenopausaler Hormonmedikation deutlich zugenommen. 3 Monate nach Absetzen der Hormonmedikation zeigte sich sowohl klinisch wie mammographisch eine weitgehende Normalisierung des Befundes.

a Mammographie unter postmenopausaler Hormonmedikation.

b Mammographie 3 Monate nach Absetzen der Hormonmedikation.

c – d Die kraniokaudalen Ebenen zeigen bei dieser Patientin eine auffällige Asymmetrie. Das Drüsengewebe der rechten Brust ist dichter und deutlich unschärfer. *Anamnese:* einseitiges Stillen über 2 Jahre.

4. Erweist sich eine Asymmetrie als suspekt oder unklar, ist die Exzision indiziert. Da diffus wachsende Karzinome auch bei großzügiger Materialgewinnung dem Nachweis durch die perkutane Biopsie entgehen können und da über einzelne, diffus wachsende, lobuläre Karzinome mit sehr geringer Kontrastmittelanreicherung berichtet wurde, ist der Exzision vor der perkutanen Biopsie und der Kontrastmittel-MRT der Vorzug zu geben. Lediglich bei eher benignen Befunden können diese Methoden sinnvoll sein, z. B. um die Sicherheit der Entscheidung für Kontrolluntersuchungen zu erhöhen (Abb. 22.**12**).

Das diagnostische Prozedere bei Asymmetrie ist in Abb. 22.**13** nochmals zusammengefasst.

Abb. 22.12 a – i **Asymmetrien.**

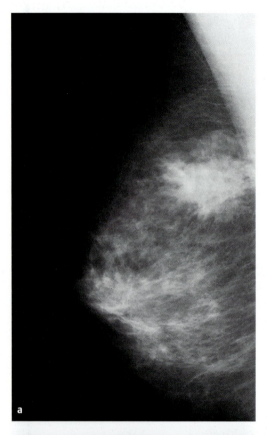
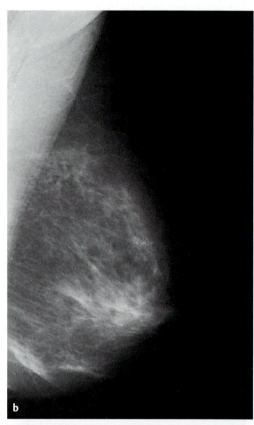
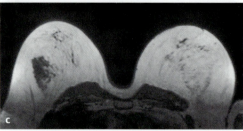
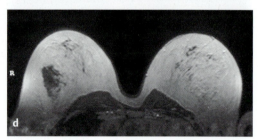

a – d 57-jährige Patientin mit mammographisch ausgeprägter Asymmetrie. Die in der Asymmetrie vorhandenen Fettinseln sowie der mastopathische Tastbefund sprechen für Benignität. Sicherheitshalber wurde dennoch eine ergänzende Kontrastmittel-MRT durchgeführt.

a – b Die Mammographie zeigt eine ausgeprägte Asymmetrie rechts (**a**, Vergrößerung Schrägaufnahme) im Vergleich zu links (**b**).

c Repräsentative Schicht durch das asymmetrische Areal vor i. v. Gabe von Gd-DTPA.

d Dieselbe Schicht wie **c** nach i. v. Applikation von Gd-DTPA zeigt keine wesentliche Anreicherung, was die Diagnose einer benignen Asymmetrie unterstützt.

Fortsetzung →

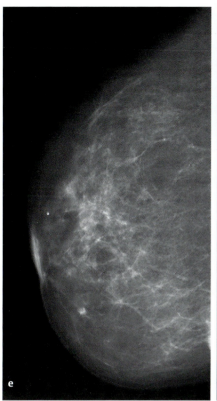
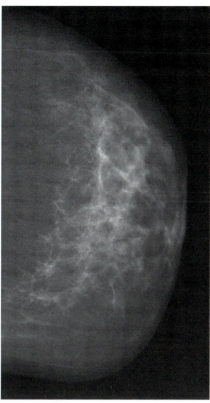
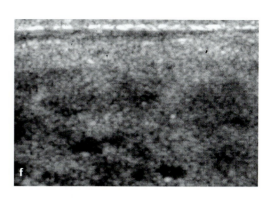
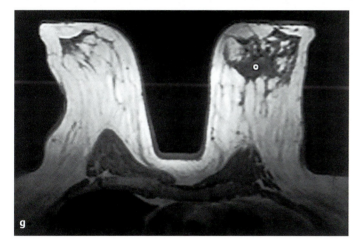
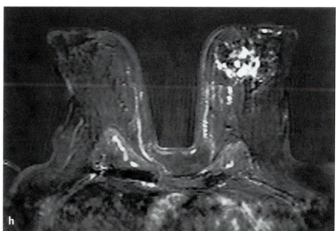
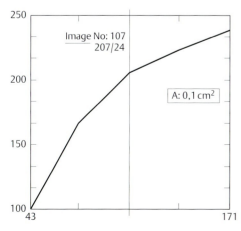

Abb. 22.12 e–i Fortsetzung

e–h 68-jährige Patientin mit einer eher diskreten palpablen, aber im Gegensatz dazu deutlichen mammographischen Seitenasymmetrie. Keine Mikrokalzifikationen (**e**), sonographisch Duktektasien (**f**).

g–i Um eine geeignete Lokalisation für eine perkutane Biopsie festzulegen, wurde eine MRT durchgeführt. Repräsentative Schicht vor (**g**) intravenöser Gd-DTPA-Injektion sowie Subtraktion der entsprechenden Schicht (**h**) (= nach KM, – vor KM). In der dynamischen Auswertung (**i**) zeigt sich eine intensive, wenn auch protrahierte Kontrastmittelanreicherung. Obwohl eine derartige Anreicherung unspezifisch ist, kann ein Malignom nicht sicher ausgeschlossen werden, insbesondere in Anbetracht der deutlichen asymmetrischen Kontrastmittelaufnahme. Die Histologie ergab ein invasiv duktales Karzinom mit einer ausgedehnten intraduktalen Komponente, die vereinbar ist mit der Diskrepanz von klinischen und bildgebenden Befunden.

Abb. 22.13 Asymmetrie.

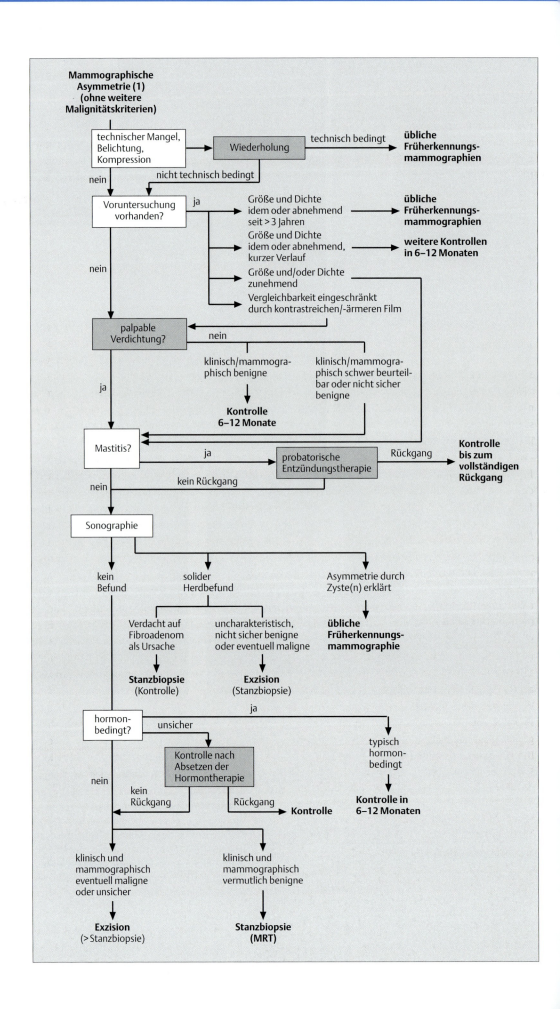

Mammographisch dichte Brust

Mammographisch dichtes Gewebe findet sich mit deutlichen, ethnisch bedingten Variationen in den verschiedenen Populationen bei einem hohen Prozentsatz der unter 40-jährigen und mit abnehmender Häufigkeit bei den über 50-jährigen Patientinnen.

Diagnostische Problematik

Das Problem der mammographisch dichten Brust ist darin begründet, dass die Sensitivität der Mammographie für die Entdeckung von Karzinomen ohne Mikrokalk mit zunehmender Röntgendichte abnimmt (4, 5, 6).

Dichte Brust bei asymptomatischer Patientin ohne erhöhtes Risiko

Diagnostische Strategie und Ziele

Die Indikation zur bildgebenden Untersuchung dieser Patientinnen entspricht der altersentsprechenden Indikation zum Screening und ist in Tab. 22.2 zusammengefasst (s.a. Kapitel 21). Der routinemäßige Einsatz von Sonographie und Kontrastmittel-MRT ist bei diesen Patientinnen nicht indiziert.

Indikationen, Möglichkeiten und Grenzen der bildgebenden Methoden sind im Folgenden für diese Patientinnen nochmals erläutert.

Mammographie

Für die asymptomatische Patientin unter 40 ohne erhöhtes Risiko wird kein Screening mit Bildgebung empfohlen.

Gründe hierfür sind:
- Geringe Häufigkeit des Mammakarzinoms in dieser Altersgruppe. Die Inzidenz des Mammakarzinoms liegt für eine 25-jährige Frau unter 1/10000, während sie ab dem 50. Lebensjahr auf über 10/10000 steigt (91).
- Wegen des meist dichten Gewebes ist die Treffsicherheit der Mammographie in dieser Altersgruppe eingeschränkt.
- Der jugendliche Drüsenkörper weist eine höhere Strahlensensibilität auf.

Studiendaten zum Screening. Das Screening für die *40- bis 50-jährige Patientin* wird derzeit noch diskutiert. Die bisherigen randomisierten Studien waren nicht angelegt zur Untersuchung speziell dieser Altersgruppe, sodass bisher wenig Daten existieren. Aufgrund der hohen Anzahl an DCIS unter den diagnostizierten Karzinomen bei Frauen unter 50 ist davon auszugehen, dass der Effekt des Screenings auf die Mortalitätsreduktion für Frauen in dieser Altersgruppe erst nach einer gewissen zeitlichen Verzögerung (> 8 Jahre) erkennbar wird. Ein Screeningintervall von 12–18 Monaten ist bei 40- bis 49-jährigen Patientinnen möglicherweise wesentlich effektiver zur Mortalitätsreduktion als ein Intervall von 2 Jahren, wie es in den meisten randomisierten Studien angelegt war (27, 28). Dies ist auf die höhere Anzahl der schneller bzw. aggressiver wachsenden Mammakarzinome bei diesen Patientinnen zurückzuführen. Trotz der erschwerten Beurteilbarkeit der mammographisch dichten Brust gibt es zunehmend Daten, die auf eine signifikante Reduktion der Mortalität in dieser Altersgruppe hinweisen (29, 30, 31).

Empfehlungen. Ärztliche Empfehlung muss es daher sein, die Frauen ab dem 40. Lebensjahr in ein Screeningprogramm einzubeziehen. Ob dies bevölkerungsweit finanzierbar ist, muss getrennt davon diskutiert werden.

Tab. 22.2 ⋯ *Untersuchung der asymptomatischen Patientin mit dichter Brust ohne erhöhtes Risiko*

Untersuchungen im Rahmen der Früherkennung	
Patientin < 40 Jahre	Keine bildgebende Untersuchung indiziert
40-jährige Patientin	Mammographisches Screening alle 1–2 Jahre (USA: jährlich)

> In der mammographisch dichten Brust ist das Screening ebenso sinnvoll wie in der fettreichen Brust.

- Frauen ab dem 40. Lebensjahr sollten aufgrund des üblicherweise schnellen Tumorwachstums prämenopausaler Malignome jährlich mammographiert werden (27, 28).
- Für asymptomatische *Patientinnen über 50* wird ein mammographisches Screening alle 1–2 Jahre empfohlen. In den USA wird in dieser Altersgruppe ein jährliches Mammographiescreening empfohlen.

In der mammographisch dichten Brust ist das Screening ebenso sinnvoll wie in der fettreichen Brust. Auch in sehr dichten Brüsten ist Mikrokalk als wichtiger Hinweis auf ein oft prognostisch noch günstiges Karzinom zuverlässig zu erkennen. Nicht verkalkte Karzinome können sichtbar sein, wenn sie zu einer Retraktion oder Vorwölbung des Drüsenkörpers führen oder wenn sie eine noch höhere Dichte als das Umgebungsgewebe haben.

Wegen des erschwerten Nachweises kleiner, nicht verkalkter Karzinome in mammographisch dichtem Gewebe kommt der sorgfältigen klinischen Untersuchung dieser Patientinnen eine große Bedeutung zu (Abb. 22.**14 a–c**).

Ergänzungsmethoden

Bei mammographisch dichtem Gewebe ist bei asymptomatischen Patientinnen ohne erhöhtes Risiko der Einsatz weiterer bildgebender Methoden nicht indiziert. Weitere Informationen wären zwar wegen der erschwerten mammographischen Beurteilbarkeit prinzipiell wünschenswert. Weder Sonographie noch Kontrastmittel-MRT sind aber als al-

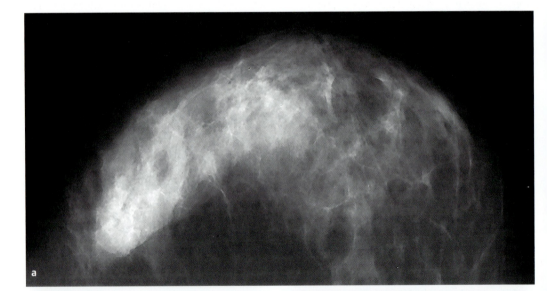

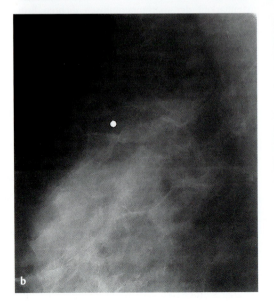

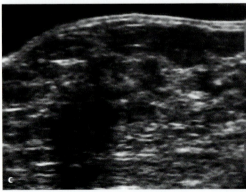

Abb. 22.14 a–c **Patientin mit suspektem Tastbefund oben außen.**
a–b Die Mammographie (**a** = kraniokaudal, **b** = Schrägaufnahme, Ausschnittsvergrößerung) zeigt in diesem Bereich (Kugelmarkierung) dichtes Gewebe, das im Vergleich zur Gegenseite etwas weniger transparent erscheint, aber ohne abgrenzbaren Herdbefund oder malignomtypische Verkalkungen.
c Die Sonographie des Tastbefundes zeigt ein ca. 2 cm messendes, suspektes, echoarmes Areal.
Histologie: 2,1 cm großes duktales Karzinom.

Befundkonstellationen

Tab. 22.3 ⋯▸ *Prozedere in Abhängigkeit vom Befund*

Tastbefund	Mammographie	Prozedere
Unauffällig	Unauffällig	→ Keine Maßnahmen, altersentsprechende Kontrollen
Positiv	Unauffällig	→ Abb. 22.**19a**
Unauffällig oder positiv	Mikrokalk	→ Abb. 22.**42**
	Glatt begrenzter Herdbefund	→ Abb. 22.**1**
	Nicht glatt begrenzter Herdbefund	→ Abb. 22.**6a**
	Radiärer Strukturumbau	→ Abb. 22.**7**
	Asymmetrie	→ Abb. 22.**13**

leinige Methode oder als routinemäßige Ergänzung der Mammographie für das Screening geeignet oder anerkannt.

Obwohl einige aufschlussreiche Ergebnisse von wenigen sehr erfahrenen Untersuchern präsentiert wurden (32, 33), gibt es keine gesicherten Daten, die den Einsatz der Sonographie als Screeningmethode rechtfertigen. Grund hierfür ist, dass die Sonographie untersucherabhängig und zeitaufwendig ist. Das Problem der Qualitätssicherung ist bislang noch nicht ausreichend gelöst. Selbst mit der Hochfrequenzsonographie ist die Treffsicherheit für kleine Läsionen und DCIS zu niedrig (34–38). Selbst wenn die Sonographie als Ergänzung zur Mammographie angewendet wird, werden zahlreiche falsch positive Befunde diagnostiziert (32, 33).

Für die Kontrastmittel-MRT gibt es keine Daten zu dieser Patientengruppe. Abgesehen von den hohen Kosten ist aber bei asymptomatischen und jüngeren Patientinnen mit einer unvertretbar hohen Zahl falsch positiver Befunde zu rechnen. Falsch negative Befunde können auftreten, wenn zur Vermeidung falsch positiver Befunde die Schwelle für die Diagnose eines Karzinoms angehoben wird.

Weiteres Prozedere in Abhängigkeit vom Befund

Das weitere Prozedere, wenn kein Befund, ein Tastbefund oder ein mammographischer Befund bei einer asymptomatischen Patientin mit dichter Brust auffällt, ist in Tab. 22.3 zusammengefasst.

Dichte Brust bei asymptomatischer Patientin mit hohem Risiko

Diagnostische Strategie und Ziele

Liegt aufgrund der Eigenanamnese (Zustand nach invasivem oder In-situ-Karzinom oder proliferierender Mastopathie mit Atypien) oder aufgrund der Familienanamnese (Mammakarzinom bei Großmutter, Mutter, Schwester; steigendes Risiko bei Doppelseitigkeit, bei mehreren betroffenen Verwandten, bei prämenopausalem Auftreten und vor allem bei Verwandten, die vor dem 30. Lebensjahr erkrankten) ein *deutlich erhöhtes Mammakarzinomrisiko* vor (s.a. Kapitel 1), so ist eine individuell angepasste Überwachung sinnvoll, d.h. ein jährliches mammographisches Screening, wobei der Beginn dem individuellen Risiko angepasst werden muss.

Mammographie und klinischer Befund

Eine regelmäßige Mammographie mit klinischer Untersuchung ist auch bei diesen Patientinnen die wichtigste Voraussetzung für eine effektive Karzinomfrüherkennung:

- Mammographien sind – je nach individuellem Risiko – auch vor dem 40. Lebensjahr sinnvoll.
- Ab dem 40. Lebensjahr sind jährliche Mammographien zu empfehlen (29–31).
- Der sorgfältigen klinischen Untersuchung kommt besonders bei dichtem Gewebe große Bedeutung zu.
- Der Einsatz von Ergänzungsmethoden wie Sonographie und MRT ist derzeit Gegenstand zahlreicher Studien (40–44). Risikopatientinnen sollten

22 Weiterführende Diagnostik

in diese Studien eingegliedert werden, um die genannten Methoden zu evaluieren (zusätzliche Herde bei bekanntem Karzinom, falsch negative und falsch positive Befunde, weiterführende Abklärung) und um den Patientinnen in Abhängigkeit vom individuellem Risiko ein optimales Management zu bieten.

Sonographie und perkutane Biopsie

Im Einzelfall sollten Sonographie und perkutane Biopsie bei diesen Patientinnen großzügig eingesetzt werden, um fragliche Tastbefunde, Asymmetrien oder Verdichtungen sorgfältig abzuklären.

Kontrastmittel-MRT

In mammographisch dichtem Gewebe kann durch die Kombination von Mammographie und Kontrastmittel-MRT zwar die höchste Sensitivität für den Nachweis oder Ausschluss von invasiven Zweitherden in derselben oder der gegenseitigen Brust (Abb. 22.**15**a–d u. 22.**16**a–d, 22.**18**, 15.**14**a u. **b**) erreicht werden (8–11). Da die Kontrastmittel-MRT aber nur eine mäßige Spezifität besitzt und deshalb zu zahlreichen diagnostischen Biopsien führen könnte, werden ihre Einsatzmöglichkeiten in der mammographisch dichten Brust noch im Rahmen von Studien überprüft:

Abb. 22.15 a–d **Vorteile der Kontrastmittel-MRT in der Nachsorge (erhöhtes Risiko) bei dichter Brust.**
Bei Zustand nach Mammakarzinom rechts wurde bei dieser Patientin eine Mammographie beidseits durchgeführt. Wegen eines klinisch unklaren Befundes in der rechten, bestrahlten Brust wurde eine Kontrastmittel-MRT veranlasst. Hierbei wurde zufällig ein suspekter Befund links gefunden.

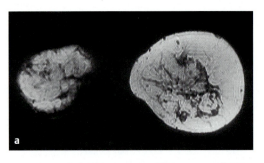

a Kontrastmittel-MRT vor i.v. Applikation von Gd-DTPA. Es ist dieselbe koronare Schicht wie in **b** abgebildet. Die rechte bestrahlte Brust ist auf dieser Schicht nur teilweise angeschnitten, da sie postoperativ kleiner ist.

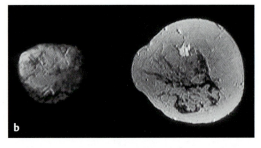

b Nach Kontrastmittel-MRT fällt eine frühzeitige, unregelmäßig begrenzte und damit suspekte Anreicherung in der linken Brust bei 12 Uhr retromamillär auf.

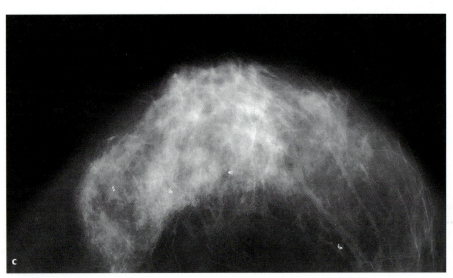

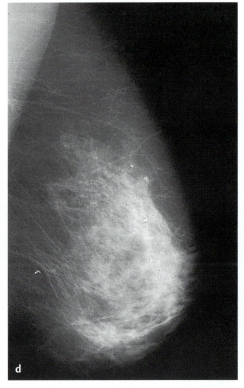

c Kraniokaudale Mammographie links.
d Mediolaterale Aufnahme. Die Mammographie links, die ohne klinischen Verdacht im Rahmen eines Mammakarzinom der Gegenseite durchgeführt wurde, zeigte keinen Hinweis auf ein Malignom und hätte damit zu keiner weiteren Maßnahme Anlass gegeben. Eine retrospektiv durchgeführte Sonographie zeigte keinen Herdbefund.
Histologie: duktales Karzinom.

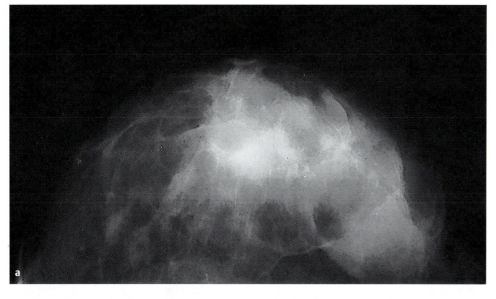
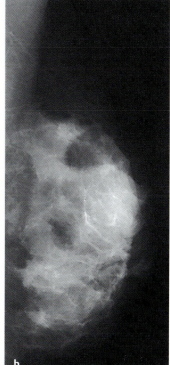
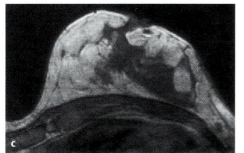
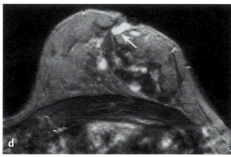

Abb. 22.16 a–d Ausdehnungsbeurteilung und Erfassung von Zweitherden in der mammographisch dichten Brust.
Bei dieser Patientin waren 3 Jahre nach Exzisionsbiopsie einer benignen Läsion 2 tastbare Herde neu aufgetreten (hinter und medial der Mamille). Obwohl die Herdbefunde sonographisch echoarm und damit suspekt bewertet wurden, wurde ergänzend eine MRT durchgeführt, bei der aufgrund der vorangegangenen Biopsie die Retroareolärregion nur eingeschränkt beurteilbar war.
a–b Die Mammographie (kraniokaudale und schräge Ebene) zeigt sehr dichtes Gewebe mit einer narbenbedingten Retraktion.
c MRT-Schicht in Höhe des Tastbefundes im Bereich der narbigen Veränderungen vor Gd-DTPA.
d Dieselbe Schicht nach Gd-DTPA zeigt eine hochsuspekte Kontrastmittelanreicherung innerhalb des Tastbefundes. Zusätzlich finden sich mehrere zusätzliche Herde mit suspekter fokaler Anreicherung. Diese Herde wurden weder klinisch noch mit anderen bildgebenden Methoden entdeckt.
Histologie: multizentrisches lobuläres Karzinom.

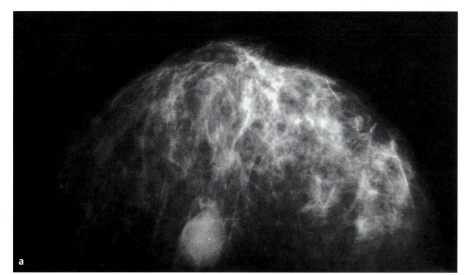

Abb. 22.17 a–h Suspekter tastbarer Knoten.
Diese 61 Jahre alte Patientin stellte sich mit einem tastbaren Knoten von etwa 3 cm Größe vor. Die Läsion wurde aufgrund des Alters der Patientin und der partiell unscharfen Begrenzung, die zum Teil jedoch auch auf Überlagerung durch Parenchym zurückzuführen ist, suspekt bewertet.
a–b Kraniokaudale und mediolateral-oblique Aufnahme.

Fortsetzung →

22 Weiterführende Diagnostik

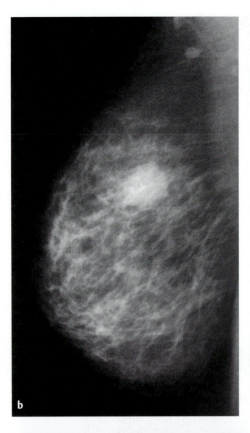
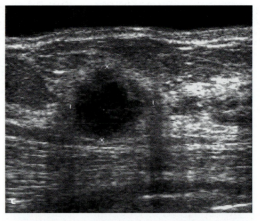
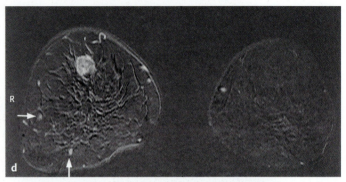
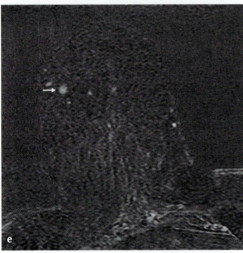
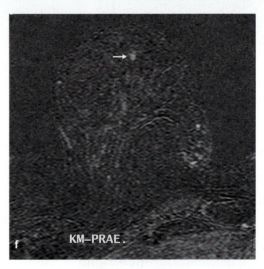

Abb. 22.17 b–f **Fortsetzung**

c Die Sonographie wurde im Rahmen einer perkutanen Stanzbiopsie durchgeführt, wobei kein zusätzlicher Herd diagnostiziert wurde.

d Die Kontrastmittel-MRT wurde durchgeführt, um eine Multizentrizität auszuschließen. Die Abbildung zeigt eine koronare MR-Subtraktionsschicht. Neben dem relativ glatt umschriebenen Primärtumor bei 12 Uhr zeigen sich 2 kleinere zusätzliche Herde bei 9 und 6 Uhr. Außerdem wurden weitere anreichernde Herde in anderen Schichten gefunden.

e–f Kleine, Kontrastmittel anreichernde Herde können sowohl bei Malignomen, als auch bei benignen Veränderungen auftreten. Deshalb ist eine histologische Abklärung notwendig, bevor weitere therapeutische Entscheidungen getroffen werden. In diesem Fall wurden 2 repräsentative Herde MR-tomographisch gesteuert markiert. Dabei wird die Brust in der Biopsiespule unter moderater Kompression positioniert. Eine normale Bildgebung wird zunächst durchgeführt, um die Läsionen 1 (**e**, Pfeil) und 2 (**f**) zu finden. Beide Läsionen werden auf transversalen Subtraktionsaufnahmen nachgewiesen (nach – vor Kontrastmittel).

Fortsetzung →

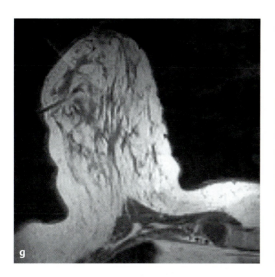
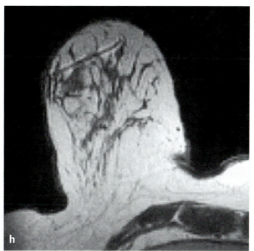

Abb. 22.17 g–h **Fortsetzung**

g–h Nach Positionierung der Nadel wird eine erneute Untersuchung durchgeführt. Der Draht stellt sich regelrecht in Läsion 1 (**g**) und in Läsion 2 (**h**) dar. Die Histologie des Primärtumors war ein invasiv duktales Karzinom. Die zusätzlichen Herde erwiesen sich als DCIS. Die Patientin entschied sich gegen eine brusterhaltende Therapie, wurde mastektomiert und erhielt einen anschließenden Wiederaufbau.

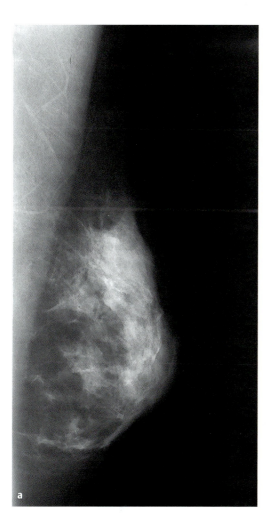
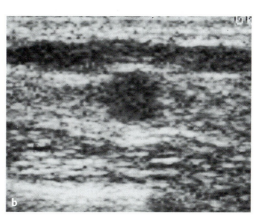

Abb. 22.18 a–b 33-jährige Patientin mit neu bemerktem, glatt begrenztem Tastbefund oben außen.
Histologie: Phylloidestumor.
a Mammographisch ist der Tastbefund im sehr dichten jugendlichen Drüsengewebe nicht abgrenzbar, was aber einen Tumor nicht ausschließen kann.
b Sonographisch rundlicher Knoten, der sich gut im echoreichen Parenchym abgrenzt, mit Vorwölbung in den Subkutanraum (ohne Umgebungsreaktion). Wegen der rundlichen Konfiguration bei mittelgradiger Verschieblichkeit und nicht ganz scharfer Kontur wurde die Exzision veranlasst.

- Erste Studien, bei denen die Kontrastmittel-MRT *präoperativ* (Zweitherdausschluss) (122–127) oder in der *Nachsorge* (Zustand nach Radiatio sowie Miterfassung der gegenseitigen Brust; 7, 12, 50) ergänzend angewendet wurde, konnten einen diagnostischen Gewinn durch die Entdeckung relevanter Zweitbefunde belegen.
- Ob die Kontrastmittel-MRT bei familiär erhöhtem Risiko einsetzbar ist, ohne zu viele diagnostische Biopsien benigner proliferativer Läsionen zu riskieren, ist noch unsicher (40, 41).

Wird eine Kontrastmittel-MRT durchgeführt und eine nicht tastbare, suspekte Anreicherung nur MR-tomographisch gefunden, so ist zu fordern, dass diese entweder durch eine MRT-gesteuerte Stanzbiopsie abgeklärt wird oder dass sie präoperativ mit Nadel, Draht oder Kohle für den Operator und Pathologen markiert wird (45–49). Eine Biopsieempfehlung ohne präoperative Markierung oder sogar eine Empfehlung zur Ablatio, die nur auf dem MR-tomographischen Nachweis von Anreicherungen beruht, ist nicht lege artis, da MR-tomographische Anreicherungen auch durch gutartige Veränderungen bedingt sein können.

Dichte Brust mit Tastbefund

(Abb. 22.**19a**)

Tastbefunde sind immer weiter abzuklären. Nur 20 % der Tastbefunde, die exzidiert werden, sind tatsächlich maligne. Die Bildgebung dient zum einen der diagnostischen Abklärung des Tastbefundes, zum anderen zum Karzinomausschluss oder Nachweis im restlichen Parenchym.

Diagnostische Strategie und Ziele

Das bei uns übliche Prozedere bei der Abklärung eines Tastbefundes in der mammographisch dichten Brust ist in Abb. 22.**19a** zusammengefasst. Entsprechend den Erfahrungen und Spezialkenntnissen des diagnostischen Teams und gemäß der individuellen Fragestellung können Abweichungen durchaus sinnvoll sein. Die Möglichkeiten und Grenzen der einzelnen Methoden bei der Abklärung des Tastbefundes in der dichten Brust sind im Folgenden nochmals zusammengefasst.

Mammographie

Für die Bedeutung der Mammographie bei diesen Patientinnen ist Folgendes wichtig:

Mammographisch können auch in der dichten Brust Karzinome erkannt werden, wenn sie
- Mikrokalk enthalten (hohe Sensitivität auch bei nicht tastbaren kleinen Karzinomen!),
- eine Verdichtung, Asymmetrie des Drüsenkörpers, einen radiären Strukturumbau, eine Retraktion oder Vorwölbung des Drüsenkörperrandes verursachen.

Tastbefunde sind immer weiter abzuklären. Nur 20 % der Tastbefunde, die exzidiert werden, sind tatsächlich maligne. Die Bildgebung dient zum einen der diagnostischen Abklärung des Tastbefundes, zum anderen dem präoperativen Ausschluss evtl. weiterer Herde.

Entspricht ein Tastbefund (selten) einer mammographischen Veränderung, die das pathognomonische Bild eines Lipoms, eines verkalkten Fibroadenoms, eines Lymphknotens, einer Galaktozele oder Ölzyste zeigt, so gelingt auch in der mammographisch dichten Brust durch Mammographie der sichere Malignomausschluss, und eine Exzision kann vermieden werden.

Die Sensitivität der Mammographie für den Nachweis von Karzinomen ohne Mikrokalk nimmt aber mit zunehmender Röntgendichte des Gewebes ab (23–26).

Aus diesem Grund gilt:
- In röntgendichtem Gewebe darf bei fraglichem oder bestehendem Tastbefund ein Karzinom mammographisch nicht ausgeschlossen werden (sieht man von den seltenen pathognomonischen gutartigen Befunden ab). Dies gilt bereits für Areale mit einer Röntgendichte, die der des Drüsengewebes entspricht, also nicht fettäquivalent ist.
- Auch in der mammographisch dichten Brust mit Tastbefund darf nicht auf eine Mammographie verzichtet werden (Ausnahme: sehr junge Patientin, kurz zurückliegende Mammographie).

Vor allem präoperativ ist die Mammographie indiziert, um weitere oder andere nicht tastbare Karzi-

> In röntgendichtem Gewebe darf bei fraglichem oder bestehendem Tastbefund ein Karzinom mammographisch nicht ausgeschlossen werden.

Befundkonstellationen

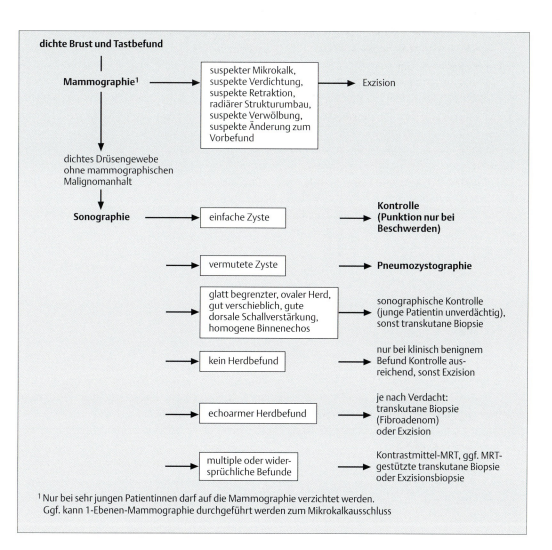

Abb. 22.19a Primärtumorsuche in der mammographisch dichten Brust.

Fortsetzung →

nomherde in derselben oder der gegenseitigen Brust zu finden oder auszuschließen.

Wird bei Exzision eines Tastbefundes ein an anderer Stelle sitzendes Karzinom wegen einer präoperativ unterlassenen Mammographie übersehen, so ist dies als Kunstfehler zu werten.

Sonographie

Da sich Zysten echofrei und die Mehrzahl der Tumoren echoarm darstellen, während mastopathisches Drüsengewebe meist echoreich ist, kann die Sonographie bei der Beurteilung von Tastbefunden in mammographisch dichtem Gewebe wichtige komplementäre Informationen liefern.

Wir setzen die Sonographie bei allen Tastbefunden in mammographisch dichtem Gewebe aus den folgenden Gründen ein:
- Durch den nicht invasiven und sehr sicheren Nachweis von Zysten können unnötige Operationen vermieden werden (4, 5).
- Echoarme Herdbefunde können unter sonographischer Kontrolle perkutan biopsiert werden. Die sonographische Dokumentation der korrekten Nadellage im Herd erlaubt eine wesentliche Verbesserung der Treffsicherheit gegenüber der nicht bildlich dokumentierten Punktion von Tastbefunden. Kleine und tiefer liegende Tastbefunde können der Nadel sonst unbemerkt ausweichen und verfehlt werden.
- Sehr gut verschiebliche, glatt begrenzte Herdbefunde mit guter dorsaler Schallverstärkung sprechen mit hoher Sicherheit für ein Fibroadenom (5, 39). Hier kann vor allem bei sehr jungen Patientinnen eine sonographische Kontrolle oder ergänzende perkutane Biopsie diskutiert werden. Bei allen übrigen echoarmen Befunden jedoch, bei klinisch nicht eindeutig benignem Befund sowie bei fehlendem sonographischem Nachweis eines Herdbefundes erlaubt die Sonographie den Malignomausschluss nicht mit ausreichender Sicherheit.

▶ Wird bei Exzision eines Tastbefundes ein an anderer Stelle sitzendes Karzinom wegen einer präoperativ unterlassenen Mammographie übersehen, so ist dies als Kunstfehler zu werten.

▶ Die Sonographie kann bei der Beurteilung von Tastbefunden in mammographisch dichtem Gewebe wichtige zusätzliche Informationen liefern.

Abb. 22.19 b Fortsetzung

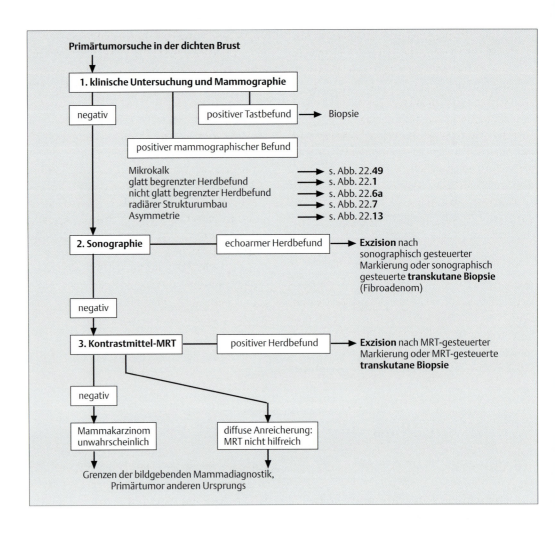

Wenn die Möglichkeit eines Malignoms besteht, empfiehlt sich daher auch bei nur geringerem Verdacht die perkutane Biopsie, ansonsten die Exzision (Abb. 22.**18 a** u. **b**, s. a. Abb. 15.**13 c – d**).

Wegen der unzureichenden Sicherheit der Sonographie beim Malignomausschluss, die bei den meisten nicht zystischen Tastbefunden eine weitere Abklärung durch eine perkutane oder Exzisionsbiopsie ohnehin notwendig macht, wird mancherorts auf die Sonographie verzichtet und sofort zur perkutanen Biopsie fortgeschritten. Dies ist prinzipiell möglich. Dabei wird aber auf den sehr eleganten nicht invasiven Malignomausschluss bei – klinisch und mammographisch nicht immer eindeutigen – Zysten bzw. Zystenkonglomeraten verzichtet.

Perkutane Biopsie

Die perkutane Biopsie wird zunehmend eingesetzt zur weiteren Abklärung eines vermutlich gutartigen Tastbefundes in der mammographisch dichten Brust. In erfahrenen Händen kann dies Kosten sparen, indem sicherheitshalber durchgeführte Biopsien bei mastopathischen, vermutlich benignen Befunden eingespart werden.

Die in der Literatur beschriebene, sehr gute Treffsicherheit (s. Kapitel 7), die Voraussetzung für die diagnostische Entscheidung ist, kann aber nur unter folgenden Bedingungen erreicht werden:

- ausreichende Erfahrung des Untersucherteams bei der Durchführung der Punktion,
- optimale Technik, die eine ausreichende Materialgewinnung garantiert (z. B. Nadeldicke, Zylinderlänge und Stanzgeschwindigkeit bei der Stanzbiopsie; s. Kapitel 7),
- eine besonders große Erfahrung des Zytologen, aber auch des Punkteurs sind notwendig, wenn auch mit Aspirationszytologie der Stanzbiopsie vergleichbare Ergebnisse erreicht werden sollen,
- ständige Überprüfung der eigenen Treffsicherheit,
- ausreichende Erfahrung und direkte Kommunikation von Punkteur und Pathologe bzw. Zytologe bei der Therapieentscheidung über das weitere Prozedere. In die Beurteilung geht ein:

- ob ausreichendes Material gewonnen wurde,
- ob das gewonnene Material dem fraglichen Befund entsprechen kann, also repräsentativ ist,
- die bisherige eigene Treffsicherheit der eingesetzten perkutanen Biopsietechnik,
- der klinische und mammographische Befund.

Sind die genannten Voraussetzungen erfüllt, kann mit einer hohen Treffsicherheit gerechnet werden, die – je nach verwendeter Technik und Erfahrung des Teams – an die der Exzision herankommen kann.

Wichtig ist, dass ein verdächtiger Befund nicht durch eine negative perkutane Biopsie widerlegt werden kann.

Kontrastmittel-MRT

Trotz ihrer hohen Sensitivität auch beim Nachweis kleiner Karzinome sollte die Kontrastmittel-MRT beim Tastbefund in der dichten Brust nicht als erste Ergänzungsmethode zur Mammographie eingesetzt werden. Gründe hierfür sind die wesentlich höhere Falsch-Positiv-Rate im Vergleich zur perkutanen Biopsie, die relativ hohe Zahl von Patientinnen (ca. 25 %), bei denen wegen diffuser Anreicherung keine sichere Aussage möglich ist, und die hohen Kosten.

Sinnvoll ist der Einsatz der Kontrastmittel-MRT bei Patientinnen mit

- ausgeprägten Vernarbungen und unklarem Tastbefund (postoperativ, nach Prothesenimplantation oder Radiatio). Bei diesen Patientinnen ist nach unserer Erfahrung auch die Treffsicherheit der perkutanen Biopsie beeinträchtigt. MR-tomographisch sind falsch positive Diagnosen in älterem Narbengewebe selten (abgesehen von einzelnen Fällen mit Fettnekrose). Kleine Rezidive können sehr sensitiv entdeckt werden;
- multiplen fraglichen Befunden, besonders wenn die Ergebnisse der anderen Methoden widersprüchlich sind. Die Kontrastmittel-MRT kann hier hilfreich sein, um mithilfe des Anreicherungsverhaltens suspekte Areale für eine gezielte perkutane Biopsie zu finden oder auszuwählen.

> Ein verdächtiger Befund kann nicht durch eine negative perkutane Biopsie widerlegt werden.

Dichte Brust und spezielle Konstellationen

Schmerzen

Vor allem zyklusabhängige, meist beidseitige Schmerzen mit Betonung im oberen äußeren Quadranten kommen als Mastodynie häufig vor. In solchen Fällen sollte die Patientin, wenn die sorgfältige mammographisch-klinische Untersuchung negativ ist, über die möglichen hormonellen Ursachen informiert und beruhigt werden. Diese Schmerzen sind in der Regel nicht als Malignitätshinweis wertbar.

Berichtet eine Patientin hingegen über streng lokalisierte Schmerzen, die auch einem „Ameisenlaufen" oder „Kribbeln" entsprechen können und in der Regel nicht zyklusabhängig sind, so ist diesem Symptom mit ebenso großer Sorgfalt nachzugehen wie einem Tastbefund.

Primärtumorsuche

Wird z. B. aufgrund einer axillären Lymphknotenmetastase ein Mammakarzinom vermutet, so kommen bei positivem Tastbefund die bildgebenden Methoden in gewohnter Reihenfolge zum Einsatz.

Ist bei eingeschränkter Beurteilbarkeit in mammographisch dichtem Gewebe kein Malignitätshinweis vorhanden, so können ergänzende Methoden wie Sonographie, besonders aber auch Kontrastmittel-MRT, hilfreich sein (50–53; Abb. 22.**19a** u. Abb. 22.**20a–d**).

Ist die Kontrastmittel-MRT negativ oder bei diffuser Anreicherung nicht aussagefähig, so sind möglicherweise die Grenzen der bildgebenden Mammadiagnostik erreicht oder der Primärtumor liegt nicht in der Brust. Beim größeren Teil dieser wenigen Fälle wird tatsächlich ein Primärtumor in anderen Organen gefunden. Deshalb ist auch bei axillären Lymphknotenmetastasen eine Primärtumorsuche in anderen Organen sinnvoll. Dies gilt auch, wenn es sich bei der Lymphknotenmetastase um ein Adenokarzinom handelt und sogar, wenn sie hormonrezeptorpositiv reagiert. Je nach Art der Rezeptortestung können nämlich auch Karzinome anderen Ursprungs, selten sogar Lymphome hormonrezeptorpositiv reagieren.

Mamillenretraktion

Der Mamillenretraktion in der mammographisch dichten Brust ist mit derselben Sorgfalt nachzugehen wie der Mamillenretraktion in der normalen und fettreichen Brust. Da vor allem die einseitige Mamillenretraktion in einem hohen Prozentsatz

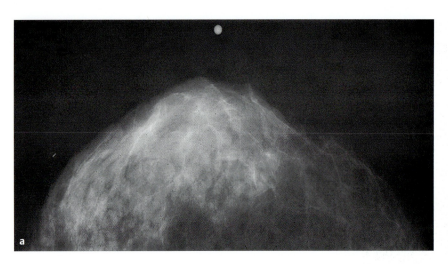
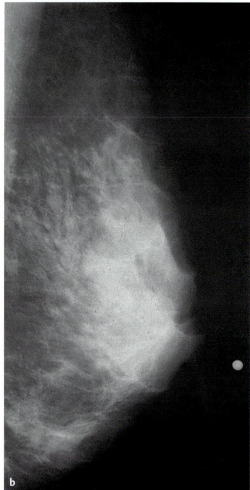

Abb. 22.20 a–d **Primärtumorsuche.**
Diese Patientin mit mammographisch, sonographisch und klinisch unauffälligem Befund wurde zur MRT zur Primärtumorsuche überwiesen bei axillär metastatisch befallenem Lymphknoten.
- **a–b** Bei mammographisch (kraniokaudale und mediolaterale Aufnahme) mäßig dichtem Drüsenkörper etwas eingeschränkte Beurteilbarkeit. Eine ergänzende Sonographie zeigte ebenfalls keinen Malignomanhalt.
- **c** Repräsentative Schicht vor Gabe von Gd-DTPA.
- **d** Dieselbe Schicht wie **c** nach i.v. Applikation von Gd-DTPA zeigt im nicht anreichernden Drüsengewebe einen hochsuspekten, stark anreichernden Herd (Pfeil). Außerdem fällt ein zweiter, stark anreichernder Herd mit einem kleinen Ausläufer (Pfeilspitze) präpektoral auf. Beide MR-tomographisch suspekten Herde wurden, da sie mit anderen Methoden nicht sichtbar und auch nicht tastbar waren, MR-gesteuert für den Operateur mit Kohle markiert. Histologisch bestätigte sich ein kleines duktales Karzinom (Pfeil) sowie ein befallener intramammärer Lymphknoten (Pfeilspitze) mit Lymphangiosis. (aus 7)

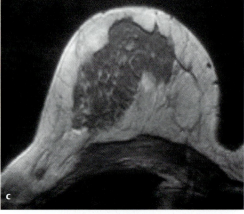
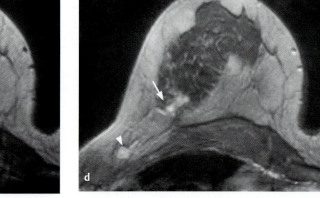

auf ein Karzinom hinweist, sollten bei negativer Mammographie in der nicht involutierten Brust die Ergänzungsmethoden und vor allem die Kontrastmittel-MRT großzügig eingesetzt werden (Abb. 22.**21** u. Abb. 22.**22**, s.a. Abb. 15.**4b**, Abb. 15.**5a**).

Sekretion

Bei Sekretion ist das differenzialdiagnostische Prozedere in der dichten Brust identisch mit dem in der sezernierenden Brust normaler Dichte (s. S. 528 und 529).

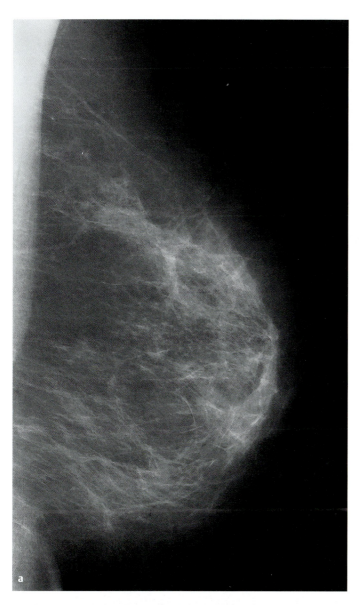
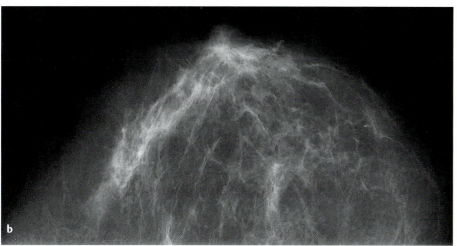

Abb. 22.21 a–d **Screeningmammographie.**
Diese 62-jährige Patientin stellte sich zu einer Screeningmammographie vor. Die einseitige Mamillenretraktion bestand nach Aussage der Patientin „seit langem". Kein Nachweis eines Tastbefundes oder einer Sekretion.
a Schrägaufnahme.
b Kraniokaudale Aufnahme. Retromamillär ist eine suspekte Verschattung zu vermuten. Deshalb sowie wegen der Einseitigkeit der Mamillenretraktion sind retromamillär Vergrößerungsaufnahmen dringend zu empfehlen.

Fortsetzung →

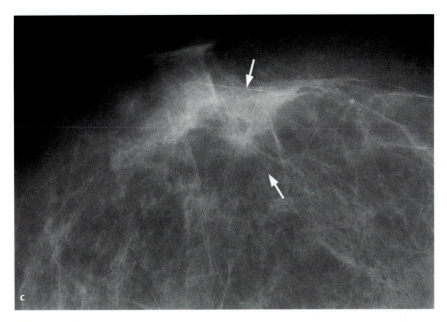
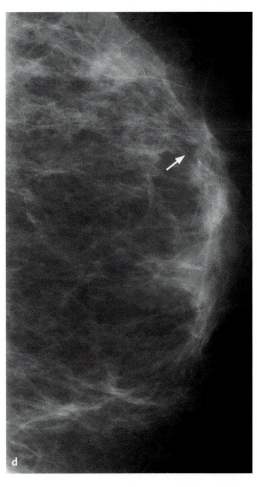

Abb. 22.21 c–d **Fortsetzung**
c Durch die herdförmige Kompression sind das Karzinom und seine typischen Ausläufer eindeutig zu erkennen.
d Erst die Vergrößerungsaufnahme in Schrägposition erlaubt die eindeutige Lokalisation des Karzinoms (kranial) auch in der 2. Ebene.
Histologie: duktales Karzinom (Aufnahme angefertigt von Dr. D. Breuer, Halle).

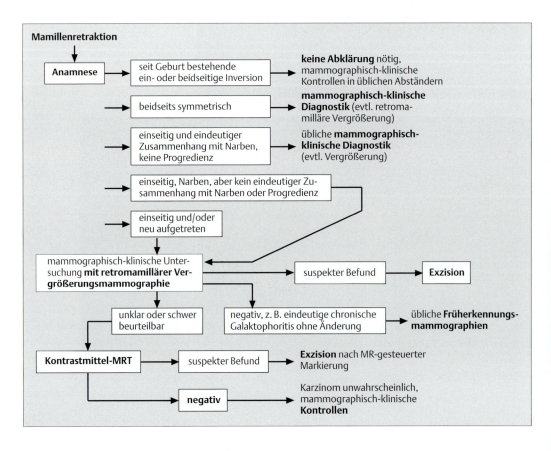

Abb. 22.22 Mamillenretraktion in der mammographisch dichten Brust.

Mikroverkalkungen

(Abb. 22.**42**)

Möglichkeiten und Grenzen der diagnostischen Methoden

Mammographie

Die Mammographie ist die einzige diagnostische Methode, die in der Lage ist, malignitätsverdächtige Verkalkungen zuverlässig zu entdecken. Da Mikroverkalkungen bei etwa 30–40 % der Mammakarzinome vorhanden sind und da diese anhand der Mikroverkalkungen oft in einem sehr frühen Stadium, häufig in einem Vorstadium (DCIS) erkannt werden können, hat ihre Entdeckung eine sehr große Bedeutung für die Früherkennung des Mammakarzinoms. Problematisch ist aber, dass auch eine erhebliche Zahl gutartiger Veränderungen Mikrokalk enthält. Würden alle Mikroverkalkungen unkritisch entfernt werden, so wäre nur in jedem 10.–20. Exzidat tatsächlich ein Malignom enthalten. Eine derart hohe Zahl diagnostischer Biopsien ist weder klinisch vertretbar noch bei einem Screening finanzierbar. Deshalb darf der Nachweis von Mikroverkalkungen nicht unkritisch zu Operationsempfehlungen führen.

Technische Voraussetzungen. Technische Voraussetzungen für die mammographische Detektion und Differenzialdiagnose von Mikroverkalkungen sind:
- Die *korrekte Belichtung* ist besonders wichtig, da eine Unterbelichtung dazu führen kann, dass Mikrokalk nicht erkennbar ist (s. S. 31).
- Eine *ausreichende Kompression* ist ebenso wichtig, da hierdurch Schärfe und Kontrast wesentlich verbessert werden (s. S. 46 ff).
- Durch den Einsatz der *Vergrößerungsmammographie* gelingt eine bessere morphologische Beurteilung und die Erfassung auch feiner Verkalkungen sowie eine bessere Differenzierung zwischen benignen und malignitätsverdächtigen Verkalkungen, sodass Malignome sicherer erkannt und die Zahl unnötiger Exzisionsbiopsien entscheidend reduziert werden kann. Außerdem kann die Vergrößerungsmammographie durch den Nachweis feinster weiterer Verkalkungen auch die Ausdehnungsbeurteilung entscheidend beeinflussen. Deshalb ist die Vergrößerungstechnik bei der Mikrokalkanalyse regelmäßig einzusetzen.

Zukünftige technische Verbesserungen. Durch die Weiterentwicklung der digitalen Aufnahmetechnik sind weitere Verbesserungen der Mikrokalkdarstellung zu erwarten. Digitale Bildempfänger können durch ihre lineare Gradationskurve und eine weitestgehende Vermeidung einer Unterbelichtung den Bildkontrast vor allem in mammographisch dichtem Gewebe verbessern. Einige Bildempfänger, die sich für Vergrößerungsaufnahmen bewährt haben, als auch einige digitale Vollfeldempfänger, die derzeit entwickelt werden, haben eine exzellente Auflösung. Ob eine Auflösung unter 10 Lp/mm für die klinische Routineanwendung ausreichend ist, muss weiter überprüft werden.

Die computerassistierte Bildauswertung könnte dazu beitragen, die Detektionsrate von Mikroverkalkungen und Herdbefunden zu erhöhen, da eine nachlassende Aufmerksamkeit des Radiologen ausgeglichen würde. In diesem Zusammenhang ist die computergestützte Bildauswertung interessant für die Doppelbefundung. Mit einer derartigen Software, kombiniert mit digitalen Aufnahmen, könnten fragliche Befunde markiert werden und so die Aufmerksamkeit des Radiologen auf sich ziehen.

Sonographie

Die Sonographie erbringt wegen ihrer unzureichenden Treffsicherheit bei In-situ-Karzinomen keine für die Differenzialdiagnose von Mikroverkalkungen wesentlichen diagnostischen Informationen.

In der Literatur wird über Einzelfälle berichtet, bei denen verdickte Gänge bei Mikroverkalkungen retrospektiv gesehen wurden. Sie dürfen nicht zur Annahme verleiten, dass mit diesem Verfahren mikroinvasive oder In-situ-Karzinome sicher zu diagnostizieren seien.

Magnetresonanztomographie

MRT erscheint für die Differenzialdiagnose von Mikroverkalkungen nicht geeignet. Grund hierfür ist, dass die meisten *proliferativen Veränderungen* mit Mikroverkalkungen ähnlich wie In-situ-Karzinome mit Mikroverkalkungen Kontrastmittel aufnehmen und somit nicht unterscheidbar sind. Zudem ist an-

> Die Mammographie ist die einzige diagnostische Methode, die in der Lage ist, malignitätsverdächtige Verkalkungen zuverlässig zu entdecken.

> Die Sonographie erbringt keine für die Differenzialdiagnose von Mikroverkalkungen wesentlichen diagnostischen Informationen.

> MRT erscheint für die Differenzialdiagnose von Mikroverkalkungen nicht geeignet.

22 Weiterführende Diagnostik

zunehmen, dass nur ca. 80–85% der In-situ-Karzinome durch Anreicherungen (die z. T. auch uncharakteristisch, d. h. verspätet oder diffus sein können) zu erkennen sind.

Stanzbiopsie

Die Treffsicherheit der Stanzbiopsie zur Abklärung von Mikroverkalkungen ist niedriger als bei Herdbefunden (54–58) Dies ist am ehesten auf das diskontinuierliche Wachstum von duktalen In-situ-Karzinomen zurückzuführen. Daher muss bei der Stanzbiopsie zur Abklärung von Mikroverkalkungen eine genaue Korrelation zwischen Bildgebung und Histologie erfolgen. Eine negative Stanzbiopsie oder Feinnadelaspiration kann ein Malignom weder ausschließen, noch die offene chirurgische Biopsie ersetzen. Die Vakuumbiopsie hat sich gegenüber der perkutanen Stanzbiopsie als überlegen erwiesen (59–62). Doch auch hier ist die Korrelation zwischen Histopathologie und Bildgebung nach Vakuumbiopsie (um die komplette oder zumindest repräsentative Probeentnahme zu überprüfen) unbedingt erforderlich.

In unklaren Fällen ist eine offene Biopsie nach Drahtlokalisation zu empfehlen, falls die Vakuumbiopsie nicht verfügbar ist oder nicht geeignet erscheint (subkutane Herdbefunde, ausgedehnte Areale mit Mikrokalzifikationen, sehr feine Mikrokalzifikationen, die durch den digitalen Bildempfänger nicht aufgelöst werden können).

> Eine negative Stanzbiopsie oder Feinnadelaspiration kann ein Malignom weder ausschließen, noch die offene chirurgische Biopsie ersetzen.

Mikrokalkanalyse

Ziel der Analyse der Verkalkungen ist zunächst eine Differenzierung in

- malignitätsverdächtige Verkalkungen,
- eindeutig gutartige Verkalkungen,
- uncharakteristische Verkalkungen.

Malignitätsverdächtige Mikroverkalkungen

Grundsätzliche Einordnung

Die systematischen Arbeiten von Lanyi und weiteren Autoren (63–65) haben gezeigt, dass malignomtypische Mikroverkalkungen fast ausschließlich in *invasiv-duktalen* und *noninvasiv-duktalen* Karzinomen entstehen, während z. B. *lobuläre* Karzinome nur sehr selten verkalken und keine mammographisch erkennbaren typischen Verkalkungsmuster zeigen. Diese Erkenntnisse sind Grundlage dafür, dass Verkalkungen, deren Verteilungsmuster und Konfiguration auf die duktale Genese eines Prozesses schließen lässt, als Zeichen für eine Malignität zu werten sind. Die Analyse von Mikroverkalkungen erfolgt hinsichtlich

- ihrer Lokalisation (maligne Verkalkungen sind grundsätzlich intramammör),
- ihrer Morphologie und
- ihres Verteilungsmusters.

Typische Morphologien malignitätsverdächtiger Verkalkungen

Lineare, längliche und kommaförmige Verkalkungen

Diese Verkalkungen (Abb. 22.**23 a–c**), die auch als verzweigte, sog. *V- oder Y-Formen* auftreten, entsprechen verkalkten Ausgussformen von kleinen Milchgängen und sind daher häufig Zeichen eines *duktalen In-situ-Karzinoms vom Komedotyp* oder eines *invasiven Komedokarzinoms*.

Zu differenzieren sind diese Verkalkungsformen von den im Allgemeinen wesentlich längeren und gröberen, nadelförmigen Verkalkungen bei der „Plasmazellmastitis" (Abb. 22.**24 b** u. Abb. 22.**25**). Zwar können relativ feine längliche Verkalkungen selten auch bei einer „Plasmazellmastitis" sowie bei einem kleinen Teil der Mastopathien (vorwiegend bei proliferierenden Mastopathien) vorkommen. Wegen ihres häufigen Vorkommens beim DCIS vom Komedotyp und beim invasiven Komedokarzinom sollte aber bereits bei einzelnen solcher Mikroverkalkungen innerhalb einer Mikrokalkgruppe der Verdacht auf Malignität geäußert werden.

Befundkonstellationen

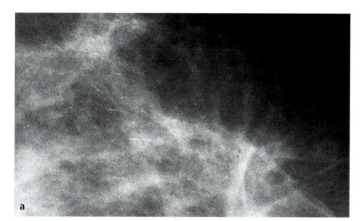
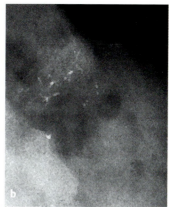
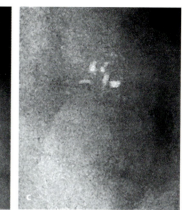

Abb. 22.23 a–c **DCIS vom Komedotyp.**
a Entlang dem Gangsystem zur Mamille hin (rechts unten im Bild) gerichtet finden sich multiple, nadelförmige und teils auch sehr feine Mikroverkalkungen in typisch segmentaler Anordnung (Vergrößerungsaufnahme). *Histologie:* DCIS vom Komedotyp.
b Selbst wenn nur einzelne längliche oder v-förmige Verkalkungen in einer Mikrokalkgruppe enthalten sind, sollte unbedingt an ein Karzinom gedacht werden. *Histologie:* DCIS, Komedotyp mit beginnender Invasion.
c Gruppe von 6 länglichen, suspekten Mikroverkalkungen.
Histologie: DCIS vom Komedotyp.

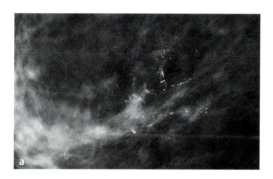
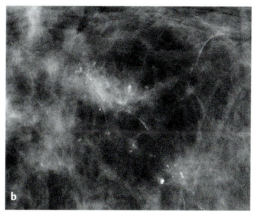
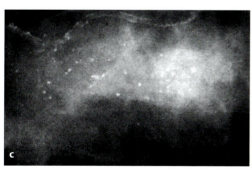

Abb. 22.24 a–c **Differenzialdiagnose von Verkalkungen.** Obwohl längliche Verkalkungen als äußerst malignomverdächtig zu betrachten sind, können in seltenen Fällen auch bei benignen Veränderungen derartige Verkalkungen auftreten.
a Relativ grobe, längliche, teils gegabelte Verkalkungen, die entlang der Gänge entstehen. Die neben den gröberen Formen vorhandenen feinen und feinsten Mikroverkalkungen weisen auf die richtige Diagnose hin: DCIS.
b Verkalkungen mit ähnlicher Morphologie und Verteilung wie **a**.
Histologie: „Plasmazellmastitis", kein Malignom.
c Gruppierte Mikroverkalkungen, einzelne längliche Formen.
Histologie: Mastopathie.

Abb. 22.25 „Plasmazellmastitis".
Diffus im Parenchym verstreut angeordnete, sich zur Mamille hin orientierende, grobe, nadelförmige Verkalkungen.

▶ Bei kleinen Gruppen feingranulärer Verkalkungen sollte die Biopsieindikation zurückhaltend gestellt werden, um Biopsien an gutartigen Mastopathien zu vermeiden.

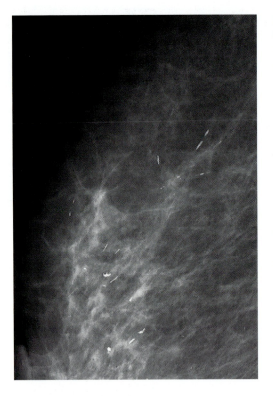

Polymorphe und grobgranuläre Verkalkungen

Diese Mikroverkalkungen zeigen eine sehr unterschiedliche Größe, Form und Dichte. Die Einzelformen sind äußerst *irregulär*, z. T. bizarr (Abb. 22.**26** u. Abb. 22.**27**). Die Größen der Einzelverkalkungen innerhalb dieser Gruppen reichen von *sehr fein bis zu grob* (bis zu 2 mm).

Zu unterscheiden sind diese Verkalkungen einerseits von den bizarren Verkalkungen in Fibroadenomen, die meist (aber nicht immer) noch größer und gröber sind und häufig ein anderes Verteilungsmuster aufweisen (s. u.). Bisweilen kann auch die Konfiguration des umgebenden Weichteilschattens – falls ein solcher vom Umgebungsgewebe abgrenzbar ist – diagnostisch hilfreich sein (s. u.). Neben Fibroadenomen können grobgranuläre Verkalkungen auch bei einzelnen Mastopathieformen vorkommen, wobei zur weiteren Differenzialdiagnose die Analyse des Verteilungsmusters hilfreich ist (s. u.).

Feingranuläre Verkalkungen

Feingranuläre Verkalkungen können bisweilen ein Hinweis auf ein Malignom sein, wenn sie besonders fein sind und typischerweise in *Grüppchen* zusammen liegen oder in *segmentaler Verteilung* (s. u.; Abb. 22.**28 a** u. **b**) vorkommen. Diese Verteilungsmuster weisen auf feingranuläre Verkalkungen beim Nonkomedo-DCIS hin. Bei den mikropapillären und kribriformen Subtypen des Nonkomedo-DCIS (und bei den entsprechenden invasiven Karzinomen) entstehen diese sehr feingranulären Verkalkungen in den sekretgefüllten Zwischenräumen zwischen den papillären oder kribriformen Zellwucherungen.

Da gerade feingranuläre Verkalkungen sehr häufig bei verschiedenen Mastopathieformen vorkommen, sind sie generell als wesentlich uncharakteristischer anzusehen als die linearen oder grobgranulären Mikroverkalkungen. Wegen ihres häufigen Vorkommens bei Mastopathien können sie nur bei den im Folgenden genannten malignomtypischen Verteilungsmustern, bzw. bei Zunahme oder Neuauftreten als Hinweis für ein Malignom gewertet werden. Bei kleinen Gruppen feingranulärer Verkalkungen sollte die Biopsieindikation wesentlich zurückhaltender gestellt werden, um keine exzessive Anzahl diagnostischer Biopsien an gutartigen Mastopathien zu verursachen.

Typische Verteilungsmuster malignitätstypischer Verkalkungen

Straßenförmige Anordnung

(Abb. 22.**23 a**, Abb. 22.**24 a** u. 22.**28 a**)

Eine straßenförmige Anordnung von Verkalkungen entlang dem Milchgangsverlauf, auch mit V- oder Y-förmigen Verzweigungsfiguren, gilt als starker Hinweis auf die intraduktale Genese der Verkalkungen und muss aufgrund des hohen Malignomverdachts zur bioptischen Abklärung führen. Dieses Bild ist äußerst malignomverdächtig, kann aber in seltenen Fällen auch bei benignen Veränderungen vorkommen (einzelne Mastopathien, Verkalkungen bei „Plasmazellmastitis", die aber meist eine gröbere Einzelmorphologie aufweisen).

Segmentale Anordnung

Die die Mikroverkalkungen umgebenden Tangenten formen oft ein Dreieck, dessen Spitze zur Mamille zeigt (Abb. 22.**23 a** u. Abb. 22.**29**). Je klarer diese segmentale Anordnung erkennbar ist, desto größer ist der Malignomverdacht. „Keulen-" oder „Schmetterlingsformen" der segmentalen Anordnung wurden ebenfalls von Lanyi beschrieben (15).

Befundkonstellationen

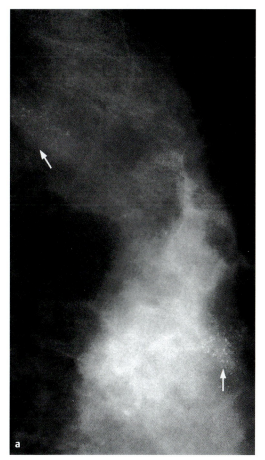

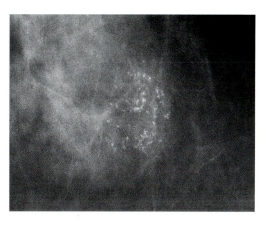

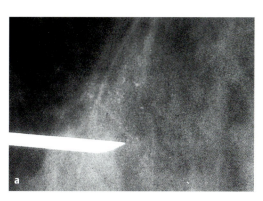

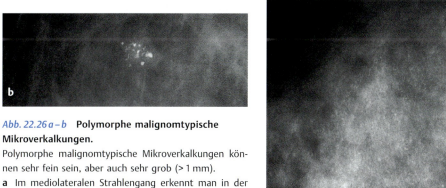

Abb. 22.27 **Gruppe grobgranulär polymorpher Mikroverkalkungen: DCIS.**

Abb. 22.26 a – b **Polymorphe malignomtypische Mikroverkalkungen.**
Polymorphe malignomtypische Mikroverkalkungen können sehr fein sein, aber auch sehr grob (> 1 mm).
a Im mediolateralen Strahlengang erkennt man in der äußeren Brusthälfte im Abstand von 4 cm 2 Gruppen sehr feiner, polymorpher Mikroverkalkungen.
Histologie: multizentrisches DCIS.
b Darstellung einer kleinen Gruppe wesentlich gröberer polymorpher Verkalkungen, sog. grobgranuläre Mikroverkalkungen. Diese dürfen trotz des begleitenden Weichteilschattens nicht mit bizarren Verkalkungen eines Fibroadenoms verwechselt werden. Beachte auch die etwas unregelmäßige Kontur der begleitenden Weichteilverschattung.
Histologie: DCIS.

Abb. 22.28 a – b **Duktales Karzinom.**
a Feingranuläre Verkalkungen. Die Dreiecksform der Anordnung ergibt den Verdacht auf Malignität.
Histologie: kleines duktal invasives Karzinom.
b Feinste Verkalkungen in der gesamten Brust. Sie waren im Vergleich zur Voruntersuchung neu aufgetreten und somit Hinweis auf ein möglicherweise vorhandenes Karzinom.
Histologie: diffus die Brust durchsetzendes duktales Karzinom.

Abb. 22.29 **DCIS vom Komedotyp.**
Typische dreiecksförmige Gruppenform, deren Spitze zur Mamille ausgerichtet ist. Zur Thoraxwand hin schwalbenschwanzartige Einkerbung.
Histologie: DCIS vom Komedotyp.

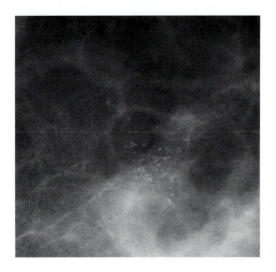

Fehlende Symmetrie

Wie ebenfalls Lanyi (63) nachweisen konnte, kommen maligne Verkalkungen an symmetrischer Stelle in der rechten und in der linken Brust extrem selten vor. Finden sich Verkalkungen nur an einer Stelle in einer Brust, so sollte dies den Malignomverdacht erhärten.

Eindeutig benigne Verkalkungen

Auf die Gutartigkeit von Verkalkungen kann geschlossen werden aufgrund charakteristischer Eigenschaften hinsichtlich
- ihrer Lokalisation (in Haut oder Subkutis),
- ihrer Morphologie,
- ihres Verteilungsmusters.

Extramammär gelegene benigne Verkalkungen und Artefakte

> Alle außerhalb des eigentlichen Drüsenkörpers, d.h. intra- oder subkutan gelegenen Verkalkungen sowie verkalkungsähnliche Verdichtungen und Artefakte sind gutartig.

Alle außerhalb des eigentlichen Drüsenkörpers, d.h. intra- oder subkutan gelegenen Verkalkungen sowie verkalkungsähnliche Verdichtungen und Artefakte sind gutartig.

Extramammär gelegene Verkalkungen

Intra- bzw. direkt subkutane Verkalkungen liegen meist in den Talgdrüsen der Haut. Sie sind rund, meist ringförmig, manchmal hantelförmig und entsprechen der Hautporengröße (Abb. 22.**30**). Häufig liegen sie in der Haut der inneren Brusthälfte, entsprechend der Hautbeschaffenheit im Dekolletébereich.

Sie sind an ihrer Lokalisation und ihrer Form meist sicher zu diagnostizieren. Kommen sie gruppiert vor, so können insbesondere dann, wenn ihre rundliche oder ringförmige Kontur nicht sicher zu erkennen ist, Zweifel aufkommen. Dann ist eine Klärung durch die tangentiale Aufnahme möglich (Abb. 22.**31 b** u. **c**; s.a. S. 54, 55).

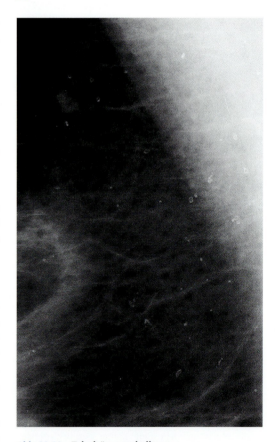

Abb. 22.30 **Talgdrüsenverkalkung.**
Über das gesamte Drüsenparenchym verstreut angeordnete, teils rundliche, teils ringförmige Verkalkungen, welche teilweise den Hautporen zuzuordnen sind und Verkalkungen in den Talgdrüsen entsprechen.

Befundkonstellationen

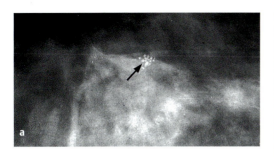

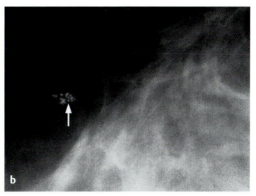

Abb. 22.31 a–b **Dermale und subkutane Verkalkungen.**
a Kraniokaudal kommen retroareolär mehrere rundliche, dicht beieinander liegende Verkalkungen zur Darstellung (Pfeil).
b Diese projizieren sich auf einer tangentialen Aufnahme in die Subkutis (Pfeil).

Artefakte

Artefakte können gelegentlich Mikroverkalkungen imitieren. Puder oder Salbe (Abb. 22.32) auf der Haut kann zu charakteristischen, kleinstgepunkteten oder schlierenförmig innerhalb der Hautlinien angeordneten, kalkähnlichen Verdichtungen führen. Die Erkennung solcher Strukturen ist in der Regel unproblematisch. Gleiches gilt für Artefakte auf der Folie wie ein Fingerabdruck (Abb. 22.33), Staub oder Foliendefekte. Auch durch Rollenabrieb bei der Passage durch die Entwicklungsmaschine können auf der Filmoberfläche punkt- oder streifenförmige Artefakte entstehen.

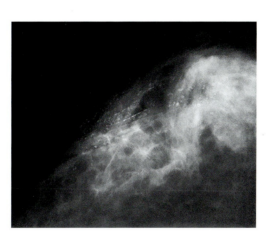

Abb. 22.32 Salbenartefakte auf der Haut.

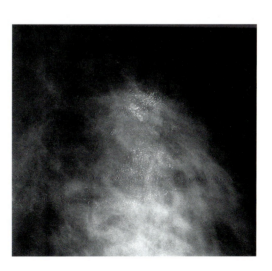

Abb. 22.33 Artefakt auf der Folie: Fingerabdruck.

Intramammär gelegene benigne Verkalkungen

Für die korrekte Diagnose intramammär gelegener gutartiger Verkalkungen ist die Analyse von Morphologie und Verteilungsmuster entscheidend.

Typische Morphologie benigner Verkalkungen
(Abb. 22.**34** – Abb. 22.**40 a – c**)

Große (> 1 mm) abgerundete Verkalkungen mit oder ohne zentrale Aufhellung. Solche Verkalkungen kommen vor in Narben oder Fettnekrosen (subkutan ohne Trauma, meist beidseits bei Liponecrosis calcificans), bei chronischer Galaktophoritis, in verkalkten Fibroadenomen oder Papillomen (deren Weichteilschatten sichtbar oder nicht sichtbar sein kann). Sie sind *immer gutartig*.

Schalenförmige Verkalkungen um Läsionen verminderter Dichte. Diese Formen kommen vor in Ölzysten, Narben und Fettnekrosen, im Rahmen von Fremdkörperreaktionen um tropfenförmige Silikon- oder Wachsdepots (Augmentation), bei Liponecrosis calcificans sowie bei „Plasmazellmastitis". Auch sie sind *immer gutartig*.

Schalenförmige Randverkalkungen um Läsionen mit Weichteildichte. Diese Form von Verkalkungen kommt bei den folgenden Veränderungen vor:
- *Fibroadenome oder Papillome.* Zusammen mit weiteren beginnenden Verkalkungen, die sich auf ein ovales bzw. rundliches Areal konzentrieren oder innerhalb eines glatt begrenzten Weichteilschattens liegen, ist die randständig beginnende Verkalkung relativ typisch für Fibroadenome bzw. Papillome. Da vor allem kleinere randständige Verkalkungen noch nicht unbedingt beweisend sind, erscheinen sicherheitshalber 6-, 12-, 24- und 36-monatige Kontrollmammographien sinnvoll, die dann ein Fortschreiten zu typisch groben Verkalkungen belegen können. Nur bei zusätzlichen Verdachtsmomenten (z. B. unscharfer Umgebungsschatten) ist in Einzelfällen eine weitere Abklärung zu erwägen.
- *Zysten.* Zystenwandverkalkungen kommen vor in Ölzysten oder Kalkmilchzysten, können aber auch auf eine komplizierte Zyste hinweisen. Sind eine Ölzyste (röntgenologisch sichtbare, zentrale Aufhellung) und eine einfache Kalkmilchzyste (Teetassenphänomen auf der mediolateralen Mammographie oder sonographisch bewegliche Sedimentierungen *ohne* wandständige Läsion) nachzuweisen, ist keine weitere Abklärung nötig. Ist dies nicht der Fall, so sollte weitere Abklärung (Pneumozystographie oder Exzision) erfolgen. Grund hierfür ist, dass besonders eingeblutete Zysten, die Hinweis auf ein Papillom oder Karzinom sein können, zu Wandverkalkungen neigen.
- *Fremdkörperreaktion um Silikon- oder Wachsdepots.* Diese schalenförmigen Verkalkungen sind an sich eindeutig benigne. Durch die meist erhöhte Dichte (durch Fibrose, Silikon und Verkalkungen) ist aber die Beurteilbarkeit eingeschränkt (Abb. 22.**37 b**).

Grobschollige, popcornförmige oder bizarre Verkalkungen > 2 mm. Diese Verkalkungsformen kommen bei Fibroadenomen und Papillomen vor. Je größer diese Verkalkungen, desto charakteristischer sind sie. Derart charakteristische, popcornartige oder bizarre Verkalkungen erlauben mit hoher Sicherheit die Diagnose eines Fibroadenoms oder Papilloms.

Nur wenn (sehr selten!) malignomtypische Verkalkungen neben diesen Verkalkungen liegen oder wenn grobschollige Verkalkungen von einer unregelmäßig begrenzten Verschattung umgeben sind, muss differenzialdiagnostisch auch an Nekroseve-

> Große abgerundete Verkalkungen mit oder ohne zentrale Aufhellung und schalenförmige Verkalkungen um Läsionen verminderter Dichte sind immer benigne.

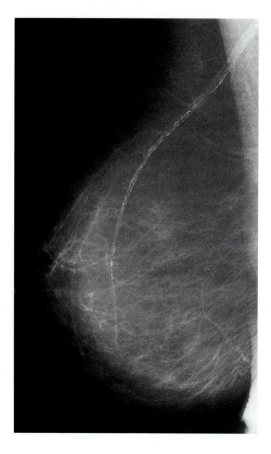

Abb. 22.34 **Arteriosklerose.** Teils längliche, teils rundliche Verkalkungen in direktem Zusammenhang mit einem schmalen Gefäßband: Arteriosklerose.

> Popcornartige oder bizarre Verkalkungen erlauben mit hoher Sicherheit die Diagnose eines Fibroadenoms oder Papilloms.

Befundkonstellationen

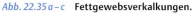

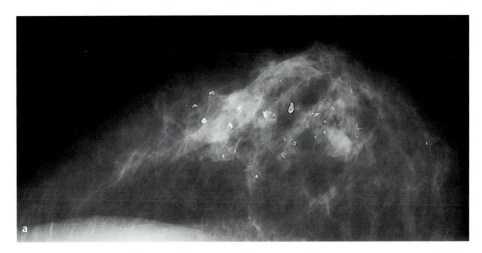

Abb. 22.35 a–c **Fettgewebsverkalkungen.**
a Multiple, länglich gebogene, halbmondförmige und ringförmige Verkalkungen nach mehrfacher Mastitis und Abszessspaltung.
b Fast symmetrisch angeordnet beidseits in der unteren Brusthälfte „idiopathische" Liponecrosis calcificans ohne erinnerliches Trauma.

Fortsetzung →

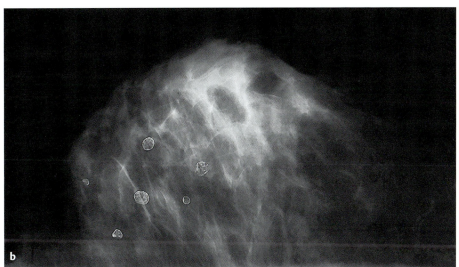

kalkungen in einem Malignom oder an ein verkalktes Fibroadenom gedacht werden, das in ein Malignom eingeschlossen ist.

Wichtig ist auch, dass bizarre Fibroadenomverkalkungen < 2 mm den polymorphen, grobgranulären Verkalkungen des Komedokarzinoms ähneln können.

Die Diagnose eines Fibroadenoms anhand bizarrer Verkalkungen kann deshalb nur bei ausreichender Größe der Verkalkungen bzw. bei nicht malignomtypischer Anordnung als sicher angesehen werden.

Grobe nadelförmige Verkalkungen. Solche Verkalkungen sind bei folgenden Läsionen anzutreffen:
- *Chronische Galaktophoritis („Plasmazellmastitis")*. Wie duktale Verkalkungen folgen sie dem Gangsystem. Histologisch liegen sie intra- und periduktal. Trotz segmentaler bzw. straßen-, V- oder Y-förmiger Anordnung können sie als eindeutig benigne identifiziert werden, wenn sie groß, plump und glatt sind. Eine zentrale Aufhellung in diesen Nadeln oder Kombination mit rundlichen groben Verkalkungen mit oder ohne zentrale Aufhellung gilt als beweisend. *Vorsicht* ist aber geboten bei nadelförmigen, feinen Verkalkungen. Hier kann die Differenzierung zwischen einem primär (intra-)duktalen Karzinom und einer „Plasmazellmastitis" schwierig bis unmöglich sein (Abb. 22.**24 a**).
- *In Narben*. Charakteristisch sind vor allem grobe Nadeln und bizarre strichförmige Verkalkungen entlang dem Verlauf von Narben. Auch hier ist *Vorsicht* geboten bei feineren Verkalkungen und möglicherweise duktalem Verteilungsmuster, da auch hier ein in oder neben Narben zufällig entstandenes oder verbliebenes Karzinom sorgfältig auszuschließen ist.

517

Abb. 22.35 c Fortsetzung
c Große verkalkte Fettgewebsnekrosen bei Zustand nach Eigengewebeaufbau mittels Fett (mediolaterale Aufnahme).

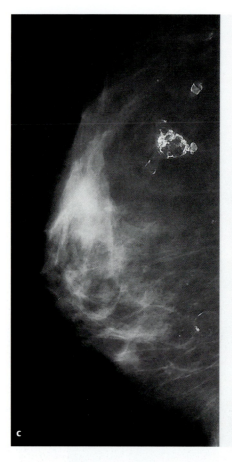
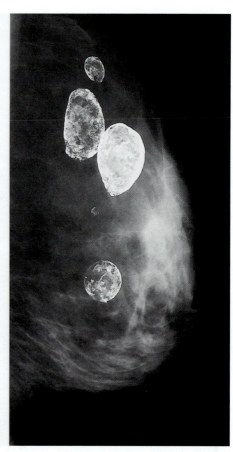

Abb. 22.36 Dystrophe Verkalkungen.
Innerhalb narbig bedingter, streifig radiärer Strukturverdichtungen längliche, teils strichförmige dystrophe Verkalkungen.

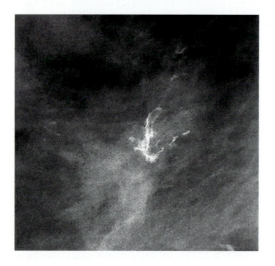

Parallel verlaufende Mikroverkalkungen. Diese bandförmigen Verkalkungen sind typisch für Gefäßverkalkungen. Ihr Verlauf (in 2 Ebenen) folgt nicht den Gangstrukturen. Auch wenn diese Verkalkungen sehr amorph oder fragmentiert erscheinen können, kann die Diagnose meist eindeutig gestellt werden, wenn die äußere Begrenzung der Verkalkungen 2 wie Schienen *parallelen* Linien folgt. Die Außenkontur der Linien ist glatt. Die Linien müssen aber nicht vollständig verkalkt sein. Zusätzlich beweisend ist, wenn auch der Weichteilschatten des Gefäßes in fettreichem Umgebungsgewebe erkennbar ist.

Kleine und kleinste Verkalkungen. Kleine und kleinste Verkalkungen, die rundlich konfiguriert sind, punkt- oder stippchenförmig monomorph (morphologisch sehr ähnlich) erscheinen, kommen typischerweise bei Mastopathien vor. Meist finden sie sich diffus verteilt oder in rosettenförmiger Anordnung (s. u.). Nur bei zusätzlichen Verdachtsmomenten (daneben vorhandene, suspekte Mikroverkalkungen oder Verschattungen) muss ein neben der Mastopathie vorhandenes Malignom ausgeschlossen werden.

Teetassenphänomen. Verkalkungen, die ein „Teetassenphänomen" zeigen, sind typisch im Rahmen einer Mastopathie (63–66; Abb. 22.**39**). Das Teetassenphänomen kommt durch Sedimentation und Spiegelbildung von feinsten Kalksalzpartikeln in Mikrozysten (Kalkmilchzysten) zustande (s. a. S. 230). Da das Teetassenphänomen nur in der me-

Befundkonstellationen

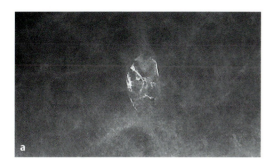

Abb. 22.37 a–b Schalenförmige Verkalkungen.
a Zarte eierschalenförmige Verkalkungen im Projektionsbereich einer ovalen Aufhellung: Ölzyste.
b Angedeutet schalenförmige, teilweise gepunktete Verkalkungen um tropfenförmige Wachsdepots, die im Ausland zur Augmentation injiziert worden waren.

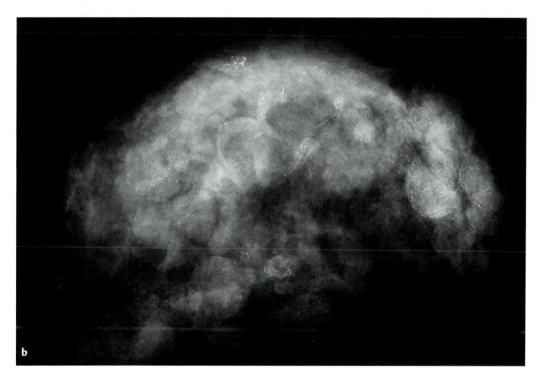

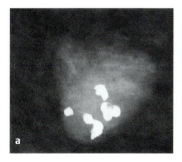
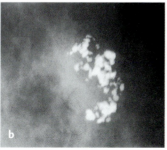
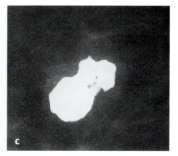

Abb. 22.38 a–c Fibroadenom.

a Innerhalb eines gelappt begrenzten Herdbefundes mehrere grobe, unregelmäßig geformte Verkalkungen: typisches Fibroadenom.
b Nur andeutungsweise erkennbare ovale Verschattung mit den typischen grobschollig bizarren Fibroadenomverkalkungen.
c Makroverkalkungen eines fast vollständig verkalkten Fibroadenoms.

22 Weiterführende Diagnostik

Abb. 22.39 **Kalkmilchzysten.** Teils rundliche, teils strichförmige und multiple halbmondförmige, teetassenförmige Verkalkungen als Folge der Sedimentation von Kalksalzpartikeln innerhalb von Kalkmilchzysten, die ausschließlich auf der mediolateralen Aufnahme erkennbar sind.

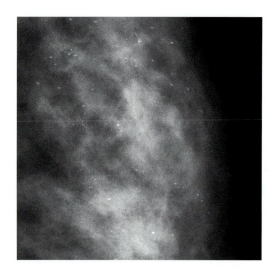

▸ Wenn zwischen mastopathietypischen Verkalkungen gegabelte oder polymorphe Verkalkungen liegen und ein segmentales Verteilungsmuster auftritt, muss an ein Malignom gedacht werden.

diolateralen Aufnahme nachweisbar ist, ist die Anfertigung einer streng mediolateralen Aufnahme – nach Möglichkeit in Vergrößerungstechnik – eine wichtige Voraussetzung für die sichere Beurteilung unklarer Mikroverkalkungen.

In der kraniokaudalen Ebene können dieselben Verkalkungen z. T. amorph und uncharakteristisch, bei mäßiger Monomorphie auch suspekt erscheinen! Das Teetassenphänomen ist üblicherweise nur bei einem Teil der Mikroverkalkungen sicher zu erkennen. Die Diagnose der Benignität kann aber mit großer Sicherheit gestellt werden, wenn zwischen diesen Verkalkungen keine anderen malignomtypischen Verkalkungen oder Verschattungen (als Hinweis für ein neben der Mastopathie bestehendes Karzinom) liegen (Abb. 22.41).

Typische Verteilungsmuster benigner Verkalkungen

Einzeln stehende Verkalkungen. Solitäre Verkalkungen sind typischerweise benigne. Es können auch mehrere einzelstehende Verkalkungen in einer oder beiden Brüsten vorkommen.

Diffuse symmetrische Verteilung. Eine diffuse (gleichmäßig im Drüsengewebe verstreute; s.a. Abb. 22.**40a**) und symmetrische Verteilung spricht für Benignität. Diffus verstreute, meist symmetrische Verkalkungen sind typisch für Mastopathien, vor allem für die sklerosierende Adenose. Das symmetrische Auftreten von malignitätsverdächtigen Mikroverkalkungen ist eine große Seltenheit.

Die Verkalkungen bei Mastopathien sind meist punkt-, stippchenförmig oder rundlich. Liegen amorphe Verkalkungen vor, so unterstützen ein symmetrisches Auftreten, ein möglichst monomorphes Bild und besonders der Nachweis von Teetassen die Diagnose einer Mastopathie.

Wichtig ist aber, dass zwischen diesen Verkalkungen *keine gegabelten oder polymorphen Verkalkungen* liegen und dass *kein segmentales Verteilungsmuster* auftritt. Dann muss an ein in der Mastopathie liegendes Malignom gedacht werden.

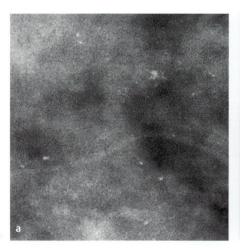 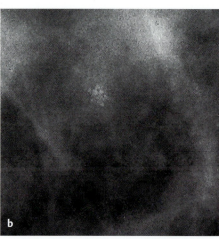 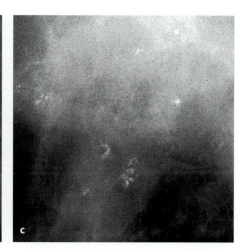

Abb. 22.40 a–c **Adenose.**
a Punktförmige, verstreut liegende Verkalkungen bei Blunt-Duct-Adenosis.
b Mehrere rundliche, dicht beieinander liegende Verkalkungen in einer runden Gruppe (morulaartig): kleinzystische Adenose.
c Typisches Bild multipler, morulaartig angeordneter, lobulärer Verkalkungen bei sklerosierender Adenose.

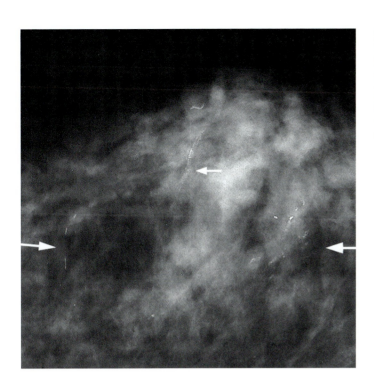

Abb. 22.41 **Gemischte Verkalkungen.** Verkalkungen im Zusammenhang mit einer „Plasmazellmastitis" (langer Pfeil) und Gefäßverkalkungen (kurzer Pfeil). Segmental angeordnete, polymorphe Verkalkungen eines DCIS (Pfeil rechts).

Gruppierte Mikroverkalkungen. Gruppen von Verkalkungen sind an sich nicht typisch für benigne Veränderungen. Bevor von einer Gruppierung von Mikroverkalkungen gesprochen wird, ist eine Beurteilung der Verkalkungen in 2 Ebenen erforderlich. Erst die Beurteilung in beiden Ebenen erlaubt z.B. eine Unterscheidung zwischen echten Gruppierungen und der zufälligen Überprojektion von Verkalkungen, die eigentlich an unterschiedlichen Stellen verstreut liegen, sich aber in einer Ebene nebeneinander projizieren. Derartige „Pseudogruppen" sind nicht als Malignitätshinweis wertbar.

Typisch benigne Gruppierungen dürfen vorkommen
- bei *Liponecrosis calcificans* und subkutanen Verkalkungen. Beweis der Benignität durch subkutane Lage (Tangentialaufnahme) bzw. zentrale Aufhellung, rundliche Konfiguration;
- konzentriert in einem kleinen, einem *Fibroadenom oder Papillom* entsprechenden Areal bei typischer Morphologie der Verkalkungen (s.o.) oder wenn die Verkalkungen innerhalb eines glatt begrenzten (s. Definition, S. 257) Weichteilschattens liegen;
- *entlang von Narben*, wenn typische Einzelformen (grobe Nadeln, ringförmige, rundliche Verkalkungen) vorkommen und malignomtypische Einzelformen und Verteilungsmuster ausgeschlossen sind;
- *bei kleinzystischer Adenose* (Abb. 22.**40 b** u. **c**). Diese Verkalkungen liegen typischerweise sehr eng beisammen in rundlicher, rosetten- oder morulaartiger Konfiguration. Sie liegen im Lobulus und sind wegen ihrer typisch lobulären Lokalisation nicht als Malignomhinweis zu werten. Die Diagnose der Benignität wird weiter gestützt durch ein multiples und symmetrisches Auftreten solcher Grüppchen und durch ein relativ monomorphes Bild. Längliche, gegabelte oder polymorphe Verkalkungen dürfen nicht vorhanden sein. Sonst ist an ein Karzinom zu denken.

Schienenförmige Verkalkungen im Verlauf von Gefäßen. Dieses Verteilungsmuster spricht eindeutig für eine Benignität (s.o.).

Eine zusammenfassende Darstellung der für eine Benignität sprechenden Merkmale von Mikroverkalkungen findet sich in Abb. 22.**42**.

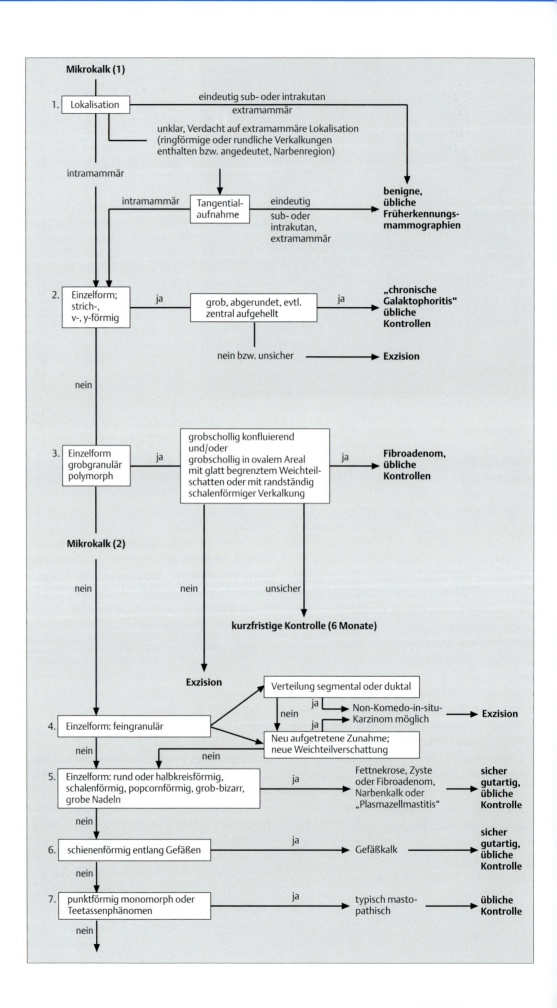

Abb. 22.42 Mikrokalk. Fortsetzung →

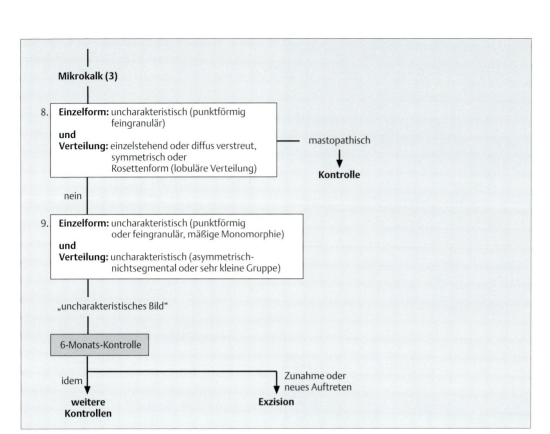

Abb. 22.42 Fortsetzung

Uncharakteristische Mikroverkalkungen

Definition

Zu den uncharakteristischen Mikroverkalkungen zählen alle Verkalkungen, die anhand
- ihrer Lokalisation,
- ihrer Morphologie oder
- ihres Verteilungsmusters

nicht als eindeutig benigne oder als suspekt zu klassifizieren sind.

Dazu gehören vor allem
- fein-granuläre und amorphe Verkalkungen, die keinem typischen Verteilungsmuster folgen,
- Verkalkungen mit geringer bis mäßiger Polymorphie (Abb. 22.**43**),
- Verkalkungen ohne typisch segmentale oder lobuläre Anordnung, die asymmetrisch zur Gegenseite auftreten, die nur an einer Stelle in einer Brust vorkommen (Abb. 22.**44**) oder eine Gruppierung vermuten lassen,
- weitere Verkalkungen, die weder typisch benigne noch malignomtypisch sind.

Zahlenmäßig sind uncharakteristische Verkalkungen leider mindestens so häufig wie charakteristisch benigne oder suspekte Verkalkungen.

Vorkommen

Mit folgenden Erkrankungen ist bei uncharakteristischen Verkalkungen zu rechnen:
- *Invasive und In-situ-Karzinome:* Ein Teil der invasiven Karzinome, die meisten In-situ-Karzinome vom Non-Komedotyp und ca. 20% der In-situ-Karzinome vom Komedotyp zeigen keine charakteristischen oder gar keine Mikroverkalkungen.
- Da die *Mastopathie* häufig einem Gemisch unterschiedlicher proliferativer Veränderungen sowohl duktalen als auch lobulären Ursprungs entspricht und da auch die Lobuli selbst durch sklerosierende Prozesse verzogen sein können, finden sich die beschriebenen, typisch gutartigen Formen und Anordnungen von Mikroverkalkungen nur in einem gewissen Prozentsatz. Das heißt, es finden sich auch in Mastopathien bis-

Zahlenmäßig sind uncharakteristische Verkalkungen mindestens so häufig wie charakteristisch benigne oder suspekte Verkalkungen.

Abb. 22.43 **Fibrolipöses Parenchym mit groben Matrixverkalkungen.** In halbbogiger Anordnung gruppierte Mikroverkalkungen, teilweise punktförmige, auch strichförmige Einzelform, nur mäßige Polymorphie (Vergrößerungsmammographie).

Abb. 22.44 **Einfache Mastopathie mit psammomatösen Verkalkungen.** Einseitige Mikroverkalkungen ohne typische lobuläre oder duktale Anordnung, feingranulär.

▶ Prinzipiell ist es nicht sinnvoll, *alle* uncharakteristischen Verkalkungen zu entfernen, da dann nur ein geringer Teil der Biopsien tatsächlich einem Karzinom entspräche.

weilen polymorphe oder längliche Verkalkungen, dreiecksförmige oder straßenförmige Verkalkungsgruppen. Da diese Verkalkungen dann nicht mit ausreichender Sicherheit von malignen Verkalkungen zu differenzieren sind, gibt es eine Grauzone, innerhalb derer eine eindeutige Einordnung anhand der Analyse der Verkalkungen nicht möglich ist.

- Bei beginnender *Fibroadenomverkalkung* können auch kleinere bizarre, strich- oder punktförmige Verkalkungen auftreten. Diese sind nicht immer sicher von suspekten Mikroverkalkungen zu differenzieren. Liegen uncharakteristische Verkalkungen in beiden Ebenen *innerhalb einer glatt begrenzten Weichteilverschattung*, so kann dies differenzialdiagnostisch hilfreich sein.
- Selten treten auch differenzialdiagnostische Probleme auf, wenn Verkalkungen bei der „*Plasmazellmastitis*" relativ zart sind.
- Auch Verkalkungen in *Fettgewebsnekrosen und Narben* weisen gelegentlich polymorphe, längliche und bogige Einzelformen auf. Diese können, wenn sie eine geringe Größe haben oder gruppiert auftreten, nicht immer von duktalen, suspekten Verkalkungen unterschieden werden.

Differenzialdiagnostische Erwägungen

Grundsätzliche Aspekte

Es ist prinzipiell nicht möglich, *alle* invasiven oder In-situ-Karzinome zu erkennen, da ohnehin nur ein Teil der Karzinome Verkalkungen zeigt. Bei einzelnen Karzinomen finden sich nur uncharakteristische Verkalkungen. Auch typisch benigne Verkalkungen können bisweilen mit Karzinomen assoziiert sein, wenn Karzinome in derartigen Gewebearealen entstanden sind. Solche Einzelfälle dürfen aber keinesfalls dazu verleiten, alle Mikroverkalkungen unkritisch entfernen zu lassen.

Prinzipiell ist es nicht sinnvoll, *alle* uncharakteristischen Verkalkungen zu entfernen, da dann nur ein geringer Teil der Biopsien tatsächlich einem Karzinom entspräche. Diagnostische Biopsien von zu vielen gutartigen oder uncharakteristischen Verkalkungen mit geringer Malignomwahrscheinlichkeit führen nicht nur zu unvertretbaren Kosten, sondern ausgeprägte Vernarbungen nach multiplen Operationen schränken auch die Aussagekraft späterer Untersuchungen ein. Das Operations- und Infektionsrisiko sollte nicht verschwiegen werden.

Schließlich sollte auch der Vertrauensverlust in die bildgebende Diagnostik bedacht werden, wenn diese vorwiegend nur zur diagnostischen Exzision gutartiger Veränderungen führt.

Differenzialdiagnostische Erwägungen im Einzelfall

Die Diagnoseentscheidung, die auch eine Empfehlung für das weitere Prozedere enthalten soll, ist bei uncharakteristischen Mikroverkalkungen *immer individuell* zu treffen.

Bei der Entscheidung zwischen *Biopsie* und *Kontrolluntersuchung* muss daran gedacht werden, dass Verkalkungen von In-situ-Karzinomen bisweilen über mehrere Jahre *unverändert* bleiben. Wenn zusätzlich dichtes Umgebungsgewebe existiert, ist eine beginnende Invasion möglicherweise nicht erkennbar. Allgemein wird zur Kontrolle von Mikroverkalkungen ein Intervall von 6 Monaten als vollkommen ausreichend angesehen.

In die Entscheidung müssen eingehen
- eine Einschätzung anhand der sorgfältigen Mikrokalkanalyse (Lokalisation, Einzelform, Verteilungsmuster),
- ergänzende Informationen betreffend das umgebende Weichteilgewebe (umgebender Weichteilschatten, Asymmetrien, Retraktion, vorangegangenen Operationen, Narben etc.),
- anamnestische Daten (Familienanamnese, Eigenanamnese bezüglich Tumoren und Risikofaktoren, vorangegangene Operationen, Narben etc.),
- klinische Daten, z.B. Sekretion, Retraktion, Narben sowie der Tastbefund, nach Kenntnis der Mammographie nochmals neu erhoben,
- Verlaufsbeurteilung, falls Vormammographien vorhanden.

Dabei gilt, dass ein neues Entstehen oder die Zunahme von Mikroverkalkungen sowie das Entstehen oder die Zunahme eines umgebenden Weichteilschattens eine weitere Abklärung (in der Regel Exzisionsbiopsie) nach sich ziehen müssen. Sind wesentliche Veränderungen nicht zu erheben, erhöht dies aber die Sicherheit einer benignen Diagnose bei kurzfristigem Verlauf (unter 2 Jahren) nicht wesentlich.

Anhand aller Daten muss eine Entscheidung für Kontrolluntersuchungen, Stanzbiopsie, vorzugsweise die Vakuumbiopsie oder eine Exzisionsbiopsie getroffen werden.

Hierbei ist zu beachten, dass Kontrolluntersuchungen nur dort anzuraten sind, wo in Zusammenschau aller Befunde mit hoher Wahrscheinlichkeit von einem gutartigen Befund ausgegangen werden kann.

Die Treffsicherheit der perkutanen Biopsien zur Abklärung von Mikroverkalkungen hängt sehr stark davon ab, ob ausreichend Mikrokalk enthaltendes Gewebe gewonnen werden konnte. Die Stanzbiopsie kann einen vermutlich benignen oder einen malignen Befund bestätigen. Der Nachweis von Mikroverkalkungen im Stanzzylinder sollte aber dokumentiert sein und es muss ausreichend Material gewonnen worden sein (s. Kapitel 7). Eine negative Stanzbiopsie kann allerdings nach heutiger Einschätzung einen mit Bildgebung geäußerten Verdacht nicht widerlegen. Bei weiterhin suspekten oder möglicherweise malignen Befunden ist die Exzisionsbiopsie die sicherste Methode.

Eine vergleichbare Treffsicherheit kann mit der Vakuumbiopsie erreicht werden (≥ 20 Stanzzylinder, 11-G-Nadel). Nach jeder Art von Biopsie ist eine Korrelation der bildgebenden Methoden vor und nach Biopsie, der Präparateradiogramme und der Histologie unverzichtbar (68).

Differenzialdiagnostische Bedeutung von Mikrokalk mit begleitendem Weichteilschatten
(Abb. 22.45 – Abb. 22.49)

Ein umgebender oder begleitender Weichteilschatten kann, muss aber nicht hilfreich sein. In keinem Fall kann das Vorhandensein oder die Abwesenheit eines Weichteilschattens die genaue Analyse des Mikrokalks ersetzen.

Hilfreich ist ein umgebender Weichteilschatten in den folgenden Fällen:

> Ein neues Auftreten oder die Zunahme von Mikroverkalkungen oder eines umgebenden Weichteilschattens müssen immer abgeklärt werden.

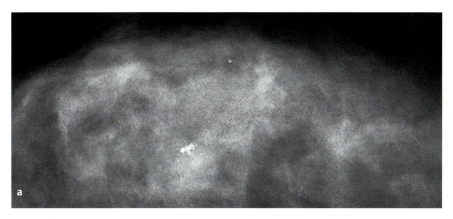
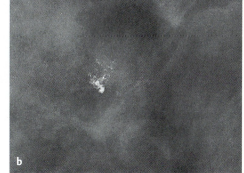

Abb. 22.45 a – b **Fibroadenom.**
a Am Rand einer innerhalb des mastopathischen Drüsengewebes nur undeutlich abgrenzbaren, 7 mm messenden, rundlichen, herdförmigen Verschattung sind kleinste rundliche, jedoch auch multiple bizarr geformte, gröbere Verkalkungen erkennbar.

b Vergrößerungsmammographie.

22 Weiterführende Diagnostik

Abb. 22.46 a–b **Verkalkungen in Verdichtungen.**
a Polymorph-bizarre Verkalkungen in einem angedeutet ovalen Areal. Aufgrund dieser Konfiguration kann ein Fibroadenom vermutet werden.
b Ovale, zipflig ausgezogene Gruppe von teils rundlichen, teils strichförmigen Verkalkungen.
Histologie: DCIS.

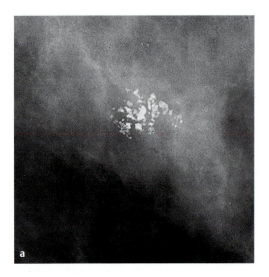
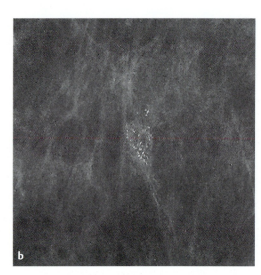

Abb. 22.47 a–c **Verkalkungen mit umgebendem Weichteilschatten.**

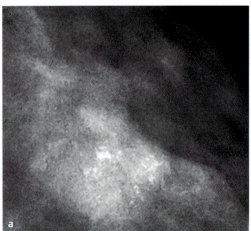
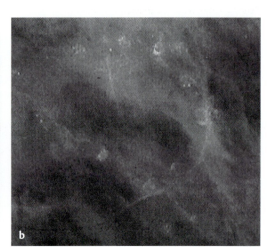
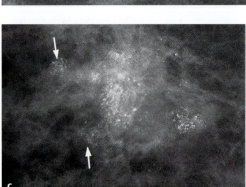

a Präparatradiographie: 8 mm messender rundlicher Herdbefund, zentral multiple punktförmige, dicht beieinander liegende Verkalkungen.
Histologie: Papillom.
b Präparatradiographie. Fast kreisförmig angeordnet multiple kleinste runde Grüppchen punktförmiger Verkalkungen.
Histologie: Papillomatose.
c Präparatradiographie: Innerhalb einer unscharf begrenzten weichteildichten Verschattung kommen multiple Mikrokalkgruppen zur Darstellung, von denen 2 noch die eindeutig runde Gruppenform erkennen lassen, daneben jedoch viele granulär-polymorph aussehende Verkalkungen ohne eindeutige Gruppenform.
Histologie: papilläres Karzinom.

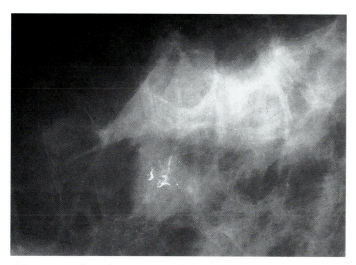

Abb. 22.48 **Grob strukturiertes intraduktales Karzinom.**
Ovaler, 11 mm messender, teilweise glatt begrenzter Herdbefund mit zentralen polymorphen Verkalkungen. Trotz der relativ groben Struktur kein Fibroadenom, sondern ein intraduktales Karzinom.

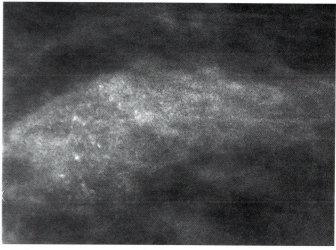

Abb. 22.49 **Mikroverkalkungen in Strukturverdichtung.**
Innerhalb einer mehr flächig-länglichen Strukturverdichtung multiple granulärpolymorphe Mikroverkalkungen (3fach vergrößert).
Histologie: DCIS.

- Er ist als Weichteilschatten eines beginnend verkalkenden Gefäßes (optimal in 2 Ebenen!) identifizierbar.
- Er ist rundlich und vollständig glatt begrenzt. Dies kann auch bei uncharakteristischen Mikroverkalkungen als sehr verlässliches Zeichen eines Fibroadenoms (seltener eines Papilloms) gewertet werden.
- Er ist unregelmäßig oder sternförmig und damit eindeutig suspekt (Ausnahme: Narbe).
- Er hat Fettdichte, womit z. B. eine Ölzyste nachweisbar wird.

Wenig hilfreich ist ein umgebender Weichteilschatten dagegen in diesen Fällen:

- Uncharakteristische Verschattungen um Mikroverkalkungen: Diese sind häufig verursacht durch eine Infiltration, reaktive Veränderungen, uncharakteristische benigne Veränderungen oder Überlagerung.
- Noduläre Verdichtungen um Mikroverkalkungen: Sie können – wenn sie nicht eindeutig glatt begrenzt sind – Hinweis auf ein beginnend verkalkendes Fibroadenom oder Papillom sein. Dies ist aber nicht zwingend, da auch invasive oder In-situ-Karzinome nodulär wachsen und verkalken können.
- Schließlich ermöglicht der Nachweis oder das Fehlen einer Weichteilverschattung um Mikroverkalkungen keine sichere mammographische Unterscheidung zwischen invasivem und In-situ-Karzinom. Eine umgebende Weichteilverschattung bei invasiven Karzinomen kann einerseits im dichteren Umgebungsgewebe übersehen werden. Durch eine reaktive Fibrose kann andererseits eine Weichteilverdichtung auch um ein reines In-situ-Karzinom entstehen.

Sezernierende Mamma

(Abb. 22.50)

> Bei bräunlichem, grünlichem oder blutigem Sekret ist in jedem Fall eine Galaktographie indiziert, ebenso bei einseitiger Sekretion aus einem Gang oder zytologisch suspekter Sekretion.

Definition

Unter einer pathologischen Sekretion versteht man eine spontane (im Gegensatz zur provozierten) ein- oder beidseitige, nicht milchige Sekretion aus einem oder mehreren Milchgängen.

Diagnostische Problematik

Eine intraduktale Raumforderung, deren klinisches Symptom die pathologische Sekretion ist, kann mithilfe der Galaktographie lokalisiert und hinsichtlich ihrer Ausdehnung beschrieben werden. Weder die Galaktographie noch andere bildgebende Methoden sind jedoch in der Lage, die Dignität dieses Prozesses zu bestimmen. Daher muss jede galaktographisch nachgewiesene intraduktale Raumforderung operativ abgeklärt werden.

Diagnostische Strategie

1. Eine *beidseitige*, nicht milchige Sekretion ist in der Regel Ausdruck einer hormonellen Störung, daher keine Indikation zur Galaktographie. Nur im theoretisch denkbaren Fall einer beidseitigen blutigen oder zytologisch suspekten Sekretion muss eine weitere Diagnostik erfolgen. Grundsätzlich muss bei jeder pathologischen Sekretion ein Abstrich für die Sekretzytologie entnommen werden. Unabhängig von diesem Ergebnis muss bei einer beidseitigen blutigen oder zytologisch suspekten Sekretion eine Galaktographie beidseits erfolgen.
2. Bei einseitiger Sekretion wird nach Abstrichentnahme das weitere Vorgehen von der Anzahl der sezernierenden Gänge und der Farbe des Sekrets sowie von der Abstrichzytologie bestimmt.
   - Eine seröse Sekretion aus *mehreren* Ausführungsgängen kann ebenfalls eine hormonelle Ursache haben, daher empfiehlt sich die Überprüfung des Hormonstatus. Bei zweifelhafter oder suspekter Sekretzytologie muss versucht werden, einen Gang nach dem anderen zu galaktographieren.
   - Ist das Sekret bräunlich, grünlich oder blutig, ist in jedem Fall eine Galaktographie indiziert.
   - Jede einseitige Sekretion aus einem Gang muss mittels Galaktographie abgeklärt werden.
   - Jede zytologisch suspekte Sekretion erfordert eine Galaktographie.
3. Jede Füllungsaussparung mit oder ohne Wandunregelmäßigkeit und jeder Gangabbruch ist Ausdruck eines intraduktalen Prozesses und muss nach vorheriger Lokalisation exzidiert werden. Nur bei galaktographisch nachgewiesener Duktektasie sind weitere Mammographiekontrollen in altersüblichen Intervallen ausreichend (69, 70).
4. Ist die Galaktographie nicht durchführbar, kann die MRT eventuell eine kontrastmittelanreichernde Läsion zeigen und eine MRT-geführte Biopsie durchgeführt werden (7).

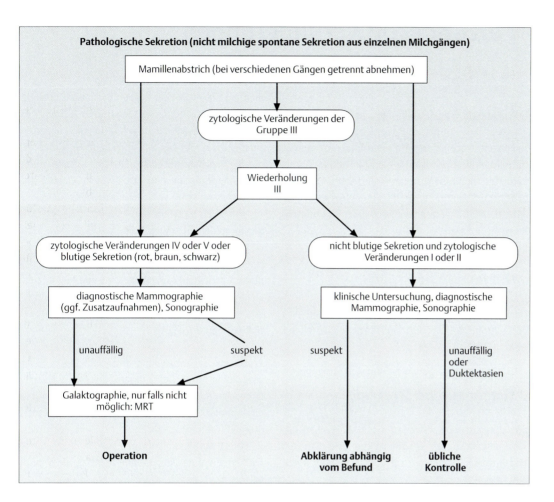

Abb. 22.50 a – b
a Pathologische Sekretion.

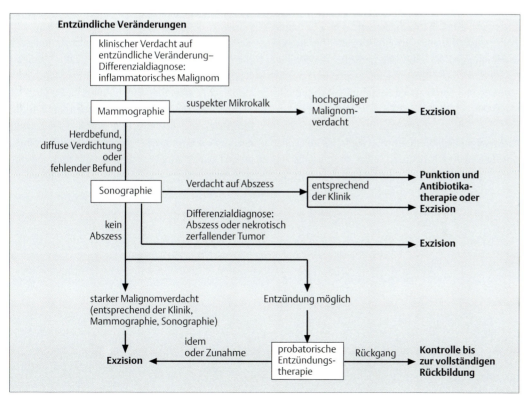

b Entzündliche Veränderungen.

Entzündliche Veränderungen

Definition

Fällt klinisch eine herdförmige oder diffuse Veränderung mit Rötung und/oder Überwärmung auf, so konzentriert sich die Differenzialdiagnose auf die Unterscheidung zwischen einem Malignom (Karzinom mit inflammatorischer Komponente, inflammatorisches Karzinom, selten hämatologisches Malignom oder Metastasierung) und einer Entzündung (Mastitis, Abszess; 71, 72).

Diagnostische Problematik

Diese Differenzierung kann vor allem bei subakut oder chronisch entzündlichen Prozessen schwierig sein.

Diagnostische Strategie

Das diagnostische Prozedere ist in Abb. 22.**50** zusammengefasst. Die Möglichkeiten und Grenzen der einzelnen Methoden sind im Folgenden nochmals kurz erläutert.

Anamnese. Anamnestisch sprechen der Zusammenhang mit einer Schwangerschaft bzw. Laktation oder bereits vorangegangene bzw. wiederkehrende Entzündungen für eine entzündliche Genese. Bei bestehender Mamillensekretion kann die mikrobiologische und zytologische Sekretuntersuchung hilfreich sein.

Mammographie. Die Mammographie ist auch hier von besonderer Bedeutung. Zwar kann sie bei einem Herdbefund oder einer diffusen Verdichtung ohne Mikrokalk sowie bei fehlendem Befund in dichtem Gewebe in der Regel nicht zwischen Malignom und Entzündung unterscheiden. Finden sich aber malignitätsverdächtige Mikroverkalkungen, so ist ein Karzinom höchstwahrscheinlich. Eine ödematöse Verdichtung, die sich nach retromamillär ausdehnt, kann auf eine entzündliche Genese hinweisen.

Sonographie. Sonographisch nachweisbare Einschmelzungen deuten auf einen entzündlichen Prozess hin. Ein Abszess, der sich durch eine relativ glatte Innenwand auszeichnet, ist von einem zentral zerfallenden Tumor zu unterscheiden, dessen Wand meist knotig verdickt und innen unregelmäßig begrenzt ist.

Probatorische Entzündungstherapie. Geben Mammographie oder Sonographie keine eindeutigen Hinweise, so kann bei Verdacht auf Entzündung eine probatorische Entzündungstherapie versucht werden. Eine Rückbildung ist bis zum Verschwinden des Befundes zu kontrollieren. Häufige Kontrollen können in der Regel sonographisch und klinisch erfolgen.

„Kalte" Abszesse. Abschließend sei darauf hingewiesen, dass es auch entzündliche Prozesse gibt, die ohne wesentliche klinische Entzündungszeichen einhergehen. Hierzu gehören „kalte" Abszesse (Tbc, Pilze), einige granulomatöse Prozesse sowie chronisch verlaufende Entzündungen, die auch im Rahmen der Mastopathie vorkommen können. Die Diagnose wird in der Regel histologisch gestellt, nachdem diese Prozesse als biopsiewürdiger Tastbefund oder mammographische Verschattung auffällig wurden.

Die junge Patientin

Spezielle Überlegungen und Probleme

Die Diagnose des Mammakarzinoms ist bei jungen Patientinnen (unter 35–40 Jahren) häufig schwieriger als bei älteren. Dies hat verschiedene Gründe:
- Sehr niedrige Inzidenz des Mammakarzinoms in dieser Altersgruppe. Weniger als 7,5 % aller Karzinome treten vor dem 40. Lebensjahr auf (73). Bei Patientinnen, die vor dem 30. Lebensjahr betroffen sind, ist eine genetische Disposition in Betracht zu ziehen.
- Hohe Inzidenz benigner Veränderungen (knotige Brust, Fibroadenome).
- Verminderte Sensitivität der Mammographie in einigen Fällen.
- Zwar insgesamt niedriges, aber im Vergleich zu älteren Patientinnen erhöhtes Strahlenrisiko. Inwiefern das insgesamt sehr niedrige Risiko eines strahleninduzierten Mammakarzinoms bei genetisch bedingten Mammakarzinomen erhöht ist (aufgrund spezieller Genveränderungen), wird derzeit diskutiert (76). Da die Mammographie jedoch die einzig geeignete Methode zum Screening und zur Detektion der duktalen In-situ-Karzinome ist, erscheint sie auch bei diesen Patientinnen unverzichtbar.

Diese Faktoren haben zu einer ansteigenden Rate spät entdeckter Karzinome bei jungen Patientinnen geführt. Zudem ist die positive Biopsierate (der Anteil der Karzinome an empfohlenen Biopsien) bei jungen Patientinnen wesentlich niedriger (77–82).

Wenige Frauen dieser Altersgruppe beteiligen sich am mammographischen Screening. Üblicherweise sind dies Frauen mit Angehörigen 1. Grades, die prämenopausal an einem Mammakarzinom erkrankt sind, eine Anamnese für Morbus Hodgkin (Zustand nach Bestrahlung), eine vorausgegangene Biopsie mit histologischem Grenzbefund oder eine Eigenanamnese bezüglich des Mammakarzinoms aufweisen. Bei jungen Frauen sind die meisten Karzinome klinisch tastbar und müssen von zahlreichen benignen Veränderungen, die speziell in dieser Altersgruppe auftreten, differenziert werden. Die weitere Abklärung dieser Herdbefunde sollte auf jede Patientin individuell abgestimmt werden. Das Screening wird prinzipiell durchgeführt wie bei älteren Frauen. Das tatsächliche oder zu erwartende Risiko eines strahlungsinduzierten Karzinoms sollte bei jüngeren Frauen bedacht werden. Dennoch sollte auch bei einer Schwangerschaft jede suspekte Läsion adäquat abgeklärt werden.

Veränderungen bei jungen Frauen und deren Histologie

Der Normalbefund der Brust, beginnend von der Kindheit bis zur Adoleszenz, wurde in Kapitel 9 dargestellt. Basierend auf altersabhängigen physiologischen Veränderungen ist das Parenchym bei jungen Patientinnen dichter und knotiger als bei älteren (> 50 Jahre). Die dichtere Konsistenz und die knotigen Veränderungen sind primär nicht suspekt. Eine sorgfältige klinische und – falls erforderlich – mammographische Beurteilung ist notwendig. Insgesamt gibt es eine große individuelle Variationsbreite. In einigen Fällen kann auch die Brust sehr junger Patientinnen (20.–30. Lebensjahr) erhebliche Fettanteile enthalten.

Benigne Veränderungen

Die folgenden benignen Veränderungen sind typisch bei jungen Patientinnen:

Mastopathische Veränderungen. Häufig treten mastopathische Veränderungen auf. Sind proliferative Veränderungen mit Atypien assoziiert, liegt ein höheres Karzinomrisiko vor als bei älteren Frauen (s. Kapitel 10).

Fibroadenome. Obwohl Fibroadenome in nahezu jeder Altersgruppe auftreten können, liegt die größte Inzidenz bei Frauen zwischen 25 und 35 Jahren. Fibroadenome sind die häufigsten benignen Tumoren bei Kindern. Dabei treten sowohl perikanalikuläre als auch intrakanalikuläre Fibroadenome – häufig auch multipel – auf. Bei jungen Patientinnen bestehen sie überwiegend aus myxoidem Stroma mit einem hohen Wasseranteil und sind gut vaskularisiert. Einige sind zellreich und adenomatös. Fibröse Fibroadenome sind bei jungen Frauen üblicherweise nicht zu finden.

Das juvenile Fibroadenom oder auch Riesenfibroadenom ist eine spezielle Form des Fibroadenoms, das nahezu ausschließlich bei jungen Patientinnen auftritt (häufigstes Auftreten zur Zeit der Menarche). Es handelt sich um einen glatt begrenzter Tumor mit üblicherweise schnellem Wachstum. Histologisch besteht er aus proliferierendem Stroma und häufig einer epithelialen Hyperplasie. Es ist benigne und nicht mit einem erhöhten Malignitätsrisiko assoziiert.

Phylloidestumor. Der Phylloidestumor (s. Kapitel 17) ist bei jungen Patienten sehr viel seltener als das juvenile Fibroadenom. Dennoch kann er selten als schnell wachsender, glatt begrenzter Herdbefund auftreten.

Papillome. Papillome kommen auch bei jungen Patientinnen vor. Die juvenile Papillomatose ist ein seltener Befund, der typischerweise in der Adoleszens und bei jungen Frauen gefunden wird. Klinisch steht häufig ein tastbarer Tumor oder eine Mamillensekretion im Vordergrund. Histologisch sind duktale Papillomatosen, papilläre apokrine Hyperplasien, multiple (Mikro-) Zysten, häufig zelluläre Atypien und gelegentlich Nekrosen typisch. In etwa 30–40 % der Fälle liegt eine positive Familienanamnese bezüglich des Mammakarzinoms vor. Lokalrezidive und bilaterale Befunde wurden beobachtet. Ob das individuelle Risiko, am Mammakarzinom zu erkranken, erhöht ist, wird diskutiert. Eine Assoziation des juvenilen Papilloms mit dem juvenilen sekretorischen Karzinom wurde beobachtet (83–86).

Maligne Veränderungen

Insgesamt ist ein Malignom bei jungen Frauen weniger häufig als in der Altersgruppe über 40. Verschiedenartige Malignome (Mammakarzinome, hämatologische Karzinome und Sarkome) werden beobachtet.

Veränderungen während der Schwangerschaft

Während der Schwangerschaft treten häufig die folgenden benignen und malignen Veränderungen auf:

Benigne Veränderungen.
- Das Fibroadenom ist der häufigste benigne Tumor der schwangeren Patientin. Viele Fibroadenome zeigen während der Schwangerschaft ein Größenwachstum und werden dadurch klinisch auffällig. Gelegentlich tritt eine Infarzierung auf.
- Gelegentlich zu beobachten sind Papillome, fibrozystische Veränderungen, Galaktozelen, Abszesse, eine puerperale Mastitis (s. Kapitel 11. u. 13).
- Sehr selten treten Infarkte oder Phylloidestumoren auf. Die Infarzierung (87, 88), die sowohl jeden Teil des Parenchyms als auch Fibroadenome (89) betreffen kann, ist histologisch gekennzeichnet durch eine Nekrose. Die genaue Ätiologie für das Auftreten während der Schwangerschaft ist nicht bekannt.

Maligne Veränderungen. Etwa 1–2 % der Mammakarzinome treten während der Schwangerschaft oder der Stillzeit auf. Darin eingeschlossen sind Karzinome, die während oder innerhalb eines Jahres nach der Schwangerschaft entdeckt werden. Leider werden diese Karzinome häufig zu spät diagnostiziert, sicherlich bedingt durch die erschwerte Differenzialdiagnostik zwischen neoplastischen Wachstum und physiologischen Veränderungen während der Schwangerschaft und Laktation (90).

Für einige seltene Erkrankungen wie z.B. den Phylloidestumor, das Burkitt-Lymphom und das Angiosarkom ist ebenfalls eine schwangeschaftsbedingte Assoziation beschrieben worden.

Auch während einer Schwangerschaft sollte jede suspekte Läsion adäquat abgeklärt werden.

Diagnostische Strategie

Die diagnostische Strategie in dieser Altersgruppe sollte an die unterschiedlichen Voraussetzungen bezüglich der Prävalenz des Mammakarzinoms, der Möglichkeiten der einzelnen Methoden und an die potenzielle Strahlenbelastung angepasst werden:

- Ein Screening für asymptomatische Patientinnen ohne erhöhtes Risiko ist nicht zu empfehlen.
- Bei Hochrisikopatientinnen ist eine Screeningmammographie vor dem 40. Lebensjahr sinnvoll. Ob die ergänzende Durchführung einer Sonographie oder MRT die Erkennungsrate von Karzinomen bei diesen Patientinnen bei einer gleichzeitig akzeptablen Anzahl an falsch positiven Befunden verbessern kann, ist derzeit Gegenstand der Forschung.
- Für die Abklärung von Tastbefunden bei unter 35-jährigen Patientinnen sollte als erstes die Sonographie eingesetzt werden. Wenn damit ein benigner Befund sicher diagnostiziert werden kann, ist keine weitere Abklärung notwendig und eine Kontrolle ausreichend.
- In allen anderen Fällen sollte ergänzend eine Mammographie durchgeführt werden. Zur Detektion von Mikrokalzifikationen ist eine Mammographie in 1 Ebene ausreichend. Falls notwendig, sollten immer ergänzende Aufnahmen durchgeführt werden.
- Schwangerschaft und Laktation sind keine Kontraindikation für die Mammographie. Während der Laktation sollte die Mammographie unmittelbar nach dem Stillen durchgeführt werden, da die mammographische Dichte des Parenchyms dann abnimmt. Da suspekte Mikroverkalkungen mit der Mammographie leicht entdeckt werden können, ist sie auch bei sehr dichtem Parenchym hilfreich zur rechtzeitigen Diagnostik oder zur Detektion zusätzlicher Herde.
- Besteht mit bildgebenden Verfahren ein negativer oder benigne erscheinender Befund, muss die Diagnose mit den klinischen Untersuchungsergebnissen korreliert werden. In Anbetracht der limitierten Sensitivität aller bildgebenden Verfahren in dieser Patientengruppe sollte die perkutane Biopsie bei Unklarheiten großzügig eingesetzt werden.
- Wie in allen Fällen, so muss auch hier die perkutane Biopsie sorgfältig durchgeführt werden. Es sollte kritisch überprüft werden, ob die Diagnose mit den bildgebenden und klinischen Befunden vereinbar ist.

Karzinomrisiko

Das Mammakarzinom ist als eine seltene Erkrankung bei jungen Frauen anzusehen. Obwohl Malignome auch im Teenageralter und bei Frauen Anfang 20 auftreten können, ist eine relevante Zunahme des Erkrankungsrisikos erst ab dem 25. Lebensjahr zu beobachten. Im Alter von 25 Jahren liegt die Inzidenz bei etwa 1:10000. Eine junge Frau (< 30 Jahre) mit Mammakarzinom hat ein signifikantes Risiko, eine BRCA1-Genträgerin zu sein. In diesen Fällen ist eine genetische Beratung angezeigt, um eine optimale Vorsorge – falls gewünscht auch für ihre Angehörigen – zu gewährleisten.

Ab dem 30. Lebensjahr steigt das Risiko, am Mammakarzinom zu erkranken, an bis zu etwa 1:1000 im Alter von 40 Jahren (88, 91). Auch wenn Malignome in dieser Altersgruppe sehr selten sind, sollte jede verzögerte Diagnostik vermieden werden. Bei Patientinnen mit genetischen Risikofaktoren oder einer positiven Familienanamnese des prämenopausalen Mammakarzinoms steigt das Erkrankungsrisiko selbst vor dem 35.–40. Lebensjahr signifikant.

Im Folgenden werden die besonderen Anforderungen in der diagnostischen Abklärung bei diesen Patientinnen zusammengefasst und eine diagnostische Strategie abgeleitet.

Klinik

Die überwiegende Mehrzahl junger Patientinnen wird klinisch auffällig durch einen Knoten, diffus knotige Veränderungen, einen umschriebenen Schmerz (gelegentlich mit pathologischer Sekretion) oder durch andere seltene Befunde. Einige junge Patientinnen werden aufgrund eines erhöhten individuellen oder familiären Risikos überwiesen.

Benigne Veränderungen bei tastbaren Befunden umfassen normales Drüsenparenchym, Fibroadenome, Mastopathien, Papillome, Zysten und selten die juvenile Papillomatose. Während Schwangerschaft oder Laktation ist an eine Galaktozele, einen Abszess, eine puerperale Mastitis oder eine Infarzierung zu denken.

Die juvenile Papillomatose imponiert palpatorisch wie ein Fibroadenom oder aber als unklarer Befund. Die Infarzierung ist als unklare oder suspekte Raumforderung mit gummiartiger Konsistenz tastbar (88).

Auch das In-situ- und invasive Karzinom müssen, ebenso wie andere seltene Malignome, in die differenzialdiagnostischen Überlegungen eingeschlossen werden.

Die Differenzialdiagnostik sehr großer Veränderungen umfasst das juvenile Fibroadenom, die juvenile Hyperplasie, selten Phylloidestumoren, Lymphome (z.B. Burkitt-Lymphom während der Schwangerschaft) oder Sarkome (periduktales Fibrosarkom oder Angiosarkom während der Schwangerschaft). Die Ursachen für eine pathologische Sekretion sind vergleichbar zu denjenigen bei älteren Patientinnen. Häufig sind Papillome, Papillomatose, Duktektasien, Mastopathien, ein laktierendes Adenom (sehr selten) oder in etwa 10% der Fälle Karzinome.

Wie bei älteren Patientinnen ist die Sensitivität der klinischen Untersuchung für die Erkennung von Karzinomen von der Tumorgröße abhängig und sinkt bei kleinen Tumoren (92, 93).

Wie von Reintgen (33) an einer großen Serie von über 500 Mammakarzinomen berichtet, sind lediglich etwa 50% der Karzinome zwischen 11 und 15 mm tastbar. Selbst erfahrene Kliniker können die Mehrzahl von Mammakarzinomen nicht tasten, sofern sie kleiner als 15 mm sind.

Insgesamt ist die klinische Untersuchung der jungen Patientin aufgrund der erhöhten Parenchymdichte und der knotigen Veränderungen erschwert. Dies wird noch deutlicher während der Schwangerschaft und Laktation.

Die hohe Prävalenz benigner Veränderungen in dieser Altersgruppe ist zu beachten. Während Schwangerschaft und Laktation ist die Diagnose eines Malignoms und die Differenzierung von physiologischen Veränderungen deutlich erschwert, was zu einer häufig verzögerten Diagnostik führt (88, 90, 94–96).

Mammographie

Die mammographische Beurteilbarkeit ist bei jungen Patientinnen häufig durch ein dichtes Parenchym, das sowohl benigne als auch maligne Veränderungen überdecken kann, erschwert. Deshalb ist die Wertigkeit der Mammographie hierbei insgesamt eingeschränkt. Aufgrund der individuellen Unterschiede der Parenchymstrukturen – etwa 30% der Patientinnen haben eine erhebliche Menge an interponiertem Fett – und aufgrund der hervorragenden Detektionsrate für Mikrokalzifikationen (die das einzige Malignitätszeichen bei etwa 30% der Karzinome darstellen) ist die Mammographie allerdings häufig auch bei Frauen unter 35 Jahren sinnvoll (Abb. 22.54, Abb. 22.55). Daher sollte sie bei Bedarf auch angewendet werden (s. u.).

Typische benigne Veränderungen. Diese zeigen, sofern sie nicht durch dichtes Parenchym überlagert werden, eine große Variationsbreite, wie in den entsprechenden Kapiteln beschrieben.
- Die juvenile Papillomatose, eine seltene Veränderung, die bevorzugt bei jungen Frauen auftritt, kann üblicherweise mammographisch nicht von dichtem Parenchym unterschieden werden (Abb. 22.51a). Daher kann in Zusammenschau mit dem üblichen Tastbefund ein Malignom mammographisch nicht ausgeschlossen werden.
- Der Infarkt, ein seltener Befund, der assoziiert ist mit Schwangerschaft oder Laktation, kann vom dichten Parenchym maskiert werden oder als unscharfe Verschattung oder mammographische Asymmetrie imponieren. Üblicherweise kann er nicht vom Malignom differenziert werden.

Weitere Abklärung. Bei Veränderungen mit typisch benigem Erscheinungsbild (fetthaltiger Lymphknoten, Hamartom, etc.) ist keine weitere Abklärung notwendig. Für Veränderungen, die mit hoher Wahrscheinlichkeit benigne sind (> 98%), ist eine übliche Kontrolle gerechtfertigt. In allen anderen Fällen, die leider bei jungen Patientinnen die überwiegende Mehrheit umfasst, ist eine Biopsie notwendig. Bezüglich der Detektion und Diagnostik eines Malignoms haben viele Autoren eine verminderte Sensitivität der Mammographie und einen niedrigen postiven Vorhersagewert für Patienten unter 35 beobachtet (78, 97–107).

Falsch positive Befunde. Die erhöhte Anzahl an falsch positiven Befunden kann durch die hohe Prävalenz benigner Veränderungen erklärt werden (knotiges Drüsenparenchym oder Fibroadenome), die aufgrund eines uncharakteristischen Erscheinungsbildes oder einer insgesamt hohen Parenchymdichte (Abb. 22.52a) nicht von einem Malignom differenziert werden können.

Falsch negative Befunde. Mammographisch falsch negative Befunde haben häufig 2 Ursachen:
- Aufgrund des höheren Anteils an Drüsenparenchym oder der insgesamt erhöhten Dichte können Karzinome ohne Mikrokalzifikationen maskiert sein (Abb. 22.53a u. b).

> Die klinische Untersuchung der jungen Patientin ist aufgrund der erhöhten Parenchymdichte und der knotigen Veränderungen erschwert, besonders während Schwangerschaft und Laktation.

Die junge Patientin

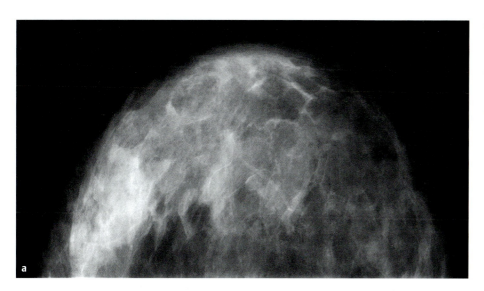

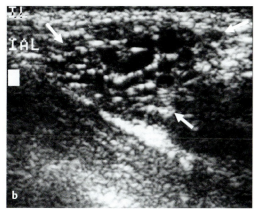

Abb. 22.51 a – b 15-jährige Patientin mit familiärer Mammakarzinombelastung und Tastbefund im oberen äußeren Quadranten.
a Kraniokaudale Ebene: Dichtes Drüsenparenchym. Kein umschriebener Herdbefund sichtbar.
b Die Sonographie zeigt einen echoarmen Herdbefund mit kleinen zystischen Arealen. *Histologie:* juvenile Papillomatose.

- Eine relativ hohe Anzahl an Karzinomen (15–20%) wird bei jungen Frauen als benigne Veränderung (z.B. Fibroadenome) missinterpretiert (Abb. 15.**13** c u. **d**; 97, 99, 104–106).

Trotz dieser Problematik können auch bei jungen Patientinnen nicht tastbare Karzinome mit der Mammographie diagnostiziert werden (105, 107; Abb. 22.**54** a – d):

- Bei Frauen (ca. 30%), deren Brüste einen hohen Fettanteil aufweisen, ist die Treffsicherheit vergleichbar zu derjenigen bei älteren Patientinnen.
- Die Erkennungsrate von Karzinomen mit Mikroverkalkungen ist unabhängig von der Parenchymdichte exzellent.

Schwangerschaft und Laktation. Während der Schwangerschaft und Laktation ist die mammographische Abklärung (die nur bei symptomatischen Patientinnen indiziert ist) noch schwieriger als bei nicht schwangeren jungen Frauen. Dies ist zurückzuführen auf die glanduläre Proliferation, den erhöhten Wassergehalt und die Hyperämie, die zu einer weiteren Dichtezunahme führen. Obwohl zahlreiche Läsionen mammographisch maskiert sein können und benigne Veränderungen nur selten mammographisch eindeutig abzuklären sind, sollte die Mammographie bei allen unklaren oder suspekten Läsionen zum Einsatz kommen. Aufgrund der guten Detektionsrate für Mikrokalzifikationen kann ein Malignom – zumindest in einigen Fällen – definitiv diagnostiziert werden (Abb. 22.**55**). In diesen Fällen kann die Mammographie die Diagnostik beschleunigen.

Es ist üblich, dass Patientinnen erst nach Beendigung einer Schwangerschaft biopsiert werden. Zudem können im Falle eines Malignomverdachts zusätzliche Herde entdeckt oder ausgeschlossen werden, was für die weitere Therapieplanung bedeutsam ist.

22 Weiterführende Diagnostik

Abb. 22.52 **18-jährige Patientin mit einem palpablen Tumor bei 12 Uhr.**
a Mammographisch ist die Verschattung bei dichtem Gewebe nicht abgrenzbar.
b Sonographisch zeigt sich ein echoarmer runder Herdbefund mit distaler Schallverstärkung, relativ verschieblich, die Stanzbiopsie ergab ein Fibroadenom.

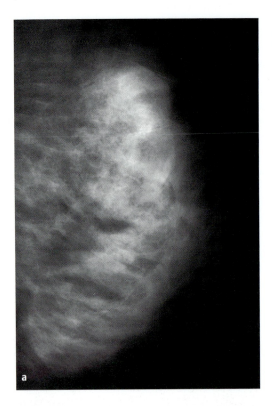
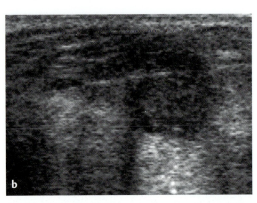

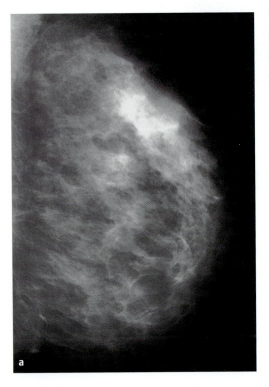
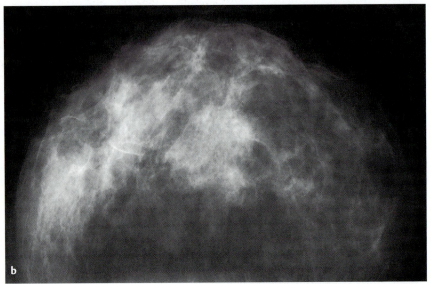

Abb. 22.53 a–f **Tastbarer Knoten im oberen äußeren Quadranten.**
2 Monate im Anschluss an eine Screeningmammographie und bei unauffälligem klinischen Befund entdeckte diese 38 Jahre alte Patientin mit positiver Familienanamnese einen tastbaren Knoten im oberen äußeren Quadranten der linken Brust.
a–b Schräge und kraniokaudale Mammographie, 2 Monate zuvor zeigten dichtes Parenchym ohne umschriebene Verschattung.

Fortsetzung →

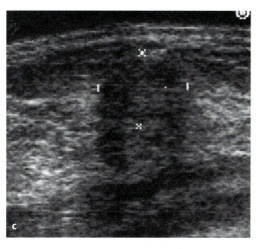
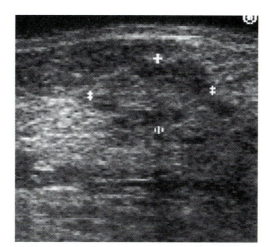
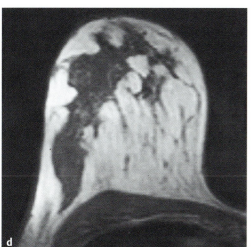
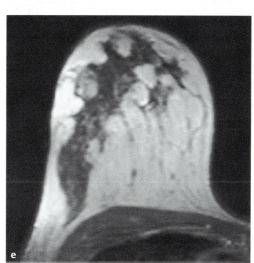
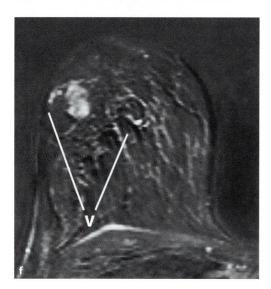

Abb. 22.53 c–f **Fortsetzung**

c Sonographisch zeigte sich jetzt eine 1,6 cm große echoarme Verschattung mit inhomogenen Binnenechos und einer distalen Schallauslöschung.

d–f Die kontrastverstärkte MRT, die zum Ausschluss zusätzlicher Herde durchgeführt wurde, bestätigte das Vorhandensein einer ovalen Läsion von 1,8 cm Größe und einer unregelmäßigen Randbegrenzung. Trotz der verzögerten Kontrastmittelanreicherung und der weitgehend ovalen Konfiguration ist der Herd als suspekt zu werten. Keine weiteren Herde (v = Gefäß).

d Schicht vor Kontrastmittel,

e Schicht nach Kontrastmittel (3. Minute),

f Subtraktionsaufnahme (e – d).
Histologie: invasiv duktales Karzinom, NOS.

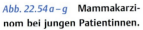

22 Weiterführende Diagnostik

Abb. 22.54 a – g Mammakarzinom bei jungen Patientinnen.

a – b 22 Jahre alte Patientin mit Knochenmetastasen. Die Primärtumorsuche ergab mammographisch suspekte Mikrokalzifikationen, die trotz des dichten Gewebe exzellent sichtbar sind.

a Schrägaufnahme.
b Vergrößerungsaufnahme.

c – f 22-jährige Patientin mit Karzinophobie.
c Auffällige Architekturstörung im oberen äußeren Quadranten.
d Das Präparateradiogramm zeigt ein transparentes Zentrum, das jedoch nicht zwangsläufig benigne zu werten ist.

Fortsetzung →

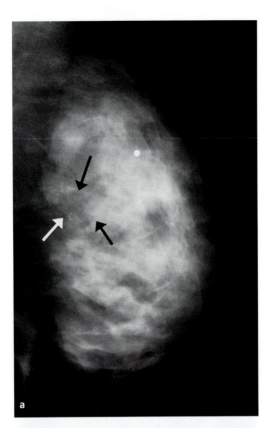

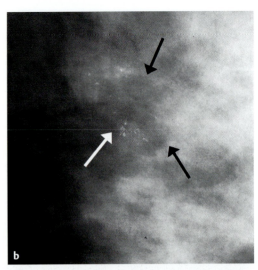

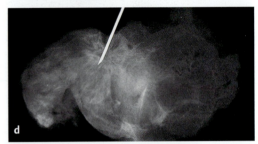

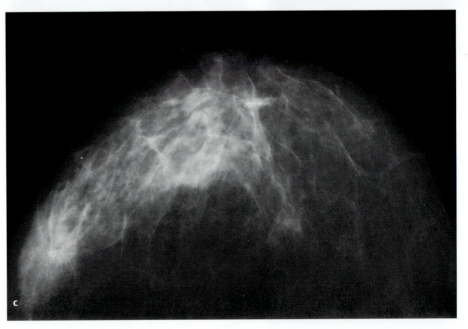

538

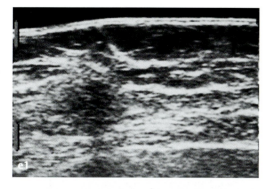
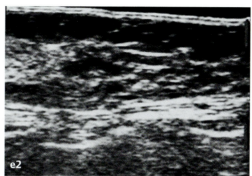
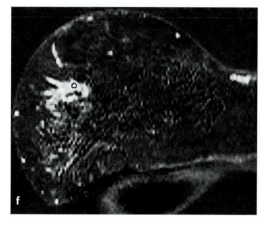
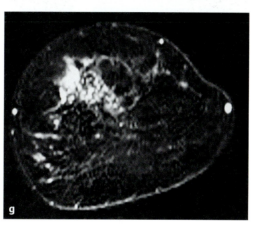

Abb. 22.54 f–g Fortsetzung
e Die Sonographie in 2 Ebenen zeigt eine Architekturstörung.
f MR-Subtraktion (vor – nach Kontrastmittel): Eine sternförmige Kontrastmittelanreicherung zeigt sich im fraglichen Areal.
g MR-Subtraktion einer repräsentativen Schicht, 1 cm von der Schicht in **f** entfernt. Weitere Kontrastmittelanreicherungen in anderen Schichten wurden beobachtet.
Histologie: sklerosierende Adenose, assoziiert mit einem DCIS vom Non-Komedotyp. Die Kontrastmittelanreicherung der benachbarten Schichten war lediglich auf die Adenose zurückzuführen.

Wenn die Mammographie bei jungen Patientinnen angewendet wird, sollte bedacht werden, dass die Strahlensensibilität in dieser Altersgruppe erhöht ist. Dies ist dann von Bedeutung, wenn die Mammographie bei asymptomatischen Patientinnen durchgeführt wird. Es spielt dagegen keine Rolle bei symptomatischen Patientinnen, deren Symptome nicht durch eine klinische oder sonographische Untersuchung ausreichend erklärt werden können. Aufgrund der verwendeten Weichstrahltechnik erreicht keine Strahlung den Fötus, insbesondere wenn das Abdomen mit einem Bleischutz abgeschirmt wird. Aus diesen Gründen ist die Schwangerschaft keine Kontraindikation für die Mammographie. Während der Laktation ist die Dichte des Parenchyms ebenfalls erhöht. Daher sollten Mammographien unmittelbar nach dem Stillen durchgeführt werden.

Empfehlungen. Basierend auf den oben genannten Überlegungen und den bisherigen Erfahrungen gelten folgende Empfehlungen:

- Ein mammographisches Screening ist bei asymptomatischen Patientinnen unter 40 ohne erhöhtes Risiko nicht indiziert (100, 105, 108).
- Eine Routinemammographie vor dem 40. Lebensjahr ist indiziert bei Frauen mit Verwandten 1. Grades, die an einem prämenopausalen Mammakarzinom erkrankt sind, außerdem bei Frauen mit positiver Genanalyse, mit einer positiven Eigenanamnese für Morbus Hodgkin, einem früheren Mammakarzinom, einer mediastinalen Bestrahlung (109) oder mit einer Vorstufe zum Karzinom bei einer vorausgegangenen Biopsie. Bei Frauen mit einer Angehörigen 1. Grades, die am Mammakarzinom erkrankt ist, sollte das Screening nicht vor dem 25. Lebensjahr, jedoch 10 Jahre vor dem Erkrankungsalter der Angehörigen beginnen. Im Anschluss an einem Morbus Hodgkin sollte das Screening spätestens 8 Jahre nach Therapieende beginnen (109, 111).
- In Anbetracht der hohen Prävalenz benigner Veränderungen (z. B. Zysten), die teils durch eine Sonographie abgeklärt werden können, sollte bei symptomatischen Patientinnen vor einer Mammographie zunächst eine Sonographie durchgeführt werden.
- Bei allen symptomatischen Patientinnen ohne sonographisch sicher benignen Befund (Zysten, Galaktozelen, frei bewegliche, typisch benigne, solide Veränderungen, wie auf Seite 121 definiert) ist die Mammographie zur Detektion von Mikrokalzifikationen und Verschattungen dringend zu empfehlen.

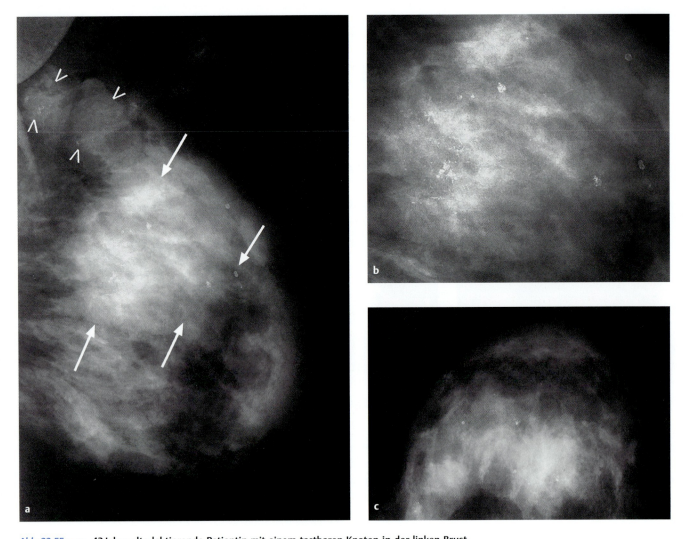

Abb. 22.55 a–c 42 Jahre alte laktierende Patientin mit einem tastbaren Knoten in der linken Brust.

a–c Man erkennt ein ausgedehntes Areal mit suspekten Mikrokalzifikationen. Zu beachten sind auch Mikroverkalkungen innerhalb zweier suspekter axillärer Lymphknoten.
Histologie: invasiv duktales Karzinom.

Die junge Patientin

- Dies trifft auch für symptomatische Patientinnen während der Schwangerschaft zu. Eine Schwangerschaft ist keine Kontraindikation für die Mammographie.
- Bei negativem (z.B. dichtes Parenchym) oder nicht sicher benignem mammographischen Befund sollten suspekte oder unklare klinische Befunde immer weiter abgeklärt werden.

Sonographie

In Anbetracht der eingeschränkten Treffsicherheit der Mammographie bei jungen Patientinnen hat sich die Sonographie als Methode der Wahl bewährt. Aus folgenden Gründen sollte die Sonographie als erste diagnostische Methode zur Abklärung symptomatischer Patientinnen unter 35 Jahren durchgeführt werden:

- Da die Sonographie nicht mit einer Strahlenbelastung einhergeht, bestehen für die Patientin keine Nebenwirkungen.
- Im Fall einer einfachen Zyste ist mit der Sonographie eine definitive Diagnose möglich.
- Bei Patientinnen mit mammographisch dichtem Parenchym ist ein echoarmer Herdbefund, der mit einem unklaren Tastbefund korreliert, ein Malignomhinweis und Indikation für eine weitere Abklärung (Abb. 22.**53 c**, 22.**54 e**).
- Bei der schwangeren oder laktierenden Patientin ist eine echoarme Läsion mit fluktuierenden Binnenechos unter Palpation oder das Vorhandensein von Septen ein Hinweis auf eine Galaktozele. Die Diagnose kann durch Aspiration von Milch bestätigt werden.

Wie bei der Mammographie existieren variable sonographische Erscheinungsbilder, die sich zum Teil bei vielen benignen und malignen Veränderungen überschneiden (Abb. 15.**13 d**, Abb. 22.**51 b**, Abb. 22.**52 b**):

Juvenile Papillomatose. Die juvenile Papillomatose kann als echoarmer, mehr oder weniger glatt begrenzter Herdbefund imponieren oder ein Fibroadenom vortäuschen. Mit der Hochfrequenzsonographie können zahlreiche, meist kleine Zysten und erweiterte Milchgänge innerhalb der Läsion („Schweizer-Käse-Phänomen") hinweisend auf die Diagnose sein (Abb. 22.**51 b**; 113). Da zystische Anteile auch in mastopathischen Veränderungen und Phylloidestumoren auftreten, kann dieses Erscheinungsbild aber nicht als pathognomonisch für die juvenile Papillomatose gewertet werden. Somit erscheint eine weitere Abklärung notwendig.

Infarkt. Der Infarkt stellt sich als unklarer echoarmer Herdbefund oder als komplexe Läsion mit unterschiedlicher Echodichte und distalem Schallverhalten dar und kann deshalb nicht vom Malignom differenziert werden.

Solide Läsionen. Insgesamt ist das sonographische Erscheinungsbild für die Mehrzahl der soliden Läsionen nicht ausreichend charakteristisch. Eine weitere Abklärung ist daher in den folgenden Fällen erforderlich:

- Die o.g. Kriterien einer einfachen Zyste oder eines typischen Fibroadenoms sind nicht erfüllt.
- Es liegt ein sonographisch unauffälliger Befund vor.

Wie für ältere Patientinnen gelten die Einschränkungen der Sonographie bezüglich der Detektion von kleinen und präinvasiven Karzinomen auch für die junge Altersgruppe (101, 34–38). Sowohl bei jungen, als auch bei alten Patientinnen berichten die meisten Untersuchungen über eine mäßige Sensitivität (ca. 70%) für die Detektion des Frühkarzinoms (34–38, 98, 114).

Die sonographische Differenzierung zwischen benignen und malignen Veränderungen ist üblicherweise nicht ausreichend sicher möglich (Abb. 15.**13 d**; 37, 114–116).

Perkutane Biopsie

Die perkutane Biopsie ist vor allem bei jungen Patientinnen mit unklaren Befunden eine sehr wertvolle ergänzende Methode (98, 104). Der verstärkte Einsatz kann einerseits eine hohe Anzahl unnötiger diagnostischer Exzisionsbiopsien und andererseits das Risiko einer verzögerten Diagnostik vermindern.

Aufgrund der deutlich variierenden Sensitivität der Feinnadelaspiration (117–121) ist eher die Stanzbiopsie oder Vakuumbiopsie (54–62) zu empfehlen. Es muss eine ausreichende Gewebeentnahme gewährleistet sein und die histologischen Ergebnisse müssen mit dem klinischen und bildgebenden Befund korreliert werden.

Im Falle unklarer Befunde, einer unzureichenden Gewebsgewinnung oder bei einem Ergebnis, das mit den bildgebenden Befunden nicht vereinbar ist, muss die Biopsie wiederholt werden.

> In Anbetracht der eingeschränkten Treffsicherheit der Mammographie bei jungen Patientinnen hat sich die Sonographie als Methode der Wahl bewährt.

> Die sonographische Differenzierung zwischen benignen und malignen Veränderungen ist üblicherweise nicht ausreichend sicher möglich.

> Während einer Schwangerschaft oder Laktation besteht aufgrund der physiologischen Hyperämie ein erhöhtes Blutungsrisiko bei Biopsien. Auch eine mögliche Fistelbildung nach Punktion einer Galaktozele muss bedacht werden.

Während einer Schwangerschaft oder Laktation besteht aufgrund der physiologischen Hyperämie ein erhöhtes Blutungsrisiko. Dies kann durch eine starke Kompression auch während der Punktion vermindert werden. Über ein erhöhtes Risiko für Infektionen oder Fistelbildungen, wie es bei der chirurgische Biopsie beobachtet wird, ist bisher nicht berichtet worden (117). Sicherheitshalber sollte jedoch vor der Biopsie abgestillt werden (29) Der Radiologe sollte sich der Möglichkeit einer Fistelbildung nach Biopsie einer Galaktozele bewusst sein.

Magnetresonanztomographie

Die Kontrastmittel-MRT ist als Screeningmethode für junge Patientinnen mit dichtem oder knotigem Parenchym nicht geeignet. Die Gründe hierfür sind:
- Die MRT hat eine hohe Sensitivität für die Detektion von benignen Veränderungen (z. B. Fibroadenome, Adenose) bei mindestens 20 % der Patienten (Abb. 22.**54 f** u. **g**).

> Die MRT ist zur Abklärung palpabler, mammographisch oder sonographisch sichtbarer Veränderungen nicht geeignet.

- In dieser Altersgruppe sind falsch positive Kontrastmittelanreicherungen aufgrund von hormonellen Veränderungen besonders häufig (7).
- Die Prävalenz des Malignoms ist um etwa einen Faktor von 1000 niedriger als die von benignen Veränderungen.

Aus diesen Gründen würde mit der Kontrastmittel-MRT eine inakzeptabel hohe Anzahl falsch positiver Befunden erhoben, während andererseits sehr wenige Malignome entdeckt würden.

Generell gilt, dass die MRT nicht zur Abklärung palpabler, mammographisch oder sonographisch sichtbarer Veränderungen geeignet ist, da die perkutane Biopsie aufgrund ihres niedrigeren Anteils an falsch positiven Befunden eine wesentlich kostengünstigere Alternative darstellt.

Die Wertigkeit der Kontrastmittel-MRT zur Früherkennung bei jungen Patientinnen mit einem hohen Karzinomrisiko und mammographisch dichtem Parenchym wird derzeit untersucht (Abb. 22.**53 d – f**). Erste Resultate weisen daraufhin, dass die MRT bei dieser Patientengruppe eine wichtige Ergänzungsmethode ist (40 – 44).

Anhang 1

TNM-Klassifikation der Mammakarzinome

Die Klassifikation der Mammakarzinome basiert auf der Histopathologie des Primärtumors (T-Stadium), dem histopathologisch ermittelten regionalen Lymphknotenstatus (N-Stadium) und auf vorhandenen Metastasen (M-Stadium).

Liegen mehrere Herde in einer Brust gleichzeitig vor, wird das T-Stadium von dem Karzinom mit dem höchsten T-Stadium bestimmt. Bei bilateralen Karzinomen wird das Stadium für jede Seite getrennt festgelegt. Die Größe eines invasiven Karzinoms basiert dabei lediglich auf der Größe des invasiven Tumoranteils.

Tx	Es kann kein Primärtumor angegeben werden (z. B. keine Histologie vorhanden)
T0	Es kann kein Primärtumor nachgewiesen werden (pT0: histopathologisch kein Nachweis von Tumor im Drüsengewebe)
pTIS	Duktales Karzinom in situ (DCIS) oder lobuläres Karzinom in situ (LCIS) oder Morbus Paget ohne DCIS, LCIS oder Nachweis eines invasiven Tumors. (Liegt ein invasiver Tumoranteil, ein DCIS oder LCIS vor, erfolgt die Klassifikation abhängig von diesen Komponenten)
pT1	Tumorgröße ≤ 20 mm
T1 mic	Mikroinvasion: Die Basalmembran wurde an einer oder mehreren Stellen überschritten, wobei kein Herd größer als 1 mm ist
pT1a	≤ 5 mm
pT1b	Tumor > 5 mm, aber ≤ 10 mm
pT1c	Tumor > 10 mm, aber ≤ 20 mm
pT2	Tumor > 20 mm, aber ≤ 50 mm
pT3	Tumor > 50 mm
pT4	Infiltration der Haut oder der Thoraxwand*, unabhängig von der Tumorgröße
pT4a	Infiltration der Brustwand*
pT4b	Hautödem, Ulzeration, kutane Satellitenherde**
pT4c	T4a+b
pT4d	Inflammatorisches Karzinom. (Ein inflammatorisches Karzinom ohne Nachweis eines intramammären Tumorherdes und mit negativer Hautbiopsie wird als pTx klassifiziert)
N	Bezeichnet das histopathologische Staging der regionalen Lymphknoten (Lymphknotengruppen s. Anhang 2). Es müssen mindestens 6 Lymphknoten aus dem Level 1 untersucht werden
Nx	Es können keine regionalen Lymphknoten angegeben werden (z. B. Lymphknoten wurden vorher entfernt oder nicht gesichert)
pN0	Keine regionären Lymphknotenmetastasen
pN1	Mobile Lymphknotenmetastasen der ipsilateralen Axilla
pN1a	Mikrometastasen (≤ 2 mm)
pN1b	Mindestens 1 Metastase > 2 mm
I	Eine oder mehrere Metastasen in 1–3 Lymphknoten, jeweils < 20 mm
II	Mehr als 4 Lymphknoten, alle < 20 mm
III	Kapselüberschreitende Lymphknotenmetastasen, alle Herde < 20 mm
IV	Metastase(n) ≥ 20 mm
pN2	Lymphknotenmetastasen der ipsilateralen Axilla, die miteinander oder mit den Umgebungsstrukturen verbacken sind.
pN3	Metastasierung in die Mammaria-interna-Gruppe
M1	Befall supraklavikulärer, zervikaler oder kontralateraler Lymphknoten oder Fernmetastasen

Literatur

[1] Hermanek P. TNM Atlas. Berlin, Heidelberg, New York: Springer; 1998

---

* Die Brustwand umfasst Rippen- und Interkostalmuskulatur, aber nicht die Pektoralismuskulatur.

** Eine Retraktion der Haut alleine ist nicht Kriterium für ein T4-Stadium.

Anhang 2

Anatomie der Lymphknotenstationen

Brust

Wie unten dargestellt wird die Brust in 7 verschiedene Regionen unterteilt.

Lymphknoten

Die regionären Lymphknoten werden unterteilt in Lymphknoten von Level I–III und in die ipsilateralen Mammaria-interna-Lymphknoten.

Die axillären Lymphknoten begleiten die V. axillaris und ihre Äste und werden wie folgt eingeteilt:

Level I (untere Axilla): Lymphknoten lateral des M. pectoralis minor

Level II (mittlere Axilla): Lymphknoten unterhalb des M. pectoralis minor

Level III (obere Axilla): Lymphknoten medial des M. pectoralis minor (inklusive subklavikuläre, infraklavikuläre und apikale Lymphknotengruppen)

Neben den axillären Lymphknoten gehören die ipsilateralen Lymphknoten der Mammaria-interna-Gruppe zu den regionalen Lymphknoten. Sind andere als die o. g. Lymphknoten befallen, werden diese als Fernmetastasen gewertet.

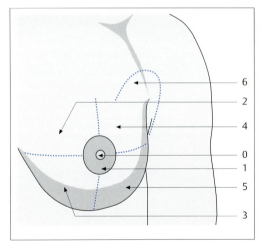
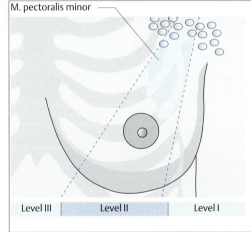

0 Mamille (ICD-Code: C50.0)
1 Zentralregion (ICD-Code: C50.1)
2 oberer innerer Quadrant (ICD-Code: C50.2)
3 unterer innerer Quadrant (ICD-Code: C50.3)
4 oberer äußerer Quadrant (ICD-Code: C50.4)
5 unterer äußerer Quadrant (ICD-Code: C50.5)
6 axillärer Ausläufer (ICD-Code: C50.6)

Zusammenfassung

Pathognomonische Bilder: Pathognomonische mammographische Bilder werden häufig oder regelmäßig gesehen beim Lipom, beim Hamartom, bei Ölzysten, bei intramammären Lymphknoten, bei einzelnen Galaktozelen, beim typisch verkalkten Fibroadenom, bei der Hautwarze.

Sie müssen bekannt sein, da hierdurch unnötige histologische Abklärungen vermieden werden können.

Sonographisch ist die einfache Zyste als pathognomonisch für einen benignen Befund anzusehen.

Differenzialdiagnose und Vorgehen bei verschiedenen Befundkonstellationen: Für folgende häufiger auftretende Befundkonstellationen sind Abklärungsweg und Differenzialdiagnose in Entscheidungsbäumen zusammengefasst:

- glatt begrenzte Verschattung (Tab. 22.**1**),
- nicht glatt begrenzte Verschattung (Tab. 22.**6 a**),
- radiärer Strukturumbau (Tab. 22.**7**),
- Asymmetrie (Tab. 22.**13**),
- mammographisch dichte Brust (Tab. 22.**19**),
- Mikroverkalkungen (Tab. 22.**42**),
- sezernierende Mamma (Tab. 22.**50 a**),
- entzündliche Veränderungen (Tab. 22.**50 b**).

Die junge Patientin: Die Diagnostik bei der jungen Patientin ist besonders schwierig wegen der niedrigen Inzidenz des Mammakarzinoms, der hohen Inzidenz benigner Veränderungen und der schlechteren Sensitivität der Mammographie. Zu beachten ist auch die höhere Strahlensensibilität des jugendlichen Drüsengewebes. Daher wird bei jungen Patientinnen zuerst die Sonographie, erst bei Nichtklärbarkeit die Mammographie und ggf. die perkutane Biopsie empfohlen. Beim Mammakarzinom der jungen Patientin sollte auch an eine genetische Belastung gedacht werden. Die optimale Bildgebung für genetisch belastete Frauen wird derzeit im Rahmen von Studien evaluiert. Hier erweist sich neben Mammographie und Sonographie auch die MRT als vielversprechend.

Literatur

[1] Hermanek P. TNM Atlas. Berlin, Heidelberg, New York: Springer; 1998

Literatur

1. Tabar L; Gad A, Holmberg L et al. Significant reduction in advanced breast cancer: results of the first seven years of mammography screening in Kopparberg, Sweden. Diagn Imag Clin Med. 1985; 54:158–64
2. Sickles EA, Ominsky SH, Sollitto RA et al. Medical audit of a rapid-throughput mammography screening practice: methodology and results of 27,114 examinations. Radiology. 1990;175:323–7
3. Frankel SD, Sickles EA, Curpen BN et al. Initial versus subsequent screening mammography: comparison of findings and their prognostic significance. AJR. 1995;164:1107–9
4. Bird RE, Wallace TW, Yankaskas BC. Analysis of cancers missed at screening mammography. Radiology. 1992;34:1949–52
5. Stavros AT, Thickman D, Rapp CL et al. Solid breast nodules: use of sonography to distinguish between benign and malignant lesions. Radiology. 1995;196:123
6. Sickles EA. Nonpalpable, circumscribed, non-calcified solid breast masses: likelihood of malignancy based on lesion size and age of patient. Radiology. 1994;192:439
7. Heywang-Köbrunner SH, Beck R. Contrast-enhanced MRI of the Breast. 2nd ed. Heidelberg, New York: Springer; 1995
8. Kavaknagh AM, Mitchell H, Gilles GG et al. Hormone replacement therapy and accuracy of mammographic screening. Lancet. 2000;355:270–4
9. Harvey JA. Use and cost of breast imaging for postmenopausal women undergoing hormone replacement therapy. AJR. 1999;172:1615–9
10. Krämer S, Schulz-Wendtland R, Hagedorn K et al. Magnetic resonance imaging in the diagnosis of local recurrences in breast cancer. Anticancer Res. 1998;18:2159–61
11. Viehweg P, Heinig A, Lampe D et al. Retrospective analysis for evaluation of the value of contrast-enhanced MRI in patients with breast conservative therapy. MAGMA (Magnetic Resonance Materials in Physics, Biology and Medicine). 1998;7:141–52
12. Fischer U, Kopka L, Grabbe E. Magnetic resonance guided localization and biopsy of suspicious breast lesions. Topics in Magnetic Resonance Imaging. 1998;9:44–59
13. Heinig A, Heywang-Köbrunner SH, Viehweg P et al. Wertigkeit der Kontrastmittel-Magnetresonanztomographie der Mamma bei Wiederaufbau mittels Implantat. Der Radiologe. 1997;37:710–7
14. Dessole S, Meloni GB, Capobianco G et al. Radial scar of the breast: mammographic enigma in pre- and postmenopausal women. Maturitas. 2000; 34:227–31
15. Orel SG, Evers K, Yeh IT et al. Radial scar with microcalcifications: radiologic-pathologic correlation. Radiology. 1992;183:479
16. Alleva DQ, Smetherman DH, Farr GH et al. Radial scar of the breast: radiologic – pathologic correlation in 22 cases. Radigraphics. 1999;19:27–35
17. Cohen MA, Serlazza SJ. Role of sonography in evaluation of radial scars of the breast. AJR. 2000;174:1075–8
18. Harvey JA, Fajardo LL, Innis CA. Previous mammograms in patients with impalpable breast carcinoma: retrospective vs. blinded interpretation. AJR. 1993;161:1167
19. Greendale GA, Reboussin BA, Sie A et al. Effects of estrogen and estrogen-progestin on mammographic parenchymal density. Postmenopausal Estrogen/Progestin Interventions (PEPI) Investigators. Ann Intern Med. 1999:130: 262–9
20. Laya MB, Larson EB, Taplin SH et al. Effect of estrogen replacement therapy on the specificity and sensitivity of screening mammography. J Natl Cancer Inst. 1996;88: 643–9
21. Litherland JC, Stallard S, Hole D et al. The effect of hormone replacement therapy on the sensitivity of screening mammograms. Clin Radiol. 1999; 54:285–8
22. Doyle GJ, McClean L. Unilateral increase in mammographic density with hormone replacment therapy. Clin Radiol. 1994;49:50
23. Mandelson MT, Oestreicher N, Porter PL et al. Breast Density as a Predictor of Mammographic Detection: Comparison of Interval- and Screen-Detected Cancers. J Natl Cancer Inst. 2000;92:1081–7
24. van Gils CH, Otten JD, Hendricks JH et al. High mammographic breast density and its implications for the early detection of breast cancer. J Med Screen. 1999;6:200–4
25. Jackson VP, Hendrick RE, Feig SA, Kopans DB. Imaging of the radiographically dense breast. Radiology. 1993;1993: 297
26. Morrone D, Ambrogetti D, Bravetti P et al. Diagnostic errors in mammography. I. False negative results. Radiol Med Torino. 1991;82:212
27. Tabar L, Vitak B, Chen HH et al. Update of the Swedish Two-County Trial of breast cancer screening: histologic grade-specific and age-specific results. Swiss Surg. 1999;5:199–204
28. Michaelson JS, Hapern E, Kopans DB. Breast cancer: computer simulation method for estimating optimal intervals for screening. Radiology. 1999;212:551–60
29. Hendrick RE, Smith RA, Rutledge JH III et al. Benefit of screening mammography in women aged 40–49: a new meta-analysis of randomized controlled trials. In: Journal of the National Cancer Institute Monographs. No. 22. Washington, D.C.: Government Printing Office, 1997:87–92
30. Andersson I, Janzon L. Reduced breast cancer mortality in women under age 50: updated results from the Malmo Mammographic Screening Program. In: Journal of the National Cancer Institute Monographs. No. 22 Washington, D.C.: Government Printing Office, 1997:63–7
31. Bjurstam N, Bjorneld L, Duffy SW et al. The Gothenburg Breast Cancer Screening Trial: preliminary results on breast cancer mortality for women aged 39–49. In: Journal of the National Cancer Institute Monographs. No. 22 Washington, D. C.: Government Printing Office, 1997:53–5

[32] Kolb TM, Lichy J, Newhouse JH. Occult cancer in women with dense breasts: Detection with screening USdiagnostic yield and tumor characteristics. Radiology. 1998;207:191–9

[33] Buchberger W, De Koekkoek-Doll P, Springer P et al. Incidental findings on sonography of the breast: clinical significance and diagnostic workup. AJR. 1999;173:921–7

[34] Cantarzi S, Guiseppetti GM, Rizzato G et al. A multicenter study for the evaluation of the diagnostic efficiency of mammography and echography in nonpalpable breast neoplasms. Radio Med Torino. 1993;84:193

[35] Balu-Maestro C, Bruneton JN, Melia P et al. High frequency ultrasound detection of breast calcifications. Eur J Ultrasound. 1994;3:247

[36] Ciatto S, Roselli-del-Turco M, Catarzis M et al. The diagnostic role of breast echography. Radiol med. 1994;88:221

[37] Pamilo M, Soiva M, Anttinen et al. Ultrasonography of breast lesions detected in mammography screening. Acta Radiol. 1991;32:220

[38] Potterton AJ, Peakman DJ, Young IR. Ultrasound demonstration of small breast cancers detected by mammographic screening. Clin Radiol. 1994;49:808

[39] Tohno E, Cosgrove DO, Sloane UP. Ultrasound diagnosis of breast diseases. Edinburgh: Churchill Livingstone; 1994

[40] Leach M. Assessing contrast enhanced MRI as a method of screening women at genetic risk of breast cancer: study design, methodology and analysis. Proc ISMRM. 1998:226

[41] Bick, U. Integriertes Früherkennungskonzept bei Frauen mit genetischer Präposition für Brustkrebs. Radiologe. 1997;37:591–3

[42] Breast MRI Protocol, Study 6883 of the National Cancer Institute, Washington D.C., August 27, 1996

[43] Stoutjesdijk MJ, Boetes C, Van Die LE et al. Magnetic resonance mammography for breast cancer screening of patients from high risk populations: results of a prospective pilot study. Radiology. 1999;213(P):454

[44] Kuhl CK, Schmutzler R, Leutner CC et al. Breast MR screening in 192 women proved or suspected to be carriers of a breast cancer susceptibility gene: preliminary results. Radiology. 2000;215:267–79

[45] Heywang-Köbrunner SH, Hyynh AT, Viehweg P et al. Prototype breast coil for MR-guided needle localization. J Comput Assist Tomogr. 1994;18:876–881

[46] Orel SG, Schnall MD, Newman RW et al. MR imaging-guided localization and biopsy of breast lesions: initial experience. Radiology. 1994;193:97–102

[47] Kuhl, C, Elevelt A, Leutner C et al. Interventional breast MR imaging: clinical use of a stereotactic localization and biopsy device. Radiology. 1997;204:667–75

[48] Heywang-Köbrunner SH, Heinig A, Schaumlöffel U et al. MR-guided percutaneous excisional and incisional biopsy of breast lesions. Eur Radiol. 1999;9:1656–65

[49] Heywang-Köbrunner SH, Heinig A, Pickuth D et al. Interventional MRI of the breast: lesion localization and biopsy. Eur Radiol. 2000;10:36–45

[50] Heywang-Köbrunner SH, Viehweg P, Heinig A, Küchler C. Contrast-enhanced MRI of the breastaccuracy, value, controversies, solutions. Europ J Radiol. 1997;24:94–108

[51] Morris EA, Schwartz LH, Dershaw DD et al. MR imaging of the breast in patients with occult primary breast carcinoma. Radiology. 1997;205:437–40

[52] Schorn C, Fischer U, Luftner-Nagel S et al. MRI of the breast in patients with metastatic disease of unknown primary. Eur Radiol. 1999;9:470–3

[53] Orel SG, Weinstein SP, Schnall MD. Breast MR imaging in patients with axillary node metastases and unknown primary malignancy. Radiology. 1999;212:543–9

[54] Brenner RJ, Fajardo L, Fisher PR et al. Percutaneous core biopsy of the breast: effect of operator experience and number of samples on diagnostic accuracy. AJR. 1996;166:341–6.

[55] Liberman L, Dershaw DD, Glassman JR et al. Analysis of cancers not diagnosed at stereotactic core breast biopsy. Radiology. 1997;203:151–7

[56] Meyer JE, Smith DN, Lester SC et al. Large core needle biopsy: nonmalignant breast abnormalities evaluated with surgical excision or repeat core biopsy. Radiology. 1998;206:717–9

[57] Jackman RJ, Nowels KW, Rodriguez-Soto J et al. Stereotactic, automated, large-core needle biopsy of nonpalpable breast lesions: false-negative and histologic underestimation rates after long-term follow-up. Radiology. 1999;210:799–805

[58] Maniero MB, Philpotts LE, Lee CH et al. Stereotaxic core needle biopsy of breast microcalcifications correlation of target accuracy and diagnostic with lesion size. Radiology. 1996;198:665–9

[59] Jackman RJ, Marzoni FA, Nowels KW. Percutaneous removal of benign mammographic lesions: comparison of automated large-core and directional vacuum-assisted biopsy techniques. AJR. 1998; 171:1325–30

[60] Heywang-Köbrunner SH, Schaumlöffel U, Viehweg P et al. Minimally invasive stereotactic vacuum core breast biopsy. Eur Radiol. 1998;8;377–85

[61] Zannis VJ, Aliano KM. The evolving practice pattern of the breast surgeon with disappearance of open biopy for nonpalpable lesions. Am J Surg. 1998; 176:525–8

[62] Götz L, Amaya B, Häntschel G et al. Mammographically guided vacuum biopsy: experiences with 700 cases. Eur Radiol. 2000;10(2 Suppl):329

[63] Lanyi M. Formanalyse von 5641 Mikroverkalkungen bei 101 Milchgangskarzinomen: die Polymorphie. Fortschr Röntgenstr. 1983;139:240

[64] LeGal M, Chavanne D, Pellier D. Valeur diagnostique des microcalcifications groupées découvertes par mammographies. A propos de 227 cas avec vérification histologique et sans tumeur du sein palpable. Bull Cancer (Paris). 1984;71:57–64

[65] a) Sickles EA. Breast calcifications: mammographic evaluation. Radiology. 1986;160:289
b) Lafontan DB, Daures JP, Salicru B et al. Isolated clustered microcalcifications: diagnostic value of mammographyseries of 400 cases with surgical verification. Radiology. 1994;190:479

66 Bassett LW. Mammographic analysis of calcifications. Radiol Clin North Am. 1992;30:93–105
67 Breast Imaging Reporting and Data System (BIRADS™) 3rd ed. Reston, Va. American College of Radiology.
68 Heywang-Köbrunner SH, Schreer I, Müller-Schimpfle M et al. Recommendations of the German Roentgen Ray Society for Breast Imaging and Intervention. Stuttgart–New York: Thieme 2000, in preparation
69 Tabar L, Dean PB, Pentek Z. Galactography: The diagnostic procedure of choice for nipple discharge. AJR. 1983;149:31–8
70 Kindermann G. Diagnostic value of galactography in the detection of breast cancer. In: Zander J, Baltzer J, eds. Early Breast Cancer. Berlin: Springer; 1985: 136–9
71 Tardivon AA, Viala J, Corvellec Rudelli A et al. Mammographic patterns of inflammatory breast carcinoma: a retrospective study on 92 cases. Eur J Radiol. 1997;24:124–30
72 Kushwaha AC, Whitman GJ, Stelling CB et al. Primary inflammatory carcinoma of the breast: retrospective review of mammographic findings. AJR. 2000; 174:535–8
73 Winchester DP. Breast cancer in young women. Surg Clin North Am. 1996;76:279–87
74 Kutner SE. Breast Cancer Genetics and Managed Care. Cancer suppl. 999;86:2570–4
75 Boice JD Jr, Preston D, Davis FG, Monson RR. Frequent chest X-ray fluoroscopy and breast cancer incidence among tuberculosis patients in Massachusetts. Radiat Res. 1991;125:214–22
76 a) Sharan SK, Morimatsu M, Abrecht U et al. Embryonic lethality and radiation hypersensitivity mediated by Rad51 in mice lacking BRCA 2. Nature. 1997;386:804–10
b) Bebb G, Glickman B, Gelmon K et al. "At risk" for breast cancer. Lancet. 1997;349:1784–5
c) Den Otter W, Merchant TE, Beijerinck D et al. Breast cancer induction due to mammography screening in hereditarily affected women. Anticancer Res. 1996;16:3173–5
77 Bassett L, Ysrael M, Gold R, Ysrael C. Usefulness of mammography and sonography in women less than 35 years of age. Radiology. 1991;180:831
78 Bennett JC, Freitas R Jr, Fentiman IS. Diagnosis of breast cancer in young women. Aust N Z J Surg. 1991;61:284
79 Kerlikowske K, Grady D, Barclay I et al. Positive predictive value of screening mammography by age and family history of breast cancer. JAMA. 1993;270:2444
80 Lamin DR, Harris RP, Swanson FH et al. Difficulties in diagnosis of carcinoma of the breast in patients less than 50 years of age. Surg Gynecol Obstet. 1993;177:457
81 Gajdos C, Tartter PI, Bleiweiss IJ et al. Stage 0 to stage III breast cancer in young women. J Am Coll Surg. 2000;190:523–9
82 Gillett D, Kennedy C, Carmalt H. Breast cancer in young women. Aust N Z J Surg. 1997;67:761–4
83 Rosen PP, Holmes G, Lesser ML et al. Juvenile papillomatosis and breast carcinoma. Cancer 1985; 55:1345
84 Bazzocchi F, Santini D, Martinelli G et al. Juvenile papillomatosis (epitheliosis) of the breast: a clinical and pathological study of 13 cases. Am J Clin Pathol. 1986;86:745

85 Tokunaga M, Wakimoto J, Muramoto Y et al. Juvenile secretory carcinoma and juvenile papillomatosis. Japan J Clin Oncol. 1985;15:457
86 Ferguson TM, McCarty KS, Filston HC. Juvenile secretory carcinoma and juvenile papillomatosis: diagnosis and treatment. J Pediatr Surg. 1987;22:637
87 Hasson J, Pope CH. Mammary infarcts associated with pregnancy presenting as breast tumors. Surgery. 1961;49:313
88 Harris JR, Hellman S, Henderson C, Kinne DW. Breast Diseases. 2nd ed. Philadelphia: JB Lippincott; 1991
89 Wilkinson S, Green WO Jr. Infarction of breast lesions during pregnancy and lactation. Cancer. 1964;17:1567
90 Gorins A, Lenhardt F, Espie M. Breast cancer during pregnancy. Epidemiology–diagnosis–prognosis. Contracept Fertil Sex. 1996;24:153–6
91 Maass, H. Mammakarzinom: Epidemiologie. Gynäkologe. 1994;27:3
92 Ciatto S, Roselli-del-Turco M, Cantarzi S et al. Causes of breast cancer misdiagnosis at physical examination. Neoplasma. 1991;38(5):523
93 Reintgen D, Berman C, Cox C et al. The anatomy of missed breast cancers. Surg Oncol. 1993;2(1):65
94 Applewhite RR, Smith LR, De Vincenti F. Carcinoma of the breast associated with pregnancy and lactation. Am Surg. 1973;39:101
95 Fleming U, Sheridan B, Atkinson L et al. The effects of childbearing on carcinoma of the breast. Med J Aust. 1970;1:1252
96 Treves N, Holleb AI. A rport of 549 cases of breast cancer in women 35 years of age or younger. Surg Gynecol Obstet. 1958;107:271
97 Meyer J, Kopans D, Oot R. Breast cancer visualized by mammography in patients under 35. Radiology. 1983;147:93
98 Ashley S, Royle G, Corder A et al. Clinical, radiological and cytological diagnosis of breast cancer in young women. Br J Surg. 1989;76:835
99 Harris V, Jackson V. Indications for breast imaging in women under age 35 years. Radiology. 1989; 172:445
100 Jeffries D, Adler D. Mammographic detection of breast cancer in women under the age of 35. Invest Radiol. 1990;25:67
101 Bassett LW, Kimme-Smith C. Breast sonography. AJR. 1991;156:449
102 Joensuu H, Asola R, Holli K et al. Delayed diagnosis and large size of breast cancer after a false negative mammogram. Eur J Cancer. 1994;30 A(9):1299
103 Yelland A, Graham MD, Trott PA et al. Diagnosing breast carcinoma in young women. BMJ. 1991, Mar 16;302(6777):618
104 Dawson AE, Mulford DK, Taylor AS et al. Breast carcinoma detection in women aged 35 years and younger: mammography and diagnosis by fine-needle aspiration cytology. Cancer. 1998;84:163–8
105 de Paredes ES, Marsteller L, Eden B. Breast cancers in women 35 years of age and younger: mammographic findings. Radiology. 1990;177:117

[106] Gilles R, Gallay X, Tardivon A et al. Breast cancer in women 35 years old or younger: clinical and mammographic features. Eur Radiol. 1995;5:630

[107] Olivetti L, Bergenzini R, Vanoli C et al. Is mammography useful in the detection of breast cancer in women 35 years of age or younger? Radiol Med (Torino). 1998;95:161–4

[108] Liberman L, Dershaw DD, Deutch BM et al. Screening mammography: value in women 35–39 years old. AJR. 1993;161(1):53

[109] Cutuli B, Dhermain F, Borel C et al. Breast cancer in patients treated for Hogkin's disease: clinical and pathological analysis of 76 cases in 63 patients. Eur J Cancer. 1997;33:2315–20

[110] Moskowitz M. Breast cancer screening: all's well that ends well, or much ado about nothing? AJR. 1988;151:659

[111] Dershaw DD, Yahalom I, Petzek JA. Mammography of breast carcinoma developing in women treated for Hodgkin's disease. Radiology. 1992;184:421–3

[112] Kossoff MB. Ultrasound of the breast. World J Surg. 2000;24:143–57

[113] Kersschot EAJ, Hermans M, Pauwels C et al. Juvenile papillomatosis (Swiss cheese disease) of the breast: sonographic appearance. Radiology. 1988;169:631

[114] Jackson V. The role of US in breast imaging. Radiology. 1990;177:305

[115] Adler DD, Heyde DL, Ikeda DM. Quantitative sonographic parametersa as means of distinguishing breast cancers from benign solid masses. J Ultrasound Med. 1991;10:505

[116] Fornage BD, Lorrigan JG, Andry E. Fibroadenoma of the breast: sonographic appearance. Radiology. 1989;172:671

[117] Michaelson JS, Kopans DB, Cady B. The breast carcinoma screening interval is important. Cancer 2000;88:1282–4

[118] Harris, J, Lippmann M, Veronesi U, Willett W. Breast cancer. N Engl J Med. 1992;327:319

[119] Dent DM, Kirkpatrick AE, McGoogan E, Chetty U, Anderson TJ. Stereotaxic localization and aspiration cytology of impalpable breast lesions. Clin Radiol. 1989;40:380

[120] Dowlatshahi K, Yaremko ML, Kluskens LF, Jokich PM. Nonpalpable breast lesions: findings of stereotaxic needle-core biopsy and fine-needle aspiration cytology. Radiology. 1991;185;639

[121] Dempsey P, Rubin E. The roles of needle biopsy and periodic follow-up in the evaluation and diagnosis of breast lesions. Semin Roentgenol. 1993;28:252

[122] Krämer S, Schulz-Wendtland R, Hagedorn K et al. Magnetic resonance imaging and its role in the diagnosis of multicentric breast cancer. Anticancer Res. 1998;18:2163–4

[123] Boetes C, Mus RD, Holland R et al. Breast tumors: Comparative accuracy of MR imaging relative to mammography and ultrasound for demonstrating extent. Radiology. 1995;197:743–7

[124] Oellinger H, Heins S, Sander B et al. Gd-DTPA-enhanced MR breast imaging: the most sensitive method for multicentric carcinomas of the female breast. Eur Radiol. 1993;3:223–8

[125] Harms SE, Flaming DP, Hesley KL et al. MR imaging of the breast with rotating delivery of excitation off resonance: Clinical experience with pathologic correlation. Radiology. 1993;187:493

[126] Mumtaz H, Hall-Craigs MA, Davidson T et al. Staging of symptomatic primary breast cancer with MR imaging. AJR. 1997;169:417–24

[127] Fischer U, Kopka L, Grabbe E. Breast carcinoma: effect of preoperative contrast-enhanced MR imaging on the therapeutic approach. Radiology. 1999; 213:881–8

Sachverzeichnis

A

Abbildungsschärfe, mammographische 28 ff
Abklärungsdiagnostik 322 f
– rechtliche Aspekte 323
Abszess 290 ff, 299, 530
– Ätiologie 290
– Drainage, transkutane 293
– Histologie 290
– kalter 530
– Klinik 290
– Magnetresonanztomographie 292 f
– Mammographie 290 ff
– Sonographie 287, 290 ff
– subareolärer 284
Adenofibrolipom 254 f
Adenom
– Histologie 256
– Mammographie 257
Adenose 223
– mikroglanduläre 223
– mikrozystische 223
– sklerosierende 223
– – herdförmige 230
– – junge Patientin 538 f
– – Verkalkungsverteilungsmuster 520
ADH (atypische duktale Hyperplasie) 181 f, 223
AH (atypische Hyperplasie) 223
Air gap 28, 36, 38
ALH (atypische lobuläre Hyperplasie) 223
Anamnese 5 ff
– Fragebogen 5 ff
Anaphylaktische Reaktion, kontrastmittelbedingte 94
Angiolipom 276
Angiom 276
Angiomatose 276
Angiosarkom 388 f
– Echomuster 391
– Magnetresonanztomographie 391
– Mammographie 389 f
Anisomastie 14, 210
– Augmentation 435

– Mammographie 210
Architekturstörung
– Abklärung, bioptische 167
– mammographische 338
– – Differenzialdiagnose 349
– narbenbedingte 411
– sonographische 356
Areolaentzündung 328
Areolaveränderung, ekzematöse 329
Arteriosklerose, Verkalkungsanordnung 516
Asymmetrie 338, 342, 489 ff
– Diagnostik, Strategie 489
– Differenzialdiagnose 349
– Exzision 492
– bei Hormonsubstitution 489, 491
– klinischer Befund 489
– Kontrastmittel-MRT 492
– Magnetresonanztomographie 492
– Mammographie 489 ff
– Sonographie 489
Asymptomatische Patientin, Befund, mammographischer 89
Atherom, Mammographie 446, 476
Atypie, duktale 181 f
Aufklärung 4 f
Aufnahme, mammographische s. Mammographie, Aufnahme
Augmentation 435
– Mammographie 65
Autoimmunerkrankung, Granulombildung 293 f
Axilladissektion 325
– Veränderung, postoperative 414
Axillaserom 414
Axillaspezialaufnahme 371

B

BCDDP-Studie 462 f
Befund
– echoarmer, Differenzialdiagnose 357 f

– galaktographischer, Markierung, präoperative 97
– glatt begrenzter, Biopsie, transkutane 364
– histologischer
– – Differenzierungsprobleme 182
– – Diskrepanz zur Nachresektion 182
– – hochsuspekter 181
– – Interpretation 181 f
– – korrekter 182
– – Korrelation mit Bildgebungsbefund 181
– klinischer 84 f
– mammographischer 85 ff, 103
– – BI-RADS-Klassifikation 86 ff
– – Diagnose 88 f
– – Diagnosekategorien 88
– – Dokumentation 103
– – falsch negativer, junge Patientin 534
– – falsch positiver, junge Patientin 534 f
– – Größenänderung 344
– – Größenzunahme 86
– – Interpretation 88 f
– – Lokalisation 85
– – Punktionssteuerung 164
– – thoraxwandnaher 59
– – Tiefenlokalisation 176
– – Vergleichsbefund mit Voraufnahmen 85
– – Verlaufsbeurteilung 334 f, 344 ff
– in der MRT sichtbarer, Punktionssteuerung 165
– solider, Differenzierung, sonographische 110
– sonographischer
– – Interpretation 124
– – Kriterien 117 ff
– – normaler 119
– – Punktionssteuerung 165
– unregelmäßig begrenzter, Biopsie, transkutane 364
Befundbericht 85
Befundbogen 15

Befunderhebung, klinische 14 ff
Befundgröße, Biopsie, transkutane 364
Belichtungsautomatik 31, 39 f
– Qualität 69
Beratung, genetische, bei familiärer Mammakarzinombelastung 8 f
Bestrahlung, zurückliegende, Bildinterpretation 9
Betrachtungskasten
– Konstanzprüfung 74
– Prüfung 79
Bildempfängersystem 28 ff
Bilder, pathognomonische
– – mammographische 472
– – sonographische 472
Bildinterpretation, anamnestische Daten 9 f
Bindegewebskapsel, Nativ-MRT-Normalbefund 147
Biopsat
– Differenzierungsprobleme 182
– Handling 181
Biopsie 162 ff
– Diagnose, korrekte 182
– diagnostische
– – nach brusterhaltender Therapie 427
– – Folgen nach brusterhaltender Therapie 415
– MRT-gesteuerte 179 f
– operative 348
– perkutane
– – Abklärungsdiagnostik 322 f
– – nach Augmentation 436
– – junge Patientin 541
– – Treffsicherheit, Voraussetzungen 505
– transkutane 363 ff
– – Befundbeurteilung 364
– – Clip-Markierung 172
– – ergänzende Maßnahmen 172
– – Indikation 165 f, 364
– – Kontraindikation 167
– – MRT-gesteuerte 362

Sachverzeichnis

– – Nebenwirkungen 168
– – Patientenaufklärung 168
– – Steuerung durch Bildgebung 164f, 173ff
– – Treffsicherheit 363f
– – – Einflussfaktoren 363f
– – Vorbereitung 168
Biopsie-Pistole 170
BI-RADS-Klassifikation
– mammographischer Befund 86ff
– Screening-Befunddokumentation 89
BRCA-I-Alteration 7
BRCA-II-Alteration 7
BRCA-II-Gen beim Mann 457
Brust
– mammographisch dichte 495ff
– – asymptomatische Patientin 495ff
– – Biopsie, perkutane 498
– – Diagnostik 495ff
– – – Strategie 495
– – mit erhöhtem Risiko 497ff
– – Kontrastmittel-MRT 498ff
– – Mamillenretraktion 505, 507f
– – Mammographieintervall 497
– – Primärtumorsuche 503ff
– – Schmerzen 505
– – Screening 495f
– – – Studien 495
– – Sekretion 506
– – Sonographie 498
– – Tastbefund 497, 502ff
– – – suspekter 496, 499f
– – Zweitherdausdehnung 499
– normale
– – geschlechtsreife Frau 204ff
– – jugendliche Frau 203f
Brustdrüse, männliche 454
Brustgröße 14
– Seitendifferenz 14
Brustkompression bei Mammographie s. Mammographie, Brustkompression
Brustkontur 14
Brustrekonstruktion 429f
– Mammographie 65
Brustveränderung
– mammographisch auffällige 21

– mammographische, pathognomonische 22, 472
– sonographische, pathognomonische 472
Brustvergrößerung 392
– korrigierende 435
– beim Mann s. Gynäkomastie
Brustverhärtung 329
Brustverkleinerung, korrigierende 437
Bundesärztekammer, Leitlinien zu Mammogramm-Qualitätsanforderungen 80

C

CAD (computerassistierte Diagnose) 92
Cameco-Handgriff 159
Carcinoma in situ s. In-situ-Karzinom
CARI-Sonographie 156
CCD-Sensoren 90f
Chemotherapie, neoadjuvante, Monitoring, Kontrastmittel-MRT 130
Chondrom 275f
Cleavage-Aufnahme, mammographische 55, 57
Clip-Markierung, Biopsiehöhle 172
Cooper-Ligament
– Mammographie 205
– Schallschatten 115
– Sonographie 206f
– Verdickung 340, 344
Cross-over-Effekt 28
Cystosarcoma phylloides s. Tumor, phylloider

D

DCIS (duktales Carcinoma in situ) s. In-situ-Karzinom
Desmoid, extraabdominelles 398
Deutsche Röntgengesellschaft, Empfehlungen zu Mammogramm-Qualitätsanforderungen 80
Diabetes mellitus Typ I 277
Diagnose, computerassistierte 92

Diagnosekategorien 88
Diagnostikverfahren, neuere 154ff
– Anforderungen 157
Dichtevermehrung 342f
– asymmetrische 226
– Differenzialdiagnose 349
– diffuse, nach brusterhaltender Therapie 424
– diffus-retikuläre 342
– herdförmige 226
– mammographische 285
– mastopathiebedingte 226ff
Dielektrische Merkmale 157
DIN, Mammographie-Qualitätssicherung 71ff
Doppellumenprothese 429
– Nativ-MRT-Normalbefund 147
Doppleruntersuchung 117f
Druckschmerz 17
Drüsengewebe
– ektopes 17
– Struktur 16f
Drüsenkörper
– echoarmer 231
– Konsistenz 16f
– männlicher, schmerzhafter 455
– mastopathischer, echoarmer 233
– Retraktion 284, 338
– Verdichtung, tastbare 284
Ductuli 202
Ductus lactifer 202
Duktektasie 95f
Duktulo-lobuläre Einheit, terminale 202
Duktus, terminaler
– extralobulärer 202
– intralobulärer 202

E

Echos
– intrazystische 245
– spekuläre 115
Edinburgh-Studie 461
Einblutung
– diffuse, Sonographie 409f
– Magnetresonanztomographie 412
Einfachlumenprothese 429
Elastographie 156

Entzündungstherapie, probatorische 530
Epithelhyperplasie (s. auch Hyperplasie) 223f
– atypische 224
– duktale, atypische 485
– leichtgradige 224
– mittelgradige 224
Epitheliose 223
Epithelzyste 444
Ernährung, Risikofaktoren 8
EU-Richtlinien, Mammogramm-Qualitätsanforderungen 78f
Europäische Richtlinien, Mammographie-Qualitätssicherung 75ff
Exzisionsbiopsie 237
– Indikation 237, 364, 489
– bei Lymphomverdacht 392
– bei uncharakteristischen Mikroverkalkungen 525

F

Faktor f 62
Fallkontrollstudien 462
Familienanamnese, Risikofaktoren 7f
Farbstoff, Markierung, präoperative 194
Faszie, präpektorale 206
FDG-PET 155
Feinnadel-Aspirationszytologie 164, 237
– Material 169
– Möglichkeiten 166
– Nadelpositionierung 174
– Treffsicherheit 162, 363
FES-PET 155
Fettgewebsnekrose
– nach brusterhaltender Therapie 419, 421
– Mammographie 403
– posttraumatische 402f
– nach Reduktionsplastik 439
– Verkalkung 407
Fettgewebsverkalkung 517f
FFS s. Film/Folien-System
Fibroadenom 279, 390
– adultes 256, 264
– Begrenzung 257
– Biopsie, transkutane 266

Sachverzeichnis

Fibroadenom, Diagnostik, Strategie 267
– Doppleruntersuchungsbefund 118
– Erscheinungsbild
– – magnetresonanztomographisches 266
– – mammographisches 257 f
– – sonographisches 258, 262 ff
– – – atypisches 262 ff
– – – typisches 258, 263
– fibrosiertes 264 ff
– Gd-DTPA-Anreicherung 266
– Histologie 256
– intrakanalikuläres 258
– junge Patientin 531 f
– juveniles 256, 262, 266, 534, 536
– Magnetresonanztomographie 264 ff
– – Treffsicherheit 266
– Mammographie 257 ff
– – Treffsicherheit 258
– Mikroverkalkungen, uncharakteristische 524 f
– Palpationsbefund 257
– perikanalikuläres 258
– Randverkalkung, schalenförmige 516
– regressiv verändertes 483
– Sonographie 123, 262 ff
– – Treffsicherheit 262
– Therapieempfehlung 259
– Verkalkung 257 ff, 519
– – bizarre 516 f
– – pathognomonisches mammographisches Bild 472
Fibromatose 398
Fibrosarkom 388
Fibrose
– benigne 277 ff
– nach brusterhaltender Therapie 414, 416
– diabetische 277, 280
– fokale 278
Fibrosis mammae 223, 278
Filmbelichtung 31
Filmdichte 45

Film-Folien-Kontakt, Prüfung 78
Film/Folien-System 28 f, 45, 70
– dosissparendes 41, 60
– – Vergrößerungsmammographie 60
– gering empfindliches 42
– Grenzauflösung 34
– Hochkontrastauflösung 34
– Kontrast 28
– kontrastreiches 41
– Schärfe 28
– sehr empfindliches 70
– unempfindliches 70
– Unschärfe 33 f
Filmkontrast 28 f
Filmrauschen, Minimierung 42
Filmverarbeitung 32, 42, 45, 70
– Sensitometrie 76
Fistel 290 ff, 299
– Histologie 290
– Klinik 290
– Magnetresonanztomographie 293
– Mammographie 291
– Sonographie 290 ff
Fistelsystem 290
Flachbrett-Detektor-Technologie 91
Florenz-Studie 462
Flüssigkeit, Nativ-MRT-Befund 147
FNA s. Feinnadel-Aspirationszytologie
Folienrauschen, Minimierung 42
Freihandlokalisation 189 f
Fremdkörpergranulom 293 f, 408
Fremdkörperreaktion, Randverkalkung, schalenförmige 516
Füllungsaussparung, galaktographische 95, 97, 269

G

Galaktogramm
– Füllungsaussparung 95, 97, 269

– Malignitätszeichen 98
– Normalbefund 96
Galaktographie 93 ff, 104, 348 ff, 528
– Abklärungsdiagnostik 323
– Befund s. Befund, galaktographischer
– Extravasatbildung 99
– Indikation 93 f, 348
– Kontraindikation 94
– Nebenwirkung 94
– Paravasat 94, 271
Galaktophoritis 94
– chronische, Verkalkungen 517
Galaktozele 248 f, 541
– Mammographie 248 f
– – pathognomonisches Bild 472
– Sonographie 248 f
Gangabbruch, galaktographischer 269, 348
Gangaussparung, galaktographische 95, 97, 269, 348
Gangdarstellung, sonographische 100
Gewebe, mammographisch dichtes, Malignomausschluss 236
Geweberverschieblichkeit, verminderte 329
Granularzelltumor 276
Granulationsgewebe, Magnetresonanztomographie 412
Granulom 293 ff, 299, 406
– lipophages 407
– – nach brusterhaltender Therapie
– – – Mammographie 421 f
– – – Sonographie 425
Granulombildung, diffuse 294
Granulomexstirpation 296
Gravidität 214, 220
Größenasymmetrie, pathologische 210
Gynäkomastie 454 ff
– knotig mastopathische 454
– Mammographie 455 f
– Sonographie 456
– umschriebene, retromamilläre 454

H

Halbschattenbildung 25
Halo 392, 473
– Fibroadenom 257
Hämangioendotheliom 398
Hämangiom 276
Hämangioperizytom 398
Hamartom 254 f
– Biopsie, transkutane 255
– Mammographie 254 f
– pathognomonisches mammographisches Bild 472
– Sonographie 254 f
Hämatom 402 f
– Magnetresonanztomographie 412
– Mammographie 403 ff, 410
– Sonographie 404, 410
Haut, Sonographie 207
Hauteinziehung 329
Hautnarbe 403
Hautoberflächenpotenziale, statische 157
Hautödem 329
Hautretraktion 340
Hautrötung 14, 329
Hautveränderung 14 f, 444 ff
– noduläre 444 f
– umschriebene, nach brusterhaltender Therapie 419 ff
Hautverdickung 14, 447 ff
– Differenzialdiagnose 349
– diffuse 447 f
– Exzisionsbiopsie 449
– hämatologisches Malignom 393
– Kontrastmittel-MRT 449
– Mammakarzinom 329, 340
– – inflammatorisches 448 ff
– Mammographie 448 ff
– Mastitis 285 ff, 449
– Radiatio-bedingte 448
– Sonographie 449
– strangförmige 447
– umschriebene 447 f
Hautwarze
– mammographisches Erscheinungsbild 444 f
– pathognomonisches mammographisches Bild 472
Heel-Effekt 27

552

Sachverzeichnis

Herd, granulomatöser 294
Herdbefund
- Ausläufer, sternförmige 332 f
- Biopsie, perkutane
- – Indikation 314
- – Treffsicherheit 314
- Dokumentation 85
- Doppleruntersuchung 118
- echoarmer
- – im Lymphknoten 374
- – mastopathisch bedingter 231 f
- glatt begrenzter 473 ff
- – Abklärungsschritte 473 ff
- – Dichte 473
- – solider 473 ff
- – Sonogramm 123
- – weichteildichter 473
- – zystischer 473
- mammographischer
- – nach Augmentation 436
- – BI-RADS-Klassifikation 87
- – Tiefenlokalisation 176
- – MR-Kontrastmittel-Anreicherung 313
- – ringförmige 360
- neuer 86
- nicht glatt begrenzter
- – Abklärungsschritte 479 ff
- – bei hormoneller Substitution 481
- – narbenbedingter 481
- – Vergleich mit Voraufnahmen 481
- nodulärer 392
- polylobulierter, Galaktographie 99
- Randkonturanalyse 64
- solider
- – Artdiagnose, sonographische 120 ff
- – Benignitätskriterien, sonographische 121
- – Differenzierung von einer Zyste 119 f
- – junge Patientin 541
- – Malignitätskriterien, sonographische 121 ff
- – sonographischer 119 ff
- – Veränderung, begleitende 88
- – Vergrößerungsmammographie 64
- – weichteildichter, Randverkalkung, schalenförmige 516

- Zieltubuskompression 58
Herdbefunde, glatt begrenzte, multiple 475, 477
High-grade-DCIS 306
HIP-Studie 460 f
Histiozytom, fibröses, malignes 389 ff
- Magnetresonanztomographie 391
Histologie 202
- Drüsenkörperinvolution 209
- geschlechtsreife Frau 204
- jugendliche Frau 203
Hochrisikopatientin, Kontrastmittel-MRT 130
Holland-Klassifikation, In-situ-Karzinom, duktales 305 f
Hormonsubstitution, postmenopausale 216 ff
- Asymmetrie 489, 491
- Bildinterpretation 9
- Biopsie, transkutane 219
- Herdbefund, nicht glatt begrenzter 481
- Kontrastmittel-MRT 133, 209
- Magnetresonanztomographie 219
- Mammakarzinomrisiko 8
- Mammographie 216 ff
- Sonographie 219
Hyperämie nach brusterhaltender Therapie 416
Hyperpigmentation 14
Hyperplasie s. auch Epithelhyperplasie
- atypische 223
- duktale 223
- – atypische 181 f, 223
- juvenile 534
- lobuläre 223
- – atypische 223

I

Immundefizienz 7
Impedanzmessung, elektrische 157
Implantat 429 f
- Überlagerung bei Mammographie 431
Infarkt 534
- Sonographie 541

In-situ-Karzinom
- duktales 304 ff, 326, 485
- – Ausdehnung 311
- – Biopsie 307, 314
- – bioptisch nachgewiesenes 182
- – Erscheinungsbild
- – – magnetresonanztomographisches 313
- – – mammographisches 307
- – – sonographisches 313
- – gut differenziertes 306
- – Histologie 305
- – intermediär differenziertes 306
- – junge Patientin 538 f
- – Klassifikation 305 f
- – Kontrastmittel-MRT 137, 307, 313
- – Mammographie 306 ff
- – Treffsicherheit 311
- – mit Mikroinvasion 311
- – Mikroverkalkungen 510 ff
- – – segmentale Anordnung 307 f
- – niedrig differenziertes 261
- – Präparatradiographie 311
- – Prognose 306
- – Risiko eines invasiven Karzinoms 305
- – schlecht differenziertes 306
- – Sonographie 307, 313
- – Therapie 314 f
- – Vakuumbiopsie 314
- – Van-Nuys-Prognostic Index 314 f
- – Vergrößerungsmammographie 64
- – Verkalkungstyp 306 ff
- – Vorkommen 304
- echoreiches 233
- früheres 6
- Kontrastmittel-MRT-Sensitivität 129
- lobuläres 302 ff
- – Biopsie, transkutane 304
- – Diagnostik 303 f
- – – Strategie 304
- – Histologie 302
- – Mammographie 303
- – Risiko eines invasiven Karzinoms 302

- – stanzbioptisch gesichertes 182
- – Vorkommen 302
- Mikroverkalkungen, uncharakteristische 523
Inspektion 14 ff
- Bedeutung 14
- Befund 84
- – Dokumentation 16
Intervallkarzinom 322
Intervention, Aufklärung 5
Involution 209 f
- Magnetresonanztomographie 210
- Mammographie 209
- Sonographie 210

J

Jackson-Phänomen 16 f, 329
Junge Patientin 531 ff
- Biopsie, perkutane 541
- Diagnostik 533 ff
- – Strategie 533
- Karzinomrisiko 533
- klinische Untersuchung 534
- Kontrastmittel-MRT 541 f
- Mammographie 534 ff
- – Indikation 539
- Sonographie 540 ff
- – Rangordnung 540 f

K

K-Absorptionskante 27
Kalkmilchzyste 230 f, 518, 520
- Mikroverkalkungen 230 f
- pathognomonisches mammographisches Bild 472
Kanadische Studie 461
Kapselfibrose, Nativ-MRT-Befund 147 f
Karzinom, invasives s. Mammakarzinom
Karzinophobie 538
Key-hole-sign 148
KM-MRT s. Kontrastmittel-MRT
Knoten
- glatt begrenzter 384
- junge Patientin 533 f, 536 f

553

Knoten, mammographisch glatt begrenzter 257, 274
- palpabler, Sonographie 116
- schlecht verschieblicher 249
- tastbarer, suspekter
- – – Kontrastmittel-MRT 500 f
- – – Sonographie 500
Kochsalzprothese, Mammographie 431
Kohle, Markierung, präoperative 194
Komedo-DCIS 305
- Verkalkungen 307
Komedomastitis, chronische 288
Kompressionsplatte, perforierte 190 f
Konsistenzvermehrung 329
- asymmetrische, mastopathiebedingte 224
Kontrastindex 71
Kontrastmittel-Magnetresonanztomographie s. Kontrastmittel-MRT
Kontrastmittel-MRT 128 ff
- Abklärungsdiagnostik 323
- Anreicherung 136 f
- – nach brusterhaltender Therapie 427 f
- – diffuse 358
- – fokale 358
- – langsame 358
- – schnelle 358
- Aufklärung 5
- Auflösung, zeitliche 131 f
- Auswertung, quantitative 133
- Befund
- – Dokumentation 135
- – hochsuspekter 136 f
- – Interpretation, multimodale 128
- Befundungskriterien 128, 136 ff
- Benignitätszeichen 142 ff
- Bildsequenz 132
- nach Biopsie 130
- nach brusterhaltender Therapie 129 f, 415
- Brustspulen 131
- Chemotherapie-Monitoring 130

- Durchführung 134 f
- Einsatz 144 ff
- Enhancement, ringförmiges 266
- Feldstärke 131
- Fenstereinstellung, standardisierte 132
- Fettunterdrückung 132
- geschlechtsreife Frau 208 f
- Herzartefakt, Vermeidung 132
- Indikation 129 ff, 133
- In-phase-Bedingungen 132
- Interpretationskriterien 137, 139 ff
- junge Patientin 541 f
- Kontrastmittelanreicherung 208 f
- Kontrastmitteldosierung 132
- Kontrastmittelinjektion 134
- Lagerung 134
- Malignitätszeichen 137, 139 f
- Malignomnachweis 362
- Objektbewegung, Vermeidung 132
- Ortsauflösung 131
- Patientenauswahl 128 f
- Pulssequenz 132
- Schichtdicke 131
- technische Voraussetzungen 131 ff, 149
- Terminvergabe 4
- Treffsicherheit 128
- Untersuchungstermin 133
Kontrastmittelreaktion 94
Kontrastmittelüberempfindlichkeit 94

L

Laktation 214 f, 220
- Mammographie 535
Läppchenkanzerisierung 485
Lappen, myokutaner 429
- Mammographie 432
Latissimus-dorsi-Lappen 429
LCIS (lobuläres Carcinoma in situ) s. In-situ-Karzinom, lobuläres
Leiomyom 275 f

Level-I-Lymphknoten 370, 544
- metastatische 370
Level-II-Lymphknoten 370, 544
Level-III-Lymphknoten 370, 544
Linguini-Zeichen 148, 431
Lipom 274 f
- Mammographie 274 f
- pathognomonisches Bild 472
Lipomatose, subkutane, beim Mann 455 f
Liponecrosis calcificans 409, 517
- nach brusterhaltender Therapie 422
- Mammographie 408
Liposarkom 388 f
- Mammographie 389
Lobulitis, lymphozytische 277
Lobulus 202
Lokalanästhesie, Galaktographie 94
Low-grade-DCIS 306
Luft, interstitielle, nach Pneumozystographie 102
Lymphabflussgebiete, Palpation 16
Lymphadenopathie 375
- axilläre, Positronen-Emissions-Tomographie 379 f
Lymphangiom 276
Lymphangiosarkom, Mammographie 389
Lymphknoten
- Ausläufer, strahlige 374
- axilläre 370
- – Diagnostik, präoperative 325
- – Verkalkung, benigne 376, 378
- Begrenzung, unregelmäßige 374
- Diagnostik 370 ff
- Echomuster, inhomogenes 373
- Flussmuster 375
- Herdbefund, echoarmer 374 f
- intramammäre 279 f, 371
- – Diagnostik, präoperative 325

- – mammographischer Normalbefund 372
- Längsachsen/Querachsen-Verhältnis 375
- metastatische 370 ff
- – Anzahl 370
- – axilläre 372
- – Kontrastmittel-MRT 379 f
- – Lokalisation 370
- – Mammographie 373 ff
- – Primärtumor, extramammärer 375 f
- – Sonographie 373 f
- Mikroverkalkungen 374 f
- Normalbefund
- – mammographischer 371 f
- – sonographischer 371 f
- Palpationsbefund 17
- pathognomonisches mammographisches Bild 472
Lymphknotenausräumung, axilläre 325
Lymphknotenbiopsie, perkutane 379
Lymphknotendichte
- erhöhte 374
- mammographische 371
Lymphknotengröße 371
Lymphknoten-Mapping 371
Lymphknotenmetastasen
- axilläre, Primärtumorsuche 362
- Diagnostik, präoperative 325
- supraklavikuläre 478
Lymphknotenstationen 544
Lymphknotenverfettung, zentrale, Verlust 373 f
Lymphknotenvergrößerung
- axilläre, nach Brustoperation 375
- gutartige 375
Lymphödem 447
- akutes, postoperatives 414
- nach brusterhaltender Therapie, Sonographie 425
Lymphom
- Magnetresonanztomographie 393 f
- Sonographie 393 f
Lymphombefall
- diffuser 394
- nodulärer 392 ff
Lymphommanifestation 392 ff

Sachverzeichnis

Lymphomverdacht
– Biopsie, transkutane 394
– Exzisionsbiopsie 392
Lymphstau 447

M

Magnetresonanztomographie 128 ff
– ältere Frau 210
– Aufklärungsgespräch 134
– Befunddokumentation 135 f, 149
– nach Biopsie 133
– nach brusterhaltender Therapie 427 ff
– – Wertigkeit 427
– geschlechtsreife Frau 208 f
– Indikation 129 ff, 133 f
– Karzinomdiagnostik 358 ff
– Kontraindikation 134
– kontrastmittelgestützte s. Kontrastmittel-MRT
– postoperative 133
– – bei unklarem Präparatbefund 67
– nach Punktion 133
– nach Radiatio 133
– nach Rekonstruktion 429, 433
– technische Voraussetzungen 131 ff, 149
– Treffsicherheit 149
– Untersuchungstermin 133 f
Makromastie 14, 211 f
– Mammographie 211
– Sonographie 211
Malignitätszeichen
– galaktographische 98
– mammographische 139 f, 332 ff
– – sekundäre 330, 340, 342
– sonographische 356 ff
– – sekundäre 356
Malignom
– extramammäres, Brustmetastase 395 ff
– hämatologisches 391 ff, 399
– – Biopsie, transkutane 394
– – Magnetresonanztomographie 393 f
– – Mammographie 392 ff
– – Sonographie 350 f, 393 f
Malmö-Studie 460 f

Mamille
– Abhebbarkeit 16 f
– invertierte 95, 213
– – Magnetresonanztomographie 213
– – Mammographie 213
– – Sonographie 213
– kontralaterale, mit abgebildete 477
– Kranialverlagerung 438
Mamillenadenom, papilläres 268
Mamillenauflagerung 16
Mamillendepigmentation, einseitige 16
Mamillendeviation 9, 16, 329
Mamilleneinziehung 9, 15
Mamillenentzündung 328
Mamillenerektionsstörung 329
Mamillenretraktion 284, 329, 340
– bei mammographisch dichter Brust 505, 507 f
Mamillensondierung 94 f
Mamillenspontansekretion, Anamnese 10
Mamillenveränderung 15 f
– Anamnese 9
– ekzematöse 16, 329
Mamma s. auch Brust
– aberrata 211 f
– accessoria 211
– männliche 454 ff
– normale 202 ff, 219
Mammakarzinom 320 ff
– Abgrenzung zu Mastopathie 226
– Absorptionsverhalten, sonographisches 354
– Anamnese 328
– Ausdehnung, MR-Tomogramm 361 f
– Ausschluss 21
– Befundausdehnung 323 f
– mit begleitender Sekretion, mammographisches Erscheinungsbild 347 f
– Begrenzung, sonographische 354
– – glatte 354
– – unregelmäßige 354
– Beratung, genetische 8 f
– Binnenstruktur, sonographische 354

– Biopsie, transkutane 363 ff
– – Indikation 364
– – Vorhersagewert, positiver 320 f
– Biopsieempfehlung 320 f
– Brustmetastasen 395 f
– Definition 320
– Diagnostik 321 ff
– – präoperative 325
– – Strategie 321 ff
– Differenzialdiagnose 348 ff
– diffuses 326
– – mammographische Zeichen 330 ff, 342 ff
– – nicht verkalkendes 342
– Dopplersonographie 118
– duktales 326, 507 f
– – diffuses 513
– – Erscheinungsbild, mammographisches 343, 485
– – invasives
– – – mammographisches Erscheinungsbild 343
– – – sonographisches Erscheinungsbild 356
– – junge Patientin 536 f
– – Kontrastmittel-MRT 136, 487 f, 493
– – während Laktation 540
– – in mammographisch dichter Brust 496
– – männliches 457
– – Mikroverkalkungen 510, 513
– – multifokales, MR-Tomogramm 359
– – Wachstumsform 326
– Echogenität 351
– echoreiches 233
– Erkennbarkeit 320 f
– Erscheinungsbild
– – klinisches 328 f
– – magnetresonanztomographisches 358 ff
– – mammographisches 330 ff, 485
– – – histologieabhängiges 346 ff
– – sonographisches 350 ff
– – – histologieabhängiges 356 f
– Familienanamnese, hoch-positive 5
– früheres 6

– Galaktographie 348 ff
– herdförmiges
– – mammographische Zeichen
– – – direkte 330 ff
– – – indirekte 330, 340 ff
– – – unregelmäßig begrenztes 333 ff
– Histologie 326 ff
– inflammatorisches 287, 328, 344, 448 ff
– – Differenzierung von Mastitis 284 f, 448, 450
– – Erscheinungsbild
– – – mammographisches 347
– – – sonographisches 357
– Inspektionsbefund 329
– intraduktales, mit Mikroinvasion, MR-Tomogramm 359
– junge Patientin 531 ff
– Kontrastmittel-MRT 358 ff
– – Indikation 362
– kribriformes 327
– lobuläres 327
– – Mammographie 346, 486
– – Sonographie 356, 486
– – invasives 346, 356
– – multizentrisches 499
– lobulär-szirrhöses, MR-Tomogramm 361 f
– Lymphknotendiagnostik, präoperative 325
– Mammographie 330 ff
– – Sensitivität 348
– – Spezifität 348
– – Vergleich mit Voraufnahmen 344
– beim Mann 457 f
– – Mammographie 457 f
– – Sonographie 457 f
– medulläres 327
– – atypisches 327
– – Erscheinungsbild
– – – mammographisches 346
– – – sonographisches 357
– – nekrotisch zerfallendes 246
– metastasierendes, junge Patientin 538 f
– Mikro-Lobulierung 347
– Mikroverkalkungen s. Mikroverkalkungen
– MR-Kontrastmittel-Anreicherung

Sachverzeichnis

Mammakarzinom, MR-Kontrastmittel-Anreicherung, diffuse 358
- – – fokale 358
- – – langsame 358, 360f
- – – schnelle 358f
- – Multizentrizität
- – – Ausschluss 324f, 362
- – – Nachweis 324f
- – muzinöses 327
- – – atypisches 327
- – Erscheinungsbild
- – – mammographisches 346
- – – sonographisches 357
- – Nachresektion 324
- – Nachsorge, Kontrastmittel-MRT 498
- – noduläres 332
- – Palpationsbefund 329
- – papilläres 268, 327
- – – Erscheinungsbild
- – – mammographisches 346
- – – sonographisches 357
- – – mit Mikroinvasion, MR-Tomogramm 360
- – Präparatradiographie 324, 526
- – Risiko
- – – bei duktalem In-situ-Karzinom 305
- – – junge Patientin 533
- – – bei lobulärem In-situ-Karzinom 302
- – – Mammographie-bedingtes 43f
- – – relatives 8
- – Risikofaktoren 6ff
- – Röntgendichte 330, 332
- – in der Schwangerschaft 532
- – Screening 5, 321f
- – – Kontrastmittel-MRT 129
- – – rechtliche Aspekte 323
- – – sonographisches 111
- – sekretorisches, juveniles 532
- – Sonographie 110, 121ff, 350ff
- – – Indikation 350
- – – Treffsicherheit 357
- – – Vorteile 355
- – Staging 323ff

- – szirrhöses
- – – duktales 333
- – – Palpationsbefund 329
- – TNM-Klassifikation 543
- – tubuläres 328
- – – mammographisches Erscheinungsbild 346
- – Typen 326ff
- – Vaskularisation 117f
- – Verlaufsbeurteilung, mammographische 344ff
- – bei Vernarbung, Kontrastmittel-MRT 129f
- – Vorkommen 320
- – Wachstumsformen 326
- – Zweitherdausschluss, Kontrastmittel-MRT 498
- Mammaläsion, Tiefenlokalisation 56f
- Mammaprothese s. Prothese
- Mammaria-interna-Lymphknoten 370
- – Diagnostik, präoperative 325
- – metastatische 370, 381
- Mammaszintigraphie 154f, 158
- – Strahlenbelastung 154
- – Treffsicherheit 155
- Mammogramm
- – Malignitätszeichen 139f, 332ff
- – – sekundäre 330, 340, 342
- – Mikrokalkanalyse 311
- – Qualitätsanforderungen 80ff
- – – Empfehlungen der Deutschen Röntgengesellschaft 80
- – – EU-Richtlinien 78f
- – – Leitlinien der Bundesärztekammer 80
- Mammographie 20ff
- – Abbildungsschärfe 23, 33ff
- – Abbildungsunschärfe
- – – geometrische 33
- – – Minimierung 33
- – Abklärungsdiagnostik 322
- – ältere Frau 209
- – Anforderungen 23
- – Anoden/Filter-Kombination 25f, 36f
- – Artefakt 75
- – Aufklärung 4

- – Auflösung 68
- – Auflösungsvermögen
- – – Kontrolle 77f
- – – visuelles 24
- – Aufnahme
- – – axilläre 55
- – – gerollte 55, 57f, 481
- – – gute 82
- – – inadäquate 83
- – – kontrastarme 35
- – – kontrastreiche 35
- – – kraniokaudale 50ff
- – – – nach außen gedrehte 52ff
- – – – nach innen gedrehte 54
- – – – PGMI-System 82f
- – – – Qualitätsmerkmale 52
- – – – Spotkompression 59
- – – laterale 53
- – – – PGMI-System 81
- – – mäßiger Qualität 82
- – – mediolaterale 53
- – – perfekte 81f
- – Aufnahmespannungskompensation, Prüfung 78
- – Aufnahmetechnik 23ff
- – – Optimierung, dosisbezogene 44ff
- – Aufnahmezahl 46
- – nach Augmentation 435f
- – Ausschnittaufnahme 38
- – Axillaspezialaufnahme 371
- – Befund s. Befund, mammographischer
- – Belichtung 69
- – – Qualitätsoptimierung 84
- – Belichtungsautomatik 31, 39f
- – Qualität 69
- – – bei Teilprothese 65
- – Belichtungszeitprüfung 79
- – Betrachtungskastenprüfung 74, 79
- – Bewegungsunschärfe 33
- – Bildbetrachtung 32f
- – – Grelllicht 32
- – – Raumbeleuchtung 32
- – Bildempfängersystem 28ff
- – Bildkontrastkontrolle 76f
- – Bildqualität, Einflussfaktoren 70f
- – Bildumfang 23
- – nach Biopsie 172

- – Brennfleckbreite 24
- – Brustdichte 44f
- – Brustdicke 44f
- – nach brusterhaltender Therapie 415ff
- – Brustkompression 24, 28, 38, 46ff
- – – Bedeutung 46f
- – – fokale 59
- – – Qualitätsoptimierung 83
- – – Vorteile 46f
- – Brustpositionierung
- – – Bedeutung 52
- – – Qualitätsoptimierung 83
- – Cleavage-Aufnahme 55, 57
- – digitale 90ff, 104
- – – Auswertung, computerunterstützte 92
- – – Bildempfängerauflösung, begrenzte 92f
- – – Bildnachbearbeitung, komplexe 92
- – – Datenmenge 93
- – – Datenweitergabe 92
- – – direkte 90f
- – – dynamischer Bereich 91
- – – Kosten 92f
- – – Monitorauflösung, begrenzte 93
- – – Nachteile 92f
- – – Qualitätssicherung 93
- – – Vorteile 91f
- – – Digitalisierung, sekundäre 90
- – Dokumentation, Qualitätsoptimierung 84
- – Dunkelraumbeleuchtung
- – – Konstanzprüfung 74
- – – Prüfung 78
- – Einfallsdosisprüfung 79
- – Einstelltechnik 46ff
- – Ergänzungsaufnahme 52ff
- – Expositionskorrektur, manuelle, Schrittweite 78
- – Feldbegrenzung 69
- – Film, kontrastarmer 70
- – Film/Folien-System 28f, 45, 70
- – – dosissparendes 41, 45, 60, 62
- – – Grenzauflösung 34
- – – Hochkontraufkösung 34

Sachverzeichnis

- – kontrastreiches 41
- – sehr empfindliches 70
- – Unschärfe 33 f
- Filmauswahl 41 f
- Filmbelichtung 31, 38 f
- Filmdichte 45
- Film-Folien-Kontakt, Prüfung 78
- Filmkontrast, hoher 36
- Filmqualität 70
- Filmschubladenprüfung 79
- Filmschwärzung 32
- Filmunterbelichtung 40 f
- Filmverarbeitung 31, 42, 45, 70
- – Konstanzprüfung 73
- – Prüfgrößen 76
- – Qualitätsoptimierung 84
- – Referenzwertfestlegung 72 f
- – Sensitometrie 76
- Fokus/Film-Abstand 33
- Generatorleistung 67 f
- geschlechtsreife Frau 205
- Halbautomatik 37 f
- Implantatüberlagerung 431
- Indikation 20
- jugendliche Frau 203
- junge Patientin 534 ff
- Kassettenprüfung 79
- Kompression 24, 28
- Kompressoriumprüfung 79
- Kontrast 35 ff
- – Einflussfaktoren 36
- – Optimierung 36
- Kontrolluntersuchungen 346
- beim Mann 454 ff
- Messkammer 31
- Messkammerpositionierung 31 f, 40, 52
- – Qualitätsoptimierung 84
- Nutzen/Risiko-Verhältnis 43
- Objektdickenkompensation, Kontrolle 77
- Objektumfang, abbildbarer 29 f
- pathognomonische Bilder 472
- Patientenselektion 20
- postoperative, frühzeitige 324
- Problemlösung 22
- bei Prothese 435
- Prüfkörper 74 f
- Qualitätsfaktoren 67 ff
- Qualitätsoptimierung 83 f
- Qualitätssicherung 71 ff, 103

- – Europäische Richtlinien 75 ff
- – Teilprüfungen 72
- Rasterbewegung, zu langsame 71
- Rasterprüfung 79
- Rastertechnik 38 f, 45
- Rauschen 42 f
- – Minimierung 42
- nach Reduktionsplastik 438 f
- nach Rekonstruktion 429 ff
- Röhrenleistung 67 f
- Röhrenspannung 25, 27, 36 f
- Röntgenröhre 23 ff
- Schaltzeit, minimale, zu geringe 71
- Schrägaufnahme 48 ff
- – individuell eingestellte 55
- – Positionierung 49
- – Qualitätskriterien 50
- – Schwelle des Untersuchers 20
- Screening 21 f, 321 f
- Sensitivität 20 f
- Spezifität 21
- Standardpositionierung 23
- Standardprojektionen 48 ff
- Strahlendosis 23, 43 f
- – Minimierung 45
- – Risikoabschätzung 43 f
- Strahlenqualität 36, 44 f, 68 f
- Strahlenrisiko 465
- Strahlenschutz 69
- Strahlenspektrum 24 f
- Strahlungsbild, kontrastreiches 36
- Strahlungsintensität 27, 39
- Streustrahlenreduktion 27 f, 59
- Tangentialaufnahme 54
- Technik 23 ff, 103 f
- Terminvergabe 4
- Treffsicherheit 20 f, 103
- Überlagerung, summationsbedingte 59
- Vorteile 21 f
- Zieltubuskompression 59 ff
- – Indikation 58
- – Vorteile 59
- Zusatzaufnahme 48
- Zweitherdidentifizierung 22
- Mammographie-Einrichtung
- Abnahmeprüfung 71 ff
- Konstanzprüfung 72 ff

- Kontrolle
- – halbjährliche 78
- – jährliche 79
- – tägliche 75
- – wöchentliche 76 ff
- Prüfmittel 75
- Prüfung, initiale 79
- Mammographiefilm
- Belichtung, freie 31, 40
- Belichtungsautomatik 31, 39 f, 65
- – Güte 40
- – Qualität 69
- Belichtungsverlängerungsfaktor 28
- Empfindlichkeitsprüfung 73
- Gradationskurve 28, 30
- Grundschleier 73
- kontrastarmer 41
- Kontrastprüfung 73
- kontrastreicher 41
- Mammographiefragebogen 6
- Mammographiegerät
- Anforderungen 68
- Auflösungsvermögen 74
- Dichte, optische 74 ff
- Dosisbezugswert am Prüfkörper 74
- Konstanzprüfung 73 f
- Nutzstrahlenfeld 74
- Störstellenüberprüfung 74
- Mammographiekassetten
- Konstanzprüfung 74
- Prüfung 72
- Qualitätsoptimierung 84
- Mammographieprobefilm 73
- Mammographieröhre
- Leistung 67 f
- Maximalspannung 44
- Markierung, präoperative 188 ff
- Exzision großer Areale 196
- Fehlplatzierung 196
- Indikation 188
- intraoperative Problemlösung 196
- Lokalisation
- galaktographisch gesteuerte 194
- mammographisch gesteuerte 189 ff
- – – mit perforierter Kompressionsplatte 190 f
- – – stereotaktische 191 ff

- – MRT-gesteuerte 193
- – sonographisch gesteuerte 193
- Lokalisationmaterial 194 ff
- Nebenwirkung 188 f
- Markierungsdrähte 195
- bei mehreren Läsionen 196
- Mastektomie, subkutane, Mammographie 65 f
- Mastitis 284 ff, 530
- akute 284 f
- chronische 284 f
- Diagnostik 285 ff
- – Strategie 285
- Differenzierung vom inflammatorischen Karzinom 448, 450
- Exzisionsbiopsie 289
- nach Galaktographie 94
- granulomatöse 294
- – chronische 284
- – – Mammographie 287
- – – Mikroverkalkungen 511 f
- herdförmige 286
- Klinik 285
- Magnetresonanztomographie 288 f
- Malignomverdacht 289
- Mammographie 285 ff, 449
- nonpuerperale 284
- puerperale 284
- Sonographie 286 ff
- subakute 284 f
- symmetrische 285
- Mastodynie 224
- Mastopathie 222 ff
- Bedeutung 222
- Befund, klinischer 224
- Biopsie, transkutane 237
- diabetische 277, 280
- Dignitätsbeurteilung 224
- echoarme Strukturen 231
- Exzisionsbiopsie 237
- fibröse 223
- fibrös-zystische 229
- Histopathologie 222 ff
- junge Patientin 531
- Karzinomrisiko 222, 225
- Klassifikation 225
- Kontrastmittel-MRT 233 ff
- – Anreicherungsgeschwindigkeit 233
- – Anreicherungsverhalten 233 ff

557

Mastopathie, Kontrastmittel-MRT, differenzialdiagnostische Bedeutung 236 f
– – Nachteile 236
– – Vorteile 236
– – Zyklusabhängigkeit 233
– Magnetresonanztomographie 233 ff
– Mammographie 225 ff
– Mikroverkalkungen 230 f, 512
– – uncharakteristische 523
– Pathogenese 222
– proliferative 233
– proliferierende 7
– Sonographie 225, 231, 233
– Tastbefund 224
– Verkalkungen 518, 523 f
– – Verteilungsmuster 520
Melanom, malignes, Brustmetastasen 395
– Mammographie 397
– Sonographie 397
Menarche, frühe 8
Menopause, späte 8
Menstruationszyklus, Diagnostikterminvergabe 4
Metastasen 395 ff, 399
– Biopsie, transkutane 398
– herdförmige 396
– – Palpationsbefund 395
– Primärtumorsuche 396
– Sonographie 396 f
Metastasierung 395 ff
– diffuse 396
Mikrofokus 64
Mikrokalkanalyse 311, 510 ff
Mikromastie, Augmentation 435
Mikroverkalkungen (s. auch Verkalkung) 173, 509 ff
– amorphe 523
– Artefakt 515 f
– nach Augmentation 436
– Ausgussformen 308 f, 326
– Bedeutung 231
– Befunddokumentation 85
– benigne 514 ff
– – intramammäre 516 ff
– – Morphologie 516 ff
– – Verteilungsmuster 520 ff
– Biopsie, transkutane 364

– Detailerkennbarkeit, mammographische 34
– Differenzialdiagnose 349, 511
– diffus verteilte 230
– einzeln stehende 230
– Exzision 324
– – inkomplette 324
– fehlende Symmetrie 514
– feingranuläre 309 f, 512 f, 523
– grobgranuläre 308 f, 512 f
– gruppierte 521
– In-situ-Karzinom
– – duktales 307 ff
– – lobuläres 303
– intrakutane 514 f
– in Kalkmilchzysten 230 f
– kommaförmige 510
– Kontrastmittel-MRT 509
– längliche 510
– lineare 510
– lobulär angeordnete 230
– im Lymphknoten 374 f
– Malignitätskriterien 338, 340
– malignitätsverdächtige 510 ff
– – Morphologie 510 ff
– – Verteilungsmuster 512 ff
– – malignomtypische 331, 339, 513
– – nach brusterhaltender Therapie 422 ff
– – Mammakarzinom 338 f, 342
– – – duktales, invasives 326
– – – inflammatorisches 287
– – Mammographie 509
– – technische Voraussetzungen 509
– – Mastopathie 230 f
– Ölzyste 249 f
– parallel verlaufende 518
– polymorphe 512 f
– segmentale 512
– Stanzbiopsie 510
– straßenförmige 512
– subkutane 514 f
– uncharakteristische 523 ff
– – Differenzialdiagnose 524 ff
– – Exzisionsbiopsie 525
– – Kontrollintervall 524 f

– – Stanzbiopsie 525
– – Vakuumbiopsie 525
– – Weichteilschatten, begleitender 525 ff
– in Verdichtungen 526 f
– Vergleichsbefund mit Voraufnahmen 86
– Vergrößerungsmammographie 63 f, 509
– Verteilungsmuster 230
– – atypisches 230 f
– Verzweigungsformen 308 f
– Zahlenangaben 87
– Zieltubuskompression 58
Milchgang, verdickter 338
Milchgangabbruch 269, 348
Milchgangaussparung 95, 97, 269, 348
Milchgangsystem 202
– Mammographie 205
Milchretention 214
Mischtumor, fibroepithelialer 255 ff
Modulationstransferfunktion 34 f
Mondor-Krankheit 447
MR-Elastographie 156
MR-Kontrastmittel-Anreicherung 136 f
– nach brusterhaltender Therapie 427 f
– diffuse 358
– fokale 358
– langsame 358
– schnelle 358
MR-Spektroskopie 156
MRT s. Magnetresonanztomographie
MTF (Modulationstransferfunktion) 34 f
Multizentrizität, Kontrastmittel-MRT 129
Myoblastom 276

N

Narbe
– Mammographie 403 f, 481 ff
– radiäre 182, 223, 312, 484
– sternförmige 226
Narbenbildung

– nach brusterhaltender Therapie 414, 419
– Sonographie 411, 424
Narbenfibrose 402
Narbengewebe, Magnetresonanztomographie 412
Narbengranulom 296, 299
– Magnetresonanztomographie 296
– Sonographie 295 f
Narbenverlauf nach Reduktionsplastik 438
Nativ-MRT
– Aufklärungsgespräch 134
– Befunddokumentation 135
– Befundungskriterien 147 f
– Durchführung 135
– Indikation 131
– Kontraindikation 134
– Untersuchungstechnik 133
Neurilemnom 275 f
Neurofibrom 275 f
Nijmegen-Studie 462
Non-Hodgkin-Lymphom
– diffus wachsendes 394
– Magnetresonanztomographie 393
– Mammographie 393 f
– nodulär wachsendes 393
– Sonographie 393 f
Non-Komedo-DCIS 305
– kribriformes 308
– mikropapilläres 308
– Verkalkungen 310 f
Normvariante 210 ff, 219 f

O

Ödem
– nach brusterhaltender Therapie 414, 416
– generalisiertes 447
– postoperatives 447
Ölzyste 249 ff
– nach brusterhaltender Therapie 419, 422
– Kapselverkalkung 409, 422
– Magnetresonanztomographie 250 f
– Mammographie 249 f, 408 f
– pathognomonisches mammographisches Bild 472

- posttraumatische 403 ff
- nach Reduktionsplastik 437
- Sonographie 249 f, 410
- Verkalkung 519

Operation
- Bildinterpretation 9
- brusterhaltende, mit Radiatio s. Therapie, brusterhaltende

Osteom 275 f

P

Paget-Krankheit 328
- mammographisches Erscheinungsbild 347

Palpation 16 ff
- Bedeutung 14

Palpationsbefund 84
- Biopsie, perkutane 504 f
- nach brusterhaltender Therapie 414
- knotiger, nach Reduktionsplastik 437
- Kontrastmittel-MRT 505
- Mammographie 89, 502 f
- bei mammographisch dichter Brust 502 ff
- Seitendifferenz 16
- Sonographie 503 f
- suspekter 17
- umschriebener 17

Papillom 268 ff, 280
- Biopsie, perkutane 271
- Diagnostik 269 ff
- – Strategie 269 f
- Exzision, diagnostische 269
- Galaktographie 269
- Histologie 268 f
- intraduktales
- – kleines, peripheres 268
- – subareoläres, solitäres 268
- intrazystisches 270
- junge Patientin 532
- Magnetresonanztomographie 271
- Mammographie 270
- Präparatradiographie 526
- Randverkalkung, schalenförmige 516
- Sonographie 269, 271 f
- Verkalkung 270

Papillomatose
- Galaktogramm 97 f
- intraduktale 229
- juvenile 268, 532 f, 535
- – Sonographie 541
- – Präparatradiographie 526

Parasitose, Granulombildung 293

Parenchym
- fibro-lipöses, Matrixverkalkung 524
- Mammographie 205
- Sonographie 205 ff

Parenchymanordnung nach Reduktionsplastik 438

Parenchymstruktur
- Befund, mammographischer, BI-RADS-Klassifikation 87
- Veränderung
- – diffuse, nach brusterhaltender Therapie 416 ff
- – narbige 404
- – umschriebene, nach brusterhaltender Therapie 419 ff

Peau d'Orange 14, 17, 329

PET s. Positronenemissionstomographie

PGMI-System 81 ff

Phosphorspeicherfolien 91
- hochauflösende 91
- mit Vergrößerungstechnik 91

Phylloidestumor s. Tumor, phylloider

Pilzinfektion, Granulombildung 293

Plasmazellmastitis 284
- Mammographie 287
- Mikroverkalkungen 511 f

Plateaubildung 16 f, 329
- Palpation 16

Pneumozystographie 100 ff, 104, 244 ff
- Indikation 100
- Nebenwirkung 100 f
- Wertigkeit 247

Polyarteriitis nodosa 293

Polymastie 211 f

Porus excretorius 202

Positronenemissionstomographie 155, 158
- Lymphknotendiagnostik 379 f
- Präparatradiographie 65 ff, 178

Primärtumorsuche
- Kontrastmittel-MRT 130

- bei mammographisch dichter Brust 503 ff

Prothese 429 f
- Augmentation 435
- implantierte, Mammographie 65 f
- Innenhüllenruptur 148
- Kochsalzlösungsaustritt 148
- Nativ-MRT-Normalbefund 147
- retroglanduläre 435
- submuskuläre 435
- temporäre 147

Prothesendefekt
- Nachweis 435
- Nativ-MRT 134

Prothesenkontur, mammographische 436

Prothesenruptur
- Magnetresonanztomographie 147 f, 431
- Mammographie 430
- Sonographie 430 f

Protonenspektroskopie 156 f

Pseudogynäkomastie 455 f
- Mammographie 456

Pseudotumor, inflammatorischer 284

Pubertätsmakromastie 211

Punktion
- Abschluss 175, 179
- geplante, Aufklärung 5
- MRT-gesteuerte 179 f
- sonographisch gesteuerte 173 ff, 350
- – Treffsicherheit 364

Q

Quantenrauschen, Minimierung 42

R

Randverkalkung, schalenförmige 516

Raumforderung
- echoarme
- – Differenzialdiagnose 357 f
- – mit echoreichem Randsaum 351 ff
- – glatt begrenzte 246

- – mit Schallschatten 351 ff
- Echogenität
- – homogene 351
- – inhomogene 351
- echoreiche 351
- Elastizität 356
- glatt begrenzte 354
- intraduktale 95, 97, 528
- – sonographische Darstellung 100
- intrazystische 100 f
- mammographisch glatt begrenzte 247, 257 ff
- mammographisch noduläre 270
- Mobilität 356
- MR-Kontrastmittel-Anreicherung, ringförmige 360
- noduläre 331, 351, 392 ff
- – retromamilläre, beim Mann 457
- rundliche 388
- schnell wachsende 384, 388
- mit Seitenwandschatten 351, 354
- unregelmäßig begrenzte 354

Rauschen 34, 42 f

Rebiopsie, operative 182

Reduktion 437

Rekonstruktion 429 f
- Mammographie 65

Reciprocity law failure 60

Retraktion, posttraumatische 402

Reverberationsechos 113 f
- Zystenwand 242

Reverse-C-sign 148

Rezidiv
- Erkennung nach brusterhaltender Therapie 422 ff
- nach Rekonstruktion 432

Riesenfibroadenom 257

Riesenzellarteriitis 293

Risikofaktoren
- Anamnese 5 ff
- ernährungsbedingte 8

Röntgenröhre, Maximalspannung 44

Röntgenröhrenspannung 25, 27, 36 ff
- Vergrößerungsmammographie 60

Röntgenstrahlungsintensität 27

Röntgenverordnung 71
Rotter-Lymphknoten 370
Rückfolie 28 f
Rundherde, multiple 478

S

Salatöl-Zeichen 148
Sarkoidose, Granulombildung 293
Sarkom 387 ff, 399
– Echobinnenstruktur 391
– Histologie 388
– Konsistenz 388, 391
– Malignitätsgrad 388
– Mammographie 388 ff
– Sonographie 389, 391
Schachtverhältnis, Streustrahlenraster 27
Schallauslöschung, dorsale 271
Schallkeulen 113
Schallkopf 111
Schallschatten
– dorsaler 249 f
– Fibroadenom 264 f
– Mammakarzinom 351 ff, 356
– bei Mastopathie 231 f
– retromamillärer 207
Schallverstärkung, dorsale 243
Schilddrüsenhormoneinnahme, Bildinterpretation 9
Schlüsselloch-Schnittführung 437 f
Schmerzen bei mammographisch dichter Brust 505
Schneegestöber-Bild, sonographisches 296
Schrägaufnahme, mammographische 48 ff
– individuell eingestellte 55
– Positionierung 49
Schwangerschaft 532
– maligne Veränderung 532
– Mammographie 535
Screening 460 ff
– Empfehlungen 467 f
– Kontrastmittel-MRT 129
– mammographisches 21 f, 321 f

– – Befunddokumentation 89
– Nutzen/Kosten-Verhältnis 466 f
– Nutzen/Risiko-Verhältnis 465
– Qualitätsanspruch 467
– rechtliche Aspekte 323
– sonographisches 110
– Studien, randomisierte 460 f
Screeningergebnisse, Abschätzung 465
Screeninguntersuchung, Qualitätskontrolle 322
Seitenwandschatten, sonographischer 351, 354
Sekretion
– blutige 268
– Infektion 284
– In-situ-Karzinom, duktales 306, 311
– bei mammographisch dichter Brust 506
– bei Mastopathie 224
– milchige, beidseitige 528
– papillombedingte 268 f
– pathologische 93, 528
– – Abstrichentnahme 528
– – einseitige 528
– – entzündungsbedingte 530
– – junge Patientin 534
– – Mammakarzinom 329
Sekretzytologie 269, 528
Sensitometrie 76
Sentinel-Lymphknoten 370
– Biopsie 371, 377 ff
– Nachweis 377 f
Serom 402 f
– nach Axilladissektion 414
– Magnetresonanztomographie 412
– Mammographie 403 ff
– Sonographie 410
Siegelringkarzinom 327
Silikondepot 295 f
– Randverkalkung, schalenförmige 516
Silikongranulom 299
– Magnetresonanztomographie 296 f
– Mammographie 297

– Sonographie 296 f
Silikonprothese 429 f
– Granulombildung, Magnetresonanztomographie 296
– Mammographie 66, 431
– Reziventdeckung 434
– Sonogramm 123
Singlelumenprothese, Nativ-MRT-Normalbefund 147
Sinus lactifer 202
Skleradenose 483
Slot-Mammographie 28, 38
Sonographie 110 ff
– Abklärungsdiagnostik 322
– ältere Frau 210
– Aufklärung 5
– Auflösung 112 ff
– – axiale 112
– – laterale 112 ff
– nach Augmentation 436
– Benignitätskriterien 121
– Bildbeschriftung 117 f
– Bildqualität 112 ff
– – Nahfeldbereich 112 f
– nach brusterhaltender Therapie 415
– – Wertigkeit 425
– diagnostische Wertigkeit 350
– Differenzierung solider Befunde 110
– Fokussierung 116
– Geräteeinstellung 242
– geschlechtsreife Frau 205 ff
– Hauptaufgaben 110
– jugendliche Frau 204
– junge Frau 111, 540 ff
– Karzinomdiagnose 110 f
– Komprimierbarkeit der Läsion 117
– Kontaktmedium 115
– Kontrastauflösung 112
– Lagerung 115
– Malignitätszeichen 121 ff, 356 ff
– – sekundäre 356
– Malignomnachweis 350 f
– beim Mann 456
– Mobilität der Läsion 116
– Nahfeldbereich 112 f
– pathognomonische Bilder 472

– nach Rekonstruktion 429, 433
– Schallschattenvermeidung 115
– Schichtdicke 114
– Schnittebenen 116
– technische Voraussetzungen 111 ff, 124
– Tiefenausgleich 116
– Treffsicherheit 123
– Zystendiagnostik 242 f
– Zystennachweis 110
Sonographieeinheit, Qualitätskontrolle 114
Spektroskopie 156 f
Spiculae 333, 484, 486
– diffuse 342
Spindelzelltumor, gutartiger 275 f
Spotkompression 59 ff
Stanzbiopsie 164, 237
– Material 170
– Möglichkeiten 166
– Nadelpositionierung 174
– Probenentnahme 175
– sonographisch gesteuerte 174 f
– Treffsicherheit 163, 363
– bei uncharakteristischen Mikroverkalkungen 525
Stereotaxie 90
– mammographische 176 ff
– – Lagerung 177 f
– – Treffsicherheit 363
Stereotaxieeinheit 176
Stockholm-Studie 460 f
Strahlenbelastung
– Mammaszintigraphie 154
– Mammographie 23, 43 ff
– Positronenemissionstomographie 155
Strahlendosis 43 ff
– Risikoabschätzung 43 f
– Vergrößerungsmammographie 60 f
Strahlenqualität 44 f
Strahlenschutz 69
Strahlentherapie, Folgeveränderungen 414
Strahlung
– energiearme 23 ff
– höher-energetische 25
Streuechos 115

Sachverzeichnis

Streustrahlenraster 27 f
- Schachtverhältnis 27

Streustrahlenreduktion 27 f
- Vergrößerungsmammographie 63
- Zieltubuskompression 59

Streustrahlung 24

Stroma
- interlobuläres 202
- intralobuläres 202

Stromasarkom 388

Stromaverkalkung, posttraumatische, Mammographie 407

Strukturumbau, posttraumatischer 406

Strukturunschärfe, mammographische, Differenzialdiagnose 349

Strukturveränderung
- asymmetrische 226
- Befund, mammographischer, BI-RADS-Klassifikation 88
- herdförmige 226
- mammographische
- – radiäre 482 ff
- – – Differenzialdiagnose 483
- – nach Reduktionsplastik 438
- mastopathiebedingte 226 ff
- sonographische, nach brusterhaltender Therapie 424 ff

Subkutisveränderung 444 ff
- noduläre 444 f

T

Tangentialaufnahme, mammographische 54

TDLU (terminale duktulo-lobuläre Einheit) 202

TEDBC (United Kingdom Trial of Early Detection of Breast Cancer) 463

Teetassenphänomen 516, 518, 520

Telemammographie 92

Terminvergabe 4

Therapie, brusterhaltende 413 f
- – Aufgaben des Radiologen 414
- – Diagnostik 415 ff
- – Mammographie, postoperative 419

- – posttherapeutische Veränderung 416 ff
- – Veränderung, postoperative 413
- – Verkalkung, postoperative 407 f

THI (Tissue harmonic Imaging) 112

Thrombophlebitis 447

Tiefenausgleich, Sonographie 116

Tissue harmonic imaging 112

TNM-Klassifikation 543

Tomographie, optische 156

TRAM-Lappen (Transversus-rectus-abdominis-Lappen) 429

Transillumination 156

Transversus-rectus-abdominis-Lappen 429

Trauma
- Akutfolge 402
- Spätfolge 402

Trucut-Nadel 170

Tuberkulose, Granulombildung 293

Tumor
- benigner 254 ff
- – Mammographiespezifität 21
- – fettreiche Anteile 254 f
- – maligner s. Malignom
- – nekrotisch zerfallender, Zytologie 246
- – nodulärer 388
- – phylloider 384 ff, 398
- – – benigner 384
- – – Binnenechostruktur 387
- – – Biopsie, perkutane 387
- – – Borderline-Typ 384
- – – junge Patientin 532
- – – Magnetresonanztomographie 386 f
- – – maligner 384
- – – Mammographie 385
- – – Palpationsbefund 384
- – – Sonographie 123, 385 ff
- – – Pseudokapsel 254 ff
- – rasch MR-Kontrastmittel anreichernder 386 f
- – schnell wachsender 384, 388

Tumorektomiebereich, Verkalkung 422

Two-County-Studie 460 f

U

Ultraschall-CT 156

Ultraschallelastographie 156

United Kingdom Trial of Early Detection of Breast Cancer 463

Utrecht-Studie 462

V

Vakuumbiopsie
- Material 170 f
- Möglichkeiten 166
- Nadelpositionierung 174
- Prinzip 170
- Stereotaxie, mammographische 177 f
- transkutane 164
- Treffsicherheit 163, 363
- bei uncharakteristischen Mikroverkalkungen 525

Van-Nuys-Klassifikation, In-situ-Karzinom, duktales 305 f

Van-Nuys-Prognostic Index, In-situ-Karzinom, duktales 314 f

Varix, Sonographiebefund 118

Vena-cava-superior-Obstruktion 449

Venenzeichnung, vermehrte 14

Veränderung
- begleitende, BI-RADS-Klassifikation 88
- diffuse, Differenzialdiagnose 349
- entzündliche, Sekretion 530 f
- glatt begrenzte, rundliche, Differenzialdiagnose 349
- postoperative 402 ff
- posttraumatische 402 ff
- sternförmige, Differenzialdiagnose 348 f

Verdichtung
- asymmetrische 392
- lobulierte, Differenzialdiagnose 349
- mammographische, streifig-retikuläre 285
- Mikroverkalkungen 526 f
- nach Reduktionsplastik 438
- sternförmige, In-situ-Karzinom, duktales 311

Vergrößerungsfaktor f 62

Vergrößerungsmammographie 38 f, 60, 62 ff
- Belichtungszeitminimierung 60
- digitale 90
- Effekte 58, 62
- Fokusgröße 64
- Indikation 63
- Matrixverkalkung in fibro-lipösem Parenchym 524
- Mikrofokus-Technik 64
- Mikrokalknachweis 509
- Nachteile 63
- Prinzip 62
- Qualitätsfaktoren 68
- Vorteile 63

Verkalkung s. auch Mikroverkalkungen
- nach Augmentation 436
- Befund, mammographischer, BI-RADS-Klassifikation 87 f
- benigne 514 ff
- – kleine 518
- – Morphologie 516 ff
- – Verteilungsmuster 520 ff
- bizarre 516 f
- nach brusterhaltender Therapie 407 f
- – Mammographie 422
- diffuse, symmetrische 520
- Dignität 87
- dystrophe 518
- – nach brusterhaltender Therapie 414
- – posttraumatische 402 f
- – – Mammographie 407
- eierschalenartige 249
- einzeln stehende 520
- Fibroadenom 257 ff
- gemischte 521
- grobe nadelförmige 517
- grobschollige 516 f
- große abgerundete 516
- Mastitis 287 ff
- Papillom 270
- periduktale, Mastitis 287, 289
- popkornförmige 516 f
- psammomatöse 524
- nach Reduktionsplastik 439
- Sarkom 389
- schalenförmige 247, 516, 519
- schienenförmige 521

Verkalkung, Silikondepot 295
- Veränderung, begleitende 88
- Verteilung 88
- Wachsdepot 295
- Zahlenangaben 87

Verruca senilis, mammographisches Erscheinungsbild 445

Verschattung, mammographische
- glatt begrenzte 473 ff
- – Abklärungsschritte 473 ff
- – lobulierte 331 f
- nicht glatt begrenzte 479 ff
- – Abklärungsschritte 479 ff
- noduläre 270
- sternförmige 331 f

Vollfeld-Mammographie, digitale 90 f

W

Wachsdepot 295 f
- Randverkalkung, schalenförmige 516

Wachsgranulom, Magnetresonanztomographie 296

Warze s. Hautwarze

Wegener-Granulomatose 293

Weichteilverschattung 88
- mammographische 257

Z

Zieltubuskompression 58 ff
- Indikation 58
- Vorteile 59

Zweitherdidentifizierung, mammographische 22

Zyste 240 ff
- Altersverteilung 240 f
- Ausdrücken 101
- Ausschluss bei mammographischem Herdbefund 350
- Befund, sonographischer, suspekter 120
- Binnenechos 119 f
- Charakteristika
- – magnetresonanztomographische 248
- – sonographische 119, 244
- Diagnostik 241 ff
- – Strategie 241
- Differenzierung von solidem Herdbefund 119 f, 245
- Einblutung 240
- einfache 240
- Elastizitätsprüfung 244
- entzündete 240, 245
- Feinnadel-Aspirationszytologie 169
- Histologie 240
- komplizierte 240
- konfluierende 101
- Lage zu den Drüsengängen 247
- Magnetresonanztomographie 247 f
- Mammographie 100 ff, 247
- Mastopathie 223, 226, 231
- Papillomdarstellung, sonographische 271 f
- Punktion 245 f
- – sonographisch gesteuerte 101
- Punktionsergebnis 245
- Randverkalkung, schalenförmige 516
- Sedimentation 242 ff
- Septendarstellung 243
- septierte 101
- Sonographie 110, 113, 119 f, 242 ff, 503
- – pathognomonisches Bild 472
- – Wertigkeit 245
- Tastbefund 241
- Übereinstimmung
- – mit Mammographiebefund 119
- – mit Palpationsbefund 119
- Zytologie 245 f

Zysten, multiple 477

Zysteninhalt 101

Zystenkonvolut, Galaktogramm 99

Zystenwand
- Karzinom, Zytologie 246
- Reverberationsechos 242